Sanando
con alimentos
integrales

Tradiciones asiáticas y nutrición moderna

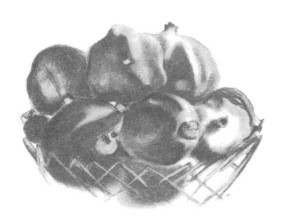

Sanando
con alimentos integrales

Tradiciones asiáticas y nutrición moderna

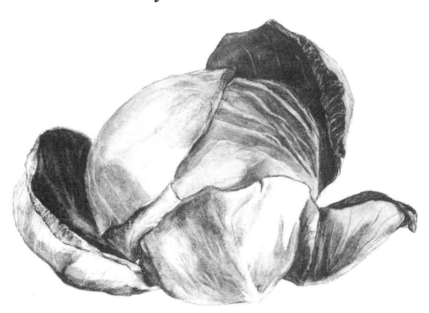

Paul Pitchford

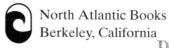

North Atlantic Books
Berkeley, California

Nota: *Sanando con alimentos integrales* es un volumen de referencia con información sobre la salud. Esta información se puede aplicar individualmente de forma única tomando en cuenta la variedad de patrones físicos y energéticos de cada persona. Debido a las diferencias que pudiera haber de antecedentes y reacciones individuales cualquier plan de salud puede variar enormemente. En su proceso de búsqueda para adquirir bienestar y una buena salud, especialmente si está enfermo/a o si decide adoptar una nueva dieta o tratamiento descrito en este texto de referencia (o cualquier otro), quizás necesite consultar a un profesional de la salud calificado o un médico o doctor en medicina que comprenda sus necesidades personales y lo guíe a seguir el método que más le convenga. La información de este libro no tiene el propósito de sustituir una atención médica ni tampoco las indicaciones de un profesional de medicina calificado.

Publicado por
North Atlantic Books
P.O. Box 12327
Berkeley, California 94712

Ilustración de la portada: Divit Cardoza
Diagramadoras e ilustradoras: Jennifer Harding,
Deborah Darner, Bethany Fancher,
y Ariana Strozzi Heckler

Traducido por Carmen Cadena-García
Diseñadora artística del libro y portada: Paula Morrison
Diseñadora artística de adaptación textual: Kathleen Tandy

Impreso en los Estados Unidos de Norteamérica

Sanando con alimentos integrales: tradiciones asiáticas y nutrición moderna ha sido patrocinado por la Sociedad de estudios de artes y ciencias nativos (Society for the Study of Native Arts and Sciences), una corporación sin fines lucrativos cuya meta es desarrollar una perspectiva educacional incorporando diversas culturas, e interconectándola a un campo social científico y artístico para incentivar al lector a tener un punto de vista holístico de las artes, de las humanidades y de la sanación; y la de publicar y distribuir literatura relacionando la mente, el cuerpo y la naturaleza.

Library of Congress Cataloging-in-Publication Data
Pitchford, Paul.
    [Healing with whole foods. Spanish]
    Sanando con alimentos integrales : tradiciones asiaticas y nutricion moderna / Paul Pitchford.
        p. cm.
    Includes bibliographical references and index.
    ISBN-13: 978-1-55643-454-9 (pbk.)
  1. Diet therapy. 2. Medicine, Chinese. 3. Nutrition. I. Title.
    RM217.P5518 2007
    615.8'54—dc22
                                                                2007027497

 2 3 4 5 6 7 8 9 Versa 12 11 10 09 08 07

A tí, lector
Que encuentres una guía
Y escojas seguirla
Hacia el camino de la sanación, el desarrollo de la consciencia y la paz
Y
A tu naturaleza compasiva—*Gwan Shr Yin*—
Que te ilumine el camino
Y te inspire a ayudar a otros.

Agradecimientos del autor

Estoy en deuda con muchos amigos y asociados por la fe que depositaron en mí para realizar esta obra; y a mis maestros de las artes de sanación y desarrollo de consciencia, cuyas antiguas enseñanzas infinitas me inspiran continuamente.

Le doy las gracias en especial a Suzanne Shaw del Heartwood Institute de California por su gentil ayuda en muchas áreas del proyecto; a aquellos que han estudiado conmigo, por su espíritu innovador que aviva el mensaje de sanación de este libro; a Rebecca Lee por su visión que le diera forma a las primeras versiones de este texto, especialmente la sección de recetas; y a Mary Buckley de New Dimensions Radio por el compromiso y la labor monumental de editar este libro.

También le doy las gracias a mi hijo Finnegan, quien, como él dice es «un regalo de Dios»—en medio de este proyecto: él sabía cuando yo necesitaba jugar. Mi más profundo agradecimiento es para Nelle Conroy Pitchford, mi mamá, quien murió a los noventa y dos años de edad. Su servicio desinteresado, caritativo hacia los demás ha sido un ejemplo constante de amor.

Agradecimientos de la traductora

Con gran admiración y respeto quiero agradecer a todos los que participaron y aportaron información indispensable para que se realizara esta traducción. Tanto mi familia como la mayoría de mis colaboradores viven actualmente en México. Le dedico esta traducción a mis hijos Zoltan S. Cserna y Janos Erik Cserna.

Muy en especial quiero agradecer a mi padre, médico cirujano, urólogo Dr. Guillermo Cadena-Fernández, *Fellow of the American College of Surgeons*, profesor invitado de varias universidades de México y EEUU, quien proporcionó todos los términos y conceptos médicos. A mi madre, Señora Carmela García de Cadena quien con su experiencia culinaria, me guió en la traducción de las recetas de cocina. A mi hermana, psicóloga María de la Luz Cadena, su colaboración desde el comienzo hasta el final. En conjunto traducimos el Resumen.

A mis primeras correctoras Adriana Rangel y Martha Susana Asencio Chávez, química y especialista en medicina alternativa, y a Carmen Alonso, ortodoncista.

A Yolanda Serna, especialista en medicina alternativa, quien corrigió la mayor parte de esta traducción e hizo investigaciones profundas de varios términos. Al biólogo M. C. Mauricio M. González Ferrara, especialista en plantas medicinales y fitomedicina, en Monterrey, Nuevo León, quien proporcionó todos los nombres (comunes y científicos) de hierbas, frutas, verduras, semillas, oleaginosas, granos, especias, raíces, leguminosas y peces. A Carmen Giraud, médico cirujano, jefa del Departamento de Microbiología en la Universidad Autónoma de San Luis Potosí, quien contribuyó con los nombres científicos de la mayoría de los microbios y la revisión del Apéndice A. A Ana Verónica Montalvo Fidalgo, odontóloga, quien revisó y corrigió el Apéndice B. Al Dr. Luis Chavez-Martínez, doctor en economía minera, quien revisó y corrigió el capítulo del Agua. A todos aquellos maestros y personas a quienes se les consultó, como a Ignacio de Jesús Domínguez Martínez, enfermero y psicólogo, quienes proporcionaron su vasto conocimiento especializado y a muchos más que cooperaron en cierta forma en este proyecto. A Yvonne E. Cárdenas, editora del proyecto, por sus observaciones.

A mis queridos amigos de todas las regiones de habla hispana por su cooperación en la recopilación de datos para el glosario: Maria José Aranda de Tappen (de España), Johnny Thorton (agrónomo de Perú), Julio R. Ojeda Piselli (de Perú), Virginia y Luis Castañeda (ingeniero de Perú), Lourdes González (ingeniera de Puerto Rico), Noemi Mikita-Rockhold (arquitecta de Argentina) y Sadra Erdle (de El Salvador).

Sobre todo mi especial reconocimiento a Paul Pitchford, el autor, por confiar en mí y darme la oportunidad de traducir su gran obra.

Notas de la traductora

Mi encuentro con el libro de Paul Pitchford fue circunstancial. He vivido muy cerca de la profesión médica sin embargo, así como le tengo un gran respeto a la profesión de mi padre, también le tengo un gran respeto a la filosofía de Paul. Esta traducción nació de mi interés por mejorar la salud de mi hijo y la propia. Busqué la opinión de la medicina tradicional, y sin embargo, lo que realmente nos ayudó a mi hijo y a mí fue seguir los pasos que Paul, el autor, aconseja en este libro, realmente ésto hizo la diferencia en nuestras vidas. Seis años transcurrieron antes de que le pidiera al autor traducir su libro, durante los cuales fui aprendiendo poco a poco las propiedades de los alimentos y cómo combinarlos. Mi familia y yo fuimos gradualmente adaptándonos a la nueva dieta, a los nuevos sabores y a nuevos alimentos. Al principio no conocía muchos de ellos ni tampoco sabía cómo cocinarlos. Me ayudaron mucho los procesos y métodos que Paul indica en este libro y aprendí a utilizar los alimentos para adquirir equilibrio y salud. Es un proceso continuo que aunque al principio es más lento y reaccionario que la medicina tradicional, a la larga es más duradero. Un día consulté a Paul por teléfono a raíz de las infecciones recurrentes de mi sobrino, que durante año y medio lo forzaron a tomar antibióticos, y trascribí sus instrucciones a mi hermana quien siguió la dieta meticulosamente. El niño no volvió a necesitar los medicamentos.

Así como los consejos de Paul nos han beneficiado increíblemente a mí y al resto de mi familia, pensé que nuestra comunidad hispano parlante recibiría un regalo al tener la versión en español. De aquí también surgió la idea de agregar un glosario con los términos comunes que usamos en nuestros países. He tratado de usar términos «estándar» en español y he agregado los nombres científicos. Aunque la mayoría de los términos provengan de México, ya que no podía incluir todos los términos de todos los países, he incluido una lista larga de términos comunes de alimentos de varios países de Latinoamérica y España (véase la tabla de la pagina siguiente para encontrar el término equivalente de su país de origen.

Es preciso señalar que el estilo de escribir del autor es único, y mi intención fue respetarlo a través de todo el libro. En ocasiones fue un reto alentador lograrlo sin perder la fluidez y la comprensión de su contenido. Traté de transmitir acertadamente sus enseñanzas, pensamientos, ideas y su filosofía.

Una vez que usted se familiarice con los nuevos términos usados a través del libro, será mucho más fácil utilizarlo, y así, con el tiempo, irá apreciando y comprendiendo los beneficios y los consejos que el autor le quiere transmitir. No se dé por vencido. Al principio me fue difícil adaptarme a su lenguaje y a entender sus conceptos. Pero con el tiempo y la práctica he llegado a comprender su filosofía y así aprovechar mejor aún sus enseñazas.

Carmen M. Cadena-García

Glosario de alimentos*

En este libro	Variaciones	Inglés
aguacate	palta	avocado
ajonjolí	sésamo, sésame	sesame
alcachofa de Jerusalén	alcachofa	Jerusalem artichoke
alga marina	alga, yuyo	seaweed
betabel	betarraga, remolacha	beet
cacahuete	maní, cacahuate	peanut
calabacita	calabacín, zapallito italiano, ayote	zucchini
calabaza de invierno	zapallo	winter squash
calabaza naranja	zapallo, ayota, calabaza	pumpkin
camote	batata dulce, boniato, moniato	sweet potato
cereza	guinda	cherry
cebollín	cebollino	chive
chabacano	albaricoque, damasco	apricot
chalote	echalote	shallot
champiñón	hongo, seta	(button) mushroom
chícharo	arveja, arvejita, alveja, guisante	pea
chile	ají, picante	hot pepper
ciruela	ciruela pasa, compota de ciruela, guindón	prune
col	repollo	cabbage
col agria	col fermentada, chucrut	sauerkraut
dátil	higo	date
donas	buñuelos	doughnuts
durazno	melocotón	peach
ejote	habichuela verde, judía verde, vainita	green bean
elote	choclo, maíz fresco	corn on the cob
escalonia	cebollita de rabo, cebollita cambray	scallion
fresa	frutilla	strawberry
frijol	habichuela, judía, poroto	bean
frijol *kidney*	habichuela diablo, frijol colorado	kidney bean
frijol lima	pallar	lima bean
germinados	brotes	sprouts
hierbabuena	menta	spearmint

(continúa en la página x)

*Este glosario sirve como una guía para saber cual es el nombre común (de su país de origen) del alimento que busca, sin embargo, una vez que lo encuentre, necesita encontrar el nombre científico específico a través del nombre común que hemos utilizado en el libro. Tenga presente que esto es importante ya que las propiedades de los alimentos y hierbas varían. Dentro de las mentas hay diferentes variedades, como por ejemplo la hierbabuena es calorífica y la menta piperita es enfriadora. Es por eso que el uso del nombre científico es el más indicado.

En este libro	Variaciones	Inglés
jengibre	kion	ginger
limón amarillo	limón	lemon
limón verde	lima, limón	lime
melaza	molases	molasses
miel de maple	miel de arce	maple syrup
mora	variación de moras	berry
naranja	china	orange
nectarina	nectarín	nectarine
nuez de Castilla	nuez	walnut
nuez lisa	pecana	pecan
oleaginosas	nueces, frutas secas	nuts
papaya	fruta bomba	papaya
pasa	uva pasa, pasa de uva	raisin
papa	patata	potato
pastel	torta	cake
pay	pastel	pie
pepino	pepinillo	cucumber
pimiento morrón	pimiento, morrón	bell pepper
piña	ananá	pineapple
piñón	piñuela	pine nut
plátano	guineo, banana	banana
poro	puerro	leek
okra	quimbombó	okra
sandía	melón	watermelon
soya	soja	soy
toronja	naranja agria, pomelo	grapefruit

Prólogo

Sanando con alimentos integrales proporciona la información esencial para adquirir el conocimiento y la habilidad para sanar a través de la dieta. Al tiempo que reconoce el valor de los productos de origen animal para ciertos desequilibrios y deficiencias, incentiva al lector a continuar en la dirección de una dieta vegetariana. Para lograr esto con éxito en una cultura que se basa en el consumo de carne—particularmente una cultura sin ninguna tradición vegetariana obvia—requiere que la mayoría de las personas aprendan una cantidad considerable de material nuevo como el que se presenta en este volumen, incluyendo la evaluación de la condición personal y de las varias propiedades terapéuticas de los alimentos.

El ascenso de la toma de consciencia de la nutrición en el Occidente, ocurre a un paso acelerado y tiene elementos de las tradiciones del lejano continente Asia del Este, en donde una dieta balanceada ha sido esencial para la salud y las prácticas de iluminación espiritual por un milenio. Este libro es una síntesis de los elementos vitales de las prácticas alimenticias y filosóficas del Este y del Oeste. Al experimentar la unión del Este/Oeste nos acerca a nuevas áreas de la toma de consciencia y nos puede encauzar a la renovación de todas las áreas de la vida.

Escribir *Sanando con alimentos integrales* fue mágico, maravilloso, mas también fue una experiencia disciplinada para mí. Quiero que tú, lector, compartas esta experiencia conmigo y encuentres la sanación y la armonía a un nivel mas allá de tus expectativas.

Paul Pitchford

Cómo usar este libro eficazmente

Hay muchas posibilidades. Usted quizás quisiera buscar los alimentos y los métodos de sanación en el índice, experimentar con las recetas, o simplemente leer varias secciones que le llamen la atención. Sin embargo, una de las mejores maneras es leer pausadamente todas las secciones siguiendo un orden. Este método es ideal, puesto que cada sección contiene la información que ayuda a clarificar la información subsecuente. Este es el caso en particular del capítulo 1, el cual contiene «El camino a la sanación con alimentos integrales»—una sección que introduce un material fundamental e importante así como lo prepara a usted a familiarizarse con los numerosos aspectos integrales de este libro. La información en esta sección subraya la necesidad de los alimentos integrales para contrarrestar el sobrepeso y la obesidad, diabetes, enfermedad del corazón y algunas enfermedades degenerativas comunes. Adicionalmente, el capítulo 1 proporciona una discusión de la relación subyacente entre los alimentos y la toma de conciencia, y ofrece un discernimiento comprensivo para apoyar mejorías en la dieta a largo plazo. Para familiarizar al lector con las intenciones dietéticas básicas de *Sanando con alimentos integrales,* le presentamos una sección con patrones integrales alimenticios desarrollados a partir de dietas tradicionales y antiguas. En el primer capítulo también le presentamos un programa de renovación y limpieza que lo preparará para iniciar una transformación hacia el camino de la sanación.

Si se mete de lleno a buscar información, por ejemplo averiguar sobre un padecimiento o enfermedad debido a un desequilibrio del organismo, el cómo ayunar, o quisiera conocer las propiedades de los alimentos, sería mejor primero manejar y saber los términos de diagnóstico y de tratamiento que se usan a través de todo el texto, como por ejemplo los términos: exterior, calor, frío, humedad anormal, deficiencias y demás. Estos términos, los cuales tienen significados especiales en las artes de sanación de la China, se han definido y desarrollado en la Parte I y resumido en las gráficas de las páginas 103–106 y 109–111. Usted puede obtener una idea básica de su significado a partir de estas gráficas; sin embargo, para una comprensión más útil y completa, lea la Parte I. La Parte I también incluye una sección de conceptos relacionados con la inmunidad, entre ellos la oxigenación, el desarrollo excesivo de Cándida y radicales libres. Estos conceptos también se introducen con frecuencia en capítulos subsecuentes. Después de la Parte I le apreciaría leer el Resumen (página 709), el cual provee una visión general de los principios guiadores de este libro.

La información de la Parte III, «Los Cinco Elementos y los órganos, aparatos y sistemas del organismo», nos concientiza de nuestra unidad con la naturaleza. Muestra una visión amplia de las conexiones del medio ambiente y de las estaciones en la medicina tradicional china. Los órganos, aparatos y sistemas del organismo es la cúspide del éxito del diagnóstico de la Asia del Este. Proporciona imágenes claras del funcionamiento de los órganos internos, sus síndromes y enfermedades principales, el organismo y las emociones que han sido afectados y los remedios dietéticos herbolarios. Esta información es invaluable para decidir entre las opciones de sanación benéficas para desequilibrios prolongados.

En respuesta a lo que parece ser una infestación parasitaria o una epidemia micro-biana que se aproxima, se ha incluido en el Apéndice A un programa efectivo de purga de parásitos. El Apéndice B es un artículo que le da una luz al tratamiento dental cono-cido como «endodoncia», el cual consiste en que el nervio de un diente es extraído para luego rellenarse el conducto radicular con diversos materiales—siendo un serio problema dental que ha pasado desapercibido por muchos profesionales de la salud. Weston Price, una fuerza legendaria de la nutrición moderna, dedicó una buena parte de su vida a inves-tigar los conductos radiculares, sólo para que sus colegas dentistas se volvieran sordos a sus investigaciones.

El Resumen al final de este libro incluye una perspectiva de los principios funda-mentales de este volumen a través de los ojos de Ayurveda, la medicina tradicional de la India. El Resumen describe el método «sáttvico» de la dieta así como de la vida, enfocán-dose en una concientización de que una salud física y mental duradera provienen de vivir en equilibrio y de estar presentes en nuestra fuente espiritual. El índice le proporciona al lector amateur y al investigador un acceso rápido y fácil a información específica.

Contenido

PARTE III: LOS CINCO ELEMENTOS Y LOS ÓRGANOS, APARATOS Y SISTEMAS DEL ORGANISMO

PARTE V: RECETAS Y PROPIEDADES DE LOS ALIMENTOS DE ORIGEN VEGETAL

Orígenes

La inspiración de *Sanando con alimentos integrales* se originó de las experiencias del autor y de varios colegas quienes estudiaban y practicaban las tradiciones dietéticas y herbolarias del Occidente y del Oriente. El tópico de mayor interés entre nuestros clientes era el de restablecer la salud por medio de una dieta, particularmente aquellas prácticas que limpian y dan energía al cuerpo para que el espíritu florezca.

Al final del siglo veinte, los alimentos finalmente fueron reconocidos en el Occidente como una fuerza importante de sanación. Por primera vez en la historia de los EEUU, el Cirujano General reconoció (en 1988) el valor de una dieta adecuada, y simultáneamente desaprobó los patrones típicos de la dieta estadounidense. De acuerdo a su declaración, el 66% de las muertes han sido directamente afectadas por una dieta inadecuada, y los malos hábitos en el comer *en gran medida* han desempeñado un papel crucial en las enfermedades terminales más comunes en EEUU como son: la enfermedad coronaria, el accidente vascular cerebral, la aterosclerosis, la diabetes y algunos tipos de cáncer.

Los practicantes holísticos han notado invariablemente una gran mejoría en la salud de las personas cuando inician cambios apropiados en sus dietas. Estos cambios por lo general son un resurgimiento de principios muy antiguos, sin embargo sólo en años recientes en los EEUU se ha tomado conciencia de esto. Así como se mencionó en el párrafo anterior, esto ya se ha reconocido y también se ha constatado por el gobierno estadounidense. Lo que se necesita ahora no sólo son alimentos de alta calidad sino que también una dieta básica mejor; también se requiere el tener una idea clara de cuáles alimentos son los mejores para superar desequilibrios personales y maximizar la vitalidad de cada persona.

En mi práctica de sanación y de enseñanza con miles de estudiantes y clientes en las dos últimas décadas, he descubierto gradualmente una manera más precisa para determinar cuáles alimentos pertenecen a una dieta balanceada. Se basa en un discernimiento a partir del intercambio entre las tradiciones asiáticas y la nutrición moderna. Frecuentemente las terapias alimenticias que se usan muestran muy pocos resultados o ninguno, o peor aún con resultados indeseables. En algunos casos, los resultados son positivos.

La información en este libro le ayudará a garantizar mejores resultados. La sanación por medio de los alimentos no es un capricho. Los alimentos actúan de acuerdo a sus diversas propiedades terapéuticas, aunque sus propiedades son con frecuencia menos específicas, y sus acciones menos drásticas, que las de hierbas u otras medicinas. Los alimentos actúan como base medicinal. Algunas veces tardan más en tener efecto, sin embargo afectan mucho más profundamente a todo el organismo. Si la dieta se usa correctamente como prevención y tratamiento, se requerirán menos medicinas, sí es que se llegan a requerir.

El motivo principal por lo que la gente se queja cuando empieza a estudiar cualquier dieta se basa en las opiniones contradictorias de casi todas las fuentes de información. Este libro está escrito en parte para resolver estos conflictos sirviendo como una guía para llegar a un diagnóstico individual y aprender las propiedades sanativas de varios alimentos. Con un conocimiento de cómo actúan los alimentos en el cuerpo y la habilidad de auto-evaluación, el lector puede aprender cuáles alimentos y cuáles dietas son las mejores para su tipo de constitución física en particular. No es suficiente tener un conocimiento aislado de las propiedades de las vitaminas, minerales y de los diversos nutrientes.

La medicina asiática ofrece otra dimensión en el análisis de los alimentos. Hace miles de años, maestros sanadores de la China encontraron la manera de clasificar los alimentos y las enfermedades de acuerdo a las observaciones de patrones simples: son benéficos los alimentos con cualidades enfriadoras cuando las personas tienen condiciones de calor en exceso, y los alimentos con cualidades caloríficas son benéficos para aquellas personas que sienten mucho frío. Los alimentos desintoxicantes son útiles para aquellos que tienen toxinas en exceso, y los alimentos reconstructores son provechosos para las personas con deficiencias y así sucesivamente. Este sistema puede ser altamente eficaz aún si el nombre de la enfermedad no se conoce. Por esta razón hemos* incluido las bases de diagnóstico y de tratamiento asiático para que todos los desequilibrios, sin tomar en cuenta los nombres de las enfermedades, se puedan tratar dietéticamente.

Esto no quiere decir, claro, que estos tratamientos dietéticos sean todo lo que se requiere. Ciertamente, otras terapias herbolarias, homeopatía, tacto corporal curativo, acupuntura, tratamientos de la medicina moderna y otras más, son más eficaces cuando se basan en un principio básico dietético sólido.

Las tradiciones asiáticas son fascinantes para muchos occidentales, así como nuestro desarrollo tecnológico también se ha adaptado con entusiasmo en Japón, más recientemente en China y con los hindúes del Este. Aún esta corriente de energía cultural debe seguir la ley básica de la armonía cósmica que se manifiesta en la dieta y la salud. La mayoría de las tradiciones en el Lejano Oriente formularon esta ley básica como un principio dual de *yin* y *yang,* o como polaridades similares, cuando los mismos términos *yin/yang* no se usen. Estos mismos principios son comprendidos por la gente sabia occidental, pero se expresan en diferentes términos. El sistema tradicional del *yin/yang* que hemos escogido para aplicarlo a través de todo el libro es invaluable porque de manera sencilla y acertada describe las características esenciales de la realidad de la medicina natural. La nutrición Occidental puede beneficiarse con la simplicidad y sutileza de la medicina tradicional china; en cambio, la medicina china necesita despertar a las duras lecciones adquiridas a través de la comida desnaturalizada o alterada del Occidente.

Otro propósito de este libro es de integrar las terapias alimenticias más importantes del Asia del Este u Oriente y del Occidente. En el Occidente hablamos de proteínas, carbohidratos, grasas y otros componentes alimenticios. Estas son claramente dimensiones importantes que se estudian también en el Lejano Oriente. Sin embargo, como se indica anteriormente, varias de las tradiciones del Asia del Este también se enfocan en otras dimensiones: los valores o propiedades caloríficas y enfriadoras de los alimentos, su habilidad de humedecer el cuerpo, de reavivar la energía, de calmar la mente y de reducir acumulaciones acuosas y mucosas entre otras cualidades. El conocimiento de estas dimensiones es indispensable para que aprovechemos a los alimentos como medicina. Hay aún otras

---

*El «nosotros» que aparece de vez en cuando en el texto representa las áreas especialmente significativas de común acuerdo entre el autor, sus maestros y otras personas que lo asistieron en su trabajo.

ventajas de este sistema que se incorporan a la nutrición moderna: este sistema funciona a través de flujos sutiles de energía que nos ayudan a aproximarnos con acierto o nos acercan con más precisión a un diagnóstico para predecir y prevenir enfermedades venideras; este sistema beneficia a la gente que no tiene recursos ni tampoco tiene la posibilidad de pagar un diagnóstico efectuado con instrumentos costosos. El diagnóstico de la Asia del Este es muy valioso, en su simplicidad encontramos el método a seguir para seleccionar los remedios más eficaces a partir de un sin fin de posibilidades.

Cuando observamos el diagnóstico individual y las propiedades particulares de cada alimento, podemos concluir que una dieta universal no existe, es decir, el adquirir un balance dietético es único para cada persona. Para obtener una dieta balanceada no sólo se requiere del conocimiento de nuestras propias necesidades y las propiedades de los alimentos, sino que también debemos saber como prepararlos correctamente, debemos adquirir la habilidad de alimentarnos sin llegar a comer en exceso, el de escoger alimentos de alta calidad, el de evitar demasiadas combinaciones de ingredientes y el de tener un vasto conocimiento de alimentos nutritivos incluyendo plantas con alto contenido de clorofila, el de conocer las mejores fuentes de ácidos grasos, y hasta la selección de los dulcificantes concentrados menos dañinos y así sucesivamente. Cuando poseemos una buena actitud y la complementamos con suficiente ejercicio, y combinamos ambos con una dieta balanceada y disciplinada, no existen límites para tener una buena salud. Este libro fomenta el bienestar y crea una consciencia más allá del estado físico neutro donde la «enfermedad» no existe.

Los mejores alimentos que nos sirven a largo plazo como una base para crear un equilibrio no son extremos; no nos purifican o nos limpian demasiado, no restituyen ni estresan nuestro cuerpo ni tampoco nuestra mente, sino que forman un eje alrededor del cual otras partes extremas de la dieta pueden girar. Estos son los carbohidratos. Los encontramos en las dietas tradicionales alrededor del mundo—granjeros en Ucrania comen pan de molino hecho a mano y sopa de col, los niños en el sur de la India se sientan a comer su plato de arroz y lentejas, con curry y verduras. A los alemanes les fascina el *sauerkraut* (col agria) y pan de centeno así como los embutidos de hígado.

Los carbohidratos complejos algunas veces se consideran un sólo conjunto como si fueran básicamente iguales. Aunque tienen propiedades comunes, cada uno de los carbohidratos complejos tiene atributos curativos únicos. La gran variedad de alimentos en este grupo son: granos, verduras, leguminosas (frijoles, chícharos, lentejas), oleaginosas (nueces, cacahuetes), semillas (ajonjolí, linaza) y los muchos productos elaborados con ellos. Las frutas son «carbohidratos simples» purificadores, y su función depende de la salud de cada persona, de su constitución, del clima y de la necesidad del grado de purificación. Para representar esta dieta, usamos el término «granos y verduras», puesto que éstos son los más utilizados de todos los carbohidratos.

En años recientes, numerosos estudios han desglosado los beneficios de los granos y de las verduras al igual que los carbohidratos complejos en general. Una cualidad de estos alimentos es la «fibra». La fibra tiene poderes para prevenir enfermedades y restablecer la salud. Además, los alimentos en este grupo ofrecen una cantidad abundante de proteína así como una variedad de vitaminas y minerales. Tienen más valor nutritivo del que generalmente se reconoce.

Las recomendaciones en los Estados Unidos para una dieta de granos y verduras basada en tradiciones asiáticas, tienden más bien a identificarse con la macrobiótica. Ésta es una filosofía dietética distinta que se enfoca en la salud y en la longevidad y se desarrolla a través de principios de estilo de vida. Uno de los primeros maestros de macrobiótica, George Ohsawa, consideraba que cualquier persona sana y feliz era un macrobiótico, independientemente de lo que comía. Esta actitud corresponde con nuestra insistencia en remarcar no solamente los alimentos sino que también la Esencia dentro de cada aspecto de la realidad, incluyendo la comida.

Estamos de acuerdo con la base de la macrobiótica de prescribir alimentos regionales no-refinados, un mínimo de productos de origen animal, el saber cómo seleccionar los alimentos, cómo prepararlos y el buen comer, como dimensiones del arte de sanación. Sin embargo, al inicio de la macrobiótica, los productos salados y los métodos de cocimiento prolongado se enfatizaron en la dieta como una manera de transformación a ser más *yang*. (Véase el capítulo *Más allá del yin y yang.*) Esto no funcionó consistentemente con los estadounidenses que practicaban la macrobiótica así como sucedió con un grupo pequeño de japoneses macrobióticos. El resultado de la incompatibilidad dietética con un segmento de la población del Occidente—incluso con algunos vegetarianos—fue que al utilizar un sistema macrobiótico de diagnóstico y de análisis alimentario, éste se basó en un sistema altamente generalizado y heterodoxo del sistema *yin/yang*. Este sistema es útil para decidir cuales grupos de alimentos son más benéficos en general, pero es casi imposible aplicarlo a los problemas de salud de cada persona, o a las propiedades a menudo contradictorias de cualquier alimento en particular.

El sistema que se proporciona en este texto está basado en las teorías estándares chinas de *yin/yang,* dietas médicas y sistemas herbolarios desarrollados a través de miles de años. Siendo muy preciso y completo, tal sistema incrementa la sanación y las opciones para la prevención de enfermedades. En años recientes, un gran número de seguidores macrobióticos han llegado a aceptar sistemas más integrales tales como los que se describen en este texto.

Ambos sistemas tradicionales de la China y ayurvédicos de la India del Este han sido utilizados con mucho acierto y exactitud para diagnosticar las condiciones de enfermedad y catalogar los alimentos como medicina. Hemos elegido utilizar primordialmente el sistema chino porque sus procedimientos para los remedios y el diagnóstico son más apropiados al clima de Norteamérica. Al incorporar el arte de sanación con aspectos importantes de la nutrición moderna y ayurvédica se le ha dado a este texto una dimensión útil y única. Para más información de sus antecedentes refiérase a cada título correspondiente: el sistema chino y el ayurvédico, en el apéndice.

Una gran ventaja de vivir en una región próspera, desarrollada y mercantil de la tierra, es la vasta distribución de una gran cantidad de productos ya sea de los nuestros o de otras culturas. Por todo el mercado estadounidense encontramos tiendas que venden granos no-refinados (integrales), frutas y verduras sin químicos, pan fermentado al natural (sin levadura comercial), pasta integral, oleaginosas (nueces, cacahuetes, etc) y semillas orgánicas y productos de calidad del Oriente como miso, tempeh, tofu, amasake y una variedad de algas marinas. Adicionalmente los productos del Asia del Este muchas veces no provienen del Asia sino que son fabricados por mercados avanzados tanto europeos como estadounidenses. Por ejemplo, hay una variedad de pastas de miso de soya elaboradas en EEUU que por lo general son de calidad superior a las que los japoneses utilizan.

Los carbohidratos complejos que ahora se han dado a conocer mundialmente deben desempeñar un papel más intrínseco y amplio en la dieta moderna y sería lo más natural que el Occidente prestara atención a los expertos del Lejano Oriente. Por muchos siglos, la dieta del Este no se basaba en la carne y aún sigue siendo así en muchas áreas.

El hecho de que los sistemas de sanación *tradicionales* chinos y los alimentos del Lejano Oriente se nombren en este texto no significa que se recomienden los hábitos asiáticos del comer en general. Un gran número de personas del Asia no comen dietas particularmente saludables, a excepción de las gentes que viven en las zonas agrarias de China, en Vietnam y en otras áreas del sureste de Asia donde llevan una dieta rural. La producción de azúcar blanca está incrementando a pasos gigantescos en proporción alarmante, no obstante, siempre resulta insuficiente la demanda. Los chinos son famosos cuando hacen filas largas en áreas urbanas sólo para darse el gusto de comer pan blanco. La enseñanza tradicional china, sin embargo, fue escrita cuando sólo se disponía de alimentos integrales orgánicamente cultivados y se elaboraban productos muy nutritivos basados en alimentos de origen vegetal. Hemos usado y recomendado muchos de estos productos, puesto que con frecuencia hacen la diferencia entre el éxito y el fracaso de aquellas personas en transición a una dieta vegetariana.

A pesar del énfasis de alimentos integrales en este libro, hay excepciones que consisten principalmente de unos cuantos suplementos nutritivos opcionales. Suplementos de oxígeno en la forma de ozono (O_3) y varios compuestos de oxígeno estabilizado son tratamientos opcionales para ciertas enfermedades degenerativas. Sin embargo, tales tratamientos concentrados de oxígeno no son necesarios para la mayoría de la gente.

La dieta que finalmente recomendamos no incluye productos de origen animal que requiere el quitarle la vida al animal, y excepto por las opciones en las recetas de *congee* (papilla), la sección más extensa es vegan (no se utiliza ningún producto de origen animal). Así nuestras recetas están libres de dos de los alergenos más prevalentes—lácteos y huevos. Hay un sin número de recetarios basados en carnes, huevos y lácteos y la gente del Occidente no necesita más estímulo para comer productos de origen animal. Sin embargo, no es nuestra intención que estos productos se excluyan en su totalidad; muchas de sus propiedades positivas y negativas se discuten en las secciones próximas. Reconocemos el valor de las carnes en ciertos tipos de deficiencias, y hemos descrito una manera de cómo preparar la carne para su uso medicinal en caso de que otros remedios no den resultado. El valor de los lácteos también se define, conjuntamente con el tipo de gente que más se beneficiará. No esperamos que la gente con antecedentes basados en una «dieta estándar estadounidense» (DEE) *[Standard American Diet (SAD)]* instantáneamente dejen de consumir todo producto de origen animal. Los invitamos a usar creativamente las recetas de este libro y cuando un alimento de origen animal se utilice, puede que se añade sólo como un condimento o ingrediente.

La mayoría de los estadounidenses tienen un conocimiento limitado del valor de los granos y de las verduras como alimento principal de la comida y una idea limitada de cómo prepararlos. Cuando se aprende la diversidad de factores simples que influyen en la preparación de comidas vegetarianas, una energía vital se agrega a sus alimentos. Parte de esta vitalidad proviene de los procedimientos correctos de su preparación para conservar y concentrar los nutrientes. Otro factor importante es la atención y respeto que se le da a los alimentos a la hora de su preparación; en forma sutil pero notable una comida preparada con atención y cuidado sabrá y se verá mejor. Nuestro libro está escrito con el espíritu del hermano Lawrence, el legendario fraile inglés de hace varios siglos quien notablemente transformó a todos aquellos que probaban su comida. Su método real era de «practicar estar presente» a la hora de preparar los alimentos.

Con la finalidad de amplificar el conocimiento y el respeto hacia la Esencia sanativa de los alimentos simples, se le ha proporcionado información a través de todo el libro acerca de alimentos claves así como se han incluido también en la sección de recetas. Mucha de la información describe cómo los alimentos actúan en el cuerpo y especialmente si son o no benéficos para ciertos desequilibrios. Esta información amplía la dimensión de los alimentos y complementa las medidas estándar de nutrientes como en las vitaminas y minerales.

Una característica de este libro es la de ofrecer remedios para superar una variedad de pequeños problemas de salud, así como serios padecimientos metabólicos como el cáncer y la diabetes. En estos últimos casos, programas detallados de tratamiento se han trazado, en parte generados a partir de los sistemas de diagnóstico/tratamiento de este texto. Adicionalmente, contiene nuevas terapias que específicamente están dirigidas a tratar condiciones degenerativas.

Esta discusión abierta aún no ha tocado el problema básico de los alimentos y cómo desarrollar consciencia. ¿Es el alimento una clase de entidad y la mente otra? Cuando los alimentos se ven como un objeto separado de otros aspectos de nuestra personalidad, creamos un desequilibrio independientemente de la calidad de los alimentos. La preocupación de los alimentos *per se,* crea la ilusión de que existe una separación entre la mente y los alimentos, y demuestra una carencia de fe que en un momento dado se nos proveerá de los alimentos que estén de acuerdo a nuestras necesidades.

Esto no quiere decir que no nos demos cuenta de lo que comemos. Si se tiene primero una tendencia espiritual, los alimentos y otros objetos se convierten en sus reflexiones. Esto sugiere que los alimentos se transforman como principio fundamental medicinal cuando los reconocemos como una faceta de nuestra Mente. Pero estas filosofías deben verificarse a través de una experiencia propia, o sólo se quedarán en ideas sin fundamento e inevitablemente causarán confusión.

Las religiones principales enseñan este nivel de unión entre el alimento y la mente, aún si la enseñanza se haya exacerbado u olvidado. También aconsejan en contra de prácticas dietéticas extremas. Según nuestras costumbres está prohibido la glotonería y el exceso de uso de sustancias intoxicantes. Aunque hay pocas prohibiciones absolutas en contra de la carne, con frecuencia estas enseñanzas aparecen en forma de sugerencias y ejemplos. A Cristo y a Buda se les conocía por sus extensos ayunos. Aunque ninguno explícitamente prohibió el consumo de la carne, Buda recomendó que los productos de carne animal, plantas de sabor pungente o acre (punzopicante) e intoxicantes no se utilicen por aquellas personas que quieran cultivar «El Sendero» por sus efectos en la consciencia. Por razones similares, las restricciones dietéticas que Cristo enseñó con regularidad, principalmente a través de su ejemplo, se caracterizaron por su ayuno y oración.

Hemos considerado el valor que la gente moderna le da a estas prácticas tradicionales, y por lo tanto hemos incluido una sección para ayunar y para la purificación o limpieza. También a través de todo el texto existen recomendaciones acerca del comer, la preparación y el uso de los alimentos para sanar, las cuales si se llevan a cabo, resultarán en menos obstrucciones físicas y mentales, por ende será mucho más fácil el de crear más consciencia.

Nos damos cuenta que la práctica de crear más consciencia espiritual en la vida diaria es de suma importancia y desafortunadamente es uno de los principios que más se ha descuidado en cuanto a la relación con los alimentos. Por ejemplo, algunas enseñanzas sugieren que la dieta es la única respuesta. Por otra parte, ciertas personas se rehúsan a tener una consciencia alimenticia porque creen que las enseñanzas espirituales son superiores. Reconocemos ambos aspectos: el espíritu nos enseña la dieta correcta y la buena dieta apoya la práctica espiritual.

Para nosotros mismos y para la mayoría de la gente con quienes trabajamos, una dieta basada en granos y verduras es la más benéfica. La opción de elegir granos apropiados y otros alimentos de origen vegetal, el añadir productos de origen animal o alimentos crudos, y el enfatizar más germinados o brotes, hierbas, pastos de cereal y microalgas, el aplicar ciertos métodos de preparación, el saber elegir alimentos para curar padecimientos específicos y otros muchos factores, hacen que el plan dietético sea muy adaptable y, con la correcta información, altamente terapéutico.

Puesto que los animales sólo son 1% eficaces en transferirnos granos y otros alimentos a través de su carne, cada vez más gente se ve con la necesidad de llevar una dieta basada en granos y verduras conforme la población del mundo siga en aumento. Esta transición es difícil para algunos y otros se resisten a ella. En general, se les quita un peso de encima a aquellos que lo logran inteligentemente.

Nuestra meta es que muchas personas empiecen a seguir su guía interna intrínseca, en la dieta y en otras partes de su vida. Ofrecemos este libro alentando al lector a que haga los cambios necesarios que lo llevarán a descubrir, a seguir y a sostener una vida de bondad y compasión.

El camino a la sanación con alimentos integrales

Bienvenidos a la tercera edición de *Sanando con alimentos integrales*. Este capítulo lo introducirá a los temas centrales de este libro y hará su información más significativa y accesible.

A través de todo el libro se han hecho un número de pequeñas revisiones y lo hemos actualizado conforme a las ediciones previas pero la influencia más importante del libro, la cual combina tradiciones del Asia del Este y la nutrición moderna Occidental, no se ha alterado.

He colocado la mayoría del nuevo material, para esta edición, en este capítulo, el cual está diseñado como una guía para entenderlo y disfrutarlo. Mi principal intención es que usted logre obtener un sentido de vitalidad en su vida, ya sea porque apenas empieza a familiarizarse con los alimentos integrales o es un seguidor «experimentado» de este estilo dietético.

Específicamente, este capítulo de introducción, el cual está dividido en tres secciones, le proporciona un principio básico nutricional presentándole a usted de esta manera la dirección dietética de este libro. La comprensión o conocimiento de la ciencia nutricional puede darnos una luz, simultáneamente la interacción de esta ciencia con la medicina china tradicional puede también darnos una opción valiosa para el cuidado holístico moderno de la salud.

Le he dado más sentido a los temas ya descritos en el libro añadiendo algunos estudios de investigación más recientes. Los temas de la sección 1, «Alimentos integrales», por ejemplo, incluyen investigaciones convincentes mostrando el valor de los fitonutrientes al comer alimentos integrales, alimentos no-refinados y la visión del Oriente-Occidente en cuanto a la ingeniería genética.

En la sección 2, «Nutrición integrada», nosotros consideramos los roles fundamentales y vitales de las prácticas de consciencia y actividad física, incluyendo el ejercicio, y como se integran con la nutrición para lograr una transformación dietética exitosa a largo plazo. Al iniciar de esta manera se aumentará la probabilidad de éxito de su sanación.

Este capítulo está diseñado con el fin de plantear varios cambios de percepción en la mentalidad de la gente respecto a la nutrición del periodo de la última década. Por ejemplo, en la sección 3, «Patrones y guías dietéticos», explico el sentido de la utilización de la dieta popular centrada en la proteína y cantidades mínimas de carbohidratos. No es difícil diseñar dietas basadas en estudios recientes, ni escribir acerca de los éxitos realizados a corto plazo, ni tampoco hablar sobre una evidencia anecdótica, pero ¿Podrían sostenerse consistentemente estas dietas? En referencia a lo que se puede adaptar a partir de las dietas de nuestros ancestros paleolíticos, y la ventaja de las dietas de origen vegetal basadas en el estilo rural chino, hemos planteado una discusión. También presento nuestra «Pirámide Nutricional Integral» *(Integrative Nutrition Pyramid)* y un programa de prepurificación e inmunoestimulante para guiarlo a iniciar una transición dietética.

Vamos ahora a dirigir nuestra atención a un tema que frecuentemente se da por hecho:

el valor nutritivo de los alimentos no-procesados, no-refinados. En los últimos años se han descubierto en alimentos integrales comunes, propiedades curativas. Estos descubrimientos pueden acrecentar nuestro agradecimiento a dos alimentos sumamente esenciales que se comen en abundancia: el trigo y el arroz.

Sección 1: Alimentos integrales

El valor incalculable de alimentos no-refinados: Deficiencias minerales en la tierra de exceso

Irónicamente, en los EEUU, una nación próspera, riquísima—ciertamente con excesos—un número considerable de personas tienen una gran deficiencia de minerales como resultado de la producción y los métodos de procesamiento de sus alimentos. Estas deficiencias pueden provocar enfermedades degenerativas.

La discusión de nutrientes a continuación se aplica en general a alimentos integrales de origen vegetal. Sin embargo, usamos el trigo como punto de partida porque este alimento notable, conocido en la medicina tradicional de la China y de la India ayuda a fortalecer el cuerpo, a nutrir la mente y al corazón, y sirve como principio básico en nuestra herencia cultural y dietética. Tristemente, la forma en que más se consume el trigo, es despojándolo de su valor esencial.

Considere este grano antes de molerse en harina—los «granos de trigo». en sí. Estas semillas integrales de trigo contienen docenas de minerales y micro-minerales si se cultivan en tierra fértil. También pueden contener fitonutrientes protectores de la inmunidad así como también vitaminas y aceites valiosos. Al refinar el trigo, como se hace en el molino para obtener "harina blanca" para repostería, buñuelos *(doughnuts),* pastas y panes, es cuando la mayoría de estos nutrientes se pierden.

Cada nutriente en el grano de trigo tiene una historia importante e interesante. Mientras que el trigo es un alergeno común, prácticamente nadie es alérgico al trigo germinado, el cual contiene la misma cantidad de minerales, pero más vitaminas, por grano. (Referirse al capítulo 40, *Germinados*).

Para que tenga sentido que tan importante son los nutrientes del trigo, veamos sólo dos minerales que se pierden en el refinamiento de los granos del trigo y evaluar el impacto de su pérdida.

Selenio: El trigo integral es una de las mejores fuentes alimenticias que contiene selenio, especialmente si se cultiva en tierras abundantes de selenio.[1] Hace 20 años que, basado en estudios demográficos, se ha sabido que el índice de cáncer es más bajo en áreas donde la tierra es rica en selenio. Un estudio descrito en la revista de la Asociación Médica Estadounidense *(Journal of the American Medical Association)* sugiere que el selenio puede reducir el índice de muertes hasta un cincuenta por ciento. Otras funciones claves del selenio para la salud son:

- La deficiencia de selenio puede causar hipotiroidismo o tiroides-baja.[2] Dado que es casi ya una epidemia el desequilibrio de la glándula tiroides en los EEUU, especialmente entre las mujeres jóvenes, quienes padecen cinco veces más un desequilibrio de tiroides que los hombres, a todos nos conviene asegurarnos de obtener selenio adecuado en nuestras dietas así como también todos los demás minerales. Debe enfatizarse, sin embargo, que un sólo mineral no funciona aislado; cada mineral funciona mejor en asociación con otros minerales y junto con los minerales traza en la forma como se encuentran en los alimentos integrales no-refinados.

• La obesidad y la tiroides-baja están relacionadas directamente. Selenio influye en la transformación de tiroxina (T_4) en triyodotironina (T_3), la cual hace posible el metabolismo de nutrientes.[3,4] De esta manera si el selenio es deficiente, resulta en un metabolismo lento y existe una mayor probabilidad de subir de peso.

• Los metales tóxicos pesados así como el plomo y el mercurio pueden encontrarse enlazados con selenio y por consiguiente se vuelven inocuos.[5]

• Los virus de muchas fuentes, incluyendo el VIH, cuando existe selenio en el cuerpo, con frecuencia son desactivados.[6-8]

• El envejecer prematuramente, los padecimientos de enfermedades del corazón, artritis y esclerosis múltiple se relacionan frecuentemente con deficiencia de selenio.[9-12]

Magnesio: Este mineral es deficiente en mucha gente que come alimentos refinados. Aproximadamente el 70% de la población de EEUU sufre de deficiencia de magnesio, la cual es considerada como una de las deficiencias[13-14] que se diagnostican muy poco, siendo tan fácil de resolver. En algunos países más pobres, la gente consume una gran cantidad de magnesio por medio de leguminosas (frijoles, productos de soya, chícharos y lentejas), y verduras—especialmente las de color verde (incluyendo las de hojas verdes) y la mayoría de granos integrales y semillas. Debe señalarse que los productos de origen animal no contienen abundancia de magnesio comparado con los de origen vegetal.

El magnesio provee al cuerpo con una naturaleza fluida y suave, por lo tanto es benéfico para muchas enfermedades donde hay obstrucciones o cambios erráticos. De acuerdo a las artes curativas chinas, las obstrucciones acompañadas de cambios erráticos en el cuerpo, ya sean emocionales o mentales, representan un desequilibrio en el hígado/vesícula biliar. Por lo tanto, los alimentos con magnesio por lo general ayudan a nutrir nuestro hígado (y a nuestra salud) de numerosas formas. Las aplicaciones dietéticas del magnesio citadas a continuación casi son paralelas a las patologías del hígado/vesícula biliar desde el punto de vista de la medicina china antigua.

Las propiedades curativas y usos de los alimentos ricos en magnesio se describen así: calman las funciones de los nervios, armonizan los desequilibrios mentales y emocionales, incluyendo irritabilidad, depresión, condición bipolar, problemas para dormir y el SPM (síndrome premenstrual), relajan la función de los músculos, incluyendo el músculo del corazón, aplacan cambios radicales como migrañas, síndrome de muerte de cuna, calambres y espasmos en cualquier parte del cuerpo (incluyendo eclampsia), crean mejor flujo en la digestión para aliviar el estreñimiento y superan los desequilibrios por los cambios rápidos del azúcar en sangre producidos por el alcoholismo y la diabetes.[15-17]

Otra característica de los alimentos concentrados en magnesio es su habilidad de fortalecer los aspectos estructurales del cuerpo para contrarrestar condiciones como el síndrome de fatiga crónica, fibromialgia, artritis y osteoporosis.[18-24]

Una manera de cómo el magnesio hace esto es «extrayendo» el exceso de calcio que hay en los tejidos canalizándolo hacia adentro de los huesos. Mucho calcio en los tejidos suaves es debilitante y puede exacerbar los síndromes de la fibromialgia que estresa los músculos y los nervios. Una excelente investigación sugiere que no entra el calcio en los huesos sin el magnesio adecuado (véase el capítulo 15, *Calcio*). Consecuentemente, aunque los estadounidenses ingieran calcio en abundancia, en general tienen huesos más débiles que aquellas personas de países en desarrollo como China, que toman calcio en cantidades adecuadas o comparativamente más bajas. Sin embargo la dieta rural china (discutida más adelante en la sección 3) es rica en magnesio.

La **osteoporosis o pérdida de calcio en los huesos** es un problema principal de salud en el Occidente. No obstante, el tomar calcio en exceso sin tomar magnesio adecuado en la dieta puede conducir a otra situación catastrófica: el calcio tiende a depositarse en los tejidos suaves en vez de entrar en los huesos.[25] De tal manera, el exceso de calcio en el tejido suave (Ej., los órganos internos) es un problema que se ha investigado por lo menos treinta años y puede predisponernos a prácticamente cualquier enfermedad degenerativa,[26,27] particularmente afectando los riñones, el esqueleto, el corazón y el sistema vascular.[28]

En algunas situaciones, el aumento de calcio en los tejidos suaves es un paso prematuro hacia el desarrollo de calcio intracelular en las neuronas como en la **enfermedad de Alzheimer.** En el caso de un incremento de calcio esto induce al depósito de las placas beta-amiloide, las cuales desordenan las neuronas así como también tapan los vasos sanguíneos del cerebro.[29,30]

Los estudios sugieren que, en contraste, el magnesio en la dieta ayuda a controlar procesos intracelulares y le da al calcio un equilibrio dinámico.[31–32] La investigadora médica y autora Carolyn Dean, M.D., N.D., describe el papel del magnesio en las células: «… investigaciones recientes indican que el calcio entra en las células por medio de los 'canales del calcio' los cuales están siendo celosamente vigilados por el magnesio. El magnesio permite la entrada de cierta cantidad de calcio en la célula necesario para crear la transmisión eléctrica y luego inmediatamente expulsa el calcio una vez que esta función se haya efectuado».[33]

El exceso de calcio puede también ocurrir en los glóbulos blancos llamados linfocitos que poseen una función inmunoestimulante, y por lo tanto desestabiliza sus funciones. Este incidente no sólo añade un componente patogénico a la enfermedad de Alzheimer,[34] sino que también es una influencia desfavorable para todo el sistema inmunológico.

Otra etiología en el desarrollo de Alzheimer es el estrés oxidativo y la inflamación.[35] Los antioxidantes ofrecen una esperanza en el tratamiento de Alzheimer si provienen directamente de los alimentos.[36] Por ejemplo, alimentos ricos en vitamina E reducen el riesgo del desarrollo de Alzheimer, mientras que las vitaminas E, C y carotina en cápsulas no. Debe hacerse notar que los alimentos que contienen vitamina E también contienen una variedad de antioxidantes y fitonutrientes que alargan la protección oxidante. Ejemplos de antioxidantes poderosos se nombran en la siguiente sección del arroz integral.

Además de *las plantas ricas en magnesio,* como las verduras verdes (incluyendo las de hojas verdes), pasto de cebada, clorela, algas marinas, sábila *(Aloe vera),* los granos integrales y todas las leguminosas tienen grados de actividad antiinflamatoria. Los estudios de animales indican que la falta de magnesio en los tejidos contribuye a la inflamación y la formación de especies de oxígeno radical que a su vez causan lesiones oxidativas.[37]

El exceso de calcio está relacionado con las enfermedades **del corazón y de las arterias** porque provoca calcificación en la arteria coronaria, la cual lleva a crear aterosclerosis— la más típica forma de degeneración arterial. Otro camino hacia la aterosclerosis implica el desgarramiento del revestimiento interno de las arterias como resultado de algunas causas, una de las más comunes es la causada por episodios rápidos de presión arterial alta. Una causa adicional, discutida más adelante, es el daño por la oxidasa xantina (OX) que ocurre por la ingesta de leche homogeneizada. Sea como sea, ciertas substancias comienzan a reparar el desgarramiento, entre ellas están el colágeno y las plaquetas, así como los glóbulos blancos, los cuales contienen colesterol oxidado. Esta forma de colesterol, resulta por la ingestión de grasas de baja calidad, y forma placas suaves en las arterias. El calcio es atraído a este lugar, endurece las placas, las cuales con el aumento de acumulación de calcio hace que cada vez sea más difícil el poder remover las placas.

Sin embargo, al ingerir magnesio y otros alimentos de origen vegetal abundantes en nutrientes, incluyendo el trigo no-refinado y sus productos, síntomas principales como reducción del volumen arterial y disminución del flujo de sangre pueden mejorar en menos de treinta días,[38] logrando que la intervención quirúrgica de puente aorto-coronario y las drogas bloqueadoras de calcio, sean innecesarias. De hecho el magnesio es algunas veces conocido como «el bloqueador de la naturaleza del calcio.» Además de la reducción de calcio en los tejidos y las placas calcificadas, el magnesio también dilata las arterias coronarias y los vasos sanguíneos periféricos, relaja los músculos de los órganos (como el del corazón), ayuda a prevenir la coagulación de sangre y ejerce efectos antirítmicos, por lo tanto mejora los latidos irregulares del corazón.[39] Los alimentos de origen vegetal no-refinados abundantes en magnesio y con un uso limitado de sal también son frecuentemente útiles para la reducción de presión arterial alta.[40,41]

Cuando comprendemos los efectos potentes y científicamente comprobados de un sólo nutriente—magnesio—y si consideramos los cientos de nutrientes benéficos y fotoquímicos de una dieta variada de alimentos no-refinados de origen vegetal, empezamos a profundizar que el alivio o sanación de los síntomas es realmente posible en muchos de los casos de degeneración del corazón y de las arterias, aún en unas cuantas semanas.

Debemos de estar conscientes, sin embargo, que los síntomas pueden mejorar con relativamente pequeños aumentos en el volumen arterial y otros efectos sanativos al recibir una excelente nutrición, aunque mejorías significativas en las arterias y una reducción extensiva de placas requiere de uno a varios años llevando una dieta apropiada y cambiando de estilo de vida.[42] (Si usted toma medicamentos para el corazón, el doctor que los prescribe puede determinar la dosis adecuada o le dirá si hay necesidad de tomarlos conforme vaya mejorando su dieta).

El simple arte de limpiar el corazón y las arterias llevando una dieta benéfica para su salud y cambiando de estilo de vida es considerablemente reconocido por la profesión médica y los investigadores y ha sido un tema ampliamente tratado en la prensa. Consecuentemente, con este fin presentamos un plan útil junto con la información relevante de las páginas 176–187. Hay también centros terapéuticos y de retiros que ofrecen dietas similares de origen vegetal acompañadas con programas complementarios de ejercicio físico, emocional y mental.[43] (Véase la nota 43 en la página 753 para más información.)

Considerando las terapias integradoras de nutrición que limpian el sistema vascular con rapidez y eficacia, es increíble que muy pocas personas que las necesitan apenas si las conocen. Ciertamente es muy fácil culpar a los establecimientos farmacéuticos y médicos. Un discernimiento más lógico es el de observar que nosotros recibimos el tratamiento médico que va de acuerdo a nuestras propias creencias. Por lo tanto, antes de que cualquier persona esté abierta a recibir una limpieza nutricional y terapias renovadoras para el corazón, debe existir una conversión fundamental de sus creencias, la cual se logra con el aprendizaje y el desarrollo del entendimiento de la consciencia (discutido más adelante en la sección 2).

Un tema final, asociado con la cantidad pequeña de magnesio que se obtiene de la dieta y con el calcio en los tejidos, abarca **los padecimientos cálcicos, incluyendo la artritis.** Casi todas las personas se han visto a sí mismas o han visto en otras la evidencia de estos desequilibrios en forma de crecimientos deformes cálcicos y quistes blandos inflamados que aparecen en las articulaciones, o quizás hayan sentido un dolor muy agudo durante un masaje de pies debido a los cristales de calcio.

Los alimentos abundantes de magnesio, recomendados ampliamente a través de este libro, pueden reducir estos y otros excesos de calcio y crean un mejor flujo para disipar obstrucciones degenerativas, consecuentemente, combatiendo no sólo enfermedades cálcicas/artríticas sino que también, como hemos visto, están al frente de algunos de los retos más prevalentes de hoy en día de nuestra salud.

A partir de los sesenta y cinco años de edad, un 75% de la población estadounidense tiene señales de osteoartritis verificada en los rayos-X de las manos, pies, rodillas o caderas.[44] Yo calculo, de acuerdo con estadísticas de aquellas personas que compran alimentos no-refinados y productos de origen animal de buena calidad, sin-hormonas y sin-antibióticos, que más del 75% de la población estadounidense ha vivido la mayor parte de sus vidas casi exclusivamente consumiendo carne, huevos y productos lácteos de baja calidad; grasas y aceites refinados oxidados e hidrogenados; y productos completamente desnaturalizados hechos con harina de trigo «blanca». Muchos de ellos han comido cantidades muy pequeñas de fruta, de verduras y de leguminosas. Además del exceso de calcio en los tejidos, otros excesos relacionados con la dieta moderna y estilo de vida incluyen residuos químicos, metales pesados, drogas, sustancias intoxicantes y los alimentos sin valor alimenticio. (La reducción de estos residuos ocurre naturalmente con una nutrición de suprema calidad y ejercicio físico; no obstante, el proceso se puede acelerar: véase la sección "Excesos y toxinas," empezando en la página 122). Estas gentes invariablemente se han sobrealimentado de calorías pero sin darse cuenta que están apeteciendo minerales (incluyendo magnesio), vitaminas, ácidos grasos esenciales, enzimas, antioxidantes y especialmente alimentos auténticos de fuerza vital verdadera.

Tales deficiencias nutritivas en la mayoría de la gente no significa que las enfermedades degenerativas puedan originarse por otra causa que no sea la dieta, incluyendo la predisposición debida a factores genéticos y de constitución física. Aún así, serias enfermedades cálcicas con frecuencia requieren una regeneración o restablecimiento de todo el organismo (referirse a las «Dietas de regeneración» empezando en la página 451 y «Condiciones reumáticas y artríticas» en la página 471).

Arroz integral—redescubierto

Después del trigo, el arroz es el que se usa más extensamente en la nutrición de los humanos que ningún otro grano. El arroz integral contiene una abundancia de nutrientes, incluyendo magnesio. La mayor parte de estos nutrientes se pierden al refinar el arroz integral a arroz blanco. Una excepción sucede en los países asiáticos, donde el arroz refinado con frecuencia es parcialmente molido y por lo tanto es considerablemente más nutritivo comparado con el «arroz blanco» del Occidente.

Un tópico esencial para entender el valor que tiene el arroz integral en la sanación, es el nivel de azúcar en sangre. Se ha sabido por mucho tiempo en la medicina del Asia del Este que el consumo de arroz integral tiene un efecto positivo en azúcar en sangre y por lo tanto, en la diabetes—esta es una condición crónica de alto nivel de azúcar en sangre. Sin embargo, esta noción aún tiene que darse a conocer en gran parte en el Occidente. De hecho, un punto de vista opuesto ha prevalecido—arroz y granos, especialmente el trigo, se han percibido como contribuyentes de desequilibrios de azúcar en sangre[45] y no hay la menor duda, pues los granos en cuestión han sido de la variedad refinada, los cuales son alimentos vacíos desprovistos de adecuados minerales y otros cofactores para regularizar el azúcar en sangre.

Estudios recientes, sin embargo, nos están dando a conocer el valor del arroz integral *no-refinado*. En uno de estos estudios se descubrió que la cubierta del arroz integral, el salvado, tiene efectos asombrosos para bajar los niveles de azúcar en sangre.[46] Este valor de sanación del arroz y su recubrimiento "el salvado" son buenas noticias para un país donde, de acuerdo a los centros de control de enfermedades *(Centers for Disease Control)* la diabetes es una epidemia en gran parte asociada a una epidemia más intrínseca que es la obesidad.

Además de reducir los niveles de azúcar en sangre, se cree que el salvado del arroz es una de las substancias más densas jamás estudiadas. Contiene más de 70 antioxidantes que nos protegen en contra el daño celular y preservan la juventud. La discusión a continuación incluye cierto número de antioxidantes muy prominentes que se encuentran en el recubrimiento del arroz integral junto con otros nutrientes sanativos.

El salvado del arroz contiene formas del antioxidante ***vitamina E.*** Estos son «tocotrienoles» poco comunes que bajan el exceso de grasa y colesterol en el cuerpo y proporcionan una mayor protección contra tumores que ninguna otra forma previamente conocida de tocotrienol de vitamina E.[47]

El aceite en el salvado de arroz parece tener antioxidantes benéficos de alta potencia ya que neutralizan una de las formas más prevalentes y destructivas de oxidación, los lípidos peróxidos de las grasas y de los aceites. Además, el aceite contrarresta el exceso de colesterol, particularmente la variedad lipoproteína de baja densidad, que puede contribuir a las enfermedades del corazón y vasculares. También inhibe en general el exceso de grasa en sangre (en forma de triglicéridos).

Cuando el arroz se ha ***fermentado*** y su salvado se ha utilizado en estudios de animales, éste ha demostrado estimular la vitalidad de los órganos internos, especialmente las suprarrenales, timo, bazo y tiroides, los cuales incrementan su masa y muestran efectos adicionales antiestrés.[48] El salvado fermentado del arroz es un remedio relativamente más tonificante y fortificante, comparado con las formas convencionales estabilizadas, las cuales contienen ácido fítico, un componente purificante. (Para aquellos que necesiten una forma de salvado de arroz fermentado más fortificante con menor cantidad de ácido fítico, por favor consulte nuestra sección de encurtidos *nuka* en la página 677. Añada hongos *shiitake* a los encurtidos *nuka* para enriquecer o aumentar su valor inmunizante [el producto «MGN-3», de shiitake/salvado de arroz, se describe más adelante]). Además, remojando de antemano o germinando el arroz integral reduce el ácido fítico de su salvado así como también cuando se utiliza "masa agria" para hacer pan fermentado de arroz integral. El ácido fítico se discute más adelante en la sección «IP$_6$».

Polisacáridos son carbohidratos complejos de peso molecular muy alto. Los polisacáridos ideales para estimular la inmunidad y controlar el nivel alto de azúcar en sangre causante de diabetes y de obesidad se derivan de la fibra, así como los polisacáridos en el salvado del arroz integral.[49]

Otro beneficio del recubrimiento del arroz integral es su efecto calmante, el cual es notorio en la medicina asiática del Este. En la nutrición moderna, la habilidad de un alimento de fomentar serenidad se traduce en abundancia de **vitaminas B** y **minerales traza,** los cuales el arroz integral contiene.

Gama-orizanol, es un antioxidante formidable que únicamente se encuentra en cantidades significativas en el salvado de arroz, fortalece la musculatura del cuerpo al mismo tiempo que convierte la grasa en masa muscular magra en el cuerpo. Mejora la circulación de sangre hacia los brazos y piernas, deshace los coágulos de sangre, supera el estancamiento de sangre y mejora el balance hormonal a través de la regulación de la secreción de la glándula pituitaria.[50]

Ácido alfa lipoideo, un antioxidante polifenol, promueve la restauración del hígado, desacelera el proceso de envejecimiento y convierte la glucosa en energía.

Glutatión peroxidasa (GPx) es una enzima antioxidante que reduce los excesos de mucosidad, estimula las funciones respiratorias y ayuda a desintoxicar el cuerpo. Es conocida por sus efectos contrarrestantes del envejecimiento, también se usa en el tratamiento de la cirrosis alcohólica, artritis reumatoide, esclerosis múltiple, acné y asma.[51–53]

Superóxido dismutasa (SOD), es una enzima antioxidante que se utiliza para tratar cataratas, osteoartritis, artritis reumatoide y muchos otros síntomas de envejecimiento prematuro. Existen aún más beneficios para la salud en el salvado del arroz integral.

Coenzima Q$_{10}$, como sugieren los estudios preliminares, trata problemas de la mitocondria celular (la cual es la fuente de energía en las células implicada en la síntesis de la proteína y el metabolismo lípido). CoQ$_{10}$ quema la grasa en energía y por consiguiente reduce la obesidad. Tiene afinidad con el corazón y es comúnmente utilizada en el tratamiento de angina, presión arterial alta y enfermedades del corazón en general. También contrarresta el envejecimiento y los efectos de diabetes tipo II por medio de protección del ADN mitocondrial.[54,55] Se ha utilizado para tratar varios desequilibrios neurodegenerativos como la enfermedad de Parkinson y la enfermedad de Huntington.[56] Los síntomas de fibromialgia pueden mejorarse tomando CoQ$_{10}$ junto con la hierba *Ginkgo biloba.*[57]

Proantocianidinas, que se encuentra en el salvado del arroz integral, en las uvas, en el arándano *(cranberry)* y en otros alimentos, son taninos concentrados sintetizados por muchas plantas. En general, ayudan en la curación de las heridas, fortalecen las arterias, venas y capilares, y mejoran la circulación de sangre. Son unos de los antioxidantes disponibles de más potencia y de este modo protegen contra el cáncer y la mayoría de las enfermedades degenerativas, es decir las conocidas por oxidación-excesiva y patología de radicales libres. Las proantocianidinas también aumentan la protección contra venenos y toxinas en sangre, linfas, y sistemas y aparatos de órganos.[59]

Lecitina. Esta sustancia grasosa que contiene fósforo («fosfolípidos» compuestos grasos), se produce continuamente por el hígado, es un nutriente que se encuentra en los frijoles de soya, huevos, salvado de arroz y otros alimentos. Desde el hígado, la lecitina es enviada vía la bilis a los intestinos, es absorbida por la sangre, y es distribuida a diversas partes del cuerpo. Es especialmente importante para la función correcta del cerebro (constituye un 30% del peso, en forma seca, del cerebro), los nervios, y las membranas de las células. La lecitina actúa como un emulsionador para el aceite con agua. Está compuesta primeramente de ácidos grasos esenciales, incluyendo omega-3 y omega-6, colina (sustancia química, como fosfatidilcolina) y una abundancia de vitaminas B incluyendo inositol. La lecitina ayuda enormemente en el incremento de la absorción de vitaminas solubles en grasa como la vitamina A. Ha sido utilizada extensamente para incrementar la actividad en el cerebro. Aunque no es eficaz en el tratamiento de la enfermedad Alzheimer, no obstante parece mejorar la atención y el aprendizaje en los niños.[60]

La lecitina tiene una naturaleza calmante y así puede reducir la hiperactividad. La mielina, o sea, la cubierta grasa de la terminación de los nervios, se compone primeramente de lecitina. La lecitina también protege contra la formación de cálculos biliares, presión arterial alta y exceso de colesterol. Mejora muchas clases de memoria, incluyendo la visual y verbal[61,62] y con frecuencia es bastante útil para los defectos de movimiento voluntario y coordinación muscular.[63,64]

El comer demasiada lecitina suplementaria aislada o por sí sola puede producir efectos secundarios serios. Aparte del dolor abdominal y pérdida de peso, se pueden formar grandes masas en el estómago, en un caso se tuvo que remover (la lecitina) quirúrgicamente.[65] El comer huevos simplemente porque contienen lecitina no es recomendable en casos de falta de concentración, intranquilidad, nerviosismo, espasmos, calambres o hiperactividad, puesto que los huevos promueven moco "semejante a la clara de huevo" que puede obstruir el hígado y por esta razón intensifica desequilibrios denotados por una conducta inestable o excéntrica.

Los valores sanativos adicionales de los extractos del arroz integral que ayudan al fortalecimiento de la inmunidad, hoy en día se están analizando. Uno de los compuestos de mayor potencia para estimular células «naturales combatientes» (NC) del cuerpo es un polisacárido compuesto de extracto de hemicelulosa-ß del salvado del arroz, que se ha modificado por las enzimas del hongo shiitake.[66] Una célula NC puede destruir hasta 27 células cancerosas, llevándose unos cuantos minutos en cada aniquilamiento. Las células NC también son notables para combatir virus peligrosos como hepatitis C y VIH.[67-69] Este extracto de enzima shiitake de salvado de arroz (conocida como «MGN-3») puede aumentar la actividad celular un 100% y hasta un 500%.[70-72] Tal incremento de reactivación inmunológica ha dado resultados extraordinarios en casi todos los indicadores patológicos, incluyendo para la reducción de tumores así como para la remisión de enfermedades.[73]

MGN-3 generalmente se considera con tanta potencia como los medicamentos inmunomoduladores de alta potencia pero sin efectos secundarios.[74] Puede usarse simultáneamente con la quimioterapia y la radiación para incrementar sus beneficios mientras que al mismo tiempo se crea una protección en contra de su propia toxicidad.

Nota: Por lo general no recomendamos extractos de plantas en forma de suplementos con ingredientes aislados activos a menos de que exista una necesidad imperativa. MGN-3 y otros extractos se presentan aquí para reconocer los compuestos inherentes de alta potencia del arroz integral. La mayoría de las veces, los alimentos integrales por sí solos son más efectivos a la larga para reconstruir lentamente y profundamente el sistema inmunológico.

IP$_6$ (hexafosfato de inositol) es otro suplemento que frecuentemente se extrae del salvado del arroz. Utilizado en la terapia de cáncer, IP$_6$ puede tener otras aplicaciones para tratar enfermedades cardiovasculares, cálculos renales o piedras en el riñón y posiblemente aún los padecimientos del sistema inmunológico como el SIDA.[75,76] Aunque el mecanismo preciso para su habilidad de inhibir la etapa inicial del cáncer no se conoce,[77,78] parece ser que las células cancerosas se revierten a la normalidad.[79]

IP$_6$ esencialmente es el ácido fítico en el arroz integral y en otros granos, leguminosas y en general también se encuentra en la mayoría de las semillas. Como se mencionó antes, al ingerir alimentos con este ácido parece ser que provoca una terapia de purificación, ya que se conoce que éste se enlaza con calcio, hierro y quizás otros minerales en exceso— probablemente primero en los tejidos del cuerpo (Ej. los órganos internos).[80] Algunos afirman que se enlaza con proteínas y otras moléculas grandes, convirtiéndolas en compuestos insolubles que no se absorben fácilmente o que no se utilizan por el cuerpo. Por lo tanto, en la sección de recetas de este libro, recomendamos la neutralización del ácido fítico en granos y leguminosas utilizando varias técnicas incluyendo el remojarlos de antemano en agua y luego descartarla, germinarlos, tostarlos y fermentarlos como miso de soya, tempeh de soya y el pan agrio hecho con masa agria (fermentado al natural sin el uso de levadura comercial).[81]

Sin embargo para las personas con señales de *exceso* (constitución robusta, de personalidad extrovertida, complexión rojiza [se define más adelante en las páginas 53–55]) quienes han optado por llevar una nueva dieta de alimentos no-refinados, sería aconsejable hacer uso de la acción terapéutica del ácido fítico en el cuerpo para extraer depósitos de exceso de calcio en los tejidos, como un resultado de la sobrealimentación de productos lácteos de baja calidad y alimentos refinados. Recordemos que estos depósitos sostienen un número de enfermedades degenerativas, incluyendo placas vasculares y padecimientos artríticos, y por esta razón muchas veces es una opción benéfica que aquellas personas que están en terapia de limpieza, particularmente cuando su propósito es el de superar o vencer enfermedades degenerativas, consuman alimentos abundantes en ácido fítico así como granos no-remojados y bien cocidos.

No hace mucho, se pensaba que las verduras, granos integrales y la mayoría de los alimentos de origen vegetal eran como «fibra» para asistir en los movimientos intestinales. En los párrafos cuando comenzamos a discutir esta noción y dimos nuestra opinión acerca del trigo integral, disipamos lo rígido de esa noción. Los minerales del trigo integral, los efectos que tiene el arroz integral en el control del azúcar en sangre, la plétora de fitonutrientes y antioxidantes representan sólo unos cuantos ejemplos de los muchos otros beneficios que contienen los alimentos integrales—que no recibimos cuando consumimos alimentos refinados y altamente procesados. Cada grano entero, incluyendo mijo, quinua, cebada, centeno, maíz, alforfón, amaranto y demás, tiene minerales importantes, vitaminas y otros nutrientes en común así como también un conjunto único de nutrientes y propiedades asociadas con el restablecimiento de la salud.

Recientemente, algunos de los estudios con más reconocimiento que comprende la fotoquímica de las leguminosas (incluyendo soya) y los grupos de: oleaginosas y semillas, frutas y verduras, demuestran que cada planta tiene un almacén enorme de propiedades valiosas. Cuantas veces consumamos alimentos refinados, ya sea en productos de harina blanca, arroz desnaturalizado, cereales o aceites refinados y azúcares, aminoramos la oportunidad de reforzar nuestro sistema inmunológico, reducimos la posibilidad de mantener el balance de azúcar en sangre así como también el balance de nuestras emociones, estaríamos desprotegidos en contra de enfermedades degenerativas, se nos dificultaría mantener un cuerpo delgado y estar en buena forma física y en general no obtendríamos una experiencia integrada armoniosa de nuestra vida.

Muchos se preguntan por qué tomamos la decisión de refinar los granos, aceites, la azúcar de caña y otros alimentos. Claramente los alimentos refinados son más ligeros, más dulces, más fáciles de masticar y muchas veces tienen una vida de anaquel bastante larga. De tal modo que el consumidor y el productor obtienen lo que quieren.

Las partes más vitales con sabor amargo de los alimentos integrales son las que se han despojado o refinado, con frecuencia se descartan, se ponen en suplementos nutricionales o se les da a los animales. No obstante las partes amargas incluyendo el magnesio, selenio, antioxidantes y decenas de otros nutrientes son los que necesitamos para evitar el estrés y los padecimientos inherentes del estilo de vida del siglo veintiuno. La mayoría del público en general comete el error de no darse cuenta de que pierde los beneficios protectivos y rejuvenecedores de los alimentos integrales y el sufrimiento que incurre cuando se comen alimentos desnaturalizados o refinados. Pero si se considera la falta de vitalidad de muchísima gente de hoy en día, este es el tiempo propicio para tomar conciencia de los alimentos integrales y proclamarlos en toda su extensión.

El grano integral, como el trigo y el arroz pueden servir como una metáfora. El revestimiento o cascarilla de protección del grano (como el salvado del trigo y del arroz) puede proveernos de una capa protectora para mejorar nuestra inmunidad y nuestra salud. En tanto que despojando al grano de su revestimiento a través del refinamiento de sus nutrientes esenciales, nos despoja de una nutrición valiosa.

Si una nación carente de nutrientes redescubre el valor potencial de estos granos, se transformará en una nación moderada y repleta de salud.

Alimentos integrales: lo imperativo de la sobrevivencia del siglo veintiuno

Considere la situación de hoy en día: La mayoría de las personas actualmente siguen prefiriendo los alimentos refinados «blancos», notablemente éstos se consumen en grandes cantidades como la harina blanca y azúcar blanca. Al reconocer este hecho, las tiendas ponen a la disposición del público estos alimentos en abundancia. De hecho mucha gente que compra en tiendas donde se venden productos naturistas compra ahí mismo alimentos altamente procesados y refinados, sin darse cuenta. Por ejemplo, en la mayoría de las tiendas naturistas tenemos que buscar con detenimiento pastas de trigo integral y pan hecho completamente de trigo integral. (La harina blanca con frecuencia no sólo es un ingrediente, sino que es el ingrediente principal de muchos productos). Una práctica cuestionable es la de tener a disposición del público alimentos orgánicos de muy baja o inferior calidad. Un ejemplo de este tipo de alimentos son los que están endulzados con azúcar de caña. La mayoría de los productos de caña son orgánicos, así como la azúcar (blanca), y algunos jugos de caña orgánicos, o jugos de caña en forma de gránulos o en polvo, los cuales son simplemente azúcar refinada, a menos que estén etiquetados «no-refinado» y muy pocos lo están. Aquí el término orgánico se utiliza para disfrazar un alimento malsano. Cuando los consumidores ven la palabra «orgánico» en un producto, a menudo creen que es de muy buena calidad o superior. Al utilizar la «O» quieren denotar que el producto se reconoce por su calidad superior lo cual generalmente es sólo un anzuelo para atraer con engaño a las personas a que compren estos alimentos que en realidad son de calidad inferior logrando así engañar a casi todo el mundo. Esta es una de las tácticas de mercadeo más engañosas y deshonestas de hoy en día.

Los más difíciles de metabolizar o digerir y que son aun peores para nuestra salud que la azúcar blanca, son los aceites refinados. Estos aceites con frecuencia con etiquetas denotando «orgánico» y «prensado en frío o extraído por prensado», los cuales en realidad son buenos procesos. Aun así, si los productos no están etiquetados con la palabra "no-refinado" estos aceites son en realidad refinados y estos aceites como el de canola y otros aceites refinados son los peores alimentos que se pueden ingerir. (Por favor véase el capítulo 10, *Aceites y grasas*).

Abajo hay una lista de alimentos refinados que se encuentran en la mayoría de las tiendas (incluyendo tiendas naturistas) y al lado está la lista de productos equivalentes de calidad superior que se recomiendan. (Por favor obsérvese que los alimentos de alta calidad *sí* se consiguen en tiendas naturistas, no obstante use su discreción y por favor sea un consumidor informado).

Alimentos refinados desnaturalizados	**Selección de calidad superior**
*Refinados: azúcar blanca, jugo de caña, jugo de caña seco (muchas veces se usa en la industria alimentaria), azúcar de caña	*No-refinados:* jugo de caña o en forma de polvo (véase el índice de Recursos), cebada fermentada, azúcar de dátil, miel de arroz, polvo *verde* de estevia integral, y su extracto *verde*
Tahini (mantequilla para untar de ajonjolí) sin hollejo o cascarilla	Mantequilla de ajonjolí (con hollejo)— alimento para untar (untables) de semillas enteras.
Espagueti, tallarines y demás pastas de harina de trigo refinado «semolina»	Espagueti, tallarines y demás pastas de trigo integral; espelta *(Triticum spelta),* arroz integral, alforfón *(Fagopyrum tataricum* o *Fagopyrum sagittatum),* y otras pastas de granos integrales

Alimentos refinados desnaturalizados

Pan blanco de trigo refinado

* Refinados aceites y grasas: aceite de canola, aceites vegetales comunes, margarina, manteca y prácticamente todos los aceites que se usan en restaurantes para comida frita y frituras; casi todos los aceites en todas las comidas preparadas de los supermercados y las tiendas naturistas, como pastelillos, papas crujientes, panes, sopas, golosinas

Productos lácteos de grasa reducida, como el yogurt, la leche y el queso

Selección de calidad superior

Panes de trigo integral y de otros granos integrales: centeno, cebada, espelta *(Triticum spelta),* avena, maíz, arroz, etc.

No-refinados aceites y grasas: aceite de linaza no-refinado prensado o extraído en frío, aceite de oliva no-refinado, aceite de ajonjolí no-refinado y todos los aceites de calidad descritos en el capítulo de *Aceites y grasas*

Productos de leche entera. La calidad de los lácteos debe ser también orgánica y no-homogeneizada. Los productos de leche de cabra con frecuencia son mejores para niños y adultos.

*Nota: La palabra «refinada» rara vez se indica en las etiquetas de la azúcar y los aceites refinados; para obtener productos de alta calidad busque la palabra «no-refinado».

Una recomendación que le puede sorprender en este texto es la de *evitar productos lácteos magros o de grasa reducida,* si necesita reducir grasa saturada en su dieta (los alimentos lácteos son una fuente abundante), entonces consuma poca cantidad de productos lácteos o mejor dicho ningún producto. Mucha gente conciente de su salud cree que poca grasa o nada de grasa es mejor. Sin embargo, los lácteos sin su propia grasa no podrían servir como apoyo en la absorción y la utilización de las vitaminas D y A necesarias para establecer y mantener los huesos. De esta forma el calcio se va primeramente a los tejidos en lugar de irse a los huesos cuando estas personas persisten en consumir productos de grasa reducida.

Otra consideración: los alimentos de grasa reducida hacen que la gente coma mucho más comida para compensar la falta de grasa.[82,83] De hecho, no es atípico que en los restaurantes de hoy en día sirvan porciones cinco veces más de las recomendadas por el gobierno.[84] Nuestro deseo de comer en exceso puede que provenga de comer alimentos refinados y por lo tanto carentes de nutrientes; estos alimentos deficientes de nutrientes puede que estimulen la adicción del comer en exceso pues instintivamente estamos impulsados a consumir más alimentos con el propósito de obtener los ingredientes faltantes que nunca están ahí.

Además de refinar la leche quitándole la grasa, la leche está más desnaturalizada debido al proceso de homogenización. El siguiente párrafo extraído de la publicación *Atherosclerosis* (1989; 77:251–6) coherentemente expresa la cuestión principal de la homogenización:

La homogenización de la leche de vaca transforma la grasa saludable en esferas microscópicas de grasa las cuales contienen xantina oxidasa (XO), la enzima de mayor potencia que hay. Las esferas son tan pequeñas que pasan intactas a través del estómago y de las paredes del intestino sin siquiera primero haber sido digeridas. Por lo tanto, esta proteína XO de suma potencia flota por todo el organismo, en la sangre y en el sistema linfático. Cuando el XO se libera de su envoltura de grasa, ataca la pared interna de cualquier vaso sanguíneo en donde se encuentra. Esto crea una herida. La herida provoca el arribo de un parche para sellar la herida. Este parche es colesterol. El endurecimiento de las arterias, enfermedades del corazón, dolor en el pecho y ataques al corazón son el resultado.

Nota: Para otras recomendaciones de lácteos, véase el capítulo *Alimentos para niños.*

Calidad: orgánico versus ingeniería genética

Claramente los alimentos integrales no-refinados son nutritivamente superiores a aquellos altamente refinados y procesados.

De cualquier manera, ¿Son los alimentos orgánicos substancialmente mejores? La manera de cómo los cultivadores analizan la calidad de la planta es por su contenido mineral. Entre más minerales tenga una planta implica que ésta es de calidad superior. Entonces, ¿Cómo se comparan los minerales de las plantas químicamente fertilizadas de las orgánicas? Se han hecho estudios fidedignos en esta área pero pruebas preliminares indican que los alimentos orgánicos tienen substancialmente más minerales—tanto como un 90% más que los alimentos comerciales.[85–86] Esta información sugiere que los alimentos orgánicos nos proporcionan una mejor nutrición en todos los niveles, porque la planta contiene más minerales, más cantidades de vitaminas y fitonutrientes. La mayoría de las personas pueden notar la diferencia—mejor sabor, aroma y una mejor energía vital «*qi*»—en la mayoría de las frutas, verduras y carnes orgánicas comparadas con las no-orgánicas. (*Qi,* un término que se usa en la medicina china, connota vitalidad y energía.)

Un gran barrera u obstáculo del cultivo orgánico de hoy en día, es la proliferación de cultivos genéticamente modificados. Estos cultivos, debido a lo cuestionable de su calidad, nunca se han definido como orgánicos, sin embargo pueden cruzarse por polinización con plantas orgánicas y silvestres. Una vez liberado en la naturaleza, su material genético no puede revocarse y puede traspasarse a todas las generaciones futuras. En la actualidad la práctica de polinización cruzada presenta una gran amenaza para la sobrevivencia de la cultivación orgánica, potencialmente le quitará la oportunidad a aquellas personas que quisieran elegir comer productos alimenticios orgánicos.

La ingeniería genética (IG) de nuestras fuentes alimentarias está generando una cuestión altamente política y económica. La ciencia pura de teoría genética parece inconclusa frente a una tecnología que se forja a avanzar en producir productos transgénicos (organismos modificados genéticamente, OMG) antes de que sus fundamentos puedan entenderse por completo. En este momento parece ser que la tecnología está impulsando a la ciencia más allá de su capacidad para proporcionar resultados de alta calidad o de seguridad adecuada. El resultado es que los organismos son creados por medio de ingeniería genética y se producen para lanzarlos y venderlos en el mercado antes de que los riesgos se hayan evaluado.

A millones de personas alrededor del mundo les preocupa este problema y temen que surja en el futuro una dieta dominada por alimentos producidos a base de ingeniería genética. Muchas personas se rehúsan a aceptar ciegamente la seguridad que les dan las corporaciones biotecnológicas y los burócratas del gobierno, los cuales tienen todo el poder administrativo y financiero. A continuación nombraremos las áreas de contención relativas a la ingeniería genética.

La transferencia de genes los cuales no son procesos precisamente controlados, con frecuencia interrumpe la secuencia del ADN en un organismo. Estos nuevos genes pueden alterar la química celular y pueden provocar toxinas y alergenos que el cuerpo humano nunca antes ha experimentado.

La industria de la biotecnología promete que los cultivos de IG reducirán la dependencia de las fumigaciones de venenos y representan una solución para alimentar a los países más pobres del mundo. La realidad es que los cultivos de IG se han producido por compañías biotecnológicas para resistir aun sus propios herbicidas de alta potencia que matan todo excepto los cultivos de transgénicos. Estas compañías están creando un mercado para sus productos insostenibles y ambientalmente nocivos.[87]

Las personas de los países en desarrollo han exteriorizado su sabiduría referente a la ingeniería genética; por ejemplo: Los representantes de 20 países africanos, incluyendo Etiopia, han publicado una declaración negando que las tecnologías genéticas ayudarán a agricultores a producir los alimentos que ellos necesitan. Estos países creen que la IG destruirá la diversidad, las tradiciones (el conocimiento a fondo) de los locatarios y los sistemas agrícolas sostenibles, y llegar a minar su capacidad de alimentarse a sí mismos.[88] Tewolde Egziabher de Etiopia, portavoz líder de la región africana, rechaza la biotecnología: «ni es tan segura, ni tan ambientalmente benévola, ni tampoco económicamente benéfica». Gurdial Nijar, consejero legal de la red de países en vías de desarrollo *(Third World Network),* señala que «el conocimiento indígena ha alimentado, arropado y sanado al mundo por milenios». El concepto de adueñarse de la vida y patentarla es antiético para todas las culturas de los países en desarrollo. Adicionalmente, niega el «talento natural innovador acumulativo» *(cumulative innovative genius)* de los agricultores o cultivadores a través de generaciones. El líder indígena Clovis Wapixana confirmó que los nativos del Amazonas tienen un profundo conocimiento de las plantas y los animales autóctonos, que por sí solos, pueden sostener la biodiversidad.

La ingeniería genética del cultivo de alimentos puede implicar la transferencia o el traspaso de genes a las semillas provenientes de varias especies, como los animales (incluyendo el hombre), el pescado, los insectos, las bacterias, los virus y otras plantas con el propósito de mejorar el cultivo. Los vegetarianos con frecuencia se horrorizan de sólo pensar en comer componentes genéticos de animales atravéz del consumo de frutas y verduras. La literatura Pro-IG nos informa que las técnicas de modificación genética son simplemente más sencillas, es la manera más eficiente para la procreación de plantas. La reproducción de plantas, sin embargo, nunca implica empalmar genes de origen animal dentro de las plantas.

La industria de producción de semillas está siendo rápidamente consolidada por compañías multinacionales considerablemente importantes con un interés en la ingeniería genética. La variedad de semillas antiguas importantes que contienen diversidad esencial genética (nuestra herencia agrícola) está siendo descontinuada y reemplazada por una patente nueva de semillas IG.

De acuerdo a la medicina tradicional china el aspecto genético funciona dentro del reino de la esencia de la vida o *jing* de un organismo. El *jing* guía nuestro crecimiento y desarrollo y nutre nuestra conciencia espiritual. El daño al *jing* de los alimentos por los efectos imprevistos de ingeniería genética puede causar un mal funcionamiento en su esfera de influencia: vitalidad, fertilidad, inmunidad, el estar más conscientes, envejecimiento con gracia y funcionamiento hormonal. ¿Tiene algún valor el riesgo de manipular el regalo más preciado de la naturaleza? En un tema similar, el príncipe Carlos de Gales ha tenido sus dudas y aprehensión acerca de modificar genéticamente el cultivo de alimentos y se pregunta si la ciencia debería de interferir con la «misma naturaleza de la vida», diciendo lo siguiente: «Yo pienso que estamos manipulando algo muy fundamental, tratando de rediseñar la naturaleza y recrear la humanidad a nuestra semejanza y no a la imagen de Dios».[89]

La carne, el pollo y el pescado comercialmente cultivados se les está alimentando con cultivos IG. Una manera de evitar los alimentos IG (y sanar el planeta) es la de comer productos de la localidad, alimentos integrales orgánicos, asimismo, el comer productos de origen animal orgánicos y el pescado proveniente del entorno natural *(salvaje),* no el pescado IG de criaderos. El pescado criado en presas, aun si se nutre con alimentos orgánicos, tiene con frecuencia menos vitalidad y fácilmente adquiere infecciones. El desagüe de los criaderos de pescados a menudo mata la vegetación y otras formas de vida en los ríos y en los canales de agua.[90] (Véase el índice de «Recursos» para las organizaciones que identifican el pescado *salvaje* de océanos saludables y pescaderías sustentables.)

Genes nuevos y renovados

Cuando reflexionamos sobre nuestra composición genética, pudiéramos imaginarnos que el acceso a este regalo de fundación de vida biológica debiera estar a nuestra disposición a un nivel más simple que a través de las técnicas de la biología molecular.

Aparentemente así es. Fue Barbara McClintock, ganadora del Premio Nobel en Medicina quien nos dio un concepto innovador, flexible y expansivo de cómo la teoría genética se manifiesta en nuestros cuerpos. En sus palabras, «cualquier organismo puede hacer a cualquier otro». Esto puede sugerir que las características y habilidades «determinadas genéticamente» a menudo no están definidas, sino más bien, *influenciadas.* De este modo el término «genoma fluido» fue acuñado.

De acuerdo a algunos expertos en genética,[91] esta especie de razonamiento puede ampliarse para denotar que nuestro sistema genético ADN y ARN (ácido desoxiribonucleico y ácido ribonucleico) está influenciado por el medio ambiente, la dieta y por todo lo que hagamos—incluso hasta nuestros pensamientos. Si es verdad, esto nos da más opciones para sanar. Todos tenemos áreas de desequilibrio que parecen incurables y sin ninguna esperanza. La desesperanza puede surgir del pensamiento que nuestros desequilibrios podrían estar genéticamente «determinados». Pero con la visión de que un proceso genético es altamente flexible, muy pocos desequilibrios nos parecerán irremediables. ¿Deberíamos esperar a que nos den la solución los ingenieros genéticos? O mejor dicho, ¿Hay un proceso orgánico que evolucione conforme a la naturaleza y que pueda liberarnos de la invasión tecnológica en la parte más esencial de nuestras vidas?

Considere por un momento a una mujer cuyos parientes en su mayor parte y por varias generaciones consecutivas han padecido del corazón. Pudiera pensar que ella está predispuesta genéticamente a padecer también del corazón y por consiguiente puede creer que no existe ningún remedio para evitarlo.

Una luz de esperanza: Los genes de esta familia pudieran haberse alterado para generar la enfermedad del corazón. Pudieran haber adquirido una predisposición por medio de influencias dietéticas inadecuadas, por adicciones a sustancias intoxicantes u otros factores estresantes de la vida misma. En cualquier punto, una persona dentro del núcleo familiar con genes negativamente predispuestos puede iniciar teóricamente una renovación genética y de esta forma puede esquivar por lo menos una porción de programación negativa. Pero para lograr esto, un método integrador sería lo mejor, como fue practicado por los sanadores de China así como en otras partes del Lejano Oriente.

En la terapéutica china, el *jing* contiene factores de crecimiento y de desarrollo, incluyendo el código genético y su sistema de redes (ADN y ARN). En muchas prácticas de la antigua China, la gente fortalecía energéticamente su *jing* por medio de alimentos apropiados, hierbas y prácticas de conciencia. (Véase los temas de *jing* empezando en la página 398).

Una práctica central de conciencia era tener reverencia por los ancestros. De acuerdo a las enseñanzas chinas, los ancestros representan nuestras raíces, nuestras bases. Si no se purifica ni se fortalece nuestra conexión ancestral muy poco progreso puede hacerse. Los chinos ideaban algunas ceremonias para honrar a sus padres y a otros ancestros, ambos vivos y muertos. Incluidas en éstas se encuentran algunos rituales, bendiciones, encender incienso, hacer la genuflexión, dar ofrendas de flores, velas y demás.

La gente de hoy en día considera estos rituales como puramente supersticiosos. Sin embargo, desde mi perspectiva, la atención conciente del ritual que prestemos *a* nuestros ancestros se torna en una sanación subconsciente de purificación debido a las influencias fundamentales que hemos recibido *de parte de* nuestros ancestros —nuestra reserva de genes.

En el mundo del Occidente, los estudios genealógicos, los rituales de oración, las ceremonias religiosas públicas y privadas que conmemoran nuestra descendencia quizás tengan el mismo efecto benéfico. La costumbre *diaria* de honrar a nuestros padres, abuelos y a todos nuestros parientes distantes puede tener un efecto más profundo en nuestra sanación genética a la larga que el ritual acostumbrado de poner flores una vez al año en sus tumbas el día de muertos.

Además de la práctica de una dieta sana de alimentos adecuados y hierbas benéficas, el vivir una vida sin tanto estrés puede influenciar el cómo crecemos y nos desarrollamos y por lo tanto nos ayuda a proteger nuestra composición genética. De hecho, ya hemos discutido en el capítulo del *Elemento Agua* acerca de la nutrición de nuestros riñones-suprarrenales para procurar su buen funcionamiento, la cual ayuda a contrarrestar el estrés y se considera crucial para el mejoramiento de nuestro *jing* y el potencial de disfrutar de una buena salud.

Una última práctica que discutiremos es la de la introspección personal. El respirar hacia el *dantien* (un término que se origina del taoísmo chino que significa «la zona del elixir»), esta zona localizada en la parte media entre el hueso púbico y el ombligo es un punto focal para fortalecer los riñones-suprarrenales así como el *jing*. Durante la respiración, el *dantien* de abajo se vuelve tibio y toma consciencia. La mente entonces se calma por completo al tiempo que la fusión del cuerpo-mente queda establecida. Tal evento nos lleva más allá del tiempo y del espacio, del *yin* y *yang,* y percibimos una renovación clara y fresca. Aquellos taoístas y otros de tradiciones de sanación chinas describirían la experiencia como la conversión de *jing* en espíritu *shen*.

Yo postulo que un aspecto importante de la experiencia que se tiene representa una buena influencia de nuestra antigua línea genética ancestral infiltrándose en nuestras vidas y el rejuvenecimiento de genes disfuncionales y su centro estructural ADN.

Sección 2: Nutrición integrada

Superando la barrera del concepto

Muchas personas reconocen el valor de los alimentos no-refinados, orgánicos y no-transgénicos por diferentes razones tanto políticas como saludables que son, sin embargo rara vez los compran, aun cuando los datos en cuanto a su calidad y a sus beneficios son claramente conocidos. Estas mismas personas les dan un gran valor a sus posesiones. Pueden no sólo obtener los mejores lubricantes para sus automóviles sino que también compran los mejores muebles mientras que comen los alimentos más baratos, y de la más baja calidad. Así como la gente moderna, algunos de nosotros quizás valoremos más nuestras posesiones que nuestros propios cuerpos o vidas.

Desde el punto de vista puramente mecánico, el cuerpo humano, como la mayoría de nosotros sabemos, es increíble y nada en el mundo de la fabricación se compara con él. Si fuéramos sensatos e inteligentes podríamos cuidar mejor nuestro cuerpo que ningún otro objeto.

Entonces nos preguntamos—¿Por qué nos descuidamos, más aun, nos enfocamos en lo material? Algunas posibles respuestas siguen a continuación:

Primero, antes que nada, no estamos muy concientes de lo que estamos haciendo momento a momento.

Segundo, nos hemos cegado por condiciones culturales a enfocarnos en lo material como fuente de felicidad, lo cual puede ocasionar una falta de respeto hacia nuestro propio cuerpo y una falta de compasión para con otros.

Tercero, no estamos «presentes» en nuestro cuerpo—vivimos a través de un nivel conceptual de conciencia. De este modo tendemos a analizar la realidad en vez de dejarnos guiar como un canal abierto hacia la verdad.

Para ilustrar este pensamiento, sugiero el siguiente ejercicio, pues al tener conciencia se puede posibilitar la transformación dietética que he sugerido en este libro.

Un ejercicio somático

- ❖ ¿Qué está pensando, en este momento?
- ❖ ¿De qué parte de su cuerpo provino, ese pensamiento?
- ❖ Dése cuenta cómo surge un nuevo pensamiento, como se forma.

A menudo «pensamos» que tenemos el control y que «sabemos» muchísimo en esta era de la información.

La segunda parte de este ejercicio implica las preguntas que nos ayudan a evaluar cuánto sabemos:

- ❖ Considere el proceso de levantar la mano, como si fuera a responder a una pregunta. ¿Está concientemente controlando su brazo, sus nervios, músculos, ligamentos y tendones?
- ❖ ¿Cómo se transmite el pensamiento de levantar el brazo, a su brazo?
- ❖ Cuando se mueve inconscientemente, así como suele suceder durante la comida, ¿Cómo se controla esto? (Trillones de células están involucradas en cada acción física).
- ❖ Y lo más importante, ¿Experimenta la inteligencia guiadora o *dharma* en estos procesos del cuerpo? A partir de tradiciones antiquísimas del Asia del Este, la energía «*qi*» que mueve la realidad es guiada por el espíritu, el cual puede considerarse como nuestra inteligencia superior.

Como vemos, la mayoría de nosotros estamos muy poco concientes o casi inconcientes de los procesos asombrosos y maravillosos involucrados en nuestras acciones. Lo que realmente experimentamos es insignificante o sólo un diminuto fragmento de la realidad. Aun así caminamos con alarde eludiendo ser expertos diciendo «yo entiendo todo, cuéntame algo nuevo». Tendemos a perder nuestra inocencia y sentido de asombro. Tendemos a vivir a través de conceptos rígidos en vez de experimentar la vida directamente, momento a momento, como los niños, con una experiencia continuamente cambiante.

¿Cómo podemos retornar al origen y fuente de la realidad, al punto de claridad ilimitada y de renovación? Muchas enseñanzas nos proporcionan un sin fin de respuestas. Con todo esto ahora exploraremos un conjunto de prioridades tradicionales que pueden hacer que el proceso fluya más eficazmente.

Conciencia emocional

Fue Albert Einstein quien sugirió que no podemos resolver fácilmente un problema difícil al mismo nivel donde éste se originó. Con respecto a los dilemas emocionales, engancharnos directamente con nuestras emociones pudiera ser el remedio más ineficaz para resolverlos.

Podemos observar una impresionante sanación emocional al tener la perspectiva de lo que estamos sintiendo en ese momento, como si estuviéramos concientes de nuestras emociones como si nos contempláramos, y dijéramos «Ahora estoy enojado (o cualquier otra emoción), mas sólo siento una brisa cálida fluyendo a través de mí». Al estar conscientes de patrones emocionales atrapados, liberamos los aspectos incambiables de esos patrones. Aun seguimos sintiendo las emociones, pero estamos libres para observarlas y lo que es mejor aun, con una concentración relajada, jugar con ellas, rompiendo con el bloqueo emocional para crear una transformación de sanación. Anteriormente, en la sección de genética, dimos un ejemplo específico de la práctica de consciencia de los antiguos toistas (el cómo respirar en la sección del *dantien*) que nos llevó a un sentido renovador de vida.

Para que este nivel de conciencia ocurra, especialmente al punto de que nos pueda liberar de las emociones estancadas, necesitamos entrenarnos poco a poco a acallar la mente. La mente enfocada y reflexiva de sí misma es calmada y clara. Observa con sabiduría penetrante y con claridad lo que estás haciendo en este momento. Un o una terapeuta hábil puede guiarte en esta dirección. El método tradicional de esta forma de pensar también existe e incluye varias disciplinas, algunas de las más comunes son: las meditaciones, la oración contemplativa, la práctica de yoga y las visualizaciones, así como el uso de un mantra (la repetición conciente de palabras y sonidos con un significado importante). Lao-tzu, antiguo chino visionario místico, nos enseñó hace 2,500 años a descubrir la liberación con estas estrofas:

> ¿Puedes desviar a la mente de sus distracciones
> y mantenerte en un estado original de integridad unificada?
> ¿Puedes hacer que tu cuerpo sea
> tan dócil como el de un recién nacido?
> ¿Puedes aclarar tu visión interior intrínseca
> hasta que veas sólo la luz?

Cómo aclarar emociones confusas con remedios provenientes del cielo y de la tierra

Prácticas de consciencia que calman la mente (Contemplación en silencio, meditación, reflexión de sí mismo …)

↓

Perturbación emocional (Hábitos atorados, costumbres estancadas, depresión, ansiedad, pánico, miedo, temor, preocupación, aflicción, inseguridad, ira, coraje, enojo, resentimientos, apegos viciosos a personas, a la comida, a las drogas y a los medicamentos prescritos, al alcohol …)

↑

Sanación biológica (Con ejercicio, yoga, qi gong, tai chi, alimentos integrales apropiados, terapia herbolaria, acupuntura …)

Tres prioridades para la sanación

En muchas tradiciones antiguas asiáticas, la primer prioridad en el arte de la sanación es la de *tener consciencia,* un enfoque relajado de la mente ayuda a unificarla y decisivamente fortalece el espíritu. Un espíritu lúcido dirige el proceso de sanación en contra de la enfermedad—captamos plenamente la naturaleza de nuestros problemas actuales y tenemos la intuición y la fuerza para superarlos. El nivel ideal de consciencia puede ocurrir con mayor facilidad durante las prácticas de concentración similares a las citadas anteriormente. Sin embargo cualquier experiencia relajante donde fijemos nuestra atención—apreciando la naturaleza, el arte o la música, o simplemente tocando un instrumento—ciertamente nos puede traer paz a nuestra mente y debe fomentarse cuando otros métodos más rigurosos son inadecuados o inaceptables.

La segunda prioridad de sanación es la *actividad,* que está indicada en la tabla de la categoría de «Sanación biológica». Ciertas actividades se combinan con prácticas de consciencia. Algunos de los ejemplos incluyen el tai chi, varios sistemas de yoga, y qi gong. Así mismo otras actividades son importantes, en éstas se incluyen cualquier tipo de trabajo en donde se empleen las manos, o todo el cuerpo (Ej., ayudar a los ancianos o enfermos con la limpieza de sus casas), hacer deporte, caminar, el levantamiento de pesas, y otros programas de ejercicio que se ofrecen en la actualidad.

De acuerdo a las artes de sanación del Asia del Este, el ejercicio alimenta el fuego digestivo y por lo tanto es necesario recibir alimentos nutritivos. Si no se hace ninguna actividad física o la suficiente, sería más difícil progresar para obtener así la salud que deseamos, independientemente de que tan benéficos sean nuestros alimentos.

Una conexión importante de la medicina tradicional china nos indica que el movimiento físico adecuado, incluyendo el estiramiento, equilibra el conjunto del hígado/vesícula biliar que, de acuerdo a las investigaciones de salud mental, es el centro donde se efectúan las transformaciones bioquímicas que influyen en los estados de ánimo y emociones en general. En apoyo a esta información, varios estudios recientes nos informan que el hacer ejercicio o movimiento físico contribuye a que la depresión y el mal humor sucedan con menos frecuencia.[92,93]

La prioridad número tres es la *nutrición,* la cual se cita bajo el título «sanación biológica». Aunada con el ejercicio, la nutrición representa una terapia de inspiración indescriptible. Los alimentos adecuados de alta calidad, cuando se digieren completamente, benefician la bioquímica de nuestros cuerpos y especialmente la función de nuestro cerebro.[94] Ciertamente, la correcta nutrición nos proporciona un bienestar mental en general, incluyendo como pensamos y lo que sentimos. Si nuestra mente es clara y auto-reflexiva (atenta y consciente), nos ayudará a seleccionar el alimento ideal, la actividad física adecuada y otros patrones benéficos para nuestras vidas. Desde el punto de vista de la teoría de sanación del Asia del Este, hemos completado justo un ciclo de yin/yang, y tierra/cielo: la mente (cielo) nos ayuda a controlar las decisiones que nos apoyan aquí en la Tierra, mientras que los alimentos y el ejercicio que seleccionemos nos apoyan para alcanzar un nivel superior de consciencia. Entre estas polaridades están las áreas del dominio de las emociones. Desde mi perspectiva, la gente que mejora su conciencia individual como su nutrición personal y se mantiene adecuadamente activa—armoniza sus emociones con más eficacia.

Las emociones en armonía

Cuando sentimos nuestras emociones relativamente equilibradas es cuando de una manera natural nos respetamos a nosotros mismos y nos damos a respetar, por lo tanto al seleccionar alimentos de alta calidad nos damos cuenta de que esto representa la acción más anhelada. Además, descubrimos que los alimentos de baja calidad simplemente no son tan llamativos. Sus cualidades energéticas son negativas y naturalmente preferimos que ni nuestros cuerpos se contaminen ni nuestras mentes se degeneren con ellos.

Tal relación entre los alimentos y la conciencia es la clave para sentirnos completos y así obtener un equilibrio emocional. Al tener una conciencia más elevada se rompen los vínculos de apego que tenemos con los alimentos. Estos simples procesos con frecuencia son más difíciles de ver; podríamos pensar que nuestro estado emocional necesita de una curación complicada, mas sin embargo, para obtener armonía en nuestras vidas, hay que ejercitar hábitos que calmen la mente e iluminen el espíritu, practicar una actividad física con regularidad y escoger alimentos de alta calidad.

Un propósito de este texto es promover la paz en el mundo en una forma única y práctica—creando un aliciente para ayudar a sanar los deseos en exceso o el ser exageradamente caprichoso o el de actuar impulsivamente, equilibrando nuestras emociones con prácticas de auto-reflexión y aprendiendo a tomar mejores decisiones de tipo biológico incluyendo la selección de alimentos de calidad superior.

Sección 3: Patrones y guías dietéticos

La dieta baja-en-carbohidratos, alta-en-proteínas y la dieta ilimitada de grasas

Un cambio en la percepción de la opinión pública que recientemente se tiene de los carbohidratos es que son malignos, particularmente en la forma de granos. A los carbohidratos provenientes de los granos y de las azúcares, se les culpa de la epidemia de obesidad y del sobrepeso en los EEUU,[95] que afecta a más del 60% de los adultos, según los centros de control de enfermedades *(Centers for Disease Control)*. A los carbohidratos también se les han atribuido todas las enfermedades, incluyendo la diabetes y los desequilibrios del azúcar en general.

En forma reaccionaria respecto a la relación que hay entre el consumo de carbohidratos en forma de granos y de azúcares, y su relación con la mala salud, un segmento pequeño de la población se ha alejado de una dieta rica basada en carbohidratos incluyendo sus proteínas y sus grasas y ha optado por llevar una dieta a base de grandes cantidades de proteínas y de grasas en forma de alimentos basados en carnes y lácteos. Un número de dietas basadas en productos de origen animal con su contenido minúsculo de carbohidratos en forma de verduras no-amiláceas (sin-almidón) han surgido y desaparecido a través de los últimos 35 años.[96] Y en muchos casos las personas sí han bajado de peso.

Sin embargo, si me remonto a los años 1970, no puedo acordarme de nadie que hubiera iniciado una dieta popular y baja en carbohidratos y alta en proteínas* sin que sólo la haya seguido unos cuantos meses, aunque sin duda quizás hubo algunos seguidores que la continuaron por mucho más tiempo. Aun con todo, es difícil de mantener una dieta que sólo contiene la mitad de los carbohidratos requeridos para el buen funcionamiento

---

*Promocionado por el Dr. Atkins en New York—quien dirigió 25 años más tarde la "revolución" de la dieta alta en proteínas.

del cuerpo. La deficiencia de los carbohidratos que resulta en quetosis se experimenta continuamente por personas que llevan un régimen dietético alto en proteínas y bajo en carbohidratos. Cuando esto sucede, el cuerpo tiende a quemar más grasa almacenada que carbohidratos para la energía que el cuerpo necesita, lo que resulta en pérdida de peso—siendo esta la intención de estas dietas. Las señales de quetosis incluyen nausea, fatiga, mal aliento, estreñimiento, calambres musculares y dolores de cabeza.

El control de peso es un problema que requiere de una continua sustentabilidad en lugar de sólo mantenerse por un tiempo para luego volver a lo mismo y luego desilusionarse una y otra vez.[97] De acuerdo a los investigadores de la facultad de medicina de la Universidad de Pennsylvania *(University of Pennsylvania Medical School),* para la mayoría de las personas obesas el obtener su peso ideal es una meta inalcanzable; de hecho, muy pocas personas han podido mantenerse bajas de peso por un largo plazo.[98] Esta información afirma que la mayoría de las «dietas» no son una solución para bajar de peso ni tampoco para mantenerlo a largo plazo, y tampoco son las ideales para obtener los beneficios de salud que prometen. El síndrome de fracaso que puede repetirse a sí mismo un sin número de veces puede resultar en un régimen dietético desequilibrado que se caracteriza por el consumo de alimentos de mala calidad. La persona bajo esta dieta puede intuir con sensatez el desequilibrio y suspender dicho régimen o plan. Otra causa de fracaso: el plan no apoya el actual estado de salud o el tipo de cuerpo y constitución física individual. Una causa concluyente es que sólo existe muy poco o nada de lapso de tiempo en una transición dietética que nos permita gradualmente adaptar nuestro estilo de vida, nuestras emociones y nuestra mente para adoptar y aceptar la nueva dieta.

Los planes de dieta bajos en carbohidratos y altos en proteínas están demarcados con un notorio efecto secundario; en más de 30 años de investigaciones todos concuerdan que el consumo de alta proteína nos pone en riesgo de perder masa ósea y ocasionar fallas en el riñón.[99,100]

Entendamos porqué estas dietas, con una característica terapéutica de desequilibrio nutricional, son tan atractivas.

Se sabe que los carbohidratos refinados, tanto de productos de grano refinado, incluyendo productos hechos con harina blanca o de dulcificantes concentrados, como azúcar refinada, elevan muy alto los niveles de la azúcar.[101] Cuando los niveles de la azúcar se han elevado, con el tiempo el páncreas llega a estresarse y puede fallar en la producción de suficiente insulina para controlar la azúcar. Además, si la obesidad es un factor, las células del cuerpo tienden a volverse menos sensitivas a la insulina. Por consiguiente, la grasa se quema más lentamente (se oxida) y una porción del exceso de azúcar se convierte en grasa para almacenarse en el cuerpo.[102] De tal manera, la diabetes, la cual es una condición crónica de niveles de azúcar elevados, normalmente ocurre en conjunción con la obesidad y condiciones de sobrepeso. (Observe que hay otros patrones en el desarrollo de la diabetes).

La obesidad como resultado de niveles elevados de azúcar en sangre predispone la formación de una o varias enfermedades; entre ellas están las infecciones, las enfermedades del corazón y la de vivir menos tiempo. Si consideramos cómo la mayoría de las personas obesas y con sobrepeso llegan a manifestar esta condición, podríamos reconocer que es por haber seguido la dieta estándar estadounidense (DEE) *[(Standard American Diet (SAD)]* que incluye una gran cantidad de grasas, proteínas y carbohidratos refinados. También sus doctores así como los medios de comunicación les han advertido de los riesgos de salud que acompañan a las condiciones de sobrepeso y por eso están buscando una solución para sanar.

Es un hecho fisiológico que la azúcar en sangre puede controlarse por medio de una dieta basada en proteínas. La grasa en la dieta no eleva directamente la azúcar en sangre, aunque al ingerir alimentos con exceso de grasa, especialmente alimentos abundantes en grasa saturada, éstos tienden a ser contribuyentes al padecimiento de diabetes a largo plazo.[103] Por lo menos las condiciones relativas de obesidad y los niveles altos de azúcar en sangre pueden temporalmente contrarrestarse al eliminarse los carbohidratos refinados de la DEE. Para la mayoría de las personas con antecedentes de DEE, al continuar simplemente con una dieta rutinaria que contenga grasa y con un alto contenido de proteínas de origen animal —desprovista de carbohidratos—sería la más conveniente a seguir, en vez de hacer cambios en su dieta y lograr así una restitución dietética total.

Soluciones rápidas y fáciles

Para los estadounidenses con antecedentes dietéticos malsanos, una dieta baja en carbohidratos y alta en proteínas/grasas, no sólo es fácil iniciarla sino que también ésta proporciona resultados bastante rápidos. La mayoría de la gente empieza a bajar de peso en unos cuantos días o por lo menos, en unas cuantas semanas.

La frase «rápida y fácil» que existe en los países avanzados se aplica aquí, como también es aplicable para otras tantas soluciones que sirven para obtener una buena salud. Por ejemplo, millones de personas toman diariamente antiácidos para la indigestión ácida; cuando nos sentimos un poco cansados o débiles, el café y el azúcar se usan como estimulantes energéticos; el estrés puede mejorarse con una bebida alcohólica; la gente fuma para calmarse momentáneamente y para las condiciones de sobrepeso una solución rápida es la liposucción; la efedrina, una droga potencialmente peligrosa que originalmente se obtenía de la planta del belcho o ma-huang *(Ephedra sinica),* comienza a funcionar inmediatamente; una dieta baja en carbohidratos y alta en proteínas también ayuda a bajar de peso rápidamente, aunque con el tiempo llega a ser más difícil pues con frecuencia se vuelve incontrolable ya que luego se nos antojan los carbohidratos para balancear la gran cantidad de proteínas que hemos consumido.

El punto final explica como la típica DEE comenzó en este país. Al sobresaturarnos o al sobrepasarnos de proteínas caemos víctimas de la ecuación fisiológica: grandes cantidades de proteínas requieren grandes cantidades de carbohidratos. (Proteínas y carbohidratos deben equilibrarse para que la salud sea evidente). Cuando la proteína es considerablemente exagerada en la dieta, se nos antojan los carbohidratos concentrados en forma de azúcar refinada, dulces, pastelillos, arroz blanco, pan blanco y pastas. El alcohol también entra en la ecuación, el cual es esencialmente azúcar líquida.

Uno de mis estudiantes que trabajó en el área de servicio de alimentos en un crucero, notó que las personas que seguían una dieta alta en proteínas evitaban las galletas, las papas y el arroz pero «bebían como peces», con esto decimos que bebían gran cantidad de bebidas alcohólicas. Eventualmente la mayoría de la gente cunde a sus verdaderas necesidades. Al comer proteínas en demasía se llega a un estado patológico. Para encontrar un balance temporal, desafortunadamente la mayoría sucumbe a otro extremo patológico, satisfacerse con carbohidratos refinados y/o alcohol, buscando un equilibrio. (Muchos alcohólicos me han dicho que nunca apetecen los dulces, no necesitan dulces—simplemente toman su azúcar). Otro paso en este escenario son las drogas ilegales y los medicamentos prescritos, y ambos se discuten en la página 208.

La solución al dilema del exceso de proteína es muy simple: se consumen cantidades moderadas de proteína que se balancean con carbohidratos tal como los granos integrales, leguminosas, verduras amiláceas (con almidón) y frutas. Aquellos proponentes del consumo de alimentos altos en proteína que se han dado cuenta de la necesidad del consumo de más cantidad de carbohidratos, ahora les están sugiriendo a las personas que llevan este tipo de dieta que aumenten la cantidad de carbohidratos complejos no-refinados a su dieta poco a poco empezando primero con un consumo mínimo de carbohidratos.

Las dietas altas en proteína a pesar de la falta de valor nutritivo y de lo poco práctico que son a largo plazo, aun cuando éstas se complementan con carbohidratos adicionales, son populares porque tienden a ser remedios rápidos y fáciles.

Cada remedio tiene un precio que debe pagarse por su urgencia y su conveniencia. Ese precio con frecuencia le acarrea serias consecuencias a nuestra salud. En el caso de la dieta alta en proteínas, los riesgos incluyen las degeneraciones ya mencionadas, como lo son: osteoporosis, fallas en el riñón, además enfermedades del corazón y el cáncer. Con mucha seguridad se presentan cuando se consume mucha proteína y grasa saturada de productos de origen animal.[104–106]

Guías para las proteínas

Guías para las proteínas de origen animal: Para reducir los riesgos de obtener una mala salud, el consumo de cualquier producto de origen animal alto en proteína debe ser igual o menos que 4 onzas diarias. Dos o tres onzas es a menudo considerado ideal en términos de la utilización de proteína en el cuerpo. Ocasionalmente, en los días festivos por ejemplo, el comer seis onzas generalmente no provoca un desequilibrio. Ejemplos de proteína de origen animal concentrada: varias carnes, aves de corral, pescado y queso.

Guías para las proteínas de origen vegetal: La cantidad del consumo de alimentos de origen vegetal concentrados en proteína y carbohidratos puede con seguridad aumentarse al doble de la cantidad de alimentos de proteína de origen animal: consuma 8 onzas diarias o menos, lo ideal son 4 a 6 onzas, y ocasionalmente 12 onzas a lo sumo. Ejemplos de alimentos de origen vegetal que contienen proteínas/carbohidratos: leguminosas, frijoles, chícharos, lentejas, productos de soya como tempeh y tofu y las semillas de grano quinua y amaranto. La proteína vegetal no estresa las reservas de calcio en el mismo grado que la proteína de origen animal (referirse a la página 247). Todas las medidas de peso citadas anteriormente son para alimentos ya preparados.

Sin embargo, las proteínas de origen vegetal extremadamente concentradas como las semillas o oleaginosas deben consumirse en pequeñas cantidades. Por ejemplo, una onza diaria es mucha cantidad de oleaginosas y semillas. Las algas marinas son fuentes valiosas de proteína de origen vegetal y de minerales; véase el capítulo 42, para recetas con porciones apropiadas de varias algas marinas. Otras algas comunes ricas en proteínas son las microalgas que comúnmente se pueden conseguir; la dosis normalmente es una pequeña fracción de una onza. Refiérase al capítulo 16, *Productos alimenticios verdes.*

Guías combinadas: Para calcular una guía confiable cuando se ingieran ambas, la proteína de origen vegetal y la proteína de origen animal durante el transcurso de un día, se toma en cuenta el peso de la proteína total diaria: primero se suma la mitad del peso de los alimentos ricos en carbohidratos altos en proteínas (Ej., leguminosas), luego se suma el peso total de los alimentos concentrados ricos en proteínas de origen vegetal (Ej., oleaginosas y semillas), y a estos dos se le suma el peso de los alimentos ricos en proteínas de origen animal. El total debe estar dentro de las guías de proteínas de origen animal citadas anteriormente (4 onzas diarias, 2–3 onzas es lo más ideal, y 6 onzas ocasionalmente).

Todas las guías mencionadas anteriormente se basan en estudios que protegen la pérdida de calcio versus la ingesta de proteína.

Hábitos que sanan: mejores opciones con el tiempo

La transición para un cambio de una DEE u otro tipo de dieta alta en proteínas a llevar una dieta como las recomendadas en este libro o dietas comprobadas y tradicionalmente inspiradas, representa una transformación para gozar de una salud a largo plazo. Tal cambio puede implicar un esfuerzo extraordinario pero al considerar la ingesta de proteínas recomendada anteriormente junto con carbohidratos no-refinados, nuestros métodos incluyen estrategias dietéticas que se pueden incorporar con éxito en el transcurso de nuestra vida.

¿Una dieta para todos?

Los libros populares de nutrición generalmente proponen una dieta para todos; otros han propuesto varias dietas dependiendo del tipo de sangre u otros aspectos de diagnóstico. Este libro recomienda seguir ciertos regímenes dietéticos básicos puestos a su disposición tales como la dieta paleolítica transformada, la basada en plantas, la rural de la China y la Pirámide Nutricional Integral entre otras. Estas «dietas» representan guías generales para la mayoría de las personas, las cuales nos resguardarán de irnos al extremo llevando dietas malsanas. También nos informan de todos los patrones importantes de alimentos de buena calidad y las proporciones adecuadas para llevar una dieta balanceada.

Por lo tanto, en vez de que estas dietas sean precisas *per se,* son guías básicas para ayudarle a aprender con el tiempo a desarrollar un programa alimentario y un estilo de vida flexible que cumpla con sus necesidades únicas, tanto las personales como de su constitución física y también para satisfacer sus necesidades diarias de salud. Y con el apoyo de métodos de evaluación basados en el arte de sanación tradicional de la China aunado a métodos de la ciencia de la nutrición moderna y tomando en cuenta su sentido común, encontrará en estas dietas la selección de alimentos apropiados para mejorar su vitalidad, para cultivar y para activar más su consciencia. De esta manera, en vez de recomendar una dieta, este libro proporciona un proceso dietético personalizado para lograr su sanación, tomando en cuenta su estilo de vida y diseñado a sus propias necesidades.

La dieta paleolítica adaptada para hoy en día

Una alternativa preferente a la dieta alta en proteínas y baja en carbohidratos, es la dieta del cazador-recolector basada en el consumo de proteínas de carne magra—sin grasa—combinada con carbohidratos provenientes del consumo abundante de verduras y frutas. Tal dieta «paleolítica», asumiendo que los investigadores la han determinado así, tiene el valor de ser una tradición alimentaria de nuestros antepasados a través de varias generaciones, por lo menos de hace 100,000 años.[107,108] Esta antigua dieta consistía de plantas silvestres y carnes de animales salvajes.

No hubo esencialmente alimentos lácteos en este plan sencillo; el consumo de granos y de leguminosas, hasta la última parte de esta era, fue mínimo y probablemente consistió de comer semillas silvestres. Aparte de la dificultad actual que implica el conseguir alimentos silvestres y/o salvajes, esta dieta es sin duda más saludable que la dieta moderna procedente de las naciones poderosas, basada en el consumo de carne, consistiendo de alimentos altamente procesados y de animales alimentados con un repleto de químicos, hormonas y antibióticos. El individuo de la Edad de Piedra, de hecho, no era obeso y debemos asumir que en parte se debe a la ausencia de carbohidratos refinados, al igual que la ausencia de lácteos y de carnes de una calidad inferior en sus dietas. Específicamente, las carnes de animales salvajes que alimentaban a nuestros ancestros consistían de una mezcla de grasas diferentes, con muchos más ácidos grasos omega-3 los cuales ayudan a limpiar las arterias, nos ayudan a mantener un peso moderado y a desarrollar una inmunidad en contra del cáncer y otras degeneraciones. (Para más información del ácido graso omega-3, véase el capítulo de *Aceites y grasas*).

Naturalmente, una de las consideraciones más importantes de los patrones del comer de la Edad de Piedra eran las actividades que lo complementaban: vivían en un ambiente prístino de constante actividad, desenterrando raíces y recolectando granos y plantas comestibles, y caminaban largas distancias entre terrenos y suelos escabrosos durante la caza y cuando se trasladaban de un lugar a otro.

¿Qué es lo que podemos aplicar de la vida y la dieta de nuestros antepasados paleolíticos?

Las lecciones de este plan dietético pueden resultar especialmente útiles para aquellos encauzados hacia una transición dietética basada en el consumo de alimentos de origen vegetal partiendo de una dieta basada en carnes, lácteos (cremosos, grasosos), grasas y carbohidratos refinados, carente de frutas y verduras apropiadas. Los pasos detallados a seguir en el proceso de transición dietética aparecen en el capítulo 7, *Transición dietética*. Con las personas que llevan dietas basadas en carnes de baja calidad, los vegetarianos deben compartir las siguientes sugerencias:

1. Respecto a la calidad de las carnes, la carne de animales salvajes provee los mejores nutrientes y calidad energética *qi,* pero ésta es impráctica. Si muchos adoptan las antiguas dietas empezarían a comer carne de animales salvajes y la población de animales salvajes se extinguiría rapidísimo. La mejor alternativa a la carne de animales salvajes es la carne orgánica, de animales que pastan libremente. Los peces que viven en su ambiente natural, como se discutió anteriormente en la sección de transgénicos, son ahora los preferidos a los peces provenientes de criaderos.

2. Coma todas las partes de los alimentos de origen animal: en cuanto a carnes, coma caldo o sopa de tuétano (página 327) para que obtenga minerales y consuma los órganos internos (vísceras) (discutidos más adelante en la página 149). El comer el mismo corte de carne una y otra vez, por ejemplo pechuga de pollo, puede crear un desequilibrio. Los lácteos se usaban poco, si es que se usaban en la época de la Edad de Piedra, aun con todo si se usaran sabiamente, podrían ser benéficos para ciertas personas y generalmente aun más para ciertas razas y poblaciones. (Véase la guía para el uso de productos lácteos en las páginas 164–167).

3. Las investigaciones realizadas en el contenido intestinal de un hombre momificado indican que algunos pueblos neolíticos y mesolíticos consumían cebada molida en abundancia y *einkorn (Triticum boeoticum),* un cereal primitivo.[109] Coma una variedad de granos integrales no-refinados, con regularidad y moderadamente, incluyendo cereales, panes y pastas. De las discusiones anteriores los alimentos refinados, incluyendo productos «blancos» de harina de trigo, ofrecen una nutrición incompleta, contribuyendo así a las enfermedades de la civilización moderna.

4. Coma en abundancia una variedad de verduras orgánicas, particularmente para balancear los productos de origen animal. Los ácidos de estos alimentos de origen vegetal facilitan el desdoblamiento o división de las grasas animales y de las proteínas concentradas. Además al incorporar los granos integrales citados arriba, frutas y verduras amiláceas (con-almidón) como las zanahorias, papas y calabaza de invierno, obtendrá el balance de carbohidratos/proteínas que no existe en las dietas bajas en carbohidratos.

5. Los cazadores-recolectores a través de la historia han consumido una variedad de semillas de plantas. Ciertas semillas pueden recomendarse por sus propiedades reconstructoras. Pruebe semillas de calabaza tostadas (tuéstelas para eliminar la bacteria *E. coli),* almendras, y semillas de linaza molidas o remojadas (véase las instrucciones para su uso en la página 182). Las leguminosas son unas semillas valiosas y ricas en proteínas. Úselas frescas—Ej., ejotes, chícharos y soya edamame (frijol de soya verde); y secas—Ej., lentejas secas y frijoles, también en la forma de productos hechos con soya como el tempeh, tofu, natto y miso.

6. Para adaptarnos al mundo de la prehistoria y de su gente, consuma alimentos antiguos que no se han cruzado por hibridación y han permanecido como una especie esencialmente en la misma forma por billones de años. Tales alimentos son las algas, por ejemplo, las algas marinas y las microalgas incluyendo la clorela, las microalgas verdeazules silvestres *(Aphanizomenon),* y la espirulina. (Favor de referirse a los capítulos 42 y 16, *Las algas marinas* y *Los productos alimenticios verdes*).

7. Coma alimentos silvestres que no pongan en peligro la especie. Escoja con detenimiento hierbas y plantas silvestres apropiadas. Ejemplos de plantas silvestres se proporcionan en la página 239, número 2.

8. Conviva con la naturaleza continuamente. Momentos de atenta observación, aun visitando el parque donde vive, le puede dar tranquilidad y traer paz. Además, el ejercicio y hacer una actividad al aire libre nos ayuda a ponernos en contacto con la vitalidad *qi* de las plantas y de los animales.

Nota: Los límites del consumo de carne sugeridos anteriormente—son equivalentes a 4 onzas diarias o menos cantidad—son más bajos de aquellos conceptualizados por algunos investigadores paleolíticos. Respecto a qué tan exacta ha sido evaluada la dieta paleolítica, Marion Nestle, Ph.D., investigadora de salud pública y directora del Departamento de nutrición de la Universidad de New York *(Chair of the Department of Nutrition at New York University),* ha comentado sobre sus estudios dietéticos basados en alimentos de origen vegetal *versus* las dietas de origen animal. «Los primates Hominoidea son primordialmente vegetarianos [dietas basadas 98% en plantas]. Los grupos actuales de cazadores-recolectores se fían de alimentos que pueden convenientemente encontrarse y los registros arqueológicos son insuficientes para determinar, cuales de los dos, si las plantas o los animales predominaban».[110]

Una meta adicional de este libro es la de apoyar el uso responsable de productos de origen animal. Por consiguiente, por razones sociales, ecológicas y de salud, se alienta al lector a comer una dieta basada principalmente de plantas y cuando sea posible, seguir una dieta vegetariana. La compasión debe formar parte cuando seleccionamos nuestros alimentos, debido a que anualmente se matan cruelmente en los EEUU casi un billón de animales de granja, los cuales en su mayoría sufren condiciones desfavorables de hábitat.[111] Un billón adicional se muere por enfermedades y otros por otras razones. Si se incluye la vida acuática, el total sería 24 billones de animales que se matan para el consumo humano.

Si las personas necesitan carne o pescado en sus dietas por deficiencia, la estrategia de dieta modificada del cazador-recolector es ampliamente superior a una dieta típica estadounidense rica en carbohidratos *refinados* la cual contiene un exceso de proteínas y de grasas.

Dietas rurales de la China y dietas a base de plantas

Los investigadores paleolíticos descubrieron sólo unos pocos subgrupos de personas que siguieron dietas basadas en plantas de los periodos antiguos más recientes. Sin duda sabemos que cuando se sigue una dieta casi-vegetariana coexistimos con los cazadores-recolectores de este continente y de otros que vivieron en los últimos 5,000 años. Por ejemplo, mucho antes de la invasión europea de Norteamérica, la gente Hopi optó por volverse agraria, por llevar dietas ricas en plantas y centrar sus vidas en una sola área geográfica para fomentar estabilidad y la continuidad de su vida espiritual.[112] Mucho también se puede decir de los antiguos esenios, de las comunidades del desierto del Medio Oriente.[113]

Siempre ha habido gente en el planeta que ha intuido la relación entre la dieta y la mente. En algunos casos esto implicó el conocimiento del espíritu y la influencia energética de cada planta y de cada animal que comían; y algunas de estas personas decidieron que el vivir comiendo la carne de animales no sostendría su ideal de patrones de consciencia. Puede que evitemos el sobrepeso y lleguemos a ser físicamente saludables si nos apoyamos en la dieta del cazador-recolector, rica en alimentos de origen animal de calidad superior, verduras, frutas y semillas o a través de una dieta nutritiva de plantas no-refinadas con muy pocos productos de origen animal. (Naturalmente otras posibilidades de dietas saludables existen también). Una consideración esencial es la de adquirir la salud mental y emocional que se desee cuando se escoge una dieta, porque los alimentos discutidos anteriormente y que veremos más claramente en los próximos capítulos, influyen directamente en nuestra mente y en nuestras emociones.

Algunos de nuestros grandes pensadores, pacificadores y maestros de los últimos 2,500 años han sido vegetarianos o por lo menos consumían predominantemente dietas basadas en plantas. Entre ellos ha habido numerosos yogis y yoginis, Lao-tsu, Buda, Sócrates, Pitágoras, Jesús,[114] Nostradamus, Leonardo da Vinci, Gandhi, Einstein, y la Madre Teresa. (Referirse a la nota 114 en la página 755, para la información que describe a Jesús como un vegetariano misericordioso).

Respecto a la relación entre la dieta y la longevidad y salud, hoy en día casi todos los bastiones de personas que viven mucho tiempo y que gozan de buena salud o están sanos consumen una dieta basada en plantas, ya sea que observemos a los okinawenses del Japón, los georgianos (en las montañas Caucus cercanas a Rusia), los vilcabambanes del Ecuador, o los hunzanos de Pakistán.[115–117]

Las dietas que consisten en la abstinencia de carbohidratos y que se enfocan en proteínas y en abundantes grasas tienen una idea de la cual podemos aprender: Los carbohidratos de los granos, incluyendo el trigo, pueden promover exceso de peso. La mayoría de los libros que desacreditan a los carbohidratos de los granos omiten en decirnos, sin embargo que el peso en exceso generalmente no ocurrirá si se comen granos integrales *no-refinados*.

¿Cómo sabemos esto? Primero, por mi propia experiencia, he observado que prácticamente cada persona que lleva una dieta balanceada de granos integrales, verduras, frutas, grasas y proteínas adecuadas pierden el peso en exceso. También podemos considerar a la gente que come esta fuente de alimentos: los asiáticos y en particular aquellos que llevan una dieta rural china. Estas gentes por lo regular son bastante delgadas y saludables, y a pesar de que consumen 300 calorías más al día que el típico estadounidense, la obesidad es rara cuando se llevan dietas tradicionales.[119] La explicación: ***las calorías se queman más rápido cuando se sigue una dieta baja en grasas y baja en proteínas.***[120,121] (Por favor, dese cuenta, sin embargo, de que los patrones del comer están cambiando rápidamente en la China moderna, especialmente en las áreas urbanas, incluyendo un aumento de grasas y una cantidad de alimentos procesados).

La dieta tradicional rural, tiene aun más razones para recomendarse: aquellos que la llevan han reducido la incidencia de enfermedades del corazón, cáncer, diabetes y otras enfermedades degenerativas comparadas con aquellas personas con una dieta estándar estadounidense. Uno de los proyectos más importantes de investigación—el Oxford-China-

Cornell, acerca de la nutrición, de la salud y del medio ambiente, que se inició en la década de los 80—se apoya en estos hechos.[122] Este estudio tiene información sumamente pertinente para aquellos con enfermedades degenerativas de la civilización moderna. Las principales conclusiones del estudio están brevemente resumidas en la página 39.

En este estudio, la salud de miles de chinos en varias zonas de China fue investigada y los resultados son de una proporción tan magnánima que han transformado la mentalidad convencional acerca de la nutrición.

A menudo en estudios como éste de gran escala de una vasta región, se espera encontrar un 10% o 15% de diferencia comparado con otras áreas del mundo. En el estudio se encontró que el hombre estadounidense de edad media tiene una probabilidad del 1700% de morirse de una enfermedad del corazón comparado con aquellos que llevan la dieta típica asiática.

Lo primero que se viene a la mente del escéptico es: Quizás este gran porcentaje resulte de la posibilidad de que los chinos están genéticamente predispuestos a tener menos enfermedades del corazón. Sin embargo, el estudio incluye a personas que consumieron dietas ricas en grasas, similares a la composición nutritiva de la comida estándar estadounidense y encontraron que en estas personas se presentaron las mismas enfermedades del corazón en la misma proporción que la contraparte estadounidense.

El valor de la dieta rural asiática para una prevención en contra de enfermedades ha inspirado a muchos expertos de la nutrición y epidemiólogos estadounidenses a re-pensar la dieta moderna para adquirir una mejor salud.

El trabajo de motivar o incentivar a los estadounidenses a comer más verduras y alimentos que contengan más fibra (observe la enorme disparidad en cuanto a fibra entre las dos dietas) se dio por hecho cuando los expertos en nutrición como el Profesor Walter C. Willett, M.D., de la Universidad de Harvard *(Harvard University)*, se dieron cuenta que los chinos cuando preparan sus alimentos con condimentos hacen que la degustación de la comida sea más sabrosa y apetitosa. Willett sugiere que si los estadounidenses aprenden a condimentar los alimentos de esta manera pudieran aprender a apreciar los alimentos de origen vegetal dándoles más sabor especialmente si se usan hierbas y especias.

Las especias no sólo añaden gusto y sabor a las verduras, también ayudan a restituir la vitalidad de la digestión al tiempo que generan calor para que los nutrientes se absorban y se utilicen mejor. Más especias no es siempre lo mejor, dado que las especias con un sabor moderado, especialmente las especias de semillas, también se pueden disfrutar por la mayoría de las personas. Unas cuantas especias comunes y hierbas para cocinar incluyen: cúrcuma *(Curcuma longa)*, hinojo *(Foeniculum vulgare)*, fenogreco o alholva *(Trigonella fonenum-graecum)*, alcaravea *(Carum carvii)*, eneldo *(Anethum graveolens)*, anís *(Pimpinela anisum)*, jengibre *(Zyngiber officinalis)*, romero *(Rosmarins officinale)*, orégano *(Origanum vulgare)* y tomillo *(Thymus vulgare)*.

Otra manera de enriquecer las verduras y los granos integrales es añadiendo aceites saludables. Los aceites pueden ayudar a las personas con antecedentes alimenticios altos en grasa y basados en carne, a lograr una transición a una dieta más balanceada y sencilla. Dos aceites buenos para aquellos que necesitan bajar de peso y purificarse de alguna dieta estándar tóxica son los aceites prensados en frío o extraídos en frío, no-refinados como el de linaza y el aceite de oliva no-refinado. Estos pueden ser un ingrediente para

Una comparación del enfoque dietético de Asia y de EEUU

Basado en las encuestas de nutrición de Cornell-Oxford-China

GRASA

Los chinos consumen la mitad de la grasa que los estadounidenses

PROTEÍNA

Los chinos consumen un tercio menos de proteína que los estadounidenses

CARBOHIDRATOS

Los estadounidenses consumen un 30% menos de carbohidratos que la gente china

FIBRA

Los estadounidenses consumen un 70% menos fibra que la gente, en promedio, en China

ENFERMEDAD DEL CORAZÓN—MUJERES

Las mujeres estadounidenses tienen 5 veces más el riesgo de morir por enfermedad del corazón que las mujeres chinas

ENFERMEDAD DEL CORAZÓN—HOMBRES

Los hombres de mediana edad en EEUU tienen un 1700% más de probabilidad de morir por enfermedad del corazón que los hombres de la misma edad en China

- Aproximadamente el 90% de la proteína que se consume en China proviene de las plantas; el 70% de proteína en EEUU proviene de los animales.
- La nación con el índice más bajo de cáncer de mama en el mundo es China.
- El índice más bajo de enfermedades del corazón se encontró en las partes donde se consumía menos proteína de origen animal y se consumía en su mayoría fruta, verduras y granos.
- El promedio de la dieta china incluye carne de mamíferos una vez o dos veces al mes, carne de aves de corral (incluyendo huevos) 2–3 veces por semana y pescado cuando se consiga en el mercado.
- Las mujeres estadounidenses ingieren el doble de calcio que las mujeres en China, sin embargo, éstas tienen un porcentaje más alto de pérdida de masa ósea. Se consumen muy pocos lácteos en China.
- A la par con el "progreso" político, social y económico chino, las enfermedades del corazón, la obesidad y la diabetes están aumentando en las ciudades—a medida que una dieta pesada, basada en alimentos grasosos, cremosos y chatarra, de bajo índice alimenticio, se vuelve más común.

Referencia: The China Project *por T. Colin Campbell*

aderezos de ensaladas o directamente rociarlos encima de los granos y las verduras. Para mayor información de aceites y la importancia de su calidad, favor de consultar el capítulo 10, *Aceites y grasas*.

Dietas solamente de origen vegetal

Mientras más se apegue a una dieta de origen vegetal, se sentirá mejor.—T. Collin Campbell, Ph.D., profesor de bioquímica nutricional de la Universidad de Cornell *(Cornell University)* y director del proyecto Cornell-Oxford-China.

Una dieta que consiste de plantas significa que los alimentos de origen vegetal forman la mayor parte de la dieta, por ejemplo, dos terceras partes o más. Actualmente, la dieta estándar estadounidense consiste de casi dos-tercios de productos de origen animal. El cambiar esta situación implica superar una predisposición que se tiene en particular en contra de las plantas porque muchos estadounidenses creen que los alimentos de origen vegetal son de una nutrición inferior o que son menos nutritivos. Para comprobar el valor de las plantas en la nutrición humana, yo he consumido una dieta vegana, basada en el consumo de un 100% de alimentos de origen vegetal, por más de treinta años. He gozado de muchos de los beneficios, particularmente en el estado emocional y mental.

¿Hay algunos ejemplos de gente que ha seguido una dieta vegana en la historia del Occidente? Muy posiblemente antes del Diluvio del Antiguo Testamento, pero sólo tenemos muy poca evidencia aparte de las referencias disputables de la Biblia. Sin embargo, ha habido millones de veganos en China en los últimos 1,400 años. Por ejemplo los budistas y los monjes budistas, no consumían ni carne, ni pescado, ni huevos. Prácticamente nunca utilizaron productos lácteos.[123] El budismo está casi extinto en la China moderna y el último patriarca chino era el legendario Hsu Yun, que vivió hasta que cumplió 120 años en 1959.[124] Era el predecesor de mi más importante maestro, Hsuan Hua.

Pocas veces recomiendo dietas veganas por largas temporadas a mis clientes porque rara vez éstas concuerdan con su estilo de vida o necesidades emocionales—simplemente estas dietas no son para ellos. Además, al llevar este tipo de dieta se necesita dedicación para encontrar alimentos de calidad y prepararlos apropiadamente, para que correspondan a sus necesidades constitucionales. Sin embargo, un uso general de una dieta vegana bien diseñada, para un cliente específico, especialmente para un cliente fuerte y robusto que ha llevado una dieta tóxica y rica en grasas, es de unas seis semanas o más de purificación. (La gente débil, frágil y deficiente generalmente no debe seguir una dieta vegana).

Varios protocolos de purificación se mencionan en este texto. Los más detallados que pueden aplicarse para cualquier propósito de regeneración son los que se encuentran en el capítulo 32, *El cáncer y las dietas de regeneración*. «El programa para la purga de parásitos» normalmente seguido de una dieta regenerativa, actúa no sólo para purgar los parásitos sino también para una purificación básica de los órganos internos y para eliminar las toxinas; las instrucciones están dadas en el Apéndice A. Ambas opciones de purificación implican una dieta basada principalmente de plantas, hierbas y varios extractos de plantas, aunque los productos de origen animal pueden usarse en casos de deficiencia o debilidad.

Un mantenimiento cuidadoso de purificación continua conlleva a consumir alimentos de origen vegetal, y la gente moderna necesita una abundancia de estos alimentos para sobreponerse a la dieta y estilo de vida tóxicos. En realidad, mucha gente se esfuerza en mejorar sus dietas, para que sean más purificantes, ligeras y más saludables, pero vuelven otra vez a sus viejas costumbres, hábitos disfuncionales y a apegos emocionales enfermizos con los alimentos. Debido al porcentaje de fracasos de aquellas personas que tratan de mejorar sus dietas, he encontrado un método integrador de nutrición que ya hemos discutido anteriormente—el que aboga la práctica de auto-reflexión y de ejercicio, y el que se adapta a una transición gradual mientras que las facetas de nutrición se reforman—y este método tiene un alto porcentaje de éxito.

Síndromes de sobrepeso, de inmunidad y del hígado: Superando el origen

Retomemos el tema anterior: El sobrepeso incluyendo la obesidad, de acuerdo a datos recientes se ha convertido en un contribuidor de enfermedades y muertes aún más que el uso de sustancias intoxicantes, tabaco y alcohol.[125]

Nuestro plan de superar el sobrepeso (que comienza en la página 127) es efectivo e incluye las opciones que toman en cuenta el hecho de que aquellos con sobrepeso tienen distintas constituciones.

Un asunto de la salud que debemos abordar específicamente en este contexto es que la falta de leche materna durante la infancia puede contribuir al problema de sobrepeso de por vida.[126] La sección a continuación atañe a todas las personas que nunca fueron amantadas o las que recibieron mínima lactancia materna (seis semanas o menos). (Para más información sobre la importancia de la nutrición infantil y amamantamiento, favor de referirse al capítulo 11, *Alimentos para niños.*)

Aún cuando el sobrepeso y la obesidad sean una posible expresión de la falta de lactancia materna, tal deficiencia crucial en la alimentación infantil puede afectar a casi todos desfavorablemente y tener consecuencias más allá de las que generalmente se reconocen en la literatura médica. La buena noticia es que con el plan correcto para una renovación, puede ser que los efectos de la falta de lactancia materna sean rectificados.

La salud de una persona no-amamantada puede ser afectada por los nutrientes específicos que le faltaron al no recibirlos de la leche materna. En los primeros días después del nacimiento, la leche de la madre tiene un nutriente complejo conocido como **calostro,** uno de los tónicos descubiertos de más potencia para beneficio de la inmunidad.[127,128] El calostro bovino, que tiene hasta 40 veces más factores de la inmunidad que el calostro humano, se usa ahora en nutrición para fortalecer la inmunidad[129] y se ha demostrado efectivo contra los desequilibrios autoinmunológicos como artritis reumatoide, lupus, esclerosis múltiple, síndrome de fatiga crónica, y fibromialgia.[130]

El calostro tiene factores de crecimiento saludables que promueven la sanación y el antienvejecimiento.[131] Estos factores de crecimiento adicionalmente hacen que el calostro sea valioso para fortalecer y restablecer el cuerpo. Se reporta que fortalece los músculos tan efectivamente como lo hace una gran cantidad de esteroides—cuando es acompañado de ejercicio.[132] Puede también incrementar la masa ósea y renovar la piel envejecida. Las manchas de «hígado» y «envejecimiento» en la piel pueden disminuir tan pronto como surja el calostro curando el ácido nucleico lesionado—nuestro almacén de ARN/ADN—consecuentemente apoya un profundo rejuvenecimiento. Las aplicaciones terapéuticas adicionales del calostro implican la acción regeneradora de todos los tejidos dañados del cuerpo—huesos, músculos, piel, cartílagos o tejidos de los nervios—como resultado del envejecimiento, cirugía o lesiones.[133]

El calostro se usa para contrarrestar virus y bacterias nocivas.[134] Como remedio astringente, también restituye la salud de la flora intestinal y por lo tanto ha sido un regalo de sanación para muchos con diarrea severa o seria y crónica, incluyendo aquellos con infecciones parasitarias como el *Cryptosporidium parvum* que pueden ser mortales en personas con SIDA.[135]

Contra-indicaciones: Pocas contraindicaciones existen, pero por su astringencia, el estreñimiento debe disiparse antes de tomarlo. La reacción alérgica es rara, aún por personas que tienen alergia a la leche, y por lo general lo toleran bien.

Calidad: Obténgalo certificado orgánico. Es mejor elegir productos que aseguren que el calostro que se utiliza sea sólo el que haya sobrado después de amamantar a la cría, y siempre y cuando la cría de ganado haya recibido la cantidad adecuada.

El calostro y otros nutrientes de la leche humana parecen tener un efecto mensurable. Por ejemplo, si recibimos la leche materna directamente después de nacer y durante los primeros dos años, sería de gran beneficio para nuestra inteligencia[136] y para nuestra inmunidad.[137,138] Una característica central de la inmunidad en general es la función adecuada del hígado, la cual indica su habilidad para desempeñar con efectividad sus miles de funciones. Dos de sus tareas importantes para optimizar la inmunidad incluyen la de filtrar la sangre y de desactivar las toxinas. Específicamente, el hígado aloja células fagocíticas que desintoxican (vía ingestión) muchas partículas patógenas, venenos y bacterias.

Además del calostro, otros de los nutrientes importantes de la leche materna son los ácidos grasos ya conocidos, como el ácido gamalinolenico (AGL). La leche materna es el alimento integral que contiene la más alta cantidad de AGL. No hay otras fuentes comunes que lo tengan aunque algunas semillas y algas contienen cantidades considerables (referirse a AGL en el capítulo *Aceites y grasas*). Los ácidos grasos AGL activan la función del hígado y facilitan un número de reacciones metabólicas del hígado, incluyendo la producción de la casi-hormona prostaglandina que nos ayuda en contra de la inflamación y el crecimiento de tumores y es necesaria para los procesos mentales y emocionales.

A partir de esta información y de mi observación personal, podemos inferir que aquellos que no fueron amamantados cuando bebés—y por consiguiente les faltó recibir el ímpetu inmunológico y la actividad del calostro que promueve el crecimiento saludable, al igual que carecieron de AGL, y un número de factores claves nutritivos de la leche materna—no pudieron activar completamente las funciones del hígado. Después le presentamos una evaluación muy elemental del hígado, un tópico útil para casi todos los que viven en países altamente desarrollados, incluyendo para aquellos que fueron amamantados.

Un examen médico del hígado a menudo muestra un pequeño problema o ninguno hasta que existe un mal funcionamiento. Un método sutil de evaluación existe en la medicina tradicional china. De acuerdo a este sistema holístico, el hígado se dice que influye en nuestro estado de ánimo, nuestras emociones (mal humor/enojado, depresión, depresión manica/bipolar, e irritabilidad, todas éstas indican un grado de mal funcionamiento del hígado), visión, ojos, tendones, ligamentos y digestión. (El hígado contribuye a las condiciones de sobrepeso cuando éste llega a obstruirse o padece un estancamiento, lo cual retarda el metabolismo, y también "invade" el funcionamiento de la digestión por lo tanto la debilita). Nuestra flexibilidad mental y física, señales de estrés, presión arterial alta, alergias, espasmos, retortijones, calambres, cualquier dolor y dolores de cabeza (incluyendo la migraña) que vienen y van, cánceres, diabetes y grandes fluctuaciones de azúcar en sangre, padecimientos artríticos, fatiga crónica, fibromialgia, y varias formas de enfermedades del corazón son adversamente influenciadas por el desequilibrio del hígado/vesícula biliar. Para un mejor entendimiento de la perspectiva de las señales del hígado/vesícula biliar, los síndromes y la relación con nuestro ambiente natural y la dieta, por favor véase el capítulo del *Elemento Madera*.

Debido a la dieta y al estilo de vida, la complejidad del hígado/vesícula biliar se ha degenerado enormemente en la gente moderna. El Dr. Richard Schulze de Los Angeles, quien dio muchas cátedras en varias universidades por un periodo de 20 años, tuvo la oportunidad de observar las condiciones de las vísceras de numerosos cadáveres. De acuerdo a sus observaciones:

> A menudo, en los cuerpos de las personas de más de 60 años sus órganos internos están tan enredados que les es difícil a los estudiantes identificarlos. Los cuerpos huelen tan mal que los estudiantes salen del cuarto corriendo y aún hasta llegan a vomitar. Una vez ... casi todos los estudiantes empezaron a vomitar por todo el laboratorio. Después de este incidente siempre traté de conseguir cuerpos de gente joven de muerte prematura, causada por algún accidente, para que los órganos internos fueran normales. ... Lo que era sorprendente para mí era que sus órganos se veían bastante normales, pero cuando observábamos el hígado y la vesícula biliar, era como si nos encontráramos con un extraterrestre. A menudo el hígado tenía una forma drásticamente diferente, estaba hinchado y más grande de lo normal, lleno de fluidos sanguíneos, pus, tumores, cicatrices en sus tejidos y parásitos. Cada estudiante estaba horrorizado de ver degeneraciones tan avanzadas en gente tan joven supuestamente saludable.[139]

Esta descripción nos enseña gráficamente el hígado de casi todos los que se han alimentado consistentemente de alimentos grasosos y altamente procesados. Aquellos que no fueron amamantados tienen un alto riesgo de tener su hígado y su inmunidad en mal estado.

Como hemos aprendido anteriormente, el hígado se beneficia de alimentos orgánicos de origen vegetal, los cuales son ricos en minerales (incluyendo magnesio), vitaminas, antioxidantes y varios fitonutrientes. Al comer alimentos vitales de origen vegetal no-refinados inicia la purificación y restablecimiento del hígado, y actuarán como base para otras terapias más específicas.

El programa a continuación acelera el restablecimiento del hígado y de la inmunidad. Está dirigido a aquellos quienes recibieron muy poca o nada de leche materna de pequeños. Si Ud. pertenece a esta categoría y tiene buena salud, emocional y física, entonces, lo más seguro es que no necesite de este programa.

Este programa está diseñado para funcionar con todo tipo de constituciones físicas, y para iniciar mejoras en nuestras dietas y estilo de vida.

Aquellos que sí fueron amamantados lo suficiente y aún necesiten de un rejuvenecimiento, de una mejora de su inmunidad y de limpieza pueden beneficiarse siguiendo este programa. Los niños, ya sea que hayan sido amamantados o no, cuando necesiten de una inmunidad más robusta, pueden beneficiarse siguiendo los números 2, 3a, 3d y el 6 del programa junto con las guías dietéticas en el capítulo 21, *Alimentos para niños*.

Muchos de mis clientes se han beneficiado de mis dietas y de los procesos purificantes y regenerativos similares a aquellos recomendados anteriormente. Dos de estas personas necesitaron una cirugía como resultado de accidentes. En ambos casos, los cirujanos observaron que los hígados, las vesículas biliares y otros órganos internos de estas personas estaban en condiciones notables—como los de los niños pequeños.

Restablecimiento del hígado y un programa para mejorar la inmunidad
Para adultos que no fueron amamantados y los que buscan una limpieza rejuvenecedora

1. Esté preparado para una transformación. Hábitos diarios concientes y el ejercicio facilitarán cambios graduales.

2. Supla nutrientes y compuestos carentes en la infancia—para poder iniciar funciones del hígado y de la inmunidad como un adulto. *Nota:* los siguientes remedios también mejoran la función del hígado/inmunidad en aquellos que fueron adecuadamente amamantados:

   a. AGL (ácido gama-linolénico) ácidos grasos en ciertos aceites de semilla borraja *(Borago officinalis),* primula u onagra *(Oenothera biennis),* grosellas negras *(Ribes nigrum).* Véase la dosis en el capítulo *Aceites y grasas* en la página 190.

   b. Aceite de linaza, prensado en frío y no-refinado, es purificante no obstante regenerativo para el hígado y la vesícula biliar. Véase la dosis en el capítulo *Aceites y grasas* en la página 182.

   c. Calostro, certificado orgánico de variedad bovino, una sustancia de alta potencia para el mejoramiento de la inmunidad. Puede agravar el estreñimiento, lo cual debe remediarse antes de tomar calostro. (Para tratar el estreñimiento, referirse a las páginas 425–428). Dosis: siga las instrucciones del producto.

3. Consuma plantas verdes y primitivas o antiguas altamente nutritivas y con energía vital que limpian el hígado y lo restablecen:

   a. La clorela tiene el «factor de crecimiento» (FCC) para regenerar las células de todos los órganos. Véase las páginas 262–265 en el capítulo *Productos alimenticios verdes* para la dosis y usos (las tabletas de clorela deben masticarse). Como especie, la microalga clorela ha vivido en este planeta por más de 2 billones de años.

   b. La microalga verdeazul silvestre *(Aphanizomenon flos-aquae)* ayuda al mal humor, la pereza y el sobrepeso. Es altamente purificante no obstante alimenticia y sanativa para el hígado. Véase las páginas 262–264 para la dosis y sus usos. Nota: Si es débil, frágil y es susceptiblemente friolento, entonces evite esta microalga.

c. Ácido fulvico, un extracto de planta de material antiquísimo de depósitos húmicos, ayuda al restablecimiento del hígado y es una fuente de minerales «orgánicos»— provienen de tejido vegetal y fusionados con carbón. Dosis: siga las recomendaciones del producto.

d. Las algas marinas deben usarse con regularidad en la cocina pues tienen una habilidad para purificar y restablecer el hígado y la vesícula biliar. También aminoran los efectos de sustancias de alta potencia y de las terapias. Véase el capítulo 42, *Algas marinas*.

4. Coma frutas que contengan fotoquímicos y antioxidantes para la regeneración de las células del hígado:

a. Frutas incluyendo las fresas, frambuesas, zarzamoras, moras azules y demás frutas de este grupo, también las granadas y las uvas. Estas frutas en total contienen los fitonutrientes ácido elágico y resveratrol, conocidos por su habilidad para regenerar las células del hígado. Las uvas además son la fuente del antioxidante sustancioso proantocianidina que puede proteger al hígado y a otras células del cuerpo.

b. Los limones pueden exprimirse en agua o usarse en la preparación diaria de alimentos. Son tradicionalmente «limpiadores del hígado». Su sabor agrio y amargo actúan para desdoblar o separar el material estancado de un hígado inflamado y de la vesícula biliar.

5. Haga uso de extractos de plantas y tés de hierbas para ayudar a mejorar la limpieza:

a. El aceite puro de lavanda asiste en la separación o división de los materiales tóxicos en el hígado, en el sistema linfático y otras vísceras, que resultan de la contaminación ambiental y de los alimentos, así como de los residuos acumulados de ácidos grasos hidrogenados y polímeros en el cuerpo (de la margarina, manteca vegetal y aceites para freír de baja calidad). Dosis: una gota diaria en un vaso de agua o agréguesela a media cucharadita de aceite de oliva o de linaza, sin alimentos. Consiga aceite orgánico de lavanda puro. Obsérvese que los aceites esenciales son de alta potencia—si usted siente dolores de cabeza moderados repetitivos u otros pequeños síntomas, trate de tomarlo 3 veces por semana; si los síntomas persisten o son extremos, deje de tomarlo por completo.

b. Té de manzanilla: Esta hierba puede ayudar a limpiar a fondo el hígado y a la vesícula biliar si se usa continuamente. Tome 1–2 tazas por día; tómese en mayores cantidades si se desea. Véase la preparación de té de hierbas en la página 121.

6. Alimentos que fortifican el cuerpo durante el proceso de restablecimiento:

a. Caldo de tuétano—contiene células madres de calidad excepcional, lo cual indica la calidad de nutrición de la medula espinal (células madres no son viables cuando se comen o se cocinan). Para los que no son vegetarianos, este caldo puede apoyar a un rejuvenecimiento; fortalece la esencia del jing para un crecimiento saludable y desarrollo adecuado. Véase la receta en la página 327. Consúmalo 1–3 veces por semana y sólo utilice huesos de animales orgánicos.

b. Jalea real—tiene propiedades de restablecimiento similares al caldo de tuétano. Véase la página 168 para su descripción y dosis. Consúmala 3 veces o más por

(continúa en la página 46)

semana. Para aquellos que no están débiles, el polen es una mejor elección. Véase las páginas 167–168 para su descripción y dosis. Este elixir puede tomarse diariamente.

Duración del plan: Cuando menos unos tres meses. Use los puntos 1, 2, 3 y 5 seis veces por semana, use las indicaciones del número 4 tantas veces desee. Use los alimentos en el número 6 tal como se indica.

Respecto a las dietas y terapias descritas a continuación: Elija una o varias a seguir, por ejemplo, puede empezar con el número I, y luego continuar con el II después de haber completado el I. El hígado tardará más de 18 meses en restablecerse de acuerdo a Max Gerson (acerca de Gerson, véase las páginas 448–450; para el restablecimiento del hígado, véase la página 458). Con frecuencia la renovación o restablecimiento de otros órganos y tejidos también tarda el mismo tiempo.

Opciones dietéticas: Integre el programa mencionado arriba a los procedimientos dietéticos y terapéuticos que usted elija:

I. Si tiene señales y/o riesgo de tener parásitos (página 726), es aconsejable seguir el protocolo de la purga de parásitos (empezando en la página 728).

II. Si prefiere iniciar una sanación fundamental con este programa de restablecimiento/inmunidad antes de aplicar las terapias de alimentos de otros capítulos de este libro, entonces escoja alimentos que le apetezcan de la Pirámide Nutricional Integral en la siguiente sección. Sin embargo, para optimizar el valor de la limpieza necesaria, con el objeto de favorecer el restablecimiento del hígado y de la inmunidad, evite los siguientes alimentos de la Pirámide: cacahuetes, huevos, puerco, mariscos y productos lácteos de bovino, incluyendo mantequilla; cantidades moderadas de productos lácteos de cabra son aceptables—si se toleran. Aquellos con alergias al trigo pueden tolerar y beneficiarse del trigo germinado. Los granos enteros cocidos del trigo y los granos germinados de trigo son preparaciones ideales para todos los que llevan este plan. Cantidades moderadas de pan integral fermentado al natural (hecho de masa agria sin el uso de levadura comercial), son benéficas para la mayoría de las personas (página 544). Por favor tome nota de las palabras "no-refinados" e "integral" en la Pirámide.

III. Puede seguir las estrategias de la renovación del corazón y las arterias (pp. 178–187).

IV. Puede seguir las estrategias para bajar de peso (pp. 127–132).

V. Puede rejuvenecerse con las dietas regenerativas A, B o C (comenzando en la página 451) para el cáncer, tumores, enfermedades del corazón, artritis u otros procesos degenerativos.

VI. Si tiene señales y/o riesgos de contagio de candidiasis (pp. 79–80), es aconsejable seguir la dieta que inhibe el desarrollo excesivo de Cándida (pp. 80–85).

VII. Puede usar los métodos de este libro para sanar cualquier desequilibrio de salud.

VIII. Puede diseñar una dieta para su tipo de constitución, basada en las Seis Divisiones (comenzando en la página 62) y síndromes de los órganos/los Cinco Elementos (comenzando en la página 335).

Pirámide nutricional integral

Considere la pirámide común de alimentos que existe en el medio publicitario. Los dietistas o nutriólogos saben que menos del 3% de la población estadounidense sigue las recomendaciones de la guía alimenticia de la pirámide del Departamento de Agricultura (DA) de los EEUU *(U.S. Department of Agriculture)*. Adicionalmente, los estudios indican que las personas que siguen las instrucciones de la pirámide no se benefician en gran medida en términos de salud o en la prevención de enfermedades.[140] Una explicación es el poco discernimiento de la calidad de los alimentos: la guía alimenticia permite principalmente alimentos que contribuyen a la diabetes y la obesidad—productos de granos refinados tales como arroz blanco, panes y pastas de harina blanca. Otra área importante para la salud incluye la calidad de los aceites y grasas. Así como los panes y las pastas están colocados en una categoría en la guía del DA sin tomar en cuenta su calidad, lo mismo sucede con los aceites y grasas. Consecuentemente, los consumidores tienen una buena razón para creer que los aceites para ensaladas y los de cocinar son buenos para la salud. En realidad, la mayoría son refinados, están rancios y, de acuerdo a los investigadores, son la causa de degeneraciones celulares por radicales libres, y estos radicales a su vez contribuyen a nuestras enfermedades crónicas más prevalentes (discutido en el capítulo *Aceites y grasas* y en otras partes de este libro).

Lo que debe concernirnos son los problemas de salud que la guía del DA ha fallado en advertirnos en cuanto a las hormonas, pesticidas y los antibióticos típicos que se usan en los productos lácteos y en las carnes de engorda; otra consideración de modalidad tiene que ver con la aceptación del DA de los alimentos transgénicos y la falta o carencia de recomendaciones acerca de los productos cultivados usando métodos orgánicos, para una agricultura sustentable.

Nuestra pirámide (véase en la parte inferior), aún cuando no se proponga como una guía alimenticia completa, proporciona un patrón general correspondiente a las selecciones y proporciones saludables de alimentos, basadas en las investigaciones más recientes que se han hecho sobre la población y con respecto a la nutrición. Sin embargo, para poder saber cuales alimentos podemos comer, como prepararlos, y otros factores, categóricamente debemos hacer un esfuerzo para aprender las diferentes categorías de los alimentos. Hace tiempo, esta auto-educación no era necesaria porque prácticamente todos los alimentos se cultivaban en la misma localidad donde se consumían, eran orgánicos y se encontraban casi en un estado natural cuando se preparaban. Y también había muy poca selección. Actualmente, nuestros alimentos provienen de todo el continente, en realidad, de todas partes del planeta y muchos de estos alimentos al final se procesan y se desnaturalizan. Aunque existan algunas ventajas para escoger entre aproximadamente 50,000 alimentos que se encuentran disponibles en las naciones más avanzadas,[141] tenemos que ser muy selectivos y sólo escoger los alimentos y productos alimenticios de calidad que apoyan nuestra vitalidad.

Por lo tanto, la guía de nuestra pirámide nutricional integral, que le ayudará a seleccionar un plan óptimo alimentario, es realmente este libro. El lector que se empeña en descubrir un mejoramiento en su salud y tiene más consciencia, no sólo necesita conocer la calidad de los alimentos sino sus propiedades también. Por ejemplo, además de la calidad del aceite mencionada anteriormente, necesitamos conocer más sobre las propiedades benéficas de los aceites y de las grasas. Nos preguntamos, ¿Cuáles de éstos son los mejores para cocinar? ¿Cuáles son los mejores para restablecer la inmunidad y proporcionar una actividad antiinflamatoria? Respecto a las propiedades de los lácteos ¿Quiénes se benefician de los productos lácteos? ¿Y de éstos productos lácteos, por ejemplo de los fermentados (yogurt, kefir), cuáles: el de cabra o de bovino? Hay también otras opciones relativas a la selección de proteínas de productos de origen vegetal o de animal, los granos, verduras, frutas, oleaginosas, semillas, algas marinas y otras.

La gente moderna necesita de una reeducación acerca de los alimentos. La mayoría sabe muy poco acerca de la preparación saludable de los alimentos integrales y no sólo por este hecho, sino que incluso no pueden identificar los alimentos no-refinados importantes como los granos integrales de avena o de trigo. La falta de conocimiento de los alimentos se extiende incluso hasta los cultivadores. Una vez preparé una sopa de chícharos secos y se la di a probar a un granjero que por casi un periodo de treinta años seguía cultivando miles de acres de chícharos (chícharos cultivados especialmente para secarse). Le pregunté que creía que era (la sopa). No tenía ni idea. Después le dije lo que era, me indicó que nunca había comido algo hecho con chícharos secos.

Considera tu mano derecha. Consiste de una palma (el frente de la mano) y su reverso que funcionan conjuntamente. La parte reversa de la mano es como si conocieras los alimentos. El frente, la palma de la mano, es como si conocieras más acerca de ti, en términos de tu tipo de constitución y funcionamiento. La integración del frente y el reverso de la mano simbolizan la conexión entre el conocimiento de sí mismo y el uso correcto de los alimentos. Los capítulos que siguen tienen la clave para saber como evaluar qué tipo de cuerpo o constitución se tiene en términos simples pero efectivos de la medicina tradicional china: *condiciones de exceso, de deficiencia, de calor, de frío* y otros aspectos del sistema *ying* y *yang*. Más adelante en otros capítulos se verá la evaluación de los órganos, se informará que tan bien funcionan los sistemas de la digestión, del hígado, y de los riñones entre otros y qué nutrimento específico necesitan.

La siguiente pirámide nutricional integral nos presenta un ingrediente vital en nuestro trayecto hacia una buena práctica nutricional: *El estar consciente y el de tener conciencia.* Las recomendaciones típicas en las guías alimenticias comunes de los alimentos y sus respectivas dietas están destinadas a fallar cuando se aplican a las vidas de personas que necesitan antes que nada lograr una transformación emocional y espiritual para darse a respetar y respetarse a sí mismas y para llegar a tener una claridad mental y luego así lograr un progreso dietético que se mantenga a largo plazo.

La pirámide nutricional no es la finalidad, pero sí un comienzo—es una guía que nos encamina y nos dirige hacia el resto de este texto, en donde descubriremos a través de una nutrición moderna unificada y una tradición antigua del Asia, cómo mejorar en el comer y en vivir mejor.

PIRAMIDE NUTRICIONAL INTEGRAL

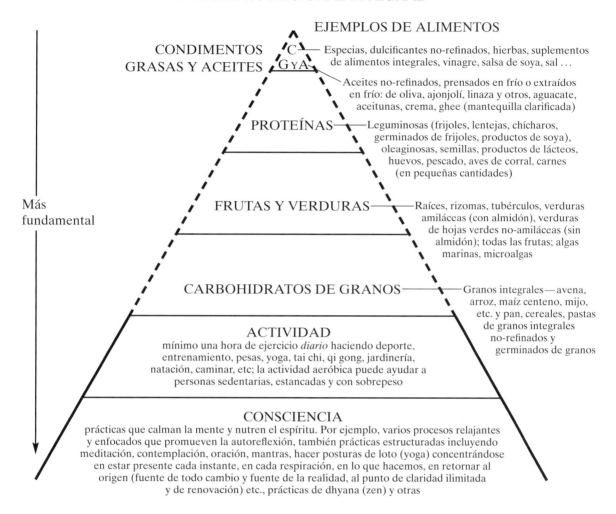

Nota 1: A partir de prácticas de consciencia podemos obtener una armonía emocional y una base de integridad para lograr con disciplina, compromiso e intención necesarias, una vida duradera, alegre, y exitosa apoyada a través de una dieta excelente.

Nota 2: Para una lista más detallada de alimentos en grupos, véase por favor las páginas 297–298; las propiedades y las aplicaciones de alimentos están descritas a través de este libro y especialmente en la Parte V, *Recetas y propiedades de alimentos de origen vegetal;* para los porcentajes recomendados de los grupos de alimentos durante la transición dietética, véase por favor las páginas 118–119.

Nota 3: los productos tóxicos y los estimulantes tales como el alcohol, café, tabaco, y todas las drogas ilícitas como la marihuana y los medicamentos prescritos de alta potencia tienen efectos atrayentes que al final se contrarrestarán por su naturaleza tóxica y agotadora. Estas sustancias normalmente llegarán a ser menos atractivas conforme la nutrición, nuestra consciencia y nuestro conocimiento vayan mejorando.

Dietas personales evolucionistas y resumen

Antes de buscar una dieta perfecta que instantáneamente se encuentre a su disposición y la adopte para siempre, considere su dieta actual y como le gustaría mejorarla. Puede usar una de las mencionadas anteriormente—Paleolítica transformada, de Origen vegetal, las dietas Rurales chinas y la Pirámide nutricional—y así tener una perspectiva del seguimiento de una dieta saludable. Si le gustaría iniciar el proceso con un protocolo purificador, puede seguir el programa de limpieza del hígado y el de mejora de la inmunidad, presentado en la sección anterior. Éste nos muestra opciones para un número de dietas terapéuticas, incluyendo aquellas para la eliminación de parásitos y de candidiasis, para bajar de peso, para combatir enfermedades del corazón y otras enfermedades degenerativas.

Al tiempo que la sanación se va logrando, la dirección dietética y el enfoque evolucionan tomando ciertos factores, incluyendo las influencias de las estaciones del año, el tipo de trabajo, las actividades de la vida y la edad, entre otras. Con una mayor consciencia, la intuición también desempeña un papel en la evolución del estilo de vida. Una modalidad importante en donde la evolución dietética se esclarece es aprendiendo el tipo de constitución física y su correspondiente nutrición basada en el sistema de diagnóstico tradicional chino de este libro. Otra modalidad de la evolución incluye el conocimiento de la preparación de los alimentos y su calidad. En los capítulos siguientes incluiremos información sobre la dieta de transición, proteínas, aceites y grasas, dulcificantes, alimentos verdes, combinación de alimentos, ayunos y purificaciones, recetas y propiedades de los alimentos.

Si está tratando de revertir el proceso de una enfermedad seria, puede aplicarse el sistema de diagnóstico chino que resulta invaluable para tomar una decisión correcta sobre su nutrición así como otros remedios. En estos casos también puede necesitar de la consulta de un profesional de la salud que le tenga confianza.

Una precaución: no trate de acelerar el proceso, de apresurarse; evite agobiarse y no se preocupe demasiado cuando está por cambiar algo tan crucial como es su bienestar, y porque ha decidido seguir un nuevo plan dietético. Conforme vaya aprendiendo más, implemente los cambios que le hagan sentirse bien. Deje que su dieta evolucione en formas que lo conlleven a la armonía—y por consiguiente a su sanación.

«Deja que el río tome su curso.»

Parte I

Las raíces del diagnóstico y del tratamiento

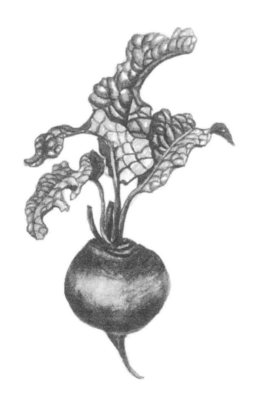

Más allá del yin y yang

En esencia el *yin* y el *yang* describen todos los fenómenos. Algunas personas afirman no creer en la filosofía del *yin* y del *yang*, sin embargo estos términos se usan para describir los simples procesos que observamos en la naturaleza—el día se convierte en noche, la juventud en vejez, una estación del año en otra.

> Todo en la creación está protegido por el Cielo y apoyado por la Tierra.
>
> *—Medicina interna clásica (Inner Classic)**

La teoría del *yin* y del *yang* se ha aplicado extensamente a través de la historia del Oriente, en los últimos setenta años, algunas versiones modificadas han sido utilizadas por historiadores y psicólogos, incluyendo Arnold Toynbee y Carl Jung y líderes políticos como Mao Tse-tung y Karl Marx, quienes estudiaron la filosofía Oriental antes de que desarrollasen sus propias aplicaciones.

La historia nos enseña que si una idea o un plan (como una estrategia política, reforma económica, o dieta) se basan en una estructura estática, al no cambiar con las necesidades de las personas, a la larga, su éxito se limitará. La gran distinción de la teoría del *yin-yang*, si se practica correctamente, es la de crear una adaptación armoniosa y creativa; es por eso que hemos escogido sus fundamentos o principios para ilustrar muchas de las bases de este libro. Las definiciones del *yin* y del *yang* son sencillas y fáciles de entender. Al practicar estos principios le pedimos al lector que esté conciente y que tome en cuenta los factores individuales de cada persona puesto que éstos serán necesarios para obtener una salud completa.

Este método de análisis tiene la ventaja de simplificar y unificar el entendimiento de todas las cosas. Básicamente, el fundamento o principio del *yin-yang* dice que todos los objetos o fenómenos en el universo pueden entenderse como un sin fin de pares contrarios u opuestos (*yin* y *yang*) los cuales interactúan entre sí según los principios que a continuación mencionaremos.

La fuente del yin y yang y por lo tanto de todas las dualidades, es aquello que está unido y es inalterable. Aunque el *yin* y el *yang* muestren cambios y separaciones, su esencia es permanente. «El Eterno Absoluto es Inamovible» de acuerdo al filósofo chino Shao Yung, del siglo 11. La Biblia expresa esta idea en la frase «Porque yo, Yahvé, en nada he cambiado». (Malaquías 3:6)

El principio del yang es activo mientras que el yin es pasivo, pero nada es puramente yin ni puramente yang. El símbolo del *yin-yang* nos muestra el *yin* dentro del *yang*, siendo el *yin* el ojo oscuro dentro del pez blanco y viceversa se muestra el *yang* dentro del *yin* siendo el *yang* el ojo blanco dentro del pez oscuro.

---

*Este compendio clásico de medicina de la China antigua, más correctamente traducido como *El clásico de medicina interna del emperador amarillo* ha sido respetado por los médicos chinos por más de 3000 años.

¿Es el interior del cuerpo humano *yin* o *yang*? Las enseñanzas de la sabiduría china nos sugieren que para entender las cosas,se debe tomar en cuenta su opuesto o contrario. Por ejemplo, el exterior del cuerpo, incluyendo las extremidades, parece ser más activo y más *yang* que el interior del cuerpo, que por comparación es oscuro y apacible. Por lo tanto el exterior es *yang* y el interior es *yin* (representado por el ojo oscuro en el pez blanco). Sin embargo, si dirigimos nuestra vista de nuevo hacia el interior *(yin),* vemos que éste proporciona la mayoría del calor y la energía *(yang)* para guiar los procesos externos, siendo éste un ejemplo del *yang* dentro del *yin* (el ojo blanco dentro del pez oscuro). «El *yang* dentro del *yin*» y el «*yin* dentro del *yang*» son tan sólo conceptos que nos muestran de que las cosas en el fondo frecuentemente son lo contrario de lo que parecen ser a primera vista. Así, la conclusión de un patrón o modelo, es a menudo lo contrario de cómo se manifiesta a través de cada una de sus etapas a lo largo de su trayectoria. (Con frecuencia muchas personas que son conservadoras, al madurar se volverán liberales o viceversa. La piel del durazno es suave y delicada [*yin*], pero su centro es una semilla dura [*yang*]).

En la enseñanza, el *yang* es asociado con el fuego, y el *yin* con el agua.

Considere «la expansión» y «la contracción» en el diagrama de la izquierda. De acuerdo a las teorías de la física, la mayoría de las sustancias se expanden con el calor y se contraen con el frío. Durante el proceso de expansión, se requiere más calor y energía, y por lo tanto la expansión es *yang.* Una vez que una sustancia se expande, es generalmente menos concentrada en energía y por lo tanto es más *yin.* La mayoría de las personas reconocen que cuando las verduras aumentan de tamaño, su sabor disminuye (como la calabacita) cuando se ensancha de agua; mas sin embargo estas verduras *yin* pueden equilibrar a personas demasiado *yang.* Las semillas, como los granos, son muy densas y concentradas entonces la recomendación que se da en este libro es que las expanda remojándolas, y luego cuézalas, o cocine con ellas. Para las personas que sufren de calor y sequedad (demasiado acaloradas y secas) es conveniente que dejen las semillas germinar por completo. La costumbre de comer frutas y verduras expandidas (ensanchadas) y cultivadas con químicos da lugar a que las personas traten de equilibrarse al menos en parte con otra costumbre extrema—consumen en exceso alimentos concentrados como

---

Ejemplos de pares de yin-yang

Yang	*Yin*
Activo	Pasivo
Cielo	Tierra
Función	Sustancia
Afuera	Adentro
Mente	Cuerpo
Masculino	Femenino
Luz	Oscuridad
Calor*	Frío*
Energía de cuerpo	Sangre, fluidos o líquidos y tejidos del cuerpo
Exceso* y condiciones agudas	Deficiencia* y condiciones crónicas
Exterior* y desequilibrios superficiales	Interior* y desequilibrios profundos
Expansión	Contracción

Calor/frío, exceso/deficiencia, y exterior/interior pueden llamarse las "Seis divisiones del yin y yang" y son de importancia terapéutica en la medicina oriental. Éstas se explicarán en los capítulos de las Seis Divisiones.

la carne y los huevos. Esta manera de «intentar equilibrar» los extremos típicamente no es benéfico a través del tiempo.

Para entender el *yin* y el *yang* claramente, primero hay que averiguar que es, en lugar de juzgar que es «bueno» y que es «malo». El buscar lo bueno y el evitar lo malo es fundamental para la salud, pero juzgar prematuramente y trivialmente a los alimentos, el juzgar los motivos de otros, y así sucesivamente, podría llegar a obscurecer la realidad de la situación. El *yin* y el *yang* son expresiones de justicia universal. Se manifiestan con el tiempo en un equilibrio perfecto, la persona gradualmente aprende a vivir inteligentemente y en paz, esto es reconocer esta perfección.

El que predomine, ya sea yin o *yang*, cualquiera de los dos que se encuentre en exceso, tiende a «consumir» al otro. Por ejemplo, el *calor* en exceso en el cuerpo seca todos los líquidos, provocando sed, ojos secos, piel seca y una tendencia a padecer de estreñimiento. Una dieta concentrada en carne acompañada de trabajos físicos estrenuos es una manera de generar calor en exceso. El exceso de *yin* en el cuerpo debido al consumo excesivo de líquidos y de alimentos, puede disminuir enormemente la energía y el calor en el cuerpo. La energía que queda se gasta en digerir los alimentos que hemos consumido en exceso, particularmente si los alimentos son enfriadores (alimentos que enfrían el cuerpo).

El fundamento de extremos

Cuando el principio excesivo o extremo alcanza su límite, este extremo ya sea yin o sea *yang* se transforma en su opuesto o contrario. Esto se conoce como «El principio o fundamento de extremos». Este principio o fundamento se puede observar fácilmente en los animales de sangre caliente cuando se produce fiebre al estar expuestos al frío o cuando se producen escalofríos al estar expuestos a un exceso de calor en el verano.

> El frío en extremo produce mucho calor, y el calor en extremo produce un frío intenso.
>
> —*Medicina interna clásica*

Otros ejemplos:

1. La actividad extrema, como el trabajo físico estrenuo necesita de descanso.

2. Si la actividad es muy desgastante *(yang)* como sucede en la guerra, la muerte (que es muy *yin*) puede ocurrir.

3. Las personas frecuentemente se vuelven como niños al envejecer. También con la edad avanzada, las personas demuestran poca fuerza física, pero, si son saludables muestran gran sabiduría. Esto representa la pérdida del apego al cuerpo físico, a la tierra, y hay un cambio de enfoque hacia el cielo. Esto es un ejemplo de *yin* extremo cambiando a *yang* extremo.

4. Cuando va incrementándose el calor interno y la presión arterial alta *(yang)* lo más probable es que un accidente vascular cerebral resulte en parálisis *(yin).*

5. Sustancias extremadamente energéticas como la cocaína causan después una debilidad absoluta. Eventualmente el cuerpo se debilita con estimulantes como la cafeína y la azúcar refinada.

6. En la meditación, una concentración con detenimiento en un sólo objeto resulta en una conciencia universal.

El proceso por el cual los fenómenos se cambian a sus opuestos o contrarios puede describirse gráficamente con espirales, lo cual es un modelo muy común en el universo. Estos ciclos de cambio son progresivamente más rápidos mientras se contraen y más lentos mientras se expanden. Estos ciclos son equilibrados por ciclos contrarios u opuestos. Por ejemplo, cuando la economía nacional disminuye hasta llegar a paralizarse, los ciclos de ansiedad emocional se intensifican. Otro par de espirales ilustra la forma de cómo los ciclos metabólicos en el cuerpo tardan más en realizar un giro completo con el tiempo y por ende con la edad, y al mismo tiempo existe la necesidad de incrementar una mayor cantidad de nutrientes en nuestra dieta. Por esta razón, cuando envejecemos necesitamos comer menos y requerimos comer alimentos con una gran concentración de nutrientes.

Apoyo y transformación

En un estado de salud normal, el *yin* y el *yang* se apoyan armoniosamente y dependen el uno del otro para existir. El apoyo implica el intercambio equilibrado del *yin* y el *yang* y su transformación en cualquier momento del uno en el otro y viceversa y no sólo convertirse en sus extremos. Por ejemplo, los alimentos en el cuerpo se transforman en energía y a la inversa la energía en el cuerpo, sobretodo en especial el aparato digestivo que modifica y absorbe los nutrientes los cuales construyen la sustancia del cuerpo.

Más ejemplos del apoyo mutuo del yin-yang en la dieta y en la actividad

Alimentos bien cocidos<===>Clima frío

Alimentos amarillos<===>Alimentos de hojas verdes

Alimentos dulces y de sabor pungente, acre o punzopicante (energía ascendente)
<===>Alimentos salados, amargos y agrios (energía descendente)

Calor en el cuerpo<===>Consumo de líquidos

Mucha actividad<===>Quehaceres pasivos y descanso

Masticar los alimentos más minuciosamente y respirar más a fondo<===>Comer menos

Minerales, vitaminas, enzimas, grasas, almidones, proteínas y otros nutrientes
se apoyan mutuamente.

Ir más allá del yin y yang

Cada objeto puede subdividirse indefinidamente, y cada subdivisión se puede describir en términos de los principios del *yin* y el *yang*. Incluso en el caso de una sola zanahoria, es posible un sin límite de distinciones entre el *yin* y el *yang*. En sí, los tallos verdes ramosos de la zanahoria, tienen mucho menos carbohidratos que la raíz que es bastante amilácea (con almidón), y también los dos son de forma y de color diferente. Si se cortan los tallos podemos analizar la raíz por sí sola, ésta tiene una parte externa (la cáscara) y otra interna; también tiene dos extremos uno superior-ancho (la cabeza) y otro inferior-angosto (la punta). Decrece hacia la punta y tanto en la cáscara como en la punta es donde hay más concentración de nutrientes minerales. Sin importar como se divide una zanahoria, existen diferencias de calidad, incluyendo la calidad de energía de cada una de sus partes. Cada célula tiene una orientación aun dentro de la zanahoria y por lo tanto un extremo superior-ancho y otro inferior-angosto, una parte externa y otra interna.

Al continuar subdividiendo (cualquier objeto), eventualmente se llegará al nivel subatómico de las partículas. A este nivel de actividad continua, la base de todas las relaciones del *yin-yang* es una transformación incesante que es fácil de comprender. Cada objeto, cuando se examina con detenimiento, demuestra que todos los patrones moleculares y atómicos se expanden y contraen, unos con más energía y otros con menos, de una forma u otra están continuamente cambiando.

Por lo tanto se dice que:

El *yin* y el *yang* están en continua transformación. Nada es constante, ni aun por un minuto. El estado de salud óptima se da cuando las transformaciones de momento-a-momento del cuerpo y de la mente ocurren armoniosamente. La enfermedad es simplemente el estado de cómo nos sentimos cuando estos cambios no se dan a tiempo o no ocurren de forma correcta. Puede ser que existan demasiados cambios, que ocurran muy poco, que se den muy pronto o demasiado tarde.

Para poder ver la naturaleza de todo cambio trascendente, se dice que debemos sentir la ausencia de un cambio o sentir sosiego, quietud. De hecho éste es uno de los propósitos de la teoría del *yin-yang*. Al estar concientes de los cambios ilimitados en nuestras vidas, nos percatamos de patrones consistentes, y luego en qué orden se van dando estos cambios. Al adquirir la habilidad de ver y entender como se van dando estos cambios, naturalmente nos damos cuenta de las condiciones más allá del cambio, las cuales incorporan cualidades constantes. Algunos ejemplos que lo ilustran son el amor incondicional y la compasión. En la filosofía oriental el «vacío» sugiere experiencias incambiables o inalterables, la desaparición de todas distinciones y la cesación de estados incompletos de conciencia incluyendo hasta el mismo ego.

El vacío acompañado del entendimiento de perfección amerita la frase «Existencia Maravillosa» en la tradición Zen. Sin este sentido de perfección solamente se ha experimentado el vacío de la vacuidad.

Para obtener una conciencia impregnada de Existencia Maravillosa se requiere de un equilibrio de cuerpo y de mente. Esta meta se logra a través de la purificación, y luego a través del «Sendero Medio» a través de prácticas de tipo moral, espiritual, y del estilo de vida que se lleva. El «Sendero Medio» ciertamente no quiere decir llevar un estilo de vida «promedio», puesto que la persona moderna vive una vida estresante que fluctúa entre muchos extremos muy diferentes. Las experiencias del Sendero Medio nos llevan a un estado de equilibrio o de balance, o a una posición o lugar medio, el cual es el origen o fuente de todo cambio.

Una dieta correcta nos ayuda a obtener este equilibrio. Las experiencias centradas o enfocadas provienen de la sinceridad, y de una habilidad adquirida de penetrar en lo intrínseco de la realidad. Si la dieta se ve como algo fuera de una experiencia culminante, esta forma de pensar ya ha separado a los alimentos de la conciencia. Si la dieta y todos los fenómenos se experimentan con equidad o dándoles el mismo valor equitativo, entonces los alimentos son un vehículo acorde como cualquier otro medio para el desarrollo de una mente unificada. Muchos rituales basados en los alimentos son intencionalmente experiencias espirituales. Para algunos cristianos, un ritual elemental es el reconocimiento del pan y del vino como la sustancia de Cristo. La ceremonia original que celebró Jesús donde identificó los alimentos como su cuerpo y su sangre, luego les pidió a sus seguidores continuar con esta costumbre.

Este reconocimiento es una ayuda tanto para el nivel literal como para el simbólico. Literalmente, los comentarios de Jesús significan que los alimentos se convierten en el cuerpo y en la sangre. En otro nivel, en donde los alimentos pueden considerarse como símbolo del mundo (porque se generan de la tierra, del aire y del agua) puede significar que un Cristo crea y dirige la Tierra (el mundo) espiritualmente. A un nivel más profundo, este acto repetido un sin fin de veces a través de miles de años, implica que la Naturaleza Intrínseca de los alimentos y de todas las cosas es tener conciencia de Cristo.

Más allá del *yin* y *yang* está la Mente, reconoce que no hay límites entre los alimentos y su consumidor. Una frase Chan (Zen chino) describe esta unidad «Todo se crea únicamente a través de la Mente». La experiencia directa de que todo está en la mente es lo que nosotros llamamos «salud óptima». La mayoría de nosotros no podemos en una forma conciente experimentar los alimentos como idénticos a nosotros mismos porque aun nos falta descubrirnos a nosotros mismos. En base a esto, necesitamos establecer una salud mensurable y relativa, y esto está dentro del dominio del tiempo y del espacio, del *yin* y del *yang*.

Por eso, es necesario asegurar que el *yin* y *yang* se entiendan completamente. De otra manera, no sólo sería muy difícil comunicarnos con otros que estudian la teoría del *yin* y del *yang,* pero también podríamos engañarnos a nosotros mismos. Puesto que todo lo que existe se puede comparar y se relaciona con todo lo demás, existe la tentación de hacer comparaciones caprichosas sin discernir cuales carácteristicas o propiedades se están comparando.

En términos de la acción de los alimentos en el cuerpo, un descuido muy común es el intervalo de tiempo involucrado. Consideremos las carnes rojas. Si las comparamos con otros alimentos como las verduras, los granos, o las frutas, vemos que las carnes contienen tanto proteínas como grasas, así como algunas vitaminas y minerales. De acuerdo a los principios de la medicina china, la carne puede usarse en ciertas condiciones de debilidad, incluyendo una deficiencia de fluidos *(yin),* de sangre, y de sustancias en el cuerpo. Desde el punto de vista moderno, la carne también reconstruye los tejidos y la sangre por su gran contenido de nutrientes. Por lo tanto ¿Debemos clasificar a la carne como *yin?* Sí— podríamos identificar *esos* aspectos como *yin.* Sin embargo, la carne también tiene un alto contenido de calorías, lo cual genera una abundancia de energía, y desde este punto de vista la carne es *yang.* Por lo tanto si consideramos la acumulación de moco en el cuerpo, siendo éste el resultado del consumo de carne (comparado con la mayoría de los alimentos de origen vegetal) y su forma natural de crear ácidos, los cuales causan reacciones tóxicas por todo el cuerpo; puede ser fácil el comprender porqué la mayoría de las personas catalogan a la carne como un alimento que a la larga debilita *(yin)*, si se consume en grandes cantidades.

Puesto que está claro que toda sustancia tiene múltiples propiedades, se puede decir que hay varias designaciones *yin* y *yang* para cualquier alimento. Observe las cualidades *yin* y *yang* en el diagrama de la parte inferior y como se puede aplicar por ejemplo a las manzanas.

En general, las manzanas son dulces, agrias y refrescantes; tonifican la sangre, producen líquidos o fluidos y energía, su acción dirige la energía hacia la parte baja del cuerpo. Las manzanas maduras son más *yang,* porque son más dulces. Claramente, por las características mixtas, es incorrecto definir a las manzanas (o cualquier otro alimento) como sólo *yin* o sólo *yang.* Esto es a lo que nos referimos cuando decimos que se necesita tener más exactitud de un análisis *yin* y *yang.*

Acciones comunes de alimentos yin-yang	
Yang	*Yin*
Caloríficos	Enfriadores
Sabor dulce, pungente, acre o punzopicante	Salado, amargo, agrio
Da energía	Reconstruye sangre y fluidos o líquidos
Energía ascendente	Energía descendente

Con un poco de sensibilidad y práctica, no es difícil darnos cuenta por lo menos de algunas de las dimensiones de los alimentos que comemos. Se pudiera empezar a notar o sentir el calentamiento o el enfriamiento del cuerpo, la habilidad de los alimentos para formar fluidos o líquidos (se tendrá menos sed y habrá más humedad en la garganta,) el posible valor diurético, y los efectos de varios sabores en nuestro cuerpo. Se pudiera también experimentar internamente las cualidades de la energía *yin* y *yang,* de expansión y contracción. Normalmente aumenta nuestra sensibilidad hacia los alimentos cuando nos alimentamos sólo de granos y verduras por lo menos unos seis meses, durante este tiempo, nuestro cuerpo se acostumbrará a los patrones de energía de los alimentos. Excepto en el caso de ciertas enfermedades, la mayor parte de nuestra dieta debe consistir de alimentos no-extremos los cuales contienen acciones y sabores más sutiles.

Un análisis de *yin* y *yang* puede hacerse a partir del tipo de personalidad y de constitución física (ver el diagrama de la derecha), esto es invaluable para hacer un diagnóstico de nosotros mismos y de otras personas.

Un equilibrio debe ser la meta de aquellos que buscan la salud, puesto que ser muy *yin* o muy *yang* sin poder volver a tener un equilibrio constituye un estado de enfermedad. Una persona moderna es simultáneamente muy *yin* y muy *yang.* Esto es porque el *yin* y el *yang* no se han fusionado, debido a que el estilo de vida es más extremoso de lo que la persona pudiera integrar. Cuando se está bien equilibrado, es posible convertirse ya sea en muy *yin* o muy *yang* en respuesta a las demandas del momento, sin estar perdido en un exceso simultáneo de *yin* y de *yang,* lo cual siempre es estresante.

En movimiento se separan, en quietud se fusionan.

—un principio antiguo de tai chi

Cualidades típicas del yin y yang aplicadas a la personalidad humana y la fisiología

Yang	*Yin*
Cuerpo y personalidad más caliente	Cuerpo y personalidad más frío
Piel seca y menos fluidos o líquidos en el cuerpo	Piel húmeda y más fluidos o líquidos en el cuerpo
Extrovertido	Introvertido
Activo	Pasivo
Masculino	Femenino
Positivo	Negativo
Mente enfocada	Serena
Mentalidad hiperactiva	Sin claridad, soñadora
Agresivo	Tímido
Enojado, impaciente	Miedoso, temeroso inseguro
Voz fuerte	Voz suave
Urgente	Tardado
Lógico	Intuitivo
Rápido	Lento
Repleto de deseos	Complaciente
Tenso, cuerpo fuerte	Flácido, cuerpo débil
Semblante rojizo	Semblante pálido

La persona equilibrada se expande y contrae con facilidad, se vuelve más activa o pasiva y al mismo tiempo permanece anclada en la quietud (vacío impregnado con Existencia Maravillosa) el lugar donde el *yin* y el *yang* se funden en una realidad unificada.

La mayoría de la gente, sin embargo, está siendo atrapada inconcientemente e incontroladamente en variaciones de *yin/yang*. Estas personas oscilan entre una personalidad extrovertida e introvertida, coraje y miedo, fuerte y débil u otros extremos, sin estar anclados en un equilibrio, en estos casos las siguientes sugerencias pueden ser útiles:

- El estar conciente de un desequilibrio es el primer paso para volverse equilibrado. Una vez conciente, enfóquese en las cualidades de equilibrio: amabilidad, paciencia, valentía y una conducta apropiada que consistentemente crea armonía.

- Practique disciplinas que enfatizan nuestra esencia, armonía, y quietud como la oración, meditación, yoga y tai chi.

- Hábitos dietéticos: evite grandes cantidades de alimentos extremos incluyendo carne, huevos, alimentos de sabor fuerte y concentrado o alimentos refinados y esos que contienen químicos. Elimine las sustancias intoxicantes, no sólo por su alta potencia pero porque su uso frecuente enturbia cualquier esperanza de una clara autoevaluación. En general, las recomendaciones dietéticas a través de este libro apoyan el enfoque del Sendero Medio.

Vitalidad qi

Un concepto de gran importancia funcional de la tradición china es el *qi* (pronunciado «chi» y algunas veces deletreado ch'i). *Qi* es similar al término *prana* (vigor de la vida) en la India y *ki* en Japón. Una naturaleza intrínseca vital que se encuentra en todas las cosas, *qi* tiene ambos aspectos de materia y energía. Nos referiremos primeramente a la expresión como energía, teniendo en cuenta que la energía y la materia son intercambiables. Las teorías de la física moderna muestran la materia y la energía como descripciones alternas de una realidad que concuerda con el concepto *qi* y otras facetas de la filosofía oriental.

El concepto *qi* nos da una medida de la vitalidad de una persona, de un objeto o condición. Si el *qi* de cierto alimento es de buena calidad, la comida sabrá mejor e impartirá más *qi* a la persona que lo consume. Un buen *qi* se manifiesta en las personas que poseen la habilidad de lograr cosas en su vida y carecen de obstrucciones en el cuerpo, y existe un mejor funcionamiento de sus órganos internos, y así sucesivamente. Para entender más adelante el *qi,* el cual es calidad *yang,* es necesario entender su contraparte *yin*—la sangre. La sangre es *yin* y es «la madre de *qi*», puesto que los nutrientes en la sangre sostienen y nutren al *qi.* Al mismo tiempo, el *qi* guía y dirige a la sangre. Además, el *qi* de la digestión y de la circulación debe ser suficiente para que la sangre se forme y circule.

Lo que se manifiesta en una persona se presenta de acuerdo a su *qi.* Alguien que es agradable, por ejemplo, tiene un *qi* armonioso; la gente débil carece de *qi;* aquellos que son robustos tienen abundante *qi;* las personas de mente pura y de mente clara tienen un *qi* «purificado» lo contrario a «confuso». De este modo *qi* no sólo es la única energía detrás de estas formas de ser pero la intrínseca energía/sustancia de estas maneras de ser. El concepto *qi* entonces nos proporciona la manera de cómo describir todos los aspectos de la vida.

Desde el punto de vista terapéutico, hay varios aspectos funcionales del *qi.* Provee calor y es la fuente de todo movimiento, protege al cuerpo, fluye a través de los canales de acupuntura, y mantiene la actividad de los órganos y de todo el organismo. Las fuentes del *qi* en el cuerpo se componen a partir de tres partes: 1) de los alimentos; 2) del aire que respiramos; y 3) de la naturaleza intrínseca de los riñones, alguna parte con la cual ya hemos nacido.

De la manera que utilicemos el *qi* de estas fuentes va a depender de cómo vivimos y de nuestra actitud. *Qi* también es transferible entre la gente y en todo tipo de interacciones. El *qi* del cocinero penetra en los alimentos. El ejercicio, terapia-herbolaria, acupuntura y prácticas o ejercicios de conciencia como la meditación, son formas tradicionales para aclarar obstrucciones y maximizar el flujo del *qi.*

Al obstruirse el *qi* causa acumulaciones en el cuerpo, resultando en obesidad, tumores, quistes, cánceres, y una multitud de enfermedades virales y de hongos que afectan a aquellos que viven una vida sedentaria y se alimentan de dietas pesadas (cremosas, grasosas) y refinadas.

El *qi* del cuerpo puede medirse con exactitud y es regularizado por los métodos de diagnóstico y terapéuticos de la medicina oriental. En una terapia alimentaria, el mejoramiento del «*qi* digestivo» del bazo y del páncreas es una prioridad que se discutirá en el capítulo del *Elemento Tierra*. En otros capítulos discutiremos el «*qi* protectivo» como un aspecto de la inmunidad, de las deficiencias del *qi* en varios órganos, de las obstrucciones del *qi* en el hígado y de los hábitos alimenticios que mejorarán o dañarán el organismo.

LAS SEIS DIVISIONES DEL YIN Y YANG

Ya que *yin y yang* comprenden un principio que abarca mucho, la medicina china ideó un sistema de diagnóstico mucho más específico que ha existido por siglos. Es extremadamente raro que por cada desequilibrio en cada persona éste se defina ya sea como sólo *yin* o sólo *yang*. El sistema de las Seis Divisiones se desarrolló para explicar los patrones que están por debajo de la naturaleza dinámica y con frecuencia contradictoria del aspecto del desequilibrio. Cuando los siguientes seis patrones (tres pares de opuestos) se usan para describir los síntomas del *yin* y *yang,* los llamamos las «Seis divisiones de *yin* y *yang*».

Los Ocho Principios

Yin	*Yang*	
Enfriador	Calorífico	
Interior	Exterior	**Las Seis Divisiones**
Deficiencia	Exceso	

De esta forma, la condición *yang* depende de que tan caliente, externa y excesiva ésta sea. De modo semejante la condición *yin* se mide que tan fría, interna y deficiente ésta sea. Cuando el *yin* y *yang* se expresan como el resumen de las Seis Divisiones, el resultado se conoce como los «Ocho Principios».

Aun cuando los nombres sencillos de las Seis Divisiones tengan significados en común, sus definiciones en el arte de sanación son realmente específicas, por lo que usamos otro tipo de letra como la cursiva cuando nos referimos a ellas en este contexto. Muchas de las definiciones no obstante tendrán sentido de acuerdo a los usos comunes de los nombres. De este modo la definición de calor como concepto medicinal se refiere a cómo experimentamos el calor en el cuerpo (sintiéndonos calientes y secos, deseando líquidos fríos y así sucesivamente).

Sin tener en cuenta si la condición de la enfermedad puede diagnosticarse acertadamente por medio de la medicina moderna, las Seis Divisiones describen dimensiones importantes de cada condición: su sentido profundo *(interno/externo)*, naturaleza térmica *(frío/calor)* y su fortaleza *(deficiencia/exceso)*. Con esta información, podemos crear recomendaciones básicas de dieta y estilo de vida.

Calor/frío: la naturaleza térmica de los alimentos y de las personas

En la medicina tradicional china, las dos cualidades más importantes de los alimentos como medicina son el calor y el frío. Aun cuando estos términos al compararlos con los métodos medicinales más sofisticados difícilmente parezcan tener algún significado, estos términos se han recopilado a través de generaciones de observaciones empíricas y en su simplicidad tienen un valor de diagnóstico que las explicaciones patológicas complicadas carecen.

El calor y el frío son propiedades fundamentales del medio ambiente, de la gente y de todo lo demás. Cuando un objeto inanimado—una roca, por ejemplo—está sujeta a la cualidad «fría», se torna fría, en presencia de «calor» se torna caliente. Por contraste, las plantas y los animales en un ambiente caliente pueden reaccionar al calor por medio de métodos de enfriamiento como el sudor, si están en un ambiente frío, la sangre caliente y/o fluidos pueden enviarse de sus brazos y piernas a su interior. La evolución ha proporcionado un «termostato» en común acuerdo entre un organismo y su medio ambiente, incluyendo cobijo, ropaje, refugio y los alimentos. El efecto de estos dos factores de calentamiento y enfriamiento en la gente es de conocimiento general en el mundo occidental, con la rara excepción del que existe en los alimentos. El contenido calórico de los alimentos—una de las formas que la dieta altera la temperatura del cuerpo—puede calcularse científicamente. Cuando la gente en general se pone a «contar las calorías» no parece tener un propósito útil, sólo es un factor esotérico a través del cual se practica una dieta «científica».

Las propiedades caloríficas y enfriadoras de los alimentos dependen de varias cualidades diferentes. Éstas cambian sustancialmente a medida del tiempo, esto también depende de cual parte de la planta o del animal se use, de la forma como se preparan los alimentos e incluso de cómo se cultivaron y en dónde se cosecharon.

Además, muchas plantas parecen tener como una inteligencia propia, demuestran propiedades opuestas con un propósito correspondiente en particular. El ginseng siberiano por ejemplo, puede bajar la presión arterial o subirla; lobelia ayudará a desechar un feto muerto mas ayudará a retener uno vivo; algunas plantas amiláceas (con almidón [como la hierba diente de león]) elevan la azúcar baja en sangre, no obstante que la propiedad del diente de león es bajar la azúcar en sangre. También, muchos alimentos ayudan a regular la temperatura, ya sea hacia arriba o hacia abajo, dentro de ciertos límites.

Cómo los efectos *caloríficos* y *enfriadores* de los alimentos de origen vegetal y animal van cambiando conforme el tiempo pasa, es de una importancia primordial. Por ejemplo, la sal al inicio es enfriadora mas sin embargo es una sustancia importante en climas de mucho viento y temperaturas excesivamente bajas. Los sherpas que cargan las provisiones de los alpinistas en la región del Himalaya a menudo caminan descalzos. Llevan consigo su propia comida—granos, sal y algunas verduras. Incluso en la mayoría de los climas dentro de los Estados Unidos, los alimentos más sustanciosos y más salados son los más atrayentes en las temporadas más frías del año. Las propiedades de la sal se discutirán más adelante en el capítulo de la *Sal.*

La fisiología de los alimentos caloríficos y enfriadores

Cuando consumimos alimentos con cualidades enfriadoras, la energía y los fluidos se dirigen hacia el interior del cuerpo y hacia abajo *(yin)*, a fin de que las partes externas (la superficie) y las partes de arriba del cuerpo se enfríen primero. El flujo de la savia del árbol se dirige hacia las raíces en los tiempos más fríos del año ilustrando este proceso.

De manera inversa, cuando consumimos alimentos con cualidades caloríficas: desde lo profundo de nuestro interior la energía y la sangre se dirigen hacia el exterior del cuerpo (la superficie) y hacia arriba *(yang)* a fin de que las partes internas y las partes de abajo del cuerpo se calienten primero. Los alimentos más caloríficos, como la pimienta de cayena, causan una extrema reacción: nos sentimos temporalmente más calientes pero pronto nos enfriamos conforme el calor se vaya difundiendo hacia fuera del cuerpo. Este efecto de corta duración no es apropiado para alguien que tiene crónicamente frío. El alcohol calienta a la persona de la misma manera. Sin embargo, los alimentos más caloríficos como el rizoma de jengibre seco, avena, pastinaca *(Pastinaca sativa),* mantequilla y las anchoas proporcionan un calor más duradero. Los sabores variados y dinámicos de los alimentos que armonizan el cuerpo conforme a las estaciones del año se citan en los capítulos de los Cinco Elementos.

Muchas teorías describen los valores caloríficos y enfriadores de los alimentos. Algunas de las más ampliamente aceptadas son:

1. Las plantas que tardan más en crecer—las zanahorias *(Daucus carota),* colinabo *(Brassica oleracea* var. *gongyloides),* pastinaca *(Pastinaca sativa),* repollo o col *(Brassica oleracea* var. *capitata),* y el ginseng *(Panax ginseng)* (que tarda hasta seis años en crecer)—son más caloríficas que aquellas que crecen rápido—lechuga *(Lactuca sativa),* calabaza de verano *(Cucurbita pepo),* rábano *(Raphanus sativus)* y pepino *(Cucumis sativa).*

2. Las verduras fertilizadas químicamente, a las cuales se les ha estimulado a que crezcan rápidamente, muchas veces son alimentos más enfriadores.

3. Los alimentos crudos son más enfriadores que los alimentos cocidos.

4. Los alimentos que se comen fríos son más enfriadores.

5. Los alimentos azules, verdes o morados son por lo común más enfriadores en comparación con los alimentos similares rojos, anaranjados o amarillos (una manzana verde es mas enfriadora que una roja).

6. Los métodos de cocimiento que implican más tiempo de cocción, temperaturas más altas, más presión, sequedad y/o por medio de circulación de aire (como cocimiento en horno de convección) dan cualidades más caloríficas a los alimentos. El tiempo y las temperaturas combinadas se dan de la siguiente manera: más tiempo de cocción a temperatura baja les da una cualidad más calorífica que menos tiempo a una

temperatura alta. Dependiendo del grado de temperatura y presión, el orden común de más a menos calorífico es: frituras en bastante aceite o *tempura*, el hornear, el freír en poco aceite a baja temperatura o saltear, el cocimiento con olla de presión, con líquidos a fuego lento, al vapor y el cocimiento sin agua sin que alcance la temperatura del punto de ebullición (212°F). Los métodos de "cocimiento sin calor" a través de la separación de las propiedades de los alimentos, están ordenados progresivamente de más enfriadores a menos e incluyen: fermentar, marinar y germinar.

7. El metafísico austriaco Rudolf Steiner, entre otros, ha afirmado que la cantidad y la calidad de la energía disponible de los alimentos depende en parte del combustible que se usa para su cocimiento. Organizados de mayor calidad energética a menor, éstos son: paja, madera, carbón, gas y electricidad. El cocimiento por electricidad no es recomendable, especialmente para las personas que están débiles. Por ambas razones subjetivas y científicas, encontramos validez en la teoría de Steiner, particularmente con respecto a la electricidad.

   El cocimiento por microondas, un acontecimiento desde el tiempo de Steiner, parece dañar la integridad molecular de los alimentos, disminuyendo su delicado *qi*. Los experimentos reportados en la publicación británica de medicina *The Lancet* (9 de diciembre 1989) demuestran que la cocción por microondas altera los alimentos lo suficiente para provocar, al ingerirlos, «cambios estructurales funcionales e inmunológicos» en el cuerpo. El reporte declara más allá que los hornos de microondas transforman el amino ácido L-prolina a una toxina D-prolina, en el sistema nervioso, hígado y riñones.

8. El manejo de los alimentos de varias formas—Ej. el cortarlos minuciosamente, machacarlos (como en la preparación de mochi), triturarlos, comprimirlos (como ensalada comprimida) y el menearlos—los desdobla o separa y los libera en el cuerpo impartiendo más energía y calor. Adicionalmente, algunos estudios muestran que los alimentos más minuciosamente cortados elevan los niveles de azúcar, lo cual a su vez afecta fuertemente los patrones de pensamiento.

9. El masticar los alimentos más minuciosamente crea calor. Incluso los alimentos de temperatura fría se calentarán si se mastican completamente. Masticando no sólo desdobla o divide los alimentos pero en el caso de los carbohidratos, la acción de la saliva inicia la liberación de las enzimas digestivas, facilitando más la asimilación y calor. Los carbohidratos complejos como los granos, los frijoles y las verduras se necesitan masticar hasta tener una consistencia líquida, para lograr una mejor asimilación y calor.

10. En la mayoría de las áreas del mundo, los alimentos que proporcionan propiedades caloríficas y enfriadoras están disponibles naturalmente en forma animal o vegetal.

*   *   *

De todas las influencias de los alimentos, el más importante es el efecto del cocimiento o cocción. Así de esta manera es crucial que se comprenda cómo el cocimiento incrementa las propiedades caloríficas de los alimentos. El calentamiento ayuda a separar la estructura de los alimentos para que los nutrientes estén más disponibles. En el cocimiento moderado, relativamente pocos nutrientes se pierden y esos que permanecen son más fáciles de asimilar. La energía del cuerpo se enfoca menos en la digestión y puede usarse en otras formas como el crear niveles de pensamiento más elevado y creatividad. También, con una mejoría en la absorción hay más disponibilidad de nutrientes logrando que se sostenga el calor y otras funciones del cuerpo. En las prácticas de conciencia asiáticas del Este, los alimentos crudos son considerados demasiado estimulantes. Los alimentos moderadamente cocidos son recomendables para ayudar a apoyar una conciencia más purificada.

A partir de las dietas chinas tradicionales:

Usan métodos de preparación y alimentos enfriadores para personas muy calurosas y métodos de preparación y alimentos caloríficos para personas muy friolentas.

Con el propósito de crear los efectos apropiados de calor y de enfriamiento, los alimentos se seleccionan de acuerdo. Una vez que los alimentos se han seleccionado se pueden aun alterar drásticamente para ajustarse a las necesidades. Dado un conjunto limitado de ingredientes, un cocinero diestro puede crear una gran colección de efectos terapéuticos usando las técnicas de preparación y los métodos de cocimiento caloríficos y enfriadores.

Cuando apenas se empieza a aprender a usar los alimentos con el propósito de sanar, se puede fracasar en identificar el poder calorífico/enfriador de cada alimento y asimismo cuáles son las técnicas ideales para su preparación y los métodos de cocimiento. Sin este conocimiento se puede llegar a compensar con un exceso o extremo con el propósito de corregir un desequilibrio. Las cantidades de alimentos caloríficos o enfriadores en exceso pueden tener un efecto opuesto al deseado.

Es importante conocer las causas de desequilibrio térmico para evitar que el cuerpo se descompense.

Patrones de calor y sus causas

El exceso de *calor* en el cuerpo puede ser causado por demasiados alimentos caloríficos y/o insuficiencia de alimentos enfriadores; el ejercer mucha actividad estrenua o trabajo estrenuo; el estar expuesto al calor o a climas extremosos (incluso el estar expuesto al clima frío puede causar *calor* en exceso); o por obstrucciones en los órganos internos. Todo el organismo o cualquier parte de éste pueden llegar a tener una condición de *calor* en exceso.

Hasta este punto, el *calor* dentro del cuerpo se ha definido como tener/sentir o no *calor*. Hay otros síntomas, aunque no todos necesitan estar presentes para que la condición de *calor* exista. Hemos desarrollado un cuadro de diagnóstico basado en el *calor* a partir de la cantidad y la fuerza de los síntomas presentes. (Un cuadro de diagnóstico de *frío* y las cualidades restantes en la Seis Divisiones se ha desarrollado de igual manera).

Los siguientes síntomas describen las acciones de *calor* (en exceso) en varias partes del cuerpo. De acuerdo a la fisiología china, el *calor* afecta profundamente al corazón, a la mente y al sistema vascular, así es que un buen número de síntomas afectarán esas áreas también.

Señales de calor

- Características principales: El calor sube y seca los fluidos.

- Síntomas principales: La persona se siente caliente o tiene mucho calor, tiene aversión al calor, le disgusta o le teme al calor y le atrae el frío.

- La cabeza (el calor sube): lengua roja brillante, capa amarilla en la lengua, cara rojiza, ojos rojos, sangrado en la nariz, pequeñas ulceraciones dolorosas en los labios o boca (fuegos o aftas), olor a podrido en la boca.

- Corazón, mente y tejidos en el cuerpo: presión arterial alta, hemorragia, lenguaje inapropiado o incoherente, convulsiones, delirios, pulso radial fuerte y rápido (seis o más pulsaciones por una inhalación y exhalación completa), el cuerpo entero está muy caliente (fiebre). Las siguientes son consideradas condiciones de calor si se denotan por lo enrojecido o sensaciones de calor en el cuerpo: inflamaciones en áreas en particular, hinchazón, salpullido, erupciones en la piel y ulceraciones.

- La digestión y eliminación (el calor reseca los fluidos): estreñimiento, defecaciones (heces fecales) secas y malolientes, orina amarilla fuerte o roja, sangre en el excremento o en la orina, antojo de líquidos fríos en bastante cantidad, las sustancias se excretan (orina, heces fecales, moco) con fuerza y con urgencia, moco y flema son espesos de color amarillo o verde.

Sugerencias para condiciones crónicas de calor

Practique el escuchar y el cultivar actitudes menos agresivas. Cuando en esto se tiene éxito, con frecuencia es más fácil desear comer menos carne y otro tipo de alimentos que cultiven la agresividad.

Es también importante comer menos comida y continuar tomando bastantes líquidos. Especialmente evite comer carnes rojas, pollo, tomar alcohol, café y fumar cigarrillos; la leche de cabra es recomendable si se consumen productos de origen animal. Otros productos de origen animal con energías neutrales (n) o enfriadoras (e)—yogurt (e), productos lácteos de vaca (n), huevos (n), almejas (n), cangrejo (n)—deben usarse con precaución porque pueden ocasionar obstrucciones que agraven las condiciones de *calor*. Pequeñas cantidades de almendras, semillas de ajonjolí, o semillas de girasol descascaradas (al momento de consumirlas), aunque no son enfriadoras, nos suplen de importantes nutrientes, incluyendo el calcio, para el sistema vascular.

Métodos de cocimiento: evite la olla de presión, el método de hornear, o métodos fritos. Utilice los métodos al vapor (baño maría), fuego lento, o el uso de alimentos crudos. Además, disminuya o evite la cantidad de alimentos que producen calor (véase ejemplos en las páginas 72–73) y utilice más de las variedades enfriadoras.

> Cuando una condición de calor muestra poca mejoría y se come carne, habrá una recaída. Si se come demasiado, entonces habrá efectos residuales.
>
> —*Medicina interna clásica (Inner Classic)*

Nota: Los alimentos a continuación tienen energía neutral y pueden también utilizarse durante condiciones de *calor* porque no añadirán más calor: arroz, centeno, maíz, chícharos, lentejas y todos los frijoles además del de soya y mungo (citados arriba) y frijoles negros (los cuales son caloríficos). Las pocas verduras y frutas comunes caloríficas se citan en las páginas 72–73; la mayor parte son enfriadoras (citadas arriba) o neutrales (véase «Frutas» y «Verduras» en la sección de recetas para sus propiedades).

Alimentos enfriadores que reducen señales de calor

Fruta	Verduras	Leguminosas y granos	Otros productos
manzana	lechuga	leche de soya	kelp y todas las
plátano	rábano	germinados de soya	algas marinas
pera	pepino	tofu	microalgas espirulina
persimonio	apio	tempeh	y verdeazul
melón	champiñón	frijoles mungo y	calcio de concha de ostra
sandía	espárrago	sus germinados	pasto de trigo y de cebada
tomate	acelga suiza	germinados de alfalfa	kudzu
toda fruta	berenjena	semilla de mijo	yogurt
cítrica	espinaca	cebada	cangrejo
	calabaza de verano	trigo y sus productos	almeja
	col (verde,	amaranto	*Hierbas y Especias:*
	morada o *Napa*)		menta piperita
	bok choy		hojas verdes de diente
	(*Brassica chinesis*)		de león y raíces
	brócoli		flores de madreselva
	coliflor		(*Lonicera caprifolium*)
	maíz dulce		ortiguilla (*Urtica dioica*)
	calabacita		flores de trébol rojo
			(*Trifolium pratense*)
			toronjil español o melissa
			(*Melissa officinalis*)
			pimienta blanca
			cilantro
			mejorana

Sugerencias para condiciones de calor agudo

Si los síntomas son agudos (por ejemplo, fiebre alta), use mayormente líquidos en forma de jugos de verduras o de frutas enfriadoras, caldos y té de hierbas. La temperatura de las bebidas no debe ser fría porque los alimentos y bebidas fríos debilitan el cuerpo al tiempo que lo enfrían.

Infecciones agudas a menudo implican calor y otros excesos, se discuten en el capítulo de *Exceso y deficiencia* en la página 100.

Deficiencia y calor

Hoy en día hay mucho menos personas con síntomas de *calor* excesivo que las que hubo en el pasado. El síntoma de *calor* más común que se presenta en mayor proporción es por «*deficiencia de calor*» o «*deficiencia de yin*» producido no por un exceso de *calor* sino por una deficiencia de fluidos *yin* y la falta de una estructura que proporciona el equilibrio para el calor del cuerpo. (Recuerde que el aspecto *yin* incluye no sólo todos los fluidos [sangre,* linfa, hormonas, todas las secreciones, fluidos intracelulares etc.] sino que también las sustancias sólidas del cuerpo—sus huesos, músculos y otros tejidos).

Una persona incluso puede experimentar esta condición aun con *calor* y energía subnormal, si los aspectos *yin* del cuerpo están tan bajos que el calor parece relativamente excesivo. Aun con todo, mucha gente que come en demasía alimentos pesados (cremosos, grasosos), y alimentos desnaturalizados muestran señales de *yin deficiente* a pesar de tener una abundancia de fluidos y una gran estructura del cuerpo. Parece ser que en estos casos su *yin* es de calidad inferior y funciona inadecuadamente en el cuerpo. Por ejemplo, a su sangre o a sus fluidos del cuerpo les puede faltar calcio y otros minerales enfriadores y sus tejidos pueden estar deficientes de ácidos grasos poliinsaturados, particularmente de la variedad omega-3 que limpia las arterias y previene inflamación. Esto produce síntomas de *calor* de hecho causados por una función inadecuada *yin*.

Síntomas de yin deficiente

Las enfermedades clásicas con frecuencia asociadas con *yin deficiente* son hipoglucemia, diabetes, tuberculosis y la ansiedad o impaciencia, así como enfermedades aniquiladoras donde las inflamaciones han permanecido por mucho tiempo, por infecciones de virus, bacterias, hongos, parásitos y otros microbios patógenos. De esta manera las enfermedades degenerativas crónicas a la larga se transforman caracterizándose con señales de *yin deficiente*. Síntomas comunes de *yin deficiente* incluyen:

Característica principal: la presencia de señales de *calor* en menor grado.

Líquidos: tiende a tomar con frecuencia pequeñas cantidades de líquidos durante el día. Resequedad en la boca y en el aliento, en la lengua, y tos seca.

Cuerpo: tiende a ser delgado; en casos extremos existe escualidez o emaciación. Una dieta inadecuada, sin embargo puede producir estos síntomas en cualquier tipo de cuerpo físico. Condiciones de inestabilidad y cambios erráticos (por lo común asociados con desequilibrios de *viento* descritos en capítulos más adelante) algunas veces son inducidos por falta de *yin;* ejemplos incluyen vértigo, espasmos, calambres y dolores que cambian de lugar en el cuerpo.

---

*El adquirir *yin* en general no siempre cura adecuadamente una deficiencia en la sangre; esto se discute en el capítulo 31 en la sección de «La deficiencia de sangre».

Mente: insomnio, irritabilidad, intranquilidad, preocupación, exceso de pensamientos o pensar demasiado.

Color: mejillas y lengua rosadas o repentinamente enrojecidas, especialmente por la tarde.

Calor: fiebre intermitente o recurrente leve, palmas de las manos y plantas de los pies pueden estar calientes y sudorosos, transpiraciones por la noche.

Pulso: rápido y tenue.

Nota: sólo un síntoma debe estar presente para que *yin deficiente* exista.

Síntomas de *yin deficiente* caracterizan a la persona moderna—intranquilo, ancioso, con abundante energía que en su mayor parte es aparente; muchas veces carece de energía profunda. Esta persona come frecuentemente y bebe sodas u otras bebidas por el estilo durante el día. Las relaciones personales están llenas de irritaciones y/o altercados.

¿Qué ha causado el desarrollo de *yin deficiente?* Puede ser el resultado del dominio del principio *yang* y un calor extremo por varias generaciones de la era industrial. El estrés, ruido excesivo, competencia y sustancias caloríficas que desgastan los nutrientes, como el alcohol, café, cigarros y también la mayoría de los medicamentos prescritos o drogas sintéticas consumen el *yin* rápidamente. Incluso el consumo excesivo de especias muy picantes como pimienta de cayena y el ajo pueden desgastar el *yin*. Los alimentos refinados y aquellos cultivados en tierras infértiles no nos pueden ayudar a adquirir un equilibrio *yin*. Gradualmente, nuestros descendientes no tendrán la capacidad para suministrar suficientes fluidos *yin* en todo el organismo (y en los riñones en particular), y las sustancias de buena calidad se habrán deteriorado seriamente. El *yin* nutre y estabiliza; es el principal receptivo y representa a la Tierra. La falta de *yin* de alta calidad es evidente no sólo en la gente, sino que la misma Tierra refleja la deficiencia, así como también se va declinando la alta calidad de fuentes alimenticias y del agua. Las acciones que construyen una base sustanciosa *yin* para una persona son las mismas que restablecen el planeta.

Construyendo las bases de receptividad: preservando el yin

**Desarrolle prácticas que armonicen el principio activo *(yang)* y simultáneamente construya cualidades receptivas, dóciles y compasivas *(yin).* Prácticas de conciencia como yoga, contemplación devota y actividades que se conectan con la Tierra y el suelo como la jardinería, ayudan.

Respete los animales y evite sustancias intoxicantes y alimentos refinados. La carne, huevos y la mayoría de otros productos de origen animal elevan los fluidos *yin* pero cuando se comen en exceso dejan residuos de moco mucilaginoso. Por lo tanto estos productos son cuestionables como fuentes primarias de calidad *yin* para el cuerpo. La azúcar refinada y muchas sustancias intoxicantes ofrecen una cura *yin* rápida y temporalmente refrescante pero al final desgastan ambos *yin* y *yang* debido a su naturaleza desequilibrada y/o extrema.

Consuma alimentos que apoyen el restablecimiento del planeta, especialmente alimentos de su localidad sin procesar. Alimentos que no vengan de lugares distantes, el empaquetarlos y refrigerarlos implica una pérdida de energía y especialmente los recursos del petróleo.

Desequilibrios de azúcar en sangre y yin deficiente

Desde el punto de vista de ambas la medicina tradicional china y la moderna del Oeste, los metabolismos del agua y de la azúcar están interrelacionados y dependen de la buena salud de todos los órganos del cuerpo, particularmente el páncreas, los riñones-suprarrenales, el hígado y los pulmones. La proteína también juega un papel crucial en el agua (fluido *yin*) y los balances de azúcar en el cuerpo.

Se sabe bien que la proteína y los carbohidratos (azúcares) se regulan entre sí. Así conforme los niveles de proteína se elevan, así la necesidad de azúcar en sangre. Cuando se consumen muchas proteínas, para nivelarse, se consumen alimentos de sabor muy dulce y así sigue alternadamente, si lo vemos como una espiral crónica se continúa consumiendo más proteínas seguido de más alimentos dulces, así la espiral continúa acrecentando indefinidamente. Muchas veces termina ya sea en condiciones de azúcar baja en sangre (hipoglucemia) o el subsiguiente estado más degenerativo conocido como hiperglucemia o diabetes. Así conforme estas condiciones se desarrollan, el estrés en cl cuerpo que se genera por los altos niveles de proteína y azúcar debilita las funciones de los riñones-suprarrenales, y a su vez éstos disminuyen la distribución de fluidos en el cuerpo—una condición de *yin deficiente.* De esta manera la persona, con una insuficiencia de *yin* y sus fluidos acompañantes, puede que padezca cualquiera de las varias señales mínimas de *calor,* como fiebre vespertina, poquita sed pero continua, palmas de las manos calientes, etc. La solución a largo plazo de la espiral de proteína-azúcar, es el consumir una cantidad de proteínas y de azúcares moderada como la que proporcionan los carbohidratos complejos. (Diabetes e hipoglucemia se discuten en el capítulo 29).

Alimentos específicos que tonifican el yin

Muchos de los carbohidratos y productos de origen animal que mantienen el *yin* en el cuerpo pueden usarse terapéuticamente para vencer la marcada deficiencia de *yin,* especialmente: mijo, cebada, germen de trigo, arroz, teff (discutido en la nota 7 en la página 757), quinua, amaranto, algas marinas, microalgas (especialmente clorela y espirulina), tofu, frijoles negros, frijoles *kidney,* frijoles *mungo* (y sus germinados), betabel, ejotes, raíz de kudzu o kuzu *(Pueraria lobata),* persimonio, uvas, zarzamoras, frambuesas, moras *mulberry (Morus* spp.) plátano y sandía. En casos más extremos podemos complementar nuestra dieta con productos de origen animal, usando productos lácteos (leche de vaca o de cabra, yogurt, queso, etc), huevo de gallina, almejas, escalopas o callos de hacha, ostiones, sardinas, carne de pato, de res o de puerco. Es de gran provecho cocinar algunos alimentos del día con una sustancia líquida, como en sopas, estofados y congees (papillas). Cuando resultan alergias, enfermedades degenerativas y otros desequilibrios, por lo menos en parte por causa del consumo excesivo de productos de origen animal, entonces los alimentos mencionados anteriormente quizás no sean los apropiados. En cualquier caso, las hierbas son altamente efectivas para complementar todos los tónicos dietéticos *yin.* Las hierbas que reconstruyen el *yin* de los riñones (página 395) también reconstruyen el *yin* del cuerpo en general discutido aquí, con la excepción de raíz de malva *(Althaea officinalis).*

Patrones de frío y sus causas

Los patrones de frío en el cuerpo provienen de una falta de actividad física, por consumir alimentos enfriadores en demasía o por una sobreexposición al medio ambiente frío, otra causa es la deficiencia de *yang* (calor) resultado de insuficiencia de alimentos caloríficos en la dieta o por una debilidad constitucional al nacer.

Señales de frío

- El *frío* es parte del principio *yin* y también se asocia con el Elemento Agua. En el Elemento Agua se incluyen los riñones, vejiga, huesos, pelo, la emoción del miedo o temor y función sexual. Como se describe en el capítulo del *Elemento Agua*, estas áreas pueden ser adversamente afectadas por una condición de *frío.*

- El *frío* en el cuerpo se asemeja al hielo; es duro, tieso e inmóvil. El *frío* causa contracción, de tal manera que la persona se encoge, se encorva o se mueve con dificultad. El dolor a causa del *frío* puede ser intenso y fijo. (El encogimiento es el propósito del cuerpo para conservar calor).

- Los síntomas principales de *frío* incluyen escalofríos, aversión al frío y atracción al calor. Una persona con señales de *frío* por lo general se empalma mucha ropa y le atraen las bebidas y los alimentos calientes. El semblante tiende a ser pálido. Las excreciones y flujos del cuerpo son abundantes e incoloros, como la orina incolora, heces fecales líquidas, moco diluido y líquido.

Remedios específicos

1. Ocúpese de liberarse de sus miedos e inseguridades; vuélvase más activo, evite baños de tina calientes que duren mucho tiempo; mantenga el área de los riñones (la parte baja de la espalda), las piernas y la parte baja del abdomen calientes.

2. Use métodos de preparación que generen calor y consuma alimentos caloríficos, no crudos, tampoco frescos, ni enfriadores (véase ejemplos de alimentos enfriadores en la sección «Calor»); evite el cocimiento por microondas. No coma alimentos que estén a menor temperatura que la del medio ambiente ni tampoco que estén muy calientes.

3. Utilice rizoma de jengibre (preferentemente seco) para cocer frijoles negros, frijoles aduki *(Phaseolus angularis),* lentejas o para otros alimentos. También con regularidad utilice jengibre, canela (corteza o vaina), clavo, albahaca, romero y/o raíz de angélica *(Angelica archangelica)* en tés y alimentos. (Evite los frijoles aduki si la persona es delgada y tiene señales de resequedad en la piel, sequedad en la garganta o en fosas nasales).

4. Granos y semillas, caloríficos: avena, espelta *(Triticum spelta),* quinua, semilla de girasol, ajonjolí, nuez de Castilla *(Juglans regia),* piñón, castaña, hinojo, eneldo, anís, semilla de alcaravea *(Carum carvii),* vaina de algarrobo *(Ceratonia silicua),* comino, arroz dulce integral y sus productos como el *mochi.* Arroz, maíz, alforfón *(Fagopyrum*

sagittatum) y centeno son aceptables aquí, pues tienen una energía neutral pero los otros granos son enfriadores y deben consumirse con moderación.

5. Las verduras y las frutas caloríficas: pastinaca *(Pastinaca sativa),* perejil, hojas verdes de mostaza *(Brassica juncea),* calabaza de invierno, camote, la col rizada *kale (Brassica oleracea* var. *acephala),* cebolla, poro, cebollinos, ajo, cebolla escalonia, cereza, cáscara rallada de frutas cítricas y el dátil.

6. Los alimentos de más intensidad calorífica son los chiles. Todos los chiles picantes (también se incluye la pimienta) deben usarse en cantidades pequeñísimas o pueden llegar a tener un efecto enfriador. En una manera similar pero menos extrema, ciertos dulcificantes concentrados son caloríficos y deben usarse moderadamente (en cucharaditas) de lo contrario probablemente resultará en debilidad y enfriamiento. Ejemplos de dulcificantes no-refinados son: malta de cebada, miel de arroz y melaza.

7. Los remedios mencionados arriba son por lo general adecuados, y en el caso de que no sean, cantidades pequeñas de productos de origen animal pueden ser benéficos. La mantequilla es el único producto lácteo que produce calor; la leche y el queso tienen una energía neutral. Las anchoas, mejillones, trucha, pollo, res y borrego son algunos de los alimentos caloríficos comunes de origen animal.

Patrones típicos

La gente de mayor edad tiende a sentir *frío;* la gente que tiene poco de ser vegetariana tiende a *enfriarse* durante el período de transición que dura varios meses. El tiempo que tarda una persona *friolenta* para calentarse es mucho más que para una persona *calurosa* perder exceso de *calor.* Si la persona no sabe si tiende a ser *friolenta* o *calurosa* o si existe alguna confusión, entonces una dieta balanceada con alimentos seleccionados de acuerdo a sus propiedades caloríficas o enfriadoras, y de acuerdo a las estaciones del año, es la mejor.

La condición que conocemos como «gripe, catarro o resfriado común» algunas veces tiene patrones *de frío,* pero porque es normalmente una condición *exterior,* se discutirá en el siguiente capítulo *Condiciones internas/externas.*

Condiciones internas/externas: desarrollando inmunidad

Cuando apenas se está desarrollando una visión general de diagnóstico, la primera polaridad que se considera es, si es *interna* o *externa,* pues esto indica qué tan profundamente se ha desarrollado la enfermedad. Una condición *externa* se llama *yang* y la *interna* se llama *yin.* Por lo tanto una condición de tipo *exterior* tiene cualidades más activas, muchas veces es una condición crítica de corta duración y ésta afecta más fuertemente la superficie o las partes externas del cuerpo. Estas partes incluyen todos los tejidos externos: la piel, pelo o cabello, músculos, tendones y orificios (boca, nariz, orejas, ano). Las articulaciones, el aspecto más externo de los huesos, son consideradas de tipo *exterior*. El tener el conocimiento de que esta enfermedad *externa* se aloja en estos tejidos nos dice algo acerca de su cura—sudar (diaforesis) es el método más eficaz para sacar a la superficie los agentes patógenos.

Las condiciones que se manifiestan como tipo *exterior* se desarrollan precipitadamente por influencias externas del medio ambiente tales como viento, frío, calor o humedad anormal. En la mayoría de los casos, el viento combinado ya sea con calor o frío le afecta a la piel, a la membrana mucosa de los canales nasales, a los pulmones y al sistema inmunológico. En este momento los virus, los gérmenes y otros patógenos pueden establecerse, dando por resultado fiebres, escalofríos, dolor en los músculos y en las articulaciones. Si la condición que resulta no se ha eliminado por medio de la transpiración o sudor o por otros medios, entonces la enfermedad por lo general se irá profundamente hacia las partes interiores del cuerpo o se adentrará más a fondo en etapas, volviéndose más *interna* y crónica. Si la persona tiene el *wei qi* extremadamente débil, siendo éste el concepto de energía-inmunológica de la medicina china, entonces las influencias del medio ambiente y los patógenos pueden penetrar directamente a niveles más *internos,* sin haberse podido detener por las defensas de la superficie del cuerpo.

Alguien con una condición *externa* que usa los remedios para curar una *interna* puede dirigir la condición *externa* más profundamente. Inversamente, el sudor puede ser peligroso para aquellos con condiciones *internas* con una extrema debilidad. Por lo tanto, se necesita habilidad para determinar si una condición está a un nivel superficial y se cura fácilmente o si está a un nivel más profundo requiriendo más tiempo y cuidado. Muchas veces intuitivamente sentimos que la condición es leve o profunda pero para asegurarse, las siguientes definiciones pueden ayudar:

Señales de una condición externa

- Condición reciente o precipitada; corta duración
- Fiebre y escalofríos simultáneos
- Cabeza congestionada, nariz con moqueo, capa ligera en la lengua
- Cuerpo adolorido, cuello tieso, dolor de cabeza reciente
- Intolerancia al viento o al frío

Resfríos, gripe y otras condiciones externas

Las enfermedades *externas* primero afectan las partes del cuerpo que están expuestas directamente al medio ambiente—la piel y la membrana mucosa de la nariz, la garganta y los pulmones. De esta manera las condiciones *externas* más prevalentes son, el resfrío y la gripe. Las enfermedades contagiosas que afectan los senos nasales, los bronquios y la garganta muchas veces tienen señales de tipo *exterior* en su estapa inicial. Éstas y otras enfermedades *externas* son por lo regular fáciles de curar cuando aun están en la superficie del cuerpo, ej. cuando aun se tienen los síntomas de tipo *exterior* arriba mencionados.

Entre más pronto note estas condiciones y tome acción, existen más probabilidades de que el progreso hacia el interior se pueda revertir. Con el objeto de equilibrar estas condiciones, podemos seleccionar especias y hierbas que son expansivas y que llegan hasta la periferia del cuerpo, y aquellas que abren (expanden) las glándulas sudoríparas para sudar el factor de una enfermedad *externa* arraigada próxima a la superficie del cuerpo. En caso de que la transpiración no detenga la enfermedad, por lo menos reducirá en gran medida su progreso y su fuerza. Algunas veces la gente trata de curar el resfrío común al principio con alimentos fortalecedores salados o reconstructores tales como el ginseng *(Panax ginseng),* miso o productos de origen animal, pero éstos pueden empeorar la condición existente y atrapar a los agentes patógenos dentro del cuerpo debido a la alta potencia que tienen los efectos de estos alimentos para dirigir los patógenos hacia el interior del cuerpo.

Sugerencias para tratar las condiciones externas

- Coma menos y lleve una dieta más sencilla a base de líquidos, así como sopas de verduras o granos, si es que los escalofríos predominan sobre la fiebre. Si la fiebre predomina, los jugos de fruta o verduras o frutas frescas son una mejor alternativa.

- Use terapia de transpiración (diaforesis). Sin embargo, esta terapia es contraindicada cuando existe escualidez o emaciación, con debilidad seria o falta de fluidos *yin* (resequedad ó sequedad, pulso rápido y tenue, las mejillas y la lengua repentinamente enrojecidas y/o transpiración nocturna). Si la persona está débil, con fiebre y dolor en los músculos y transpira en abundancia sin ninguna mejoría, esta rara condición *deficiente* con transpiración espontánea implica que la habilidad de absorber los nutrientes y de reconstruir *qi* protector (*wei qi* o inmunidad) es baja. Preparaciones herbolarias que reconstruyen *qi* nutritivo y protector incluyen los tés herbolarios (decocción) de jengibre fresco o de corteza de canela. La selección de alimentos debe ser conforme a sus cualidades nutritivas y caloríficas (por ejemplo sopas de granos y caldo de verduras con poro).

Procedimiento de transpiración: Tome una o más tazas de té caliente diaforético de hierbas, tome un baño caliente o una ducha, tome más té, luego cúbrase con cobijas y transpire. (Véase las páginas 120–121 para las diferentes formas de preparar el té). No debe transpirar al punto de agotamiento. Después de transpirar cambie las cubiertas mojadas de su cama y descanse.

Una sola transpiración es a veces suficiente, si no, puede repetirse dos veces al día hasta que las señales de tipo *exterior* se hayan combatido. Si el darse un baño es inconveniente, tome ½ taza de té cada media hora hasta que transpire libremente, Cuando la diaforesis no funcione es muy probable que exista una condición más profunda. Nota: la terapia de transpiración es también benéfica para las enfermedades de sarampión e infecciones similares denotadas por salpullido. Ayuda a extraer las toxinas fuera del cuerpo.

Algunos desequilibrios como enfermedades crónicas de la piel y de articulaciones reumáticas o con inflamación y musculos inflamados son principalmente enfermedades profundas *internas* con manifestacionesde tipo *exterior.* En estos casos (discutido en capítulos más adelante), la terapia de transpiración sigue siendo útil mas no es el tratamiento principal.

Hierbas comunes diaforéticas: Milenrama *(Achillea millenfolium),* flores u hojas de eupatorio *(Eupatorium perfoliatum),* flores de sauco *([Sambucus nigra]* (comunmente combinadas con eupatorio *[Eupatorium perfoliatum]*), manzanilla *(Matricaria recutita),* hierba del gato *(Nepeta cataria),* menta piperita *(mentha piperita),* té del desierto* *(Ephedra viridis),* pimienta de cayena *([Capsicum annum]** una de las fuentes botánicas más altas de vitamina C), ma huang* *(Ephedra sinica),* angelica* *(Angelica archangelica),* rizoma de jengibre fresco* *([Zyngiber officinalis]* altamente recomendado para condiciones *externas* en lugar del rizoma de jengibre seco). Uno de estos tés puede tomarse durante el tiempo que dure esta condición. Un remedio casero es el de agregar limón y miel (preferentemente virgen) a los tés; añada bayas de rosa silvestre *(Rosa canina)* como una fuente buena de vitamina C. La baya o el fruto de rosa silvestre *(Rosa canina)* fresco contiene mucho más vitamina C que la variedad seca. Las propiedades antivirales del ajo* pueden detener un resfriado o gripa si se usa a tiempo: cada tres horas durante el día cuando los síntomas se presentan por primera vez, mantenga la mitad de un diente de ajo pelado en la boca sin masticarlo entre el cachete y los dientes por 20–30 minutos. Cámbielo ocasionalmente de lugar para evitar "que se queme" el tejido delicado del interior de la boca. Si su jugo continúa «quemando» use un ajo entero por un período más largo.

Alimentos benéficos: Alimentos ricos en bioflavonoides como la col con todo y su corazón o centro, y pimientos morrones verdes enteros incluyendo la parte interior. Otros alimentos benéficos incluyen perejil, zanahorias, brócoli, nabo *(Brassica napa),* kudzu *([Pueraria lobata]* especialmente bueno para el tratamiento de la parte superior dura o adolorida de la espalda o del cuello debido a una condición *externa;* también es útil para el sarampión), pastinaca* *(Pastinaca sativa),* rábano picante,* cebolla escalonia,* ajo,* jugo de limón, toronja y la mayoría de las frutas.

En algunas condiciones *externas,* tanto escalofríos como fiebre predominarán. Para escalofríos predominantes, use las hierbas caloríficas y alimentos marcados con un asterisco "*" para mejores resultados. En caso de que la fiebre predomine, o en el caso de sarampión o enfermedades similares con salpullido, las otras hierbas o alimentos mencionados anteriormente son más efectivos. Si la fiebre y los escalofríos son de igual fuerza cualquiera de los alimentos o hierbas recomendadas arriba pueden ayudarle.

Una vez que el estado serio o la fase aguda y los síntomas externos de la enfermedad se hayan superado, entonces gradualmente se añaden alimentos normales para la restitución de la fuerza corporal. Si los resfríos, gripes y varias condiciones *externas* son frecuentes, probablemente se esté consumiendo: demasiados alimentos de sabor dulce, comidas saladas y/o lácteos en exceso, huevos u otros alimentos generadores de ácido o moco (ejemplos de estos alimentos están descritos en el capítulo *Ayuno y purificación*). En algunos casos los resfriados o gripe no son tan fáciles de curar y surge una condición de los pulmones de larga duración marcada con señales de *calor* intenso, mucosidad abundante y otras características. Remedios para estos desequilibrios aparecen en el capítulo del *Elemento Metal.*

Señales internas, condiciones más profundas

Las condiciones *internas* por lo general se identifican fácilmente: son las condiciones que no son *externas*. Las áreas *internas* del cuerpo incluyen los huesos, órganos internos, nervios más profundos y los vasos sanguíneos. Los síntomas de tipo *interior* pueden incluir dolores internos del cuerpo, vómito, debilidad, dolores de cabeza crónicos, fiebres sin aversión al frío o escalofríos sin aversión al calor (contrariamente a condiciones de escalofríos *simultáneos* y fiebre de condición *externa*), y estados de sensibilidad o profundidad emocionales. Ejemplos comunes son los problemas crónicos de digestión, enfermedades mentales, presión arterial alta, tumores, osteoporosis, diabetes y dolor de espalda crónico. Las condiciones *internas* en general son provocadas por desequilibrios emocionales, debilidad desde el nacimiento, excesos o deficiencias en la dieta o el paso de una condición *externa* a una *interna*.

Después de una reflexión de cómo nos han afectado ciertas enfermedades y a qué grado, nos empezamos a dar cuenta de que casi todos tenemos dc una forma u otra una condición crónica de tipo interna—quizás un pequeño dolor desde la juventud, un problema digestivo que en realidad nunca ha llegado a curarse por completo, o un estado mental predominante como la depresión, impaciencia o preocupación.

Algunos problemas crónicos *internos* son leves; otros son profundos. Puesto que no siempre es obvio que tan profunda es la condición, algunas guías básicas de diagnóstico tradicional chino se han citado en la tabla de abajo.

Para aquellos con condiciones *internas* leves, es por supuesto muy importante actuar inmediatamente en vez de esperar y permitir que la condición se deteriore.

Para condiciones más debilitantes y profundas, las recomendaciones básicas se dan después en el capítulo 6 bajo «Guías para tratar deficiencias serias». Puesto que «*interno*» es una categoría muy general, terapias exactas, dietas y medicamentos no se pueden prescribir sin un diagnóstico personal más específico.

Muchos tipos de condiciones crónicas, particularmente enfermedades degenerativas, implican una inmunidad deficiente. La siguiente sección ofrece una comprensión del Este-Oeste referente al sistema inmunológico, junto con sugerencias de cómo fortalecerlo.

La medición de la profundidad de las condiciones internas: observación del espíritu y su expresión

	Condición más leve	**Condición más profunda**
Espíritu	enérgico animado	impotente desanimado, derrotado
Ojos	brillantes*	apagados
Comportamiento	normal/adecuado	inapropiado
Habla/respuesta	clara	torpe, débil, o sin querer colaborar
Respiración	normal	débil, trabajosa, o arrítmica, irregular

*El ojo es tu lámpara. Si el ojo es limpio, toda tu persona aprovecha la luz.—Mateo 6:22

Inmunidad

y el concepto del qi protector

El modelo del sistema inmunológico que se utiliza en los sistemas herbolarios y acupunturistas de la China representa un panorama simple que se ha comprobado funciona íntegramente. Ya sea que una condición, provocada por el clima o por contagio, sea *interna* o *externa*, depende de la fortaleza de nuestro sistema inmunológico, el cual a su vez se relaciona con el concepto *wei qi* o «*qi* protector». Cuando el *qi* protector tiene fortaleza, las enfermedades virales o influencias climáticas que pudieran entrar en el cuerpo se mantienen completamente fuera del cuerpo; si su fortaleza disminuye, las enfermedades pueden entrar a un nivel *externo* y esto puede acarrear resfríos u otras condiciones *externas*, si se encuentra muy deficiente, los factores de enfermedad pueden entrar hacia los niveles más *internos*, afectando más profundamente las funciones de los órganos internos.

El *qi* protector es considerado el tipo de energía con más fuerza en el cuerpo. Durante el día se distribuye principalmente por toda la piel y los músculos, calentando y nutriendo todos los tejidos externos (subcutáneos). Allí circula, abriendo y cerrando poros y glándulas sudoríficas y defendiendo al cuerpo en contra de factores de enfermedad *externos* como cambios climáticos extremosos del medio ambiente y ataques por microorganismos. Por la noche, el *qi* protector circula a un nivel más profundo dentro de los órganos del cuerpo. Según las enseñanzas tradicionales, éste se deriva de las sustancias esenciales de los alimentos y del aire inhalado.[1] Este modelo antiguo de *qi* protector funciona bien con nuestro concepto moderno, puesto que ambos mantienen que la habilidad de absorber los nutrientes y utilizar el oxígeno es crítico para la función del sistema inmunológico.

En la última generación, alergias, enfermedades degenerativas y otras señales de un sistema inmunológico afectado han alcanzado proporciones epidémicas. Lo que contribuye a que estas condiciones lleguen a presentarse es lo que se conoce más comúnmente como infección de «*Candida*».

Desarrollo excesivo de *Candida:* inhibidora de inmunidad

Candidiasis, el desarrollo excesivo del hongo tipo *Candida* (o «Cándida») en el cuerpo, ilustra el concepto del Este de *humedad anormal* en donde se siente pesadez y pereza, atontamiento mental, posibles infecciones de hongos y otros microorganismos y una humedad anormal patogénica como edema y moco en exceso. Investigaciones recientes demuestran que *Candida albicans* y varios hongos relacionados muchas veces se desarrollan en los cuerpos de las gentes con desequilibrios digestivos u otros metabólicos.

Se sabe que Cándida se ha desarrollado a niveles muy altos en personas con sistemas inmunológicos débiles, aunque es muy normal que Cándida esté presente en el cuerpo. Un aparato digestivo saludable tiene abundancia de *Lactobacillus acidophilus* y otros microorganismos intestinales los cuales son indispensables para la absorción adecuada de nutrientes. La presencia de Cándida en el aparato digestivo tiene un efecto contrario, inhibe la asimilación de amino ácidos esenciales y otros nutrientes. La consecuencia de candidiasis es la debilidad inmunológica así como del organismo en su totalidad.

Este hongo Cándida no siempre se confina a sí mismo en el aparato digestivo. Se infiltra a través de áreas debilitadas de las paredes intestinales, o puede propagarse desde el ano hacia el interior de los órganos sexuales (especialmente en mujeres), y de esas áreas se dirige hacia el interior de la sangre y a otros tejidos del cuerpo. A las migraciones de Cándida por todo el organismo, por lo regular se le llama candidiasis sistémica, es sumamente peligrosa si no se combate, y es la opinión de algunas personas que esto es la causa de la muerte por SIDA (Síndrome de Inmunodeficiencia) y varias otras enfermedades degenerativas-virales.[2] El autor Dr. Kurt Donsbach,* quien dirige el Hospital Santa Mónica en Rosarito, Baja California, México, en donde se especializan en terapias de candidiasis, discierne que esta condición es el origen causal de todas las enfermedades de mayor trascendencia.

Los productos tóxicos secundarios de los procesos metabólicos normales de Cándida sistémica estimulan la producción de anticuerpos en el sistema inmunológico y en casos de un desarrollo excesivo de hongos, se desgasta el sistema inmunológico hasta el punto donde éste ya no puede responder a los virus invasores u a otras sustancias nocivas. La inmunidad en última instancia se deteriora o se colapsa, lo cual abre el paso a enfermedades autoinmunológicas como artritis reumatoide, esclerosis múltiple y lupus, así como enfermedades de devastación inmunológica incluyendo SIDA y cáncer. Aun si ninguna de las condiciones previamente mencionadas se llegara a presentar, los efectos de envenenamiento sistémico inducido por hongos pueden ocasionar reacciones alérgicas por toxinas provenientes de la dieta o del medio ambiente. Si la condición se deja que progrese se puede volver alérgico a casi todo.

Síntomas del desarrollo excesivo de Cándida: Los síntomas de altos niveles de desarrollo de Cándida pueden incluir cansancio crónico, lentitud mental, vaginitis crónica, prostatitis, comezón anal, inflamación y otros problemas de digestión, mal aliento, extrema sensibilidad al humo del tabaco y a las fumarolas químicas, moco en las heces fecales, resfríos frecuentes, antojo de dulces y pan hecho con levadura comercial, infecciones recurrentes de hongos como el pie de atleta y baja inmunidad en general. Aquellos con candidiasis sistémica pueden sufrir uno de los síntomas mencionados anteriormente y también muestran una mente dispersa y sin enfoque mental, pérdida de memoria y en casos serios, trastornos o enfermedades mentales como maniaco/depresivo y delirios, también padecen frecuentes alergias a muchos alimentos y a sustancias del medio ambiente.

Causas de problemas por Cándida

Los alimentos generadores de hongos y de condiciones de *humedad anormal* en el cuerpo son aquellos que son fríos en temperatura, demasiado dulces o salados, generan moco y

---

*Kurt W. Donsbach, Ph.D., D.Sc., N.D., D.C., presidente del cuerpo de Gobernantes de la Federación nacional de la Salud *(Chairman of the Board of Governors of the National Health Federation),* «ha ayudado a exponer la opinión monopolística de las compañías farmacéuticas gigantescas y de la medicina organizada, respecto a la sanación». (—extracto de un bosquejo bibliográfico en su monógrafo *Candida albicans y candidiasis sistémica*). El Dr. Donsbach es uno de los escritores contemporáneos mas leídos en cuestión de temas acerca de la salud.

están echados a perder o rancios. Muchos alimentos crudos adicionalmente debilitan la digestión, siendo ésto evidente en el excremento o heces fecales pastosas y líquidas. También se incluyen dentro de los productos que causan hongos los alimentos fermentados, panes hechos con levadura comercial, bebidas alcohólicas, la mayoría de las sustancias intoxicantes y cualquier alimento en cantidades excesivas. Las comidas complicadas con muchos ingredientes promueven fermentación patogénica en el aparato digestivo, precisamente son las causantes de que los hongos proliferen. Combinaciones sencillas (ver el Plan B en el capítulo 19) se requieren para un control efectivo de hongos.

El factor que contribuye más al desarrollo de Cándida y a la degeneración de la fuerza digestiva es la dosis masiva y/o repetida de una amplio o extenso espectro de antibióticos. Estos medicamentos prescritos matan a todos los organismos en el aparato digestivo —incluyendo los buenos—y preparan el ambiente fértil para el desarrollo de hongos y Cándida. La gente con cansancio crónico y otros síntomas de candidiasis pueden muchas veces atribuir estos problemas al uso de antibióticos.

Si no hay otra alternativa y tiene que tomar antibióticos, el restablecimiento de una flora intestinal saludable es necesaria, durante y después de tomarlos, se puede restablecer con cultivos de *L. acidophilus* y con *B. longum* (se consiguen en las tiendas naturistas), con col agria fermentada al natural *(sauerkraut),* alimentos ricos en clorofila como las verduras de color verdeoscuro (incluyendo las de hojas verdes) y pastos de cebada concentrados y/o pequeñas cantidades diarias de caldo de miso (véase «Fermentos» más adelante en este capítulo, para la dosis). Al ingerir carne comercial, productos derivados de leche, huevos y aves de corral, cantidades pequeñas de antibióticos se traspasan a nuestro cuerpo, puesto que a los animales se les provee diariamente de antibióticos en su alimento.

Las mujeres que toman anticonceptivos oralmente corren un mayor riesgo que el usual, para desarrollar candidiasis y aunque incluso la etiología no se conoce, es claro que una continua estimulación antinatural del sistema hormonal desequilibra a los mismos órganos— el hígado y el páncreas—los cuales apoyan el ambiente sano del aparato digestivo.

La ansiedad y preocupación, de acuerdo a la fisiología china, contribuyen enormemente a los excesos de *humedad anormal* tal como el desarrollo de hongos. (Otros factores que contribuyen se discuten en el capítulo *Elemento Tierra*).

Dieta que inhibe el desarrollo excesivo de Cándida

Carbohidratos complejos: Alimentos ricos en carbohidratos deben consumirse moderadamente puesto que por lo general son un tanto generadores de moco y ácido, y por lo tanto cualquier pequeño exceso puede contribuir a las condiciones de hongos. Para personas sin estas condiciones, la propiedad generadora de moco en cantidades moderadas de los granos integrales y otros carbohidratos complejos no-refinados puede ser benéfica. Si se mastican minuciosamente sin comerlos en demasía, los carbohidratos se vuelven más alcalinos y menos generadores de moco.

Contrario a las reglas de algunas terapias de Cándida, una variedad de granos puede recomendarse—son una fuente buena de ligninas y ciertos factores que inhiben el desarrollo de hongos y otro tipo de desarrollo anaeróbico (discutido en el capítulo *Cáncer y las dietas regeneradoras*). Estos granos incluyen mijo, alforfón *(Fagopyrum tataricum* o

Fagopyrum sagittatum) triturado mediano y tostado llamado kasha, el centeno, avena, cebada, amaranto y quinua. Los granos de cereales como el centeno o la cebada, deben estar recién molidos antes de cocerse para evitar que se enrancien. Los germinados de cebada, arroz y mijo cocidos sólo un poco, son ricos en enzimas y se usan en la herbolaria china para una mejor asimilación de nutrientes y para solucionar la ausencia de movimiento intestinal o estancamiento en el aparato digestivo. Éstos junto con los germinados de centeno y quinua, son remedios prácticos para controlar el desarrollo de hongos. En un régimen que ayuda a controlar Cándida, todos los granos mencionados arriba pueden considerarse el 20% de la dieta por peso. Los germinados de estos granos son opciones sanas y pueden emplearse tanto como hasta un 20% adicional de la dieta.

El frijol aduki *(Phaseolus angularis)* seca las condiciones de *humedad anormal* y el frijol mungo *(Phaseolus aureus)* es desintoxicante, por lo tanto éstos pueden consumirse con más regularidad que otros frijoles. Sus germinados y los germinados del frijol de soya son especialmente recomendables. Los frijoles y otras leguminosas son más fáciles de digerir si se germinan primero o si se comen sólo con verduras verdes (incluyendo las de hojas verdes) o si se combinan con las que tienen muy poco almidón (página 292). Estas verduras también están dentro de los mejores alimentos para limitar el desarrollo de Cándida.

Si la capa en la lengua es gruesa, grasosa y/o amarilla, es indicativo de una necesidad de limpieza de moco que se ha acumulado en el aparato digestivo: consuma una o dos onzas diarias de champiñones de botón u de otro tipo, cerca de tres onzas de rábano blanco, o tres o cuatro rábanos rojos.

Los tubérculos dulces amiláceos (con almidón) como camotes y papas es mejor evitarlos. Otras verduras amiláceas, incluyendo zanahoria, pastinaca *(Pastinaca sativa)*, rutabaga *(Brassica nappus* var. *napobrassica)* y betabel pueden comerse con regularidad. El consumo total de verduras puede ser de un 40% hasta un 50% de la dieta. Leguminosas (frijoles, chícharos, y lentejas) y sus germinados pueden ser parte de un 10% de la dieta.

Dulcificantes y frutas: Dulcificantes concentrados (por ej., azúcar, melaza, miel de maple) y la mayoría de las frutas, causan el desarrollo de hongos en el cuerpo y deben evitarse. Sin embargo todas las moras, granadas, limones verdes y limones amarillos pueden tolerarse normalmente con moderación. Adicionalmente el dulcificante "estevia" *(Stevia rebaudiana)* puede tolerarse. (Véase la página 216 para información sobre la estevia).

Proteínas de origen animal: Suficiente proteína se obtiene de las leguminosas y de los granos. Los productos derivados de la leche (lácteos), huevos y carnes rojas tienen propiedades que promueven el desarrollo de hongos y no son recomendables. Si los productos de origen animal llegan a ser necesarios, pescado y aves de corral criados sin químicos ni hormonas son convenientes. También, algunas personas se sienten bien con leche bronca de cabra, en tal caso los otros productos de origen animal son por lo general, innecesarios.

Fermentos: Ciertos alimentos fermentados y hechos con levadura pueden favorecer la presencia de hongos en el aparato digestivo. Esto se debe a la "suceptibilidad cruzada" entre estos alimentos y el hongo Cándida. Sin embargo, miso, salsa de soya, tempeh y tofu son alimentos fermentados que se pueden tolerar de vez en cuando en pequeñas cantidades, dependiendo de la persona. Cuando se cuecen, el efecto de fermentación tiene menos potencia. Al usarse correctamente, si se toma en cuenta la calidad del miso y de la salsa de soya, parece que promueven una flora intestinal saludable, pero deben probarse para su tolerancia y dosis. Si hay una susceptibilidad, se sentirá débil y un poco cansado después de haberlos consumido en exceso. Por lo general ½ cucharadita de miso y salsa de soya diaria no causa ningún problema.

El consumo cotidiano de col agria sin sal fermentada al natural, en el que se incluye algas marinas, ajo y otras verduras aparte de la col, es altamente recomendable para los que padecen de Cándida. Establece el cultivo benéfico de acidophilus en el aparato digestivo (véase «Encurtidos» en la sección de recetas). Si este tipo de col agria no se usa, entonces un suplemento de bacterias benéficas para el aparato digestivo deben tomarse diariamente con la comida.

Sin embargo, hay mejores opciones de bioculturas que en los productos comúnmente usados. Los productos basados en esporas, Ej. *L. sporogenes* y *B. laterosporus,* pueden reemplazar a los acidophilus en casi todos los casos y son sustancialmente más eficaces. Éstos pueden destruir hongos y alimentarse de desechos y de bacterias patógenas en los intestinos entretanto que apoyan el desarrollo de acidophilus y otra flora benéfica. Tome cualquiera de estos productos con el estómago vacío una vez por día o dos veces al día cuando los síntomas de Cándida son graves.

El pan hecho con levadura comercial, la levadura de cerveza, y varios fermentos incluyendo el vinagre común y las bebidas alcohólicas, es mejor evitarlas. El pan integral de centeno leudado o fermentado al natural (hecho de masa agria sin el uso de levadura comercial) puede usarse en vez de pan fermentado hecho con levadura comercial. El vinagre de calidad (páginas 227–228) es también conveniente.

Aceites, oleaginosas y semillas: La mayoría de los aceites y productos ricos en aceites tales como oleaginosas y semillas comerciales ya descascaradas (sin cáscara), están rancias y son fuente de «radicales libres» inmunoinhibidores, un concepto que se discutirá posteriormente en este capítulo. Tostando ligeramente las oleaginosas y semillas ayuda a disminuir su rancidez; mejor aun, descascárelas al momento de comérselas. Debido a que los alimentos ricos en aceites pueden hacer trabajar demasiado al hígado, debilitan el páncreas y causan *humedad anormal,* recomendamos a las personas con *Candida,* que las oleaginosas, semillas, aguacates, aceites y otros alimentos ricos en aceites, si acaso se consumieran, sólo sea en cantidades pequeñas. La linaza y su aceite son la excepción; hasta una cucharada sopera de aceite de linaza no-refinado y prensado en frío puede tomarse diariamente en una comida. (Véase el capítulo *Aceites y grasas* para las diferentes formas de cómo usar las semillas de linaza, molidas o enteras).

Otra excepción son los aceites ricos en ácido oleico. Al usarse con moderación inhiben el desarrollo de hongos de Cándida; aceite de oliva extra virgen es el mejor aceite para el control de hongos. Si los aceites se usan para cocinar, una cucharadita puede tolerarse una vez al día.

Otros productos benéficos

El ajo tiene propiedades excepcionales antivirales/antimicóticas (contra-hongos, antifúngicas) y no daña la flora intestinal saludable. Dosis sugerida ½ diente, dos veces al día antes de las comidas y acabando de comer se recomienda concentrados de pastos de trigo o de cebada. Los pastos de cereales ayudan a proteger el estómago y el hígado de la cualidad ardiente del ajo. Si el ajo crudo tiene un sabor muy fuerte, los productos de ajo con una gran cantidad del compuesto "allicin" del género allium (ajos, cebollas, poro, etc., es un compuesto de sulfuro que contiene el ajo) con una propiedad contra hongos se puede tomar en un espectro de dosis máxima sugerida por el fabricante.

El ajo es uno de los remedios para el hongo vaginal. Los hongos en esta área del cuerpo son difíciles de erradicar porque se esconden a través de varias capas de tejidos, volviéndose parásitos intracelulares. Así cuando el tejido de la superficie se vaya cayendo o desprendiendo, una nueva infección puede aparecer. El tratamiento para estos hongos debe continuarse por lo menos un mes. Un diente de ajo, ensartado con un hilo (para jalarlo después) se inserta vaginalmente y se deja toda la noche, cinco días a la semana por un mes. Si esto se siente muy ardiente, deje una capa o dos de la cáscara del ajo. Irrigaciones vaginales con tés de ajo o palo de arco *(Tabebuia impetiginosa)* (véase abajo) durante el día también es benéfico. Una irrigación de vinagre diluida en dos partes de agua temporalmente alivia los síntomas de irritación.

La hierba **palo de arco** *(Tabebuia impetiginosa)* se destaca para el control del desarrollo de Cándida. Otras hierbas, especialmente las amargas como la gobernadora *(Larrea divaricata)* y bardana *(Arctium lappa)* han sido benéficas. Si candidiasis ha surgido por el uso excesivo de antibióticos, la gobernadora puede tomarse por tres semanas para extraer los residuos resultantes de la supresión antibiótica debida a los procesos de enfermedades. (Las guías para el uso general de hierbas están citadas en el capítulo *Transición dietética*).

Las plantas verdes tienen abundante clorofila, la cual es purificante y detiene la propagación de bacterias, hongos y otros microorganismos. La clorofila también promueve el desarrollo de una flora intestinal saludable. El perejil, col rizada, las hojas verdes de *collard* y diente de león, acelgas, berros, lechuga romana, microalgas (espirulina, clorela, microalgas silvestres verdeazules *[Aphanizomenon flos-aquae]),* pasto de cebada y el pasto de trigo contienen una gran cantidad considerable de clorofila. De todas las plantas verdes, cebada y pasto de trigo son quizás las más efectivas para el tratamiento de hongos; cada una contiene cientos de enzimas las cuales ayudan a despejar sustancias que pueden ser tóxicas o difíciles de digerir.

Para controlar Cándida, los pastos de cereales trabajan mejor en polvo o en tabletas que sus jugos, los cuales son muy dulces. Sugerimos hasta una cucharada sopera (10 gramos) de pasto de trigo o cebada en polvo o el equivalente en tabletas, inmediatamente antes de cada comida. Si se toma *jugo* concentrado de pasto de trigo o cebada, la dosis es una cucharadita copeteada antes de las comidas.

Kelp y otras algas marinas tienen un valor excepcional para el tratamiento de desarrollo de Cándida. Contienen selenio y otros minerales necesarios para el restablecimiento de la inmunidad; más aun, el rico contenido de iodo de las algas marinas son usadas por las enzimas del cuerpo para producir radicales libres cargados de iodo que desactivan a los hongos. (Antes de la llegada de los medicamentos antimicóticos, iodo era el medicamento estándar para el tratamiento de hongos). Cuando candidiasis se complica con tumores o cáncer entonces las algas marinas son de un beneficio adicional. La dosis es de tres gramos de tabletas *kelp,* tomarlas una vez al día con comida, o las algas marinas pueden incorporarse en las comidas. (Véase la sección de recetas de «Algas marinas»). Nota: puesto que las algas marinas son enfriadoras y purificantes para el cuerpo, se contraindican en escualidez o emaciación acompañada de heces fecales pastosas.

La sal debe restringirse durante el desarrollo de Cándida —se obtiene la suficiente sal a través de las algas marinas u otros alimentos. Sin embargo, una pizca de sal integral añadida al cocerse los granos y las leguminosas, normalmente se tolera. (La sal integral se discute en el capítulo *Sal*).

Variables en la dieta que inhibe el desarrollo excesivo de Cándida

La sanación de candidiasis, solamente con dieta es posible pero se requiere de paciencia y buenos hábitos alimentarios consistentes. Dos factores dietéticos —combinación simple de alimentos y el añadir col agria cruda fermentada sin sal a la dieta— se necesitan enfatizar puesto que ayudan enormemente a acortar el tiempo de recuperación.

Para síntomas más serios, especialmente para la candidiasis sistémica avanzada, la dieta de Cándida, pastos de cereal, kelp, ajo, biocultivos intestinales y/o hierbas necesitan de la asistencia de remedios de alta potencia. Por ejemplo, se ha recurrido algunas veces a medicamentos antimicóticos para reducir el exceso de Cándida. Tal vez tan potente como los medicamentos pero aun más seguro es el **extracto de semillas de cítricos.** Es un bactericida de amplio espectro, un medicamento sumamente efectivo no-químico, ya comprobado en contra de hongos. En disolución apropiada trata también hongos vaginales así como infecciones externas de hongos. Los productos individuales de semillas de cítricos varían en su concentrado, por lo tanto debe seguirse la dosis recomendada en el producto. (Usos adicionales de este extracto están en la página 691).

También muy seguro y de alta potencia es la **hiperoxigenación** tal como la que proporcionan los productos de cloruro de sodio. Estos y otros métodos de hiperoxigenación incluyendo el peróxido de hidrógeno (H_2O_2) y ozono se discutirán en "Oxigenación". Si el peróxido de hidrógeno se usa oralmente, es mejor tomarlo bajo la asistencia de un experto. En casos muy extremos y para resultados rápidos, inyecciones de ozono es el tratamiento más efectivo, el siguiente en efectividad es la inyección de H_2O_2, administrada por un experto de la salud.

Otras opciones para tratamientos: La constitución de la persona debe considerarse en la formulación de una dieta y tratamiento de Cándida.

De constitución débil: frágil, delgada, pálida; con flujo de moco, flemas y/o vaginal incoloro y líquido. Esta persona necesitará más alimentos cocidos —del 75% al 90% del total de la dieta— y puede que requiera productos de origen animal en varias ocasiones durante la semana. Los pastos de cereal, terapias de hiperoxigenación y hierbas amargas tales como la gobernadora se toman de vez en cuando o para nada. Estimulantes para la inmunidad como palo de arco *(Tabebuia impetiginosa),* Suma *(Pfaffia paniculata)* y ginseng *(Panax ginseng)* son benéficos por lo general, así como la dieta que inhibe el desarrollo excesivo de Cándida descrita anteriormente.

De constitución robusta: semblante rojizo y voz enérgica; flujos con moco, flemas y/o vaginal, espesos y posiblemente de color amarillo o verde. Para esta persona es recomendable una dieta purificante más acelerada, incluyendo pocos o ningún producto de origen animal, y verduras crudas y germinados que consistan por lo menos de un 50% de la dieta. Este tipo de persona se beneficia de las hierbas, pastos de cereales y métodos de oxigenación.

La mayoría de la gente tiende a acercarse más a este tipo de constitución física que a ninguna otra y las recomendaciones pueden alterarse respectivamente. También es importante adaptar el tratamiento con regularidad a las transformaciones que ocurren durante el proceso de sanación.

Tratamiento de Cándida en conjunción con enfermedades degenerativas

El programa para el cáncer y las enfermedades degenerativas, discutidas en otro capítulo, tiene un número de similitudes con el programa de Cándida. Esto se debe al hecho de que prácticamente todas las enfermedades degenerativas muestran algún grado de candidiasis. Sin embargo el programa de Cándida necesita seguirse en su totalidad por aquellos con enfermedades degenerativas cuando los síntomas de desarrollo de Cándida predominan.

Cuando este es el caso, todos los métodos dietéticos, herbolarios y de oxigenación que detienen el desarrollo de Cándida al final promueven una mejor asimilación de nutrientes y por lo tanto estimulan el *qi* protectivo y el sistema inmunológico. Estos métodos para la sanación de desarrollo de Cándida pueden seguirse así como el método principal para su tratamiento, mientras que otros remedios para las enfermedades degenerativas pueden añadirse, siempre y cuando no contradigan los principios de tratamiento de Cándida.

Oxigenación

> Podemos ver a la deficiencia de oxígeno o inanición de oxígeno como la única causa principal de todas las enfermedades.—Stephen A. Levine, Ph.D., co-autor de *Antioxidant Adaptation: Its Role in Free Radical Biochemistry*

De todos los nutrientes, el oxígeno es el más esencial. Este elemento, simbolizado con la letra «O», tiene un papel nutricional más importante que las vitaminas, minerales o cualquier otro nutriente. Todos sabemos que la vida humana termina en unos pocos minutos sin oxígeno, pero pocas personas están concientes de la inanición crónica de oxígeno de sus propios tejidos y células.

El cuerpo es 75% agua y el oxígeno se consideral un 90% de peso en agua. El oxígeno puede considerarse una fuerza *yang;* sin ella, el combustible en el cuerpo no puede quemar la energía o el calor. Los glóbulos rojos llevan el oxígeno a todas las partes del cuerpo, la anemia es algunas veces el resultado de insuficiencia de oxígeno. El *qi* de la medicina china tiene una directa relación con el oxígeno, de hecho, *qi* algunas veces se traduce como «aliento». Las perspectivas modernas del oxígeno le dan varias funciones idénticas a aquellas del *qi:* vigoriza el cuerpo, aclara obstrucciones y supera el estancamiento. Al faltarnos oxígeno, nos sentimos pesados, deprimidos y sin vitalidad. El oxígeno se necesita para la utilización de la vitamina C, para retardar el desgaste del colágeno y prevenir la vejez prematura. La persona que tiene oxígeno celular adecuado tiene una mayor capacidad de ser extrovertida *(yang)* y socialmente es más exitosa; la gente es atraída por su carisma que proviene de la abundancia de oxígeno.

La mayor parte del oxígeno que inhalamos es utilizado por el cerebro y el corazón. El hígado también requiere de oxígeno para reconstruir las células. La terapia de oxígeno beneficia enormemente a los alcohólicos u otros que han dañado su hígado y sus funciones cerebrales. Cuando hay suficiente oxígeno en el sistema nos sentimos llenos de vida y por lo general ya no nos atraen las sustancias intoxicantes.

Otro papel importante del oxígeno es el de purificar, ayuda a eliminar los desechos del cuerpo. El oxígeno destruye los gérmenes, virus, amibas, parásitos, hongos y despeja la *humedad anormal* patogénica en forma de edema, moco, quistes, tumores y placas arteriales. Considere un ejemplo fácil de observar del poder que hay en una forma de oxígeno: Ozono (O_3) es reconocido mundialmente como un tratamiento para purificar el agua eliminando químicos y pesticidas a través de la oxidación y destruyendo todos los microorganismos. El ozono es sustancialmente un mejor purificador que el cloro y adicionalmente no tiene ninguno de los malos efectos secundarios.

Generalmente necesitan más oxígeno aquellas personas que tienen sobrepeso, los lentos y desganados o que tienen candidiasis, edema, enfermedades del corazón o condiciones virales/tumores/infecciones (Ej. cáncer, esclerosis múltiple, artritis reumatoide, síndrome de fatiga crónica, síndrome de Epstein-Barr y SIDA).

Enriquecimiento de oxígeno: Las siguientes prácticas ayudan a incrementar y distribuir el oxígeno en el cuerpo.

- Actividad física, hacer ejercicio con frecuencia, ejercicios de respiración de yoga y visualizaciones diseñadas para circular la energía.

- Vivir fuera de áreas metropolitanas. El contenido de oxígeno en el aire de buena calidad es normalmente un 20% pero muchas veces baja al 10% en la ciudad.

- El practicar ayunos o el comer poco y el comer muy pocos productos de origen animal. Las toxinas en el cuerpo por comer en demasía, la combinación inadecuada de alimentos y el ácido úrico por comer carne en exceso utilizan las reservas de oxígeno cuando los desechos asociados con estas prácticas inadecuadas de nutrición se metabolizan. De acuerdo a la medicina china, la energía *qi* es suministrada por la inhalación y a través de los alimentos. Al comer menos, se obtiene más *qi* (y por lo tanto oxígeno) a través de la respiración (un «respirariano» *[breatharian]* es una persona que no come nada). Además, cuando se come una pequeña cantidad de alimentos la digestión es más eficiente resultando en más *qi* que cuando se come en exceso.

- El comer germinados frescos, crudos o ligeramente cocidos, verduras y frutas (la fruta se restringe cuando hay candidiasis) y el consumir especialmente verduras encurtidas como col agria fermentada cruda sin sal.

- El añadir alimentos a la dieta que contengan cantidades significativas de trazas del elemento germanio el cual estimula la acción de oxígeno en el cuerpo. Los alimentos y suplementos de germanio se usan comúnmente como remedios contra el cáncer y para restablecer la inmunidad en general. Entre los alimentos más concentrados y fuentes de hierbas están: los hongos «cola de pavo» *(Trametes versicolor),* y sus relativos hongos de «repisa» de la familia *Poliporaceae* que crecen a los lados de los árboles en decadencia; los hongos shiitake *(Lentinus edodes),* el ling zhi o reishi *(Ganoderma lucidum)* y los champiñones *(Psalliota bispora);* el ajo *(Allium sativum);* el Suma brasileño *(Pfaffia paniculata),* el ginseng koreano *(Panax ginseng)* y el jugo no refinado de sábila *(Aloe vera);* la microalga clorela y la cebada *(Hordeum vulgare).*

El investigador Japonés Dr. Kazuhiko Asai, autor de *Miracle Cure: Organic Germanium,* fue uno de los primeros en ver el gran valor del germanio en las enfermedades degenerativas. Ha desarrollado un concentrado de germanio (bis carboxyethil sesquióxido de germanio) conocido como «Ge-132» o «Germanio orgánico», el cual se consigue como suplemento nutricional.

Hiperoxigenación

Los siguientes productos de alta potencia de hiperoxigenación ayudan a acercar el distanciamiento que hay entre los métodos nutricionales y los tratamientos frecuentemente devastadores de los medicamentos prescritos o drogas, que alcanzan su extremo en la quimioterapia. Las terapias concentradas de oxígeno más comunes incluyen el peróxido de hidrógeno (H_2O_2), ozono (O_3), glyoxylide (antitoxina del cáncer) y compuestos de oxígeno estabilizado tales como cloruro de sodio, dióxido de cloro, óxido de magnesio (su primer preparación fue desarrollada en 1898) y electrolitos de oxígeno.

Los últimos cuatro remedios son los más leves y seguros de los siete remedios; son compuestos estabilizados de oxígeno que parecen combinar la enorme efectividad con la seguridad. Los siete son benéficos para encausar los efectos purificantes del oxígeno y destruir amibas, virus y gérmenes. También hiperoxigenan los tejidos que tocan y por consiguiente transportan los beneficios de oxigenación, a pesar de que es un tanto artificial. El peróxido de hidrógeno y el ozono se encuentran en la naturaleza, pero nunca en las concentraciones que ahora se consiguen en productos y en terapias; aun con todo, cuando una persona sufre de una enfermedad muy arraigada de deficiencia de oxígeno, los productos concentrados parecen tener lógica, especialmente cuando la quimioterapia convencional u otras terapias con medicamentos prescritos o drogas parecen ser de alta potencia como resultado de la condición o el tipo de constitución del paciente.

Debe enfatizarse, no obstante, que estos tratamientos de oxigenación son más efectivos y tienen más valor a la larga cuando la dieta en total, se mejora. En un tipo de tratamiento de ozono para el SIDA, se saca sangre, se purifica con O_3, y luego la sangre se vuelve a inyectar en la corriente sanguínea. Después de varios tratamientos, la sangre por lo general está libre de virus (el tratamiento de docenas de pacientes con SIDA a base de ozono por doctores como el Dr. Horst Keif en Munich, Alemania ha tenido mucho éxito). La pureza de la sangre entonces puede mantenerse si se sigue una dieta y estilo de vida sano. (Véase el índice «Recursos» para obtener más información acerca de terapias de hiperoxigenación).

Ozono

Quizás lo más poderoso de todos los métodos de hiperoxigenación es el ozono. Ha sido y continúa siendo un remedio comprobado de uso benéfico en millones de pacientes en Europa por más de cincuenta años. Algunos investigadores lo consideran más seguro que el peróxido de hidrógeno. El ozono es generalmente menos caro que otros tratamientos estándares para condiciones de gravedad y su aplicación no requiere de habilidad técnica. Desafortunadamente, las máquinas generadoras de ozono no han sido aprobadas por la Administración de alimentos y drogas *(Food and Drug Administration)* para uso médico en los Estados Unidos. No obstante, su aprobación se espera pronto, y en respuesta a la creciente demanda, varios estados están legalizando el uso de ozono inyectado en la sangre cuando se suministra por profesionales de la medicina.

Además de uso benéfico en el tratamiento del cáncer, enfermedades artríticas y SIDA, el ozono también ha ayudado en la cura de enfermedades vasculares, candidiasis sistémica, mononucleosis, herpes, y hepatitis. Esta lista incluye sólo unas cuantas condiciones representativas de una contaminación microbiana en donde el tratamiento de ozono muchas veces es acertado, particularmente como un adjunto de la terapia dietética. El ozono también ha ayudado a mejorar el sistema nervioso y la función del cerebro de las enfermedades de Alzheimer, senilidad, esclerosis múltiple y de Parkinson.

Peróxido de hidrógeno en los alimentos y en el cuerpo

De las técnicas de hiperoxigenación usadas en Estados Unidos, el peróxido de hidrógeno (H_2O_2) es por el momento una de las más comunes. Es un remedio que ocurre en la naturaleza: así como la humedad (H_2O) interactúa con el ozono (O_3) en la atmósfera, recoge un átomo añadido y cae a la tierra como lluvia la cual contiene una abundancia de H_2O_2. Otras fuentes naturales son los alimentos de origen vegetal frescos, no-procesados como frutas, verduras, pastos nutricionales y especialmente plantas y hierbas silvestres, hígado de mamíferos y pescados y la leche materna, especialmente el calostro. Una fuente natural de gran concentración de peróxido de hidrógeno son las famosas aguas sanadoras de Lourdes, Francia.

El peróxido de hidrógeno se encuentra también en las células del cuerpo. Se crea ahí del agua y del oxígeno y actúa como una gran defensa para el sistema inmunológico. H_2O_2 se produce en personas sanas en cantidades suficientes para contrarrestar los indeseables invasores bacterianos.[3] El desarrollo de hongos, virus y tumores en el cuerpo, con frecuencia es anaeróbico, y el átomo extra que emerge del oxígeno en el peróxido de hidrógeno detiene su propagación.

El peróxido de hidrógeno tiene un papel vital en el organismo, y es esencial para el metabolismo de proteínas, carbohidratos, grasas, vitaminas y otros nutrientes. Excepto por los problemas que puedan resultar del abuso de su uso, tomando H_2O_2 concentrado se compara con la toma de nutrientes en exceso de cualquier tipo, incluyendo suplementos de vitaminas. Los nutrientes necesarios para la salud pueden normalmente obtenerse de alimentos integrales, no-procesados, sobretodo durante una crisis de salud los productos concentrados pueden necesitarse. Sin embargo, Max Gerson, encontró en sus pacientes con cáncer avanzado (refiérase a la sección de «Cáncer» en la página 405, para la filosofía y tratamientos de Gerson), que ciertos suplementos de vitaminas y minerales empeoraron la condición, muy posible a causa de la energía requerida para el metabolismo de estas sustancias. En contraste, el peróxido de hidrógeno parece promover energía. Esto puede que se deba a su característica para destruir microorganismos que absorben la energía debido a infecciones y a bajas temperaturas en el cuerpo; puede ser que H_2O_2 sea uno de los factores metabólicos deficientes cuando se sufre de enfermedades crónicas.

El peróxido de hidrógeno no debe considerarse una panacea. Hay evidencia experimental que al tomarlo en exceso puede inhibir los sistemas de enzimas y ocasionar una precipitación de radicales libres que afecten adversamente a la inmunidad y dañen ciertas estructuras celulares. Por otra parte, partidarios del peróxido de hidrógeno hacen notar el montón de investigaciones que hay de apoyo y afirman que el producto es completamente seguro si se usa de acuerdo a las guías sugeridas. El criterio verdadero es si una medicina puede restaurar la salud. Hemos escogido el mencionar este producto casi-natural porque hemos visto que ha salvado a personas de la muerte cuando otros métodos han fallado.

Este no es un remedio nuevo sino un tratamiento que ha ayudado a miles de personas afectadas por virus y enfermedades relacionadas con hongos en los últimos setenta años. Respetables profesionales de la medicina se han beneficiado del peróxido de hidrógeno y lo recomiendan con mucha seguridad, entre ellos está el cirujano de transplantes de corazón Christiaan Barnard de Sudáfrica que afirma haber curado su artritis. Se ha reportado que el peróxido de hidrógeno es administrado por la clínica del instituto Gerson *(Gerson Institute Clinic),* la cual es muy conocida por su tratamiento de cáncer nutricional. Dr. Kurt Donsbach (mencionado antes en la sección de *«Candida»* de este capítulo) ha usado peróxido de hidrógeno extensamente en cientos de pacientes con beneficios notables. De acuerdo a Donsbach,

> El peróxido de hidrógeno grado treinta y cinco por ciento de uso alimenticio, es por excelencia la sustancia que mejor destruye las colonias de hongos, hasta donde yo sé. La infusión intravenosa de peróxido de hidrogeno se ha comprobado que es una de las sustancias más impactantes para la sanación, de la que yo he sido testigo. Específicamente para los pacientes con candidiasis sistémica, se puede ver que las alergias desaparecen en cinco a diez días y el despeje total de hongos de veintiuno a veintiocho días.

Parte del tratamiento protocolario de Donsbach incluye extracto de corteza suprarenal y un estimulante antiviral inmunológico llamado isoprinosina, ambos no se consiguen normalmente en los Estados Unidos por el momento. También se ha usado exitosamente peróxido de hidrógeno en casos de cáncer, artritis, y otras condiciones de deficiencia inmunológica.

El peróxido de hidrógeno no se puede patentar y por lo tanto cuesta muy poco y con frecuencia se puede autoadministrar y teóricamente puede tomar el lugar de otros tantos medicamentos. Por eso, el peróxido de hidrógeno tiene unos cuantos simpatizantes o seguidores dentro de las asociaciones médicas, y también en la industria farmacéutica e incluso hasta en los fabricantes de vitaminas y suplementos. También muchos estadounidenses han llegado ha asociar la terapia medicinal de enfermedades serias con altos costos y por lo tanto la terapia de peróxido de hidrógeno, aun ni siquiera ha empezado a entrar en el concepto para que sea un tratamiento viable y apropiado. No obstante tal terapia ha progresado a un nivel que pueda ayudarle a las masas; esto es en parte el resultado del fervor misionero del Padre Richard Wilhelm.[4]

Como se mencionó anteriormente, el peróxido de hidrógeno puede generar cantidades peligrosas de radicales libres. Sin embargo, hay una buena evidencia de que el oxígeno de H_2O_2 que emerge en el cuerpo se combina, y elimina radicales libres destructores.[5] Puesto que la protección en contra de la *posibilidad* de un daño por radicales libres es muy simple usando antioxidantes, se deben usar para este propósito, así como para mejorar la inmunidad en general. Es decir, podemos incrementar los antioxidantes durante la terapia de oxigenación para asegurarnos contra una posible cantidad excesiva por oxidación. Unos de los mejores recursos alimentarios son los productos de pastos de trigo o de cebada discutidos anteriormente. Promueven enriquecimiento de oxígeno mientras que simultáneamente suministran sus propios antioxidantes, vitaminas y minerales; también contienen una de las fuentes naturales más ricas de la enzima superóxido dismutasa (SOD), un antioxidante clave. La alternativa incluye las siguientes enzimas antioxidantes, muchas veces recomendadas en combinación con peróxido de hidrógeno y otras terapias de hiperoxigenación, que comúnmente se consiguen en suplementos: superóxido dismutasa (SOD), glutatión peroxidasa (GPx), metionina reductasa (MR) y catalosa (CAT).

Aplicación oral y dosis: El grado «35% de peróxido de hidrogeno» específicamente para uso alimenticio o los productos diluidos que lo contienen deben usarse. Algunas veces se consiguen en las tiendas naturistas o se piden directamente a las empresas de alimentos (véase índice de «Recursos»). El grado 3% peróxido de hidrogeno estándar de las farmacias *no* se debe ingerir oralmente, puesto que contiene un número de estabilizadores químicos de alta potencia. De hecho, algunos investigadores afirman que inclusive tampoco es apto para usarse como enjuague bucal, especialmente por aquellos que están enfermos.

Nota: El peróxido de hidrógeno no debe tomarse por personas con transplantes de órganos porque puede aumentar la inmunidad lo suficiente para nulificar las drogas que tratan de suprimir la inmunidad y prevenir el rechazo del transplante.

El grado 35% de peróxido de hidrógeno específicamente para uso alimenticio primero se debe diluir (por lo general a un 3%). Se combina bien con agua pura o jugo de sábila en cantidades de $\frac{1}{2}$ taza. Se añade un chorrito de jugo de limón al agua con H_2O_2 para quitarle el sabor amargo. No lo mezcle con jugo de zanahoria o bebidas gaseosas o alcohólicas porque éstas causan una reacción contraproducente. Tómelo con el estómago vacío, tampoco lo tome con medicinas ni suplementos nutricionales.

Empiece con una gota al día de H_2O_2 en la primera semana. Luego aumente una gota tres veces al día, y en cada tercer día añada una gota más por dosis hasta alcanzar un nivel de cerca de quince gotas tres veces al día. Reacciones de sanación y desechos de toxinas desencadenadas por el H_2O_2 pueden resultar extremas, es crucial que tenga cautela. Si tiene molestias estomacales, dolores de cabeza, forúnculos u otra reacción que le ocurra, es mejor no incrementar la dosis hasta que los síntomas se aclaren. Si las reacciones son extremas, el programa puede interrumpirse por unos cuantos días, luego reanudarse al nivel de la última dosis donde se suspendió. (Véase «Reacciones de sanación» en el capítulo *Transición dietética*). En casos de candidiasis seria y enfermedades degenerativas, algunas personas se dan cuenta que la dosis efectiva máxima es de veinticinco gotas tres veces al día hasta cubrir un periodo de tres semanas; luego la dosis se reduce de nuevo, con la misma proporción que se incrementó, siendo quince gotas tres veces por día, hasta que los síntomas desaparezcan. El programa puede ajustarse de acuerdo a la capacidad de la persona de aceptar una purificación y renovación.

Podemos esperar mejoras en los síntomas de candidiasis después de unas cuantas semanas, aunque una recuperación completa, especialmente en casos serios, puede tardarse de cuatro a seis meses. Después de que los síntomas disminuyan, una dosis de mantenimiento de cinco a quince gotas semanalmente (una a tres gotas por día por cinco días a la semana) puede que se necesite. Si se usan cápsulas comerciales y líquidos que contengan peróxido de hidrógeno de uso alimenticio en combinación con jugo de sábila u otras sustancias, el protocolo citado anteriormente puede seguirse; estos productos por lo regular llevan anotado el uso o grado alimenticio de H_2O_2 que contienen.

Aplicaciones de peróxido de hidrógeno (PH) externas e intravenosas

- Inyecciones intravenosas e intrarteriales de peróxido de hidrógeno (de aquí en adelante abreviado «PH») deben administrarse por un médico. Este método actúa más rápido que el PH oral y es apropiado para los casos más avanzados de candidiasis sistémica y condiciones degenerativas.

  Nota: Aunque no es lo ideal o preferido, la variedad del PH al 3% de las farmacias es aceptable para la mayoría de las aplicaciones externas. Sin embargo, no debe ingerirse o usarse como enjuague bucal; con este propósito el grado alimenticio de PH debe usarse. Para obtener un 3% PH grado alimenticio: mezcle una onza de 35% PH grado alimenticio con 11 onzas de agua destilada.

- El bañarse en agua añadiéndole peróxido incrementa el efecto de la terapia oral de PH, especialmente en vaginitis inducida por hongos (añada de una a cuatro pintas [una pinta es ⅛ de galón] de PH al 3% a la tina de baño estándar, llene ésta hasta la mitad con agua a la temperatura deseada y remójese por veinte minutos).

- Gel de aplicación externa de PH con sábila se consigue más ahora en el mercado. Esta es otra manera de obtener grandes cantidades de oxígeno directamente en la sangre sin haberse tomado o inyectado PH.

- Aquellos que apenas se están sobreponiendo de los hongos genitales pueden reinfectarse durante el contacto sexual. El área genital del hombre puede lavarse con 3% PH antes y después del coito para minimizar el intercambio de hongos u otras infecciones, aunque éste no es un método de protección para cualquiera de los dos en contra de infecciones. Las mujeres con hongos vaginales pueden hacerse una irrigación una vez a la semana, la cuál deben retener dentro de la vagina por cinco minutos para complementar el remedio del ajo mencionado anteriormente: La solución es un tercio al 3% PH y dos tercios de agua.

- Para el pie de atleta, remoje los pies en 3% PH una vez al día por la noche. El pie de atleta con frecuencia indica una condición interna de hongos.

- Para condiciones de acné, tiña y hongos en el área púbica u otro lugar en la piel, úntese 3% PH (con una bola de algodón; evite el contacto con los ojos).

- Para usar como pasta de dientes, añada 3% PH al bicarbonato de sodio hasta que se forme una pasta, o simplemente remoje un cepillo de dientes en una solución al 3% PH. El PH inhibe la bacteria causante de caries y cura enfermedades de las encías.

- Como enjuague bucal o para hacer gárgaras, use al 3% PH para reducir bacteria oral, aliviar fuegos o aftas y detener la acumulación de placa dental. También es efectivo cuando se diluye por la mitad con agua.

- Para quitar parásitos o los venenos que están rociados en la superficie de las frutas y verduras, remójelas 20 minutos en un recipiente lleno de agua al cual se le ha añadido ¼ de taza al 3% PH; o use una cucharada sopera al 3% PH por galón de agua. Un método más rápido es rociar las verduras y frutas con un 3% PH, espere un minuto o dos, luego enjuáguelas.

- Rocíe o riegue las plantas de la casa con una solución de una onza al 3% PH por un cuarto de galón. Se volverán vibrantes por el oxígeno añadido.

- Para purificar el agua potable de bacterias, añada siete gotas de 35% PH grado alimenticio por galón o una pinta de 35% PH grado alimenticio por 1,000 galones. Muchos químicos nocivos encontrados en el agua también se oxigenan y se neutralizan con efectividad al añadir PH.

- Los animales que sufren de enfermedades por la edad, artritis y gusanos, por lo general se reaniman con PH. Añada dos gotas de 35% PH grado alimenticio al agua de tomar diariamente para un animal que pese diez libras y ajuste la dosis de acuerdo al peso de otros animales. Déle a las mascotas alimentos de buena calidad y sin químicos pues es también necesario para su salud a largo plazo.

Una mejor comprensión sobre la inmunidad

Radicales libres: defensores y destructores de la inmunidad

Un concepto importante para la comprensión de la inmunidad son los «radicales libres». Los radicales libres son moléculas producidas por las células del cuerpo cuando éstas se sienten amenazadas por toxinas, virus y gérmenes u hongos. Estas moléculas contienen extra oxígeno y destruyen invasores indeseables a través de la oxidación. Dos ejemplos comunes de radicales libres son radicales de iodo y superóxido. A partir de esas sustancias oxigenadas el peróxido de hidrógeno se crea, el cual específicamente destruye cualquier tipo de hongos. Este aspecto de los radicales libres es benéfico y parte vital de nuestra inmunidad.

Para la creación de radicales libres, las células necesitan extra oxígeno, es por eso que el ejercicio es importante así como el consumo de alimentos que maximizan el oxígeno en el cuerpo. Sin embargo, después de producir radicales libres para su propia protección, las células del cuerpo se vuelcan en sí mismas y deben protegerse de los radicales libres con una defensa antioxidante compuesta de nutrientes conocidos como «radicales libres purificadores». Cuando los radicales libres atacan a las células desprotegidas, desestabilizan la acción celular ADN, la cual dirige actividades celulares claves. La células ya dañadas ya no son más un conducto del *qi* protector; se inmovilizan o se estancan y se vuelven inactivas lo cual propicia más fácilmente sitios para el cáncer y propagaciones o proliferaciones diversas. Este tipo de daño también acelera el proceso de envejecimiento, causando directamente arrugas y manchas por la edad en la piel desgastando seriamente el sistema inmunológico. De esta manera, la clave principal de inmunidad es minimizar la necesidad de producir radicales libres reduciendo el estrés y toxinas en nuestro estilo de vida.

Los radicales libres se producen en respuesta a los siguientes irritantes y toxinas: contaminantes químicos obtenidos del aire, agua y los alimentos; radiaciones producidas de cualquier fuente, incluyendo iones positivos de las terminales de pantallas de videos o monitores de computadoras; y el compuesto cancerígeno acetaldehído del humo de cigarro. El acetaldehído también se produce por el hígado después del consumo del alcohol.

Los radicales libres se aglomeran y se neutralizan por medio de nutrientes antioxidantes llamados radicales libres purificadores. Tales nutrientes incluyen vitamina E, A,* C y varias de las vitaminas B; los minerales selenio y zinc; bioflavonoides; la cisteína amino ácida y varias enzimas antioxidantes, especialmente superóxido dismutasa (SOD). Si se minimiza la amenaza de las toxinas causadas por radicales libres, entonces estos nutrientes antioxidantes están adecuadamente suministrados por una dieta variada de granos y verduras, no-procesados.

Altas concentraciones de estos nutrientes antioxidantes se encuentran en el pasto de trigo y de cebada, germinados y verduras de color verdeoscuro (incluyendo las hojas verdes). Aquellas personas expuestas regularmente a niveles elevados de toxinas, o que tienen una inmunidad muy débil pueden beneficiarse de los suplementos antioxidantes.

Los radicales libres también se producen por oxidación en el metabolismo de los alimentos y por los alimentos rancios. Las principales fuentes de radicales libres son las grasas y los aceites rancios o sobrecalentados que casi siempre se encuentran en los alimentos fritos. Todos los aceites vegetales poliinsaturados se han calentado a altas temperaturas durante el proceso e implícitamente almacenan radicales libres al menos que estén realmente prensados en frío. Los aceites vegetales hidrogenados, incluyendo las mantecas vegetales y la margarina, también son procesadas calentándolas; además su estructura molecular ha sido distorsionada de otras formas y por lo tanto, éstas especialmente estresan el sistema inmunológico.

Personas con cáncer u otras condiciones serias de deficiencia inmunológica se sienten mejor cuando todos los aceites extraídos, grasas o alimentos ricos en grasa como las oleaginosas y las semillas se evitan o se restringen considerablemente. Ciertos aceites que incrementan la inmunidad y que se encuentran en alimentos ricos en omega-3 y ácidos grasos AGL son la excepción. (Véase el capítulo *Aceites y grasas* para ejemplos y más información de aceites en general).

Actividad e inmunidad

Ya sea el trabajar en exceso o la falta de ejercicio resultará en una baja energía protectiva. Se sabe que un trabajo estrenuo o demasiado trabajo físico agota el cuerpo y la falta de actividad lo atrofia y se deteriora la circulación. El trabajo mental excesivo es tan

---

*Investigaciones actuales muestran que beta caroteno (precursor de la vitamina A) es un radical libre purificador superior e inhibidor de tumores. Referirse al capítulo *Productos alimenticios verdes* para más propiedades y fuentes de beta caroteno.

dañino como el exceso de actividad física, puesto que demasiados pensamientos—especialmente preocupaciones—debilitan la función del bazo-páncreas. (Véase el capítulo *Elemento Tierra* para más explicaciones).

Actividad sexual

La actividad sexual excesiva desgasta la energía vital de los riñones-suprarrenales y su esencia análoga conocida como *jing* (discutida más adelante en el capítulo *Elemento Agua*). El *jing* directamente tonifica la fuerza vital y cuando está deficiente, la resistencia a las enfermedades y la adaptabilidad al medio ambiente disminuye. La eyaculación excesiva en particular reduce el *jing,* agotando la vitalidad del cuerpo. De acuerdo a la nutrición moderna, el semen contiene cantidades sustanciales de zinc y ácidos grasos omega-3, los cuales son esenciales para una función inmunológica apropiada. La pérdida de semen en exceso, por lo tanto, desgasta el almacenamiento del cuerpo de éstos (y otros) nutrientes.

Protector qi y alimentos integrales

El *qi* protector es la energía más *yang* en el cuerpo, circulando vigorosamente alrededor de su periferia mientras que ofrece protección en contra de virus, gérmenes y factores del medio ambiente. El comer muchos alimentos salados va en contra de las defensas externas del *qi* del cuerpo, puesto que la sal poderosamente dirige la energía hacia el interior. No obstante, excepto en casos serios de desgaste inmunológico, el uso moderado de sal no-refinada puede fortalecer la digestión y por consiguiente en última instancia mantiene la inmunidad.

La energía protectiva exterior *yang* se sostiene inicialmente al comer alimentos no-procesados. La capa protectora de los granos y otros alimentos integrales contienen valiosos minerales y nutrientes que fortalecen la inmunidad. Por ejemplo, selenio un nutriente clave para la inmunidad, se encuentra en los alimentos cultivados en la tierra que lo contiene. En el grano se localiza en la capa exterior (salvado) y en el germen. Considere el efecto de quitarles tales aspectos valiosos al grano—el salvado y el germen—como muchas veces se hace en los molinos; por lo tanto hay una gran pérdida de valor nutricional.

Sin embargo, lo que se remueve en *esencia* es aun de un valor intrínsico; una lista sencilla de la carencia de nutrientes no puede ser suficiente para describir la pérdida de la integridad. La fuerza de la vida que resulta de una integridad en general y en particular de alimentos no-refinados es difícil de describir, puesto que de esa perfección se incluye la interrelación de todas las cosas.

Inmunidad: de lo supremo a lo devastador

¿Hay ejemplos históricos de personas con inmunidad excepcional? La Biblia atribuye a los verdaderos seguidores de Cristo el tener una cualidad de gozar una inmunidad contra venenos:

Y estas señales acompañarán a los que crean: en mi Nombre echarán los espíritus malos . . . y si beben algún veneno, no les hará daño. Pondrán las manos sobre los enfermos y los sanarán—Marcos 16:17

Muchos ejemplos notables que no resultaron en envenenamiento también se han registrado a través de la historia de Asia; la víctima elegida invariablemente es un iniciado o místico.

El sistema inmunológico y su declinación se han convertido en el objeto de un enfoque intenso desde la propagación del SIDA y condiciones similares publicadas diariamente por los medios de comunicación del mundo. Se ha dado a conocer al público cómo este resultado es la correlación entre el estilo de vida estresante y la pérdida de inmunidad. De aquellos métodos de tratamiento que han suspendido por lo menos el avance de la enfermedad, hemos aprendido que el método holístico es el más efectivo. La sanación con conciencia y una actitud positiva, cambios en el estilo de vida, actividad y ejercicio, dieta, hierbas y métodos nutricionales, masajes terapéuticos, acupuntura y terapias a base de drogas o medicamentos prescritos, todos han tomado parte en métodos terapéuticos. Un resultado positivo de nuestra obsesión con el SIDA y el sistema inmunológico es el aumento de la conciencia en las enfermedades que nos afectan y que pueden curarse en cada nivel de nuestro ser.

Unidad e inmunidad

Ambas tradiciones espirituales del Oeste y del Este representan el intento para indicar las indescifrables cualidades de una realidad unificada. La acometida en años recientes de las deficiencias inmunológicas y enfermedades crónicas, no obstante, ha causado a muchos a preguntarse cómo tales ideales de unidad y perfección pueden relacionarse con la realidad de las temibles enfermedades, de los actos patológicos de personas y de la total destrucción del medio ambiente. Podemos sólo concluir que si estas enfermedades son también manifestaciones de «perfección», entonces deben ser reflexiones de una justicia superior, siendo el resultado de acciones pasadas motivadas por el egoísmo y el deseo en exceso.

Disminuyendo el ciclo del deseo

El luchar en contra de los deseos pudieran crearse más deseos. Tal ciclo de conflicto puede detenerse, sin embargo, con una acción desinteresada, la cual corta de raíz la base de los deseos. ¿Qué es una acción desinteresada? El desinterés es honesto, da y presta servicio sin pedir nada a cambio. De esta manera los resentimientos, los cuales minan todas las relaciones, no salen a relucir. Al mismo tiempo, el deseo se contiene. Aun sin el deseo, la mala suerte persiste hasta que condiciones pasadas, posiblemente de vidas anteriores, se resuelvan. Puesto que rara vez sabemos la causa real o la profundidad de nuestras aflicciones, el remedio más simple en cada caso es empezar ahora con un plan para dar incondicionalmente y desinteresadamente. Es esencial el comprometernos firmemente a sostenernos durante las dificultades que inevitablemente nos encontraremos a través del camino que nos llevará a una sanación profunda.

Actitud

El único principio más importante para fortalecer la inmunidad es una actitud de no-separación para con nuestras relaciones interpersonales y para con nosotros mismos. Tal actitud tendrá el efecto más grande cuando se unifican aquellas partes de nuestra vida donde existe la más grande enajenación. Puede que se requiera valor.

> Aquellos que actúan con valentía y con coraje vencerán las enfermedades, mientras aquellos que actúan bajo el temor se enfermarán.
>
> —*Medicina interna clásica*

Cuando se siente una separación entre personas, muchas veces es a causa de problemas emocionales sin resolver. Esto puede cambiarse a través del perdón sincero seguido de una gratitud incondicional por todo lo que pasa o ha pasado. De acuerdo a la fisiología tradicional china, resolviendo los resentimientos pasados aclara el hígado de obstrucciones, lo cual a su vez permite la circulación vigorosa y delicada de energías protectivas y otras de *qi*. El cliché que dice que sólo nos dañamos a nosotros mismos con ira, enojo es de hecho una verdad fisiológica.

Una vez que estamos en el camino de resolver los resentimientos, los factores de la elección de dieta y de estilo de vida se darán. Sin hacer este trabajo, se tiende a comer y vivir en formas que apoyan a los viejos patrones que no se han resuelto.

Resumen de sugerencias para reconstruir y mantener la inmunidad

1. **Actividad:** Se recomienda hacer ejercicio frecuente moderado. La falta de actividad física, la actividad sexual en exceso y el trabajar demasiado deteriora el sistema inmunológico.

2. **Dieta:** Coma alimentos integrales, seleccione granos y verduras de una gran variedad para que lleve una dieta basada en alimentos de origen vegetal. El comer ligero y una combinación sencilla de alimentos, fortalece la inmunidad. No coma tarde por la noche. Evite sustancias intoxicantes, alimentos refinados o contaminados químicamente, oleaginosas y semillas rancias, y limite los aceites y las grasas. Si se presentan síntomas de desarrollo de Cándida, es necesario seguir una disciplina dietética (dada anteriormente) así como los alimentos que inhiben el desarrollo de hongos microscópicos patógenos y proporcionan oxigenación al cuerpo, los suplementos alimenticios y las prácticas recomendadas deben considerarse.

3. **Medio ambiente:** Mantenga su entorno placentero y ordenado ya sea en su vida personal como en su trabajo. Para aquellos que tengan una inmunidad muy débil es preciso asociarse con personas que los apoyen. La luz solar, aire fresco y limpio y agua purificada fortalecen la inmunidad. Si la persona no puede obtener éstos naturalmente, filtros de agua, luces de espectro luminoso, y filtros/ionizadores pueden ser útiles. Evite exponerse demasiado al ambiente muy húmedo o evite una sobreexposición a la humedad climática anormal y protéjase de climas extremosos.

4. **Suplementos:** Vitaminas sintéticas y minerales inorgánicos parecen que son más benéficos para las personas con señales de fortaleza y robustos (véase *«Exceso»* en

el siguiente capítulo) aunque pueden beneficiarse otras personas también. Suplementos de alimentos integrales como concentrados de pasto de trigo o de cebada, algas marinas; clorela, y espirulina pueden ser más benéficos a largo plazo. Los germinados son una excelente fuente de nutrientes y pueden complementar adecuadamente la mayoría de dietas a base de granos y verduras; sin embargo, deben cocerse ligeramente y usarse con moderación por personas *friolentas,* débiles o delicadas.

5. **Una actitud de sanación:** Esta es la base para la inmunidad; el agradecimiento y el perdón son los pasos preliminares. Prácticas como la oración, meditación y visualización normalmente apoyan la experiencia de renovación continua; tales prácticas, sin embargo, pueden también debilitar la inmunidad si se usan para reforzar hábitos y pensamientos rígidos.

Exceso y deficiencia

El último par de las Seis Divisiones simplemente mide la fortaleza relativa de la persona. Con mucha frecuencia en la medicina moderna el mismo tratamiento se aplica a ambos, los fuertes y los débiles, un descuido que indudablemente lleva a resultados mixtos. Una condición de exceso es causada por demasiado calor, fluidos u otras sustancias. Inversamente, la deficiencia se debe a la falta de calor, fluidos, líquidos y otras sustancias. (Estas sustancias pueden ser cualquier aspecto del cuerpo y su nutrimento).

Exceso

En países desarrollados o avanzados, la mayoría de las enfermedades se originan por el exceso de *calor* y *humedad anormal* en el cuerpo causadas por comer en demasía, por consumir alimentos muy pesados (altos en grasas, cremosos), demasiado aceitosos, grasientos, muy condimentados, desnaturalizados y/o intoxicantes, a saber, un exceso de carnes (especialmente la de res), huevos, quesos y otros productos lácteos; muchos alimentos fritos, sal y alimentos extremadamente dulces; productos hechos con harinas y aceites, rancios y refinados; ingredientes químicos, drogas, medicamentos prescritos y bebidas alcohólicas. Cuando el cuerpo no puede tolerar más el *exceso,* el cuerpo empieza a deteriorarse, y a presentar señales de *deficiencia* para coexistir con el *exceso.* Esto resulta en el deterioro de todos los aparatos y sistemas de órganos del cuerpo, como en la diabetes, cáncer, artritis y otras degeneraciones. Algunas personas no presentan este patrón de *exceso* que cambia a *deficiencia* porque sus constituciones están *deficientes.* Sus condiciones por lo tanto, aunque causadas por alimentos productores de *exceso,* son básicamente *deficientes.*

El tratamiento para enfermedades degenerativas en el Occidente, por lo general causadas por *exceso,* muchas veces ha sido diferente que el del Lejano Oriente, donde la *deficiencia* por mucho tiempo ha sido la etiología prevalente. El patrón asiático, sin embargo, está cambiando rápidamente a *exceso* con la modernización de muchas partes del lejano Oriente.

En una condición de *exceso,* hay una hiperfunción causada por obstrucciones en las arterias, en los meridianos de acupuntura y en otros sistemas y aparatos del organismo. Generalmente las obstrucciones se originan por una dieta extrema combinada con un estilo de vida estresante, aunque algunas personas están intrínsecamente predispuestas a desarrollar condiciones de *exceso.* Cuando el organismo está bloqueado, el cuerpo fácilmente genera *calor* y presión, tiende a desarrollar tales condiciones como alta presión sanguínea, estreñimiento causado por el *calor* secando los fluidos, sobrepeso, enfermedades del corazón y accidente vascular cerebral. El remedio principal para el *exceso* es purificar y desechar. Cualquier cosa que haya causado el *exceso* debe eliminarse. Una persona con una condición de *exceso* puede aguantar tratamientos más fuertes y remedios eficaces más poderosos que la persona *deficiente.* Por lo general, los alimentos y hierbas amargas se usan para reducir el *exceso.* El sabor amargo es enfriador, deshumedece, seca (reduce la *humedad*) y ayuda a mover los intestinos.

No es un accidente que la herbolaria en el Occidente enfatice tales hierbas extremadamente amargas como sello de oro *(Hydrastis canadensis),* equinacia, *(Echinacea* spp.) y gobernadora *(Larrea tridentata);* incluso hasta la manzanilla común *(Matricaria recutita)* es bastante amarga; algunas veces en ocasiones sociales se toma como una bebida herbolaria. La idea de un «tónico amargo»* ha surgido—casi como una contradicción de términos—debido a la gran necesidad en el Occidente para reducir el *exceso.*

En una costumbre similar, la medicina del Occidente, ha enfatizado remedios extremadamente de alta potencia para contrarrestar el *exceso* (drogas y medicamentos prescritos sintéticos, cirugías y radiaciones), medidas que se toleran mejor por personas fuertes. Incluso el uso de vitaminas sintéticas, particularmente la vitamina C—una de las más importantes de la nutrición del Occidente—también reduce el *exceso* ayudando a la separación de grasas y colesterol. Muchos tratamientos dietéticos importantes incluyen alimentos crudos y jugos, que también son eliminativos.

Ilustrado por el concepto de *yin* y *yang,* todos los procesos eventualmente se revierten a sus extremos; así entre las generaciones actuales vemos como la preponderancia de los alimentos ricos en grasas y alimentos reconstructores del cuerpo, han empezado finalmente a manifestarse como su opuesto, ej. como la *deficiencia.* Para estas personas, las hierbas tonificantes chinas y principios dietéticos demuestran ser efectivos. Al mismo tiempo, el concepto universal de equilibrio está ganando amplia aceptación. Después de muchas generaciones que han ido acumulando *excesos,* a un número creciente de personas hoy en día les atraen los regimenes dietéticos que dan energía sin embargo relajan, que fortalecen así como apoyan una mentalidad de paz. Tal dieta no existe. Por medio del conocimiento de las propiedades de los alimentos y por medio del diagnóstico personal o autodiagnóstico, puede descubrirse la dieta adecuada y aplicarse a la vida de cualquier persona.

---

*«Tonificar» implica fortalecer y reconstruir, mientras que el sabor amargo es una terapia de reducción.

Al reducir el *exceso,* es esencial no reducirlo demasiado. En el arte de sanación chino, se le dice a esta práctica de preservar el equilibrio «protegiendo el '*qi* bueno'». Por lo tanto, cuando se usen dietas con alimentos crudos, hierbas amargas purgativas y otras técnicas de reducción, es importante vigilar continuamente su condición para evitar el incontrolable desliz de *exceso a deficiencia.*

A través de los siglos, la medicina china ha desarrollado una descripción notablemente sencilla pero exacta de *exceso:*

Señales de *exceso* general: Síntomas de *yang*—la persona es robusta, energética, extrovertida, con voz normal a fuerte y de semblante rojizo; si se presenta hinchazón o inflamación en el cuerpo cuando se presiona se siente duro y duele; la respiración es pesada, la capa de la lengua es gruesa y el pulso radial tiene fuerza.

Recomendaciones dietéticas para exceso

Como se mencionó anteriormente, el tratamiento para el *exceso* en general es la reducción y eliminación. Esto es fácil de lograr (al menos a un nivel dietético) simplemente evitando los productos que causan el *exceso* (generalmente alimentos pesados [altos en grasas, cremosos y muy condimentados], endulzados, refinados y/o intoxicantes) y remplácelos con alimentos que reducen o eliminan el exceso: alimentos de poca grasa, alimentos integrales de origen vegetal—germinados (especialmente alfalfa), frutas, verduras (especialmente las de hojas verdes), algas marinas, microalgas (especialmente las verdeazules silvestres y la dunaliella), pastos de cereal, granos y leguminosas (especialmente frijoles como lima *[Phaseolus lunatus],* aduki *[Vigna angularis]* y mungo *[Phaseolus aureus]*).

Particularmente benéficos son los alimentos amargos—apio, lechuga, espárragos, centeno y amaranto. (Más ejemplos de alimentos amargos aparecen en el capítulo de *Cinco sabores*). Un muestreo de hierbas amargas que reducen el *exceso son:* las raíces de diente de león *(Taraxacum officinalis),* bardana *(Arctium lappa),* raíz de rumex *(yellow dock [Rumex crispus])* y ruibarbo *(Rheum palmatum)* (raíz de rumex *[yellow dock]* y ruibarbo también se usan en el tratamiento para el estreñimiento); manzanilla *(Anthemis nobilis* o *Matricaria recutita)* y flores de madreselva *(Lonicera japonica).* Nota: es mejor cerciorarse de todas las propiedades de las hierbas antes de usarlas. Otros alimentos que reducen el *exceso* son los champiñones, zanahorias, rábanos e higos frescos. Si se usan dulcificantes, pequeñas cantidades de hojas de estevia o miel virgen pueden tolerarse. Uno de los pocos aceites recomendados para el *exceso* es el aceite de semillas de linaza *(Linum usitatissimum)* debe obtenerse sólo prensado en frío. (Véase la página 182 para la dosis). La mayoría de los alimentos deben consumirse frescos, crudos o ligeramente cocidos.

En tipos específicos de *exceso* como el *exceso de calor* (discutido en el capítulo de *Calor/frío*), los alimentos caloríficos se eliminan y alimentos enfriadores se añaden. Al reducir otras condiciones específicas de *exceso* tales como *humedad anormal, frío* y *viento* se sigue un proceso similar: elimine los alimentos que causan *exceso* y añada aquellos que reducen. (Descripciones de *excesos* comunes y sus tratamientos se dan al final del capítulo). En los capítulos de Cinco Elementos discutiremos los *excesos* (y *deficiencias*) de los órganos, sistemas y aparatos específicos del organismo.

Cuando *excesos* agudos como infecciones graves o serias ocurren (las señales pueden incluir: una sensación inmediata de mucho *calor*, coloración rojiza, dolor palpitante, fiebre alta, forúnculos o ampollas muy irritadas y profundamente dolorosas, o infecciones en el oído muy dolorosas), la dieta debe ser muy ligera: ayune con agua, jugos de frutas y verduras y/o té de hierbas; si tiene hambre, puede comer verduras y frutas. Las hierbas benéficas para infecciones agudas son del tipo amargas y antibióticas tales como sello de oro *(Hydrastis canadensis)* y equinacea *(Echinacea angustifolia* y de especies relacionadas). Una fórmula típica es dividir las hierbas en partes iguales y combinarlas con una tercera parte de lobelia *(Lobelia inflata)* y otra de regaliz o orozus *(Glycyrrhiza glabra).* El extracto altamente concentrado y extremadamente amargo de las semillas cítricas tiene alta potencia antimicrobial y se consigue ahora en la mayoría de las tiendas naturistas; puede tomarse también, ya sea sólo o se añade a las bebidas herbolarias justo antes de tomarse. Tome las hierbas y/o los extractos cada 20–30 minutos cuando padezca infecciones serias y si es posible, consulte a un profesional experto.

> El exceso ocasiona que nos olvidemos de lo apropiado y de lo bueno y nos volvamos descuidados.
> —*Medicina interna clásica*

Deficiencia

Señales de *deficiencia* en general: Síntomas *yin*—la persona es frágil, débil, retraída, con voz suave, pálida o con semblante amarillento enfermizo y pulso radial débil; la hinchazón, si es que existe es leve; la respiración es poco profunda; la capa superficial en la lengua es ligera o no hay ninguna; la persona se siente bien al tocarla con presión y mejoran los síntomas.

Recomendaciones dietéticas para deficiencia

En casos de *deficiencia* en general, el adquirir balance implica reconstruir (para mayor vigor, fuerza y energía) y se debe proceder más despacio que con el tratamiento de *exceso* y con mucho más cuidado. «Las guías para el tratamiento de serias deficiencias» descrito más adelante debe seguirse si la *deficiencia* es debilitante.

Además, alimentos más nutritivos y «íntegramente dulces» se añaden a la dieta en casos de *deficiencia,* y el sabor amargo se usa mucho menos. La palabra «integramente» denota una habilidad para tonificar. Con la excepción del uso del dátil rojo *(Zyzyphus jujuba,* se conoce como dátil chino) en las hierbas chinas, casi toda la fruta se considera como «vacía» del sabor dulce, lo que indica que la fruta es demasiado enfriadora o demasiado purificante para usarse en una condición débil. La mayoría de los granos, leguminosas y muchas verduras son íntegramente dulces, su dulzor se realza masticándolos minuciosamente. Especialmente buenos son el arroz, avena, mijo, cebada, productos de soya, frijoles negros, perejil, pastinaca *(Pastinaca sativa),* rutabagas *(Brassica nappus* var. *napobrassica),* calabaza de invierno y pequeñas cantidades de oleaginosas y semillas.

Las cremas de cereal y los *congee* (papillas) son útiles para personas que están muy débiles y no pueden masticar bien (véase la receta en la sección «Congee» en el capítulo 35). Durante la convalecencia, una cucharadita diaria de semillas de ajonjolí negras cocidas junto con el cereal tonifica la *deficiencia* y ayuda al estreñimiento. El ajonjolí negro no es benéfico para personas con tendencia a defecar heces fecales pastosas; para ellas se recomienda una decocción de agua de cebada que es un remedio específico (2 onzas de cebada cocida a fuego lento en un cuarto de galón de agua por 45 minutos). Cereales de arroz, mijo y alforfón *(Fagopyrum sagittatum)* son útiles para el tipo de diarrea por *deficiencia.*

De acuerdo a los clásicos chinos, los alimentos altamente dulces como los dátiles, camotes, melazas, malta de cebada y jarabe de arroz, dan fortaleza. En tiempos modernos, las personas que toman antibióticos e ingieren azúcar blanca, alimentos desnaturalizados y químicos, por regla general, han debilitado tanto su aparato digestivo que no pueden equilibrarse con alimentos demasiado dulces. Esto es porque su *deficiencia* no es por lo regular simple pero mezclada con exceso de moco y de grasas metabolizadas que están incompletas, y de hongos microscópicos patógenos y fluidos en el cuerpo que se agravan con alimentos extremadamente dulces. Las personas *deficientes* que se fortalecen con alimentos con un sabor demasiado dulce deben ser cautelosas, puesto que el exceso de cualquier sabor fuerte puede ser rápidamente debilitante.

Debe recalcarse que los alimentos amargos pueden poner aun peor a la persona *deficiente.* Los alimentos que benefician a la persona en *exceso*—centeno, espárragos, lechuga, apio, amaranto y otros con características de sabor amargo—deben usarse precavidamente durante el estado de *deficiencia.* Si las hierbas amargas se requieren durante la *deficiencia,* es mejor combinarlas con melaza o raíz de regaliz o orozus *(Glycyrrhiza glabra).* Muchas veces la acción delicada de alimentos abundantes en clorofila es más conveniente para la depuración o limpieza durante la *deficiencia* que las hierbas amargas. La clorela y espirulina, dos de los alimentos más altos en clorofila, también contienen proteína digerible—algunas veces importante para la *deficiencia.*

Productos de origen animal

De los productos de origen animal en la mayoría de los casos, el más conveniente para la *deficiencia moderna* es la leche de cabra, la cual es dulce con una astringencia única que ayuda a frenar las cualidades formadoras de moco típicas de los productos derivados de la leche. Si la leche de vaca se tolera y es de buena calidad, es un alimento ideal para la *deficiencia.* (Véase «Recomendaciones de lácteos» en el capítulo *Proteínas y vitamina B_{12}* en la página 165).

Otros productos nutritivos de origen animal tales como huevos, pescados, aves de corral, y carnes de mamíferos han sido utilizados tradicionalmente para tratar la *deficiencia,* pueden ayudar cuando los lácteos no se toleran y las verduras no sean suficientes. (Los métodos de preparación y cantidades recomendadas para la carne los puede encontrar al final del capítulo *Proteínas y vitamina B_{12}*).

Un producto de origen animal quizás más nutritivo que cualquier otro alimento es la jalea real, el alimento de las abejas reinas. Se usa comúnmente para un gran número de condiciones debilitantes, incluyendo senilidad, desnutrición infantil y para retardar el envejecimiento en general. También promueve el crecimiento y el desarrollo mental/físico. La jalea real se consigue comercialmente en una variedad de formas.

Deficiencia combinada con calor, frío y otros factores

Para equilibrar el frío durante la *deficiencia,* se agregan alimentos más caloríficos y métodos de preparación a base de calor de acuerdo a los ejemplos en la sección de «Patrones de frío» en el capítulo *Calor/frío.* La *deficiencia* con *calor (yin deficiente)* casi siempre se desarrolla en aquellos que sufren de *deficiencia* por tiempo prolongado. Por lo tanto es esencial conocer sus síntomas cuando se está tratando de una debilidad. (Síntomas, junto con recomendaciones, se discutieron anteriormente en el capítulo *Calor/frío*).

Otros factores importantes durante el tratamiento por *deficiencia:* use pocos ingredientes y haga combinaciones de alimentos muy sencillas; evite comer en demasía; limite comer alimentos crudos para así retardar o pausar la limpieza o depuración—cueza la mayoría de los alimentos hasta que estén bien cocidos; elimine alimentos intoxicantes y alimentos sin valor alimenticio (refinados o que contengan químicos).

De igual importancia es la forma cómo la dieta se va desarrollando y qué tan *deficiente* es la persona y cómo se está cuidando. Las *deficiencias* serias y profundamente arraigadas son siempre condiciones crónicas y prolongadas o que ya llevan mucho tiempo. La debilidad en las etapas finales de la enfermedad degenerativa es un ejemplo primordial. La actividad de sanación en tales condiciones serias se acelera cuando cuidadosamente se siguen ciertas guías.

Guías para tratar deficiencias serias

- Los programas de tratamientos y terapias para deficiencias serias deben progresar a un ritmo más lento y con mayor cuidado que en las condiciones de *exceso;* tales programas deben seguir un horario estructurado. Estas guías son especialmente importantes para gente de edad avanzada y aquellos con condiciones serias.

- Cuando se trate de equilibrar el *calor* y *frío* en una persona seriamente *deficiente* por medio de una guía dietética que no sea extrema, seleccione alimentos que no sean ni enfriadores ni caloríficos ni tampoco métodos de preparación extremos, que para aquellas personas que padecen una condición moderada.

- Evite crear un shock con una dieta completamente nueva. Gradualmente mejore la calidad de los alimentos que le gustan a la persona, o encuentre sustitutos satisfactorios. Evite especialmente alimentos perjudiciales (y todos los alimentos sin valor alimenticio). Los alimentos nuevos pueden añadirse uno por uno de acuerdo a la tolerancia.

- Conforme la condición mejore, si la persona está tomando medicamentos sintéticos u otros medicamentos de alta potencia, considere un programa para que los pueda suspender gradualmente bajo la supervisión de un médico.

- Las hierbas apropiadas, ejercicios ligeros, baños de sol y aire, terapias de acupresión/acupuntura pueden beneficiarle también.

- Auto-reflexión y muchas veces prácticas de conciencia son benéficas, y una *deficiencia* seria es una buena oportunidad para desarrollar una conciencia interior. Meditaciones de relajación, afirmaciones, oraciones y visualizaciones con frecuencia son factores atractivos y poderosos para superar una crisis de sanación.

- Reconozca el medio ambiente en su totalidad. Las personas con aversión a ciertos climas como el frío o la humedad deben evitar períodos largos o de mucho tiempo en ese tipo de ambientes. Una persona con una condición *interna fría* (y por lo tanto con aversión al frío), por ejemplo, no debe vivir en un cuarto frío. Las personas débiles y deficientes no deben experimentar estrés. El espacio o lugar donde se vive que sea más conductivo para la sanación, debe ser ordenado, placentero y simple.

Aun más importante es la actitud de los miembros de la familia o amigos que comparten el espacio. Cuando un papá está enfermo, el tiempo de recuperación mejora si los niños desarrollan prácticas saludables y de conciencia. Así mismo, es de mucho beneficio si los papás hacen cambios fundamentales cuando un hijo, no importa la edad, tiene la necesidad de sanar. Este mismo principio se aplica entre el esposo y la esposa, entre amigos, y en todas las otras relaciones. Muchas veces sólo el ejemplo de un cambio en un amigo o en la relación es más poderoso que cualquier otro consejo.

*   *   *

La siguiente gráfica resume las Seis Divisiones de *yin* y *yang* y nos da recomendaciones dietéticas. Para facilitar cómo encontrar las referencias se han incluido dos tablas adicionales. La primera contiene una recopilación de la combinación de *deficiencia* y *calor* *(«yin deficiente»);* la segunda (en las páginas 109–111) sintetiza las cuatro influencias climáticas: *viento, sequedad, humedad anormal,* y *calor de verano.* (Las últimas cuatro influencias también están descritas en los capítulos de los Cinco Elementos).

RESUMEN DE LAS SEIS DIVISIONES DE YIN Y YANG

Condición	Síntomas en el cuerpo	Sugerencias dietéticas
PROFUNDIDAD		
Externa *Yang*	Comienza repentinamente y la probabilidad de curación es rápida, e.g., resfrío o gripe. Fiebre y escalofríos simultáneos. Afecta la periferia del cuerpo—se siente dolor en los músculos y en las articulaciones, cabeza congestionada y dolor de cabeza reciente.	Use tés herbolarios diaforéticos (página 75) para transpirar y alimentos ligeros—principalmente frutas, verduras y consomés. Durante la fase aguda use líquidos y tés herbolarios solamente.

Condición	Síntomas en el cuerpo	Sugerencias dietéticas
Interna *(Yin)*	Incluye todas las enfermedades que no son *exteriores*. Afecta a los órganos internos. Tardan más tiempo en curarse que las condiciones *externas*. Puede presentarse fiebre sin escalofríos, o puede sentirse frío (sin fiebre); también se siente dolor dentro del cuerpo, irritabilidad y dolor de cabeza crónico.	Una categoría más extensa— recomendaciones dietéticas varían de acuerdo a los otros desequilibrios como *frío, humedad anormal, exceso, deficiencia*, etc.

NATURALEZA TÉRMICA

Calor *(Yang)*	El *calor* sube, seca los líquidos o fluidos; la persona tiene calor, le desagrada el calor, le gusta el clima frío y las bebidas frías en grandes cantidades. La capa en la lengua es amarilla, la orina es amarilla oscura y el semblante rojizo. *Calor* localizado: tejido inflamado, hinchazón en el cuerpo, erupciones, llagas o salpullido, todas caracterizadas por el color rojo.	Use alimentos relativamente enfriadores en vez de los generadores de calor: grasas, carnes, alcohol, café, especias y otros alimentos caloríficos. Enfatice más líquidos y verduras, frutas y hierbas enfriadoras (página 68); ligeramente cocidas o sin cocerse para nada (crudas, germinadas, al vapor, o cocerlas sin llegar a hervirlas); y los granos y leguminosas enfriadores: trigo, mijo, fríjol mungo, tofu, etc. Durante la fase intensa de *calor* use en su mayor parte líquidos enfriadores.
Frío *(Yin)*	El *frío* es como el hielo: se dificulta el movimiento; causa inmovilidad y contracción; la persona tiene frío y no le gusta el frío, se viste con varias capas de ropa, y le atraen el calor y alimentos y bebidas calientes.	Sustituya alimentos caloríficos y hierbas (página 72) por alimentos fríos. Evite alimentos crudos y fríos (en temperatura), minimice el tomar agua. Incremente técnicas de preparación y métodos de cocimiento caloríficos (hornear, freír, y sofreír o saltear). Cocine los alimentos más tiempo y a fuego lento.

Condición	Síntomas en el cuerpo	Sugerencias dietéticas
FORTALEZA		
Exceso *(Yang)*	Constitución robusta con hiperfunción—sensación de estar lleno, voz moderada a fuerte, pulso vigoroso, lengua con capa gruesa, semblante rojizo. La enfermedad puede ser aguda y progresar rápidamente.	Elimine alimentos muy pesados (ricos en grasa, cremosos), grasosos, endulzados, refinados al igual que alimentos y bebidas intoxicantes; use métodos para depurar o limpiar incluyendo alimentos y hierbas amargos, alimentos crudos o ligeramente cocidos como los germinados y verduras (especialmente los de hojas verdes, zanahorias, rábanos y champiñones), frutas, granos, leguminosas, aceite de linaza (prensado en frío), y el dulcificante a base de estevia *(Stevia rebaudiana)*. Use pocos alimentos caloríficos y más de los enfriadores para condiciones de *exceso calor;* use pocos alimentos que crean humedad/moco en el cuerpo y añada alimentos que sequen el cuerpo para condiciones de *exceso* con *humedad anormal.* Reduzca otros *excesos* específicos de la misma manera. Ayune con jugos y/o agua durante infecciones agudas; coma verduras y frutas si le apetece comer. Tome hierbas amargas (antibióticas) 2–3 veces en una hora durante serias infecciones.
Deficiencia *(Yin)*	Persona débil con hipofunción — distante y pasiva con baja energía, pulso débil, capa de lengua escasa, voz tenue, y semblante amarillento a pálido. Por lo general una condición crónica.	Incremente alimentos de naturaleza dulce y los que son nutritivos, ej. arroz, avena, pastinaca, melaza de barbados, soya, semillas de ajonjolí negro, lácteos; disminuya alimentos amargos. Puede requerir carne de animal. Se requiere más cuidado y paciencia y de una terapia dietética moderada por un tiempo prolongado. Para condiciones de *frío* y *deficiencia,* añada alimentos caloríficos. *Deficiencia* con *calor* se cita abajo.

YIN DEFICIENTE—COMBINACION DE DEFICIENCIA Y CALOR

Condición	Síntomas en el cuerpo	Sugerencias dietéticas
Deficiencia y calor (*Yin* y *yang*)	Un tipo comparativo de *calor* causado por insuficiencia de metabolismo de fluidos *yin;* puede manifestarse con fiebre por la tarde, sudor por la noche, palmas de las manos y plantas de los pies calientes, pulso leve y rápido, insomnio, antojos de sabor dulce, poca sed y hambre pero continua; adelgazamiento. Comúnmente se ve en aquellos con enfermedades devastadoras.	Se reconstruye el balance de los fluidos y el metabolismo apoyador de azúcar y proteína por medio de masticar minuciosamente los carbohidratos complejos: arroz, cebada, mijo, las algas marinas, frijoles negros, frijoles mungo, tofu, betabel, ejotes, tempeh, espirulina y clorela son benéficos; lácteos, huevos, ostiones, almejas, sardinas, las carnes de res y puerco o cerdo pueden ayudar a reconstruir el desgaste extremo de *yin.* Evite especias picantes, alcohol, café, tabaco, y excesos de alimentos refinados o caloríficos. Use bastante agua al cocerlos, ej. coma sopas, guisos y caldos regularmente. Tónicos de hierbas *yin* pueden ser benéficos (página 395).

Aplicación de las Seis Divisiones

Las Seis Divisiones pueden ocurrir en cualquier combinación, pero nos enfocaremos en las combinaciones más comunes. Para que una condición exista, no todos los síntomas necesitan estar presentes. Para usar las Seis Divisiones: decida si la condición es *externa* o *interna.* Si es *externa,* use el método de transpiración u otros recomendables.

Si es *interna,* decida si la condición es de tipo *calor* o *frío* y si está combinada con *exceso* o *deficiencia* (cuatro posibilidades se muestran en la tabla precedente).

Otras posibilidades son las variaciones y las combinaciones de estos cuatro patrones básicos.

Al tratar con estos patrones, es de mucha utilidad usar los conceptos de *exceso* y *deficiencia.* Por ejemplo, una persona con frío, puede que no tenga suficiente *yang (deficiencia* con *frío)* o que tenga demasiado *yin (exceso* con *frío).* En el primer caso, alimentos más caloríficos se van agregando, y por otra parte los alimentos enfriadores se van disminuyendo con cautela, si acaso, porque el *frío* en este caso no se encuentra en *exceso* (véase la gráfica). En el segundo caso la prioridad en el tratamiento es la de disminuir la ingesta de alimentos enfriadores; los alimentos caloríficos pueden añadirse también para acelerar el proceso de reducción de *frío con exceso,* discutido en el capítulo *Calor/frío.*

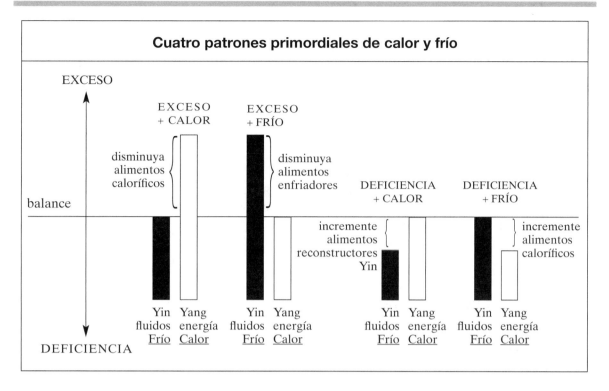

Cuatro patrones primordiales de calor y frío

Tales distinciones no pueden hacerse sin entender los patrones de *exceso* y *deficiencia.*

Estos patrones también nos dan una claridad con respecto a la combinación de *deficiencia* con *calor (yin deficiente).* Al principio, una solución obvia puede ser el añadir alimentos *yin* más enfriadores, como el agua y los jugos. Los beneficios, sin embargo son por lo general de corta duración. Puesto que estamos lidiando con una *deficiencia,* una cantidad excesiva de agua y jugos enfriadores puede disminuir la energía *yang,* la cual en este caso no se encuentra en *exceso* (véase la gráfica). Además, el agua en particular no genera activamente otros aspectos del *yin,* como los varios tejidos del cuerpo, los cuales se encuentran debilitados en condiciones de *yin deficiente.* Por supuesto, cantidades adecuadas de agua u otros fluidos son necesarias, pero es mejor añadir un número de alimentos tales como los carbohidratos complejos citados anteriormente en la tabla de *yin deficiente;* éstos reconstruyen fluidos y tejidos, y a su vez no reducen demasiado el *yang.* Tales alimentos producen «humedad metabólica» cuando se digieren.

Más fundamentos del diagnóstico: Las Seis Influencias

Para diagnosticar la naturaleza de una enfermedad más detenidamente, las Seis Influencias—*calor, frío, viento, sequedad, humedad anormal y calor de verano*—se combinan con las Seis Divisiones. Estos conceptos también se desarrollan en el capítulo de los Cinco Elementos.

Las Influencias son fáciles de malinterpretar, en parte porque algunas veces se les ha

se han traducido como los «Seis Chi».[6] Debido a los nombres peyorativos, algunas personas que conocen la medicina china se protegen a sí mismas obsesivamente de la más mínima fluctuación climática. Por supuesto una Influencia como el calor o viento no tiene un efecto «malo» o «perjudicial» hasta que se experimenta excesivamente. De hecho, un grado moderado de exposición a todos los climas beneficia a la salud, al menos que el clima corresponda con la condición que existe en exceso en el cuerpo (como se describe en la siguiente sección).

La mayoría de la gente no reconoce los aspectos de las enfermedades que son provocadas al sobre exponerse a los diferentes climas. Las Seis Influencias clarifican la naturaleza de los desequilibrios que se originan por demasiado viento, humedad anormal u otros factores climáticos. Estos factores pueden invadir el cuerpo y producir síntomas similares al clima mismo—las condiciones de viento se suscitan repentinamente, son rápidas, cambian de lugar, son espasmódicas. Nuestra condición interna corporal es una metáfora y un espejo del medio ambiente del exterior.

Ver la condición tal cómo es

Otro malentendido de las Seis Influencias es la de suponer que cada condición de las Seis Influencias en el cuerpo es causada por una influencia climática correspondiente. Este razonamiento es incorrecto de dos formas:

1. La mayoría de las condiciones *internas* descritas por una Influencia no se deben a un clima del exterior, sino que son generadas por factores de herencia y de estilo de vida, incluyendo la dieta. Por ejemplo, una de las condiciones *internas* más típicas con señales de *humedad anormal* es el resultado de la ingesta en cantidades excesivas de alimentos pesados (altos en grasas, cremosos), grasientos y se debe igualmente a un estilo de vida sedentario, en vez de ser causada por la exposición a un clima húmedo. Aun así, cualquier condición de enfermedad con señales de *humedad anormal,* aun si es causada por la dieta, empeorará al exponerse a la humedad del medio ambiente. Por lo tanto, se debe proteger especialmente en contra de climas externos que corresponden con aquellos del cuerpo.

2. Cuando una enfermedad es provocada o se origina frecuentemente por una influencia climática, puede que se manifieste en el cuerpo como una influencia no-correspondiente. Por ejemplo, señales de *calor* de fiebre e inflamación en una persona algunas veces se genera al exponerse al frío de invierno. El aspecto del efecto no-correspondiente depende de tales factores como la fortaleza de la persona y la prolongación a la exposición a dicho clima. Por lo tanto, cuando se está tratando una enfermedad que se diagnostica con las Seis Influencias, *trátela de acuerdo a los síntomas tal cual como se presenten,* no por el clima que la hubiera provocado. Al tratarse los síntomas presentes, también se cura el desequilibrio fundamental de la persona, incluyendo las causas emocionales.

El saber o conocer como el desequilibrio de la persona se representa o se designa en las Seis Divisiones y en las Seis Influencias es tener un entendimiento o conocimiento profundo de su condición. El diagnóstico correcto significa que el patrón vibratorio de la persona se ha identificado; al equilibrar a éste se sana a toda la persona. Por ejemplo, si una condición con señales de *humedad anormal* se aclara, todos los excesos de *humedad anormal* también se eliminan, ya sea retención de agua, exceso de peso, quistes, tumores, hongos y/o moco. La persona ya no se siente fatigada ni tampoco tiene una sensación de pesadez. También, los factores emocionales de ansiedad y preocupación se han resuelto.

En la práctica actual, la mayoría de las condiciones son combinaciones de las dos: Seis Divisiones y Seis Influencias. Las combinaciones más comunes son *calor, deficiencia, y sequedad; calor, viento* y *exceso; humedad anormal, frío* y *deficiencia.*

En la siguiente tabla resumimos las Seis Influencias, las condiciones de *calor* y de *frío* tienen los mismos síntomas *internos* y sugerencias dietéticas que se dan para las condiciones de *calor* y *frío* de la tabla de Las Seis Divisiones. Esto no quiere decir que son idénticas; las Divisiones son solamente síntomas del cuerpo mientras que las Influencias también tienen un enlace intrínseco con factores climáticos. Con todo esto, en la práctica actual, esta diferencia disminuye y es en gran parte semántica. Excepto en la condición de *calor de verano,* las Influencias se describirán con síntomas correspondientes a un nivel más profundo, *interno* de la enfermedad. Sin embargo, a un nivel *externo,* las Influencias se pueden eliminar más fácilmente a través de métodos útiles que ayudan a curar enfermedades *externas,* éstos ya se han citado previamente.

DIAGNÓSTICO POR MEDIO DE LAS SEIS INFLUENCIAS

Condición	Síntomas en el cuerpo	Sugerencias dietéticas
Viento *(Yang)*	Emerge, se presenta y cambia rápidamente, ej. dolor transitorio, espasmos, convulsiones, cuerpo tembloroso, nerviosismo, mareos, confusión emocional. Afecta especialmente al hígado. Extremos de *viento* puede causar condiciones de estancamiento u obstrucción: accidentes vascular cerebral, parálisis, entumecimiento. El *viento* frecuentemente se combina con otras influencias para acarrearlas hacia el cuerpo, como la condición *viento/frío* del resfrío común. Exceso de *calor* puede generar viento, como a menudo se ven en los accidentes vascular cerebral; otras causas de viento son el síndrome de *yin deficiente* (el *yin* se estabiliza) y estancamiento en el hígado (página 353).	Si el *viento* es generado por *calor* o *yin deficiente,* siga las recomendaciones anteriores para estas condiciones de las Seis Divisiones. Para contrarrestar *viento/frío,* use los alimentos reductores de viento con una naturaleza calorífica: avena, piñones, camarones y hierbas anti-*viento* como lo son el jengibre *(Zyngiber officinalis),* hinojo *(Foeniculum vulgare),* albahaca *(Ocimum basilicum),* anís *(Pimpinela anisum)* y valeriana *(Valeriana officinalis).* Para contrarrestar *viento/calor,* use los alimentos enfriadores reductores de viento: apio, kuzu, mora *(mulberry [Morus* spp.]),* fresas y hierbas anti*viento* como menta piperita *(Mentha piperita)* y raíz de peonia *(Paeonia officinalis).* Los alimentos reductores de *viento* con una naturaleza neutral y térmica pueden usarse en ambos

Condición	Síntomas en el cuerpo	Sugerencias dietéticas
	Casi siempre, el *viento* aparece en el cuerpo ya sea como *viento/frío* (*viento* combinado con *frío*), o como *viento/calor;* más adelante la combinación con *humedad anormal* y otras influencias es muy común.	casos citados arriba: frijol de soya negro, ajonjolí negro, aceite de linaza fresco (prensado en frío) y las hierbas salvia *(Salvia officinalis),* manzanilla *(Matricaria recutita),* lobelia *(Lobelia inflata)* y escutelaria *(Scutelaria lateriflora).* En todos los casos de *viento,* evite los agravantes de *viento:* huevos, carne de cangrejo y alforfón *(Fagopyrum sagittatum).* Alimentos pesados (altos en grasas, cremosos) en general causan muchas veces *viento* promoviendo estancamiento en el hígado.
Calor *(Yang)*	Véase síntomas de «*Calor*» y sugerencias dietéticas en el resumen de las Seis Divisiones, citados arriba.	
Frío *(Yin)*	Véase síntomas de «*Frío*» y sugerencias dietéticas en el resumen de las Seis Divisiones, citados arriba.	
Humedad Anormal *(Yin)*	La *humedad anormal* crea estancamiento e inacción—la persona fácilmente se cansa y se siente pesada. Si hay dolor, es fijo en un lugar. En las condiciones de *humedad anormal* se incluye edema o acumulación de agua en todo o parte del cuerpo; exceso de moco, tumores, quistes, parásitos, hongos microscópicos patógenos como *Candida,* y otros; exceso de peso, y/o capa gruesa y/o grasosa en la lengua. Afecta la función del bazo-páncreas, y por lo tanto la digestión se debilita.	Alimentos que secan *humedad anormal* son a menudo amargos y/o aromáticos. Ejemplos: lechuga, apio, nabo, colinabo, centeno, amaranto, frijoles aduki *(Phaseolus angularis),* microalgas verdeazules silvestres, espárragos, pimienta blanca, alfalfa, calabaza, vinagre, papaya y hierbas amargas: gobernadora *(Larrea tridentata),* palo de arco *(Tabebuia avelandae),* valeriana *(Valeriana officinalis),* manzanilla *(Matricaria recutita).* Evite o limite alimentos que fomenten *humedad anormal* o moco: productos lácteos, carnes, huevos, tofu y otros productos de soya, piña, sal y dulcificantes concentrados.

Condición	Síntomas en el cuerpo	Sugerencias dietéticas
Sequedad o resequedad (*Yang*)	Disminuye los fluidos en el cuerpo causando piel reseca, labios resecos, sed, nariz y garganta secas, estreñimiento, tos improductiva, constitución delgada. La sequedad afecta particularmente a los pulmones. Muchas veces es causada por el síndrome de *yin deficiente*.	Alimentos que humedecen la *sequedad:* frijol de soya (tofu, tempeh, leche de soya, miso), espinacas, espárragos, mijo, cebada, sal, alga marina, hongo blanco (se consigue en tiendas de hierbas chinas), manzana,* mandarina,* piñón,* persimonio,* cacahuete,* pera,* miel, malta de cebada, azúcar de caña, azúcar integral (de jugo de caña no-refinado), ostiones, almejas, mejillón, la carne y los riñones de cerdo o puerco. Limite o evite alimentos y hierbas amargas. *Estos alimentos humedecen los pulmones.
Calor de verano (*Yang*)	Siempre que una condición *externa* resulte por la sobre-exposición al calor extremo; daña los fluidos en el cuerpo así como la energía *qi;* señales típicas son fiebre alta con transpiración profusa, debilidad y sed. Otras señales incluyen falta de respiración, tos y jadeo. La *humedad anormal* a menudo es acompañada por el *calor de verano.*	Alimentos que tratan y nos protegen del calor de verano: limón, manzana, sandía, melón, papaya, piña, melón *musk,* frijol mungo (en sopa), calabaza de verano, calabacita y pepino. Para la insolación o calor extremo, use jugo de rábano, sopa de melón amarga o jugo de sandía.

El arte de sanación

Cuando use remedios descritos en este libro, encontrará con frecuencia frases como: «comúnmente o por lo general se usa en el tratamiento de …». Esto no significa que remedios «comúnmente usados» deban aplicarse automáticamente. Es importante tener en cuenta los principios básicos de *calor/frío, exceso/deficiencia, viento, humedad anormal* y así sucesivamente y reconocer su naturaleza dinámica. De esta forma se puede descubrir cuál de los remedios es realmente el apropiado. Análogamente, la mayoría de las personas que padecen cierta enfermedad descrita por la ciencia médica la experimentarán de una forma única y por lo tanto necesitan tratamientos correspondientes a sus condiciones específicas. Por ejemplo, dos personas con tumores en la misma área del cuerpo puede que tengan constituciones y naturaleza totalmente diferentes. Aunque ambos tengan tumores y por consiguiente es probable que sea una condición de *humedad anormal,* una persona puede tener señales de *deficiencia* con señales de *frío* mientras que la otra tiene señales de *exceso* y *calor.*

Los síntomas pueden variar a lo largo del proceso de cualquier enfermedad. Durante la cura del resfrío, por ejemplo, el moco puede cambiar de ligero, claro y líquido *(señales de frío)* a amarillento y denso *(señales de calor),* de tal modo que la persona necesita hierbas caloríficas al principio del tratamiento y enfriadoras más delante.

Con el propósito de ajustarse a las necesidades de todo cambio, es esencial ser muy creativo en el arte de sanación, observando y escuchando a través de todos los niveles, el ejercitar mucha paciencia y mucho cuidado, al mismo tiempo tener la habilidad o el ingenio para captar claramente la naturaleza de la condición. Los patrones simples, no obstante profundos que hemos desarrollado, hasta ahora, son indispensables. A menudo vemos las mejores intenciones venirse abajo ya sea porque las personas se rehúsan a ver los principios implícitos o los ignoran.

La intuición juega un papel vital en el arte de sanación, sin embargo durante una crisis de sanación existe con mucha frecuencia el temor, la falta de enfoque mental y varios apegos emocionales de parte del profesional hacia la persona enferma, todo esto enturbia la intuición. Los patrones de diagnóstico como el de las Seis Divisiones y las Seis Influencias son invaluables contribuyentes que magnifican y aclaran los parámetros que existen entre la intuición y la razón, el arte y la ciencia, por consiguiente, aseguran una base de diagnóstico firme en las artes tradicionales de sanación—dieta, hierbas, ejercicio, prácticas de conciencia, al cultivar la sanación por imposición de manos, acupuntura etc.—así como tratamientos médicos modernos.

Parte II

Esenciales de la nutrición

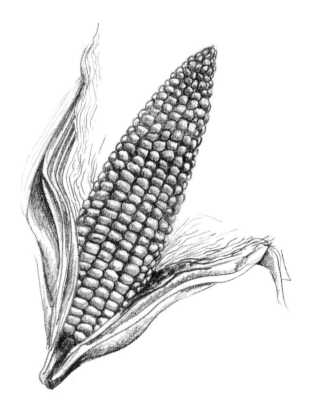

Transición dietética

El propósito de este capítulo es asistir a aquellos que desean hacer una transición gradual a una dieta más saludable, incluyendo aquellos que han modificado previamente sus dietas y aun necesitan mejorarlas. Este capítulo ofrece un discernimiento psicológico para ayudarle a lograr un éxito seguro, también marca los patrones que típicamente ocurren en tales transiciones y recomienda medidas dietéticas que reducen el exceso y aclaran viejos patrones tóxicos.

Los cambios que implican la dieta, estilo de vida y actitud tomarán caminos individuales que dependen de la decisión y compromiso de la persona, la fortaleza y debilidad inherentes, la diferencia entre la dieta previa y la nueva y la rapidez del cambio. La dieta es un aspecto de nuestra personalidad. La relación entre alimento y personalidad no es claramente precisa, puesto que algunas personas comen inadecuadamente y aun mantienen integridad emocional. Una dieta inadecuada, sin embargo, eventualmente desgastará los cuerpos y las mentes más fuertes.

Algunas veces escuchamos decir que si un alimento malsano se come, el hecho de sólo pensar que el alimento es bueno, puede hacerlo benéfico. Hay algo de cierto en esta idea, sin embargo hemos sido testigos de muchísima gente con mentes sagaces y ágiles que sucumben al cáncer por llevar una dieta inadecuada. En último instante, la capacidad de alterar los alimentos solamente con el pensamiento existe, pero la mayoría de nosotros no hemos desarrollado esta habilidad. Simplemente si Ud. sabe que el alimento no es bueno, no lo coma.

Reacciones en cadena

En la filosofía china, la práctica de evitar lo que conocemos como perjudicial, se llama un «eslabón en cadena». Un «eslabón» representa el inicio de una acción en una cadena de causalidad. Refiriéndonos a los alimentos malsanos, el inicio de una acción o eslabón, puede ser la decisión de no comer ese tipo de alimentos. En este caso sólo representa un eslabón. Sin embargo, si comemos alimentos malsanos, entonces nos enganchamos a un primer eslabón y luego a un segundo y luego a un tercero y así continuamos enganchándonos a varios eslabones sucesivos en la cadena, los cuales son el conjunto de efectos que debemos vencer por haber ingerido alimentos malsanos —sufriendo, tratando de cambiar los efectos de los alimentos con pensamientos positivos, o tomando medicamentos para luego superar los efectos de éstos— en otras palabras, hay una reacción más que se va enganchando a la cadena por cada reacción precedente.

Se sugiere que para obtener una salud máxima nos enganchemos sólo a un eslabón como máximo. Cada eslabón más en la cadena es agregar más peso, causando progresivamente sentimientos más pesados para luego sentirnos con menos libertad. No engancharnos a ningún eslabón —la condición del «eslabón número cero»— es experimentar el origen de todo cambio.

Siguiendo un camino a través de una acción acertada, avanzamos aceleradamente a través de ciclos de consciencia. Si debemos progresar, debemos desenmarañar todas las situaciones negativas acumuladas en nuestro cuerpo y mente, eligiendo actividades apropiadas a cada momento. La dieta apropiada es sumamente individual, por lo tanto la naturaleza de este proceso variará de persona a persona.

Las personas que escogen una dieta para impresionar a otros, para estar a la moda, para obtener más poder o inclusive para volverse «sanas» sin ninguna intención de compartir con otros lo que se aprendió, les cuesta trabajo una transición dietética. Cuando se escoge una dieta porque se es guiado por motivos idealísticos, como el de escoger una dieta porque es más humana—no se promueve el matar animales (vegetariano) o no se ejerce ningún poder o no se es opresivo con las poblaciones de países en desarollo (se evitan productos de corporaciones multinacionales)—entonces puede haber menos problemas en la transición y existe una actitud más sana y por consiguiente permite un mejor discernimiento respecto a la futura selección de alimentos para la dieta.

Cuando una nueva dieta se adopta, se pueden esperar algunas reacciones como cambios en los procesos bioquímicos dentro de cada célula. Si la nueva dieta es aun más purificandora, entonces las viejas toxinas se liberan, algunas veces haciéndonos sentir incómodos o mal y a esto se le llama «reacciones de sanación». Tales cambios celulares afectan también a la mente y no sólo representan cambios en la dimensión de la mente, pero son estos cambios en sí mismos las transformaciones de patrones emocionales y mentales arraigados en el ADN y ARN de las células de nuestro cuerpo.

Reacciones de sanación

Las reacciones de sanación nos presentan una oportunidad para ver y entender todo lo que no se resolvió previamente en nuestra vida. Cargamos toda nuestra historia personal en nuestros cuerpos. Cada herida que no se sanó completamente—ya sea física, emocional o mental—debe corregirse. Todas las obstrucciones, toxinas, aberraciones y el dolor deben aclararse para una sanación total.

La naturaleza de una reacción indica cual fase de la vida se está sanando. Las reacciones se sienten similares a la enfermedad original o trauma emocional, pero muchas veces aparecen en un grado menor. Si la reacción es una descarga emocional de coraje o ira, las emociones circundantes a la descarga emocional le recordarán el primer enojo o coraje en su vida, aun cuando el actual enojo haya sido «causado» por circunstancias diferentes. Manifestaciones físicas en el cuerpo son recordatorios de antiguas condiciones. Si ocurrieron dolores de garganta crónicos durante la infancia, una reacción de sanación puede implicar uno o dos dolores de garganta que eliminarían cualquier residuo que se acumuló en la(s) infección(es) original(es).

Ciertamente todos queremos reacciones de sanación mínimas o no-existentes. De acuerdo a la medicina tradicional japonesa, sin embargo si no existe *meigan* (reacción de sanación), no existe ninguna cura. La mayoría de las reacciones implican que el cuerpo se está limpiando a sí mismo de toxinas. Las manifestaciones exteriores o físicas de esta eliminación pueden ser serias, graves o moderadas, dependiendo de la habilidad que implica el tener control del proceso.

Ejemplos de reacciones de sanación

1. Tensión o dolor puede ocurrir en la parte superior de la espalda y en el cuello, puede subirse hacia la cabeza, irse hacia abajo por todo lo ancho del abdomen, a los brazos y a las piernas, eventualmente sube hacia la parte más alta de la cabeza, se dirige hacia los dedos de los pies y hacia los dedos de las manos. El dolor puede ocurrir en los órganos internos, particularmente en el área del hígado, abajo del lado derecho de la caja toráxica. El dolor de cabeza es común.

2. Vómito, bilis o varios tipos de moco pueden presentarse.

3. Desequilibrios digestivos se pueden desarrollar: gases, calambres, diarrea, etc.

4. Debilidad, pérdida de peso y sensaciones de frío y/o calor son señales de que el cuerpo está eliminando o desechando con mucha fuerza antes de que la fase reconstructiva y de fortalecimiento ocurra.

5. Reacciones típicas emocionales incluyen impaciencia irrazonable, coraje y/o depresión.

6. Más sueño puede necesitarse durante la transición y los sueños pueden ser muy irreales. Visiones inusuales, apariciones o estados alterados ocurren ocasionalmente.

7. La menstruación en ocasiones cesa pero se reinicia cuando la digestión se calma y las funciones del hígado y del riñón se reanudan.

8. El deseo sexual muchas veces disminuye, especialmente en los hombres, pero eventualmente se vuelve más equilibrado que anteriormente, una vez que la función de los riñónes-suprarrenales se fortalezca.

9. Posibles manifestaciones de descargas (o excreciones) físicas en el cuerpo incluyen forúnculos, espinillas, salpullido, olores en el cuerpo, carbúnculos, flujos nasales y vaginales, capa en la lengua, y heces fecales negras. Las amalgamas plateadas (mercurio) pueden caerse.

La mayoría de las reacciones de sanación implican dolor y eliminaciones con manifestaciones físicas en el cuerpo, que durarán menos de una semana, aunque estos síntomas algunas veces duran mucho más tiempo. Debido a que en esta etapa el cuerpo necesita menos de la función sexual/reproductiva, el resurgimiento de energía sexual y menstrual puede tardarse mucho más tiempo. No es recomendable que una mujer cambie drásticamente su dieta durante el embarazo porque la liberación de las toxinas pueden dañar al feto, el shock que se experimenta en el organismo en general puede provocar un aborto espontáneo. Debe abstenerse de productos extremos como: las sustancias intoxicantes y los productos altamente refinados y repletos de químicos.

Clorofila y transición dietética

Cuando las toxinas se vayan expulsando del cuerpo durante las reacciones de sanación, use alimentos purificadores para ayudar a facilitar el proceso: verduras, frutas, germinados, semillas, granos y leguminosas. Si existe sensibilidad al frío y debilidad, entonces cueza todos los alimentos purificadores y también consúmalos en menos cantidades. Cuando se está cambiando la dirección a patrones más vegetarianos, el consumir pequeñas cantidades de alimentos ricos en nutrientes proteicos pueden ayudar a aliviar al cuerpo del shock por la falta o pérdida de productos de origen animal. Además, los alimentos ricos en clorofila son especialmente benéficos para expulsar los residuos tóxicos de origen animal, reconstruyen la sangre y apoyan la renovación de células. Todas las verduras verdes (incluyendo las de hojas verdes) pueden enfatizarse con regularidad durante las reacciones transitorias de sanación.

Las cualidades regenerativas de la clorofila y de la proteína se dan en combinación en productos nutritivos como pastos de cereal y microalgas. Para más información de estos alimentos y posibles restricciones de su uso, refiérase al capítulo *Productos alimenticios verdes.*

Alimentos que contrarrestan toxinas

La medicina china reconoce ciertos alimentos comunes como neutralizadores de toxinas: tofu, mijo, frijol mungo *(Phaseolus aureus),* frijol aduki *(Phaseolus angularis),* frijol soya negro, acelga suiza *(Beta vulgaris var cicla),* rábanos *(Raphanus sativus),* nabos (*Brassica rapa* y el Grupo Rapifera) e higos. Estos pueden usarse libremente en la dieta durante la transición y especialmente durante las reacciones de sanación (si es que los alimentos se toleran).

La sal y el vinagre también eliminan toxinas y son comúnmente usados en el Oeste y el Este para este propósito. Son sustancias de sabor muy fuerte y de alta potencia, por lo tanto, deben usarse con cuidado y sobre todo si se tienen problemas de digestión. No consuma sal por sí sola, aun medicinalmente, debe diluirse con alimentos o agua, o consumirse en productos como el umeboshi o chamoy. Mezcle una cucharadita de vinagre de manzana en un ⅓ de taza de agua (si hay una intoxicación causada por alimentos, tómeselo sin diluir). Estos productos se describen en las páginas 226 y 227. No recomendamos el uso habitual de sal y vinagre para desequilibrios de la digestión; es mejor superar los hábitos dietéticos que nos perjudican.

*   *   *

Las reacciones más fuertes en una transición dietética ocurren en los primeros seis meses, aunque reacciones de transcendencia pueden ocurrir años después. La gente de más edad o muy débil necesita cambiar los patrones dietéticos más lentamente, reemplazando alimentos de baja calidad y reduciendo el uso de alimentos que debilitan. Véase «Sugerencias dieteticas para vitalidad en los ancianos» en la página 405.

Proporciones recomendadas de grupos de alimentos

Las proporciones siguientes (por peso) en una dieta basada en granos y verduras da por resultado una nutrición rica en fibra, minerales y vitaminas, moderada en proteínas y grasas no-saturadas, y baja en grasas saturadas. En las poblaciones donde tal dieta prevalece experimentan relativamente menos cáncer y enfermedades del corazón y una mayor longevidad.[1]

35–60%* GRANOS: granos integrales, cereales, granos germinados y productos de harinas

20–25%* VERDURAS: verdes (incluyendo las de hojas verdes), amiláceas (ricas en almidón), con poco almidón; algas marinas y microalgas

5–15%* LEGUMINOSAS: frijoles, chícharos, lentejas, germinados de leguminosas, tofu, miso, etc.

5–15%* FRUTAS: frutas, y pequeñas cantidades de OLEAGINOSAS y SEMILLAS RICAS EN ACEITE

0–10%* PRODUCTOS DE ORIGEN ANIMAL: lácteos, huevos, pescado, aves de corral y carnes de mamíferos

La gama de alimentos dada arriba es lo suficientemente extensa para satisfacer a la mayoría de las personas excepto aquellos con condiciones extremas. Para personas saludables acostumbradas a una dieta baja en carnes y lácteos, el consumo de productos de origen animal puede ser poco o nada. Los productos de origen animal en general deben usarse cautelosamente por personas robustas con señales de *exceso,* mientras que la persona delicada, *deficiente* puede que los requiera.

Las oleaginosas y semillas, debido a su contenido concentrado de grasas y proteínas, no se digieren fácilmente y deben consumirse en pequeñas cantidades. El uso en exceso de frutas y sus jugos, particularmente las tropicales, debilitan la digestión y crean fatiga, siendo esto un problema común.

El comer alimentos de los grupos mencionados arriba en las proporciones recomendadas es sólo un paso hacia nuestro bienestar. De igual importancia son el comer platillos sencillos en combinaciones saludables (vea el capítulo *Combinación de alimentos*), el no comer excesivamente, el de preparar y escoger alimentos de alta calidad de acuerdo a la constitución y la condición de cada persona (discutidos en *Las Seis Divisiones, Cinco Elementos* y otros capítulos), el hacer ejercicio adecuado y la multitud de factores que influyen en nuestro estado de salud, actitud o situaciones personales en nuestra digestión y salud en general.

Para más información sobre la naturaleza y uso de productos de origen animal (incluyendo lácteos, carnes, pescados y huevos), refiérase al capítulo *Proteína y vitamina B_{12}*. También allí están descritas la multitud de alternativas de plantas ricas en proteína, productos de origen animal y métodos de preparación de la carne para su uso medicinal. A continuación se da un plan para reducir la proporción de carne u otros productos de origen animal en la dieta.

---

*Estos porcentajes son apropiados para la mayoría de la gente que están en el proceso de transición de una dieta estándar estadounidense a alimentos integrales vegetarianos. Menos énfasis se le da a los granos y más a las verduras, frutas y a alimentos altos en proteína.

Transición de una dieta basada en carne a una dieta basada en alimentos integrales de origen vegetal

1. Si usa granos refinados, empiece gradualmente a añadir granos integrales a su arroz blanco o a otros cereales refinados a los que está acostumbrado. El gran contenido nutricional de los granos integrales reducirá el deseo de la carne. También evite productos que causan desmineralización y pérdida de nutrientes, como azúcar blanca, pan blanco, pastas refinadas y la repostería, y las sustancias intoxicantes. Empiece a usar algas marinas; éstas tienen una completa y extensa gama de minerales.

2. Use más verduras con pequeñas cantidades de carne. Las sopas y caldos añaden una cualidad dispersiva a la naturaleza concentrada de la carne.

3. Primero minimice el consumo de carnes rojas (o en general la carne de mamíferos), enseguida las aves de corral y luego el pescado. Para una seguridad en el consumo de carnes y pescados, véase la guía en las páginas 32 y 33.

4. Reduzca los lácteos y huevos, particularmente si son de baja calidad. Mucha gente se da cuenta que cantidades sustanciosas de lácteos y huevos no se mezclan bien con una dieta basada en granos. (Estreñimiento y una sensación de pesadez pueden resultar). Cuando se comen en abundancia, los lácteos y huevos crean moco, los granos lo hacen igualmente pero moderadamente; de tal manera que la combinación puede causar una acumulación excesiva de moco.

5. Para hacer una transición paulatina y prevenir la glotonería, es mejor comer pequeñas cantidades de alimentos de origen animal con regularidad en vez de cantidades grandes ocasionalmente.

6. Sólo pequeñas cantidades de alimentos de origen animal (o en muchos casos, ninguna) pueden ser suficientes, una vez que la persona esté física y mentalmente estable. No se apresure—disfrute de los cambios en su vida en cada etapa. Normalmente los cambios son más fáciles cuando hay una transición gradual. Aun cuando pueden ocurrir notables beneficios en unas cuantas semanas, la transición completa puede tomar años. El proceso de renovación es un estilo de vida armonioso.

*   *   *

Hierbas* pueden ayudar enormemente en cada aspecto de sanación, incluyendo en la transición dietética. Hay diferentes maneras para tomar las hierbas, la más común es en forma de extracciones a base de agua.

Preparaciones herbolarias estándar

Los cuatro métodos de preparación herbolaria se dan a continuación. A las hierbas preparadas en agua se les llama comúnmente «tés» y se definen ya sea como infusiones o

---

*«Hierbas» son alimentos con propiedades discretas, específicas y a veces de alta potencia, se encuentran en la línea divisoria entre los alimentos y las medicinas.

decocciones. Otros dos tipos de preparación incluyen las de extracción en alcohol o «tinturas» y los polvos de hierbas encapsulados. Las hierbas sugeridas a través de este libro se han de preparar y usar de acuerdo a las siguientes instrucciones, al menos que de otro modo se anote. En todas las dosis dadas a continuación, sólo tome las hierbas seis días a la semana.

Las **infusiones** están hechas de flores frescas o secas, al igual que de hojas. Para hacer las infusiones de hierbas, póngalas en una tetera no-metálica y viértales encima agua hirviendo, tápelas, y déjelas infiltrándose unos 20 minutos y luego cuele la infusión para tomársela. Use aproximadamente una onza de la combinación en total de hierbas secas para una pinta ($\frac{1}{8}$ de galón) de agua. Los tés de hierbas pueden también prepararse en una botella térmica o termo, y así se conservará caliente, pero tómeselo a una temperatura tibia y es conveniente pues también se lo puede llevar consigo.

Dosis: Tome $\frac{1}{2}$ taza de té 2–4 veces al día, entre comidas.

Las **decocciones** se hacen de las raíces, cortezas, semillas, o tallos. Para hacer la decocción, hierva una onza de hierbas secas por cada $1\frac{1}{2}$ pinta de agua por treinta minutos por una hora, en una cazuela, o en una tetera tapada. Cuele la decocción y luego tómesela. Las hierbas de consistencia dura como la raíz *dong quai (Angelica sinensis)* puede dejarse a fuego lento por dos o tres horas, pero utilizando dos o tres pintas de agua.

Una cazuela de vidrio, de cerámica o con recubrimiento de esmalte, o de barro es mejor. No use cazuelas de aluminio o de hierro fundido, o las que están recubiertas con materiales sintéticos, las cazuelas de acero inoxidable de alto grado como las hechas para usos quirúrgicos son aceptables.

Cuando una fórmula contiene algunas hierbas para las infusiones y otras para las decocciones, simplemente deje hervir a fuego lento las hierbas para la decocción con suficiente agua para cubrir todo, luego vierta la decocción ya terminada sobre las hierbas que se van a infundir, y se mantiene a fuego lento,.

Nota: Cuando use hierbas frescas para la decocción o infusión, utilícese doble cantidad de la que se indica para hierbas secas.

Dosis: La misma que la mencionada para las infusiones.

Las **cápsulas** de una sola hierba o en fórmulas completas (varias hierbas) son convenientes cuando las hierbas en sí tienen un sabor muy desagradable o se dificulta su preparación. Para encapsular el polvo de las hierbas, pulverícelas con una maja y mortero o en el molcajete, o use un molino de semillas, la licuadora u otro aparato de cocina. Algunas hierbas muy duras y secas son difíciles de moler y ya se pueden conseguir en polvo. También las tiendas de hierbas—muchas veces las que venden cápsulas vacías—pueden pulverizar las hierbas si se les pide. El polvo herbolario entonces se coloca en cápsulas y se guarda en un lugar sin que le dé la luz directa—también se puede usar una botella de color oscuro con tapa. Las tiendas herbolarias muchas veces tienen unas máquinas para poner los polvos herbolarios más fácilmente en cápsulas. Por lo general también ofrecen hierbas en cápsulas, pastillas y extractos de líquidos.

Dosis: Si se usan cápsulas, píldoras, o tabletas, tome aproximadamente 3,000 miligramos (3 gramos) de hierbas tres veces al día con agua entre comidas. Nota: Una cápsula tamaño #0 contiene aproximadamente 400–450 miligramos de hierbas; una #00, 500–600 miligramos; y una #000, 650–850 miligramos. Las cápsulas de mayor medida en miligramos son para hierbas más densas, primordialmente cortezas, semillas y raíces.

Tinturas son extractos de hierbas en alcohol u otro medio. Así como las cápsulas, son muy convenientes ya sea hechas de una sola hierba o fórmulas completas (varias hierbas) pueden elaborarse en tintura. Para preparar, remoje de 2 a 4 onzas de hierbas en una pinta (⅛ de galón) con alcohol de 60 a 80 grados, similar al vodka. Si las hierbas son ligeras—principalmente hojas y flores—use 2 onzas; para cortezas y raíces más pesadas, use 4 onzas. En cualquier caso, añada más líquido si se absorbe todo por las hierbas. Cada día, agite la fórmula o preparación por un minuto o dos. Después de 14 días o más, cuele o filtre el líquido de la hierba-infundida y quite el resto de la pulpa torciéndola en una manta de cielo o lienzo de trama fina. Extraer la pulpa con una prensa de jugo es la manera más efectiva. Guarde toda la tintura resultante en una botella obscura sellada. Las tapas con metal expuesto (Ej., la mayoría de las tapas de los botes para envasar) filtran los metales en la tintura y deben evitarse. Vierta la tintura conforme se vaya necesitando en una botella con gotero de 1 a 4 onzas (se consigue en algunas farmacias y tiendas de hierbas). Las tinturas mantendrán su potencia por muchos años.

Dosis: 20 gotas (⅓ cucharadita) dos veces al día entre comidas, abajo de la lengua o en poca agua, té de hierbas u otro líquido.

Excesos y toxinas

Las expulsiones, excreciones o descargas debidas a las reacciones de sanación implican varios tipos de excesos y toxinas; cada una tiene remedios específicos. Los alimentos con clorofila, entre otros, contrarrestan las toxinas y son remedios muy benéficos, especialmente cuando están incorporados a una dieta de granos y verduras que incluye, algas marinas y productos ricos en enzimas tales como germinados y miso. El hacer ejercicio con regularidad es esencial para procesar y «quemar» los excesos. Cuando las reacciones y expulsiones o descargas son serias o graves o numerosas, quizás signifique que el ritmo en el cambio de dieta es muy rápido.

En algunos casos, sin mucha consideración, las reacciones intensas o fuertes serán difíciles de evitar. También, la gente con enfermedades crónicas, muchas veces (sabiamente) se aventuran a seguir un plan dietético más saludable, y son los síntomas de su enfermedad, en vez de sus reacciones de sanación, los que deben superar primero. En cualquiera de los casos, las toxinas comunes y excesos en el cuerpo se enlistan a continuación, junto con los remedios.

Metales tóxicos

La gente que vive en las regiones industrializadas del mundo, por lo general, absorbe cantidades tóxicas de elementos metálicos del aire, del agua y de productos alimenticios. Los más comunes son plomo, arsénico, cadmio, aluminio, mercurio (también se asimila del empaste dental plateado de las amalgamas) y otros. Estas toxinas pueden permanecer en el cuerpo toda la vida, provocando trastornos en todos los sistemas metabólicos, hasta que se logre eliminarlas.

Muchas condiciones debilitantes están ligadas a los metales tóxicos. Por ejemplo, se sospecha que una acumulación de aluminio en exceso puede contribuir a una deterioración del cerebro el síndrome conocido como la enfermedad Alzheimer,[2-4] siendo ahora entre las cinco causas principales de muerte en los Estados Unidos. El aluminio se absorbe de las baterías de cocina de aluminio y de utensilios de aluminio y de la agua potable (sulfato de aluminio se usa frecuentemente para filtrar el agua municipal y muchas veces no se ha removido completamente). El polvo de hornear y tabletas antiácidas son otras dos fuentes comunes. Los siguientes remedios, si se usan en la dieta 4–6 veces a la semana por seis meses, remueven metales tóxicos eficazmente. Para prevención de una acumulación tóxica de metales, estos remedios se pueden incluir periódicamente en la dieta.

Ajo	Pasto de trigo o de cebada†
Algas Marinas† o Algina*†	Frijol mungo (*Phaseolus aureus*)
Miso†	(para remover el plomo)

Radiación

La radiación por desprendimiento nuclear (estroncio 90, cesio 137, iodo 131, etc), rayos X, microondas, cables de electricidad de alto voltaje, televisiones, terminales de pantalla de video (incluyendo monitores de computadora), todos los aparatos eléctricos, y muchas otras fuentes saturan a la gente con radiación, causando una patología de radicales libres y por lo tanto contribuyendo al envejecimiento, distorsión celular, leucemia y otras formas de cáncer, defectos en el nacimiento, anemia y otras enfermedades. Ya sea que la radiación se recibió del medio ambiente, por diagnóstico médico, o como radiación terapéutica, los efectos pueden ser contrarrestados con los productos marcados «†» arriba.

Otros alimentos benéficos son los ricos en clorofila—aparte de los pastos de cereal son la espirulina, clorela y la microalga verdeazul silvestre. El ginseng panax *(Panax ginseng)* y el ginseng siberiano *(Eleutherococcus senticosus)* también son efectivos. Panax es un ginseng estándar cultivado en China, Corea y los Estados Unidos. Es usado por personas con *deficiencias.* El ginseng siberiano *(Eleutherococcus senticosus),* una especie relativa, es preferible al panax cuando no existe una debilidad seria.

Otros alimentos comunes ayudan a contrarrestar la radiación. La rutina glucósida encontrándose en el alforfón *(Fagopyrum sagittatum* o *F. tartaricum)* protege en contra de los efectos de radiación. Las manzanas y las semillas frescas de girasol contienen pectina, a la cual se le adhieren los residuos radioactivos y los remueve del cuerpo. La lecitina y la arcilla de bentonita (muy eficaz) también tienen esta acción. La dosis de lecitina es 1 cucharadita diaria. La arcilla de bentonita se prepara añadiéndole 4 onzas de agua sin hervir por cada 1 onza de arcilla (no use utensilios de metal para revolverla). Déjela reposar por 8 horas, luego revuélvala y tómesela una vez al día. Suficientes líquidos deben tomarse durante el día. Otras arcillas comestibles incluyendo la arcilla verde francesa pueden sustituirse por bentonita. Debe hacerse notar que isótopos de desprendimiento nuclear y ciertos tratamientos medicinales pueden permanecer radioactivos en el cuerpo

---

*Algina, un derivativo gelatinoso de kelp u otras algas marinas, se consigue como un suplemento nutricional.

por días, meses, incluso hasta años, dependiendo del isótopo. La mayoría de los tipos de radiación como los microondas, rayos X y radiación electromagnética, sin embargo, simplemente pasan a través del cuerpo causando daño, además de la formación de radicales libres. Tal radiación algunas veces causa que productos radiomiméticos se formen en el cuerpo, aunque no son radioactivos, imitan substancias radioactivas, causando problemas similares. Afortunadamente, los remedios arriba mencionados también desnaturalizan los productos radiomiméticos.

Los ácidos grasos esenciales son benéficos para iniciar la renovación celular después de una quemadura por radiación. Una cucharada sopera diaria de aceite prensado en frío de linaza suple estos ácidos grasos así como la vitamina A, minerales, lecitina y otros nutrientes vitales. Los jugos o gels de sábila son benéficos para quemaduras de la piel. Cuando se está expuesto a toda forma de radiación un tratamiento externo excelente es un baño de sal de mar y bicarbonato de sodio. Este método se usa por algunos especialistas en isótopos radioactivos para reducir su propia radiación corporal. Añada 1 libra de ambas sal de mar y bicarbonato de sodio a un baño caliente, sumérjase por 20 minutos; enjuáguese con agua fría. Repítalo tres veces a la semana por un mes en caso de haber estado severamente expuesto. Otro procedimiento son los baños de arcilla; o añada arcillas a los baños de sal/bicarbonato de sodio para aumentar su efectividad. Use 1 taza de bentonita u otras arcillas para el baño y siga las instrucciones citadas arriba.

La gente que con regularidad está expuesta a niveles de radiación elevados puede usar diariamente uno o más de los remedios arriba mencionados para prevenir efectos secundarios. Sin embargo, se enfatiza tener prudencia. Sabemos que algunos estadounidenses se enfermaron gravemente por varias semanas después de la catástrofe de Chernobyl en la Unión Soviética—no por la radiación, sino por haber ingerido cantidades masivas de miso, algas marinas y varios suplementos en un intento de protegerse de la radiación. Para incidentes específicos de contaminación, las dosis de alimentos recomendadas como las manzanas, miso, algas marinas, pastos de cereal, microalgas, semillas de flor de girasol, y alforfón (*Fagopyrum sagittatum* o *F. tartaricum*) pueden ingerirse teniendo cuidado de no exceder el límite superior anteriormente sugerido para las comidas o para los suplementos. Uno o dos remedios pueden tomarse dos veces al día por tres días para un tratamiento cuando se ha expuesto a una cantidad mínima de radiacion (Ej., un diagnóstico de rayos X) o continúe los remedios por varias semanas para contrarrestar grandes cantidades de contaminación. La manera de tratar la radiación y la quimioterapia que se aplica al programa contra el cáncer se dan en la página 454.

Sustancias de alta potencia: drogas y medicamentos prescritos

Los residuos en el cuerpo de sustancias de alta potencia ya sea de medicamentos prescritos o drogas recreativas («drogas recreativas» se utiliza para referirse a las que se usan para recreación, legales o no, Ej., alcohol, marihuana, etc), muy frecuentemente permanecen en el hígado, cerebro y otros tejidos a lo largo de la vida de la persona. Ejemplos incluyen el alcohol o drogas tan comunes como, marihuana, LSD, o los medicamentos prescritos como tranquilizantes, o analgésicos (para aliviar el dolor), pastillas anticonceptivas y antibióticos. Los residuos de todas estas sustancias de alta potencia se acumulan en forma directa o producen reacciones en el cuerpo, que resultan en una acumulación de productos secundarios tóxicos. Por ejemplo, el delta-9-tetrahidrocanabinol (THC), uno de los ingredientes activos de la marihuana, se acumula en los tejidos del cerebro en los usuarios acostumbrados a usar esta sustancia, causando efectos perjudiciales a largo plazo.[5] (Véase la nota 22 en la página 772).

Una dieta de granos-y-verduras complementada con alimentos verdes, ayuda a eliminar los residuos de estas sustancias de alta potencia. Cuando hay un historial de uso prolongado, un remedio excelente es la hierba gobernadora *(Larrea divaricata)*. Para eliminar depósitos de bebidas intoxicantes y depósitos relacionados con drogas o medicamentos prescritos, tome gobernadora *(Larrea divaricata)* sólo una vez al día por veinte días, luego no la tome por una semana, después tómela una vez al día por veinte días más. Las propiedades de la gobernadora *(Larrea divaricata)* se pueden extraer en un medio como el agua, pero para su mejor efectividad toda la hierba debe consumirse—o se toma en una tintura extraída en alcohol.

Si consigue el polvo de gobernadora *(Larrea divaricata)* revuelva una cucharadita copeteada en una taza de té caliente de regaliz u orozus *(Glchirriza glabra)* o té de menta *(Mentha* spp) (para disfrazar su sabor amargo); no lo cuele, tome el polvo con el té. El polvo de gobernadora *(Larrea divaricat)* puede hacerse con sus hojas, en la licuadora o en mortero y maja. El polvo también se puede poner en cápsulas, o las cápsulas, tabletas y tinturas se compran ya hechas.

La raíz de cálamo *(Acorus calamos* y subespecies) restaurará el daño cerebral como resultado del uso de drogas u otras causas. Se usa para este propósito en Ayurveda, la medicina tradicional de la India. (Siga la dosis estándar y preparación descritas anteriormente en las páginas 120–122).

Para tratamientos para el alcohol y para el abuso del uso de drogas, véase la página 476.

Parásitos

Varios parásitos infectan un gran porcentaje de la población. Los tipos más comunes incluyen los nemátodos: lombrices intestinales, las cuales proliferan en el aparato digestivo cargado de moco (véase el Apéndice A, en la página 725, para más detalles). Una de las formas más comunes de cómo las lombrices se transmiten es a través de las mascotas como los perros o gatos viviendo en casa. Otras causas principales de parásitos es el comer carnes crudas, pescado y algunas veces verduras, el caminar descalzo (especialmente en climas húmedos y calientes), el tener una higiene deficiente y al estar en contacto con personas con este padecimiento.

Los síntomas más comunes de parásitos son: debilidad en general, emaciación o escualidez un apetito voraz, una apariencia amarillenta marchita, palidez facial, manchitas moradas y azuladas en la parte blanca del ojo, manchas blancas del tamaño de una moneda en la cara, comezón en el ano (especialmente en la noche), picarse la nariz, inquietud al dormir, molesto, rechinar los dientes mientras duerme, y el antojo por dulces, alimentos secos, arroz crudo, tierra (por lo general en niños), el carbón y/o comida quemada. Nota: Si tiene un historial de parásitos, o está seriamente desequilibrado, por favor refiérase a la página 709.

Muchos de los químicos antiparasitarios son de alta potencia. Para limpiar los intestinos, o como precaución, use la siguiente fórmula una vez al año, al final del verano o en la primavera. Los alimentos y hierbas sugeridas abajo son efectivos en la mayoría de los casos con leves padecimientos.

Programa de prevención de parásitos

1. Para el desayuno, mastique un puñado de arroz crudo minuciosamente—no coma nada más. Las otras comidas del día pueden ser normales. Los granos de maíz enteros pueden sustituirse, pero deben masticarse sólo tostándolos un poco en el comal, pues de otra manera estarían muy duros para masticarlos.

2. Ya más tarde, entre comidas, coma un diente de ajo y un puñado de semillas de calabaza (pepitas)—ligeramente tostadas para quitarles el *E. coli* de la superficie. Los niños y aquellos que no puedan tolerar el ajo crudo, en general, puede que acepten ajo picado mezclado con una cucharada de miso diluido o mezclado en los alimentos como por ejemplo verduras y platillos de granos. O ponga rebanaditas de ajo delgaditas entre rebanadas de manzana. Otra opción para los niños o personas sensibles es el pan tostado con ajo. Frote muy bien un diente de ajo fresco, recién pelado, sobre pan tostado; luego encima del ajo frote tomate al gusto y luego rocíele aceite de oliva y si quiere le puede agregar aguacate. Con el tiempo gradualmente frote más ajo hasta llegar a frotar ½ ajo. Dos rebanadas de pan tostado con ajo proporcionarán un diente de ajo fresco entero. Las pastillas que venden de ajo pueden sustituirse pero son menos efectivas.

3. Dos horas o más después de la última comida del día, tome una taza de té de artemisa *(Artemisia vulgaris)*.

Siga este programa por diez días, déjelo por siete días y resúmalo por último por diez días más para eliminar los parásitos que se incubaron (de sus huevos) posteriormente a los diez días iniciales. Al completar todas las tres etapas diariamente le da la seguridad de lograr éxito, aunque cualquiera de los pasos es de gran ayuda en la mayoría de los casos.

Moco

Las señales más comunes de exceso de moco en el sistema son:

1. Resfríos o catarros frecuentes.
2. Un historial de consumo en abundancia de productos lácteos, carnes, huevos y productos de harina blanca en la dieta.
3. Secreciones o flujos de moco nasal, vaginal, o rectal.
4. La mayoría de problemas en los pulmones y el colon.
5. Una capa superficial gruesa en la lengua.

Para apresurar la depuración o limpieza de las condiciones de exceso de moco, la siguiente fórmula reemplaza el moco patológico alrededor de las membranas mucosas con un recubrimiento ligero y benéfico, al tiempo que gradualmente se está renovando el aparato digestivo en su totalidad.

Fórmula para tónico de té

Haga una decocción de té con:

       Una parte de semillas de hinojo *(Foeniculum vulgare)*
       Una parte de semillas de fenogreco o alholva *(Trigonella foenumgraecum)*
       Una parte de semillas de linaza *(Linum usitatissimum)*
       Una parte de hojas de ortiguilla *(Urtica ureas* o *Urtica dioica)*
       ¼ parte de raíz de regaliz u orozus *(Glycyrrhiza glabra)*

La fórmula se usa por cuatro semanas como un tónico en el otoño para los pulmones, colon y membranas mucosas. (La dosis estándar y la preparación de decocciones están descritas anteriormente en este capítulo). Para una condición crónica de mucosidad se toma por periodos de tiempo más largos. Es también una combinación nutricional excelente durante periodos de ayuno.

Exceso de peso

Una condición de exceso de peso es mejor afrontarla viéndola tal como lo que es—sólo es un exceso más o es una toxina que se debe eliminar al llevar exitosamente una transición dietética.

La mayoría de la gente con exceso de peso que optan por seguir una dieta basada en alimentos de origen vegetal, como granos integrales, verduras y otros alimentos no-refinados, tiene la esperanza de bajar de peso. El subir de peso no siempre es causado por comer en exceso, puesto que hay muchas personas delgadas que comen en exceso y hay aquellas con peso en exceso que no comen. Para aquellos que su sobrepeso es el resultado del comer demasiado, referirse también a «El comer en demasía y el envejecimiento» en el capítulo 18.

Las condiciones de sobrepeso, como todos los desequilibrios, se apoyan en actitudes malsanas. La gente que está obesa, con frecuencia, puede encontrar razones médicas u otras para continuar viviendo y comiendo añadiendo peso, pero una vez que se toma la firme decisión de bajar de peso y se sigue con una resolución basada en principios firmes de nutrición, el resultado es en cada caso una pérdida de peso.

La energía almacenada en el cuerpo como peso corporal proviene de tres fuentes: de las proteínas y de los carbohidratos, cada cual contribuye cuatro calorías por gramo; y las grasas rinden nueve calorías por gramo. El subir de peso debido a las grasas, por lo tanto, es el doble de fácil que el subir de peso debido a las proteínas y los carbohidratos. La gran mayoría de las grasas consumidas por la gente proviene de productos de origen animal. Aun la «leche con un 3% de mantequilla» el 49% del total de sus calorías se deriva de su grasa y las calorías en la leche con un 2%, el 32% es en grasa. (Para el propósito de lograr bajar de peso, las calorías de nutrientes específicos en un producto deben calcularse como el porcentaje del total de calorías, no por el peso del producto, como es calculado por la industria de lácteos).

Grasas: una causa principal para retardar el metabolismo

Cuando se consumen grasas, la digestión de toda la comida se atrasa. La secreción del ácido clorhídrico por el estómago disminuye debido al consumo de grasa. De igual modo, de acuerdo al «Ciclo de control de los Cinco Elementos» de la medicina china, la acción del páncreas y del estómago se reduce por un hígado en exceso, un resultado frecuente debido al consumo de grasas en exceso.

Alimentos integrales y el ejercicio

Los alimentos altamente procesados como la azúcar y la harina refinada también debilitan o perjudican el metabolismo. Estos alimentos desvitalizados están deficientes en vitaminas, minerales, y enzimas necesarias para regular la secreción glandular y digestión adecuada. Los alimentos integrales, por lo tanto son preferibles. El ejercicio moderado con regularidad es esencial para la fluidez suave de la sangre y de la energía a través del cuerpo y para vencer cualquier obstrucción por exceso de peso. La grasa y los músculos con frecuencia se despojan en igual proporción cuando se baja de peso y el ejercicio ayuda a mantener la masa muscular, por consiguiente protege al corazón y a otros músculos del deterioro.

Guías para la reducción de peso a largo plazo

Las medidas que hemos visto funcionar mejor para bajar de peso a largo plazo incluyen:

1. El compromiso para una claridad emocional con el apoyo de actividades físicas (idealmente una hora de ejercicio al día) y una práctica diaria de consciencia. Por favor refiérase a «Consciencia emocional», en las páginas 26–27.

2. Una dieta balanceada de alimentos no-refinados. Por favor estudie «Alimentos integrales: lo imperativo de la sobrevivencia del siglo veintiuno» en las páginas 18–21.

Los dos pasos mencionados arriba son muy efectivos y rara vez requieren de la ayuda de suplementos adicionales para promover el bajar de peso. Sin embargo, hay un considerable número de personas que, aun bajo un régimen saludable, sólo bajan de peso lentamente o nada. En estos casos, recomendamos la tradición asiática del Este relativo a cómo bajar de peso que enfatiza sabores amargos y pungentes o acres (punzopicantes) y limita alimentos dulces, salados y agrios. El contenido graso y las propiedades diuréticas de los alimentos son también importantes. La siguiente doctrina, derivada de los sistemas de sanación de China e India del Este, son guías benéficas para personas que batallan para bajar de peso—por lo general son para aquellas personas que aun están en transición hacia una dieta basada en granos y verduras no-refinadas.

1. **Oleaginosas, semillas y aceites:** Seguimos apoyando nuestro punto de vista descrito anteriormente acerca de la grasa, la tradición ayurvédica es la que recomienda la restricción no sólo de grasa de origen animal sino que también esas grasas de origen vegetal. Las oleaginosas, semillas y aceites deben usarse en pocas cantidades si acaso se llegaran a consumir. Dos excepciones para esta tradición son los aceites más ligeros, el omega-3 y el ácido gama-linolénico (AGL), los cuales incrementan el metabolismo en proporción

a la quema de grasa. El aceite prensado o extraído en frío de semilla de linaza no-refinado, es la fuente vegetal más rica de omega-3, proporciona el balance hormonal necesario para mantener en forma un cuerpo sano. Dosis: dos cucharaditas de aceite de linaza se vierten sobre la comida cada día, o para una cantidad equivalente de aceite o se comen a diario tres cucharadas soperas de semillas de linaza remojadas o semillas de linaza molidas (pulverizadas). Estas semillas ayudan cuando se tiene una digestión lenta. (Para instrucciones de las semillas de linaza, véase las páginas 182–183). Evite estrictamente la grasa hidrogenada (Ej., margarina y manteca vegetal) y aceites refinados (en realidad todos los alimentos comerciales que tienen aceites, incluyendo «alimentos saludables»). Estos aceites y grasas nocivos, lo mismo que el agua tratada con flúor impiden en gran medida la velocidad con que se quema la grasa.

Aceites ricos en AGL también demuestran ser altamente efectivos para lograr una reducción de peso. La mejor fuente de alimentos integrales aparte de la leche materna es la espirulina. Los aceites ricos en AGL, extraídos dc las semillas de prímula u onagra (*Oenothera biennis),* borraja *(Borago officinalis)* y grosella negra *(Rubus nigra)* también se consiguen fácilmente; 125 mg es una dosis diaria efectiva de AGL de cualquiera de estas plantas. (Para más información de AGL, omega-3 y calidad de aceites, ver el capítulo de *Aceites y grasas*).

2. En la tradición china, la mayoría de las **leguminosas** se clasifican por tener un sabor «dulce». No obstante, las leguminosas tienen un efecto de secamiento diurético y cualquiera de ellas excepto los frijoles de soya son recomendados. Los frijoles aduki *(Phaseolus angularis)* y mungo *(Phaseolus aureus)* son especialmente benéficos. Varias tazas de decocción de té de frijol aduki se pueden tomar para acelerar la pérdida de peso. Los germinados de frijol mungo y otros, también son benéficos y se pueden cocer al vapor para aquellas personas con señales de *frío* (teniendo frío frecuentemente o que no les guste el frío).

3. Los **granos** también tienen una cualidad dulce y aquellos con un componente amargo deben enfatizarse. Estos son centeno, amaranto, quinua y avena. Para bajar de peso, lo ideal es, comer avena en su forma más amarga—cruda (remojada) o tostada. El mejor arroz para usarse es el basmati debido a su sabor pungente. (Mucho del arroz basmati que se consigue hoy en día es refinado; escoja sólo la variedad no-refinada para bajar de peso). El maíz también es apropiado puesto que es diurético y de esta manera elimina el exceso de agua almacenada en los tejidos.

4. Casi todas las **verduras** son benéficas para bajar de peso, con la excepción de las de tipo acuoso (calabacita y calabaza de verano) y las muy dulces (camote y papa dulce). Las verduras clasificadas de acuerdo a su sabor parcialmente amargo—lechuga, apio, colinabo *(Brassica oleracea),* espárragos y escalonia *(Allium fistulosum* var. *caespitosum)*—son especialmente benéficas. (La lechuga está contraindicada para aquellas personas con enfermedades oculares). El comer sólo verduras ligeramente cocidas es preferible, puesto que los alimentos menos cocidos o sólo un poco, agregan vitalidad a la persona con sobrepeso, la cual con frecuencia es lenta. Los alimentos crudos son provechosos para aquellas personas con apetito excesivo o señales de *calor.* Aquellos con señales de *frío* deben restringirse de comer alimentos crudos porque promoverán retención de agua y grasa. Estas personas necesitan principalmente alimentos cocidos.

Aunque las verduras del mar (algas marinas) son saladas, su contenido de iodo y una amplia gama de minerales y amino ácidos ayudan a regular los niveles de peso; el kelp noruego *(Fucus vesiculosus)* es específico para este propósito. Otras algas marinas también son valiosas, si se usa kelp, le conviene comprar tabletas. La dosis es de 4–6 tabletas diarias.

5. **Fruta y dulcificantes:** Las frutas muy dulces (higos, datiles y fruta seca) pueden impedir bajar de peso. También deben consumirse cantidades pequeñas de frutas amiláceas (con almidón) o las que contengan grasa incluyendo el plátano, aguacate y coco. El limón y la toronja aunque su ácido cítrico agrio, en sí, se considera poco deseable para bajar de peso, también contienen una cualidad intensamente amarga la cual es más que compensada por su acidez. Comiendo un limón o toronja diariamente con sus semillas, su pulpa y un poco de la parte interior blanca pegada a la cáscara (las partes más amargas) puede ser un remedio excelente para bajar de peso. Para aquellos con señales de *frío*, sin embargo, deben usar mucho menos el limón o la toronja—o ninguno, si el frío se incrementa con su uso.

Las frutas comunes como las manzanas, ciruelas, duraznos, todas las moras, naranjas y peras tienden a ser purificadoras, lo cual es deseado para la persona con sobrepeso, sin embargo su contenido ácido y su sabor dulce pueden ser debilitantes y causar *humedad anormal* (retención de agua, desarrollo de hongos *[Candida]*, fatiga, lentitud o pereza, y/o pesadez emocional). El consumo de este tipo de fruta debe evitarse por personas con estos síntomas.

Dos dulcificantes pueden recomendarse durante la etapa para bajar de peso. El primero es la miel virgen; por «virgen» nos referimos a miel que no ha sido calentada en ninguna etapa de su procesamiento, y cuando se use en líquidos como en el té, no debe calentarse arriba de los 130°F. La miel virgen tiene un efecto pungente o acre cuando se metaboliza, el cual es muy útil para bajar de peso, aun así, es una sustancia de alta potencia y debe usarse en pequeñas cantidades. El segundo dulcificante es la hoja de estevia («la hoja de miel»). (Véase el capítulo de *Dulcificantes*). Todos los otros dulcificantes tienden a promover que la persona suba de peso. Evite dulcificantes químicos por completo.

6. **Productos de origen animal:** Evite alimentos apetecibles pero malsanos que promuevan la subida de peso como los huevos y lácteos bovinos incluyendo la mantequilla; reduzca el consumo de carne aunque los pescados y aves de corral silvestres benefician a las personas débiles. Los lácteos de cabra normalizan el peso del cuerpo por lo tanto tienen un valor para ambas personas de bajo peso y sobrepeso.

7. **Especias y condimentos:** Estos juegan un papel muy importante en el programa para bajar de peso. Sin embargo, los productos altos en sal deben restringirse en condiciones de sobrepeso, puesto que tienden a promover la acumulación de humedad en el cuerpo. Cuando la sal se usa en el cocimiento de alimentos, debe usarse en pequeñas cantidades, idealmente en la forma integral no-refinada. De igual modo, miso, salsa de soya, chamoy, encurtidos y otros productos salados necesitan usarse en cantidades mínimas y deben estar elaborados con sal no-refinada de alta calidad. Cuando existe edema (retención de agua/inflamación) omita la sal por completo de la dieta.

Todos los alimentos pungentes o acres (punzopicantes) promueven circulación de energía e incrementan el índice metabólico. Ejemplos notables son las hierbas: comino *(Cuminum cymicum)*, jengibre *(Zingiber officinalis)*, clavos *(Eugenia caryophyllata)*, hierbabuena *(Mentha spicata)*, hinojo *(Foeniculum vulgare)*, anís *(Pimpinella anisum)* y cayena *(Capsicum annum)*. Una persona con síntomas de *calor*, sin embargo, debe evitar estas hierbas y alimentos caloríficos pungentes o acres (punzopicantes) y debe usar las hierbas y alimentos neutrales o enfriadores como: menta piperita *(Mentha piperita)*, manzanilla *(Matricaria recutita)*, colinabo (*Brassica oleracea*, Grupo Gongylodes), nabo (*Brassica rapa*, Grupo Rapifera), rábano *(Raphanus sativus)*, taro *(Colocasa esculenta)* y pimienta blanca *(Piper nigrum)*.

8. La mayoría de las **hierbas amargas** son benéficas porque reducen la humedad en el cuerpo, purifican la sangre y extraen las toxinas que surgen por condiciones de *calor* algunas veces asociadas con exceso de peso. De uso particular son:

Raíz de bardana *(Arctium lappa):* Haga una decocción de la hierba seca, o consuma la raíz fresca (cruda o cocida). Esta raíz común crece y se encuentra en la mayoría de las regiones de los Estados Unidos; también se consigue en las tiendas japonesas como *gobo*. Muchas veces puede obtenerse a través de los grandes almacenes de comida y se pueden hacer pedidos especiales. La mayoría de las tiendas ofrecen la raíz seca de bardana. Cómasela en cualquier cantidad, ya sea cruda o cocida; esta hierba ligeramente amarga es realmente un-cúralo-todo para las condiciones de *exceso* y purifica la sangre mientras que reduce la grasa y regula la azúcar en sangre.

Otras hierbas amargas benéficas son: la raíz de **diente de león** *(Taraxacum officinale),* **manzanilla** *(Matricaria recutita)* (también pungentes o acres), raíz de ***yellow dock* raíz de rumex** *(Rumex crispus)* (laxativa) y raíz de **bupleurum chai hu** *(Blupleurum chinense)* (también pungente o acre) conocida como la hierba común china *chai hu*. Además, bupléurum chai hu *(Blupleurum chinense)* es benéfica para tratar todas las condiciones de prolapso (desprendimiento del útero/intestinos, hemorroides etc). **Té verde** chino *(Camelia sinensis)* es también útil para bajar de peso. Otros tipos de té incluyendo té verde de *bancha (Camelia sinensis)* pueden sustituirse para tener una acción más leve.

Alfalfa *(Medicago sativa)* puede promover bajar de peso debido a su acción secante; también se clasifica con un sabor amargo aunque su sabor real es agradable. La alfalfa se come fresca (cruda o cocida) como una verdura verde en varios platillos, o en forma de germinados. Puede consumirse también como una infusión de té o tomada en tabletas o cápsulas. Para información de la decocción de las semillas de alfalfa, vea instrucciones de los métodos de germinación en «Germinados» en la sección de recetas.

Una hierba verde silvestre tradicional del Oeste que ayuda a reducir la grasa es la **hierba del pollo** *(Stellaria media)*. Se consigue comúnmente como hierba mala o seca del jardín y debe hacerse una decocción con ella.

Las hierbas y plantas verdes citadas arriba son bastante seguras para la gente con sobrepeso; sin embargo puesto que son enfriadoras, no son apropiadas para aquellas personas con señales confirmadas de *frío*. Más propiedades de la mayoría de estas hierbas pueden buscarse en algunos textos estándares herbolarios.

9. Para relajarse, sanar el estómago y regularizar el apetito tome la microalga verdeazul silvestre (2 gramos) al inicio de las comidas, o polvo de pasto de cereal (4 gramos). (Para las instrucciones de su uso y para ajustarse a su estado de salud, refiérase al capítulo 16, *Productos alimenticios verdes*). La microalga así como el polen de abeja contienen nutrientes específicos que pueden moderar el peso del cuerpo. Tomar 1–4 gramos de microalga verdeazul silvestre (ideal para contrarrestar depresión) o 10 gramos ya sea de espirulina o polen de

abeja por lo general eliminará desequilibrios de azúcar en sangre y los antojos, y puede sustituirse por antojitos, bocadillos, golosinas o cuando no se ha comido.

10. La luz del sol estimula poderosamente los centros hormonales y promueve el bajar de peso.

Descargas emocionales/psicológicas

A través de todo el proceso de purificación, puede esperarse que la persona tenga un número de reacciones sanativas que resurgen a raíz de experiencias pasadas. Las células del cuerpo—en particular aquellas del cerebro y del hígado—están activamente codificadas con cada uno de los problemas emocionales o mentales que no se han resuelto. Después de todo, «todo lo característico de un humano—tamaño, forma y desarrollo ordenado desde la infancia hasta la muerte—es grabado a través de una configuración de moléculas ADN».[6] Esta configuración, a cualquier nivel donde se descodifique, se personifique, siempre reflejará la trayectoria de la persona a través de la vida.

Cuando se sigue una dieta balanceada y estilo de vida, las células del cuerpo se relajan y eventualmente se normalizan. Al tiempo que vayan emergiendo las distorsiones de las células y de los tejidos, las emociones reprimidas que las acompañaban también se liberan y empiezan a surgir a la superficie. En los tiempos bíblicos, estas liberaciones se llamaban «demonios» y aun pueden serlo, pues los demonios que nos plagan son nuestras proyecciones psicológicas generadas por asuntos no resueltos o una ambigüedad hacia los caminos que estamos por abrir o descubrir.

En la perspectiva china de las artes de sanación, las interacciones emocionales graduales se apoyan en la salud del hígado. El hígado de la persona moderna es frecuentemente más grande por lo menos el doble del tamaño de lo que debiera estar si estuviera sano, pues puede almacenar un gran peso de material indeseable. Este material, en general, consiste en residuos de consumo de exceso de carne u otros productos de origen animal, de las toxinas del medio ambiente y por comer en demasía.

Cuando se empieza el proceso de purificación comiendo alimentos de mejor calidad en pequeñas cantidades, el hígado y el cuerpo en general empiezan a expulsar el exceso que han cargado por años. Simultáneamente, muchas percepciones rígidas de la realidad empiezan a disolverse. Debido al dolor emocional y algunas veces físico que se siente, la mayoría de las personas detendrán este proceso inconscientemente comiendo más de los productos que están tratando de desechar, es por eso que esos alimentos en particular son los que se antojan más en este período. Tal es el patrón que se observa en los alcohólicos, donde el dolor de la falta del alcohol disminuye, si se llega a consumir una pequeña cantidad de alcohol. Poca gente considera a los alimentos y las adicciones a medicamentos como parte de esta naturaleza, sin embargo, hemos sido testigos de procesos extremos al dejar de usar azúcar refinada, carnes, drogas o medicamentos prescritos (especialmente tranquilizantes), nicotina, café (cafeína) así como otros alimentos comunes.

Más común que los dolores físicos de cualquier privación son los síntomas psicológicos y emocionales. Para salir adelante de cualquier proceso de privación, nos puede ser de gran ayuda los alimentos depuradores, purificadores que asisten en la eliminación de toxinas en todos los niveles. Sin embargo aun con estos alimentos como auxiliares, el factor más significativo para lograr éxito en la transición dietética será la voluntad de enfrentarse a lo que venga, aprender de ello, y resolverlo. Esta actitud de disciplina y perseverancia alivia el cansancio emocional al mismo tiempo permitiendo al cuerpo continuar con la purificación de nuevas áreas, hasta que eventualmente logramos la espontaneidad y la inocencia de un niño.

La purificación no es solamente un asunto físico o emocional; implica la purificación de la mente, lo que finalmente incluye un crecimiento interno, enfoque y sabiduría. En casi todas las culturas, el ayunar se acompaña de oración o rituales similares. Muy pocos de nosotros nos hemos realmente purificado completamente o desarrollado facultades superiores de conciencia, sin embargo las personas que han logrado ambas tiene una cualidad única: Pueden aceptar las dificultades que a otros se les hace intolerables. Esta capacidad es una indicación de que han trabajado a través de obstrucciones emocionales de gran trascendencia y experimentado descargas muy profundas. Una frase zen describe esta receta:

«Mente dulce, practica amarga
Practica dulce, mente amarga».

Varias enseñanzas populares que están a nuestro alcance hoy en día, enfatizan que es muy poco lo que se tiene que hacer para lograr una conciencia penetrante. En un nivel, estas filosofías son certeras, puesto que tener conciencia máxima es inherente de nuestro ser y no puede «comprarse» con nuestros esfuerzos. Para que podamos experimentar lo máximo o fundamental necesitamos una purificación profunda, si sólo sea para preparar al cuerpo y a la mente para aumentar niveles de conciencia. La iluminación espiritual no es factible que sea rápida y fácil.

Resumen de sugerencias para aliviar las descargas emocionales y mentales

1. Acepte lo que suceda como la medicina perfecta para la situación.
2. Mantenga una práctica diaria para un mejoramiento de consciencia y enfoque.
3. Permita que todos los problemas emocionales se resuelvan completamente (no obstante lo doloroso que sea el proceso).
4. Si las emociones están fuertemente obstruidas, concéntrese en depurar o limpiar el hígado (véase las áreas relacionadas con el hígado, capítulo Elemento Madera) y tenga más interés en desarrollar movimientos creativos y en hacer ejercicio.

Patrones de transición

Causas comunes cuando se tienen dificultades durante la transición

1. Arrogancia: Una enajenación que ocurre como resultado de juzgar las dietas de la familia y de los amigos. Se cree que una dieta buena nos hace «superiores».

2. «Complejo de misionero»: Tratando de convertir a otros a una dieta mejor sin primero haberla experimentado personalmente, ni tener un conocimiento a fondo de ésta. El ver nuestros resultados con éxito es más efectivo que los argumentos más convincentes.

3. El intentar lograr que los alimentos vegetarianos integrales sepan tan suculentos como las carnes, lácteos y huevos. Esto se logra con frecuencia con el uso de cantidades malsanas de productos salados y grasosos. Productos altos en sal son: miso, salsa de soya, encurtidos, chamoy (umeboshi) y sal de mar. Los productos altos en aceite son: oleaginosas, semillas y sus mantequillas; aceites y margarinas. La combinación de alimentos salados y aceitosos con alto contenido de proteínas, son deleitables, por ejemplo, la combinación de mantequilla de ajonjolí/miso para untar y salsas. Sin embargo, sólo pueden consumirse en pequeñas cantidades porque alteran el hígado y causan problemas digestivos.

4. El pensar que se está ingiriendo insuficiente proteína, debido a que existe una incertidumbre de si de veras hay valor en la proteína proveniente de las plantas, para luego sobrecompensar esto ingiriendo proteína en demasía en forma de frijoles, leguminosas, tofu, oleaginosas o semillas. Los malestares digestivos pueden ser el resultado de la combinación de demasiada comida, en un intento de obtener el estándar del gobierno o algún concepto mental de «proteína completa».

5. El no reconocer los hábitos destructivos y el no tener la disciplina para suspenderlos completamente—consumo de alcohol, cigarros, café, marihuana, dulces, etc.

6. La falta de masticación minuciosa de los alimentos causará algunos de los problemas mencionados arriba; no nos sentiremos satisfechos comiendo alimentos vegetarianos parcialmente masticados y buscaremos el equilibrio con extremos de dulces, proteínas, aceites y/o una cantidad excesiva de comida. (Véase «El arte de masticar» en la página 279).

Conforme nuestra dieta mejora, nos damos cuenta de cómo los alimentos se preparan y se comen, y esto es por lo menos tan importante como la calidad de los ingredientes. Esta percepción ni es forzada ni meramente poética, es parte de un proceso evolutivo en el cual la mente llega a lograr reflejar la realidad más acertadamente. Conforme maduramos con respecto a nuestra conciencia alimentaria y cultivamos mejores hábitos dietéticos, las dificultades comunes de transición dietética proveerán sus propias resoluciones.

Una dieta nueva no promete una buena salud automáticamente. Si se lleva correctamente y con un gran espíritu, será un apoyo y una fuerza esencial en el proceso de sanación.

La enfermedad surge de la perspectiva equivocada y rígida de la realidad. Una transición dietética es un remedio para superar la rigidez puesto que nos trae cambios y la oportunidad de modificar, en ambos planos el físico y el emocional, las partes rígidas y dolorosas de nuestra personalidad. Con perseverancia, tales transformaciones gradualmente se irán convirtiendo en un sinnúmero de renovaciones.

Agua

El agua es el nutriente más abundante en el cuerpo, constituyendo dos terceras partes de la masa corporal. Algunas personas realmente se esfuerzan en obtener alimentos no-adulterados pero descuidan el buscar agua de la misma calidad. Cuando la persona es *deficiente,* tiene un sistema inmunológico débil o una condición degenerativa, el agua limpia (sin residuos tóxicos) es importante. En algunos casos, parece ser realmente un factor decisivo entre recuperarse o seguirse degenerando.

Cada tipo de agua tiene una cualidad única. El agua de lluvia tiene un sabor más ligero, el agua del pozo o noria es más mineralizada; el agua de los ríos, lagos y los manantiales, cada una va almacenando cualidades que se va encontrando en su recorrido. Si un río tiene zonas de rápidos o tiene una cascada, su agua se vigoriza. El agua de manantial quizás se vaya filtrando a través de miles de pies de arcilla o depósitos minerales. El agua puede tener una gran o menor cantidad de energía intrínseca *(qi),* de una manera similar a la nuestra. Una vez que el agua se contamina con químicos o se combina con varios otros desechos, su energía vital disminuye. El encontrar agua de excelente calidad se está convirtiendo en una labor difícil en el mundo moderno. Al tiempo que el agua de lluvia cae a través de la atmósfera, atraviesa la banda densa de contaminación que ahora circunda la Tierra. Recoge humo, polvo, gérmenes, plomo, estroncio 90, minerales y una multitud de químicos. Hace una generación o dos, el agua de lluvia se considerada una fuente de agua potable. Ahora no podemos recomendar el agua para tomar que provenga de la lluvia o de la nieve, sin haberla filtrado antes. Esta sugerencia no sólo se basa en datos científicos con respecto a la contaminación atmosférica mas en los testimonios de muchos que han tenido reacciones adversas.

Corrientes de agua de las montañas y pozos del campo

Las corrientes de agua de las montañas y pozos del campo se han considerado fuentes valiosas de agua. En algunos casos esto continua siendo cierto, pero si una corriente de agua proveniente de la nieve derretida, del aflujo municipal de agua de lluvia, o de los manantiales, probablemente el agua lleve consigo aun más contaminación que el agua de lluvia, puesto que las contaminaciones del aire se depositan y se concentran en el suelo.

Los pozos del campo con frecuencia están próximos a zonas con químicos utilizados en la agricultura y ganadería. El agua de la superficie se combina con los residuos de envases de atomizadores o sprays venenosos, fertilizadores y excremento de animales, luego se va filtrando atravesando el suelo. Si en su trayecto a través de la tierra hacia un manto acuífero de pozo el agua no se purifica, entonces existe un riesgo al grado de que hay residuos tóxicos. Una toxina principal en los pozos son los nitratos de varios químicos, provenientes de las fumigaciones de los cultivos de las granjas, los cuales al calentarse se convierten en tóxicos altamente cancerígenos, por una acción microbial o al tener contacto con ciertos metales. De acuerdo a investigadores toxicólogos, los nitritos crean «radicales libres» los cuales neutralizan las enzimas en el cuerpo y pueden provocar prácticamente cada síntoma de deficiencia y contribuir a toda enfermedad degenerativa. Algunos de los químicos que pueden estar presentes en la tierra son por herbicidas, defoliantes, pesticidas y fumigantes.

Agua reciclada de las ciudades

Existe un 40% de posibilidad que la próxima vez que tome agua, a través de su recorrido, haya pasado por una cañería o un canal industrial lleno de desechos, venenos y bacteria.[1]

Los suministros de agua provenientes de lagos y ríos más grandes están sujetos a todos los contaminantes que hay en las corrientes y pozos poco profundos. Además, con frecuencia contienen otras formas de contaminación de desechos industriales y municipales. Una tendencia en las grandes ciudades estadounidenses es el reciclaje de agua usada donde abunda la bacteria y también están contaminadas con excremento humano y químicos. Qué tan pura es esta agua antes de su reciclaje es debatible. La mayoría de las ciudades añaden cloro para desinfectar el agua, y dos terceras partes ahora añaden fluoruro de sodio para la prevención de caries en los dientes.

Clorinación

Una vez que el agua sale del grifo, el cloro se evapora; mucha gente saca agua clorada y la deja sin tocarla por lo menos 30 minutos. Desafortunadamente, el cloro se combina con cualquier sustancia orgánica que puede estar en el agua para formar cloroformo, un químico venenoso que causa cáncer y que *no* se evapora.

Cuando el cloro se ingiere con regularidad, destruye la vitamina E en el cuerpo,[2] y su presencia está muy ligada a enfermedades de tipo vascular.[3] También destruirá la flora que protege a los intestinos. El cloro es considerado un peligro incluso en la superficie del cuerpo. La agencia de protección del medio ambiente (Environmental Protection Agency) ha advertido que el nadar o el baño prolongado en agua clorinada contribuye al cáncer en la piel.

Fluorización

La fluorización del agua potable es una de las prácticas más insidiosas en EEUU. Aun si el fluoruro no fuera un químico controversial, ¿Deberíamos, por eso, recibir la medicina de otras personas? Quizás en el futuro los tranquilizantes y los alterantes del humor o de estados de ánimo se podrían mezclar en el agua de las comunidades. ¿El narcotizarnos o drogarnos, es el motivo escondido detrás de la fluorización? La fluorita es un compuesto que se encuentra en forma natural (formada de calcio y fluoruro) y hoy en día se usa como un tranquilizante formidable en la medicina tradicional china[4]; y el Prozac™ (Hidrocloruro de fluoxetina) un antidepresivo moderno, que se basa en la molécula de fluoruro. Juzgando por la intensidad que hay en los pleitos que causan ira, enojos, furia y el tremendo apoyo proveniente de las facciones del gobierno para promover el fluoruro, debe haber algo detrás de la fluorización aparte de promoverla sólo para tener dientes sanos. En otra forma, los gobiernos locales y federales pueden fácilmente abogar darles a los niños píldoras gratis de fluoruro cuyos papas lo permiten (se supone que los dientes de los niños se benefician más con el fluoruro). Esto sería menos costoso que las instalaciones para el tratamiento del agua con fluoruro para toda la ciudad.

Originalmente, se llevaron a cabo pruebas con fluoruro para la prevención de caries con *Calcio*-fluoruro, sin embargo el fluoruro de *sodio* y el ácido fluorosilícico son los químicos que se añaden al abastecimiento del agua de la ciudad. Estos químicos son productos tóxicos secundarios de las industrias del aluminio y fertilizadoras, con frecuencia altamente contaminados con plomo y arsénico, a estas industrias les fue muy difícil deshacerse de estos químicos hasta que persuadieron a los municipios de ponerlos en el agua pública para la prevención de caries. Hasta ahora, el uso primordial del fluoruro era un veneno para las ratas. Después de que el municipio aprobó la propuesta, el precio del fluoruro de sodio aumentó hasta un 1000% casi de la noche a la mañana.

Muchas pruebas se han efectuado con fluoruro; algunas indican una mejoría en los dientes mientras que otras muestran un efecto aun peor. Como resultado de las investigaciones en Europa, el tratamiento del agua con fluoruro es ilegal en Suecia, Dinamarca y Holanda. Alemania y Bélgica han descontinuado sus experimentos con fluoruro en la población humana y Francia y Noruega no han encontrado evidencia suficiente para garantizar una fluorización del agua. En realidad, la mayoría de las pruebas son difíciles de interpretar puesto que el contenido mineral del agua misma es uno de los factores decisivos. Si hay calcio adecuado en el agua, el fluoruro formará fluoruro de calcio, el cual puede ser benéfico. No obstante, los estudios indican que el fluoruro *per se* es uno de los factores principales del envejecimiento.[5]

Propiedades indeseables de la fluorización

- Inhibe la función correcta de la glándula tiroides y los sistemas enzimáticos.[6,7] Esto hace que la reducción de peso sea más difícil y se cree que es aparte responsable de la estatura anormal de algunos jóvenes, así como también es un contribuidor de traseros muy anchos.

- Daña el sistema inmunológico. Los padecimientos serios que pueden presentarse son escleroderma, lupus y varias formas de artritis. Al final, la probabilidad de cáncer y otras condiciones degenerativas se eleva.[8]

- El fluoruro en el agua pública frecuentemente existe en cantidades de una parte por millón. Según los principios de medicina homeopática, esta concentración de fluoruro puede ser un patógeno de alta potencia cuando se usa con regularidad.

Flúor en los alimentos

El flúor y sus componentes provenientes de los alimentos son enteramente diferentes del producido químicamente como fluoruro de sodio. Una vez que un elemento es extraído del suelo y se incorpora a la vida de las plantas, sus propiedades cambian enormemente. Los compuestos de flúor en los alimentos, por ejemplo, tienen funciones nutricionales importantes. La combinación de calcio orgánico y flúor crea una superficie muy dura en los dientes y también en los huesos. Es por eso que, cuando hay una caries en el diente, asumimos que se debe a la falta de flúor. También, el flúor ayuda a proteger el cuerpo entero de la invasión y proliferación de gérmenes y virus.

El flúor de los alimentos al cocerlos, es volátil y se evapora. (El agua químicamente tratada con fluoruro, en contraste, no pierde el flúor al calentarse). Una de las fuentes más concentradas de flúor es la leche de cabra. Otras fuentes son las algas marinas, arroz, centeno, perejil, aguacate, col y guisantes de ojo negro *(Vigna unguiculata):* las hierbas con flúor incluyen: el fruto o bayas del enebro *(Juniperus communis),* regaliz u orozus *(Glycyrrhiza glabra),* zacate limón *(Cymbopogon citratus),* té verde *bancha (Camelia sinensis)* y otras plantas de té.

Otros químicos

Varios otros químicos se han añadido intencionalmente por los departamentos del agua municipal de la ciudad para estabilizar la acción del agua y mantener las tuberías sin oxidar.

Las siguientes estadísticas ayudan a ilustrar la magnitud de la contaminación en los Estados Unidos.

Producción química: 70,000 químicos ahora se están produciendo comercialmente; la agencia de protección del medio ambiente (*Environmental Protection Agency:* EPA) ha enlistado 60,000 de ellos ya sea como potencialmente o definitivamente peligrosos para la salud humana.

Los desechos industriales de los Estado Unidos: 300 millones de toneladas de desechos industriales se generan anualmente; el EPA estima que el 90% de estos desechos se eliminan inadecuadamente.

Muchos de estos desechos se liberan, ya sea directamente o indirectamente, en nuestro aire, agua, tierra o suelo y en los artículos o productos alimenticios. Puesto que los contaminantes están altamente concentrados en los animales evolutivamente superiores, es de suma importancia para nosotros utilizar los mejores alimentos y agua disponibles.

Nuestros conductos orgánicos

Los varios líquidos de nuestro cuerpo, incluyendo los sanguíneos y los linfáticos, llevan consigo muchos de los mismos desechos pero en mayores concentraciones que los que existen en el agua, el aire y en la cadena alimenticia. Desde esta perspectiva, la razón general de falta de vitalidad entre la gente moderna es obvio: El hígado y los riñones—los filtros de desechos del cuerpo—están saturados de venenos y desechos químicos y de nutrientes (no equilibrados) de alimentos sin valor alimenticio. Los riñones-glándulas suprarrenales suministran la energía al cuerpo entero; el hígado está encargado de regular esta energía (véase los capítulos *Elemento Agua* y *Elemento Tierra*). Si estos órganos trabajan constantemente para limpiar las toxinas del cuerpo, les queda poca energía para una actividad normal saludable.

Para una sobrevivencia en el siglo veintiuno, es imperativo que la gente apoye los esfuerzos que se hacen para purificar y sanar la Tierra y a su gente. La otra alternativa es la epidemia de enfermedades relacionadas con una sobrecarga de tóxicos, dando como resultado un desequilibrio en el sistema inmunológico y serias degeneraciones mentales y físicas.

En esta época, la mayor parte del agua que se usa en la preparación de alimentos necesita purificarse. Las excepciones son el agua de los pozos o mantaniales conocidos por su excepcional pureza, o cualquier fuente subterránea que ha sido examinada y se ha encontrado libre de venenos y minerales peligrosos. La contaminación del agua con toxinas artificiales es sólo una parte del problema. El agua de los pozos, por ejemplo, en un área donde hay granjas o fincas sin químicos o donde haya bosques sin fumigar pueden aun absorber compuestos tóxicos naturales de aluminio en sus mantos acuíferos.

Filtros y purificadores

El término «purificador» denota un estándar regulado por el gobierno que especifica que el agua «purificada» es agua casi muy pura; un «filtro» de agua remueve la mayor parte del material flotante y deja todos los minerales y otras sustancias (incluyendo algunas posibles toxinas) que son solubles en agua.

Los filtros activados con carbón pueden remover la mayoría de los desechos y otras toxinas que no son solubles en agua. La mayoría de las sustancias peligrosas solubles en agua son los nitratos, nitritos y fluoruro de sodio. Si estas sustancias peligrosas no se encuentran presentes, un filtro puede ser muy útil si su capacidad de filtrar es muy buena y que no acumule bacterias, y se cambie su filtro cuando ya no tenga una buena capacidad filtradora.

Los *purificadores modernos por osmosis inversa* se están usando por algunas instituciones como una alternativa de los destiladores. Estas unidades membranosas eliminan gran cantidad de toxinas gases y minerales, dejando casi completamente el agua purificada. Antes eran muy costosos; ahora se consiguen a precio competitivo con una buena calidad de filtros de carbón y con frecuencia cuestan menos que los destiladores. Su desventaja es que se vacían varios galones de agua impurificada por cada galón que se purifique.

Destiladores de agua afirman hacer lo que la naturaleza hace—evaporan el agua, dejando detrás todos los residuos—luego condensan el vapor como 100% agua purificada. Sin embargo, el agua municipal con frecuencia contiene hidrocarburos, los cuales tienen un punto de ebullición más bajo que el agua, y un sistema con válvula «fraccional» debe usarse para dejar ir los gases de hidrocarburo que de otra manera se quedarían en el agua destilada. Si las válvulas fraccionales no se proveen, entonces los mejores destiladores con frecuencia filtran el agua destilada por último a través de un filtro de carbón.

El agua purificada, a través de purificadores o destiladores de osmosis inversa, es químicamente similar al agua de lluvia antes de que la contaminación rodeara la tierra, aun con esto no tendrá la energía vital del agua de lluvia. Para mejorarla, deje el agua purificada en un recipiente de vidrio destapado por un día o dos, expuesto si es posible a la luz solar.

Agua purificada como agente limpiador

Esta agua purificada es benéfica para aquellos con condiciones de *exceso* y aquellos que necesitan de una limpieza. Si cantidades considerables de productos de origen animal se consumen entonces el agua purificada es importante. La gente, abatida con padecimientos de gota, reumatismo y artritis especialmente se benefician del agua purificada, puesto que disuelve las toxinas y los depósitos tóxicos en el cuerpo.

Si existen *deficiencias,* o la limpieza no es precisamente necesaria, remineralice el agua purificada revolviendo un ⅛ de cucharadita rasa por galón, con sal integral o con polvo de alga marina kelp.

Agua filtrada

El agua activada, filtrada con carbón, aun contiene sus minerales solubles en agua. Si el agua pura desmineralizada no se necesita, y con tal de que el agua inicial no contenga toxinas solubles en agua como fluoruro de sodio y nitritos, entonces el agua filtrada con carbón es la mejor alternativa para tomarse como agua natural proveniente de una fuente pura.

Otra opción para remover fluoruro de sodio es revolver vigorosamente una cucharadita de polvo de calcio en un galón de agua filtrada-con-carbón tratada con fluoruro. El fluoruro se combinará con el calcio para formar fluoruro de calcio. Esto no daña en pequeñas cantidades, pero si no se desea, deje que el fluoruro de calcio se asiente en el fondo del recipiente y use el agua de arriba. (El polvo de calcio-magnesio del Dr. Bronner se usa comúnmente para este propósito).

La relación entre la carne y el agua

En países con altos niveles de consumo de carne, los profesionales de la medicina aconsejan a la gente tomar bastante agua. Con frecuencia se recomiendan ocho o más vasos por día. Para la mayoría de la gente que come carne en abundancia, estamos de acuerdo con esta recomendación. Comer carne en grandes cantidades puede sobrecargar al cuerpo con ácido úrico y otros desechos y el agua ayuda en eliminarlos. También la naturaleza concentrada de la carne necesita de la naturaleza dispersa del agua para equilibrarla. Cuando la calidad de los alimentos de origen animal que producen obstrucciones e inflamaciones, como las carnes, se neutralizan con agua entonces existe menos atracción hacia las sustancias dispersas como el alcohol y la mayoría de las otras sustancias intoxicantes.

Las superficies del suelo y las corrientes del agua de las poblaciones que consumen carne se han ensuciado debido a la industria ganadera en una manera homomórfica recordativa de los residuos del consumo de carne en el cuerpo. Aunque una cantidad incomprensible de agua está contaminada o se utiliza por la industria manufacturera, esta cifra es aun insignificante o irrisoria del total de la industria ganadera. Para la producción de carne se usa más agua que para el resto de la nación en conjunto.[9]

Sesenta por ciento de *toda* la tierra para el cultivo en los Estados Unidos se usa para cultivar forraje y pastura para los animales, y más de la mitad del consumo de agua de la nación se extrae para la irrigación de estos cultivos. En el proceso, el maíz, avena, milo *(Sorghum bicolor)*, alfalfa y otros forrajes para animales están excesivamente fumigados y fertilizados químicamente. Estos químicos se filtran en los ríos, lagos y acuíferos subterráneos, causando mas contaminación en el agua que ninguna otra fuente industrial.[10] También en los rastros con frecuencia vierten la sangre y tiran partes de los animales en los conductos principales del agua. En años recientes el río Missouri se ha tapado en partes con pelo y bolas de grasa que es difícil atravesarlo remando en canoa.

De esta manera, en los Estados Unidos, la pureza y el suministro de agua se ha minado seriamente por la agricultura como resultado del consumo excesivo de carne. Cuando un alto porcentaje de personas consume alimentos vegetarianos, se desperdicia mucho menos agua puesto que menos cultivos necesitan cultivarse. Una excelente nutrición se puede obtener de una pequeña cantidad de grano, leguminosas y otras plantas comparadas con lo que se gasta para la ganadería.[11]

Consumo personal de agua

Quizás el principio más importante relativo al consumo de agua individual es el de escuchar la sabiduría de nuestro propio cuerpo y tomar agua de acuerdo a nuestra sed.

> Coma cuando tenga hambre, beba cuando tenga sed.
> —refrán zen

Si grandes cantidades de agua se consumen debido a trabajos forzados o estrenuos o por calor interno, lo ideal es hacerlo por lo menos treinta minutos antes o una hora después de las comidas. De otra manera las enzimas digestivas y secreciones se diluyen, y los nutrientes de los alimentos no se absorben eficazmente. Cuando el agua se toma durante las comidas es mejor si son sólo algunas onzas y preferiblemente tibia, o posiblemente en la forma de una sopa o té de hierbas al final de la comida.

Factores claves que influyen en la necesidad personal de agua

Los requisitos de agua se aminoran por	**Los requisitos de agua se incrementan por**
Un estilo de vida sedentario	Actividad física
Consumo de fruta, verduras y germinados	El exceso de carne, huevos o alimentos salados
Condiciones *frío, deficiencia*	Fiebre, condiciones *calor* o *exceso*
Climas fríos y húmedos	Climas secos, calurosos o airosos

Propiedades principales del agua: relaja, humedece, calma, enfría y disuelve.

La cantidad de agua óptima para tomar varía considerablemente de persona a persona y los requisitos de una persona pueden ser tan variables de un día para otro. Aunque el tener sed es el indicador más importante, casi nadie se da cuenta de la sed que tiene. Así como nuestro instinto natural de respirar profundamente puede entorpecerse con el aire contaminado, mucha gente no toma casi agua por su naturaleza impura. Esto no es en general una decisión consciente. Cuando se obtiene agua pura, el instinto por tomarla se tiene que volver a retomar. La mayoría, aunque ciertamente no todas las personas, deben incrementar la toma de líquidos, pero una recomendación de la cantidad para cada persona es imposible. Los factores claves y propiedades, así como las siguientes señales de exceso/insuficiencia de consumo de agua pueden ayudarle a querer tomar agua y estimular su instinto de revitalización.

Consumo insuficiente o en exceso de agua

La mayor parte del agua que los vegetarianos consumen principalmente se obtiene de la comida. Las verduras y las frutas, con frecuencia, son más del 90% agua, y la mayoría de los otros alimentos vegetarianos como los granos y las leguminosas, son más del 80% agua cuando se cocen. Las sopas, caldos y tés son casi en su totalidad agua.

El tomar demasiada agua de cualquier fuente puede causar sensaciones de frío y debilita la digestión y la energía en todo el cuerpo. Este punto de vista se apoya en las tradiciones de sanación chinas, que afirman que el exceso de agua desgasta el «fuego digestivo» del bazo-páncreas e impide la habilidad del conjunto de riñones-suprarrenales de proveer calor y energía *(yang qi)*. Esto se aplica especialmente a los alimentos fríos y al agua fría. Cuando éstos se consumen en exceso, se nos antojan los productos de origen animal en un intento de crear un equilibrio, en vez de preferir frutas y verduras.

El consumo insuficiente de agua causa intoxicación en el cuerpo así como estreñimiento, tensión, contracción, el comer en exceso, resequedad y daño a los riñones. Síntomas de calor como inflamaciones, fiebres y sensaciones de mucho calor pueden ocurrir.

Aunque aquellos con una dieta basada en carne (rica en grasas) con frecuencia tienen líquidos insuficientes en el cuerpo, también esto es común entre los vegetarianos que comen grandes cantidades de alimentos salados, muy poco o nada de sopas y alimentos cocidos en muy poca agua, como los granos.

La cantidad de agua en la dieta influye significativamente en prolongar una buena salud. La salud del cuerpo y su función interna también determinan que tan eficazmente el agua se utiliza y se distribuye. Los alimentos que influyen en el *yin* del cuerpo, discutidos en la sección «Desequilibrios de azucar en sangre y yin» (página 71), también modifican el metabolismo de los líquidos.

Proteína y vitamina B$_{12}$—El reino animal y vegetal como fuentes

Aminoácidos

Proteína literalmente quiere decir «sustancia primera», una descripción exacta puesto que todos los tejidos del cuerpo se reconstruyen y se reparan con proteína. Los aminoácidos, los bloques constructores de la proteína, son los factores claves en la mayoría de los procesos y funciones del cuerpo. Los anticuerpos del sistema inmunológico, la mayoría de las hormonas, la hemoglobina en los glóbulos rojos y todas las enzimas tienen proteína como su componente básico.

Hasta hace poco, casi toda fuente estándar de información sobre la nutrición, ya sea en las escuelas o en textos y en artículos, remarcaron la necesidad de proteína adecuada y advirtieron que el 100% de los vegetarianos se pueden fácilmente volver deficientes en proteína y también en vitamina B$_{12}$. Debido a este concepto ampliamente generalizado, a muchos vegetarianos les concierne complementar su dieta con proteína, huevos y lácteos o cantidades extras de leguminosas, levadura de cerveza, pasta de miso-soya, semillas y oleaginosas, combinadas con una buena cantidad de granos para asegurar una nutrición abundante y «completa». Con frecuencia el resultado neto no sólo es una condición de inflamación sino que también de hecho es una reducción de proteína útil.

El origen de la causa de esta preocupación es la información equívoca de que la proteína de origen vegetal es deficiente en ciertos aminoácidos e «incompleta» para los humanos. La solución vegetariana recomendada ha sido la combinación de varias formas de proteína de origen vegetal—por ejemplo, un grano y una leguminosa—con el propósito de obtener un patrón de aminoácidos que esté «completo».[1] Estas ideas de combinación de proteínas y los estándares de proteína completa, data de tiempos pasados donde se experimentaba con ratas, en la primera parte de este siglo.

En aquel entonces se descubrió que las ratas crecían sanamente al ingerir proteínas con patrones de aminoácidos similares a aquellos encontrados en productos de origen animal (Ej., huevos o queso). Se asumía entonces que estos mismos patrones se requerían para los humanos, y por lo tanto un perfil estándar de aminoácidos se desarrolló (para la gente) basado en el ideal para las ratas. Por muchos años, este perfil ha sido la base para evaluar la calidad de todas las proteínas de origen vegetal. Más recientemente, sin embargo, la Organización Mundial de la Salud ha desarrollado una proteína estándar («PDCAAS») que toma en cuenta las necesidades de proteína humana. Este estándar hace válidas las fuentes de proteína vegetal, no obstante, sugiere que otro perfil superior de aminoácidos es mejor—lo cual ayuda muy poco para sosegar la locura circundando la proteína. Al tener conocimiento de la siguiente investigación puede ayudar a aminorar la inseguridad y la incertidumbre que con frecuencia coexiste con la obsesión de la proteína.

Hace cuarenta años, se diseñaron a conciencia experimentos con métodos más avanzados que en aquel entonces con los de las ratas, para medir los requerimientos de proteína para los humanos.[2] Estas pruebas indican que casi todos los carbohidratos complejos como el grano integral, frijol, o papa, tienen perfiles de aminoácidos adecuados para las necesidades de proteína humana. Esto significa que cuando las necesidades de energía (calorías) se satisfacen por medio de un carbohidrato complejo *simple,* los requerimientos de proteína también se satisfacen.* De los veinte o más aminoácidos conocidos actualmente, los que no se pueden sintetizar en el cuerpo y deben obtenerse de los alimentos se llaman aminoácidos *esenciales.* Por años se afirmaba que los humanos necesitaban en su dieta ciertas proporciones de los diez aminoácidos de los cuales las ratas se beneficiaban. Ahora es más aceptable que el humano adulto sólo requiera de ocho aminoácidos esenciales.**

Con frecuencia leemos que falta cierto aminoácido esencial o su cantidad es mínima en un alimento dado. En realidad cada alimento no-refinado del reino animal o vegetal, no sólo tiene los ocho aminoácidos esenciales, sino que tiene los veinte aminoácidos comúnmente reconocidos; por lo tanto decir que «faltan» es una equivocación. Los niveles «bajos» de aminoácidos casi siempre significan un nivel «bajo» comparado con una proteína «completa» estándar basada en productos de origen animal como en aquel que fuera ideal para las ratas. Como ejemplo, de acuerdo a este estándar, el par aminoácido metionina-cisteína se identifica comúnmente como el más bajo que se ha encontrado en los alimentos y por lo tanto se llama «aminoácido limitado». De acuerdo a la teoría del aminoácido limitado (AAL) la cantidad de proteína disponible en los alimentos está limitada hasta al nivel del aminoácido esencial más bajo; a través de este razonamiento, si el par metionina-cisteína en cierto alimento se calcula y mide sólo hasta un 30% del perfil estándar de aminoácidos (Requerimiento estimado de aminoácido—REAA), entonces sólo el 30% de la cantidad del perfil de otros aminoácidos en ese alimento son considerados útiles para el cuerpo. Aun si un estándar de proteína/aminoácido basado en el requerimiento humano se usara, el concepto de AAL sigue siendo cuestionable, puesto que se ha encontrado que un agrupamiento de amino ácidos almacenados en el cuerpo están disponibles para complementar los aminoácidos de los alimentos recientemente ingeridos.[3] Sin embargo, el par

---

*El metabolismo de los carbohidratos no es eficiente en la infancia hasta los 18–24 meses de edad. Véase el capítulo *Alimentos para niños.*

**Esta información se encuentra en publicaciones extensas como *Reader's Digest:* Un artículo sobre el arroz apareció en la edición de Agosto de 1985 enunciando que el arroz es una proteína completa, conteniendo «los ocho» aminoácidos esenciales.

metionina-cisteína es consistentemente considerado un AAL en muchos alimentos debido al perfil poco común del que se ha basado para evaluarlo—el perfil basado en la gran necesidad de las ratas de metionina-cisteína para sostener el crecimiento del pelaje que cubre todo su cuerpo es sumamente cuantioso para los estándares del pelo de los humanos.

El beneficio de este malentendido que acabamos de mencionar de cubrir necesidades de proteína humana nos hace concientes de la amplia gama de opciones. Para obtener proteína de origen vegetal semejante a la de la carne, podemos escoger un grano y una leguminosa (frijol, lenteja o chícharo) en una proporción de aproximadamente dos partes de grano y una parte de leguminosa. Utilizando semillas u oleaginosas con granos también incrementa la gama de aminoácidos. Mujeres embarazadas o lactantes, niños muy pequeños, hipoglucémicos, la gente bajo mucho estrés, tanto físico como psicológico o mental (ansiedad, aflicción, infecciones y cirugía), alcohólicos recuperados, personas que acaban de iniciar una dieta vegetariana, y aquellos con deficiencia de proteínas, generalmente se benefician de una proteína de origen vegetal con un alto-perfil—pero no siempre. Algunas personas no digieren eficazmente las leguminosas y los granos o combinaciones similares, al comerlas en un mismo platillo. (Véase el capítulo *Combinación de alimentos*). Para estas personas, los alimentos pueden alternarse—solamente granos en una comida, leguminosas en la siguiente comida—y los agrupamientos de amino ácidos mencionados anteriormente complementarán ambos los granos y las leguminosas con las reservas de aminoácidos.

En los últimos años, la búsqueda de niveles altos de proteína de fuentes alimenticias bajas en grasas ha guiado a los investigadores hacia muchas áreas nuevas de nutrición y especialmente el interés de los hongos microscópicos procesados químicamente u otros microorganismos que se asemejan y saben muy parecidos a la carne. Esta búsqueda sigue, a pesar de la información que indica que la mayoría de los requisitos de proteína de las personas se satisfacen con una dieta vegetariana simple basada en granos integrales. Si es usted vegetariano o ha considerado convertirse en uno, probablemente ha perdido la noción de cuantas veces le han preguntado «¿Pero de dónde obtienes la proteína?» La mayoría de las personas no visualizan la proteína racionalmente. La palabra se esteriotipa y se interpreta descuidadamente como un sinónimo de una nutrición de calidad, salud, carne y otros productos de origen animal. Esta locura de mega-proteína simboliza la conciencia de una sociedad que se basa en un crecimiento continuo, pues la proteína es la reconstructora del cuerpo.

Excepto por los requerimientos especiales de proteína mencionados anteriormente, aquellos que se les antoja productos de origen animal y creen necesitar más proteínas, por lo general desean una fuente total de nutrientes que se consiguen del tejido animal o de la leche. Las estructuras similares de las células de animales y humanas, hacen posible el intercambio rápido de energía y nutrientes, que les da cierto sentido, a los muchos consumidores de carne, de sentirse bien alimentados o nutridos, que sin esto se sentirían incompletos. Tal intercambio, en vez de consistir sólo de proteína, es en realidad la percepción emocional y física de haber consumido una gran concentración de minerales, vitaminas, enzimas, ácidos grasos, aminoácidos, azúcares y otros nutrientes. La experiencia inicial, no obstante, muchas veces es de corta duración porque sólo una cierta porción de carne se digiere. Cuando se consume demasiada carne, la porción sobrante—parte de la cual se convierte en una sustancia tóxica mucosa llamada *ama* en la tradición ayurvédica—contribuye a condiciones mucosas densas que nos hacen lentos y hace que nos atraigan los estimulantes como el café, azúcar refinada y alcohol. En otras áreas de este texto se han discutido las conexiones entre el consumo en exceso y la obesidad, enfermedades del corazón, pérdida de masa ósea o de los huesos, y muchas enfermedades degenerativas. Por lo tanto, cuando se consuma la carne con moderación esa es la clave para obtener sus cualidades positivas.

De hecho, carne y huevos frescos preparados apropiadamente se consideran muy nutritivos para el cuerpo (pero no necesariamente saludables para la mente) de acuerdo a la mayoría de las tradiciones del Este. Por lo común se prescriben sólo en dosis terapéuticas pequeñas, por ejemplo dos o tres onzas por día en un caldo. Grandes cantidades de tal producto concentrado pueden tener un efecto opuesto y debilitante, como se describió anteriormente, y cualquier cantidad puede tener consecuencias mentales nocivas o perjudiciales, dependiendo de la sensibilidad de las personas y conducta de ética. (Al final de este capítulo hay métodos óptimos de cómo preparar la carne). Como un principio en general, cuando hay una deficiencia seria, se ha considerado aceptable—incluso para muchos que tienen objeciones morales de matar animales—el usar plantas, animales u otros productos que la tierra nos ofrece como medicina, sin que llegue a dañar al ser humano.

Muchos médicos especialistas, del Este y del Oeste, creen que la persona moderna necesita comer productos de origen animal para sobreponerse del estrés de la vida contemporánea. Hay algo de cierto en esta opinión, pero mucho del estrés que experimentan las personas que comen carne, es el resultado de lo tóxico de los productos secundarios del consumo de carne en exceso, los cuales pueden obstruir las funciones del cuerpo y por consiguiente los procesos mentales. Una dieta basada en granos-verduras tiende a ser relajante, incluso tranquilizante,* no obstante vigorizante. También dentro del reino vegetal y mineral hay productos que son más fortalecientes que la carne con ciertas propiedades importantes, las cuales fortalecen a la persona en contra de las presiones o retos de la vida quizás aun mejor que la carne, con muchos menos residuos tóxicos. Sopa de miso-algas es un ejemplo de un alimento proteico de primera clase, vitaminizado, con enzimas y minerales, de hecho es de suma potencia, recomendamos tenga cautela de consumirlo en exceso. Miso ofrece nutrientes particularmente efectivos porque han sido predigeridos a través de una acción bacterial a través de la fermentación.

La atracción hacia la carne y a productos de origen animal

El deseo común de la gente de consumir carne en exceso y para los vegetarianos de desear proteína similar a la carne, proviene de un sentido falso de necesidad. De acuerdo a Nevin

---

*El comer carbohidratos complejos maximiza la concentración en la circulación sanguínea del amino ácido L-triptofano, el cual se fabrica en el cerebro como el «químico calmante» serotina. La mayoría de la gente se siente más calmado media hora después de un bocadillo con carbohidratos, si alimentos concentrados en proteína y grasa no se comen junto con éste.

Scrimshaw, Ph.D., director del departamento de nutrición y alimentación en el Instituto Tecnológico de Massachusetts (Department of Nutrition and Food Science at the Massachusetts Institute of Technology) y un líder reconocido en el campo de investigación de la proteína y de la nutrición humana:

> Las personas pueden y lo hacen, dentro de sus posibilidades, consumir dos o tres veces su requerimiento estimado de proteína. ...
> —del Ninth Annual W. O. Atwater Memorial Address, 1977

Se ha demostrado que estos requisitos proteicos se siguen excediendo rutinariamente en países avanzados, dado el hecho de que casi todo el mundo tiene síntomas de consumo en exceso de proteína: sangre ácida, calcio deficiente, tendencia cancerígena y otras enfermedades degenerativas. Estudios que se han hecho muestran que las dietas de los estadounidenses por lo general exceden la ración de proteína diaria recomendada por el ministerio federal de la salud de los EEUU *(Recommended Daily Allowance)* un 100% para hombres y un 40% para mujeres.

Dada la oportunidad, la mayoría de la gente no sólo comerá mucha proteína pero optará por consumir alimentos pesados (altos en grasas, cremosos) en exceso a sus necesidades. Incluso muchos vegetarianos que comen alimentos integrales han descubierto formas de preparar platillos extremadamente pesados que traspasan los límites de requisitos nutricionales.

En promedio la dieta del Occidente contiene más de un 50% de productos de origen animal. (En los EEUU, esta cifra es más del 60%). Muchos de nosotros hemos reconstruido nuestros tejidos, nervios, huesos y vísceras con estos productos. Esta dieta ha logrado el dinamismo de muchas generaciones. Realizar el cambio drástico de llevar una dieta completamente vegetariana puede ser impactante, por así decirlo. Le toma al cuerpo cierta cantidad de tiempo para aprender que hacer con algunos productos de origen vegetal o, en todo caso, con cualquier alimento al cual no está acostumbrado. El tiempo que se tarde la transición depende de los antecedentes o fortaleza y debilidades inherentes. Para gente de sociedades tradicionalmente con niveles bajos de consumo de carne—partes de América Latina, Irlanda, el Lejano Oriente, o entre ciertas culturas indígenas de Norteamérica que se basan en la agricultura—el proceso puede darse con un mínimo esfuerzo fisiológico.

Sin embargo, el antojo de productos de origen animal está profundamente arraigado. Si la proteína y otros requisitos nutricionales se han cumplido fácilmente con productos de origen vegetal, ¿Porqué a las personas se les antoja la carne? ¿Será porque la carne es un alimento que el cuerpo reconoce? Nuestra observación al tratar personas que están intentando abandonar los productos de origen animal muchas veces volverán a consumirlos por una combinación de necesidades, tanto físicas como psicológicas. Los productos de origen animal apoyan en gran medida ciertas emociones profundas* y sensaciones

---

*Productos de origen animal sólo *apoyan* a una mentalidad en particular; no imponen ningún comportamiento. La tendencia de la carne en particular a apoyar cierto comportamiento se describe en la tradición médica ayurvédica: La carne que comúnmente está a nuestra disposición es uno de los alimentos *tamásicos* y cuando se come, «la mente fácilmente se llena de emociones oscuras, como el enojo, la rabia, ira y la avaricia».

de identificación de la individualidad de la personalidad (ego). Hasta que el ego haya evolucionado, es imposible e incluso indeseable ir más allá de él. Desafortunadamente, es muy fácil deslumbrarse con los varios niveles del ego—nuestros anhelos personales de posesiones, poder, sensualidad y estímulos emocionales. Los alimentos pesados (altos en grasas, cremosos) como la carne, que se vuelven obstructores si se comen en demasía, apoyan el bloqueo de la actitud y los apegos del ego. La evolución del ego, sin embargo, no puede mantenerse o detenerse con ninguna clase de alimentos, sino simplemente evoluciona más fácilmente, suavemente y armoniosamente con alimentos de origen vegetal.

Los antojos de la carne también son el resultado de nuestras deficiencias; algunas personas que carecen de nutrientes pueden extraer los nutrientes necesarios rápidamente del tejido animal. (El uso de la carne para las deficiencias se discute más adelante en este capítulo). Para detener el uso cruel y la matanza de seres sencientes y el de no comer su carne es una meta loable, pero debe cumplirse en formas que realmente funcionen. Para la mayoría de la gente el método gradual es el mejor.

Es sorprendente como unas cuantas personas, habiendo comido carne toda su vida, no hayan considerado realmente la naturaleza esencial de los animales. Un punto de vista de la tradición asiática del Este la cual enseña que el animal nace en un ser vivo como una manifestación precisa de causa y efecto, con características determinadas de cómo existió en su previo dominio o en sus reencarnaciones. Ejemplos de características especiales son la velocidad y la sagacidad del leopardo, y la gracia y sensibilidad del venado. A cada animal también se le atribuyen atributos negativos: como el apego del ganso para con su pareja, los deseos del cerdo, la timidez del conejo y otras particularidades comparables. Cuando comemos un animal, todas sus diferentes formas de conciencia, así como su sustancia física, se asimilan a la nuestra. No nos damos cuenta de esto hasta que el consumo del producto de origen animal se suspende por varios meses y luego se resume.

La cadena de los alimentos

Los animales generalmente se consideran como seres con menos o con una conciencia incompleta, comparada con la de los humanos, pero aun con todo, son seres perceptivos y concientes. Las enseñanzas budistas[4] y los dogmas de otras religiones, han postulado que el matar a una criatura conlleva a un efecto kármico proporcional a la concentración del estado conciente de la criatura.

De acuerdo a esta hipótesis, se entiende que es preferible el quitarle la vida a animales evolutivamente inferiores para consumo humano que quitarles la vida a animales evolutivamente superiores. La moda actual de comer pescado y aves de corral es mejor que la de consumir carne de puerco y de res desde este punto de vista. Las investigaciones personales y la intuición, claro, juegan un papel en esta decisión.

¿Apoya la ciencia nutricional esta teoría? El consumo en exceso de grasas y el colesterol han sido los culpables de las causas principales de enfermedades del corazón, diabetes y los cánceres de mama, del intestino grueso y de la próstata para mencionar sólo las enfermedades degenerativas principales. El pescado y las aves de corral, no obstante tienen un alto porcentaje de grasa poliinsaturada (rica en enlaces no-saturados) la cual, en contraste a la grasa altamente saturada de la carne roja, tiende a ayudar a eliminar al cuerpo del exceso de colesterol. Esto es particularmente cierto del pescado rico en ácidos grasos omega-3 (discutidos en el capítulo de *Aceites y grasas).*

En el orden de mayor a menor en la cadena de alimentos, los animales evolutivamente inferiores por lo general tienen progresivamente menor concentración de pesticidas, metales pesados, y otros contaminantes. Por varias razones, diferentes culturas y religiones, prohíben o incentivan, el consumo de algunos de estos animales menos evolucionados de la cadena de alimentos o de sus partes. Un principio holístico, por ejemplo, mantiene que si comemos productos de origen animal, es mejor comernos el animal entero. Las gentes tradicionales por lo general se comen los huesos, tripas, y las colas de los animales más grandes, así como otras muchas partes que nosotros descartamos; estas prácticas son parte de las dietas de algunas personas que permanecen ligadas a sus antecedentes culturales. Una ventaja de comer animales evolutivamente inferiores es que el animal en su totalidad parece ser más homogéneo y por lo tanto puede comerse casi entero. Ejemplos son anchoas, sardinas, almejas y ostiones (casi todo excepto la concha), caracoles, huevos y caviar, insectos (en muchas culturas) y los microorganismos de los alimentos fermentados.* Es *menos* drástico el quitarle la vida a un insecto y comérnoslo que quitarle la vida y comernos la carne de animales evolutivamente superiores como el cerdo o el borrego.

En referencia a fermentos, debemos observar que no existe tal cosa como un vegetariano puro (o *vegan***) debido al consumo de microorganismos en todos los alimentos, particularmente en los que están fermentados. Sin embargo, la asimilación de esta clase de animales evolutivamente inferiores es preferentemente mucho más nutricional y moral que el quitarle la vida a animales evolutivamente superiores. Nutritivamente esto es cierto porque los alimentos fermentados y las micro-algas, están muchas veces a la par—o mejor que—productos de origen animal más altamente evolucionados. Moralmente, los animales evolutivamente inferiores son preferibles debido a la manera como se cría el ganado. Incluso los comensales que difieren acerca del efecto kármico de matar a los animales puede que cambiasen de forma de pensar si supieran como se alimentan los animales que se comen, como los tratan y los matan. Más irrecusable que nada es visitar los comederos, los desolladeros y las granjas de los pollos donde los alimentos de carne se producen.

Vegetarianos

¿Cómo sabemos que una dieta completamente vegetariana promueve fuerza y resistencia? Podemos ver los resultados en vivo en venados, caballos y otros animales herbívoros, y ejemplos humanos, hasta incluso en el Oeste, son abundantes. Por veinticinco siglos ha habido tradiciones vegetarianas entre los hindúes, budistas, y taoístas, involucrando a millones de personas. Muchas de estas tradiciones existen en la India, pero porque los productos lácteos se usan extensamente ahí, los mejores ejemplos de personas vegan son

---

*Los tecnólogos ahora están usando varios microorganismos como bacterias y hongos microscópicos para entrelazar productos texturados que de una forma extraña imitan a la carne o al pollo.

**Un *vegan* es una persona que no incluye ningún producto de origen animal en su dieta.

las generaciones previas que ocuparon grandes áreas de China donde el consumo de lácteos casi no se practicaba o no existía. (La China moderna tiene muy pocos vegetarianos, aunque muchos estadounidenses dicen ser «vegetarianos» al llevar una dieta que consiste en más pescado, huevos, lácteos y aves de corral que la dieta que siguen los chinos típicamente).

Un historial documentado de la vida de Kwan Saihung, uno de los últimos Taoistas adeptos de China, altamente entrenado, se ha conservado en el libro *The Wandering Taoist*.[5] Su nivel avanzado de las artes marciales y entrenamiento de meditación desde su niñez fue sustentado por una dieta vegetariana con la secta Zengyi-Huashan en una comunidad montañosa Taoista. El pollo y pescado se criaron sólo para los que estaban enfermos. Una terapia herbolaria extensa fortaleció a los residentes de la comunidad para ayudarles a desarrollar sus habilidades en el arte de sanación y prácticas de conciencia.

Vitamina B_{12} y el vegetariano moderno

Puesto que la dieta del Oeste se basa en la carne, el cuerpo físico típico del Oeste se ha acostumbrado a cierto tipo de nutrición. La mayoría de los productos de origen animal se caracterizan por una abundante proteína y también por vitamina B_{12}, el nutriente que afirman los doctores de la medicina es el más difícil de obtener para los vegetarianos. Vitamina B_{12} se produce sólo por microorganismos. Cuando se encuentra en cantidades residuales—en aire, en agua, en la hierba *dong quai (Angelica sinensis)* y raíz de *comfrey (Symphytum officinale)*, en champiñones, en las hojas de ciertas verduras (especialmente el perejil y en las hojas del nabo cultivadas en tierra con gran concentración de abono compuesto) y productos tradicionalmente fermentados (Ej., tempeh producido en pequeñas tiendas de Indonesia no tan bien esterilizadas)—esto es debido específicamente a que estos alimentos y substancias contienen una producción de bacteria B_{12}.[6–10]

Entre la gente saludable, grandes cantidades de vitamina B_{12} se fabrican por medio de una bacteria beneficial, en el intestino grueso o colon y pequeñas cantidades aparecen en la saliva y a través de otras partes en el tracto gastrointestinal.[11] Hay, sin embargo, algo de controversia en cuanto a si una cantidad suficiente de esta B_{12} se abosorbe realmente. Puesto que el intestino grueso y el intestino delgado en general son las áreas más malsanas en la gente, sugerimos que los vegetarianos se cercioren de obtener una cantidad suficiente vitamina B_{12} en sus dietas.

Propiedades de vitamina B_{12}: Se requiere para la formación de glóbulos rojos y para un crecimiento normal; importante para la fertilidad y durante el embarazo; construye la inmunidad y sirve para el tratamiento de enfermedades degenerativas (con frecuencia se administra en terapias para el cáncer, SIDA, osteoartritis, y esclerosis multiple); se usa terapéuticamente en padecimientos o trastornos mentales y nerviosos. Más recientemente se ha usado para vigorizar el cuerpo y contrarrestar alergenos.

Suficiente vitamina B_{12} puede almacenarse en el hígado hasta tres y seis años, por lo tanto una deficiencia puede existir antes de que se manifieste. Aun así, la deficiencia resurge en unos cuantos meses en mucha gente en la que la función del hígado es inadecuada y no se asimila bien la vitamina.

Señales de deficiencia de vitamina B$_{12}$: El síntoma clásico es el desarrollo de anemia perniciosa, resultando en la interrupción de la producción de glóbulos rojos. Ahora se sabe, no obstante, que hay un número de trastornos nerviosos, mentales y emocionales ligados a una deficiencia de B$_{12}$ que algunas veces ocurren *sin* señales de deficiencia en la sangre.[12] Las primeras señales de deficiencia de B$_{12}$ son debilidad, indiferencia, fatiga, diarrea, depresión e indigestión. Otras señales son palidez, entumecimiento de los dedos de los pies y las manos, palpitaciones en el corazón, anorexia, falta de respiración, esterilidad y desequilibrios mentales incluyendo falta de memoria, cambios en el temperamento, apatía, paranoia, alucinaciones, comportamiento violento, cambios de personalidad y otros trastornos mentales. Estas condiciones pueden aparecer en varios grados; generalmente los ancianos los experimentan más seriamente o severamente.[13]

Conforme la deficiencia progresa hacia las últimas etapas, las fundas protectoras de mielina de los nervios y del cerebro se deterioran, resultando en una disminución del sentido de peso y de equilibrio en las extremidades inferiores, sensaciones de hormigueo en la piel, más degeneración de memoria, pérdida sensorial y lucidez mental, deterioro visual e incontinencia urinaria y fecal. En la lengua se detecta la seria deficiencia de B$_{12}$. La lengua se torna roja, brillosa y suave y algunas veces ulcerada. Es la última etapa antes de la muerte, parálisis irreversible y daño cerebral ocurre.

Los síntomas de deficiencia de vitamina B$_{12}$ no siempre se revelan—pueden enmascararse por el compuesto vitamina B ácido fólico. El ácido fólico y la B$_{12}$ tienen ciertas funciones similares y cada una requiere de la presencia de la otra en muchas de sus actividades.[14] Mientras que el ácido fólico sólo *parece* aliviar los síntomas de deficiencia B$_{12}$, un proceso insidioso en realidad se está llevando a cabo, así como el daño continúa en el sistema nervioso por la insuficiencia B$_{12}$, con muy pocos síntomas aparentes. La mayoría en peligro de un engaño o enmascaramiento de ácido fólico son aquellos que están deficientes de B$_{12}$ pero que por otra parte están llevando una dieta de calidad con ácido fólico: granos y verduras—especialmente de hojas verdes, leguminosas y germinados.

La anemia perniciosa fue letal en el pasado, pero ahora puede detenerse con inyecciones de vitamina B$_{12}$. Los estudios de Suecia confirman lo que los médicos sabían hasta recientemente: la anemia perniciosa también puede tratarse exitosamente con grandes dosis orales (1,000 mg diariamente) de B$_{12}$.* Cualquier vegetariano o omnívoro, con digestion débil—ya sea por una constitución débil, una nutrición deficiente, o un estilo de vida desequilibrado—pueden volverse deficientes de vitamina B$_{12}$. Además de tener una absorción deficiente en la digestión, hay otros factores específicos que agotan al cuerpo de vitamina B$_{12}$:

1. Pastillas anticonceptivas y antibióticos

2. Sustancias intoxicantes (alcohol, cigarros, café y todos los demás)

3. Estrés de cualquier origen, especialmente por lesiones, cirugía o trauma

4. Enfermedades del hígado y enfermedades crónicas.

---

*Comentario del doctor en medicina Frank Lederle: «Oral Cobalamin [vitamin B$_{12}$] for Pernicious Anemia: Medicine's Best Kept Secret?» *Journal of the American Medical Association,* páginas 94–95, 2 de enero 1991.

La causa primordial por la mala absorción de vitamina B_{12} se debe a la pérdida del «factor intrínseco» de los jugos gástricos en el estómago, siendo éste una enzima muco-proteica que hace que la ingesta de B_{12} sea eficaz (cerca de un por ciento de la ingesta de B_{12} se absorbe aun sin este factor intrínseco de acuerdo al estudio citado arriba). La producción de este factor intrínseco disminuye con la edad; también puede destruirse por intervención quirúrgica en el estómago, por parásitos o por exceso de bacterias en el tracto gastrointestinal. La mayoría de las veces, el factor intrínseco se pierde a través de las «reacciones autoinmunológicas», cuando el sistema inmunológico produce anticuerpos que atacan a nuestros propios tejidos. Las reacciones autoinmunológicas comúnmente atacan las áreas donde se produce el factor intrínseco en el estómago. Los suplementos de Vitamina B_{12} oral deben incluir el factor intrínseco (por lo regular se obtiene de los animales) para casos de deficiencia de B_{12} provocada por la falta de factor intrínseco. La Vitamina B_{12} inyectada es el tratamiento médico común para esta condición.

Fuentes de vitamina B_{12} de alimentos de origen vegetal

Los vegetarianos del Occidente, a través de una generación, se han sostenido con tres fuentes de alimentos que se cree contienen abundante vitamina B_{12}: alimentos fermentados, algas y hongos.

Alimentos fermentados

Estos incluyen miso, salsa de soya, tempeh, encurtidos de pepinillos, amasake, yogurt hecho de oleaginosas y semillas, y pan integral fermentado al natural (de masa agria sin levadura comercial). Se ha pensado comúnmente entre los vegetarianos que todos los alimentos fermentados contienen por lo menos trazas de B_{12}. Esta suposición tiende a ser verídica en los países en desarrollo donde la sanidad es inadecuada y la bacteria de B_{12} prolifera, especialmente en los productos fermentados. Raramente personas en estas localidades muestran una deficiencia de esta vitamina. Por otra parte, en la mayoría de los países del Oeste donde la sanidad es firmemente implementada por la ley y donde los productores de alimentos usualmente mantienen sus tiendas casi estériles, aun cuando la higiene o limpieza es de valor incuestionable en la elaboración de alimentos, se detiene la propagación natural de vitamina B_{12} en los fermentos.

Tempeh, un producto de soya actualmente popular con origen en Indonesia, tiene uno de los contenidos más altos de B_{12} de cualquier alimento (hasta 15 microgramos de la vitamina en una porción de 100 gramos). Cuando tempeh se introdujo en los EEUU en los 1970s, generalmente se producía en las industrias pequeñas y los niveles de B_{12} con frecuencia llegaban a un número respetable de cuatro microgramos. Conforme la demanda creció, tempeh se produjo en cantidades más grandes, causando que bajara la proporción de bacteria-por-cultivo; además, las máquinas y plantas fueron diseñadas para limpiarse más fácilmente. Para finales de los años 1980s, la mayoría del tempeh contenía absolutamente nada de B_{12},[15] aun cuando los fabricantes todavía indicaban altos niveles de la vitamina en la etiqueta. Cuando resultados más recientes se dieron a conocer, algunas compañías le quitaron a las etiquetas estos niveles altos, mientras que otros empezaron a inocular el tempeh con la bacteria que produce la vitamina.

La mayoría de los otros alimentos fermentados producidos por plantas modernas, como miso y salsa de soya, asimismo están prácticamente desprovistos de B_{12}, aun cuando varias publicaciones a través de los años los han recomendado como fuentes válidas. Una verdad en estas recomendaciones inexactas es que los alimentos fermentados, debido a sus enzimas digestivas vitales, pueden ser verdaderamente una ayuda para la absorción de B_{12} proveniente de otras fuentes y así estimular el crecimiento bacterial B_{12} en los intestinos.

Algas: microalgas y algas marinas

Pruebas científicas han demostrado que las algas son una excelente fuente de vitamina B_{12}. De hecho las microalgas como espirulina, clorela y la verdeazul silvestre *(Aphanizomenon flos-aquae)* en un tiempo fueron consideradas las fuentes de alimentos más altas de vitamina B_{12}. Las pruebas que confirmaron estos niveles eran microbiológicas, el mismo procedimiento reconocido por el gobierno de los EEUU. En los últimos años, no obstante, hay indicaciones de que estas pruebas pueden ser inexactas, puesto que se miden ciertos análogos de vitamina B_{12} así como la misma vitamina B_{12}. Las vitaminas B_{12} análogas, no tienen las propiedades de la vitamina B_{12} natural; éstas aparecen en gran medida en las microalgas y pueden ser las responsables de la mayoría de los niveles encontrados en las pruebas científicas de B_{12}.

Otro método de prueba conocido como «radioensayo» indica que la vitamina B_{12} en las microalgas contiene sólo el 20% del valor vitamínico de la prueba microbiológica[16]; el restante 80% algunas veces se ha considerado un análogo de B_{12}. Si sólo un 20% de la supuesta B_{12} en microalgas fuera realmente B_{12}, serían aun fuentes excelentes. Pero cuando se toman para contrarrestar la deficiencia B_{12}, las microalgas no parecen ser efectivas,[15] lo cual conduce a la especulación de que las análogas de alguna manera interfieren en la absorción de la verdadera B_{12} en el cuerpo.[17]

Esta información es primeramente desconcertante, puesto que la espirulina y otras microalgas son excelentes remedios para la mayoría de los casos de anemia, y B_{12} es esencial para reconstruir la sangre. En la mayoría de los casos de anemia, sin embargo, no son meramente un resultado de sólo deficiencia de B_{12}; puede ser que las cantidades masivas de clorofila, hierro, proteínas y otros nutrientes en las microalgas superen la anemia. En nuestra experiencia personal, hemos observado a mucha gente que han ingerido regularmente varias microalgas por una década o más y cuando otras fuentes de B_{12} se incluyen en la dieta, la deficiencia B_{12} no se presenta. Esto sugiere que las análogas en las microalgas no interfieren con otra B_{12} en la dieta.

Ciertas *macro*-algas—nori, wakame y la alga marina kombu—algunas veces se presumen de tener un contenido significante de B_{12}, pero éstas no han sido efectivas para detener la deficiencia de B_{12}.[15] Quizás se deba a la presencia de las análogas en cantidades más grandes que el contenido natural de la B_{12}. La B_{12} en algas marinas puede que no se obtenga biológicamente, i.e., no parecen satisfacer los requerimientos del cuerpo de vitamina B_{12}. Sin embargo, cuando la bacteria que produce B_{12} se inocula en los productos alimenticios como tempeh y levadura de cerveza, puede ser altamente efectiva.

Levadura nutricional

Levadura nutricional (conocida también como levadura de cerveza y varios otros nombres) ha sido un gran alimento nutricional y un suplente de B_{12} para los vegetarianos, por más de 30 años. La B_{12} en levadura se incluye, ya sea como un aditivo al final de su fabricación o se cultiva en un medio enriquecido de B_{12}. El último método es mejor porque incorpora la vitamina en el alimento vivo. (Algunas levaduras nutricionales no contienen B_{12}; para asegurarse, cerciórese en la lista de nutrientes del contenido).

La levadura no contiene grandes cantidades de análogas de B_{12}, y su nivel de B_{12} es consistente, independientemente de los factores de limpieza. Sin embargo, la levadura es excepcionalmente rica en ciertos nutrientes y deficiente en otros que se necesitan para adquirir un equilibrio. El alto contenido de fósforo en la levadura, por ejemplo puede desgastar al cuerpo de calcio; por lo tanto algunos fabricantes de levadura ahora añaden calcio también.

Otro problema con la levadura, es su propia naturaleza: microorganismos de esta clase tienden a inducir cantidades malsanas de hongos tipo *Candida* en el cuerpo, especialmente en personas que son susceptibles al desarrollo en exceso de *Candida* o a condiciones de *humedad anormal* en general.

Cuando compre levadura nutricional, el mejor grado es el de levadura «primaria» producida específicamente como un suplemento alimenticio. Esta clase, por lo regular, se cultiva en melaza o remolacha, de sabor agradable y no requiere más procesamiento. La mayoría de las levaduras, sin embargo son productos secundarios de la industria cervecera, cultivada en el lúpulo *(Humulus lupulus),* granos y cebada fermentada. Absorben el alcohol y varios químicos y desarrollan un sabor amargo. Luego se procesan para quitarles la amargura, lo cual rebaja la calidad general nutricional.

Vitamina B_{12} durante el embarazo y la lactancia

Puesto que la vitamina B_{12} construye la inmunidad y promueve el desarrollo del sistema nervioso y del cuerpo en general, es esencial durante el embarazo y la lactancia. Para llegar a comprender los requerimientos de B_{12} de un feto, considere que, el recién nacido comparado con su mamá, tiene más del doble de B_{12} en su sangre y que la placenta contiene un tanto más de tres veces esta vitamina.[14] No obstante la vitamina B_{12} es una de las vitaminas más deficientes durante el embarazo y la lactancia.[18] Las mujeres vegetarianas embarazadas y que amamantan a sus bebés, necesitan en particular cerciorarse de que están tomando la B_{12} necesaria.[19] Los niños, que nacen de mamás con un nivel bajo de la vitamina, corren el riesgo de tener un retardo en el desarrollo mental y físico y una inmunidad débil.

Las mamás que sólo ocasionalmente consumen B_{12} ponen a sus niños, en el período de lactancia, en riesgo a que se vuelvan deficientes. La mamá puede reciclar la B_{12}

almacenada en su cuerpo para su propio propósito; se sentirá saludable y por lo tanto (falsamente) asume que su leche es completamente nutritiva. Desafortunadamente, hay indicaciones de que sólo la vitamina B$_{12}$ ingerida *durante* la formación de la leche irá hacia la leche materna; la B$_{12}$ almacenada en el cuerpo de la mamá no está disponible.[20] Esto quiere decir que para que un niño pequeño que se está amamantando, reciba la B$_{12}$ en su leche con regularidad, la mamá que lo está lactando debe tomar B$_{12}$ con regularidad.

Un margen de seguridad para los vegetarianos

La mayoría de las fuentes más altas de vitamina B$_{12}$ son los productos de origen animal. Esto es como debe ser; muchas veces se insinua que personas que consumen productos de origen animal requieren de mucha más cantidad de vitamina B$_{12}$ para su inmunidad y para una formación de sangre de excelente calidad, ya que el ambiente creado por el alto consumo de carne, productos lácteos y huevos, es altamente ácido y mucoso.

En la India, Indonesia y en la mayoría de países en desarrollo, los vegetarianos obtienen B$_{12}$ de los cultivos bacterianos y organismos minúsculos, los cuales se desarrollan en los alimentos, especialmente en los alimentos fermentados. En las regiones tecnológicamente más avanzadas del Occidente, fuentes de cultivos B$_{12}$ para los vegetarianos son difíciles de conseguir; por lo tanto recomendamos generalmente a los vegetarianos puros un suplemento de B$_{12}$. No obstante, el tomar vitamina B$_{12}$ en forma de píldora no es siempre bien recibido por los vegetarianos como una solución a largo plazo para resolver este dilema. Idealmente, se encontrarán soluciones para proveer cantidades significativas de cultivos B$_{12}$ derivadas de productos de alimentos integrales.

La mayoría de las organizaciones de la salud alrededor del mundo están de acuerdo con el requerimiento de B$_{12}$ de uno a tres microgramos (mcg)* al día para adultos. Cuando se compran suplementos de B$_{12}$, sin embargo, sus etiquetas con frecuencia indican la cantidad de B$_{12}$ comparado con un estándar de Ración *Diaria* de Alimento Recomendada por el ministerio de salud de los EEUU (RDAR), la cual es seis microgramos de B$_{12}$ diarios para personas de doce años o mayores. Cuando nos pusimos en contacto con las autoridades de la agencia gubernamental de alimentos y drogas de los EEUU *(Food and Drug Administration)* sobre este asunto, indicaron que es un estándar originalmente desarrollado hace veinte años para el propósito de empaque y etiquetado y que no ha sido actualizado debido al costo involucrado para los fabricantes de alimentos. También afirman que este estándar no debe usarse para otro propósito y que la posición del gobierno acerca de las necesidades nutricionales se refleja en un conjunto totalmente diferente de estándares conocidos como Raciones *Dietéticas* Recomendadas (Recommended *Dietary* Allowances), el cual es vigilado por la Academia Nacional de Ciencias (National Academy of Sciences). Las raciones *dietéticas* recomendadas (RDR) de vitamina B$_{12}$ para adulto, es de dos microgramos diarios; las RDR para los pequeños es de 0.3 microgramos

---

*Observe que la unidad de medida para la vitamina B$_{12}$ es el microgramo, sólo un millonésimo de un gramo y un milésimo de un miligramo. Esta es una de las medidas más pequeñas que se usa para cualquier nutriente.

por día, y para los niños, 0.05 microgramos por kilogramo de peso del cuerpo hasta que alcancen las RDR de adulto de 2 microgramos; el estándar para las mujeres embarazadas y las mamás lactantes es de 2.2 y 2.6 microgramos por día respectivamente.

Por lo tanto cuando compre alimentos que contengan vitamina B_{12} o suplementos, el porcentaje de B_{12} en la Ración *Diaria* de Alimento Recomendada por el ministerio de salud de los EEUU (RDAR) debe triplicarse para dar el por ciento relativo a las Raciones *Dietéticas* Recomendadas (RDR). Por ejemplo, un producto en el que una porción contiene doce microgramos de B_{12}—que indique el 200% para adulto de EEUU RDAR para la vitamina B_{12}—suministraría 3 x 200% = 600% de las Raciones *Dietéticas* Recomendadas (RDR). Niveles de exceso de B_{12} no parecen ser un problema, sin embargo, y la dosis máxima de la vitamina B_{12} no se ha establecido (inyecciones de 1,000 microgramos y más se usan terapéuticamente).

Vegetarianos (incluyendo aquellos que consumen pequeñas cantidades de huevos orgánicos, pescado fresco, u otro producto animal de alta calidad, sólo ocasionalmente) deben tomar suplementos si quieren cumplir con el RDR de B_{12} sin tener que depender todos los días de la levadura de cerveza u otro alimento inoculado de cultivos B_{12}. La mayoría de los suplementos de B_{12} no son sintéticos ni se derivan de fuentes de origen animal evolutivamente superiores, sino que se producen a partir de bacterias. Para su conveniencia, una cantidad de ciento cincuenta 150 microgramos se puede tomar cada semana. También, es útil usar algunos alimentos ricos en enzimas como miso, col agria o fermentada no-pasteurizada, encurtidos de pepinillos y germinados para maximizar la fecundación y la absorción de B_{12} en el aparato digestivo. Suplementos múltiples de vitaminas y minerales que contengan B_{12} no son una buena fuente de este nutriente, puesto que la combinación de minerales puede causar la formación de análogos de B_{12}.[16]

Los idealistas que usan productos de origen no-animal y creen que su necesidad de vitamina B_{12} se suministrará a través de la flora de sus intestinos y por medio de cantidades diminutas de B_{12} encontradas en ciertas verduras orgánicas y fermentos, algunas veces están en lo correcto. Sin embargo, existen suficientes ejemplos de deficiencia de B_{12} entre los vegetarianos estrictos—particularmente los niños vegan—para tener cautela. Sugerimos que los síntomas de deficiencia inicial se tomen en cuenta.

También se les recomienda a todos los vegetarianos, que se hagan una prueba de B_{12}, se la pueden hacer fácilmente en la mayoría de las clínicas de salud y con los médicos. La prueba más común implica el averiguar los niveles de B_{12} en la sangre, pero esta prueba no es del todo adecuada para los vegetarianos pues un vegetariano saludable requiere relativamente niveles bajos de B_{12} en la sangre. Sin embargo, si los niveles bajan a 200 picogramos (es una trillonésima parte de gramo) por mililitro, entonces debe ser causa de preocupación; las investigaciones de la Organización Mundial de la Salud ha establecido que los niveles de B_{12} más bajos que esto, se sabe que conducen a síntomas de deficiencia.

Si el indicador del instrumento con el que se hace la prueba indica un nivel abajo de los 200 picogramos, debe consultarse a un profesional de la salud con el propósito de determinar el mejor camino para reconstruir la B_{12} a un nivel seguro. Cuando la B_{12} está cerca del nivel 200 picogramos, para determinar si está adversamente afectando los procesos fisiológicos del cuerpo, entonces la prueba de UMMA (ácido metilmalónico

Fuentes de alimentos de proteínas y vitamina B$_{12}$

Proteínas en gramos* por 100 gramos (3½ onzas)
Vitamina B$_{12}$ en mcg. está entre paréntesis () junto a los alimentos que la contienen.

Plantas

Proteína (g)

Frutas

Todas las frutas	0.2–2

Verduras

Zanahorias	1
Col	1
Coliflor	3
Brócoli	4
Col rizada *kale*	4
Perejil (t)	4
Col de bruselas	5

Granos

Arroz	7
Cebada	8
Maíz	9
Centeno	9
Mijo	10
Alforfón	12
Avena	13
Trigo «duro rojo»	14
Trigo espelta	15
Amaranto	16
Quinua	18

Oleaginosas y semillas

Avellanas	13
Almendras	19
Semillas de ajonjolí	19
Semillas de girasol	24

Leguminosas (secas)

Frijoles aduki	22
Chícharos secos	24
Lentejas	25
Frijoles de soya	35

Fermentos, algas, y levaduras

Proteína (g)

Fermentos

Rejuvelac (t)	0
Pepinillos encurtidos no-pasteurizados (t)	1–4
Amasake	3
Salsa de soya (shoyu ó tamari)	6
Tofu	8
Pan agrio (al natural)	10
Yogurt de semilla ó de oleaginosas (t)	9–15
Miso (t)	15
Tempeh (t)	20

Algas**

Algas marinas (secas)

Agar agar /Kanten	2
Hijiki (t)	6
Kombu (3)	7
Wakame (5)	13
Kelp (4)	16
Alaria (5)	18
Dulse (7–13)	22
Nori (12–70)	35

Microalgas

Clorela (25+)	55
Verdeazul silvestre (40+)	60
Espirulina (40+)	68

Levadura

Levadura nutricional (6–47)	50

Productos de origen animal

Proteína (g)

Lácteos

Leche entera (0.4)	3
Yogurt (0.6)	3
Queso cottage (0.6)	14
Queso (1)	25–31

Pescados

Ostiones (18)	9
Almejas (49)	14
Arenque (10)	17
Bacalao (.5)	18
Róbalo(1)	18
Abulón (1)	18
Anchoas (7)	19
Macarela o Caballa (12)	19
Sardina(10)	24
Atún o bonita (2)	29

Carne y huevos

Huevos (1)	3
Aves de corral (0.5)	16–24
Res, otras carnes rojas (2)	17–21
Corazón de res (11)	20
Riñón de res (31)	20
Hígado de res (59)	20
Hígado de pollo (23)	21

*Puesto que estas cifras están basadas en muestras de 100 gramos, también representan el porcentaje de proteína por peso. Tempeh por ejemplo, contiene el 20% de proteína por peso.

(t)Una traza de vitamina B$_{12}$ algunas veces se encuentra en estos productos, dependiendo de cómo y dónde se producen.

**Aun cuando las algas marinas y microalgas se categorizan como fuentes notables de la vitamina B$_{12}$, parecen ser que provienen de fuentes no muy confiables; los estudios sugieren que su B$_{12}$ no está biológicamente disponible.

en orina) puede ser aconsejable. UMMA es un químico que aumenta cuando la B_{12} es insuficiente para un funcionamiento adecuado del organismo.

La necesidad de hacer pruebas especiales incrementa cuando se presentan síntomas psiquiátricos por deficiencia B_{12} ya citados anteriormente—apatía, pérdida de memoria, altas y bajas del temperamento y paranoia—sin embargo los niveles de suero de B_{12} son adecuados y no hay indicación de anemia. Tal condición prevalece especialmente en el segmento de la población de edad avanzada[21] y algunas veces es indicativo de mala absorción de B_{12} debido a la falta del factor intrínseco. Esta clase de deficiencia comúnmente se diagnostica erróneamente[22] no obstante debe superarse antes de que penetre o se profundice.

Para asegurarse de un diagnóstico exacto, hágase la prueba Schilling, la cual calcula o mide el factor intrínseco y de esta manera se sabrá si el cuerpo tiene la habilidad de absorber la vitamina B_{12}. Aunque es un procedimiento complicado, nos revela problemas de asimilación de B_{12} incluso cuando las pruebas de sangre para la anemia y B_{12} se muestren normales. El hacerse esta prueba de Schilling es poco común pero es invaluable, pues también nos alerta de los primeros indicios de anemia, y en esta etapa los síntomas son más fáciles de superar.

El uso estándar de la prueba de Schilling en los últimos treinta años ha sido para confirmar la sospecha de anemia basada primeramente en pruebas de sangre.

Más perspectivas sobre la proteína

Al seguir las guías principalmente vegetarianas sugeridas en este libro, nos proporcionan más del doble del estándar mínimo de proteína de la Organización Mundial de la Salud (OMS) de aproximadamente un 5% del consumo de calorías. Un nivel de 8% está próximo a las guías de proteína y calorías sugeridas por el Consejo Nacional de Investigaciones *(National Research Council)*. Es interesante observar que el 5% de las calorías de la leche materna provienen de la proteína y sirven como una nutrición adecuada para los niños en el momento cuando el crecimiento está en su máximo auge.

Los estándares de la OMS y otros, usan la relación proporcional del valor calórico de las proteínas con el total de ingesta calórica. Estos estándares están basados en un entendimiento evidente de que las necesidades de proteína varían directamente con las necesidades de energía.

Si se añade a la dieta productos de azúcar refinada, alcohol y otros alimentos sin valor alimenticio, las calorías incrementan drásticamente, y es la razón el porqué les atrae a la gente las proteínas de forma muy concentrada, para así mantener la relación proporcional de proteínas:calorías. Los vegetarianos que consumen grandes cantidades de alimentos dulces—jugo de frutas, sodas o refrescos, o cualquier dulce—llegarán a antojárseles productos de origen animal.

Actualmente hay un gran interés por alimentos con altos valores proteicos. Sin embargo los alimentos citados en la tabla anterior con valores proteicos más altos de quince gramos deben consumirse sólo en pequeñas cantidades. La urea, un producto que resulta del consumo en exceso de proteína vegetal o animal, extrae calcio del cuerpo a través de su acción diurética. Sin suficiente calcio, los huesos se debilitan y los nervios y el corazón se atrofian (véase el capítulo *Calcio*). También, el exceso de cualquier clase de alimentos altos en proteína provoca que el cuerpo llegue a saturarse de ácido úrico, lo cual debilita de una manera significativa todas las funciones del organismo, especialmente las de los riñones. Las piedras en los riñones o de ácido úrico son otras dos posibles consecuencias de la ingesta excesiva de proteína.

Si se elige la carne como fuente principal de proteína, el resultado será exceso de urea, ácido úrico, depósitos de grasa y de moco. De esta manera, cuando se necesite superar una condición de debilidad, es mejor que se use la carne como suplemento o complemento en vez de ser la fuente principal de proteína. Además, los niveles de toxinas presentes en la carne comercial son abrumadores. Muchos animales están saturados de toxinas provenientes del medio ambiente así como residuos de los antibióticos y de la hormona de crecimiento los cuales se suministran diariamente en sus forrajes. En 1985, debido a una contaminación no especificada, a once de las compañías de carne se les prohibió la exportación de carne a Europa por el Mercado Común Europeo.

Si los productos de origen animal, incluyendo lácteos y huevos, son necesarios como proteínas y otras fuentes nutritivas, recomendamos enfáticamente que los animales se hayan criado en un ambiente natural y con forraje orgánico.

Deficiencia de proteínas

Hace un tiempo en países donde la inanición era vasta, con frecuencia se escuchaba de los esfuerzos que hacían para «completar el vacío de proteínas». Lo que comúnmente se consideraba deficiencia de proteínas es ahora simplemente una mala nutrición[23]—la falta de *todos* los nutrientes. Tan pronto se pueda disponer de una cantidad suficiente de calorías en prácticamente todas las dietas tradicionales, «las deficiencias de proteína» desaparecerán.

La deficiencia de proteína, sin embargo, aun es posible en aquellos con un suficiente consumo calórico. Ejemplos de esto son las personas con un daño en el hígado por el alcohol,[24] la mujer bulímica muy conciente de su peso, la persona que vive de pastelillos, dulces y sodas, los que viven sólo de frutas (los fruterianos) y los vegan, cada uno: 1) no mastican suficientemente bien los alimentos (los que comen carne no tienen este problema puesto que la proteína se asimila aun se mastique o no); 2) rara vez comen granos, leguminosas, oleaginosas o semillas; 3) comen en demasía; ó d) comen muchos dulces altamente procesados y alimentos sin valor alimenticio.

Los niños completamente vegetarianos también tienen el riesgo[25] de deficiencia cuando se les ha destetado prematuramente y no consumen productos lácteos, ni tampoco mastican bien los alimentos, ni tampoco sus alimentos se preparan adecuadamente (los alimentos de los niños necesitan molerse o machacarse).

Señales de deficiencia de proteínas

Una deficiencia real de proteínas se refleja en muchas facetas del mantenimiento y del desarrollo del cuerpo:

- Los tejidos del cuerpo se deterioran, causando hemorroides, músculos y uñas débiles, caída del cabello; la cicatrización de las heridas es lenta y en general se carece de energía y fuerza.

- La concentración mental y estabilidad emocional se degeneran.
- La respuesta inmunológica se debilita, resultando en alergias e infecciones.

Las siguientes sugerencias no sólo son aplicables para las personas con deficiencia de proteínas, sino también para todos los que quieran utilizar la proteína eficazmente.

Cómo mejorar la utilización de las proteínas

1. Estas recomendaciones están basadas en las relaciones de los órganos internos con las emociones descritas en la medicina tradicional china. Las recomendaciones implican el fortalecer las funciones digestivas del hígado y del páncreas creando ajustes en el estilo de vida y en las actitudes de la persona:
   a. Trabaje en armonía, descanse cuando se sienta agobiado y haga ejercicio con regularidad.
   b. Evite situaciones estresantes, angustiantes y preocupantes.
   c. Haga una cosa a la vez, con y a consciencia.

2. Evite todas las sustancias intoxicantes y alimentos refinados. La azúcar es especialmente perjudicial. También evite el exceso de dulcificantes concentrados y el tomar café. Limite el consumo de fruta si la deficiencia de proteína es seria.

3. Mastique minuciosamente los alimentos.

4. Grandes cantidades de alimentos altos en proteína no necesariamente son los mejores; pequeñas cantidades, comiéndolos con frecuencia, por lo general tienen un efecto más benéfico.

Las fuentes más altas de proteínas de origen vegetal

Las leguminosas son muy ricas en almidón (amiláceas) y en proteínas; se vuelven más digeribles cuando se preparan con algas marinas, las cuales son ricas en minerales (descritas en las sección de recetas). También se digieren mejor cuando se mastican bien y se comen por lo menos una vez al día en cantidades de ½ taza hasta una taza. Los frijoles de soya son ricos en proteína y en almidón así como también en grasa; porque son muy difíciles de digerir no se recomiendan al menos que estén germinados o fermentados, como en la forma de tempeh, salsa de soya, o miso, o procesado en tofu o leche de soya. El tofu es enfriador y debilitador si se come en demasía, debe estar bien cocido para los que tienen condiciones de *deficiencia*. Tempeh también es enfriador pero menos que el tofu y tiene un contenido de proteína más elevado. Los productos de proteínas hechos polvo, por lo general, son demasiado concentrados y con frecuencia contienen soya y otras proteínas en formas no tan digeribles.*

---

*Los frijoles de soya contienen estaquiosa (carbonato no absorbible que se encuentra en el frijol), una azúcar compleja no digerible que se transforma a una forma asimilable por medio de la germinación o fermentación como en tempeh, miso y salsa de soya; la estaquiosa, se extrae durante el proceso de fabricación de leche de soya y tofu.

Las oleaginosas y semillas nos ofrecen valiosas proteínas y grasas concentradas y deben consumirse sólo en pequeñas cantidades para evitar problemas con el hígado y especialmente por los gases malolientes que nos producen al ingerirlas. Con frecuencia, aparte de preferirse por su sabor sustancioso, es una costumbre entre los vegetarianos consumir en exceso tahini (mantequilla hecha de ajonjolí sin cascarilla), oleaginosas, semillas y sus mantequillas. Cuando se preparan hábilmente como condimentos, se asimilan mejor, al tiempo que nos aportan cantidades moderadas de proteína. Sin embargo, puesto que los productos comerciales con frecuencia están rancios, es mejor que usted haga sus propias preparaciones con las oleaginosas y semillas. Para más información, véase «Oleaginosas y semillas» y las recetas de «Condimentos» y «Rejuvelac y yogurt».

Los granos contienen más proteínas de lo que la mayoría de la gente cree. El querer complementar la proteína inherente de los granos para hacerla más «completa»—más similar a la carne—disminuirá la proteína utilizable de los granos que pudiera asimilarse por esas personas con digestión débil. Para alguien con problemas digestivos, le puede ayudar una combinación de sólo granos y verduras en una comida o sólo leguminosas con verduras de hojas verdes. (Véase el capítulo *Combinación de alimentos*).

Las verduras verdes, el precursor de vitamina A y las proteínas

Las verduras verdes (incluyendo las de hojas verdes) benefician al hígado (capítulo *Elemento Madera*), el órgano en donde los delicados procesos metabólicos proteicos acontecen. La vitamina A o el caroteno, (precursor de vitamina A) a partir del cual el cuerpo la sintetiza, es esencial para el uso correcto de las proteínas por el cuerpo. El precursor de vitamina A se encuentra altamente concentrado en las microalgas color azul marino como espirulina, y también abunda en las verduras verdes (incluyendo las de hojas verdes) y las amarillas. Fuentes excelentes del precursor de vitamina A son las verduras verdes y sus hojas verdes como la col rizada *kale (Brassica oleracea* var. *acephala),* el perejil, y el berro, y las hojas de las siguientes verduras, como las hojas del nabo *(Brassica rapa,* Grupo Rapifera), las de la col de *collard,* las del betabel (las acelgas), y las hojas de las plantas de la mostaza y del diente de león *(Taraxacum officinale).*

Las verduras amarillas con un significante contenido de precursor de vitamina A son: las zanahorias, camotes, y calabazas de invierno, sin embargo su cualidad amilácea (con almidón) puede interferir en la digestión de alimentos con un alto nivel proteico tales como las leguminosas. Las verduras amiláceas es mejor comerlas por separado en otra comida con cualquier otra verdura o grano. Para aquellos que tienen una buena digestión sin deficiencias para digerir las proteínas, los problemas digestivos que puedan presentarse con una combinación de almidón-proteína no son tan cruciales, aunque es mejor el comer alimentos con un alto nivel proteico al principio de las comidas para que esto ayude a la digestión y disminuya la flatulencia.

Los granos altos en grasas y proteínas como kamut *(Triticum aestivum),* avena *(Avena sativa),* trigo espelta *(Triticum spelta),* quinua *(Chenopodium quinua),* y amaranto *(Amaranthus* spp). pueden ser más convenientes para la gente del Occidente, quien está acostumbrada a consumir las proteínas altas en grasa de origen animal. La cantidad de proteína en quinua y amaranto está en el mismo rango como la mayoría de las carnes;

cuando se combinan con otro grano, su perfil de aminoácido/proteína es más alto que la carne u otro producto de origen animal. Además, la quinua es rica en grasa y calcio. La avena y el kamut son ricos en grasa y se recomiendan para aquellos con padecimientos nerviosos o desequilibrios de azúcar en sangre. Para decidir cuales granos son los más adecuados, por favor refiérase a sus propiedades en la sección de recetas.

Los alimentos fermentados suministran proteína y otros nutrientes en una forma más digerible siendo el resultado de una predigestión por bacterias u otros microorganismos. Una vez que la fermentación se haya completado, los microorganismos se conservan en el alimento, proporcionando proteína y, bajo condiciones apropiadas contienen vitamina B_{12}. La fermentación cambia completamente las características de los alimentos. Los almidones se convierten en azúcares y alcohol, dando a los fermentos una cualidad expansiva en el cuerpo.

Al añadirse sal se controla la fermentación en los productos como miso, salsa de soya y en pepinillos encurtidos. Los granos y los frijoles de soya en el miso y en salsa de soya se unen por acción bacterial y el resultado por lo general no causa ningún problema para las personas que normalmente no pueden tolerar la combinación de los almidones con las proteínas.

Debemos cuidarnos cuando obtengamos proteína de estos productos. Los aminoácidos abundan en la unión de la soya y del grano, enriqueciéndose más con los aminoácidos de las bacterias. La proteína se encuentra dentro de un medio viviente que asiste en su absorción y por lo tanto pequeñas pero adecuadas cantidades de proteína pueden asimilarse más fácilmente. Estas proteínas se consumen mejor en pequeñas cantidades; el proceso de miso y soya se tarda varios meses o hasta dos años y es por eso que su fermentación es bastante avanzada. Cuando se come con moderación, estos alimentos promueven una flora intestinal saludable. Sin embargo, el uso excesivo de fermentos, tales como miso, se sabe que alimenta el hongo *Candida albicans* y hongos similares. (Véase la sección de «*Candida*» en la página 78).

Las **algas** conocidas como algas marinas contienen una gama extensa de proteínas, además de tener la propiedad para combinarse con otras verduras, granos y leguminosas. No sólo contribuyen proteínas valiosas y otros nutrientes, mas aun* su mineralización es superior a cualquier otro alimento de origen animal o vegetal.

Como resultado de un desgaste drástico del suelo agrícola debido al cultivo por métodos modernos, los alimentos cultivados hoy en día en éste, contienen mucho menos minerales y nutrientes que en tiempos pasados. Las algas marinas pueden suplir muchos de los nutrientes faltantes, especialmente minerales traza. En condiciones de deficiencia en general, los minerales deben estar presentes antes de que otros nutrientes puedan ser aprovechados. Las algas están tan concentradas en minerales que normalmente se usan como un artículo complementario en recetas para proporcionar una base mineral para la mejor utilización de las proteínas y de otros nutrientes.

---

*El gel alga agar-agar comúnmente usada, es una excepción; contiene relativamente una pequeña cantidad de minerales y proteínas.

Fuentes altas de proteína

Las **microalgas** han sido una fuente de nutrición relativamente nula en el movimiento de la civilización industrial durante los últimos treinta años, aunque se han utilizado antes por ciertas personas tradicionales de Latinoamérica, África y en otras partes, por milenios. Se volverán progresivamente importantes, por todo el planeta, si la provisión de otros alimentos falla. Los proyectos de cultivo de la espirulina ya están en camino en varias partes del mundo, particularmente donde existe una desnutrición o mala nutrición. (Véase el capítulo 16, *Productos alimenticios verdes,* para más información y dosis).

Las microalgas espirulina, clorela, y la verdeazul silvestre *(Aphanizomenon flos-aquae)* son las más ricas fuentes de proteínas, del precursor de vitamina A y de la clorofila. Se cree que algunas formas contienen todos los nutrientes requeridos por el cuerpo humano, aunque ciertos nutrientes sólo están presentes en cantidades diminutas. Las microalgas varían en contenido nutricional, dependiendo de la variedad y de la forma como se cultiven. Ordinariamente, un alimento reconstruye primordialmente el cuerpo o lo depura o limpia. Juzgando a partir de sus niveles proteicos, estas microalgas son reconstructoras, mas también son muy limpiadoras y purificadoras debido a su contenido de clorofila.

La proteína y la función del cerebro

Las microalgas se usan generalmente para ayudar a obtener altos niveles de salud física y mental y para incrementar la energía. Cuando un espectro amplio de aminoácidos es abundante en el cuerpo, una extensa cantidad se hará disponible para fabricar químicos en el cerebro. Hay muchas investigaciones nuevas acerca de los efectos de la nutrición en la inteligencia, incluyendo estudios de productos naturales (como la lecitina, hierbas, nutrientes, y microalgas) y también de una variedad de sustancias sintéticas.[26] No se conoce lo suficiente para hacer una clara evaluación de los efectos a largo plazo en cualquiera de estos casos, sin embargo, estaremos más seguros si seleccionamos productos dentro de una fuente o gama amplia de alimentos integrales. En nuestra experiencia, la mayoría de las personas con gran inteligencia, clarividencia y/o sabiduría, no se han apoyado en una excelente nutrición o en substancias de alta potencia, mas viven sencillamente, con moderación y equilibrio.

> El origen del Cielo y la Tierra se basa en el principio del sendero medio.
> —Shao Tung, sabio chino del siglo 11

No obstante, hay etapas en la vida durante la cual una nutrición poderosa puede ayudarnos: La espirulina y otras microalgas son benéficas en tiempos de estrés, puesto que la proteína apoya las funciones de crecimiento y reparación. Cualidades similares nos ayudan durante las etapas de desarrollo para hacer más fácil las transiciones en nuestras vidas como cuando se realizan cambios dietéticos, se crean nuevos patrones de actividades, o se viven periodos emocionales y mentales difíciles.

Una comparación entre las microalgas y la carne

De acuerdo a las pruebas estándares de nutrición, la asimilación de las proteínas en la digestión de la espirulina y de la clorela es cuatro veces más alta que la de carne de res.[27,28] Puesto que contiene cerca de tres veces más proteína que la carne de res y mayor asimilación significa que doce veces más proteína se obtiene de las microalgas que del mismo peso de la carne de res.

Equivalencia de proteína: Una cucharadita de espirulina = una onza de carne de res

Cálculo: tres gramos (una cucharadita) de espirulina en polvo (o clorela) es equivalente a (3 x 12 =) 36 gramos de carne de res, lo cual equivale a más de una onza.*

Si dos o tres cucharaditas de microalgas se ingieren al día, esto equivale a la cantidad de proteína de dos a tres onzas de carne, lo cual es nuestra cantidad recomendada para uso medicinal citado anteriormente. Pero es importante recordar que el consumir niveles altos de proteína sucede a expensas del calcio. Los estudios muestran que cuando la ingesta diaria de proteínas va más allá de los setenta y cinco gramos—un límite fácil de traspasar ya sea con la dieta estándard estadounidense o una dieta vegetariana alta en proteínas— la mayoría de la gente pierde más calcio en la orina que la que absorbe en sus alimentos.[29]

Fuentes de proteínas de origen animal

Los lácteos y sus productos se consumen por los vegetarianos más que cualquier otro producto de origen animal. Siempre y cuando no sea alérgico a los lácteos, los productos de mejor calidad proporcionan proteínas, vitamina B_{12}, y otros nutrientes de gran beneficio para aquellos que carecen de proteínas o tienen *deficiencias* en general. De acuerdo a la medicina china, la leche (de calidad) reconstruye la vitalidad *qi,* la sangre y el *yin,* incluyendo los fluidos y los tejidos del cuerpo. Por lo tanto el consumo de lácteos específicamente es benéfico para las personas débiles y delgadas con una tendencia hacia la *sequedad.* Sin embargo las mismas enseñanzas indican que la leche puede ser difícil de digerir por aquellos que tienen problemas de moco o digestión débil (véase el capítulo *Elemento Tierra*). La leche pasteurizada, homogeneizada y repleta de químicos es más difícil de digerir, incluso por aquellos con una buena digestión.

La leche tiene una mala reputación entre los consejeros modernos de la salud del Occidente porque la mayoría de la gente que tiene moco en exceso y sobrepeso, es el

---

*En los cálculos de equivalencia, la Asimilación Neta de Proteína (ANP) *(Net Protein Utilization [NPU])* se aplica normalmente (la ANP de la carne de res es el 67%, el de la espirulina el 57%). Este factor, sin embargo, evalúa proteínas basadas en el perfil de amino ácidos desarrollado con estudios de animales, un supuesto perfil ideal para humanos. Como se mencionó anteriormente, no estamos de acuerdo con este estándar. Si se aplica en este caso, aun así para demostrar su efecto se deduciría el 15% del equivalente (ANP de la espirulina es [57/67 x 100% =] 85% del ANP de la carne de res), haciendo que la proteína de 3 gramos de espirulina sea el equivalente a (36 gm. de carne menos el 15% =) 30.6 gramos de carne de res, aun esto es más que una onza.

resultado de un consumo en exceso de carne, azúcar, grasas y lácteos. Adicionalmente, habiendo vivido todas sus vidas con estos alimentos de alta producción de moco, muchos han desarrollado debilidad en la digestión y consecuentemente son alérgicos a los lácteos. Es inherente en algunas alergias la inhabilidad de digerir la azúcar de leche (lactosa). «Intolerancia a la lactosa» es prevalente entre los asiáticos (80% de la populación es intolerante a la lactosa), africanos/afroamericanos (70%), la gente del mediterráneo (60%), mexicanos-estadounidenses (50%) y cualquiera persona cuyos ancestros no consumieran diariamente alimentos lácticos.

Cuando hay alergias o intolerancia a los lácteos, el remedio obvio es evitar estos productos. Raramente vemos a adultos en los EEUU o Europa que necesitan consumir *más* productos de leche, sin embargo esto es cierto en algunos de los muchos niños que se están criando sin productos lácteos.

Lácteos y condiciones mucosas

Cuando existen problemas relacionados con moco, flujos de la nariz y otras partes del cuerpo, resfríos frecuentes, asma, alergias, problemas nasales, tumores, quistes, estreñimiento, problemas en el colon, desarrollo profuso de *Candida albicans,* peso en exceso, o capa gruesa en la lengua—los consumidores de lácteos pueden considerar concientemente el ingerir menos productos lácteos o que sean de mejor calidad. Cuando otros alimentos sustanciosos que forman moco están presentes en la dieta, los problemas de moco pueden volverse de serios o graves. La falta de ejercicio puede ser otro factor primordial, puesto que el calor de la actividad física normalmente quema acumulaciones mucosas.

Para continuar la discusión de las siguientes sugerencias por favor refiérase a las varias secciones «leche» y «lácteos» del capítulo 21, *Alimentos para niños.*

Recomendaciones de lácteos

1. Use leche bronca entera y productos de leche bronca entera. Evite lácteos bajos en grasa. La leche de cabra y sus productos son generalmente preferibles.

2. Productos agrios, ácidos y fermentados son superiores para todas aquellas personas de más de siete años de edad. Ejemplos comunes son el yogurt, kefir, queso cottage, suero de la leche y crema.

3. Cualquier persona con intolerancia a la lactosa caracterizada por retortijones en el abdomen, gases, y diarrea después de la ingesta de productos lácteos, por lo general, le irá mejor con productos fermentados arriba citados, aunque en algunos casos los lácteos deben evitarse por completo.

4. Los bebés lactantes deben tomar leche materna. Ninguna leche de animal ni ningún producto de fórmula comercial, son un sustituto *adecuado.*

5. Si la leche pasteurizada se usa, hiérvala por un tiempo corto y luego déjela enfriar, para que se complete la separación de las cadenas de proteínas. Si la leche bronca no se digiere bien, especialmente por personas con señales de debilidad y *deficiencia,* pruebe este método de hervirla sólo por poco tiempo para esas personas también.

La leche homogeneizada no se recomienda; pues permite que la enzima oxidasa xantina entre al sistema vascular dañando las membranas creando un tejido cicatrizado. El colesterol se acumula en las cicatrices creando condiciones ideales para depósitos de grasa y gradualmente tapa las arterias. **Preparación de leche agria (jocoque):** Para hacer leche agria o jocoque, caliente una o dos tazas de leche bronca, hasta que alcance la temperatura del cuerpo, en un baño maría, luego revuélvale una cucharada de suero de leche o yogurt como «cultivo base». Déjela reposando para que se cuaje en un lugar a una temperatura consistente de 70 a 80°F por 24 horas. Dos cucharadas de esta leche agria pueden usarse como «cultivo base» para la siguiente preparación.

¿Es natural tomar leche?

Entre todos los animales salvajes, la leche se reserva para los recién nacidos, y ningún otro animal toma la leche de otro animal. Sin embargo, esto no significa necesariamente que el humano adulto esté mal porque consume lácteos; los humanos hacemos muchas cosas únicas en nuestra especie. Pensamos que los productos de leche no deben ser los primordiales en cualquier dieta fuera de la etapa de la infancia; es mejor que se usen como un complemento, siempre que se toleren bien y que sean de buena calidad.

Un asunto de ética

Un asunto importante concerniente a la comercialización de la leche es el trato que se les da a los animales. En la India, donde la leche se considera un alimento puro «sáttvico», a las vacas se les cuida con gentileza y respeto. Independientemente del motivo de este trato, el resultado final es que la leche es de mejor calidad, puesto que las vacas están tranquilas, están contentas y bien alimentadas de pastos y plantas sin haberlas fumigado con químicos. En los EEUU y en otras partes del Occidente se les dan dosis de hormonas, antibióticos y otras sustancias de alta potencia o drogas y algunas veces se les alimenta con forraje repleto de químicos. Cuando dejan de producir, rutinariamente se les mata. De tal manera que al utilizar la mayoría de productos lácteos comerciales, también apoyamos a la industria de la carne.

Otra conexión entre los lácteos-carnes de importancia terapéutica: muchos de los lactovegetarianos tienen años sin consumir carne y siguen sin el deseo de hacerlo para evitar esta influencia en sus cuerpos y en sus vidas. Pero, de acuerdo a nuestras observaciones, los lácteos impiden la depuración o limpieza de los residuos acumulados en el cuerpo desde el momento que estas personas comenzaron a ingerir carne. Con el propósito de eliminar estos residuos se debe suspender completamente el consumo de lácteos por un mínimo de seis meses—algunos profesionales de la salud estiman que hay que repetir esta práctica en varias ocasiones por el tiempo estimado.

Leche de cabra

Esta propiedad de «retención» de lácteos se aplica a toda la leche de animales, aunque la discusión precedente acerca de los lácteos se refiere a la leche de vaca comercial. La leche de cabra, sin embargo tiene diferentes propiedades. Aquellos con exceso de moco deben aun tener cautela en el uso de leche de cabra, pero ésta genera menos moco que la leche de vaca.

La leche de cabra se considera frecuentemente una excepción para muchos problemas con lácteos. Las cabras por lo general son saludables y limpias y por lo tanto normalmente no se les da dosis rutinarias de antibióticos u otros medicamentos o drogas. La estructura grasa de su leche es más digerible que la leche de vaca, puesto que ya es naturalmente homogeneizada, la leche de cabra no necesita ser mecánicamente homogeneizada. También es muy probable que se consiga leche de cabra bronca. Porque las cabras pastorean libremente y disfrutan de una gran variedad de hojas, pastos y hierbas, su leche contiene cantidades ricas de nutrientes que no se encuentran en la leche de vaca. Por todas estas razones, la leche de cabra se prescribe universalmente como un producto superior para todos tipos de deficiencia, para todas edades, para los jóvenes, adultos y para la gente de edad avanzada. Cuando se necesite nutrirse de un producto de origen animal, la leche de cabra es por lo general una buena elección.

Polen y jalea real

Polen de las abejas, el alimento de las abejas jóvenes, es una fuente rica de proteína y vitamina B$_{12}$. Considerado uno de los alimentos más completos de gran valor alimenticio, contiene casi todos los nutrientes requeridos para los humanos. Casi la mitad de su proteína se encuentra en forma de amino ácidos disponibles, listos para usarse directamente por el cuerpo. Tal proteína altamente asimilable puede contribuir significativamente a nuestras necesidades de proteínas. El polen también contiene substancias aun no identificables. Estas pueden contribuir a los efectos increíbles de sus propiedades, los cuales no se pueden explicar completamente por sus nutrientes ya conocidos.

El polen es considerado un tónico vigorizante y nutritivo en la medicina china; las culturas a través del mundo lo usan en un sinnúmero de aplicaciones—mejora la resistencia y la vitalidad, prolonga la vida, ayuda a la recuperación de enfermedades crónicas, añade más peso a la persona convaleciente, reduce los antojos y adicciones, normaliza los intestinos, reconstruye nueva sangre, previene las enfermedades transferibles como el resfrío común y la gripe (tiene propiedades antibióticas) y ayuda a superar problemas como retrasos en el desarrollo y otros, en los niños. Se cree que protege en contra de la radiación y que tiene cualidades anticancerígenas. El polen y la miel virgen, noprocesada (la cual contiene polen) son remedios para muchos casos de fiebre del heno y alergias. (Los productos de abejas que ayudan con la fiebre del heno, deben ingerirse por lo menos seis semanas antes del comienzo de la temporada de polen y luego se debe continuar ingiriéndolos durante la temporada). Antes de ingerir una dosis completa de polen, haga una prueba ingiriendo sólo un gránulo para el caso de que haya reacciones alérgicas serias.

La dosis óptima de polen varía con las necesidades personales. Para la prevención de alergias, por ejemplo, 6 gramos diarios en forma de tabletas, cápsulas, o gránulos sueltos (aprox. una cucharadita copeteada) es con frecuencia suficiente. Los atletas que deseen fuerza y resistencia pueden ingerir de 10–15 gramos o más al día.

Cuando ingiera polen, considere que una dosis de 6 gramos le toma a una abeja recolectarla trabajando ocho horas al día por un mes. Cada gránulo de polen contiene 2,000,000 granos de polen de las flores y una cucharadita contiene 2.5 billones de gránulos de polen de las flores.

Jalea real es un alimento de las larvas y es el único alimento para la abeja reina; está hecha por las abejas nodrizas las cuales mastican el polen y lo mezclan con secreciones de sus glándulas localizadas arriba en sus cabezas. Como el polen, la jalea real es un tónico, que nos da energía y es nutritivo, pero con un grado más alto. Es útil en todas las aplicaciones como el polen, pero tiene un efecto más fuerte en el sistema glandular y se considera como un tónico fortalecedor para el sistema reproductor, tanto el de la mujer como el del hombre. La jalea real también se ha usado con efectividad en el tratamiento de desnutrición en los niños, artritis, leucemia, *deficiencias* serias y enfermedades devastadoras o consuntivas. Más usos se darán en otras secciones del libro (véase el índice). Se consigue en muchas formas incluyendo cápsulas, en polvo liofilizado, y se encuentra preservada en la miel. Por su alta potencia, una dosis normal es de sólo 100–400 miligramos al día.

El polen y la jalea real pueden ingerirse por aquellos con una necesidad de nutrientes de origen animal y que prefieren no comer carne.

Es sabio el estar conciente de cuanta energía las abejas utilizan para hacer los gránulos de polen y la jalea real y el usar estos elixires nutricionales con cuidado.

Huevos, pescado, aves de corral y carnes de mamíferos

Si ha hecho un gran esfuerzo en tratarse usando productos vegetarianos, lácteos y los de las abejas y esto no le ha dado ningún resultado ó estos alimentos no han sido efectivos para superar las deficiencias, entonces otros productos de origen animal como los huevos o la carne pueden necesitarse. Cada producto de origen animal tiene sus propiedades únicas y su propio nivel evolutivo. Nota: la naturaleza térmica «neutral» en la siguiente explicación significa que los alimentos no tienen ni una naturaleza térmica calorífica ni tampoco tienen una enfriadora.

Huevos: Si empezamos con fuentes de alimentos de las especies de animales evolutivamente inferiores, quizás el menos evolucionado es el huevo, el cual representa una sola célula (aun los huevos fertilizados permanecen como una sola célula si se mantienen refrigerados). Mucha gente parece no entender que el huevo es un alimento como la carne, a pesar de que no se ha desarrollado completamente.

Propiedades y usos de los huevos de gallina: Naturaleza térmica neutral; sabor «dulce»; tónico para la sangre y el *yin.* Los huevos tienen una «dirección ascendente», lo cual influye a que la energía y los fluidos circulen hacia la parte superior del cuerpo. Así pueden usarse en forma curativa en casos de diarrea y también ayudan a proteger y sujetar el feto cuando hay tendencia a abortar involuntariamente. También son útiles para calmar el feto con mucho movimiento. Puesto que los huevos humedecen con una dirección hacia la parte superior del cuerpo, algunas veces ayudan a la sequedad de los pulmones, de la garganta y de los ojos, debido a su propiedad para nutrir la sangre y el *yin* (incluye los fluidos y los tejidos del cuerpo), pueden ser apropiados para la persona de constitución *seca* delgada y anémica. Sin embargo, los huevos también crean un tipo de moco denso; por esta razón, el consumo de huevos con frecuencia ocasiona desequilibrios, especialmente en la persona lenta, con sobrepeso y otros síntomas de moco causados por *humedad anormal.*

El contenido de proteínas de los huevos comunes de gallina es moderado y sustancialmente menos que la carne; es parecido a los granos altos en proteínas como la avena y el trigo «duro rojo». Algunos nutriólogos, sin embargo, valoran la calidad proteica en los huevos, debido a que sus ocho aminoácidos esenciales tienen un perfil consistentemente alto. Desde esta perspectiva, el huevo es uno de los mejores productos de origen animal para la deficiencia de proteínas, excepto por su cualidad adversa que genera un moco extremadamente pegajoso, el cual puede a la larga obstruir la vesícula biliar, retardar las funciones del hígado, y dejar depósitos en todo el cuerpo. Un punto de vista en relación a la medicina china, la cual afirma que los huevos pueden contribuir a una condición de *viento,* manifestada en condiciones relacionadas con el hígado, como vértigo, accidente vascular cerebral, nerviosismo, espasmos y parálisis. De tal manera que los huevos se contraindican en condiciones de *viento.*

Puesto que el potencial alergénico de los huevos se encuentra entre los más altos que ningún otro alimento, algunas personas los metabolizan mucho mejor que otros. Para aquellos que no son alérgicos y no tienen problemas de moco, los huevos se recomiendan más que las carnes en casos de insuficiencia de proteínas y de otras deficiencias. Es mejor evitar el huevo comercial puesto que las gallinas que ponen estos huevos viven en ambientes estériles, mecánicos y se les alimenta con una variedad de sustancias de alta potencia, medicamentos y drogas. Los huevos que producen con frecuencia tienen poca o nada de vitamina B$_{12}$ y carecen realmente de cualquier otro nutriente.

Los huevos se consideran uno de los alimentos más concentrados. Una costumbre de los ovovegetarianos es usarlos comúnmente en sopas o platillos horneados, lo que hace que se disipe su sustanciosa cualidad concentrada y son benéficos para aquellos que requieren de pequeñas cantidades de un producto concentrado de origen animal.

El número de huevos infectados con salmonela ha ido aumentando con los años, de acuerdo a la información del reporte de abril, 1989 de los centros de control de enfermedades en el *Journal of the American Medical Association.* La bacteria *Salmonella eneritidis* causa reacciones adversas en los humanos: diarrea, calambres, vómito y fiebre. Los niños pequeños, los viejitos y aquellos con inmunidad débil se pueden llegar a morir. Para evitar la salmonela, mantenga los huevos refrigerados, descarte los huevos sucios y resquebrajados y cuézalos por completo, de la manera que los prepare.

La carne (pescado, aves de corral y mamíferos) como proteína: Hasta ahora, varias propiedades de la carne se han discutido, incluyendo su impacto en nuestra conciencia. En forma positiva, desde un punto de vista estrictamente nutricional, la carne contiene altos niveles de proteínas, ciertas vitaminas y una abundancia de minerales y trazas de otros minerales. Pero la carne es alta en contenido de grasas, con frecuencia está repleta de toxinas, hormonas y antibióticos y cuando se consume normalmente en grandes cantidades, produce una cantidad considerable de moco, urea y ácido úrico. La carne y otros productos de origen animal han sido en la mayor parte del siglo pasado la fuente primordial de proteína en el Oeste, pero esta costumbre ahora se cuestiona.

Más que su nivel proteico, la característica singular más importante de la carne es su estructura celular, la cual, como se mencionó anteriormente, es similar a la nuestra. Los nutrientes que se absorben de la carne se transforman fácil y rápidamente en tejido y sangre—por lo tanto la energía que se obtiene al consumir carne es inmediata. Pequeñas cantidades, entonces, pueden usarse terapéuticamente para fortalecer a aquellos con *deficiencias*, aunque la carne no siempre se tolera, y si este es el caso, su uso debe suspenderse.

Opciones—cuando los alimentos de origen animal son necesarios

Las propiedades de varios animales y sus partes han sido el objeto de largos estudios sobre la nutrición y fisiología en ambas medicinas, la de China y la del Occidente. A continuación se describen algunos de los principios tradicionales para ayudar en la selección de productos de origen animal:

1. Resumen de las sugerencias previas: Trate de usar los animales menos evolucionados o animales evolutivamente inferiores. La secuencia del huevo, pescado, aves de corral, carne roja es un patrón de evolución básico a seguir. Desde el punto de vista holístico y nutricional, si se ha de comer carne de animal, use lo más que le sea posible de todo el animal. Hay muchos ejemplos de pescados y mariscos; un ejemplo de pescado japonés es el pescado entero pequeñito seco como el *tazukuri, chirimen iriko* (anchoas), el *chuba iriko*, y también el *charal* en México, los cuales comúnmente se usan en recetas de sopas y como condimentos.

2. Escoja animales de acuerdo a las relaciones tradicionales. En la teoría de los Cinco Elementos de la medicina china, varios órganos humanos específicos se pueden beneficiar de ciertos animales: el hígado humano se beneficia—de las aves de corral; el corazón humano—de la oveja o cordero; el bazo-páncreas humano—del ganado vacuno; el pulmón humano—caballo o pescado; el riñón humano—del cerdo. Simplemente al estar en contacto con cada animal se puede beneficiar ese órgano débil. Ya sea a través de los alimentos o nuestro contacto físico, recibimos varias cualidades de la naturaleza del animal. La gente sedentaria, por ejemplo se beneficia de los animales activos.

3. Use partes del animal de acuerdo a las partes correspondientes que están en desequilibrio en el humano. Este es un principio medicinal antiguo «lo similar cura lo similar». Por ejemplo, el riñón del animal se usa comúnmente para la deficiencia del riñón humano. En general, la «variedad» o carnes de órganos están más concentradas en nutrientes que las carnes musculares y por lo tanto tonifican o reconstruyen más eficazmente la condición de *deficiencia*. La variedad común de carnes de vísceras son los riñones, el corazón, la lengua, el cerebro y las «mollejas» (glándulas de los becerros y las ovejas). Precaución: cierta variedad de carne, especialmente el hígado, normalmente contendrá niveles altos de toxinas al menos que el animal se haya criado orgánicamente.

4. Seleccione alimentos de origen animal de acuerdo a sus propiedades terapéuticas específicas, como lo son sus atributos caloríficos/enfriadores/secantes/humedecedores/recontructores/tonificantes/reductores, el valor de sanación de sus sabores y

su habilidad para tratar padecimientos específicos. Tales propiedades se citan abajo en las descripciones de varios productos de origen animal.

En la siguiente lista de ejemplos basados en el arte de sanación de los chinos, la mayoría de los animales—especialmente los mamíferos—no son apropiados para aquellos con condiciones de *exceso.* La carne de res, por ejemplo, puede usarse para el dolor bajo de la espalda o diabetes si hay una debilidad o *deficiencia,* mas no se use si hay señales de *exceso* como pulso fuerte, voz alta, personalidad robusta y color de piel rojiza.

Cuando el término *«yin»* se usa para describir las acciones de los alimentos en la persona, se refiere a los fluidos o líquidos y tejidos del cuerpo (como se discutió en los capítulos anteriores); así la frase «nutrir el *yin»* significa tonificar o reconstruir el metabolismo de los fluidos y la estructura del cuerpo, su piel, tendones, huesos y otras partes así como la naturaleza práctica y asentada de la persona. «El bazo-páncreas» en la siguiente lista representa la idea china del «bazo» la cual corresponde un tanto con el páncreas y sus efectos en la digestión, y se explica más adelante en el capítulo *Elemento Tierra.*

Propiedades y usos comunes de pescado y carnes[30,31,32]

Almeja* *Naturaleza térmica:* enfriadora. *Sabor:* salado. *Propiedades:* Humedece la *sequedad,* nutre el *yin,* facilita la distribución adecuada de fluidos en el cuerpo y ayuda a resolver condiciones de *humedad anormal* como exceso de moco y esputo, edema y flujos vaginales (leucorrea); también se usa en el tratamiento de sangrado vaginal excesivo, hemorroides, y paperas.

Mejillón* *Naturaleza térmica:* calorífica. *Sabor:* salado. *Propiedades:* Fortalece el hígado y los riñones, mejora la energía *qi* y la esencia *jing:* tonifica o reconstruye la sangre; con frecuencia se usa en deficiencias de los riñones/*jing* como impotencia y dolor de espalda baja; también cura sangrado excesivo vaginal, obstrucciones intestinales, inflamación abdominal, paperas y vértigo.

Ostión* *Naturaleza térmica:* neutral. *Sabor:* dulce y salado. *Propiedades:* Nutre el *yin* y reconstruye la sangre; especialmente es útil para los síndromes que implican deficiencias del *yin* y/o la sangre como nerviosismo, sequedad e insomnio; también ayuda a curar la indecisión. Contraindicado en enfermedades de la piel.

Cangrejo* *Naturaleza térmica:* neutral. *Sabor:* salado. *Propiedades:* Nutre el *yin,* humedece la *sequedad;* se usa para fracturas y dislocaciones de huesos,

---

*Muchos pescados, especialmente el marisco, hoy en día contienen cantidades perjudiciales de toxinas químicas y metales pesados que decrecen la inmunidad y la capacidad de reproducción. Si usa pescado, particularmente para superar la *deficiencia,* es mejor obtener el pescado de aguas menos contaminadas, preferentemente cerca de áreas prístinas de la Tierra. Véase el Índice de recursos para organizaciones que identifican cuales pescados son de las industrias pesqueras sostenibles.

picaduras de hiedra venenosa y quemaduras. En cantidades grandes, tiene un efecto tóxico. Contraindicado en condiciones de *viento* (accidente vascular cerebral, nerviosismo, espasmos, etc). y durante condiciones *externas* como al comienzo de un resfriado.

Camarón* *Naturaleza térmica:* calorífica. *Sabor:* dulce. *Propiedades:* Realza el principio *yang* (calorífico, activo) e incrementa la energía *qi:* supera las condiciones de *viento,* incrementa la lactancia, elimina el moco, y las lombrices. Contraindicado en enfermedades como espermatorrea y de la piel denotadas con coloración rojiza e inflamaciones.

Carpa *Naturaleza térmica:* neutral. *Sabor:* dulce. *Propiedades:* Promueve la distribución adecuada de fluidos en el cuerpo, aumenta la lactancia. Se usa para edema, ictericia y lactancia deficiente.

Arenque *Naturaleza térmica:* neutral. *Sabor:* dulce. *Propiedades:* Humedece la *sequedad,* tiene un efecto anodino (alivia el dolor), desintoxica el cuerpo, cura la *deficiencia* en general. Contraindicado: erupciones de piel.

Sardina *Naturaleza térmica:* neutral. *Sabor:* dulce y salado. *Propiedades:* Nutre el *yin,* incrementa la energía *qi;* fortalece los tendones y los huesos; actúa como diurético moderado; facilita la circulación de la sangre. Cautela: cantidades excesivas causan acumulaciones de moco y condiciones de *calor.*

Pescado blanco
(Ej., bacalao, eglefino, carbonero) *Naturaleza térmica:* neutral. *Sabor:* dulce. *Propiedades:* Promueve ladistribución adecuada de fluidos en el cuerpo; fortalece la función del bazo-páncreas (se usa para curar indigestión); mejora el apetito.

Macarela *Naturaleza térmica:* neutral. *Sabor:* dulce. *Propiedades:* Mejora la energía *qi* y seca condiciones de *humedad anormal:* especialmente útil para enfermedades con estancamiento con señales de *humedad anormal,* como el reumatismo.

Pollo *Naturaleza térmica:* calorífica. *Sabor:* dulce. *Propiedades:* Actúa como tónico de energía *qi:* específicamente afecta la digestión (bazo-páncreas y estómago); incrementa la esencia *jing* y mejora la condición de la médula espinal; ayuda en la lactancia. Se usa con frecuencia cuando las siguientes condiciones de desequilibrio se presentan en el bazo-páncreas: anorexia y apetito deficiente en general, edema, diarrea, diabetes, micción excesiva (como en la diabetes), hemorragia vaginal, flujos vaginales, debilidad después del parto. Contraindicaciones en enfermedades que implican *calor, exceso* o condiciones *externas.* Evite el pollo comercial criado con alimento repleto de químicos, antibióticos y hormonas.

Hígado de pollo *Naturaleza térmica:* calorífica. *Sabor:* dulce. *Propiedades:* Fortalece tanto al hígado como a los riñones; ayuda en el tratamiento de impotencia, para la *deficiencia* y desnutrición infantil, visión borrosa, tendencia a abortos, e incontinencia urinaria.

Carne de borrego o cordero *Naturaleza térmica:* calorífica. *Sabor:* dulce. *Propiedades:* Incrementa la energía *qi,* el calor interno y la lactancia; mejora la producción de sangre. Tiene una relación general con el concepto antiguo de la teoría medicinal de la integración del «corazón-mente». Se usa en el tratamiento en general para debilidad, deficiencias de los riñones y del bazo-páncreas, anemia, impotencia, si se está bajo de peso y dolor en la espalda baja. Contraindicaciones en condiciones de *calor* e hiperlipidemia (exceso de grasa en sangre). Al borrego comercial típicamente se le da menos antibióticos y drogas que a otras carnes rojas y con frecuencia pastorea en pastizales sin fumigaciones de químicos.

Riñón del borrego o cordero
Naturaleza térmica: calorífica. *Sabor:* dulce. *Propiedades:* Fortalece los riñones, realza el concepto *yang,* incrementa la esencia del *jing* y mejora la condición de la médula espinal. Es útil en las condiciones de riñones *deficientes* como dolor en la espalda baja, fatiga, la pérdida del oído, esterilidad, diabetes (especialmente relacionada con los riñones), piernas débiles, dolor en las rodillas, exceso de orina e incontinencia urinaria.

Carne de res
Naturaleza térmica: calorífica. *Sabor:* dulce. *Propiedades:* Fortalece el bazo-páncreas y el estómago, reconstruye la sangre, incrementa la energía *qi* y fortalece los tendones y los huesos. Se usa en la etapa debilitadora de diabetes; cura la insuficiencia de *yin* y/o sangre manifestada en *sequedad* y emaciación ó escualidez; también se usa para debilidades en general, dolor en la espalda baja y rodillas débiles. Contraindicaciones: nefritis y hepatitis.

Riñón de res
Naturaleza térmica: neutral. *Sabor:* dulce. *Propiedades:* Fortalece los riñones y cura las condiciones relacionadas con los riñones como la impotencia, falta de estímulo sexual, dolor en la espalda baja, rodillas y huesos débiles y dificultad para oír.

Hígado de res
Naturaleza térmica: neutral. *Sabor:* dulce. *Propiedades:* Fortalece el hígado; comúnmente se usa en los tratamientos oculares, como vista borrosa, ceguera nocturna, glaucoma y atrofia en el nervio óptico (en la medicina china, los ojos se relacionan con el funcionamiento del hígado).

Carne de puerco o cerdo
Naturaleza térmica: neutral. *Sabor:* dulce y salado. *Propiedades:* Específicamente afecta los riñones, bazo-páncreas y el estómago; humedece la *sequedad* y nutre el *yin.* Se usa para curar aquellos con constituciones delgadas, secas, nerviosas y débiles; también para la tos seca, estreñimiento y en la etapa debilitadora de diabetes. La sopa de puerco desgrasada se toma para la tos seca y el estreñimiento. Contraindicaciones: obesidad, diarrea, hipertensión, condiciones de moco amarillento (moco con condición de *calor*), o energía obstruida—la última con frecuencia con resultados como condiciones de cansancio, estrés, espasmos o parálisis.

Riñón de puerco o cerdo
Naturaleza térmica: neutral. *Sabor:* salado. *Propiedades:* Fortalece los riñones y mejora la función de la vejiga; humedece la *sequedad.* Se usa en el tratamiento de señales de deficiencia de riñones como dolor en la espalda baja, espermatorrea, sordera como resultado de la vejez y para transpiración o sudor por las noches.

Hígado de puerco o cerdo   *Naturaleza térmica:* neutral. *Sabor:* dulce y amargo. *Propiedades:* Reconstruye la sangre y fortalece el hígado; beneficia los ojos. Se usa en el tratamiento de visión débil, ceguera nocturna, conjuntivitis aguda; también se usa para edema.

Los métodos de preparación de carne que reducen toxicidad y maximizan los efectos terapéuticos se citan abajo. No es nuestra intención promover el consumo de productos de origen animal; sin embargo, hemos visto casos en donde éstos ayudaron a superar *deficiencias* durante la enfermedad o transición dietética. Desde la perspectiva de compasión, los alimentos de origen animal que implican el quitar la vida, deben usarse solamente como medicina para tratar la debilidad y sólo cuando otros métodos hayan fracasado.

Preparación de carne para las deficiencias y transición dietética

Aunque no citamos recetas que incluyen carne, las siguientes técnicas mejoran la digestión de todas las carnes, incluyendo las carnes rojas, las aves de corral y el pescado.

1. Use pequeñas cantidades—dos a tres onzas al día en un platillo.

2. Las marinadas ácidas ayudan a desdoblar las cadenas de grasa y proteína—rebane la carne en rodajas delgadas y marínela 30 minutos o más en cualquiera de las siguientes soluciones:

> vinagre de sidra de manzana, diluido en dos partes de agua
> jugo de limón
> vino
> jugo de tomate
> cerveza
> otra bebida alcohólica fuerte, diluida en dos partes de agua

3. Cocínela en una sopa o caldo con jengibre. El jengibre ayuda a desechar del cuerpo los ácidos y toxinas de la carne. La mejorana puede usarse también para cocinar y ayudar al hígado a digerir las grasas de la carne.

4. Las verduras que mejor ayudan en la digestión de la proteína y grasa de la carne son las de variedad verde, especialmente las hojas verdes; también las verduras con azufre como la col, brócoli, la cebolla y el ajo. Estas verduras pueden cocerse con la carne o se pueden incluir de otra forma en la misma comida.

Aceites y grasas

Las grasas, incluyendo los aceites, son una parte muy importante en todas las dietas (el aceite es grasa en estado líquido). El reducir o eliminar los alimentos de origen animal y productos lácteos de la dieta por lo general resulta en desear más grasas y aceites vegetales de calidad para satisfacer el gusto y tener la sensación de saciedad.

Algunas personas necesitan más grasa que otras. En los países de clima frío, una dieta alta en grasa es superior a una de carbohidratos para impartir un calor interno profundo.* Las grasas se digieren más lentamente que otros alimentos. Producen grasa corporal como aislante, para proteger a los órganos vitales y para mantenerlos en su lugar. Además, son necesarios para la asimilación de las vitaminas solubles en grasa, a saber vitaminas A, D, E y K.

Aun con todo, muchos problemas de salud pueden relacionarse con el consumo de grasas de calidad inferior y por consumirlas en exceso. Las grasas constituyen el 30–40% de la dieta estadounidense. Aunque varias organizaciones nacionales de la salud recomiendan un 20%, una dieta vegetariana balanceada con frecuencia contiene 10% de grasa, basada en el consumo calórico. Dentro de los límites, el consumo apropiado de grasa, como cualquier nutriente, varía con la persona. En general, es el límite superior el que se sobrepasa. Una dieta alta en grasa estimula el desarrollo de padecimientos tumorales, cáncer, obesidad, enfermedades del corazón, de vesícula biliar e hígado y puede contribuir a la diabetes, entre otras condiciones degenerativas.[1,2,3]

Otros problemas fundamentales generados por un desequilibrio mental/emocional, pueden surgir cuando los aceites y grasas se consumen excesivamente: se crean antojos, sobreestimulación sexual, una mente ofuscada, debilidades en la visión, apegos emocionales, promiscuidad y extremos inflamatorios como la ira, arrebatos, berrinches y artritis. La mayoría de los problemas que implican dolor, espasmos y calambres también al final se pueden vincular al exceso de grasa en la dieta. Estos padecimientos se deben en parte al impacto de las grasas en el hígado.** Puesto que la energía liberada en el cuerpo a partir de la combustión de grasa es más del doble que cualquier otra fuente nutricional, es fácil ver el porque las grasas pueden causar excesos e inflamaciones. Para poder recordar el efecto de la grasa en exceso en la mente, podemos asociar la cualidad pegajosa, nebulosa de las grasas con una forma de consciencia sin claridad y aferrada (apegada).

Es más saludable para la mayoría de la gente reducir el consumo de grasa lentamente. Si el hígado está acostumbrado a grandes cantidades de grasa, una reducción repentina puede causar una sensación temporal de insatisfacción, la cual puede atraer una subsecuente indulgencia excesiva. Tan pronto como se reduzca el consumo de grasa, el hígado empezará a limpiarse a sí mismo y eventualmente el cuerpo detendrá «el deseo» de comer grasa en demasía. Pero el deseo de comer grasas se acarrea por mucho tiempo. Las grasas se conservan en el hígado desde muy temprana edad y se puede tardar varios años en superar «el antojo» de comer grasas.

Al reducir el consumo de sal ayuda a disminuir el deseo por las grasas, así como también el llevar una dieta a base de alimentos integrales.

---

*Ambas proteínas y carbohidratos producen cuatro calorías por gramo, mientras que la grasa proporciona nueve calorías por gramo.

**El hígado juega un papel central en el metabolismo de las grasas. En la fisiología tradicional china, es también el asiento de las emociones e influye poderosamente en los ojos, los tendones y los ligamentos; además, los meridianos del hígado pasan a través de la cabeza y alrededor de la superficie de los órganos genitales. Dolor y espasmos surgen cuando el hígado pierde su habilidad de apoyar el flujo suave *qi* (véase el capítulo *Elemento madera* para más vínculos sobre el tema).

La naturaleza de las grasas

Una clave para saber cuanta grasa debe consumirse está en el entender la naturaleza de las grasas de acuerdo a la sabiduría tradicional del Asia del Este: el consumo de grasas apoya el concepto *yin* y crea un sentido de seguridad, pesadez y tiene una influencia desacelerada (de lentitud, paso a paso) y asentamiento (constancia, tener los pies en la tierra). Las grasas reconstruyen los tejidos, mejoran el metabolismo de los fluidos y dirigen los nutrientes al sistema nervioso. Entonces el aspecto predominante *yin* de la grasa gradualmente cambia a *yang,* físicamente vigorizante y con cualidad calorífica. Es por esto que las grasas ya sea provenientes de aceites, oleaginosas, semillas u otros productos de origen animal, son tan altamente valoradas—la gente se siente segura, no corre prisa, tiene abundante energía y calor.

Desde un punto de vista terapéutico, las personas que se benefician más de una cantidad moderada de grasa son las que tienen una constitución delgada, con condición de sequedad, nerviosas, no productivas ó les falta asentarse (no tienen los pies en la tierra) o carecen de una conexión estrecha con la Tierra. De hecho, en varias tradiciones asiáticas, las hierbas prescritas para las personas cambiables, volátiles, con condición de sequedad se mezclan con aceites tal como el de ajonjolí.

Precauciones: Las grasas y los aceites deben usarse con moderación por aquellos que tienen sobrepeso, son lentos, mentalmente y emocionalmente pesados, les gusta lo material, con condición sobrecalorífica (manifestada por la cara roja, ojos rojos, capa amarilla en la lengua, algún tipo de presión arterial alta, una tendencia a sentirse muy acalorados) o que tienen síntomas de *humedad anormal* (desarrollo excesivo de *Candida*, edema, tumores, quistes, exceso de peso en el cuerpo). Estas precauciones, sin embargo, no se aplican al uso de los aceites omega-3 y AGL, que se discutirán más adelante en este capítulo.

Estos perfiles tradicionales de grasas y sus aplicaciones curativas son una guía muy útil, particularmente cuando se combinan con las siguientes perspectivas de la nutrición moderna.

La relación entre las grasas saturadas y el colesterol

Algunos aceites contienen ácidos grasos «omega-3», los cuales pueden reducir los efectos de acumulación de grasa y colesterol malignos (ácidos grasos son los componentes de grasa que definen su sabor, textura y puntos de fusión). Para comprender el valor de los omega-3 y otras dimensiones de los aceites, es importante conocer más acerca de las interrelaciones de la grasa y el colesterol en el cuerpo.

Los productos de origen animal generalmente tienen alto contenido de grasas saturadas y colesterol (una sustancia asociada con las grasas necesarias para la buena salud). El colesterol es producido ya sea por el cuerpo o se consume a través de productos de origen animal. Adentro del cuerpo, se encuentra en el cerebro y en el sistema nervioso, en el hígado, en la sangre y en un pequeño grado en otros tejidos del cuerpo. Se usa para formar hormonas sexuales y suprarrenales, vitamina D y bilis, la cual se necesita para la digestión de las grasas.

Grasa saturada y colesterol en productos comunes de origen animal

Calorías de grasa saturada como un por ciento de muestra total de calorías; colesterol en miligramos por gramo de muestra

Producto	Colesterol	Grasa animal	Sugerencias para minimizar la grasa saturada y la acumulación de colesterol
Yema de huevo	6.0	24%	Evite o limite en su mayoría los alimentos altos en grasa saturada y colesterol—huevos y mantequilla. Tenga en cuenta que la grasa saturada derivada de la carne de los órganos es relativamente baja. La grasa y el colesterol que contienen en extremo los huevos se contrarresta un tanto por la lecitina que contienen, aunque aun se cree que los huevos puedan añadir de manera significativa placas arteriales.
Huevo entero	5.5	19%	
Hígado de pollo	4.4	9%	
Hígado de res	3.0	9%	
Mantequilla	2.2	63%	
Langosta	2.0	9%	
Camarones	1.5	4%	
Corazón de pollo	1.3	16%	
Almeja	1.2	10%	
Cangrejo	1.0	9%	
Queso *Colby*	.96	46%	Evite el queso o úselo ocasionalmente; aun cuando no es un hecho conocido comúnmente, el queso es alto en colesterol y es uno de los alimentos más ricos en grasa saturada (grasa saturada es la causa de elevación del colesterol arterial).
Leche, polvo	.96	30%	
Macarela o caballa	.95	11%	
Queso suizo	.93	42%	
Queso feta	.89	50%	
Arenque	.85	9%	
Pollo (carne oscura)	.81	19%	
Sardina	.71	23%	La mayoría de las carnes rojas, incluyendo las citadas aquí, contienen cantidades de colesterol moderadas pero grandes cantidades de grasa saturada—evítelas o úselas con moderación. El pescado y la carne ligera de pollo en este grupo tienen relativamente un contenido bajo de grasa saturada; el pescado contiene aceites omega-3 y por lo tanto es uno de los productos de origen animal más seguros. Los niveles de grasa se reducen cortando la grasa que se ve en la carne como en los cortes para carnes para asar y filetes, quitándoles la piel a las aves de corral y por métodos de cocimiento como asarlas en la parrilla. El corte etiquetado grado «select» de la carne roja contiene menos grasa que los grados de cortes etiquetados «prime» o «choice».
Res molida	.67	35%	
Tocino de puerco	.67	34%	
Atún	.65	13%	
Salmón	.60	20%	
Merluza	.60	1%	
Chuletas de borrego	.59	42%	
Pollo	.58	15%	
Jamón	.57	16%	
Filete Porterhouse (un corte de carne de res grueso)	.57	39%	
Trucha	.55	11%	
Ostiones	.50	12%	Varios pescados—merluza, halibut, bacalao y callos de hacha—están dentro de los productos de origen animal con menos cantidad de grasa saturada y colesterol. El porcentaje de valor calórico de grasa saturada en los lácteos indica su verdadera contribución a la grasa del cuerpo y es especialmente útil saberlo puesto que la leche y otros productos lácteos se consumen por lo común en casi todas las comidas de la dieta moderna estadounidense.
Halibut (pescado)	.50	1%	
Bacalao	.50	1%	
Callo de hacha	.35	1%	
Leche, vaca	.13	30%	
Yogurt	.13	30%	
Leche, cabra	.11	34%	

Claramente una causa mayor de colesterol alto en el cuerpo es su consumo en exceso, pero hay otros: las grasas saturadas en la dieta incrementan enormemente la producción de colesterol en sangre; otros factores que contribuyen son el estrés, el fumar cigarros y el consumo de café y azúcar refinada. El colesterol crónicamente elevado en la sangre conduce a arteriosclerosis (endurecimiento y espesamiento de las arterias) así como problemas circulatorios incluyendo enfermedades del corazón, presión arterial alta y el riesgo de una coagulación excesiva.

Más del doble de la gente se muere por la enfermedad arteriosclerótica (enfermedad del corazón y vasos sanguíneos) que de todos los cánceres combinados. De acuerdo al Dr. William Castelli, director del famoso estudio del corazón, el Framingham Heart Study,[4] los niveles de colesterol son una medida directa de la enfermedad del corazón: «Por cada uno por ciento que baje su colesterol en suero, su subsiguiente promedio de ataque al corazón se reduce en un dos por ciento». Considere que nacemos con un nivel de suero colesterol próximo a los 70 mg/dl, y a partir del primer año hasta los diecisiete años el promedio se aproxima a los 150 mg/dl, el cual es el nivel del 75% de la población del mundo adulto.

La enfermedad del corazón es muy rara a un nivel de 150 mg/dl. Aun cuando los textos médicos en años recientes colectivamente asignaron el peligro de niveles de colesterol en unos 250 mg/dl, la mayoría de los ataques al corazón suceden en los niveles promedio de 200–250 mg/dl, de acuerdo al estudio Framingham y otros datos recientes.

Cualquier persona con antecedentes dietéticos con un alto contenido de grasas debe examinar sus niveles de colesterol. Si el nivel está por encima de los 200 miligramo/dl, es tiempo de tomar medidas preventivas.

Los alimentos de origen vegetal—granos, verduras, algas marinas, frutas, leguminosas, oleaginosas y semillas—no contienen colesterol y generalmente tienen un nivel bajo de grasas saturadas. (Las pocas plantas comunes ricas en grasa saturada se citan en la sección de «Grasas saturadas» de este capítulo). Ciertamente el más simple régimen dietético para reducir problemas de grasa y colesterol es incrementar los alimentos de origen vegetal y reducir esos de origen animal. Los aceites de pescado omega-3 son la excepción, aun aunque estos se puedan reemplazar con ciertos aceites vegetales. ¿Pero cuáles productos de origen vegetal reducen la grasa y el colesterol más eficazmente?

La purificación del corazón y las arterias

Los nutrientes específicos que reducen el colesterol y la grasa saturada en sangre y en arterias son: lecitina, vitaminas E y C, y niacina. Estos nutrientes funcionan eficazmente en la purificación de las arterias cuando se ingieren en forma de alimentos integrales. La lecitina se encuentra en la mayoría de las leguminosas, especialmente en los frijoles de soya. Ambos el frijol de soya y el frijol mungo se recomiendan por la medicina china para la limpieza de las arterias, aunque casi todos los frijoles, chícharos y lentejas son benéficos. Esto es en parte porque las leguminosas son una fuente buena de colina, un agente lipotrópico que controla el metabolismo de la grasa; la colina es también un componente primordial de la lecitina.

Cuando síntomas de *calor* ocurren con problemas arteriales, las cualidades enfriadoras de la soya y los germinados son útiles. Estos germinados se encuentran comúnmente en los supermercados y tiendas con mucha variedad de comestibles. (Véase «Germinados» en la sección de recetas). Los germinados también son excelentes fuentes de vitamina C, así como la col, perejil, pimientos morrones, y cítricos. El comer las partes blancas de los pimientos, el corazón de la col, y un poco de la pulpa y de la capa esponjosa (mesocarpo) de color blanco de los cítricos proporcionan bioflavonoides, los cuales colaboran con la vitamina C para fortalecer las paredes de los vasos sanguíneos.

La fibra de origen vegetal, particularmente la de los granos integrales, ayuda a reducir la grasa en sangre y previene el endurecimiento de las arterias. Debido a este amplio conocimiento, mucha gente ha empezado a incluir extra fibra en la dieta en forma de salvado. Demasiada fibra sola, sin embargo, puede ser perjudicial en otros aspectos (véase el capítulo *Elemento metal*). El comer el grano integral con toda su fibra y otros nutrientes intactos produce mejores resultados que la fibra por sí sola. Lo más efectivo para la purificación de las arterias son los granos con un sabor un poco amargo: centeno (un remedio antiguo europeo para reducir las placas de las arterias), quinua, amaranto y avena, pero todos los otros granos también sirven para este propósito. Los granos no-procesados también son excelentes fuentes de niacina y todos contienen en sus aceites, el tipo de vitamina E más fresca.

El efecto de omega-3 en la enfermedad del corazón, deficiencia inmunológica, desarrollo del cerebro y desnutrición

Si ha llevado una dieta por un tiempo para eliminar la grasa saturada y el colesterol y no lo ha logrado, o si el proceso que ha seguido para reducir el colesterol ha sido muy lento, entonces el consumo de ácidos grasos omega-3 le puede ser útil. EPA (ácido eicosapentaenoico) y DHA (ácido decasahexaenoico), dos ejemplos primarios de ácidos grasos son abundantes en el pescado. Los omega-3s, particularmente EPA, con frecuencia se añaden a la dieta para purificar el sistema circulatorio de colesterol y de depósitos grasos. Específicamente, éstos y otros omega-3s reducen la viscosidad arterial, reducen los niveles de lípidos, reducen la coagulación, bajan la presión arterial y ayudan a prevenir isquemia (el daño a los tejidos que resulta de la interrupción de flujo sanguíneo; ejemplos son accidente vascular cerebral y ataque al corazón).

De esta manera los aceites omega-3 no sólo minimizan padecimientos de circulación sino también estimulan el flujo sanguíneo a los tejidos dañados por la falta de circulación.

DHA y la renovación del cerebro y los nervios

DHA y EPA mutuamente se apoyan el uno al otro en la función de la renovación vascular. DHA también juega otros papeles vitales. Es el componente estructural primordial del cerebro, [5] y se encuentra en la retina del ojo y en el esperma.

DHA parece ser esencial en el desarrollo del cerebro y su crecimiento, por último repercute en la habilidad del aprendizaje.[6,7,8] El cincuenta por ciento del DHA del cerebro se forma durante la etapa fetal; el restante cincuenta por ciento se acumula en el primer año más o menos después del nacimiento. La evidencia de que muchas mujeres tienen bajo el DHA[9] sugiere que sus niños pueden carecer de un desarrollo mental completo. Los estudios indican que la leche materna puede ser una fuente adecuada de DHA para los niños y que los niveles DHA incrementan más rápidamente al ingerir DHA preformado, como el que se encuentra en el pescado y en el aceite de pescado;[10] alimentos ricos en ácido alfa-linolénico (ejemplos dados después) también incrementan los niveles DHA. Una razón por la que las mamás modernas están deficientes en DHA es el extenso consumo de aceites vegetales comunes poliinsaturados. La mayoría de estos aceites contienen primordialmente ácido linoléico que puede inhibir la formación de DHA a partir del ácido alfa-linolénico.[11] Este es particularmente el caso, puesto que la mayoría de los aceites vegetales están rancios y refinados.

DHA y otros ácidos grasos en desnutrición

Puesto que las investigaciones de laboratorio acerca del tema de aceites omega-3 no son muy amplias en el área de desnutrición y del resultante daño cerebral, hablamos con alguien con una experiencia extensiva en el tratamiento de niños desnutridos. John McMillin, Ph.D., de Edmonds, Washington, trabajó más de cincuenta años en áreas devastadas del mundo con mucha hambre; comenzó como asistente de su padre a finales de los años 1930s. Estuvo involucrado en el rescate de los judíos que pasaban mucha hambre en los campos de concentración después de la Guerra mundial II; posteriormente trabajó con los famélicos (del latín *fames,* «hambre»; personas desnutridas porque no hay alimentos donde viven) en África, en Sudamérica y en el este de Asia.

Desde el principio, los McMillin descubrieron que ambas la espirulina y el pescado ayudaban en casos extremos de desnutrición. El pescado por lo general se surtía en la localidad y la espirulina se cultivaba en los canales donde crecía profusamente, como el lago Chad en África. En Perú, los McMillins inocularon los lagos con espirulina, muy adelantados a su tiempo en los años 1941. Parte del problema con la inanición es que eventualmente el deseo de comer se pierde. Ciertas plantas y aceites de pescado, de acuerdo al Dr. McMillin, ayudan a estimular el apetito más rápidamente que cualquier otro remedio que él haya encontrado.

Dr. McMillin ahora identifica a los aceites grasos EPA/DHA omega-3 en el pescado, como también a los alfa- y gama-linolénico (un par omega-3/omega-6 en espirulina), como los aceites grasos cruciales para revivir a la gente famélica y para la renovación de la función del cerebro. Cuando una papilla de pescado y espirulina se consumen, cambios reversibles asombrosos en la incapacidad de aprendizaje pueden ocurrir particularmente en niños desnutridos. Cuando se le pregunta al Dr. McMillin si otro tipo de carne puede sustituirse, el afirma, que si muy tempranamente se les da carne de res u otra carne roja, la grasa saturada causará espasmos que literalmente desgarran el aparato digestivo frágil de la gente famélica. Sin embargo, sugirió que la carne de res u otro hígado de mamífero puede usarse con algo de éxito, puesto que el contenido de grasa saturada es realmente bajo y porque contiene una cantidad sustancial de ácidos omega-3s y de gama-linolénico. Esto es particularmente cierto si el animal se alimenta en el campo, como es el caso de los países pobres.

Puede ser que la espirulina por sí sola sea suficiente para tratar casos serios de menor desnutrición, como se indica en las investigaciones de México y China con niños debilitados debido a una dieta inadecuada.[12] Esto tiene sentido si consideramos que varias de la microalgas ricas en omega-3 son la fuente probable de los aceites omega-3 en el pescado.

En países desarrollados donde la inanición nutricional se presenta como el resultado de un exceso del consumo de alimentos refinados, sustancias intoxicantes, y la glotonería de productos de origen animal, las microalgas como la espirulina, microalga verdeazul silvestre *(Aphanizomenon flos-aquae)*, y clorela, usándose en conjunción con alimentos no-refinados de origen vegetal, pueden asistir en la sanación de muchos padecimientos prevalecientes de los nervios y del cerebro.

Fuentes de ácidos grasos omega-3

Los pescados con la cantidad más elevada de omega-3 EPA/DHA son el salmón, macarela y sardina; otras fuentes importantes son el arenque, anchoas, sardina *pilchard,* pampanito ó blenio, trucha de lago o arco iris y atún. Obviamente, una manera de obtener la nutrición de omega-3 es a través del consumo de pescado; de siete a diez onzas de pescado por semana debe ser suficiente. Una forma alterna de omega-3 es en cápsulas del ácido graso derivado del pescado. Las tiendas donde se venden suplementos por lo regular tienen estás cápsulas.

Otra fuente de omega-3 es el ácido alfa-linolénico, el cual es un ácido graso que se encuentra en los aceites de ciertas plantas. La ventaja de estos aceites de origen vegetal es que ningún animal tiene que morir para producirlo para el consumo humano. También los aceites de origen vegetal tienen menos contaminantes—niveles peligrosos de pesticidas y bifenoles policlorinados (BPCs), que con frecuencia se encuentran en los aceites de pescado. Para casos de desnutrición donde se requiere la acción de grandes cantidades de omega-3 para la deficiencia de los nervios del cerebro, los aceites de pescado son más eficaces,[13] puesto que el ácido alfa-linolénico lentamente es convertido por el cuerpo en EPA y DHA.

Fuentes recomendadas de ácido alfa-linolénico incluyen: el aceite de semilla de linaza (el 53% de su aceite se compone de ácido alfa-linolénico), semilla de chía *(Salvia columbariae)* (el 30%), semilla de cáñamo *(Cannabis sativa)* (el 20%), semilla de calabaza (el 15%), las semillas de colza *(Brassica napus)* (el 10%), frijol de soya y sus productos como el tofu y tempeh (el 8%) y nuez de Castilla *(Juglans regia)* (el 5%). Las verduras verdeoscuro—col rizada *kale,* col de *collard,* acelgas, perejil y los pastos de cereal (productos de pastos de trigo y cebada)—son fuentes benéficas adicionales. Esto es porque todos los alimentos verdes (ricos en clorofila) contienen ácido alfa-linolénico en su cloroplasto (cuerpos verdes pequeños, redondos, que se encuentran en las células de las hojas y del tallo de las plantas, importantes para la fotosíntesis).

De tal manera que la leche, proveniente de las vacas que se alimentan de los pastizales o la carne de res proveniente del ganado que se alimenta en el campo libre o de los animales salvajes herbívoros, todos tienen una cantidad importante de ácidos omega-3 que no se encuentra en los animales que son alimentados en corrales. La carne de borrego que por lo general se consigue no contiene hormonas ni se le ha inoculado antibióticos. Las cabras y los borregos casi siempre pastorean en los pastos y en áreas con hierbas silvestres, por lo tanto sus productos son generalmente de calidad superior. En las tiendas de quesos con frecuencia se encuentran seis o siete quesos europeos y estadounidenses hechos de leche de borrego y/o cabra. Las variedades de quesos elaborados de leche bronca conservan ciertos nutrientes básicos y por lo tanto son más completos. Véase el capítulo *Proteína y vitamina B₁₂* para las propiedades, usos éticos y preparación de productos de origen animal.

Las plantas que crecen en climas fríos tienen relativamente más concentración de omega-3s; estas incluyen el trigo «rojo duro» de invierno y las oleaginosas, semillas, granos y leguminosas de climas fríos. Los ácidos grasos omega-3 algunas veces se comparan con el anticongelante de los carros, puesto que mantienen a la sangre relativamente delgada y circulando en climas fríos—aun con esto un número de experimentos clínicos indican que los omega-3s nunca causan o provocan hemorragias.[8]

Excepto por las semillas de colza *(Brassica napus)*, todas las plantas ricas en omega-3 mencionadas anteriormente se consiguen en las tiendas de comestibles, naturistas o de hierbas y pueden consumirse con regularidad por aquellas personas con padecimientos de circulación de sangre debido a niveles elevados de colesterol y grasa. El pescado y los aceites de pescado pueden añadirse a la dieta de personas con una necesidad extrema de aceites preformados DHA/EPA; los productos de leche bronca de cabra criada en pastizales se toleran en gran medida; los lácteos de calidad similar ya sea de borregos, vacas y carnes de animales criados en pastizales (consumiendo sólo pasto) son los más apropiados para las personas *deficientes* y débiles. En aquellos con niveles elevados de grasa en sangre, aun los productos de mamíferos de calidad superior deben ingerirse en cantidades pequeñas y prepararse adecuadamente puesto que aun tienen una cantidad importante de grasa saturada y colesterol.

El usar alimentos altos en ácido alfa-linolénico también tiene sentido como una medida preventiva para casi todos, ya que la mayoría de la gente está seriamente carente de éste, aun con la ausencia de problemas de circulación. Se estima que la cantidad de aceites omega-3 que se consume actualmente por las personas en el Occidente es una quinta parte del nivel encontrado en dietas tradicionales.[14]

Cuando dosis terapéuticas son necesarias, puede usarse aceite de linaza (prensado en frío) procesado a bajas temperaturas sin exponerse a la luz o al oxígeno, refrigérese una vez abierto. Este aceite se consigue en tiendas que surten alimentos no-refinados. El aceite comercial de linaza (semilla de linaza desnaturalizada) no debe usarse—está demasiado refinado y puede perjudicar más de lo que pudiera beneficiar.

Dosis de productos de linaza: Un máximo de cuatro cucharadas de semilla de linaza molida (polvo de semilla de linaza) con comidas una vez al día, o cuatro cucharadas de linaza remojadas una vez al día (remójelas en agua por cuatro u ocho horas y luego cuélelas; después deben masticarse minuciosamente, sin ningún otro alimento en la boca porque son resbalosas por naturaleza); o tómese una cucharada de aceite de linaza con comidas una vez al día. Las dosis para procesos de enfermedades agudas o durante la fase de sanación de condiciones crónicas pueden variar: generalmente por lo menos el doble de las dosis mencionadas arriba (sólo en forma de aceite) tomando más cantidad una sola vez o tomándolo más de una vez al día. Las personas con condiciones de *exceso (*cuerpo fuerte y con personalidad extrovertida, semblante rojizo, capa gruesa de la lengua) normalmente requieren dosis más altas que aquellos sin estas señales. El polvo de semilla de linaza debe estar recién molido (al momento de ingerirlo); pueden servir molinos de semillas o de café, o cómprelo en paquetes, sellados y refrigerados. Estas semillas y su polvo lubrican el intestino y de esta manera son útiles para el tratamiento de estreñimiento.

Más beneficios de los aceites omega-3

En los años 1950s, la bioquímica Johanna Budwig y el investigador de cáncer Max Gerson cada uno por su parte descubrieron las virtudes del uso de los aceites omega-3 para el cáncer y otras enfermedades degenerativas. En aplicaciones de este tipo, parece que la fuente de los aceites omega-3 de plantas como las semillas de linaza, funciona bien, así como los aceites de pescado. Gerson descubrió que los tumores se disolvían más rápido cuando se añadía aceite de linaza al tratamiento para el cáncer. A partir de este momento, los aceites omega-3 se han usado para favorecer la inmunidad a un nivel celular, fortaleciendo las membranas de las células saludables y destruyendo al mismo tiempo las células tumorales.[15]

Además de sus beneficios para tratar las enfermedades de cáncer y enfermedades del corazón, la capacidad inmunoestimulante de los omega-3 los hace indispensables para el SIDA, osteo-artritis reumatoide y otras enfermedades degenerativas o con inmunidad deficiente; aplicaciones adicionales se incluyen para tratar enfermedades de los riñones, colitis ulcerativa, depresión, asma bronquial, urticaria, psoriasis, prostatitis y migraña.[8,16,17,18,51] Estos usos se explican en parte por la teoría «prostaglandina» (hormonal) de los ácidos grasos que se verá más adelante en este capítulo.

Renovación del corazón y las arterias

Con mucha frecuencia, los problemas de circulación ceden rápidamente cuando se modifica la dieta y el estilo de vida. Con un historial de presión arterial alta crónica, el Sr. John Dukeminier de cincuenta y tres años acudió a un seminario de capacitación de dos semanas impartido por el autor del Instituto Heartwood *(Heartwood Institute)* cerca de Garberville, California. El curso implicaba ocho horas diarias de práctica Zen Shiatsu aplicando presión en el cuerpo (acupresión), movimientos de tai chi, meditación, e instrucción de los principios de dieta y medicina tradicional china. Los alimentos que se servían en el instituto incluían una variedad de cereales de granos integrales, leguminosas, verduras, frutas, oleaginosas y semillas. También se incluían ensaladas de hojas verdes como lechuga, apio y germinados. El Señor Dukeminier había tratado de bajar su presión arterial por dos años usando hierbas y métodos de relajación pero sin resultados favorables. Sin embargo, después de tres días en el instituto, su presión arterial bajó precipitadamente y ya no necesitaba de sus medicamentos. También, una anormalidad en su pulso que llevaba ya largo tiempo, el médico constató que se normalizó después de doce días. Bajó de peso y se sintió mucho mejor de lo que se había sentido en años.

Resumen de las opciones dietéticas para la renovación del corazón y las arterias

Alimentos que remueven y eliminan residuos arteriales de grasa y colesterol

Características nutricionales

LEGUMINOSAS

Muy efectivas: frijoles mungo *(Phaseolus aureus)** y de soya y sus germinados; también tofu, tempeh, y la mayoría de las otras leguminosas como los chícharos, frijoles y lentejas.

Lecitina: se encuentra en todas las leguminosas, pero especialmente en los frijoles de soya amarillos y negros. **Vitamina C:** abundante en germinados de leguminosas (y todos los otros). **Vitamina E:** abundante en frijoles de soya y todos los germinados de frijoles. **Niacina:** leguminosas y sus germinados son una buena fuente. **Aceite omega-3:** es un importante nutriente de los frijoles de soya.

GRANOS

Los granos integrales, especialmente centeno *(Secale cereale)*, avena *(Avena sativa)* y amaranto *(Amaranthus* spp).*;* también arroz *(Oryza sativa)*, trigo germinado *(Triticum* spp). (preferentemente trigo «rojo duro» de invierno) y alforfón *(Fagopyrum tartaricum)*.

Niacina: se encuentra en todos los granos, especialmente en el arroz integral. **Vitamina E:** en todos los granos especialmente en trigo germinado. **Rutina:** en alforfón— fortalece las paredes de las arterias.

VERDURAS Y FRUTAS

Alimentos pungentes, acres (punzo-picantes): rábano,* rábano picante,† chiles picantes†c y la familia de cebollas† (ajo,* cebolla, poro, escalonia *[Allium fistulosum* var. *Caespitosum]*, chalotes *[Allium ascalonicum]* [es la más suave y delicada de todas las cebollas], cebollines ó cebollitas *[Allium schoenoprasum]* [con tallos y hojas cilíndricas comparten las propiedades de la cebolla]); de hojas verdes: col c *(Brassica oleracea)*, espinacas *(Spinacia oleracea)*, follaje de la zanahoria *(Daucus carota)*, hojas de menta *(Mentha* spp)., hojas de berro *(Nasturtium officinale)*, hojas de diente de león *(Taraxacum fficinale)*, col rizada *kale (Brassica oleracea)*, germinados del trigo *(Triticum* spp). y de cebada *(Hordeum vulgare)*, brócoli *(Brassica oleracea)*, perejilc

Vitamina E y aceites omega-3: Se encuentran en cantidades provechosas en las verduras de hojas verdes; en la col, la vitamina E está más concentrada en las hojas de afuera, las cuales, con frecuencia, se les quita a las coles comerciales; los espárragos y pepinos también son ricos en vitamina E, y clorela contiene una cantidad significativa de aceite omega-3. **Vitamina C:** las verduras y frutas marcadas con «c» supraescrita son buenas fuentes.

Resumen de las opciones dietéticas para la renovación del corazón y las arterias (continuación)

(Petroselinum crispum); también espárragos*(Asparagus officinalis),* los pimientos morrones c *(Capsicum annum),* bayas de rosa silvestre,c *(Rosa canina),* tomate *c *(Lycopersicum esculentum),* cítricos,c apio * *(Apium graveolens),* plátano* *(Musa paradisiaca),* persimonio* *(Diospyros kaky),* algas marinas, * clorela, pepino *(Cucumis sativa)* y champiñones *(Psaliota bispora).*

OLEAGINOSAS Y SEMILLAS

Almendras *(Prunus amygdalus* var. *dulcis),* avellanas *(Corylus avellana),* semillas de: linaza *(Linum ussitatissimum),* de chia *(Salvia columbariae),* de calabaza *(Cucúrbita pepo)* (ligeramente tostadas para remover de la superficie *E. coli*), semillas de amapola *(Papaver somniferum),* nuez de Castilla *(Juglans regia)* y germinados de girasol *(Helianthus annuus).*

Vitamina E: se encuentra en todas las oleaginosas y las semillas, pero especialmente en las almendras y las avellanas. **Aceite omega-3:** concentrado en semillas de linaza, de chía y de calabaza como también en las nueces de Castilla *(Juglans regia).* **Lecitina:** abundante en germinados de semillas de girasol y sus follajes verdes, los cuales son una forma ideal del girasol, puesto que las semillas peladas comerciales están, por lo regular, rancias.

PRODUCTOS DE ORIGEN ANIMAL

Pescados: sardina, salmón, macarela y otros de agua fría profunda. Miel virgen* y polen de abeja.

Aceite omega-3: el pescado es una fuente valiosa. La miel virgen de abeja es el único dulcificante que reduce las acumulaciones grasosas en el sistema vascular.

HIERBAS

Frutas de espino blanco o tejocote* *(Crataegus laevigata)* (muy benéficas), raíz de diente de león *(Taraxacum officinale),* raíz de bardana *(Arctium lappa),* gobernadora *(Larrea tridentata),* menta piperita *(Mentha piperita)* (para palpitaciones del corazón y para fortalecer el músculo del corazón), pimienta o chile de cayena *†c *(Capsicum annum),* jengibre† *(Zyngiber officinalis),* raíz de ruibarbo *(Rheum palmatum)* (también para estreñimiento), milenrama *(Achillea millenfolium),* manzanilla *(Matricaria recutita),* marihuanilla *(Leonorus cardiaca)* y valeriana *(Valeriana* spp)..
Una combinación típica y efectiva: partes iguales de, milenrama *(Achillea millenfolium),* jengibre *(Zyngiber officinalis),* frutas de espino blanco o tejocote *(Crataegus laevigata)* y valeriana *(Valeriana* spp). (Preparación y dosis herbolarias se describen en el capítulo *Transición dietética*).

*Alimentos que específicamente tratan la hipertensión.
†Plantas pungentes, acres (punzopicantes) evitarlas en casos con señales de *calor*.
cAlimentos ricos en vitamina C.

Resultados similares se han logrado en aquellos que empiezan un nuevo estilo de vida y un régimen alimenticio saludable, aunque parte del cambio tan drástico en el caso mencionado arriba fue el de aprovechar un tratamiento terapéutico aplicando presión en el cuerpo (acupresión) diariamente, el ejercitar tai chi, respiración taoista y técnicas de visualización, la repetición de mantras (cantos) y meditación Zen.

No obstante, tan sólo a través de la dieta basada en granos integrales y verduras, aunado a un ejercicio ligero practicado diariamente, casi todos pueden esperar una renovación vascular significativa después de varias semanas. A raíz de un informe en el *Journal of the American Medical Association,* la mayoría de las intervenciones quirúrgicas de puente aorto coronario serían innecesarias en menos de treinta días a base de una dieta consistente de fibra y baja en grasas.[19] Otras investigaciones indican que más del 97% de las personas que toman medicamentos para la presión arterial alta no los vuelven a necesitar después de hacer ciertos cambios dietéticos similares a los sugeridos.[20]

Notas

Si se toman en cuenta todos los alimentos citados anteriormente, éstos contienen todos los nutrientes necesarios para una buena nutrición. En la lista anterior solamente se describen sus propiedades comúnmente conocidas que purifican y reconstruyen las arterias y el corazón—lecitina, vitamina E y C, niacina, y el ácido graso omega-3. La fibra también pertenece a esta lista pero no se incluye aquí porque aparece en diferentes formas en todas las plantas y se obtiene en cantidades suficientes y combinaciones adecuadas simplemente al comer los alimentos de diferentes plantas.

Cuando la dieta incluye una amplia muestra de los alimentos mencionados anteriormente, el apoyo nutricional está disponible para la reconstrucción total del sistema vascular y problemas como la hipertensión (presión arterial alta) debieran disminuirse.

Ciertos alimentos y hierbas con sabores pungente, acre (punzopicante) y amargos con frecuencia se usan para la purificación de las arterias y el corazón. Otros alimentos caloríficos y pungentes, acres (punzopicantes) deben evitarse o usarse cautelosamente por aquellos con señales de *calor* tales como, semblante rojizo o color rojo muy oscuro en la lengua. Aquellos con señales de *viento,* especialmente con tendencia a padecer accidente vascular cerebral o mareos, deben evitar el alforfón y usar todos los alimentos caloríficos con precaución.

Debe recordarse que los nutrientes que conocemos son sólo una dimensión de los alimentos y que los alimentos más efectivos para una sanación actúan en formas que no se pueden explicar completamente o en algunos casos, no tienen ninguna explicación nutricional.

El programa citado arriba tiene varios efectos primordiales desde la perspectiva de la medicina china: elimina el moco y las obstrucciones del *qi* y de la sangre; dirige fluidos o líquidos enfriadores *yin* hacia el hígado; y desintoxica el sistema. El programa es ideal para las personas robustas con algunas señales de *exceso* (pulso radial y voz fuerte, capa gruesa en la lengua y/o una personalidad extrovertida). En términos médicos occidentales, estas características dietéticas generalmente ayudan a las personas con un diagnóstico de colesterol alto y con antecedentes dietéticos de alimentos pesados o altamente concentrados (cremosos, grasosos, etc).

Cualquier persona si sigue este programa puede beneficiarse de la información sobre el desequilibrio del corazón en el capítulo *Elemento fuego*, el cual ofrece una idea de la importancia de la conciencia mental y espiritual para la renovación del corazón y del sistema vascular. Aquellos que son frágiles, débiles, pálidos o con otras señales de *deficiencia* pueden beneficiarse de la sección de los «Síndromes del corazón» en el capítulo del *Elemento fuego*. La comprensión de los síndromes del corazón específicos complementarán las sugerencias en este capítulo.

Aceites poliinsaturados y los ácidos grasos esenciales

Los aceites poliinsaturados contienen ácidos grasos «esenciales», esos aceites que el organismo no produce. Hay dos ácidos grasos esenciales—ácido linoléico y ácido alfa-linolénico (observe la pequeña diferencia en la ortografía entre «linoléico» y «linolénico»). El ácido araquidónico es en realidad un ácido graso tercero que la mayoría de la gente tiene en exceso. Basado en la experimentación con animales, se había pensado hasta hace poco que el ácido linoléico, el más común de los ácidos grasos, se convertía en ácido araquidónico (AA) cuando se necesitara durante el metabolismo de la grasa, pero ahora sabemos que la mayoría de los humanos realmente están desprovistos de la enzima delta-5-desaturasa, la cual hace posible esta conversión.[21] Esta peculiaridad metabólica pudiera haber ocurrido en los humanos modernos quienes consumen grandes cantidades de productos de origen animal, las fuentes más ricas y principales de AA. Cuando la enzima delta-5-desaturasa no se necesita para crear AA, el cuerpo detiene la producción de esta enzima.

A los vegetarianos puros a quienes les concierne la posible deficiencia de AA pueden consumir el alga marina nori, una fuente adecuada. Los cacahuetes son otra fuente (véase la página 590 para la información de como se usan los cacahuetes). Para la mayoría de la gente que consume productos de origen animal en abundancia, el mayor problema con los ácidos grasos no es cómo obtener más AA sino cómo obtener mejor calidad de ácido linoléico y más ácido alfa-linolénico.

Los ácidos grasos esenciales pueden verse en términos de sus efectos en la coagulación de la sangre. Los ácidos linoléico y araquidónico son ácidos grasos «omega-6» y estimulan la formación de coágulos en la sangre, mientras que sabemos que el ácido alfa-linolénico, un aceite omega-3, reduce la coagulación. Lo ideal es lograr un equilibrio entre los ácidos grasos omega-6 y omega-3.

Las funciones de los ácidos grasos esenciales: Promueven una piel juvenil y un cabello saludable; apoyan la función o acción adecuada de la tiroides y de las suprarrenales y de esta manera refuerzan la inmunidad; se requieren para un crecimiento y energía normal; promueven la sangre saludable, nervios y arterias, y son importantes en el transporte y descomposición del colesterol.

Deficiencias de los ácidos grasos esenciales: Pueden conllevar a padecimientos de la piel como eczema y piel seca y escamosa; otros desequilibrios comunes son el pelo seco o caída del mismo, problemas en las uñas, cálculos biliares, irritabilidad, problemas del

---

Fuentes de grasas no-saturadas

como porcentaje de calorías en total

Oleaginosas y semillas

Almendra 71%
Avellanas 62%
Nuez de Castilla *(Juglans regia)* 68%
Nuez lisa *(Carya illinoensis)* 77%
Piñón 58%
Semillas de ajonjolí 65%
Semillas de calabaza 59%
Semillas de girasol 63%
Semilla de linaza 74%

Granos, leguminosas y fruta

Aceituna 73%	Mijo 5%
Aguacate 64%	Miso 9%
Alforfón 4%	Quinua 11%
Arroz, dulce 5%	
Arroz, integral 5%	
Avena 9%	
Frijol de soya 31%	
Garbanzo 9%	
Maíz 5%	

---

hígado, venas varicosas, susceptibilidad a infecciones, disminución de peso, infertilidad y retraso en el crecimiento.

Puesto que el uso de aceites vegetales es muy extenso, parece ser que la falta de ácidos grasos esenciales ocurriera muy rara vez—pero muchos de los aceites contienen formas rancias de estos ácidos grasos. Todos los aceites vegetales poliinsaturados contienen dos o más enlaces dobles a un nivel molecular que fácilmente aceptan oxígeno (conducente a que se enrancien). Los aceites monosaturados contienen sólo un enlace por molécula y los aceites saturados ninguna.

Conforme los aceites poliinsaturados se vayan oxidando y se vuelvan progresivamente más rancios, crean radicales libres en el cuerpo, los cuales provocan el envejecimiento y un deterioro en la inmunidad. Excepto por los aceites realmente prensados en frío como el aceite de linaza y otros aceites similarmente procesados, recomendamos que los aceites poliinsaturados extraídos no se usen (véase «Los peligros de los aceites poliinsaturados…» más adelante en este capítulo). Sin embargo, cuando los aceites poliinsaturados se ingieren en el contexto de un alimento integral, no-procesado, se preservan dentro del alimento y por lo regular se encuentran en su forma natural más fresca y benéfica además de contener un equilibrio apropiado de ácidos grasos omega-3 y omega-6.

La tabla siguiente muestra las fuentes abundantes de ácidos grasos no-saturados (ácidos grasos no-saturados incluyen ambos mono- y poliinsaturados; pero sólo los últimos contienen ácidos grasos esenciales). Las oleaginosas y semillas son las fuentes más altas de ácidos grasos no-saturados. Para evitar que se enrancien los ácidos grasos oxidados, cómase las oleaginosas y semillas recién descascaradas o peladas. Por estar tan concentradas en grasa, las oleaginosas y las semillas son muy difíciles de digerir, es mejor comerlas en pequeñas cantidades. Véase «Oleaginosas y semillas» en la sección de recetas para sus propiedades y métodos de preparación.

Los aceites de los alimentos citados contienen un 50–90% de ácidos grasos esenciales (EFA) con la excepción de los alimentos más altos en monoinsaturados: oliva y aguacate que sólo contienen el 6% de EFA mientras que la almendra contiene el 16% y ajonjolí el 31%.

En casos de deficiencia de ácidos grasos esenciales en la gente moderna, la semilla de linaza o su aceite recién prensado en frío puede ser uno de los mejores remedios específicos porque contiene ambos ácidos grasos esenciales en la proporción y forma que la mayoría de la gente necesita: una cantidad abundante de ácido alfa-linolénico (omega-3) y el ácido linoléico que no está rancio.

Las prostaglandinas: la comprensión de los ácidos grasos esenciales

Mucho del efecto de los ácidos grasos fundamentales es el resultado de su conversión a sustancias quasi-hormonas en el cuerpo conocidas como prostaglandinas (PGs). Estas mismas, son ahora el tema de investigaciones más intensivas y prometedoras, se cree que juegan un papel en la función y regulación de cada órgano y célula del cuerpo humano. Sus efectos de gran amplitud explican la multitud de propiedades diversas de los ácidos grasos esenciales.

Hay muchas diferentes PGs; las más relevantes de acuerdo a las investigaciones más recientes son aquellas de la «familia E». Existen «series» (subgrupos) dentro de «E» y todas las otras familias de PG las cuales dependen de las fuentes de ácidos grasos; estas series se denotan por el subíndice. Por ejemplo, el valor nutricional del ácido alfa-linolénico y su transformación a EPA y DHA se discutió anteriormente. Sin embargo, mucho de la acción de EPA y DHA es el resultado de su conversión a la familia «E» de prostaglandinas denotadas por el subíndice 3: PGE_3.

Ácido gama-linolénico (AGL) y PGE_1

El AGL, un ácido graso sintetizado en un cuerpo saludable a partir del ácido linoléico, se convierte en el PG de la familia «E» pero se denota por el subíndice 1. PGE_3 y PGE_1 ambos tienen valores protectores del corazón y de las arterias discutidos en las secciones anteriores. Además, ambos exhiben un amplio espectro en otras funciones. Las siguientes acciones remediales se aplican específicamente al PGE_1, pero muchas también son acciones omega-3/PGE_3 ya citadas en las secciones previas. Aunque estos dos aceites nos protegen de las mismas enfermedades, cada uno tiene funciones por separado en el cuerpo. Por lo tanto, los nutriólogos ahora con frecuencia recomiendan tomar ampliamente ambos, las fuentes de AGL y de omega-3.

Acciones del PGE_1 en contra de enfermedades

- Requerido para el funcionamiento adecuado del sistema inmunológico—activa las células-T, las cuales destruyen el cáncer y otras sustancias indeseables en las células del cuerpo.

- Inhibe el desarrollo de células malignas o mutantes y las normaliza—de esta manera favorece la reversión de células cancerosas.[22]

- Eficaz en contra de condiciones inflamatorias como el exantema o eczema y la artritis así como las enfermedades autoinmunológicas incluyendo artritis reumatoide. Los medicamentos comúnmente prescritos para estas enfermedades, sin embargo desactivan el PGE_1. Además de su acción antiinflamatoria, el AGL/PGE_1 controla la liberación del ácido araquidónico almacenado, y así reduce más adelante la posibilidad de dolor. (El efecto inductivo del dolor e inflamación por el exceso de ácido araquidónico se discute en la siguiente sección).

- Protege contra algunas enfermedades cardíacas y vasculares incluyendo accidente vascular cerebral, ataque al corazón y deterioro arterial. El PGE_1 es un vasodilatador, controla la presión arterial e inhibe la coagulación de sangre, una causa principal de trombosis, accidente vascular cerebral y enfermedades del corazón y de arterias.

- Regula la función del cerebro y los impulsos nerviosos; pruebas clínicas muestran que el AGL es benéfico en el tratamiento de esquizofrenia.[23]

- Con frecuencia alivia el síndrome de «ojos secos» (Sjogren's y sicca)—la inhabilidad de crear lágrimas.[24]

- Es un «factor del crecimiento humano»—estimula el crecimiento lento o retardado.

- El uso del alcohol temporalmente eleva los niveles de PGE_1 drásticamente, pero una depresión ocurre después (resaca o cruda), la cual se cura con AGL/ PGE_1. Los alcohólicos están deficientes de PGE_1, pues el alcohol induce al cuerpo a no producirlo.[25,26] Así el AGL reduce la necesidad o las ganas del alcohol; también ayuda a restablecer las funciones del hígado y del cerebro en los alcohólicos.[27]

- Regula la acción de insulina y por lo tanto es benéfico para la diabetes; parece minimizar el daño al corazón, ojos, nervios y riñones en todas las formas de diabetes.[28–30]

- Esclerosis múltiple (MS) se cree que resulta en parte por la falta de conversión del ácido linoléico en PGE_1.[31, 32]

- Problemas de próstata, síndrome premenstrual (SPM), mastitis quística (bolitas en el pecho), uñas quebradizas e hiperactividad en los niños, todas, comúnmente resultan a partir de la deficiencia de PGE_1.[33, 34]

- Acelera el metabolismo en aquellos con problemas de obesidad y obstrucciones en el cuerpo. Se usa con frecuencia para ayudar a bajar de peso.[35]

  Nota: Ciertas deficiencias de nutrientes, sustancias intoxicantes, drogas o medicamentos prescritos sintéticos, exceso de grasa saturada y otras condiciones limitan la producción de PGE_1.[36] Una lista detallada de estos factores se encuentra al final de la tabla en la página 176.

Las fuentes de donde proviene el AGL son abundantes: el ácido linoléico, el cual se convierte en AGL bajo las condiciones apropiadas, es el aceite poliinsaturado más abundante en las oleaginosas, semillas, granos y otras plantas. Claramente la conversión del ácido linoléico a AGL es con frecuencia inadecuada en aquellos con enfermedades vasculares y otras condiciones citadas arriba, de tal modo que estas personas pueden ingerir AGL directamente. Las fuentes de alimentos integrales más enriquecidas de AGL son la leche materna, la microalga espirulina y las aceites de prímula u onagra *(Oenothera*

PROSTAGLANDINA (PG) Y FUENTES ESENCIALES DE ÁCIDOS GRASOS

Ácido linoléico (AL)

Oleaginosas, semillas, granos, leguminosas; la mayoría de las verduras, frutas y productos de origen animal.

Ácido alfa-linolénico (AAL)

Semillas de: linaza, chía, calabaza; también nueces de Castilla *(Juglans regia),* productos de soya y verduras de hojas verdeoscuro. Los cultivos de clima frío contienen relativa- mente más AAL.

Ácido araquidónico (AA)

Fuentes directas: carne de origen animal, lácteos, huevos, cacahuetes y la alga marina *nori.*

Ácido gama-linolénico (AGL)   *

Fuentes directas: leche materna, espirulina; aceites de prímula u onagra *(Oenothera biennis),* grosella negra *(Rubus nigra)* y borraja *(Borago officinalis),* del árbol maple, del sicomoro y árboles relacionados.

EPA y DHA

Fuentes directas: pescados tales como salmón, sardina, atún, trucha de lago, angulas, anchoas, sardina-tipo-arenque y pampanito o blenio, leche materna, y la mayoría de las víboras.

PGE$_1$ PGE$_2$ PGE$_3$

*La transformación de AGL a AA se ha mostrado que ocurre en ratones y ratas pero ocurre marginalmente o para nada en los humanos.

biennis), grosella negra *(Rubus nigra)* y borraja *(Borago officinalis)*. Los aceites extraídos de estas semillas se consiguen fácilmente como fuentes concentradas de AGL. La dosis es la cantidad de aceite que proporcione de 150–350 mg AGL diariamente. La dosis cerca de los 150 mg es apropiada para personas que comen una dieta principalmente vegetariana de alimentos no-procesados y que incluye una fuente sustanciosa de ácidos grasos omega-3, como el aceite de linaza en la dieta. Una dosis estándar de 10-gramos de espirulina proporciona 131 mg de AGL; los aceites de semillas pueden añadirse para aumentar el total de AGL. La mayoría de las investigaciones originales que se efectuaron respecto al AGL están basadas en el aceite de prímula u onagra *(Oenothera biennis)*, por lo tanto, algunos de los resultados benéficos pudieron deberse a otras cualidades de esta planta.

La dieta vegetariana y los ácidos grasos

El ácido graso esencial araquidónico (AA) tiene varios efectos contrarios a ambos ácidos grasos el gama- y alfa-linoléico. En la siguiente discusión, es útil recordar que el exceso de AA en el cuerpo humano surge primeramente de una fuente—el consumo de productos de origen animal.

El ácido araquidónico causa la producción de prostaglandinas del tipo PGE_2; en exceso pueden producir dolor e inflamación y provocar coágulos en la sangre. El AA también libera sustancias en el cuerpo conocidas como «leucotrienos», los cuales actúan benéficamente para sanar heridas, pero en exceso se cree que provocan tumoraciones quísticas en los senos e inflamaciones como artritis. La inflamación de artritis reumatoide se considera como un resultado directo del exceso de leucotrienos. Otras condiciones relacionadas con los leucotrienos son el asma, dermatitis, rinitis, soriasis y lupus (lupus eritematoso sistémico).[37] El AA/PGE_2 también estimula la división y proliferación celular, lo cual cuando se lleva a grados extremos, puede directamente vincularse con cáncer y tumores.

La aspirina y varios medicamentos o drogas esteroides bloquean la producción de PGE_2 y por lo tanto reducen la coagulación, el dolor y la fiebre. La aspirina en particular se usa ahora para proteger al corazón y para el dolor de artritis y otros padecimientos. Sin embargo, la aspirina también bloquea la producción benéfica de PGE_1, de esta manera cuando se usa para la artritis y enfermedades del corazón, la inflamación y deterioro de los tejidos por causa de los leucotrienos continúa. Una opción más saludable que la aspirina es aumentar la producción PGE_1 así como también la de PGE_3. Dos razones importantes para esto: 1) La producción de PGE_2 se limita al incrementarse el PGE_1 y el PGE_3; y 2) Ambos PGE_1 y PGE_3 tienen acciones antiinflamatorias y otras valiosas propiedades.

La efectividad de PGE_1 y de PGE_3 se incrementa más fácilmente, al disminuirse primero el consumo de todos los productos de origen animal (excepto el pescado en algunos casos) y luego evite los factores que limitan la producción de estos PGs. El añadir alimentos AGL y omega-3 a la dieta es benéfico. Como se mencionó anteriormente, los animales alimentados de pastos y sus productos lácteos tienen relativamente niveles más

Resumen de los usos de ácidos grasos

Síntoma	Ácidos grasos recomendados
Deficiencia general de los ácidos grasos esenciales piel seca y escamosa el pelo está seco y se cae crecimiento lento o retardado infertilidad cálculos biliares problemas del hígado venas varicosas infecciones irritabilidad «comportamiento volátil» y nerviosismo	Mejore la calidad de todas las fuentes de aceites; cambie de aceites refinados, rancios e hidrogenados, a fuentes de aceites de origen vegetal no-refinados de ácidos grasos esenciales—granos enteros (sin moler, recién molidos, o germinados), leguminosas y sus germinados, oleaginosas y semillas frescas, verduras de color verdeoscuro (incluyendo hojas verdes) y microalgas. Use aceites ricos en ácidos grasos linoléico y alfa-linolénico como por ejemplo los aceites de semillas de linaza, calabaza y chía. Nota: Use estos aceites *sólo* si son no-refinados y están recientemente prensados en frío.
Problemas del sistema vascular accidente vascular cerebral ataques al corazón endurecimiento y deterioro de arterias presión arterial alta alto colesterol en sangre estrés migrañas	Los siguientes ácidos grasos son benéficos: 1.Alfa-linolénico (omega-3): Use semillas o aceites de semillas recién prensados en frío, como linaza, chía y/o alimentos como calabaza, soya, y verduras verdeoscuro (incluyendo hojas verdes) y alimentos cultivados en climas fríos. 2. Gama-linolénico. Se produce en el cuerpo sano a partir del ácido linoléico, el cual se encuentra en las fuentes de ácidos grasos esenciales citadas arriba; se obtiene directamente de la espirulina, y aceites de prímula u onagra *(Oenothera biennis)*, borraja *(Borago officinalis)* y grosella negra *(Rubus nigra)*. 3. EPA y DHA en el pescado, especialmente en el atún, sardinas, salmón, anchoas o aceite de pescado.
Daño o desarrollo incompleto del cerebro/nervios por inanición, enfermedad o falta de DHA durante el desarrollo fetal.	Especialmente DHA del pescado o del aceite de pescado; también AGL (y otros nutrientes) en espirulina; y en cierta medida, fuentes de ácido alfa-linolénico en (1) arriba mencionados.
Enfermedades inflamatorias artritis (todos tipos) exantema o eczema, psoriasis, urticaria colitis, asma bronquial	Especialmente fuentes de ácido alfa-linolénico en (1) mencionados arriba; ácido gama-linolénico (AGL) y fuentes EPA/DHA en (2) y (3) mencionados arriba también son benéficos.

Resumen de los usos de ácidos grasos (continuación)

Síntomas	Ácidos grasos recomendados
Enfermedades de proliferación de células quistes en los senos tumores cáncer	(igual que arriba)
Otras condiciones Deficiencia de inmunidad, SIDA, MS, enfermedades de los riñones, prostatitis, alcoholismo, adicciones, esquizofrenia, depresión, síndrome premenstrual (SPM), obesidad	(igual que arriba)

Factores bloqueadores de AGL: Los siguientes factores interfieren con el metabolismo del AGL y/o su transformación en prostaglandinas, particularmente PGE_1:

   Los ácidos grasos trans, las grasas sintéticas en margarina, mantecas vegetales y aceites refinados y altamente procesados con calor (arriba de los 320°F)
   Alcohol y tabaco
   Radiación incluyendo radiación de bajo nivel como en aparatos eléctricos, etc.
   Aspirina y la mayoría de otros medicamentos y drogas sintéticas
   Procesos carcinógenos—cáncer y otras actividades de radicales libres
   Grasas saturadas y colesterol en exceso
   Envejecimiento
   Exceso de ácido araquidónico por el consumo en exceso de productos de origen animal
   Deficiencias de nutrientes vitales, especialmente vitaminas B_3, B_6, C y E, zinc y magnesio.
Estos nutrientes están provistos en una dieta basada en alimentos no-procesados como: granos, verduras, leguminosas, oleaginosas, semillas, frutas y algas marinas. En casos extremos, debe cuidarse de obtener una cantidad adecuada de vitamina C; excelentes fuentes de alimentos que la contienen están citados en la sección anterior «La limpieza del corazón y las arterias».

---

altos de omega-3s, pero aún están muy concentrados en AA/PGE_2. De este modo los productos que provienen de mamíferos deben excluirse de la dieta por aquellas personas con problemas de exceso de PGE_2 como dolor e inflamación; una excepción es el de tener cautela de usar productos de origen animal cuando estas personas son frágiles y seriamente *deficientes*.

A partir del punto de vista de los ácidos grasos esenciales y de las prostaglandinas que se crean, es fácil de ver el porqué una dieta vegetariana de alimentos integrales no-refinados es tan efectiva para aliviar padecimientos dolorosos e inflamatorios como artritis, para purificar el corazón y las arterias, y sirven como apoyo en la prevención y cura de muchas enfermedades degenerativas, incluyendo el cáncer. De hecho, gran parte del historial de las enfermedades en el mundo moderno pueden relacionarse con el exceso de ácido araquidónico y deficiencia de ácidos alfa- y gama-linolénico. No sólo el consumo en exceso de AA, a partir de productos de origen animal ricos en colesterol y grasas saturadas, establece la plataforma para los procesos devastadores de enfermedades, sino que también inhibe directamente la producción de las invaluables prostaglandinas a partir de los aceites AGL y omega-3.[38,39]

La dieta original

Las historias y las lecciones del Viejo Testamento en la Biblia con frecuencia son metáforas para adaptarse y luego aplicarse a la vida de cada quien. De acuerdo al Viejo Testamento, Dios le da al hombre una prescripción dietética del Jardín del Edén, y contiene productos de origen no-animal. Esta prescripción puede quizás seguirse sensatamente por aquellos que quieran una base firme a partir de la cual construyan estilos de vida que los conduzcan a llevar una vida más allá del dolor y del sufrimiento.

El plan dietético para el Jardín del Edén: En el libro del Génesis, primer capítulo, verso 29, Dios le dice al hombre lo que debe comer: «Yo les entrego, para que ustedes se alimenten, toda clase de hierbas, de semillas y toda clase de árboles frutales».

Poco antes de que se escribiera el Viejo Testamento, Gautama Buddha de la India enseñaba en el *Shurangama Sutra:* «Los seres que quieran entrar a *samadhi* deben primero defender los preceptos puros (evitar el matar, el usar lenguaje falso, el robar, el consumo de sustancias intoxicantes y el mal comportamiento sexual). Deben censurar pensamientos de lujuria, no tomar parte en la toma de vino [alcohol] o carne…».[40] Como se explica en el comentario Sutra, el alcohol, en general, causa pérdida de concentración mental y el vino y la carne se consideran afrodisíacos.

Consumir ácidos grasos de mejor calidad

Como se recalcó anteriormente, los ácidos grasos esenciales en la dieta moderna están desprovistos de los aspectos ácidos de omega-3/ácido alfa-linolénico, y sus aspectos ácidos de omega-6/ácido linoléico son de una calidad inferior. Consecuentemente, los productos de estos ácidos grasos, incluyendo DHA/EPA, AGL, y sus respectivas prostaglandinas, no están adecuadamente presentes para que nuestra salud florezca. Esto explica el porqué al usar aceites vegetales comunes, los cuales por lo regular están rancios, refinados y llenos de «ácidos grasos trans» tóxicos (discutidos más adelante en la sección «Aceites refinados») como un resultado del proceso de refinamiento a altas temperaturas, raramente resuelven la deficiencia de ácidos grasos esenciales. Aun cuando se obtengan buenos resultados a corto plazo, el uso de aceites de calidad inferior a largo plazo pone en riesgo a la inmunidad y hay una mayor seguridad de que se desarrollen enfermedades degenerativas. Muy a menudo, el simple hecho de consumir ácidos grasos derivados de una dieta rica de «plantas que producen semillas»—granos, leguminosas, verduras, frutas, oleaginosas, y semillas—al tiempo de que se evitan los aceites vegetales desnaturalizados, mejorará el cuadro total de ácidos grasos en la persona, aún cuando el consumo *total* de ácidos grasos sea menor. Cuando existan deficiencias de ácidos grasos esenciales o para activar la sanación, los aceites que con mucho esmero se extraen de las plantas o de los pescados pueden incluirse. Para evitar matar innecesariamente, sugerimos que el pescado se use sólo cuando otros métodos son inadecuados.

Grasas saturadas

Estos lípidos se derivan primordialmente de productos de origen animal como queso, mantequilla, huevos y carnes, aunque unas cuantas plantas—cocos, cacahuetes, semillas de algodón y hueso de fruto de palma—tienen cantidades sustanciales. Las grasas saturadas se consideran «pesadas» y son sólidas a la temperatura ambiental, mientras que los aceites monoinsaturados son líquidos a la temperatura ambiental, pero sólidos en el refrigerador. Los poliinsaturados son líquidos aun a la temperatura del refrigerador.

Proporciones de grasas en los aceites comestibles comunes

Aceite	Mono-insaturado	Poli-insaturado	Saturado
Oliva	82%	8%	10%
Oleico* de girasol	81%	11%	8%
Oleico* de cártamo	75%	17%	8%
Aguacate	74%	8%	18%
Almendra	70%	21%	9%
Hueso de fruto de chabacano	63%	31%	6%
Cacahuete	60%	22%	18%
Canola (Oleico* de nabo)	60%	34%	6%
Ajonjolí	46%	41%	13%
Maíz	29%	54%	17%
Soya	28%	58%	14%
Girasol	26%	66%	8%
Nuez de Castilla	23%	63%	14%
Semilla de algodón	18%	52%	30%
Hueso de fruto de palma	16%	1%	83%
Cártamo	13%	79%	8%
Coco	6%	2%	92%
Mantequilla clarificada	5%	30%	65%

*Los aceites más recientemente desarrollados, como se discutió arriba, los cuales contienen una cantidad más alta de ácido oleico (y por lo tanto son más monoinsaturados) que la variedad ordinaria de estos aceites.

Debido a su naturaleza relativamente densa comparada con los aceites no-saturados, los usos terapéuticos citados anteriormente en la sección de «La naturaleza de las grasas» deben observarse detenidamente con las grasas saturadas. Estas son las más estables de todas las grasas y son las que tienen menos problemas de rancidez y mantienen su integridad mejor que cualquiera de los otros aceites para cocinar (una receta con mantequilla clarificada para cocinar se incluye en la página 202). Para aquellos que con regularidad consumen productos de origen animal, las grasas saturadas son con frecuencia un problema, puesto que estas grasas y su colesterol asociado pueden eventualmente obstruir las arterias y causan problemas en el corazón. Para los que llevan mucho tiempo practicando una dieta vegetariana pura *(vegan),* cantidades moderadas de grasas saturadas de fuentes de origen vegetal no presentan ningún peligro.

Aceites monoinsaturados

Así como los aceites para cocinar, estos aceites logran un equilibrio entre las grasas saturadas y los aceites poliisaturados y ambos sobresalen por lo menos en un aspecto nutricional. No causan que el colesterol se acumule como lo hacen las grasas saturadas y no se enrancian como los poliinsaturados.

Los aceites monoinsaturados tienen otra característica única: no desgastan la sangre de lipoproteínas de alta densidad (HDL), las cuales toman el colesterol de las paredes arteriales y lo transportan hacia el hígado, donde se separa en ácidos biliares que luego el cuerpo expulsa. Al mismo tiempo, los monoinsaturados reducen las lipoproteínas de baja densidad (LDL), las cuales causan colesterol para ser depositado en las arterias. Los aceites poliinsaturados también reducen LDL; desafortunadamente reducen HDL en la misma cantidad.

Una ilustración significativa se ve entre las poblaciones del Mediterráneo que consumen una cantidad abundante de aceite de oliva, el aceite con un contendido más alto de monoinsaturados. Esta gente come una dieta extraordinariamente alta en grasa, sin embargo tiene una incidencia baja en enfermedades del corazón.

El grado en que los aceites son monoinsaturados se determina por la cantidad de aceite oleico presente; realmente todo el contenido monoinsaturado de los aceites comunes es en la forma de ácido graso, ácido oleico.

Formas de aceites monoinsaturados de aceites poliinsaturados tradicionales se consiguen hoy en día. Los agricultores han desarrollado nuevas cepas de aceites de girasol *(Helianthus annuus)* y de cártamo *(Carthamus tinctorius),* dos de los aceites vegetales más populares, en su mayor parte con aceites monoinsaturados. Estos aceites pueden identificarse por sus etiquetas, las cuales están etiquetados como «alto en ácido oleico» y/o «monoinsaturado». El aceite de nabo (*Brassica* spp), valorado en la India y China antiguas también se ofrece ampliamente en forma de monoinsaturado llamado «canola».

Todos los aceites contienen todos los tres tipos de lípidos (saturado, monoinsaturado y poliinsaturado), pero en porcentajes variados. Se clasifican por lo regular de acuerdo a cual tipo predomina. Por ejemplo, en la siguiente tabla de forma descendente, el último aceite que se puede llamar «monoinsaturado» es el de ajonjolí.

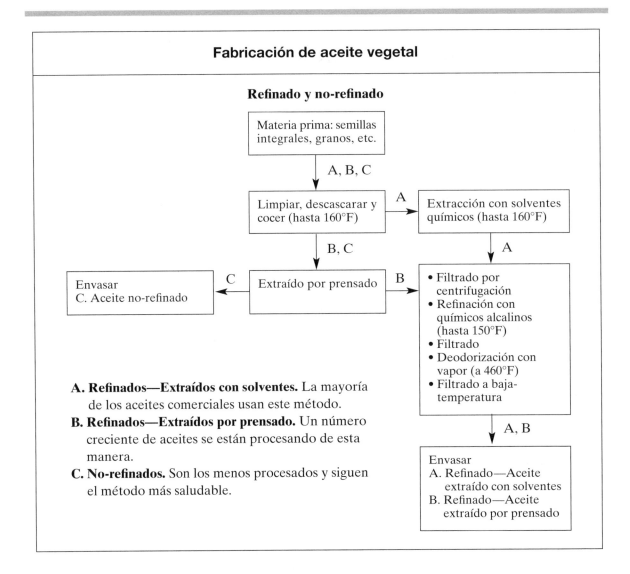

Fabricación de aceite vegetal

Refinado y no-refinado

A. **Refinados—Extraídos con solventes.** La mayoría de los aceites comerciales usan este método.

B. **Refinados—Extraídos por prensado.** Un número creciente de aceites se están procesando de esta manera.

C. **No-refinados.** Son los menos procesados y siguen el método más saludable.

Tipos de aceites

Aceites no-refinados

Estos aceites sólo se obtienen por extracción en prensas mecánicas, bajo un calor relativamente bajo, de aproximadamente 160°F; en algunos casos se filtran una sola vez para remover los residuos. Mantienen su sabor original, aroma y color, y algunas veces parecen estar medio turbios. Los aceites no-refinados conservan su vitamina E, la cual preserva al aceite de la rancidez y también reduce el daño que se hace al cuerpo por radicales libres, que fácilmente puede ocurrir a partir del consumo de la porción poliinsaturada de cualquier aceite. Así, como otros alimentos no-refinados, los aceites no-refinados contienen numerosos nutrientes que no se encuentran en la variedad de aceites refinados; sin el espectro completo de nutrientes que ocurren naturalmente, los aceites carecen de vitalidad (véase la sección

«Aceites refinados» más adelante). *Independientemente del aceite, éste debe ser no-refinado.* Si en verdad se extrae prensado en frío, es otra característica positiva de los aceites mono-insaturados, y un requisito para la producción de aceites buenos poliinsaturados que promuevan la salud. De toda la información impresa en la etiqueta de las botellas de los aceites referente a su proceso, la más importante es la de «no-refinado», porque ningún aceite refinado *de cualquier tipo* debe ingerirse. No se deje engañar pensando que otros procesos significa que el aceite es no-refinado. Por ejemplo, sólo un pequeño porcentaje de todos los aceites «extraídos por prensado» son no-refinados.

Aceites prensados en frío y extraídos por prensado

Hasta hace poco la etiqueta «prensado en frío» (extraídos por prensado en frío) se utilizaba engañosamente como una herramienta de mercadeo para confundir a los consumidores. Se sabe por generaciones en la industria del aceite vegetal que el calor daña el aceite. Entre más bajas las temperaturas en su procesamiento el aceite resulta mejor. Casi todos los aceites comerciales se han calentado para extraerlos, incluyendo la mayoría de aquellos comercializados como «prensados en frío»; las excepciones principales son los grados más altos de aceite de oliva y el de coco. Recientemente el aceite de linaza y otros más se extraen realmente por prensado en frío, en ausencia de luz y de oxígeno, con prensas especiales de poco volumen. Aun así, el uso incorrecto del término «prensado en frío» tuvo por lo menos algún significado en años anteriores—aceites prensados en frío eran generalmente «extraídos por prensado», los cuales se distinguían de ser superiores a los aceites extraídos por medio de solventes químicos. Aunque la frase exacta «extraídos por prensado» no garantiza la más alta calidad—la mayoría de los aceites «extraídos por prensado» son refinados, como se describe abajo.

En los últimos años, los distribuidores mayoritarios de aceites vegetales decidieron regularse así mismos, y quitaron la etiqueta con la frase «prensado en frío», y la remplazaron con «extraído por prensado» o términos similares. Mucho menos del 1% de todos los aceites son realmente procesados a temperaturas consideradas «frías»; algunas compañías han sugerido un punto de referencia de 100°F, o casi a la temperatura del cuerpo, como la temperatura más baja en la cual un aceite puede ser llamado «prensado en frío». Muchas compañías ahora usan el término «prensado en frío» y de forma más acertada también ponen en su etiqueta la temperatura máxima que el aceite alcanza durante su procesamiento.

Aceites refinados

Hay dos tipos de aceites refinados. Los más comunes son los extraídos con solventes a temperaturas muy altas con químicos de alta potencia como hexano. Se procesan químicamente para decolorarlos y asegurar un aceite incoloro e insaboro con una vida de anaquel muy larga. El sabor de rancidez se le ha quitado, pero los efectos dañinos aun permanecen. (Esta es una metáfora para la mayoría de nuestra industria alimentaria). Un pequeño pero creciente porcentaje de aceites refinados se extraen por prensado en vez de extraerse químicamente; por lo menos éstos no contienen ningún indicio de solventes químicos.

No obstante, estos aceites están sujetos a una serie de pasos más allá de la extracción, involucrando altas temperaturas y soluciones químicas alcalinas.

En contraste a los aceites no-refinados, ambos aceites, el refinado extraído por prensado y el refinado extraído con solventes han sido desprovistos de ciertos nutrientes vitales, incluyendo lecitina, clorofila, vitamina E, beta-caroteno, calcio, magnesio, hierro, cobre y fósforo.

Las temperaturas alcanzadas en el proceso de refinamiento con frecuencia exceden los 450°F—más allá de la temperatura en la cual los ácidos grasos insaturados se transforman en una grasa sintética llamada «ácidos grasos trans». (La formación de ácidos grasos trans empieza a los 320°F). Anteriormente discutimos el efecto que tienen los ácidos grasos trans en la prevención de la transformación saludable de grasa en el cuerpo en ácidos grasos reconstructores de la inmunidad, y las prostaglandinas. Investigaciones recientes indican que estas grasas sintéticas elevan los niveles de colesterol en las arterias muy parecido a como las grasas saturadas lo hacen.[41,42] Así los ácidos grasos trans no sólo incrementan la probabilidad de una variedad de padecimientos metabólicos incluyendo artritis y cáncer, sino que también contribuyen a las enfermedades del corazón. En los Estados Unidos, el 95% de la ingestión de ácidos grasos trans es a través de la margarina y la manteca vegetal.[43]

Una vez refinados, éstos y todos los demás aceites, típicamente forman más ácidos grasos trans al freírse o al calentarse en el horno cuando las temperaturas exceden los 320°F. Una situación que se presenta aun más seria es cuando el aceite es repetidamente reusado para freírse, como es el caso de muchos restaurantes. Después de dos días completos, otros componentes enormemente tóxicos se forman cuando los ácidos grasos en el aceite empiezan a separarse o dividirse y se combinan uno con otro en polímeros sintéticos (grandes cadenas de moléculas—la variedad sintética se encuentra comúnmente en productos como la más duradera de las grasas o ceras de coches).

La mayoría de los aceites vegetales son altamente refinados. De hecho, el sabor insípido y la apariencia transparente de estos aceites es lo que la gente espera. El sabor sustancioso de los aceites no-refinados es un nuevo sabor para la mayoría de nosotros, aun para los que usan primordialmente alimentos integrales.

Mucha gente cree que los aceites refinados son intrínsicamente superiores debido a su claridad y color dorado. Una mujer china vino a consulta una vez. Había sufrido de úlceras estomacales desde que se vino de China. Su dieta parecía bastante equilibrada pero incluía una buena cantidad de alimentos fritos cocinados en el wok. Le preguntamos que clase de aceite usaba y muy orgullosa dijo que desde que salió de China, primero estuvo en Taiwan y luego llegó a los Estados Unidos donde la calidad del aceite era excepcional, porque era «puro»—no era turbio, ni tampoco tenía un aroma fuerte como los aceites de China. Le sugerimos que volviera a los aceites no-refinados y que tomara una decocción herbolaria por un par de semanas de raíz de regaliz u orozus *(Glycyrrhiza glabra);* sus úlceras en poco tiempo sanaron y no volvieron. Esta historia ilustra una actitud común acerca de los aceites refinados, la cual se apoya en un alto presupuesto internacional publicitario de los mercados libres del Este y el Oeste.

El peligro de los aceites vegetales poliinsaturados, margarina y manteca vegetal

Mucha gente ha cambiado la ingesta de grasa de origen animal (mantequilla y manteca de cerdo), alta en colesterol y grasa saturada, a una de aceites vegetales poliisaturados altamente refinados, libres de colesterol y bajos en grasa saturada. Su intención ha sido prevenir arteriosclerosis, ataques al corazón y accidentes vascular cerebral, los cuales con frecuencia son precipitados por la grasa elevada en sangre. De acuerdo a estudios demográficos y de casos, las personas que consumen aceites vegetales poliisaturados en grandes cantidades, especialmente en la forma de margarinas y manteca vegetal, tienen un mayor riesgo de ataques al corazón y cáncer.[44,45] En vez de prevenir la enfermedad, como se dice en los medios publicitarios, estos aceites parecen crear una situación más grave. En estudios de animales, la ingesta de estos aceites promueve cáncer aun con mayor facilidad que el sólo consumir grasas saturadas.[46,52]

La margarina y manteca vegetal, adicionalmente, contienen aceite vegetal hidrogenado poliinsaturado. La hidrogenación es un proceso extremadamente perjudicial, el cual crea una grasa sintética nociva para el sistema inmunológico, un tipo de ácido graso trans que se describió anteriormente —muy a pesar de lo alarmante que esto es para los consumidores de margarina —también se ha encontrado que de hecho eleva el colesterol en sangre. La mayoría de las margarinas hechas con aceites de soya y de cártamo *(Carthamus tinctorius)* que se venden como «naturales» son también hidrogenadas y son tan dañinas como cualquier otra margarina. Sin embargo, margarinas hechas por otros procedimientos se pueden conseguir ahora. Uno de estos procesos implica el uso de gelatina y/o lecitina como agentes emulsivos para suspender la grasa saturada y la no-saturada. Aunque algunas de estas margarinas contienen conservadores químicos, colorizantes y otros ingredientes cuestionables, deben preferirse por encima de las margarinas hidrogenadas. Estas margarinas se pueden identificar por los ingredientes que contienen verificando que no sean aceites «hidrogenados» o «parcialmente hidrogenados» y muchas veces se venden en supermercados y tiendas naturistas. Quizás la desventaja más grande es la desnaturalización y/o rancidez que ocurre cuando estos aceites refinados poliinsaturados se usan como un ingrediente, aunque esperamos ver pronto en el mercado una producción de aceites no-refinados, monoinsaturados de mejor calidad.

Cada dos semanas, y en varias ocasiones cuando sentimos o medimos el pulso de un cliente, aplicando la medicina tradicional china, hemos diagnosticado la condición de la persona. Consistentemente hemos adivinado el diagnóstico; debido a la posición del hígado/vesícula biliar, sabemos que recientemente el cliente empezó a consumir diariamente margarina convencional, y esto nos indica un deterioro acelerado. En cada caso la margarina se había comprado en una tienda naturista.

Mantequilla clarificada como aceite para cocinar

La mantequilla es una mejor opción que la margarina y que los aceites más refinados. Una característica única de la mantequilla clarificada *(ghee),* lo cual es mantequilla sin los sólidos de leche, es que tiene una propiedad sanativa que no se encuentra en otras grasas saturadas. De acuerdo a las enseñanzas ayurvédicas, la mantequilla clarificada realza las *ojas*, una esencia que gobierna los tejidos del cuerpo y balancea a las hormonas. Abundantes *ojas* aseguran una mente y cuerpo fuertes, resistencia en contra de enfermedades y es esencial para obtener una larga vida. La mantequilla clarificada promueve la sanación de lesiones e inflamaciones gastrointestinales como las úlceras y colitis.

La práctica de clarificar la mantequilla para apoyar una renovación física y mental se ha respaldado hasta cierto punto por las ciencias. De acuerdo a Rudolph Ballentine, M.D., la mantequilla clarificada contiene ácido butírico, un ácido graso que tiene propiedades antivirales y anticancerígenas las cuales elevan el nivel del químico antiviral interferon en el cuerpo. El ácido butírico también tiene propiedades que ayudan en la prevención y tratamiento para la enfermedad de Alzheimer.[47]

Ojas, así como la esencia *jing* de los chinos, se desgasta por el exceso de actividad sexual. Al mejorarse las *ojas,* la mantequilla clarificada puede beneficiar a aquellos que han dañado su inmunidad con una actividad sexual excesiva.

Ayurveda también describe a la mantequilla clarificada como uno de los aceites más finos; incrementa el «fuego digestivo» (véase la página 378) y por consiguiente mejora la asimilación y realza el valor nutricional de los alimentos. La mantequilla clarificada se hace detirriendo la mantequilla y removiendo la espuma de la superficie; en esta forma se puede usar la mantequilla mejor para saltear, freír ligeramente y otros métodos similares para cocinar. Tapándola y guardándola en un lugar fresco se mantendrá por varias semanas sin volverse rancia. Debido a que los residuos de pesticidas provenientes del forraje del ganado moderno se concentran en la mantequilla, es mejor obtener la mantequilla de vacas criadas orgánicamente.

Preparación de mantequilla clarificada: Derrita dos libras de mantequilla (sin sal) en una cacerola o traste hasta que hierva; luego ajuste la temperatura para mantener un hervor ligero constante. La espuma que se acumula en la superficie se condensará y se espesará y ahora es el tiempo de removerla. Después de 12–15 minutos, cuando el hervor se detenga y empiece a sonar como aceite friéndose, rápidamente retírela del fuego y permita que se enfríe por un minuto o dos; luego vierta la mantequilla clarificada en un recipiente de vidrio o de cerámica; no use de plástico. El sedimento en el fondo de la cacerola y la espuma de la superficie son sólidos de leche y pueden usarse creativamente en otros platillos. Rinde aproximadamente una libra de mantequilla clarificada.

Combinación para untar de aceite de oliva/mantequilla: Cuando use mantequilla normal para untar, su grasa saturada y su contenido de colesterol junto con el aceite de oliva se amalgaman y se hace así una «mantequilla de oliva»: mezcle mantequilla suave y partes iguales de aceite de oliva; luego refrigérala para mantenerla sólida. Mézclele gránulos de lecitina a la mantequilla de oliva y así mantendrá una consistencia sólida si la deja a una temperatura ambiental (la cantidad de lecitina es la mitad del peso de la mantequilla). Esta mantequilla de oliva tiene un efecto que no eleva el colesterol como la mantequilla sola, debido a las propiedades monoinsaturadas del aceite de oliva. El aceite de linaza puede sustituirse por el aceite de oliva para hacer «mantequilla de linaza». Debe mantenerse refrigerada en un recipiente sellado cuando no esté en uso para proteger los aceites delicados omega-3.

Las siguientes guías indican cuales aceites se consiguen hoy en día en el mercado. En los últimos años, ha surgido un interés ansiosamente esperado respecto a la calidad de los aceites. Sin duda, un impulso de todo el mercado mayoritario del aceite responderá a la demanda del consumidor y esto nos da la esperanza hoy en día y en el futuro de conseguir una cantidad numerosa de aceites variados saludables.

Guías para los aceites

1. Porque en realidad todos los aceites se extraen, éstos son considerados alimentos no-completos. Ningún aceite se recomienda para el consumo diario excepto si se utiliza como medicamento. El consumo diario máximo de aceite (extraído) sugerido: a) nada o muy poco cuando la persona tiene un sobrepeso o tiene condiciones de *humedad anormal* como lentitud, tumores y desarrollo excesivo de hongo de Cándida, etc. Sin embargo, estas personas pueden tomar los aceites omega-3 y AGL de acuerdo a las recomendaciones anteriores; b) una cucharada para la persona delgada, seca; c) para personas que no tengan un desequilibrio en particular, lo máximo es una cucharadita, puesto que todos los requerimientos de aceite se satisfacen normalmente si se lleva una dieta consistente de una variedad de alimentos integrales.

2. Muchas de nuestras recetas se adaptan para prepararse con o sin aceite y varios métodos sin aceite se han indicado. Cuando use aceite para freír, le sugerimos el método de aceite-agua para prevenir que el aceite se sobrecaliente y así pueda absorber el sabor del salteado o sofrito. (Véase la sección de recetas para métodos de cocimiento «sin-aceite» y «salteado»).

3. Cuando compre aceite, primero fíjese y escoja esos que están etiquetados como **no-refinados.** Todos los demás aceites, lo más seguro es que sean refinados, aunque nunca los etiquetan así. Los aceites no-refinados actualmente se consiguen casi exclusivamente en tiendas naturistas que se especializan en productos de alimentos saludables y no-refinados.

4. En general, evite los aceites comunes poliinsaturados como el de **maíz, girasol, cártamo, soya, linaza y nuez de Castilla.** Aun evite las versiones no-refinadas de estos aceites; sólo seleccione los que se hayan extraído por prensado recientemente y se hayan guardado sin haberlos expuesto al calor, a la luz o al aire. Todos los **aceites frescos** (recién extraídos) **poliinsaturados prensados en frío** pueden usarse como fuentes medicinales o como ácidos grasos esenciales en la preparación de comidas, pero no deben usarse como aceites para cocinar. El tiempo de anaquel de estos aceites es de tres meses, *si* se conservan a una temperatura fría. Los aceites frescos (recién extraídos) prensados en frío poliinsaturados (y monoinsaturados) se consiguen en algunas tiendas o también se pueden pedir directo a la empresa. (Véase la sección «Recursos»). Ejemplos de estos aceites poliinsaturados, **ricos en omega-3 son: semilla de linaza, chia, semilla de cáñamo, semilla de calabaza, soya y nuez de Castilla;** el de linaza es la fuente más concentrada de omega-3 de todos. El aceite de soya tiene la desventaja de ser el más difícil de digerir y es considerado como un poco tóxico en la medicina tradicional china.

5. Para el uso general en la cocina, los aceites **no-refinados monoinsaturados** generalmente son más saludables que los aceites poliinsaturados. También se recomienda aun más

consumir los aceites no-refinados monoinsaturados que los saturados como la mantequilla clarificada o el aceite de coco, para las personas que tienen mucha grasa acumulada y colesterol—para la mayoría de personas que consumen cantidades sustanciales de productos de origen animal. La gente en este grupo también se incluyen algunos ovolactovegetarianos.

6. Los aceites monoinsaturados principalmente recomendados son los no-refinados de **oliva** y **ajonjolí**. Estos aceites cumplen con estos dos importantes criterios: a) tienen un largo historial de uso benéfico y seguro; y b) se pueden extraer muy fácilmente, y a temperaturas muy bajas. Otros aceites monoinsaturados que incluimos aquí también son el de **almendra, canola, aguacate y hueso de fruto de chabacano.** Estos aceites casi siempre se venden en un estado altamente refinado. Sin embargo, éstos algunas veces se consiguen no-refinados en las tiendas naturistas o por pedidos directos a la empresas. El aceite de canola con frecuencia se recomienda por su bajo contenido de grasa saturada (6%), sus ácidos grasos omega-3 (10%) y sus propiedades monoinsaturadas. Por el momento, con mucha frecuencia el aceite canola se deriva de plantas genéticamente modificadas, aunque algunas veces se consigue el de las variedades orgánicas. Prácticamente este aceite tan popular siempre es refinado o por lo menos está parcialmente refinado y por lo tanto carece de los nutrientes esenciales para su adecuado metabolismo. Adicionalmente cuando se refina daña su contenido de omega-3. El aceite de canola no-refinado se distingue por su sabor amargo y poca gente lo puede tolerar. Por lo tanto no hay un incentivo poderoso para producir el aceite de canola no-refinado y de calidad. En general, evite este aceite.

7. A dos de los aceites no-refinados monoinsaturados se les ha dado una calificación superior en una reciente investigación estos son el *oleico* **de girasol** y *oleico* **de cártamo**—ambos parecen relativamente resistentes al deterioro, clasificándolos mucho muy superiores con respecto a sus contrapartes los aceites poliinsaturados (no-oleicos) (véase el número 11 abajo, «Aceite de cártamo»).

8. El **aceite de oliva** es quizás el aceite vegetal de más confianza pues se ha consumido por miles de años con resultados benéficos. La calidad del aceite de oliva varía extensamente. Los tres grados más altos se califican por la máxima acidez permitida:

		Máxima acidez
Primer grado	Extra-virgen	1%
Segundo grado	Virgen fino	1.5%
Tercer grado	Virgen	3%

Estos grados valen la pena, en cuanto al costo adicional, porque con frecuencia esto representa que se han prensado por vez primera a temperaturas bajas y sin químicos, aunque algunas veces son refinados. La variedad no-refinada será más nutritiva y sabrosa. El aceite de oliva etiquetado «puro» se extrae frecuentemente con solventes químicos a temperaturas altas y puede incluir un porcentaje menor de aceite virgen añadido sólo para agregarle sabor.

9. Así como el aceite de oliva en el Occidente, el **aceite de ajonjolí** sa ha favorecido en el Oriente. Aun cuando el aceite de ajonjolí es un 46% monoinsaturado, es casi equitativamente (41%) poliinsaturado. Esto normalmente significa que la mayor fracción poliinsaturada del aceite de ajonjolí puede fácilmente enranciarse. Afortunadamente, «el sesamol», un antioxidante que es parte esencial del aceite lo protege para que no se

enrancie. El descubrimiento concurre con las enseñanzas dietéticas de la India antigua, la cual califica al aceite de ajonjolí entre todos los aceites como uno de los más estables.

El aceite de ajonjolí tiene un número de usos como remedio. Lubrica la *sequedad*, trabajando como un emoliente cuando se aplica a la piel reseca y agrietada; también alivia el estreñimiento debido a las heces fecales secas, si se agregan unas cuantas gotas a los alimentos durante el cocimiento. Para resultados más rápidos cuando se padezca de condiciones más serias, tome una o dos cucharadas con el estómago vacío para inducir movimiento fecal. (El aceite de ajonjolí es contraindicado si se tiene diarrea). El ajonjolí también desintoxica. Destruye la tiña, la sarna, y la mayoría de las enfermedades causadas por hongos en la piel—aplíqueselo una vez diariamente hasta que la condición se mejore. Es un aceite superior para masajes, para músculos adoloridos y para el dolor de reumatismo/artritis.

10. Cuando se utilizan altas temperaturas en el cocimiento de alimentos, especialmente arriba de los 320°F, uno de los accitcs más estables es la **mantequilla clarificada.** Aquellos que desean evitar productos de origen animal pueden probar los **aceites de palma, hueso de fruto de palma o de coco.** Estos aceites, así como la mantequilla clarificada, a menudo se consiguen en tiendas donde surten alimentos del Este de la India, aunque empiezan a aparecer más frecuentemente en tiendas de alimentos naturales. Todas estas **grasas saturadas** son relativamente estables, pero son más seguras para personas con antecedentes de niveles bajos de grasa/colesterol—generalmente aquellas personas que desde hace mucho tiempo se consideran vegetarianos o veganos.

11. El **aceite de cártamo** se ha aclamado en el medio publicitario y también por los profesionales de la salud porque contiene la fracción poliinsaturada más grande de los aceites comunes, (un 79%). Para que estas recomendaciones hechas a través de los años se puedan revertir, no es una tarea fácil; con esto y con todo, el aceite de cártamo tiene pocas propiedades deseables. No sólo el cártamo tiene problemas de rancidez (se discutió anteriormente) inherente en los aceites poliinsaturados sino que provoca una mala salud de acuerdo a ambas la medicina ayurvédica de la India y por nuestra propia experiencia, independientemente de la calidad o lo fresco que sea el aceite. Sólo el **aceite oleico-concentrado de cártamo** tiene las propiedades de un aceite monoinsaturado, el cual promueve una *equilibrada* reducción de colesterol y prácticamente se deteriora más lentamente. Aunque aparentemente es superior al aceite regular de cártamo, todavía es muy pronto para recomendarlo incondicionalmente como una variedad de aceite oleico.

12. El **aceite de semilla de algodón** no debe ingerirse porque contiene el ácido graso ciclopropeno el cual causa toxicidad en el hígado e inhibe el metabolismo normal de los ácidos grasos esenciales. Puesto que los cacahuetes y cultivos de algodón típicamente se alternan en la misma tierra y el algodón siendo una de las plantas que se fumigan más, la tierra y los cacahuetes que después se siembran en ella pueden llegar a contaminarse. Los cacahuetes con regularidad albergan el moho *Aspergillus flavis,* el cual produce la sustancia aflatoxina dentro del cacahuete y en su aceite causante de cáncer. El **aceite** *orgánico* **de cacahuete** debe usarse para evitar la ingesta de fumigaciones tóxicas; también es menos probable que contenga aflatoxina porque el cacahuete orgánico es más resistente y tiene una menor probabilidad de estar expuesto al moho *Aspergillus.* (Véase «Oleaginosas y semillas» en la sección de recetas para otras propiedades del cacahuete).

Los aspectos benéficos del aceite de cacahuete: a) Tiene una proporción de mono-insaturado a poliinsaturado de tres-a-uno y una grasa saturada sustancial (18%); es por consiguiente lo suficientemente estable para calentarlo; se usa comúnmente para freír rápidamente a temperaturas muy altas. b) Tiene un valor sanativo excepcional en la mayoría de los casos de bursitis, aun en casos serios cuando el brazo no se puede elevar por el dolor en el hombro. El cacahuete es rico en dos vitaminas del grupo B—biotina y niacina— que ayudan con el metabolismo de las grasas y problemas circulatorios respectivamente. Para usar el aceite de cacahuete en caso de bursitis, únteselo libremente en el área afectada por lo menos dos veces al día. Una cucharadita de aceite también puede servirse con los alimentos. Con mucha frecuencia el dolor disminuirá en unos días. Una vez que el tratamiento se suspende, el dolor por lo regular vuelve al menos que otros factores en la dieta y el estilo de vida se hayan modificado. El remedio del aceite de cacahuete se descubrió durante una sesión con el fallecido clarividente Edgar Cayce.[48]

13. El **aceite de ricino** es un aceite medicinal. Es el aceite medicinal más usado comúnmente como un laxante de alta potencia. (Tome 1–2 cucharadas a la hora de acostarse para que haga efecto). El aceite de ricino también se usa como un remedio externo, como un fomento untado, para disolver o eliminar los quistes, tumores, verrugas, crecimientos anormales de tejidos y otras acumulaciones tóxicas. También tiene un efecto emoliente y ayuda a suavizar y quitar las cicatrices. Para estos propósitos, remoje una franela de lana con aceite de ricino y aplíquese una vez o más veces diariamente en el área afectada y déjese ahí por una o dos horas. Para incrementar la efectividad, póngale al fomento una capa protectora y aplíquese calor directamente encima del área afectada con una bolsa de agua caliente o cojín eléctrico. (Véase la sección «Recursos» para ver donde se puede conseguir el aceite de ricino prensado en frío).

Cómo conservar los aceites

El aceite debe conservarse correctamente para evitar que se enrancie. El aceite entre menos saturado, se enrancia más rápidamente; así, los aceites poliinsaturados se oxidan más rápidamente. Cuando el aceite empieza a saber rancio y amargo, no debe usarse más.

Ambos el calor y el aire aceleran el deterioro del aceite. Conserve el aceite en un recipiente cerrado a una temperatura por lo menos de 65°F, preferiblemente más baja—lo ideal es entre 38–45°, o a la temperatura normal del refrigerador. La mayoría de los aceites que son altamente monoinsaturados como el de ajonjolí—de oliva, oleico de girasol y oleico de cártamo, por ejemplo—tienden a solidificarse a una temperatura muy fría de refrigerador si son no-refinados. Esto no presenta ningún problema si el aceite se usa principalmente para saltear, sofreír, freír y aplicaciones similares. Simplemente refrigere el aceite en un bote con tapa ancha, luego sáquelo a cucharadas y derrítalo en la cacerola caliente. Recuerde que todos los aceites/grasas saturados como la mantequilla clarificada contienen por lo menos alguna porción poliinsaturada, y por lo tanto deben mantenerse en un lugar frío o refrigerarse.

El efecto de luz en el aceite, es aun peor que el aire, pues rápidamente altera los ácidos grasos no-saturados en cadenas de radicales libres.[49] Guarde el aceite en la oscuridad o en recipientes opacos.

El aceite fácilmente se combina con todo tipo de plásticos para formar plasticidas tóxicos. Una costumbre común en algunas tiendas es la de venderlo en contenedores grandes de plástico. El sabor de ese aceite no tiene vida, especialmente comparado con el mismo aceite guardado en cristal o vidrio. Sin embargo, ciertas especialidades de aceites frescos (recién extraídos) tales como el de linaza prensado en frío, se pueden embotellar en contenedores de plástico no-reactivo. Cuando tal plástico se usa, por lo general está indicado en la etiqueta (si no, para cerciorase, pregunte al fabricante).

Las personas que «deben» usar aceites poliinsaturados o cualquier tipo de aceites refinados pueden parcialmente contrarrestar los efectos del envejecimiento acelerado y el daño al sistema inmunológico, así como el deterioro posterior del aceite, si se añade vitamina E a los aceites una vez cada mes. La cantidad que se usa es próxima a los de 300 U.I. de vitamina E por una pinta ($\frac{1}{8}$ galón). También es prudente complementar la dieta con vitamina E cuando se consumen estos tipos de aceites con regularidad.[50] Los aceites poliinsaturados frescos (recién extraídos), prensados en frío, descritos en el número 4 arriba, consérvelos inmediatamente después de prensados en un lugar frío y en la obscuridad, así no necesitará más de la protección de la vitamina E.

Cómo vivir sin aceites extraídos

Durante un campamento de verano de sanación en Idaho, decidimos cocinar completamente sin aceite. Hicimos salsas y aderezos de ensaladas con «yogurt» de semillas. Los comensales campistas hicieron sus propios aderezos de oleaginosas picadas y semillas molidas para espolvorearlas sobre los platillos de verduras. Esto le dio el toque de variedad a una comida simple de granos y verduras. No hubo quejas por la falta de aceite. Todos se sintieron satisfechos y disfrutaron de la ligereza de los platillos. Desde entonces la mayoría de estas gentes han usado mucho menos aceite para cocinar y algunos han tenido éxito no usándolos en absoluto.

Cómo preparar los moldes para hornear sin aceite

- Disuelva una cantidad de gránulos de lecitina en agua tibia (use partes iguales). Embadurne los moldes ligeramente con esta combinación, como si fuera aceite. La lecitina se quema fácilmente, por lo tanto evite las temperaturas arriba de los 350°F.

- Moje los moldes y rócíelos con harina de maíz o harina de trigo.

Dulcificantes

Al hacerse una comparación entre el punto de vista tradicional del Oriente y las actitudes actuales del Occidente respecto a los dulcificantes y a la nutrición, obtenemos una nueva perspectiva de la azúcar y del sabor dulce en general.

Síndromes de exceso por lo dulce

La medicina china nos aconseja evitar el exceso de cualquier sabor. Desde el punto de vista de la nutrición Occidental, la acción por un exceso de sabor dulce puede explicarse por el siguiente principio: El metabolismo de los carbohidratos regula el metabolismo de las proteínas, y viceversa. Si demasiado sabor dulce (carbohidratos) se come, especialmente en forma de azúcares refinadas, entonces las necesidades de proteína aumentan. (Para la mayoría de las personas, los granos y las leguminosas tienen una cantidad balanceada de proteína y carbohidratos). Conforme el uso de azúcar concentrada se incrementa, el cuerpo requerirá una cantidad de proteína más concentrada y con frecuencia la encontramos en los productos de origen animal; si este ciclo se acelera, un síndrome de carne y azúcar es el resultado—i.e., cantidades de ambos se consumen en exceso. Este síndrome causa obstrucciones en el cuerpo y en la mente. Los tranquilizantes, los medicamentos prescritos para aliviar el dolor (analgésicos) y sustancias intoxicantes, con frecuencia, se utilizan para despejar o desobstruir de forma inmediata las obstrucciones aunque sólo es temporal. A este ciclo completo se le llama comúnmente «Síndrome de carne, azúcar y medicamentos prescritos o drogas».

Otro síndrome referente a lo dulce puede desarrollarse cuando una persona es deficiente en proteína relativo a la azúcar. En este caso, la función controladora de proteína en el metabolismo de azúcar disminuye y si no se incrementa la proteína en la dieta, hay un deseo de más y más alimentos dulces. Este patrón se ve en primera instancia en dietas vegetarianas consistentes de proteínas desnaturalizadas y carentes de minerales, como el arroz blanco, azúcar blanca y en sodas/refrescos de muchas regiones modernas de América Latina. También se ha visto en los vegetarianos que comen alimentos refinados de regiones en donde se consume carne, aun cuando ellos no la consuman. Otra causa de este síndrome referente a lo dulce es cuando los alimentos completos integrales de origen vegetal predominan en la dieta pero se consumen caóticamente y en combinaciones malsanas al igual que su masticación es inadecuada. (Véase «El mejoramiento en la utilización de proteínas» en el capítulo de *Proteína y vitamina B$_{12}$*).

La azúcar: cómo usarla y cómo evitar su mal uso

La azúcar es fuente principal de vida y nuestros cuerpos la necesitan como combustible para alimentar el fuego del proceso de la vida. Las azúcares inherentes de los alimentos integrales están equilibradas con sus minerales apropiados. La energía que se obtiene a partir de la separación y la asimilación de estas azúcares es de una naturaleza constante y duradera.

Acciones del sabor dulce

De acuerdo a:

La medicina tradicional china*	Fisiología y nutrición moderna
1. Entra en el bazo-páncreas	1. Las azúcares activan la producción de insulina a partir del páncreas; si las azúcares provienen de alimentos integrales éstas activan la enzima pancreática amilasa.
2. Es ascendente, se dirige hacia la periferia en forma dispersa y es	2. Las azúcares influyen y estimulan el proceso del cerebro. La hiperglucemia (exceso de azúcar en sangre) promueve un efecto de dispersión y desorientación. Las azúcares dilatan los vasos sanguíneos, provocando que la sangre se dirija hacia la periferia del cuerpo.
armonizante	Los niveles deficientes de azúcar en sangre son causantes de irritabilidad, mareos, dolor de cabeza y otros síntomas de desequilibrio o desarmonía; también, con ciertos amino ácidos como el triptófano en el cerebro, el insomnio, depresión y el dolor diminuyen, al tiempo que la armonía predomina. Cuando los niveles de azúcar en sangre están balanceados, maximizan el triptófano enviado al cerebro.
3. Quita condiciones de *frío*	3. La combustión de carbohidratos y azúcares promueven calor.
4. Tonifica; es alimento adecuado para la *deficiencia* y debilidad	4. Las azúcares (provenientes de carbohidratos complejos no-refinados) sirven como combustible para los músculos, nervios y cerebro, y son la fuente principal de energía para todas las funciones del cuerpo.
5. Da humedad o es humedecedor	5. El sabor dulce de calidad, en forma de carbohidrato complejo no-refinado, forma un recubrimiento de moco de poca densidad, saludable en las membranas mucosas. El exceso de alimentos dulces de baja calidad promueven condiciones malsanas de moco y humedad, generando la formación en el cuerpo de hongos incluyendo *Candida albicans;* estos alimentos causan inflamaciones debido a la retención de agua (edema).
5.1. Lubrica la sequedad en la boca, garganta y pulmones	5.1. Los remedios más efectivos para la tos en forma de jarabe, en gotas, y en pastillas, para la boca y garganta están hechos tradicionalmente a base de dulcificantes (preferentemente de miel, regaliz u orozus, etc).

*Los efectos 3, 4 y 5 están presentes en muchos alimentos dulces pero no en todos. Por ejemplo, los números 3 y 4 no son aplicables para la mayoría de la fruta. La fruta generalmente no es un alimento apropiado para la deficiencia, el frío y la debilidad.

Acciones del sabor dulce (continuación)

De acuerdo a:

La medicina tradicional china	Fisiología y nutrición moderna
6. El exceso hace que los huesos duelan	6. El exceso de alimentos dulces retarda el metabolismo del calcio y se inician problemas en los huesos incluyendo pérdida de masa ósea y artritis.
7. El exceso provoca caída del pelo	7. Un exceso de alimentos dulces acidifica la sangre, destruye las vitaminas B y otras, provoca pérdida de minerales en el cuerpo—todo esto provoca que no se tenga pelo sano, lozano entre otros problemas.

Nota: En las primeras crónicas de la medicina china, el sabor dulce se definía generalmente en términos de alimentos integrales como el arroz no-glutinoso, dátiles y malvas.

Cuando la azúcar natural es refinada y en forma concentrada, pasa rápidamente a la corriente sanguínea en cantidades voluminosas, provocando en el estómago y en el páncreas un shock. Una condición ácida se forma, y ésta consume los minerales del cuerpo rápidamente. Por lo tanto el calcio en el sistema se pierde causando problemas en los huesos. El aparato digestivo se debilita y los alimentos no pueden digerirse o asimilarse adecuadamente. Esto induce a un desequilibrio de azúcar en sangre y a un mayor antojo de azúcar.

La azúcar refinada transmite muchísima energía y nos permite continuar trabajando, pero desafortunadamente, es adicta y contribuye enormemente a la enfermedad y a la infelicidad. Mientras que en pequeñas cantidades puede usarse como medicina, en grandes cantidades la azúcar induce a la obesidad, hipoglucemia, diabetes, presión arterial alta, enfermedades del corazón, anemia, inmunodeficiencia, caries dentales y pérdida de masa ósea; contribuye a los herpes, infecciones de hongos, cáncer, síndrome pre-menstrual, problemas de menstruación e impotencia varonil; debilita la mente, causando pérdida de memoria y de concentración, nerviosismo, timidez, violencia, el hablar en exceso o el no hablar, pensamientos negativos, paranoia y alteraciones emocionales tales como auto-compación, argumentaciones, irritabilidad y el deseo solamente de cosas dulces en la vida.[1–5] Esta última consecuencia es la observación personal del autor de aquellos que fracasan en aceptar los retos pertinentes y con frecuencia difíciles de la vida, por lo regular, estas personas consumen un exceso de alimentos dulces, lo cual alimenta su pereza.

Cómo satisfacer el antojo de lo dulce

• La mejor fuente para satisfacer el antojo de lo dulce es una dieta basada en alimentos integrales de origen vegetal masticándolos minuciosamente para extraer su sabor dulce y natural. Todos los carbohidratos complejos tales como los granos, leguminosas y verduras se tornan más dulces entre más tiempo se mastiquen. El antojo de lo dulce gradualmente se desvanecerá y los alimentos simples balanceados proporcionarán esta satisfacción.

• Sea precavido con los denominados dulcificantes «naturales» como la fructuosa, azúcar morena y azúcar turbinada. Estos dulcificantes son tan refinados y concentrados como la azúcar blanca, y tienen efectos similares.

• Equilibre su ingesta de *yin-yang*. Los alimentos salados como la sal de mar, pepinillos encurtidos, miso y salsa de soya provocan que la energía se dirija hacia las extremidades inferiores y por lo tanto crean un antojo de lo dulce, el cual tiene una naturaleza ascendente. La mayoría de los alimentos de origen animal—carnes, pescados y quesos—tiene un alto contenido de proteína y como se discutió anteriormente deben usarse con moderación para evitar el antojo de lo dulce.

• Si consume carne con regularidad por alguna otra razón además de superar una condición frágil y *deficiente,* entonces para equilibrarla consuma ensaladas, rábanos, champiñones, papas, productos de pasto de trigo o de cebada y fruta, en lugar de azúcar. También son muy útiles las siguientes recomendaciones.

• Endulce los postres con fruta, jugos de fruta, miel de arroz, cebada fermentada, estevia, azúcar no-refinada (polvo del jugo de caña no-refinado), jarabe de maple, melaza o amasake.

• Coma verduras dulces (betabel, alcachofas de Jerusalén, zanahorias, calabazas de invierno, camotes, pastinaca *[Pastinaca sativa]*) en vez de comerse un postre, o úselas en los postres. Las zanahorias crudas son especialmente útiles para los antojos de azúcar. Se ha comprobado en estudios recientes de estar en lo correcto, lo que indica que ciertas verduras, particularmente las zanahorias, producen una elevación más rápida de azúcar en sangre y por un tiempo más prolongado que la azúcar refinada, pero a un nivel menos dañino.

• Use germinados o productos hechos con germinados como el pan esenio *(Essene bread)*—la germinación transforma el almidón en azúcar. La microalga predigiere y transforma algunos de sus propios almidones en azúcares; también es fuente excelente de proteína fácilmente digerible para regular rápidamente el metabolismo de la azúcar: la espirulina, clorela y microalga verdeazul silvestre son altamente efectivas en disminuir la necesidad de consumir alimentos dulces.

• Coma algo agrio, pungente, acre (punzopicante) o sazonado con especias o picoso para disminuir el antojo.

• Los antojos pueden ser causados por un exceso de acidez, lo cual con frecuencia resulta de una vida sedentaria o por comer deprisa o rápidamente, por comer demasiado o por un exceso de carne y alimentos refinados. En este caso ingiera o coma verduras ligeramente cocidas o crudas o tome una taza de té verde *bancha* con limón, o puede ocupar su mente y así desiste de pensar en comer. Haga ejercicio o respire profundamente hasta que el antojo disminuya.

Coma en casa para evitar la azúcar de los restaurantes y los alimentos manufacturados. Lea las etiquetas. La azúcar y los dulcificantes químicos están en casi todos los productos—panes, cereales, aderezos de ensaladas, sopas, mezclas para preparar diversos platillos, embutidos (como el jamón serrano, pavo, salchichas, etc), alimentos enlatados y bebidas embotelladas.

Reduzca la ingesta de azúcar gradualmente y use algo de disciplina y autoreflexion para disminuir los síntomas de abstinencia como el cansancio, la ansiedad y la depresión. El dejar la azúcar de manera repentina, por lo general, resulta contra producente ya que produce la necesidad de comer compulsivamente.

Las personas que dejan de comer azúcar casi siempre experimentan un espíritu alegre, estabilidad emocional, mejoran su memoria y su facilidad de palabra, descansan al dormir y sueñan, reducen los resfriados y problemas dentales, tienen más resistencia y concentración y en general más vitalidad.

Miel de abeja

Algunas gentes están concientes de que la azúcar blanca es uno de los peores alimentos y la sustituyen por grandes cantidades iguales de miel. La miel es altamente refinada por las abejas y tiene más calorías que la azúcar. Es mucho más dulce y se asimila más fácilmente y eficazmente además de irse directamente a la corriente sanguínea. Sin embargo, la miel contiene algunos minerales y enzimas y por lo tanto no produce el desequilibrio de minerales tanto como la azúcar.

Por siglos la miel se ha usado como medicamento. La miel en todas sus variedades tanto la miel virgen como la miel procesada, trabajan intrínsecamente para armonizar el hígado, neutralizan las toxinas y alivian el dolor. Su energía térmica calorífica/enfriadora es neutral. Además, la miel pausterizada o cocida humedece la sequedad de las mucosas y alivia la garganta reseca, lo afónico y la tos seca. Ambos tipos de miel, virgen y procesada, son útiles en el tratamiento de úlceras estomacales, fuegos o aftas en la boca, alta presión sanguínea, y estreñimiento, y puede aplicarse directamente a quemaduras. Sus propiedades, dulce y desintoxicante se usan para inhibir el ciclo del alcoholismo (el alcohol es una azúcar); ingiera la miel a cucharadas durante la resaca cuando esté más presente la necesidad de seguir consumiendo más alcohol. El efecto armonizante de la miel es también benéfico cuando la persona está agotada, con problemas de cólico debido al ciclo de la menstruación o está exhausta por alimentos salados y sustanciosos, concentrados (cremosos, grasosos, pesados y muy condimentados).

Para aquellos cuya dieta es primordialmente a base de granos y verduras, una cantidad pequeña de miel es normalmente adecuada. Para la mayoría de las finalidades, diluya de una a tres cucharaditas de miel en agua tibia o mézclela con otros alimentos para reducir su efecto fuerte. La miel procesada con calor no debe usarse por personas con cantidades abundantes de moco. La miel virgen completamente sin procesar, preferentemente sin calentar tiene la habilidad de secar moco y es útil para aquellos con condiciones de *humedad anormal* incluyendo edema y con sobrepeso. La miel virgen no se recomienda a los menores de edad, como se explica en el capítulo de *Alimentos para niños*.

La ciencia ayurvédica ha declarado que las propiedades benéficas de la miel se pierden cuando se calienta. La miel virgen se consigue en algunas tiendas naturistas ó directamente de los apicultores.

Comparación de los dulcificantes

Los dulcificantes químicamente procesados

Dulcificante	Composición	Fuente
• Azúcar blanca	99% sacarosa	caña y remolacha azucarera
• Azúcar virgen	96% sacarosa	caña y remolacha azucarera
• Azúcar moscabada	98% sacarosa	azúcar blanca con melaza
• Miel de maíz	96% sacarosa	procesada de la fécula de maíz
• Melaza de *Blackstrap*	65% sacarosa	producto derivado de azúcar granulada (contiene minerales)

• La fructosa, xylitol y sorbitol pueden producirse de fuentes naturales, pero es muy costoso y por lo tanto se refinan a partir de la glucosa y sacarosa comercial.

Dulcificantes naturalmente procesados

Dulcificante	Composición	Fuente
• Azúcar no-refinada	82% sacarosa	polvo de jugo de caña no-refinado
• Miel de maple	65% sacarosa	miel evaporada de la sabia del árbol de maple
• Melaza de Sorgo	65% sacarosa	jugo de caña concentrado
• Melaza de Barbados	65% sacarosa	jugo de caña concentrado
• Miel de arroz y cebada fermentada	50% maltosa	granos fermentados—menos destructivos para el balance mineral del cuerpo
• Miel de abeja	86% glucosa-fructosa	néctar de las flores procesado en el estómago de las abejas
• Jugos de fruta	10% sacarosa	fruta
• Miel de frutas y azúcar de dátil	70% sacarosa	fruta—mucho más concentrado y dulce que la fruta fresca
• Amasake	menos que 40% maltosa	arroz fermentado

Nota: Además de los porcentajes arriba citados, la miel de arroz, cebada fermentada y amasake también contienen pequeñas cantidades de glucosa; los dulcificantes de frutas contienen fructosa como un porcentaje menor; y la azúcar no-refinada contiene cantidades sustanciales de glucosa y fructosa—un promedio combinado de once por ciento de su composición total—resultando en un 93% de azúcares simples.

Las azúcares como la sacarosa en forma de alimento integral tienen un pequeño efecto nocivo en el cuerpo, pero en el estado refinado estas azúcares pueden alterar el equilibrio de azúcar en sangre.

Tabla comparativa de las propiedades dulcificantes de la azúcar

Basado en fructosa = 10 unidades de referencia

Azúcar	*Dulzor*	*Fuente natural*
Fructosa	10	frutas y fuentes de sacarosa tales como maíz (sacarosa está compuesta de fructosa y glucosa)
Sacarosa	6	frutas, tubérculos, semillas, granos, caña de azúcar
Glucosa	4	frutas, granos, plantas
Maltosa	2	malta de granos enteros
Lactosa	1	productos lácteos

Recomendaciones

En años recientes, muchos dulcificantes se han aclamado como benéficos para la salud. Uno de los dulcificantes es la fructosa, la cual es sustancialmente más dulce que la azúcar blanca mas el páncreas no se desgasta tanto para hacer insulina. Otros son los dulcificantes sintéticos que no tienen calorías.

Desde nuestro punto de vista, cualquier alimento que se ha procesado considerablemente y por lo tanto se le ha extraído en parte su ambiente integral de minerales, fibras, vitaminas y enzimas ya se ha limitado su contenido nutricional. También, a pesar de las declaraciones de que cualquier dulcificante es un producto integral, un exceso de sabor dulce *de cualquier fuente* altera el equilibrio de proteínas/carbohidratos, debilita las funciones riñones-suprarrenales y desgasta los minerales, entre otros efectos.

La malta de los granos

Nuestra recomendación es el de usar el dulcificante menos concentrado, menos dulce y casi íntegro (hecho con alimentos integrales). A partir de la información anterior, nos referimos a los productos con maltosa, ya que estos productos tienen tan sólo una tercera parte del dulzor que tiene la azúcar blanca (sacarosa) y no están tan altamente procesados. La malta de los granos de arroz y de cebada es primordialmente maltosa y se obtiene fácilmente, aun en su forma granulada. Además, el amasake—es otro producto rico en maltosa—ahora se consigue más fácilmente pues está más en demanda por su cualidad dulcificante más sutilmente equilibrada. Tiene otra ventaja adicional; se puede preparar con facilidad en casa. (Véase «Amasake» en la sección de recetas).

Por lo menos la mitad de la composición de estos dulcificantes basados en granos son nutrientes encontrados en granos integrales; también contienen un buen porcentaje de azúcares complejas, los cuales toman más tiempo en digerirse que la variedad simple. Esto amortigua las altas y bajas de azúcar en sangre asociadas con el consumo de dulcificantes altamente refinados.

Azúcar no-refinada—polvo de jugo de caña no-refinado

Para aquellos que están acostumbrados a lo fácil que es servirse azúcar blanca, los dulcificantes como la miel, melaza y miel de arroz pueden ser un inconveniente al principio; aun la malta de cebada granulada, parecida a la consistencia de azúcar de mesa es despreciada por ser muy insípida por aquellos que todavía no han dejado lo empalagoso de la azúcar. Una alternativa relativamente saludable para estas personas son los gránulos de jugo de caña no-refinado, el cual ha existido en algunas áreas tropicales por 5,000 años. Se hace simplemente de la evaporación del agua del jugo de la caña de azúcar integral. Este tipo de azúcar integral, aunque casi tan dulce como su variedad nociva, la azúcar blanca refinada, tiene un espectro de otros sabores sutiles como cualquier otro alimento integral. No debe confundirse con la azúcar morena o algunas otras clases de azúcar en bruto; ésta tiene mucho más minerales y otros nutrientes para ayudar a prevenir las caries de los dientes y la plétora de enfermedades provocadas por todas las azúcares refinadas.[4,6,7] Llamado *gur* en la India, el jugo de caña no-refinado en polvo ha sido difícil de exportar debido a la fermentación que resulta de su contenido de humedad. En años recientes productos más secos no-fermentados se están produciendo en el Occidente por primera vez. (Véase la sección de «Recursos»). Una muestra de 150 gramos de estos gránulos de jugo de caña de azúcar contiene 1.1 gramos de proteína, 1,600 U.I. de vitamina A, 50 miligramos de vitamina C, 20 miligramos de cada vitamina B_1, B_2 y B_3, 165 miligramos de calcio, 50 miligramos de fósforo y 40 microgramos de cromo. *Ninguno* de estos nutrientes se encuentran en la azúcar blanca. La azúcar no-refinada proporciona veinte veces más hierro y zinc que la azúcar blanca procesada. (Los otros dulcificantes procesados naturalmente, citados arriba, también poseen un complemento repleto de nutrientes).

Varios productores de alimentos están bien concientes de que hay una desventaja en publicitar la «azúcar» como ingrediente. Aun siguen usando azúcar refinada pero la etiquetan como «jugo seco de caña» o «jugo de caña». Sin embargo, cuando el jugo seco es altamente refinado, sólo se le ha dado otro nombre a la azúcar blanca refinada. Para estar seguro de que es un producto derivado de un alimento integral, escoja jugo de caña seco *no-refinado.*

Estevia

Stevia rebaudiana, una planta pequeña que crece por toda Latinoamérica, así como partes del suroeste de los EEUU, la buscan insistentemente por sus hojas dulces y los capullos de sus flores. Se ha usado por cientos de años como un dulcificante en Sudamérica y ahora tiene un valor comercial bastante extenso en Japón, donde se endulza todo con ella, desde bebidas gaseosas o sodas hasta la salsa de soya. Su dulzor es treinta veces más dulce que la azúcar, sin embargo contiene calorías insignificantes; esta hierba, creen los investigadores japoneses será el dulcificante principal natural del futuro.

Debido a que la estevia es un alimento herbolario integral, contiene otras propiedades que complementan bastante bien su dulzor. Un reporte de la escuela de odontología de la Universidad de Hiroshima indica que la estevia en realidad suprime el desarrollo de bacterias en los dientes en vez de alimentarlas como otras azúcares lo hacen. Otros estudios nos han demostrado una relación benéfica entre la estevia y la regulación de los niveles de azúcar en sangre. Por ejemplo, ninguna señal de intolerancia se presentó en los 24 casos de hipoglucemia.[8] Resultados similares ocurrieron con pacientes diabéticos.[9] De hecho, ningún efecto dañino se ha reportado aun. Los científicos japoneses y latinoamericanos han descubierto otros atributos de la estevia incluyendo propiedades tonificantes y diuréticas; estevia también cura la fatiga mental y física, armoniza la digestión, regula la presión arterial y ayuda a bajar de peso.[10]

La estevia se consigue cada vez más en las tiendas naturistas de los EEUU, en polvo o en extracto líquido. El poder dulcificante de la estevia es enorme —una a tres gotas del extracto endulza una taza de líquido. A partir del polvo de la hoja se puede hacer un simple extracto mezclando una cucharadita en una taza de agua y dejando que se remoje toda la noche. El sabor dulce de la estevia no es afectado por el calor; de esta manera se puede usar en tés y en otras bebidas, en las frutas enlatadas o envasadas y para hornear todo tipo de postres. Su uso para endulzar los postres, sin embargo, no le añade la cualidad substancial y concentrada que otros dulcificantes altos en calorías lo hacen, asimismo tampoco parece tener la misma cualidad de producir *humedad anormal* en el cuerpo y por lo tanto es potencialmente un buen dulcificante para la persona con sobrepeso o aquellos que sufren de moco, Cándida, edema y otras señales de *humedad anormal. Nota:* Obtenga sólo el polvo ó el extracto de estevia de color verde o de color café; evite los extractos incoloros ó polvos blancos que pueden causar un desequilibrio, los cuales son altamente refinados y carecen los fitonutrientes esenciales.

Lactosa y extractos de fruta

La lactosa de la leche no es un dulcificante ideal debido a que es un producto refinado al cual mucha gente tiene intolerancia.

Los jugos de fruta pueden recomendarse debido a que son fáciles de conseguir ya que su composición líquida proporciona un dulzor relativamente bajo. Cuando están concentrados en jarabes de frutas, sin embargo, su contenido de azúcar se considera muy alto. En contraste con los dulcificantes de fermentos de granos, los jugos de fruta y los jarabes no tienen las propiedades que los alimentos integrales tienen, i.e., como el poseer todos los nutrientes múltiples de los alimentos integrales. Es preferible usar las variedades orgánicas de estos dulcificantes porque en la mayoría de las frutas comerciales se usan grandes cantidades de fumigantes que se concentran en el jarabe hecho de fruta.

El jugo de fruta y amasake son dos dulcificantes que se pueden normalmente consumir solos sin ningún otro alimento. Esta característica es importante puesto que los dulcificantes no se combinan bien con ningún otro alimento—una fermentación digestiva desagradable puede ocurrir.

El uso de dulcificantes con conciencia

Nos podemos cegar facilmente por la calidad y olvidarnos de la cantidad. Un poco de dulcificante refinado puede ser más equilibrado que el consumir uno de mejor calidad en cantidades mayores.

Aun cuando una dieta de granos y verduras no suscite una necesidad constante de dulcificantes concentrados, hay ocasiones en que durante las celebraciones se amerita consumir dulces por sus cualidades armonizantes, ascendentes y dispersantes.

Los alimentos dulces se han convertido en una ocasión de todos los días en los EEUU, tanto que hemos perdido nuestro agradecimiento por su naturaleza especial. Se ha hecho un gran esfuerzo en desarrollar industrias para crear dulcificantes: los cultivos que luego se transforman por extracción, fermentación, calor y otros procesos, en una sustancia purificada la cual merece un uso con conciencia.

Sal

En los últimos cincuenta años, ha surgido una gran controversia en el Occidente en referencia a la sal. Es ahora evidente y se ha demostrado que la sal es la verdadera culpable. Sin embargo, la sal que se ha examinado no es la sal integral que se ha usado por milenios por la gente tradicional, sino que la variedad de sal altamente refinada, repleta de químicos; con un 99.5% o más de cloruro de sodio, a la cual también se le ha añadido ablandadores químicos, ioduro de potasio y azúcar (dextrosa) para estabilizar el iodo.

Cada vez hay más información advirtiéndonos del uso excesivo de sal refinada. La sal moderna nos recuerda del estado de otras substancias altamente procesadas como la azúcar blanca refinada y el pan blanco, pastas, pastelillos y la repostería. Desafortunadamente, muy poca gente está informada acerca de la desnaturalización de la sal natural.

La sal tiene la actividad más descendente «aterrizante» (nos pone los pies en la tierra) que ninguna otra sustancia que se usa en la comida. Puede influir enormemente en todo el resto de la preparación de la comida. En la tradición ayurvédica, la cualidad activa de la sal se denotaba como notablemente fortalecedora de nuestra energía—hasta el punto de crear hostilidad si se usaba excesivamente.

Como sucede con la mayoría de las substancias extremas, la sal tiene una naturaleza dual y oscila entre sus aspectos de dualidad en el cuerpo humano. Su naturaleza *yin* representa la tierra y por lo tanto la sal puede usarse para asentar a la persona «a ser sensato/a» o para darle a los alimentos una cualidad más sustancial y saludable. Fortalece la digestión y contribuye a la secreción del ácido clorhídrico en el estómago, un órgano del «Elemento Tierra» (véase el capítulo *Elemento Tierra*). En las dimensiones del mundo externo, la sal nos permite enfocarnos más claramente en el reino material. El exceso de sal, de hecho, se cree, en el folklore chino que provoca avaricia.

Al principio la sal es enfriadora. Dirige la energía de una persona hacia el interior y hacia abajo, las direcciones apropiadas para un clima frío. La mayoría de la gente está familiarizada con este patrón como ocurre en la naturaleza: las plantas como los árboles mandan su savia más profundamente hacia adentro y hacia abajo en un clima frío. La obra china clásica *Medicina interna clásica* aconseja el uso de alimentos enfriadores en el invierno y alimentos caloríficos en el verano. Los alimentos apropiados de acuerdo con esta teoría impulsan un enfriamiento, hacia la periferia externa del cuerpo, para concentrar el calor en el *yin*, las áreas internas de la parte inferior del cuerpo. La sal tiene esta acción y esta puede ser la razón por la que se clasifica como calorífica en la tradición ayurvédica.

Consistente con su cualidad *yin*, la sal también estimula los riñones los cuales promueven el metabolismo de los fluidos lo cual tiene un efecto humidificante benéfico para la sequedad del cuerpo. Esta acción tonificante de los fluidos de los riñones, es especialmente benéfica durante el invierno cuando la sequedad, debida a la acción del cuerpo que nos produce calor, está funcionando a su máximo y se necesitan los fluidos para un equilibrio. Al mismo tiempo, las propiedades purificadoras de la sal desintoxican venenos. De tal manera, que un poco de sal puede ayudarnos a contrarrestar el envenenamiento por la mala calidad y por las combinaciones malsanas de los alimentos. Cuando la sangre es impura (es indicativo por síntomas de erupciones en la piel), la sal puede usarse externamente, porque su uso prolongado en el interior del cuerpo como purificante se cree «daña la sangre», causando un semblante sin brillo y músculos débiles.

Otro aspecto paradójico de la sal es su propiedad de ablandar algunas áreas del cuerpo y el de tensar otras. Por ejemplo, la sal ablanda los nódulos linfáticos endurecidos, las glándulas y los músculos. También promueve la acción intestinal. Las obstrucciones abdominales y las inflamaciones pueden «aliviarse» o disolverse con la sal de acuerdo con las instrucciones tradicionales chinas; sin embargo la sal puede crear presión en otras áreas, como en las arterias. Puesto que la sal tiene una afinidad con el agua, un gran porcentaje del sodio se establece en los fluidos vasculares del cuerpo. Así conforme el sodio atrae más líquidos, la presión en el sistema vascular puede elevarse. Esta es una razón por la que la sal se contraindica en casos de presión arterial alta en sangre. Puesto que en la mayoría de los casos de presión arterial alta no sólo se involucran problemas arteriales, sino que se vinculan estrechamente con un exceso en el hígado; pequeñas cantidades de sal integral—de preferencia en la forma de algas marinas—pueden ayudar a desintoxicar el hígado, una vez que los alimentos altos en grasa y de mala calidad se eliminen de la dieta y la presión arterial esté fuera de peligro.

Las reacciones provocadas por la sal, así las provocadas por todas las sustancias de alta potencia, varían enormemente de persona a persona. Un edema (retención de exceso de líquidos o fluidos) puede ocurrir con sólo unos cuantos granos de sal si la persona tiende a retener fluidos; en otros casos, aun cantidades grandes de sal no afectarán a la persona. Los problemas se presentan cuando se consume sal en demasía para el propio nivel de tolerancia—especialmente la sal en su forma refinada.

Hubo un tiempo en que las tabletas de sal se recomendaban en el verano para reemplazar la pérdida de sal de los atletas u otros que transpiraban excesivamente. Esta costumbre se usa menos hoy en día, puesto que ahora sabemos que relativamente transpiran más potasio y agua, dejando a los tejidos con altas concentraciones de sodio. Un equilibrio de sodio/potasio debe mantenerse para mantener la salud. La sal en el cuerpo debe eventualmente suplirse de nuevo, pero acompañada de potasio, agua y/o alimentos. De esta manera la persona que trabaja arduamente y transpira, generalmente utiliza más sal pero también necesita aun más jugos y otros nutrientes ricos en potasio. La función del potasio y sus fuentes se discuten más adelante en este capítulo.

Desde el punto de vista de la medicina china, la sal beneficia a los riñones. Pero su sobre uso los daña, induciendo a una condición de emaciación o escualidez, con huesos débiles al igual que sangre y crea deficiencias en el corazón y en el espíritu. La filosofía moderna ha demostrado que un exceso de sal interfiere con la absorción de nutrientes y desgasta el calcio, en tanto que el uso apropiado de sal realza la absorción del calcio y la utilización nutricional en general. Ahora se entiende que la absorción de calcio depende de la salud de los riñones-suprarrenales y que el metabolismo del calcio es de importancia esencial para la salud de los nervios, músculos, corazón, sistema vascular y huesos.

Este acuerdo tan estrecho entre el conocimiento tradicional y el moderno, afianza nuestra conciencia de los efectos del uso excesivo de sal. La mayoría de las guías para el consumo diario de sal, recomiendan cerca de 3,000 miligramos, mientras que la ingesta de una persona estadounidense normal es de 17,000 miligramos, o cerca de 3½ cucharaditas copeteadas de sal altamente refinada, cada día. El uso extremo de sal ilustra el principio de que cuando un alimento no está equilibrado (como la sal que se ha refinado), la gente tiende a consumirlo en exceso.

A la sal refinada común se le ha despojado de casi todos sus sesenta minerales. Por eso el cuerpo pide algo que le hace falta, tratando con gran esfuerzo en adquirir la integridad que sabe instintivamente debe existir. Los antojos de sal eventualmente disminuirán repentinamente una vez que la sal integral no-refinada se haya usado unas cuantas semanas.

Toda la sal se origina en el mar. Los depósitos antiguos secos de sal nos indican donde hubo una vez océanos. Estas sales por lo regular carecen de algunos minerales que se encuentran en la sal de mar, puesto que han sido lixiviados por el agua de lluvia durante miles de años. Y han acumulado varios otros minerales dependiendo de la geología del área circundante. La sal integral de mar tiene un perfil mineral similar al de nuestra sangre.

Con el propósito de obtener esta sal, debemos buscarla. La sal etiquetada «sal de mar» en las tiendas naturistas es la variedad típica pura refinada blanca. La sal de mar natural integral es ligeramente gris y tendrá cristales un poco más grandes, gránulos o polvo. Las marcas que se consiguen actualmente a través de Europa y América son Lima y Celtic (de Bretaña, Francia), Muramoto y «Si» (de México) y Maldon (de Inglaterra).

Las recomendaciones para el consumo de sal varían enormemente. Considere el hecho de que muchas comunidades y regiones del mundo en ambos, tiempos históricos y actuales,

> La sal ... es un cristal que nos ancla adentrándose en el cuerpo/mente donde una bien centrada concentración de materia atrae una clara percepción de lo opuesto: el Espíritu (la no materia).
>
> —Jacques De Langre, en *Seasalt & Your Life*

no han usado otra sal más que la que se encuentra en los alimentos. Al mismo tiempo, otras personas han confiado enormemente en la sal no-refinada por miles de años.

El sodio, uno de los elementos más importantes en la sal, se encuentra en cantidades adecuadas en muchos alimentos incluyendo huevos, pescado, todas las carnes, kelp y otras algas marinas, betabel, nabo y verduras de hojas verdes tales como las acelgas, espinacas y perejil. Puesto que las deficiencias de sodio son muy raras, especialmente en áreas donde los productos de origen animal se consumen, ¿Porqué la sal debe necesitarse o antojarse en la dieta?

Debe ser a causa de su acción en el cuerpo. La sal tiene la propiedad más descendente que ninguna otra substancia que ingerimos. Se vincula estrechamente con nuestro primer *chakra,* nuestra base inferior (nuestra raíz) la parte más baja del cuerpo. La cualidad clave emocional de este *chakra* es la seguridad, sin la cual una interacción social tranquila y otras actividades vitales pudieran no darse o fallar. Mencionamos anteriormente la relación entre la sal y los riñones. Un concepto similar en la fisiología china es que los riñones rigen las emociones del temor y de la inseguridad. Nuestro deseo de comer sal puede reflejar un deseo interno de crear una base más emocionalmente segura, particularmente en una sociedad moderna caracterizada por cambios imprevistos e incertidumbre. El ancla de seguridad, proporcionada por la sal, es algo que debe tenerse en alta estima. Sin embargo, demasiado uso de una sustancia extrema como la sal causa que sus propiedades se reviertan—daños al riñón, temor, piernas y pelvis rígidas son todos los síntomas de una base, emocional y física deficiente, resultante de un exceso de sal.

A partir de la Segunda Guerra Mundial y del arribo de cultivos con químicos y procesamientos de alimentos, la tierra y los alimentos de la mayoría del mundo han sido desprovistos de minerales y otros nutrientes. Nuestros alimentos, ya sea de origen vegetal o animal, no sólo se encuentran deficientes de nutrientes, peor aun, también están llenos de contaminación y químicos agrícolas. La ciencia de nutrición moderna nos enseña que los minerales son la base de la formación de vitaminas, enzimas y proteínas. Un antojo de sal es quizás un antojo no sólo de los muchos minerales normalmente asociados con la sal no-refinada sino que también por algunos de los mismos minerales desprovistos en los alimentos que se cultivan con químicos.

Tan importante como el contenido mineral de la sal, es su efecto purificante, pues remueve una vasta gama de residuos tóxicos de los alimentos y del ambiente. Estas toxinas, las cuales contribuyen a una conciencia desordenada, pueden neutralizarse de varias formas. La sal tiene la propiedad única de producir un efecto centrado, enfocado, mentalmente rápido, para contrarrestar la conciencia desordenada causada por toxinas, así como para asistir en general a la desintoxicación. De acuerdo a la doctrina de las signaturas, un principio antiguo aun en uso en la herbolaria y en otras formas de medicina biológica, una planta o sustancia tiene una apariencia visual que sugiere su uso. La sal tiene una estructura cristalina, la cual sugiere definición y claridad. De nuestras observaciones, la sal promueve una experiencia de claridad, lucidez, de aterrizaje (poner los pies en la tierra), centrada o enfocada. La obra clásica del *Medicina interna clásica* apoya este punto de vista, diciéndonos que la sal con moderación fortalece el corazón y la mente.

La mayoría de los procesos en una enfermedad involucran una condición ácida de sangre. (Véase el capítulo *Ayuno y purificación* para ejemplos de alimentos ácidos y alcalinos). Además de los alimentos reconstructores tales como la carne y los granos, la mayoría de las sustancias intoxicantes y alimentos altamente procesados son formantes de ácidos. La sal, por otra parte, alcaliniza y por lo tanto se les antoja a aquellas personas cuyos organismos están demasiado ácidos. Esta propiedad de la sal es una de las razones por lo que la gente le pone demasiada sal a su carne, ya que la carne acidifica considerablemente al cuerpo humano. De modo semejante, el añadir un poco de sal al agua donde se cuecen los granos restaura el equilibrio de esos alimentos formantes de ácidos. La consecuencia de ponerle sal a los alimentos ya de por sí concentrados en sodio como la carne, no obstante, resulta muchas veces en un exceso extremo de sodio en el cuerpo.

A pesar de los aspectos positivos de la sal—sus cualidades clarificantes, alcalinizantes, purificantes, y de concentración, de asentamiento, de aterrizaje, de anclaje (poner los pies en la tierra)—existe aun un gran potencial para el abuso de su uso. Cuando la gente deja de comer alimentos grasosos, cremosos, altos en proteína, altos en sodio y siguen teniendo el mismo conjunto de deseos mentales, con frecuencia se les antojará la sal junto con otros productos altos en proteína y altos en grasa de origen vegetal, para sustentar estos deseos. En esta última generación, muchos vegetarianos iniciados, especialmente aquellos que utilizan productos japoneses, usan en exceso productos demasiado salados como salsa de soya, miso, umeboshi (ciruela salada, *chamoy*) y gomasio (sal de ajonjolí), así como la sal de mar, consumen mucho más sodio en su dieta que cuando comían alimentos de origen animal. Y hasta hace poco, casi todos estos productos estaban hechos con sal refinada. Hoy en día, en varias fábricas estadounidenses de productos de soya y en algunas tiendas tradicionales japonesas, se usan ingredientes integrales en la elaboración de productos incluyendo sal de mar, *misos* de alta calidad y otros productos similares. No obstante, los productos de calidad hechos con conciencia aun sigue siendo una rareza y con frecuencia deben hacerse pedidos especiales a las tiendas o directamente a la empresa que lo distribuye por correspondencia o paquetería.

Por sus antecedentes relativamente bajos de consumo de carne, aparentemente los japoneses han podido subsistir a pesar de llevar una dieta repleta de productos salados de gran variedad. Aun con todo esto, la cantidad de sal que usan es excesiva. Los japoneses están propensos a tener síntomas de reducción drástica de calcio, lo cual daña al corazón, a las arterias, nervios, huesos, riñones y músculos. Además, los japoneses también tienen las más altas incidencias del mundo de úlceras estomacales y cánceres, lo cual, de acuerdo a la fisiología moderna, son condiciones que se agravan con el exceso de sal. Nos damos cuenta por experiencia de que los meridianos de acupuntura del estómago y del gobernador del corazón* (o constrictor del corazón) se tensan como una cuerda de un arco en aquellos que ingieren demasiada sal.

---

*Entre otras funciones, el gobernador del corazón (también se le llama constrictor de corazón) se encarga del sistema de riego sanguíneo y se relaciona con la salud del corazón y las arterias e influye en la circulación de sangre.

Así como nosotros sabemos por experiencia que el consumir mucha sal produce sed. Si el consumo de sal es alto y la actividad física es también bastante para transpirar el exceso de sal, entonces esto produce un tipo de desequilibrio. Una manera más común de equilibrar la sal en exceso es la de tomar líquidos que dispersan y relajan, como tés, jugos, sodas o refrescos, y bebidas alcohólicas. Es sorprendente la cantidad de vegetarianos que utilizan sal en demasía, luego toman cerveza y otras bebidas alcohólicas, lo cual, muy fácilmente, puede resultar en una interdependencia de sal-alcohol semejante al síndrome de interdependencia de «carne, azúcar y medicamentos prescritos o drogas» discutido en el capítulo anterior. De acuerdo a la medicina china, la energía de las azúcares concentradas, incluyendo el alcohol, sube, asciende y se expande hacia la periferia del cuerpo; esta acción equilibra la cualidad extrema que baja, desciende y se contrae hacia el interior, resultado ocasionado por el uso excesivo de sal y de otros alimentos altos en sodio.

Claro, recomendamos firmemente no caer en el equilibrio precario de extremos. La solución obvia es usar menos sal y cuando se le antoje bebidas con azúcares refinadas o alcohol, sustitúyalas con bebidas dulces de calidad como son, la de té de menta con regaliz ó miel* y jengibre, amasake, y jugo de zanahoria ó de cereza. Este proceso simplemente sustituye un dulcificante de mejor calidad por azúcares de calidad inferior. (Las hierbas pungentes o acres como la menta [*Mentha* spp.] o el jengibre [*Zyngiber officinalis*] pueden incluirse puesto que tienen un efecto expansivo y elevan la energía hacia las partes de arriba del cuerpo).

Además de equilibrar simplemente el sabor salado, los alimentos dulces juegan otro papel benéfico—reducen el deseo de sal en exceso. (Esta acción se describe a través del ciclo de control en el capítulo *Cinco Elementos*). Claro, los alimentos más sutiles pueden usarse para controlar los antojos de sal, así como mantener el equilibrio de azúcar a largo plazo. Estos son los carbohidratos complejos, con sus azúcares complejas que se desdoblan o dividen gradualmente, y que ayudan a estabilizar los niveles de azúcar en sangre.

La relación entre el sodio y el potasio

El potasio es un mineral que equilibra naturalmente la acción metabólica de sodio. A un nivel celular, el potasio reside dentro de las células mientras que el sodio se encuentra disuelto en el fluido que se encuentra en la periferia de las células y entre las células. Cuando la proporción de potasio/sodio está en equilibrio, el equilibrio del agua en el cuerpo y la acidez/alcalinidad están estables, y los nervios y los músculos funcionan correctamente. Cuando existe deficiencia de potasio relativa al sodio, la función neuromuscular declina—el cuerpo se vuelve débil, los músculos pierden su sensibilidad y los reflejos se vuelven inadecuados. Raramente hay un exceso relativo de potasio comparado con sodio, pero esta condición se denota en algunas personas que únicamente comen fruta (frutarianos) y otros con dietas restringidas de sal.

---

*Como se describe en el capítulo de los *Dulcificantes,* la miel es un remedio tradicional del Occidente para el alcoholismo. La medicina tradicional china afirma que neutraliza las toxinas en el cuerpo.

A diferencia del sodio, el potasio promueve una energía expansiva hacia arriba y hacia afuera. De tal manera que la personalidad con exceso de potasio parece estar flotante, sin estar anclada e improductiva en términos de logros o éxitos materiales. En tal persona, aún la digestión—la cual indica la relación de una persona con los productos de la tierra—puede tener lo que se llama «energía en contra de la corriente».* Los nutrientes no se extraen ni se absorben adecuadamente y en casos serios ocurre vómito, lo cual simbólicamente sigue la naturaleza ascendente de un exceso de potasio. (El tomar dosis grandes de agua salada tibia puede también causar vómito debido a una naturaleza tóxica de exceso de sal).

Como el sodio, generalmente, se encuentra en exceso, el potasio tiene un papel curativo. Por ejemplo, si la presión arterial es alta, debido al consumo excesivo de sal, uno de los remedios básicos de la medicina alopática occidental es el uso de suplementos de potasio al tiempo que se restringe la sal. Todos los alimentos ricos en potasio se pueden usar para equilibrar las condiciones que resultan por el consumo de sal en demasía. Altas concentraciones de potasio se encuentran en cada verdura y especialmente en las verduras de hojas verdes, en todo tipo de papas (con cáscara), productos de soya, mijo y otros granos y leguminosas; lo mismo que en los plátanos y en la mayoría de frutas diferentes.

Realmente todos los alimentos integrales, no-procesados de origen animal y vegetal (con la excepción de mariscos como el cangrejo y la langosta, los cuales tienen mucho más sodio que potasio) contienen más potasio que sodio. La proporción en la carne es de siete veces más potasio. Los granos, verduras, leguminosas y frutas por lo general ofrecen diez veces o cientos de veces más potasio y sin embargo la persona estadounidense normal se dice que está deficiente de potasio. Además del exceso de sal, también es la consecuencia del consumo excesivo de alimentos altamente refinados y procesados. En el proceso del trigo integral en harina de trigo blanca, por ejemplo, se remueve el 75% del potasio. El café, alcohol y la azúcar refinada contienen poco o nada de potasio y se sabe que desgastan el almacén de potasio del cuerpo; por lo tanto son opciones particularmente inadecuadas para equilibrar el sodio, aunque los líquidos diuréticos en general ayudan a sacar la sal fuera del cuerpo.

No hay un estándar de proporción potasio/sodio que se recomiende. Al comer alimentos integrales, sin embargo, por lo regular recibimos el potasio adecuado mas no excesivo. Un poco de sal suple el suficiente sodio; puede añadirse al cocer los alimentos o combinarla con éstos, de tal manera que el sabor de la comida se amplifica sin volverla tan salada. Si la sal se puede paladear, se ha añadido mucha sal (al menos que se haya añadido a propósito como remedio medicinal). Cuando alguien tiene una necesidad exagerada de sal, lo que normalmente se considera un exceso de sal en los alimentos, es porque éstos le saben insípidos e inclusive un poco dulces.

Conforme las formas primitivas de vida empezaron a evolucionar en el océano salado, desarrollaron la capacidad de crear células para concentrar potasio. Muchos procesos metabólicos de las formas de vida primitivas ocurren sin oxígeno, mientras que las formas más desarrolladas utilizan el oxígeno y también el potasio. Una característica única del tejido de los tumores es una clase «primitiva» de metabolismo de carbohidratos que ocurre

---

*Un término en la medicina china que también se traduce como «rebelde *qi*».

en la ausencia de oxígeno. Una conclusión a partir de esto, surgió del trabajo de Max Gerson (se discute más adelante), en donde los tumores y cánceres disminuyen con el incremento de potasio y con el decrecimiento de sodio en la dieta. Esto se presta a una creencia del uso de alimentos altos en potasio como un remedio para estas condiciones; sin embargo las enfermedades de gravedad como el cáncer también respondieron bien a la utilización del uso equilibrado de sodio y potasio de los alimentos.

El antojo por sal de la gente moderna, especialmente por personas que radican en ciudades grandes, se explica en parte por la cualidad aterrizante (poner los pies en la tierra) que el sodio imparte a los que consumen sal y que viven en un ambiente fragmentado; también por el hecho de que la sal es un antídoto para cualquier forma de radiación. Por lo tanto se entiende el porqué se han considerado los depósitos de sal como lugares de almacén para los desperdicios nucleares. Cada artículo eléctrico o electrónico emite radiación, desde los generadores de coches hasta las instalaciones eléctricas de las casas y hasta los mega watts de las estaciones de televisión y de radio. Este mar de radiación, ahora comúnmente referida como «humo eléctrico», es miles de veces más potente en las grandes ciudades que en el campo y sus efectos se sienten, concientemente o no, por todos.

Parece ser que en la edad moderna la cual consiste de pensamientos desperdigados y de impregnación electromagnética, cuando se usa la sal integral adecuadamente puede ayudar a ponernos en contacto con nuestros principios básicos antiguos y biológicos.

Resumen de la sal

1. La acción principal de la sal es enfriadora; una cantidad moderada es benéfica para los riñones, lo que a su vez puede regular los fluidos o líquidos del cuerpo y humedecer las condiciones de *sequedad*. La propiedad higroscópica de la sal es especialmente adecuada en el invierno, cuando el cuerpo tiende a secarse. El aumentar el consumo de sal incrementa la necesidad de tomar más líquidos.

2. La sal contrarresta las toxinas del cuerpo y se usa para neutralizar los efectos de alimentos contaminados y combinaciones inadecuadas de alimentos. Cuando la sangre es tóxica, como se indica por erupciones en la piel, la sal puede usarse externamente (véase «Remedios comunes» abajo).

3. La dirección de la acción de la sal es hacia el interior y hacia abajo, apropiada para el otoño y el invierno. Esta cualidad descendente proporciona una experiencia robusta, «aterrizada, anclada» y le da a los alimentos esta misma cualidad.

4. La sal fortalece la digestión y puede aliviar o quitar inflamaciones abdominales y obstrucciones intestinales, y ayuda a movilizar los intestinos. Tiene la propiedad de ablandar y reducir las glándulas endurecidas, músculos y nódulos linfáticos.

5. La cualidad alcalinizante de la sal ayuda a equilibrar los frijoles, chícharos, granos, carnes y otros alimentos que forman ácidos o crean condiciones ácidas.

6. La sal integral es un poco grisácea en color y contiene muchos minerales y minerales traza. La mayoría de la «sal de mar» que se vende es altamente refinada

7. Una metáfora de sal: la naturaleza cristalina de la sal se dice que se traduce en claridad para su consumidor. La obra clásica *Medicina interna clásica* dice que la sal tonifica el corazón/mente.

8. La sal se relaciona con las formas más simples de vida en un ambiente oceánico y pueden beneficialmente conectarnos con nuestros orígenes primitivos. El exceso de sodio o insuficiente potasio no obstante puede estimular crecimientos anormales de células anaeróbicas como los tumores y los cánceres.

Exceso de sal

El exceso de sal se conoce como causante de presión arterial alta, de úlceras y de cáncer en el estómago, de edema, los miedos, antojos, el daño a los riñones; también disminuye la absorción de los nutrientes y es causa de deficiencia de calcio resultante de huesos, nervios, músculos y corazón débiles. Las primeras señales de exceso de sal son: el tener una sed fuera de lo normal, orina y semblante ambos de color obscuro, dientes apretados y ojos rojos. El antojo de sal puede ser un intento para equilibrar lo siguiente:

- el uso de sal refinada o carencia de minerales en el cuerpo;
- condiciones de sangre ácida o toxicidad (incluyendo radiación);
- ambiente caótico;
- alimentos y bebidas expansivas (alcohol, azúcar refinada, sodas, etc);
- digestión débil o secreción de cantidades inadecuadas de ácido clorhídrico; o
- miedo e inseguridad.

Insuficiente sal

Los síntomas se notan a veces en aquellos con dietas restringidas: la fortaleza disminuye lo mismo que el apetito sexual, se presentan gases intestinales, vómito y atrofia muscular. (Estos síntomas pueden también surgir por muchas otras causas en vez de por falta de sal).

El potasio para el equilibrio del sodio

El potasio y el sodio deben tener un equilibrio dinámico en el cuerpo. Un exceso de uno desgasta el otro, y por lo regular es el sodio el que se usa en exceso en la dieta. La sal es la fuente alimenticia más alta de sodio. El seleccionar alimentos saludables para equilibrar la sal y el sodio incluyen los siguientes:

1. Alimentos ricos en potasio: verduras—especialmente de hojas verdes, leguminosas, granos, frutas y hierbas.

2. Para antojos predominantes de alcohol y azúcar resultantes de un exceso de sal o de alimentos ricos en sodio como la carne, substituya alimentos con potasio muy dulces: miel de arroz, miel de abeja, amasake, higos y camotes etc. Éstos no sólo producen una calidad con mejor equilibrio de sal/sodio que el alcohol y azúcar refinada, sino que también controlan el antojo de sal.

Pasos para el uso moderado de sal

- El uso equilibrado de sal es primordialmente individual. Excepto cuando se usa tera-péuticamente, la sal debe enriquecer, no dominar el sabor de los alimentos; si los alimentos saben muy salados, se está utilizando demasiada sal.

- La mayoría de las recetas y los alimentos empaquetados y enlatados contienen muchísima sal.

- Use sal integral en cantidades moderadas en la comida; agréguela al cocinar los alimentos. En vez de sal, periódicamente sustituya alimentos altos en sodio: kelp en polvo y otras algas marinas, betabel y sus partes verdes, apio, acelgas, espinacas y col.

- Evite sal de mesa. Puede sustituirse por la sal de ajonjolí. La hemos citado en la sección «Condimentos», en las recetas. Los productos de cocina demasiado salados como miso y salsa de soya también necesitan combinarse muy bien con los alimentos. Use pepinillos encurtidos y otros alimentos salados con moderación.

- La sal que se pierde en la transpiración debido al calor o trabajo estrenuo, es mejor que la reemplace con alimentos o bebidas que tengan una cantidad moderada de sodio y abundante potasio. Las tabletas de sal no se consideran más una forma saludable para reemplazar el sodio.

- El uso de sal es naturalmente mucho más alto en las estaciones más frías y en climas más fríos. Por siete días cada primavera, se aconseja evitar por completo la sal para poder depurar cualquier exceso que pueda haberse acumulado durante las estaciones frías y renovar la habilidad de apreciar los sabores sutiles.

El uso de remedios comunes de sal

Dolor y/o inflamación abdominal debido a la mala combinación de alimentos ó alimentos rancios ó echados a perder ó venenosos—coma ½ o más umeboshi (ciruela salada [*chamoy*]), o tome un poco de agua salada. Prepare el agua salada mencionada anteriormente tostando la sal hasta que se torne café, use 1 cucharadita copeteada de esta sal, mézclela con una taza de agua tibia; tome hasta un ¼ de taza. El agua de chamoy (umeboshi) o de sal puede tomarse varias veces durante una hora para este propósito. **Las encías que se inflaman o que sangran**—cepíllese los dientes y las encías con sal de mar muy fina dos veces al día. También es benéfico para las encías purulentas (conteniendo pus). Sin embargo, la sal no debe usarse con regularidad como dentífrico. Es demasiado abrasiva y de acuerdo a las investigaciones que se publicaron en el *Journal of Periodontology* (noviembre 1987), el uso prolongado puede causar lesiones erosivas en las encías. Los dentríficos que nosotros recomendamos en este texto y también por los muchos profesionales de la higiene dental, son el peróxido de hidrógeno y el bicarbonato de sodio. **La garganta irritada**—haga gárgaras con agua caliente salada cada hora. **La inflamación de la piel, erupciones, comezón, el envenenamiento causado por la hiedra ó roble**—lave las áreas afectadas con agua salada.

Condimentos, cafeína y especias

Condimentos e ingredientes químicos

Ciertos condimentos de alta potencia e ingredientes químicos—vinagre destilado, pimienta molida comercial, MSG (glutamato monosódico), bicarbonato de soda y los polvos para hornear—irritan el estómago y no se pueden convertir en sangre saludable. Sin embargo, una buena calidad de vinagre, pimienta negra y bicarbonato de soda estándar tienen varias aplicaciones que ayudan a sanar.

Vinagre

El vinagre destilado no debe usarse internamente puesto que es altamente desminera-lizante. Los vinagres de calidad, para un uso interno, contienen más de sus propios minerales; aún así, estos son de alta potencia y deben usarse con moderación. Los mejores tipos de vinagre son los orgánicos naturalmente fermentados, no-filtrados y no-pasteurizados como el de sidra de manzana, de vino de arroz (integral), de vino blanco y de umeboshi (ciruela japonesa). Como un remedio tradicional en los Estados Unidos, el vinagre de sidra de manzana se ha usado para muchos tipos de padecimientos.[1] Sin embargo, cuando las condiciones crónicas se benefician del vinagre como único remedio, se debe continuar usando vinagre o la condición surge de nuevo. Esto induce a un tener una dependencia con el vinagre, la cual se puede superar si la dieta u otros factores pertinentes del estilo de vida que se lleva, se mejoran.

Propiedades y usos:

- El vinagre es calorífico. Crea una circulación de energía *(qi)* temporal en el cuerpo y remueve la sangre estancada. Puede rápidamente cambiar el estancamiento emocional también, particularmente en niños—el mal humor por lo general desaparece unos cuantos momentos después de tomar vinagre.

- Los sabores, agrio y amargo, del vinagre reducen las acumulaciones del hígado y del abdomen, resultantes de una dieta sustanciosa y pesada (grasosa, cremosa). El jugo de limón ayuda en esta forma y hasta cierto punto, puesto que es enfriador y es un remedio más moderado. La gente que siente apatía y toxicidad durante la transición dietética, al cambiar su dieta centrada en alimentos refinados y en carne a una dieta basada en alimentos integrales, puede beneficiarse si usa un poco de vinagre y limón. Para este propósito, use una cucharadita de vinagre o una cuarta parte del jugo de un limón en agua. Este remedio puede proporcionar un alivio al tiempo que las toxinas se liberan.

- El vinagre neutraliza los venenos en el cuerpo y es bueno cuando ocurre una intoxicación causada por alimentos. Tome ¼ de cucharadita de vinagre cada quince minutos hasta que se alivie. Es una de las mejores aplicaciones de vinagre en casos de sentir nauseas debido a la ingesta de alimentos ya pasados, demasiado fermentados o combinaciones muy variadas de alimentos. Para estas condiciones, siga la dosis de abajo.

- El vinagre alivia las condiciones de *humedad anormal* como el edema, sobrepeso, exceso de moco y pie de atleta. Remoje los pies diariamente en vinagre para aliviar el pie de atleta.

- El vinagre detiene el sangrado. Úselo cuando le salga sangre de la nariz, escupa sangre y al sentirse desmayar debido a la pérdida de sangre y por anemia después de dar a luz.

- El vinagre remueve los parásitos y la mayoría de las lombrices que viven en el aparato digestivo; remoje los ingredientes frescos o crudos de las ensaladas en una solución diluida de vinagre-agua y así se eliminan los parásitos (véase «Ensaladas» en la sección de recetas para instrucciones).

- El vinagre combate el efecto tóxico y el dolor asociado con los piquetes de insectos. Aplique vinagre repetidamente en el área afectada o use compresas de vinagre hasta que se alivie.

Dosis: Excepto si se especifica de otra manera en referencia a lo citado arriba, mezcle ⅓ taza de agua con una cucharadita de vinagre de sidra de manzana y tómesela a traguitos dos o tres veces al día; para incrementar la efectividad en los casos de nauseas, mal humor y transición dietética, mezcle una cucharadita de miel en el agua de vinagre.

Contraindicaciones: Cuando se tiene digestión débil con señales de heces fecales pastosas y líquidas; *deficiencia* (fragilidad) en general; lesiones musculares o debilidad, incluyendo reumatismo.

Pimienta negra

Esta especia es ideal para la prevención en general. Desafortunadamente, la mayoría de la pimienta molida comercial se ha tostado y por lo tanto es más irritante que estimulante. Para moler pimienta, use un molino y granos enteros de pimienta.

Propiedades y sus usos:

- La pimienta negra es calorífica; estimula el flujo calorífico de energía en el cuerpo. Específicamente calienta el abdomen y se usa en el tratamiento de diarrea y heces fecales líquidas.

- La pimienta negra es diaforética—abre los poros para sudar y es benéfica al inicio de un resfrío común o catarro.

- Un sabor tan pungente o acre, (punzopicante) como tiene la pimienta negra beneficia a los pulmones y ayuda a combatir las infecciones virales simples como gripe, catarros y resfriados.

- Contrarresta la indigestión y la intoxicación causada por alimentos.

Aplicación: Utilícela varias veces al día para condiciones agudas. La pimienta negra recién molida puede mezclarse en sopas, tés de hierbas o se añade a las comidas.

Mostaza

Propiedades y usos:

Muy calorífica, pungente o acre, (punzopicante), estimulante y diurética. Fortalece la digestión en particular la «digestión fría» (las heces fecales pastosas y líquidas y escalofríos u otras señales de *frío*); y despeja flemas blancas e incoloras de los pulmones. Use las semillas en una decocción de té o las semillas enteras o molidas (mostaza en polvo) en la comida.

Polvo de hornear y bicarbonato de sodio

La mayoría de los polvos de hornear contienen sales de aluminio las cuales se acumulan y pueden causar deterioro en el cerebro. El polvo de hornear sin aluminio se puede conseguir en las tiendas naturistas. Aun con todo, el polvo de hornear y el bicarbonato de sodio son químicos que reducen drásticamente las vitaminas B, tiamina y acido fólico en todos los alimentos horneados. Estos compuestos también crean un tipo de alcalinidad en el cuerpo que erradica la vitamina C.[2] El elaborar masa agria fermentada al natural (sin el uso de levadura comercial) un proceso que se ha descrito en la sección de recetas, nutricionalmente es superior para todo lo que implique procesos de fermentación.

Un uso excelente de bicarbonato de sodio es utilizarlo como dentífrico. Sus propiedades altamente alcalinas neutralizan los ácidos de las placas dentales y eliminan las bacterias que causan caries en los dientes. Aun más importante, el bicarbonato de sodio ayuda a detener la causa principal de pérdida de dientes—infección de las encías e inflamación como gingivitis y piorrea—con más efectividad que la mayoría de las pastas de dientes comerciales. Estos atributos y sus cualidades no-abrasivas hace que sea un polvo seguro y efectivo para usarse con regularidad en la limpieza de dientes. Este remedio de antaño se está volviendo a usar extensamente en los dentríficos europeos, y varias marcas que lo contienen se consiguen en los EEUU.

El bicarbonato de sodio es benéfico en la cura del pie de atleta: espolvoréese los pies abundantemente por la mañana y luego póngase calcetines de algodón ó de lana. También alivia la comezón y el ardor producido por el veneno del roble ó hiedra: mezcle bicarbonato de sodio con agua y haga una pasta; con una tela póngasela en las áreas afectadas ó añada dos libras de bicarbonato de sodio al agua de la bañera o tina y remójese por lo menos media hora. Para piquetes de abeja, aplíquese la pasta húmeda para sacar las toxinas y reducir el dolor.

El bicarbonato de sodio inyectado en la corriente sanguínea ha sido un tratamiento estándar desde los años 1920s para reducir el ácido láctico en la sangre de los pacientes con ataques al corazón. No obstante, en julio del 1989 la publicación *American Journal of Medicine* reportó experimentos humanos que confirmaron pruebas anteriores con animales involucrando el bicarbonato de sodio en la sangre: el flujo de sangre se redujo, la utilización del oxígeno del cuerpo bajó a un 25% y los niveles de ácido láctico en la sangre en realidad subieron. Estos efectos negativos también ocurren de una forma u otra cuando los alimentos que contienen bicarbonato de sodio se absorben en la sangre.

Glutamato monosódico

Pequeñas cantidades de glutamato monosódico (MSG) el cual realza el sabor de los alimentos, se ha mostrado que causa daño a los nervios y al cerebro de animales jóvenes de laboratorio.[3] Su uso sin medida en los restaurantes de China y del Asia del Este ha sido alarmante; afortunadamente hay un número creciente de restaurantes que no lo usan más o prescindirán de éste si se les pide.

Los productos con cafeína

La cafeína es claramente el estimulante más prevalente que se usa en el mundo. Café, té, chocolate, cacao, muchas sodas, refrescos, píldoras de dieta, aspirinas y varios analgésicos que se usan para las migrañas y para el dolor vascular, al igual que algunas preparaciones herbolarias contienen cafeína o sustancias relativamente cercanas a ésta. Ejemplos de sustancias casi-como-cafeína son la teobromina en el chocolate y la cocoa y el alcaloide teofilina del té. Cuando la cafeína y compuestos similares se toman en exceso, cualquiera de los varios síntomas por lo regular resultan en: ansiedad y nerviosismo, insomnio o patrones de sueño ligero, varios tipos de enfermedades del corazón, estómago, padecimientos intestinales y mal humor. Cuando se consume con regularidad, en una cantidad tan insignificante como dos tazas de café se pudieran iniciar estos síntomas. Los niños que muestran hiperactividad con frecuencia son víctimas de dietas ricas de chocolates y bebidas de cola.

El café

Propiedades y usos: El café es calorífico, estimulante y diurético. Tiene un sabor amargo/dulce y es un purgante. A través de las épocas, la calidad estimulante del café se ha usado para despertar a la gente somnolienta, así como para una desintoxicación alcohólica y sobredosis de narcóticos. También se ha considerado como un estimulante mental. Como un remedio casero, el café se ha prescrito en el tratamiento de mordeduras de serpientes, asma, ictericia, vértigo y dolor de cabeza. Cuando se ha comido una comida pesada, grasosa (cremosa, sustanciosa, alta en proteína animal), el café ayuda a estimular a la persona en períodos de lentitud por el recargo tóxico. El café también ayuda a evacuar heces fecales en personas que comúnmente están estreñidas por llevar este tipo de dieta.

Un uso ideal del café es su uso externo. Una cataplasma o fomento de café molido remojado acelerará la sanación de moretones y piquetes de insectos. Quizás el uso interno más seguro de este estimulante purgativo es el enema en casos de asma y cáncer (descritos en el capítulo 32, *Cáncer y las dietas de regeneración*).

Químicos peligrosos se usan en la producción de café: para su cultivo se fumiga con herbicidas venenosos y pesticidas, solventes a base de petróleo para su descafeinización y otros químicos para hacerlo instantáneo; además, los aceites en el café fácilmente se enrancian una vez que se muele. Por lo tanto, es preferible moler los granos de café integral, orgánico, cuando se necesitan. Si se desea un café descafeinado, seleccione los tipos de café que se han procesado a base de vapor.

Los bebedores de café tienen el riesgo de desarrollar enfermedades específicas. Un meta-análisis de treinta casos sugiere que los bebedores de café incrementan la probabilidad de desarrollar cáncer en las vías urinarias y la vejiga en un veinte por ciento.[4] El consumo de café durante el embarazo incrementa el índice de abortos y defectos congénitos.[5] Se ha demostrado que el tomar café se relaciona directamente con el cáncer pancreático y ataques al corazón—entre más café se consuma, mayor es la posibilidad de estas condiciones.[5,12] Aun el tomar café con moderación como unas dos tazas diarias o más eleva el colesterol.[6]

El ácido en el café destruye las vellosidades o pliegues del intestino delgado, reduciendo su efectividad en la asimilación de nutrientes—los bebedores más serios de café tienen deficiencia de calcio y otros minerales. De esta forma los ácidos en el café pueden causar tantos problemas como la cafeína. Para asistir en la restauración del intestino delgado destrozado por el café, se recomienda tomar té de hojas de ortiguilla *(Urtica urens),* dos o más tazas diarias, por lo menos unas seis semanas. El café molido desacidificado se consigue más comúnmente en supermercados. Las cafeteras que usan el método de agua fría para remover los ácidos dañinos también se consiguen en tiendas de artículos para cocina. Sin embargo, el café que está casi libre de ácidos se puede hacer sin un equipo especial.

Extracto de café libre de ácido:

- Añada una libra de café recién molido, orgánico a ocho tazas de agua en un recipiente de vidrio o cristal.

- Ponga la mezcla en un lugar oscuro fresco y déjelo remojar aproximadamente unas dieciséis horas.

- Filtre el líquido del extracto a través de un filtro de café o de tela en una jarra de vidrio que pueda cerrarse herméticamente.

- El extracto es concentrado, y 1–2 cucharadas añadidas a 8 onzas de agua caliente rinde una taza de café desacidificado.

- Guarde el extracto en un bote sellado a la temperatura del refrigerador; se conservará por dos semanas. Si se toma una dosis de una de taza de café desacidificado diaria, por lo regular no habrá problemas en la persona robusta y saludable.

La abstinencia del café es difícil para muchos. El abstenerse de tomar café gradualmente es mejor, así como lo es con la mayoría de las sustancias intoxicantes. Cuando se abstiene de café abruptamente resulta en dolores de cabeza y estreñimiento así como adormecimiento. Las bebidas hechas de polvo de jugo de pasto, de trigo y de cebada ayudan para la desintoxicación en cualquier programa de abstinencia. Éstos también son benéficos para el estreñimiento, aunque las hierbas y alimentos laxativos pueden ser necesarios por unos cuantos días (véase el índice para los ejemplos). Además, sustitutos de café nutritivos y sabrosos hechos de granos y raíces se consiguen en tiendas naturistas así como en los supermercados. Un remedio que calma una mente nerviosa durante la abstinencia es un par de tazas de té de algarrobo *(Ceratonia silicua)* diarias (mezcle una o más cucharaditas de polvo de algarrobo en una taza de agua caliente). El algarrobo es también efectivo para este propósito cuando se toma como ingrediente en los alimentos.

Como una consideración más, tenga en cuenta los asuntos políticos/morales del café donde están implicados grandes cafetales de Latinoamérica donde las ganancias se quedan en manos de unos cuantos dueños de tierras y de corporaciones. La tierra donde este café se cultiva puede aprovecharse más productivamente en los cultivos de alimentos integrales, para las personas pobres en muchas de estas áreas. También se puede decir de los plantíos de plátanos y de otros donde la cosecha se exporta a las naciones ricas mientras que las tierras latinoamericanas se desgastan y las masas de gente se quedan hambrientas.

El té

De acuerdo al texto clásico herbolario chino, el *Pentsao,* el té negro o verde tiene varios usos, algunos de los cuales son benéficos para la salud.

Propiedades y usos: Abrillanta los ojos, aclara la voz, revitaliza la constitución, quita la flatulencia, abre los meridianos de acupuntura, ilumina el espíritu, mejora la digestión, quita la sed y es diurético y astringente. Como una ayuda a la digestión, el té también tiene una propiedad especial disolvente que corta las grasas y los aceites de una comida pesada. Para sus beneficios generadores de salud, el té no debe tomarse concentrado; debe dejarse infiltrándose por poco tiempo.[7] Un método es de verter agua hirviendo sobre el té (un filtro puede servir para esto). En China, cuando el té es demasiado concentrado para una persona, una forma tradicional para modificar esto es añadir más agua. La segunda infusión de las hojas de té es con frecuencia la más apreciada por su sutileza porque los ácidos tónicos en el té no predominan en la infusión. Mucho del valor negativo del té no existirá en la versión más ligera.

En los usos medicinales, el té concentrado por lo general se prepara hirviéndolo por treinta minutos o más a fuego lento. El té se usa tradicionalmente tanto en el Oriente como en el Occidente para casos de diarrea así como para la mala digestión ya sea para las inflamaciones agudas o crónicas (gastritis o enteritis). Para estas condiciones tome una cucharadita de té concentrado varias veces al día. El té es también benéfico como una ayuda en la cura de disentería, y su propiedad astringente seca los herpes y las erupciones por el veneno del roble/hiedra—para estas condiciones de la piel use una toallita con té concentrado o aplíquese una cataplasma de hojas de té que se han remojado en agua caliente. Para un té más ligero que contenga la mayoría de los minerales y la menor cantidad de cafeína posible, use las ramas de ciertas plantas. Éstas están a la venta bajo el nombre de té verde *bancha (Camelia sinensis)* o *kukicha.* La menor cantidad de cafeína en esta clase de té ofrece una estimulación leve y ayuda a la digestión de una comida basada en carbohidratos complejos, tales como granos, leguminosas y verduras.

Especias

- Canela, clavos, cilantro, jengibre, nuez moscada y cardamomo *(Elettaria cardamomum)* todas tienen una cualidad expansiva, secante y calorífica lo cual refuerza los aspectos expansivos de los alimentos dulces mientras que reduce sus aspectos humidificantes. Los alimentos que generalmente se digieren mejor al añadir estas especias se incluyen los camotes, calabazas de invierno así como también cualquier otra comida dulce, particularmente los postres y los platillos de frutas enfriadores. El espolvorear estas especias en los alimentos altamente generadores de moco—leche, yogurt, kefir, crema ácida y otros lácteos—también se mejora enormemente la digestión, especialmente en la persona con condiciones de *frío* y de *humedad anormal.*

- Las especias o hierbas de hojas verdes (orégano, albahaca, tomillo, laurel, etc.) tienen poderes aromáticos que aligeran los frijoles de color obscuro y las salsas muy espesas.

- Las semillas crecen en racimos y parecen engendrar una cualidad sociable. Las semillas de alcaravea *(Carum carvii)* o eneldo *(Anethum graveolens)* añaden vitalidad a los panes, sopas y platillos de col y betabel.

- Las semillas de cilantro, de comino y el rizoma «jengibre» se combinan bien con platillos de frijol para disminuir los problemas de flatulencia. Esta combinación de rizoma-y-semilla añade una cualidad fortificante a la dieta. El jengibre fresco se usa para desdoblar o separar los alimentos altos en proteína, como las carnes y los frijoles, y disminuye el efecto de ácido úrico en el cuerpo por el consumo de estos alimentos. Otros usos del jengibre ya sea fresco o seco son para las náuseas, vómito, náuseas matutinas, cólicos debido a la menstruación, cuando cesa la menstruación, la bronquitis, los dolores y los espasmos. El jengibre seco dirige las propiedades de los alimentos y de las hierbas a las extremidades inferiores—al colon, riñones, ovarios, órganos sexuales y piernas; también cura los mareos, y su forma de uso más conveniente es en cápsulas o en tintura para este propósito. El jengibre no debe usarse cuando hay señales de *calor.*

- El ajo y la cayena son buenos remedios para condiciones externas como el resfrío o catarro común. Por ejemplo, la sopa de ajo-cayena tiene propiedades antivirales, antibióticas y diaforéticas (transpiración) al principio de un resfrío. La cayena es una de las fuentes botánicas con mayor cantidad de vitamina C. El ajo y el resto de la familia de las cebollas son extremadamente pungentes o acres (punzopicantes) y dispersas. Ayudan a movilizar la energía *qi* estancada y por consiguiente ayudan a equilibrar el efecto obstructor por el consumo de carne en exceso y por practicar otros hábitos dietéticos en extremo. También ayudan a controlar el desarrollo de bacterias putrefactoras causadas por el consumo de productos de origen animal, por comer en demasía y por la mala combinación de alimentos. Sin embargo, su característica pungente dispersa la concentración mental. En las primeras etapas, cuando se está más acostumbrado a llevar una dieta vegetariana saludable, la necesidad constante de estas plantas normalmente disminuye. Por lo tanto se citan en muchas recetas de este texto como opciones, para usarse por aquellos que las necesiten durante los periodos de transición dietética o de enfermedad. Otras propiedades específicas de la familia de las cebollas se citan más adelante bajo las «Verduras» en la sección de recetas.

- La cúrcuma *(Curcuma longa),* una especia de la India, tiene propiedades de sanación importantes. La curcumina, el ingrediente principal que le da su color amarillo, tiene cualidades antiinflamatorias y antioxidantes y protege al hígado de las toxinas.[8] También disminuye el colesterol e inhibe la replica del virus del HIV-1.[9,10] En personas con artritis reumatoide, la cúrcuma (se consigue como suplemento dietético nutricional) mejora la flexibilidad y reduce la inflamación de los articulaciones.[11] La cúrcuma es calorífica y amarga; se usa para mejorar la digestión de proteínas, reduce los tumores uterinos, descongestiona el hígado, disuelve los cálculos biliares, incrementa flexibilidad en los ligamentos y reduce el dolor por la menstruación. Dosis: un ¼ a ½ cucharadita diaria, como especia o se puede tomar como suplemento en cápsulas.

Vitaminas y suplementos

La necesidad urgente de tomar suplementos de vitaminas y varios otros nutrientes es una respuesta a la manera de como vive la gente moderna. Los suplementos se toman con frecuencia para reemplazar lo que se ha perdido a través de hábitos dietéticos perjudiciales y un estilo de vida irresponsable. La mayoría de los estadounidenses quieren saber que pueden «tomar» para resolver al instante los problemas de salud.

Un principio primario de sanación es el descubrir, no lo que se añade a la dieta, sino como eliminar la causa de la enfermedad. En cuanto a la sanación dietética, esto significa quitar los alimentos nocivos (como las sustancias intoxicantes e ingredientes químicos) y deshacerse de hábitos alimenticios perjudiciales.

La siguiente prioridad es reemplazar los productos inferiores por aquellos de calidad. Por ejemplo, los granos refinados deben sustituirse por granos integrales, los aceites rancios por aceites no-refinados monoinsaturados y alimentos orgánicos en vez de los que son fumigados con químicos. Luego es importante saber como compensar cualquier deficiencia existente con remedios para fortalecer y tonificar el cuerpo. La compensación por deficiencia generalmente tiene más éxito a largo plazo cuando se consumen alimentos integrales, no únicamente cuando se consumen nutrientes por separado en una píldora. Si acaso existe una condición de exceso, debe mejorarse después de que se hayan fortalecido las áreas deficientes. Irónicamente, como veremos más adelante, los «suplementos» de vitaminas sintéticas a veces son mejores para reducir el exceso que para compensar las deficiencias. Si los alimentos nocivos e inferiores se suspenden de la dieta, de acuerdo a las dos primeras prioridades citadas anteriormente, entonces los pasos 3 y 4 (el complementar y el reducir) tienden a ocurrir como una consecuencia y hay menos necesidad de una compensación con vitaminas, minerales, enzimas y nutrientes por separado.

Aun aunque es claro que los suplementos tienen mérito, es cuestionable si en verdad estos realmente son necesarios cuando la dieta es óptima. Los suplementos se usan para ambos casos, para prevenir y para superar los desequilibrios y enfermedades. La gente que toma suplementos como medio de prevención contra enfermedades y para mantener la salud, con frecuencia, dan las siguientes razones del porqué escogen tomar suplementos: falta de alimentos nutritivos, el estrés por un estilo de vida extremo y toxinas en los alimentos y en el medio ambiente. La prevención se evalúa cada vez más en términos de la vitalidad del sistema inmunológico. Una muestra de nutrientes que se conocen porque ayudan a fortalecer la inmunidad incluyen el zinc, selenio y las vitaminas A, C, E y el complejo de las B's. Un sin fin de métodos existen para el uso de éstos y otros nutrientes; las terapias detalladas individuales con vitaminas y con nutrientes no se han incluido en este libro.

Sin embargo, es importante no perder de vista la naturaleza de los suplementos en relación con los alimentos. Por ejemplo, ¿Pueden los nutrientes aislados, frecuentemente sintéticos, estar hechos para actuar como alimentos integrales? ¿Son los alimentos por sí solos un suplemento efectivo?

Es cuestionable qué tan efectivos son los nutrientes cuando se derivan sintéticamente. Aun los suplementos de vitaminas tipo «natural» son frecuentemente más del 90% sintéticos.

Las vitaminas dentro de las plantas y de los organismos vivientes están organizadas en patrones extremadamente sutiles y complejos, compuestos de muchos otros nutrientes. Tales patrones no pueden duplicarse excepto en un ambiente viviente. Por lo tanto, las vitaminas en los alimentos integrales son con frecuencia inmensurablemente más efectivas que la variedad sintética; además, la fuerza vital de los alimentos integrales está ausente en las vitaminas sintéticas.

Estos atributos, los cuales son mesurables, nos dicen que los nutrientes en los alimentos pueden ser mucho más activos. Por ejemplo, 70 miligramos de vitamina C ingerida en forma de perejil o brócoli (una taza llena) puede fortalecer la inmunidad más efectivamente que 700 miligramos de vitamina C sintética. Los estudios indican que no sólo el 10% de vitamina C sintética se absorbe sino en contraste, la absorción y la utilización de la vitamina C en estas plantas verdes, arriba mencionadas, maximizan el contexto del beta-caroteno, clorofila, enzimas, minerales y otros cofactores.

Prioridades dietéticas

1. Elimine alimentos nocivos
2. Reemplace alimentos inferiores
3. Complemente la deficiencia
4. Reduzca excesos

Abusos dietéticos que destruyen los nutrientes en el cuerpo

Hábitos perjudiciales
comer en exceso
comer de prisa sin
    masticar adecuadamente
comer muy de noche

El uso de ...
Todos las sustancias intoxicantes:
    cafeína—café
    nicotina—tabaco
    marihuana
Alimentos pesados, muy grasosos
    y muy condimentados
Alimentos refinados:
    azúcar refinada
    alimentos de harina blanca
Aditivos químicos en los alimentos
    y en el agua
Antibióticos y la mayoría de
    drogas o medicamentos prescritos
    sintéticos

Debido a que los suplementos que contienen nutrientes únicamente sintéticos no tienen ni la integridad ni el valor de los alimentos integrales, algunos fabricantes de suplementos ahora crean una base para las vitaminas y otros nutrientes a partir de sustancias altamente nutricionales como pasto de trigo, hierbas, levadura nutricional y espirulina. Al tener una abundancia de nutrientes de alimentos integrales en la presencia de unos sintéticos, esperan que un efecto sinergético ocurra y que todos los cofactores necesarios para un metabolismo eficiente estén presentes. El tomar suplementos a la hora de la comida ofrecerá algunos de estos mismos beneficios. Otro método de fabricación es incorporar las vitaminas sintéticas y los minerales no-orgánicos (los minerales no-orgánicos son los que no genera el propio cuerpo pero que son necesarios para la dieta diaria)* dentro de una base de levadura viviente a través del proceso que llamamos fermentación. De esta manera las vitaminas y los minerales forman parte del alimento viviente y por lo tanto se metabolizan más íntegramente. De acuerdo a nuestras observaciones, estos suplementos son más efectivos, especialmente para la persona *deficiente* o la gente que lleva una dieta más balanceada.

En el caso de condiciones de *exceso* que resultan de una dieta pesada, sustanciosa (alta en grasas, cremosa) aunada a una constitución robusta, las vitaminas sintéticas pueden ser temporalmente útiles como un medio para reducir el exceso. Si la persona tiene un historial de consumir alimentos demasiado concentrados (por ejemplo, huevos y carne), el exceso en parte se almacena en el hígado en forma de proteínas, grasas, minerales, vitaminas y otros nutrientes; la vitamina C sintética tomada en grandes cantidades, puede ayudar a equilibrar esta condición. Puesto que la vitamina C utiliza muchos otros nutrientes para llevar a cabo sus actividades y muchos de estos nutrientes se encuentran en el hígado, es ahí donde se reducen los posibles excesos. Esta teoría con la cual el exceso se reduce por la vitamina C se apoya en parte por la bien conocida acción que tiene la vitamina C en reducir la grasa y el colesterol de la sangre.[1]

La acción reductora de sustancias sintéticas no se confina a nutrientes sintéticos. Los ejemplos principales son los aditivos sintéticos que se añaden a los alimentos, como los dulcificantes sintéticos, conservadores, reforzadores de sabores y colorantes. El exceso del cuerpo también se reduce por medio del alcohol y del vinagre, los cuales pueden utilizarse como solventes de alta potencia, ejemplificados por su uso común para marinar y ablandar la carne. De hecho, todos los alimentos refinados tienen las características de reducir ciertos tipos de nutrientes en el cuerpo mientras que añaden otros y crean un desequilibrio como resultado de una digestión incompleta. Por lo tanto muchas personas se vuelven obesas más aún deficientes en minerales al comer en demasía alimentos hechos con carbohidratos que contienen azúcar refinada y harina blanca.

Hasta hace poco, los humanos sólo conocíamos los alimentos integrales. Cuando los alimentos refinados o substancias sintéticas se consumen, el cuerpo se roba a sí mismo sus nutrientes para hacer que estos productos parezcan completos (semejante a los alimentos integrales). En todas excepto las condiciones más *excesivas,* este proceso resultante al final conduce a las *deficiencias.*

Los suplementos sintéticos pueden alterar el equilibrio en otras formas. Cuando se toman muchos otros componentes separados de los alimentos (Ej., multivitaminas), el hígado se puede confundir en su papel metabólico, creando efectos de desequilibrio; esto varía de persona a persona. Este riesgo ocurre menos en aquellos con un hígado sano. Si aquellos que toman suplementos con regularidad se abstienen por lo menos una vez por semana, los posibles efectos secundarios de los suplementos de naturaleza no-integrada y frecuentemente sintética se minimiza. Esto es cierto para todas las medicinas y nutrientes de alta potencia, puesto que cuando el cuerpo descansa, renueva su habilidad de

---

*«No-orgánico» como se usa este término significa no organizado a través de vida vegetal o animal. Un mineral no-orgánico por lo general se derivará a partir de los depósitos minerales de la tierra.

responder. (Hay excepciones cuando las medicinas *deben* usarse diariamente. Si se están tomando por prescripción médica, consulte con un profesional de la salud antes de intentar el plan descrito arriba).

Suplemento de la vitamina C

Como la vitamina C ha sido un tema controversial en cuanto a los niveles de sobredosis y sus efectos, hemos decidido presentar tres argumentos circundando este nutriente. Los proponentes de vitamina C (ácido ascórbico)—aquellos que declaran que la vitamina C ingerida por la gente moderna no es suficiente—con frecuencia apoyan sus recomendaciones con las siguientes afirmaciones. Después de cada declaración hay observaciones y evidencias que sugieren otros puntos de vista válidos.

Argumentación: Los humanos, distintos a otros muchos mamíferos, han perdido la habilidad de sintetizar la vitamina C en sus cuerpos.[2-4] *Observación:* Reinvestigaciones hechas por científicos japoneses han demostrado que la vitamina C *es* formada por la flora intestinal en los humanos sanos.[5]

Argumentación: La ingesta ideal diaria de vitamina C se determina con frecuencia como la cantidad justa antes de que la vitamina provoque diarrea.[6] *Observaciones:* Para muchas personas, la ingesta de ácido ascórbico sería más de 10,000 miligramos. Hay evidencia que el tomar más del nivel de 1,250 mg diariamente reduce la absorción de cromo[7] y moviliza el calcio del entrelazamiento complejo del vítreo y de la esclerótica dentro de la parte formativa del colágeno del ojo[8]—por lo tanto el exceso de vitamina C parece reducir la disponibilidad de calcio. La ingestión de vitamina C superior a los 1,500 mg parece contrarrestar la absorción de cobre en el intestino, en consecuencia reduce el superóxido dismutasa (SOD), una enzima dependiente del cobre que es como una «bebida refrescante de radicales libres» y esencial para una inmunidad adecuada.[9]

Declaración: Los antiguos humanos ingirieron grandes cantidades de vitamina C a partir de fuentes naturales—quizás varios miles de miligramos diarios—y por lo tanto la persona moderna necesita una cantidad similar.[10,11] *Observaciones:* Una estimación más reciente supone que el consumo diario de vitamina C por el hombre paleolítico era de 400 miligramos.[12] Este nivel es fácilmente excedido por la gente moderna que enfatiza en su dieta verduras frescas, frutas y germinados.[10] Cuando estos alimentos purificadores y reductores se vuelven los principales alimentos de la dieta, al tomar diariamente suplementos de vitamina C con frecuencia se sobrepasará de los 1,000 miligramos. El mineral cromo, el cual es en gran medida deficiente en la dieta contemporánea, es una medida de la dosis correcta de vitamina C. La absorción de cromo se realiza cuando el consumo de vitamina C está entre los 400 y 1,250 mg diarios.[7] Por encima de este nivel, como se mencionó arriba, el cromo se reduce. Puesto que grandes cantidades de vitamina C con propiedades altamente activas junto con sus metabólicos incorporados se pueden obtener de nuestra dieta, puede ser que la vitamina C suplementaria no es realmente necesaria cuando la dieta es óptima. Por lo tanto, en las condiciones citadas más adelante las cuales se benefician de suplementos de vitamina C, se asume que la dieta contiene insuficiente vitamina C.

La gente que consume dietas centradas en carne y con alimentos demasiado procesados se beneficiarían si consumen un gramo (1,000 mg) más o menos de ácido ascórbico diario. Las personas con enfermedades serias, especialmente con señales de *exceso* y de *calor* (tales como se observa en aquellas personas que sufren de presión arterial alta y enfermedades del corazón) parecen beneficiarse de grandes cantidades de vitamina C, algunas veces más de diez gramos, pero estos niveles necesitan monitorearse y ajustarse con regularidad. Además, los varios nutrientes que se reducen drásticamente por los altos niveles de vitamina C deben añadirse. Grandes cantidades de vitamina C pueden también ser valiosas para ciertos padecimientos crónicos inmunológicos incluyendo formas de cáncer, debido a las propiedades antioxidantes de la vitamina. Ciertamente el valor antihistamínico de la vitamina C es generalmente benéfico al principio del resfrío común o catarro o gripe; la vitamina C ha mostrado reducir la severidad de los síntomas de estas condiciones similares *externas,* agudas.

En aquellas personas que son bastantes sanas y que comen una dieta integral vegetariana hemos visto que se da el caso de diarrea con sólo 300–500 miligramos de ácido ascórbico. Una baja tolerancia de la forma sintética de la vitamina puede indicar lo siguiente:

1. Abundante vitamina C ya es parte de la dieta—quizás aun se siga sintetizando por intestinos sanos;

2. La acción reductora de la vitamina C, especialmente la reducción de grasa y colesterol, no es utilizada para este tipo fisiológico; y

3. Un cuerpo/mente perceptible, con afinidad a alimentos integrales, tiende a rechazar cualquier nutriente aislado, aparte y derivado sintéticamente.

Hay aparentemente un número ilimitado de otras consideraciones cuando decidimos tomar vitamina C o en todo caso, cualquier otro nutriente. Preguntas similares para la dosis, sus aplicaciones y su seguridad surgen para cada nutriente conocido. Por ejemplo, la vitamina E reduce la coagulación de sangre y mejora la inmunidad. Pero si se ingiere más de 1,000 U.I. diariamente promueve la coagulación y suprime la inmunidad.[13] Otros tónicos inmunógénicos tales como el vanadio y el zinc deterioran la inmunidad cuando se consumen en niveles altos.[14,15]

Suplementos como medicina

El uso terapéutico de vitaminas y de otros nutrientes, al ingerirse aislados o por sí solos, para condiciones de enfermedades serias, requiere de una habilidad poco común y una guía con experiencia. Un sistema, aun muy nuevo, la complementación de nutrientes, es con todo y esto, benéfico en muchas ocasiones, con más frecuencia durante los primeros meses cuando una dieta de sanación se ha llevado el suficiente tiempo para llegar a una mejoría sustancial. Dosis excepcionales de nutrientes muchas veces están implicadas; estas terapias cuando se usan en conjunción con una nutrición de alimentos integrales de calidad, los suplementos se requieren menos. Si los hábitos alimentarios no se mejoran simultáneamente, entonces una complementación masiva por lo general debe mantenerse; de otra manera cualquier ganancia que se adquiera de estos nutrientes pudiera perderse.

Desafortunadamente, tales usos de suplementos puede tener un lado perjudicial: una mejoría alcanza un nivel de estabilidad después de unos cuantos meses, y luego declina de nuevo hacia el desequilibrio inicial. Para evitar este escenario, podemos simplemente planear *gradualmente* descontinuar los suplementos hasta que la mejora en la dieta y el estilo de vida se puedan sostener. Cualquier reducción drástica de una complementación a largo plazo puede tener malos resultados. Cuando el cuerpo se ha acostumbrado a grandes cantidades de nutrientes, lo mejor es dejarlos de tomar gradualmente a través de varias semanas, así permite a los órganos de la digestión cambiar de la absorción de nutrientes por sí solos a metabolizar los nutrientes de los alimentos. El hecho de que la megadosis de nutrientes puede tener beneficios a corto plazo no es una recomendación suficiente para su uso. Por ahora no hay evidencia de que las personas que se mejoran llevando este programa no puedan mejorarse aun más eficazmente llevando una dieta ideal de alimentos integrales.

Suplementos para la prevención

Los estudios en humanos indican que una complementación a largo plazo con vitaminas como A, C, E y beta caroteno de forma aislada no curan ni previenen enfermedades serias, incluyendo el cáncer.[17-21] Claramente, la ruta más segura para la prevención es la de evitar los excesos nutricionales y usar los alimentos disponibles de la más alta calidad. Los alimentos cultivados orgánicamente no-procesados sin ningún tratamiento con sustancias químicas es inmensamente superior a los suplementos (y a los alimentos cultivados químicamente) para la nutrición, para el gusto y para darnos una energía vital, y se están consiguiendo progresivamente más en los EEUU y en Europa. Más allá de los alimentos, los conceptos de actitud, estilo de vida y la inmunidad son esenciales, como se discute en los capítulos 5 y 52.

Alternativas vitales

Las alternativas de suplementos comerciales para una prevención son las fuentes especialmente concentradas de nutrición:

1. Use hierbas apropiadas. El perejil *(Petroselinum hortense)*, alfalfa *(Medicago sativa)*, ortigas *(Urtica* spp.), ginseng siberiano *(Eleutherococcus senticosus)* y gota kola *(Centella asiatica)* elevan la resistencia a las enfermedades.

2. Colecte alimentos silvestres—estos pueden ser mucho más nutritivos: las hojas verdes de la flor del diente de león *(Taraxacum officinale)* y sus raíces, quelites *(Amaranthus* spp.), *lamb's quarters* (una especie de quelite), helecho espique *(Pteridium aquilinum)*, bardana *(Arctium lappa)* y berro *(Nasturtium officinale)*. Seque algunas de éstas para cuando estén fuera de temporada.

3. Use las algas marinas, estas plantas son las fuentes de minerales más altas. Los minerales en las algas (y cualquier planta) son más fácilmente asimilados que los minerales en los suplementos, los cuales con frecuencia son de fuentes no-vivientes. Por medio de la rotación de varias algas en la dieta, se consiguen todos los minerales, incluyendo los traza. Una buena variedad de algas marinas se sugiere en la sección de recetas.

4. Incluya algunas fuentes muy concentradas de vitaminas, bioflavonoides y/o clorofila, tales como pastos de trigo o cebada. Los pastos de cereal son fáciles de cultivar o úselos

en la forma de polvos para preparar jugo y tabletas comerciales. (Nota: Antes de la llegada de la vitamina sintética, las tabletas de pasto de trigo fueron consideradas un suplemento superior basado en cientos de estudios científicos y en realidad se conseguían en cada farmacia en el año 1945). Otras fuentes incluyen el polen de abeja y el polen de flores (se consiguen directo de las flores y en productos), y las microalgas, espirulina, la verdeazul silvestre *(Aphanizomenon)* y la clorela. Estas microalgas y los pastos mencionados arriba son fuentes importantes de una de las deficiencias nutricionales que más se pasan por alto—los ácidos grasos, omega-3 y gama-linolénico (AGL).

5. Los germinados, populares entre los chinos por miles de años, son fuentes excepcionales de vitaminas, enzimas,* minerales quelados, ácidos grasos libres y aminoácidos fácilmente asimilables. Estos producen alcalinidad, son purificantes y la mayoría de las variedades de germinados son enfriadores (pero son mucho menos enfriadores cuando se cuecen al vapor ligeramente). Los germinados son más apropiados en la primavera y en climas más calientes. El uso excesivo puede debilitar la digestión. Cantidades pequeñas deben consumirse en el invierno y sobretodo por aquellos que tienen condiciones *frías* y *deficientes.*

6. Las verduras frescas y los jugos de frutas son otra forma de concentración de vitaminas y enzimas. El tomar jugos en cantidades grandes puede debilitar la digestión y son más apropiados para la persona robusta o durante las enfermedades denotadas con señales de *exceso* (pulso fuerte, complexión robusta, capa gruesa o amarilla en la lengua, etc.). Los jugos compuestos de frutas o verduras enteras, los cuales por consiguiente retienen toda la fibra, las cáscaras comestibles y la pulpa incluyendo la composición completa «fotoquímica» de la planta proporcionan un espectro total de nutrientes (véase nota 16 en la página 762 para una discusión de fotoquímicos). Tales jugos de «alimentos-integrales» pueden hacerse con procesadores electromecánicamente especializados, aunque los molinos de mano conservan mejor las enzimas oxidantes de los alimentos y hacen salsas en vez de jugos. También se consiguen los jugos deshidratados de alimentos integrales que se encuentran concentrados en polvos, tabletas o cápsulas. Cuando son cuidadosamente procesados a baja temperatura, retienen algunas de las vitaminas y enzimas de las plantas que son menos estables. Los jugos deshidratados son menos vitales que las frutas frescas y los jugos de verduras, aun con todo, proporcionan una fuente equilibrada de nutrientes. Otros ingredientes como los pastos de cereal, microalgas, algas marinas y hierbas con frecuencia se encuentran concentrados en productos complejos de alimentos integrales.

---

*Las enzimas es un complejo de proteínas-vitaminas-minerales que proporcionan un vínculo «quelado» natural con minerales así como son una base proteica para vitaminas, haciendo que las vitaminas y minerales sean altamente asimilables. Específicamente, ésta relación representa un vínculo entre una estructura mineral y una proteína como es un aminoácido. Este vínculo protege al mineral evitando que forme compuestos con otras sustancias en el aparato digestivo que puedan inhibir su accesibilidad o disponibilidad. No obstante, si el vínculo tiene mucha fuerza, el mineral nunca se absorberá. Se cree que las enzimas, las cuales se encuentran altamente concentradas en los germinados, forman una quelación óptima.

Calcio

En las tradiciones de sanación del Asia oriental, el calcio y las sustancias ricas en minerales como la concha de ostra, la fluorita, el yeso, el calcio y huesos fosilizados de animales se toman como medicina por sus dimensiones enfriadoras, calmantes y humidificantes. Así, estas clases de sustancias típicamente aparecen en fórmulas para el insomnio, la sed, ansiedad nerviosa y varias condiciones de sobre-*calentamiento*. En la fisiología china, los «fluidos *yin*» que calman el espíritu, relajan el hígado y humedecen los pulmones indudablemente están impregnados de calcio y otros minerales y como tales se relacionan con las prácticas del Occidente de usar el calcio para beneficio de los nervios y el corazón.

En la mayoría de las mentes estadounidenses, el beneficio primario del calcio en el cuerpo es el de reconstruir y fortalecer los huesos. Los chinos, sin embargo, ingieren la concha de ostra—un suplemento de calcio usado en el Occidente—por su valor sedativo y enfriador, no para sostener la masa ósea. En lugar de esto, los problemas de los huesos se mejoran con el fortalecimiento del funcionamiento complejo de los riñones-suprarrenales al nivel de su esencia *jing* y con el enriquecimiento de los fluidos *yin,* utilizando varios alimentos y hierbas que reconstruyen los aspectos estructurales del cuerpo—algunos de éstos contienen muy poco calcio. (Véase el capítulo *Elemento Agua).* De hecho, varios remedios para nutrir los riñones aparecen en este capítulo como sustancias específicas que reconstruyen los huesos y que son las más altas fuentes de calcio. De una manera interesante, los avances recientes de la nutrición moderna se dirigen más hacia esta dirección que hacia los suplementos con compuestos de «puro calcio». Este capítulo ofrece un método amplio del concepto de la deficiencia de calcio y muestra cuales métodos son los más efectivos en la cura de los llamados padecimientos de calcio.

Por años, el calcio ha sido un nutriente muy publicitado en los EEUU porque se cree que la gente generalmente está más deficiente de calcio, que de ningún otro mineral. Sin embargo a pesar de toda esta verborrea acerca de la importancia del calcio, muy poco se dice acerca de los factores esenciales para que el cuerpo lo absorba y lo utilice eficazmente.

Todos los minerales en el cuerpo tienen un equilibrio delicado y dinámico. Si existe una deficiencia de calcio, otros minerales se desequilibrarán. De este modo las recomendaciones en este capítulo para incrementar la absorción del calcio también mejorará el uso efectivo de todos los minerales en el cuerpo.

Exactamente cómo los minerales se equilibran internamente en el cuerpo es un rompecabezas bioquímico que hace que los científicos lo reinterpreten y se lo pregunten año con año. Por ejemplo, la proporción ideal de calcio a magnesio en la dieta se creía que era de dos-a-uno. Más recientemente, los investigadores han abogado a favor de una proporción uno-a-uno y ahora algunos afirman que la cantidad de magnesio es el doble que la de calcio.[1] Esta última proporción corresponde más aproximadamente a la proporción natural de una dieta a base de granos y de verduras. De hecho, una combinación provechosa de todos los ingredientes esenciales conocidos para la absorción de calcio se encuentran en una dieta balanceada de alimentos integrales.

El calcio en la dieta estadounidense se percibe casi como sinónimo del uso de productos de leche. Desafortunadamente, los lácteos no son generalmente de buena calidad y quizás esta es una razón por la que los estadounidenses que consumen grandes cantidades de productos lácteos (25% de la dieta estándar) aun tengan constantes problemas de deficiencia de calcio, como artritis y osteoporosis. Puede ser que los lácteos se caractericen erróneamente como una cura de todos los padecimientos por falta de calcio. En China y áreas del Sureste Asiático, donde el consumo diario de lácteos es mínimo, la artritis y el deterioro de huesos no son los problemas principales como lo son en los países avanzados del Occidente. La evidencia nos indica ciertos cofactores del metabolismo de calcio: la absorción de calcio requiere de una cantidad adecuada de magnesio, fósforo y vitaminas A, C y D en la dieta. De hecho, sin algunos de estos nutrientes, parece que el calcio no se absorbe para nada.

La conexión con el magnesio

Es de conocimiento general que la vitamina D es esencial para la utilización eficaz del calcio. En respuesta a esta información, la industria de lácteos ha fortificado casi toda la leche que se consigue con vitamina D_3 sintética.

Por muchos años, el magnesio también se ha reconocido como valioso para la absorción del calcio, pero su absoluta necesidad se ha remarcado sólo en algunos experimentos recientes en humanos. En uno, el calcio y la vitamina D se suministraron abundantemente mientras que se prescindió del magnesio; todas las personas en el protocolo tuvieron una deficiencia de calcio, excepto uno. Cuando el magnesio se incorporó a la dieta, los niveles de calcio se elevaron drásticamente.[2]

La actividad hormonal del magnesio

La calcitonina es una hormona, la cual incrementa el calcio en los huesos y lo retiene para que no se absorba en los tejidos del cuerpo. El magnesio estimula la producción de calcitonina y por lo tanto incrementa el calcio en los huesos al mismo tiempo que lo extrae de los tejidos. Muchas formas de artritis se caracterizan por el exceso de calcio presente en los tejidos, mientras que se carece de calcio en los huesos.

Una dieta rica en magnesio a partir de alimentos integrales es generalmente una cura para este tipo de osteoartritis así como de muchos padecimientos por deficiencia de calcio. Los grupos de alimentos, en orden por su contenido de magnesio son: algas marinas secas, incluyendo wakame, kombu, kelp, hijiki, árame y la mayoría de otras; los frijoles, incluyendo frijoles de soya y sus productos; también frijol mungo *(Phaseolus aureus)*, aduki *(Vigna angularis),* frijol negro y frijol *lima (Phaseolus lunatus);* los granos *integrales,* particularmente el alforfón *(Fagopyrum tataricum),* también el mijo, granos de trigo, maíz, cebada, centeno y arroz. Oleaginosas y semillas, especialmente almendras, nueces de la India *(Anacardium occidentale),* avellanas y semillas de ajonjolí, son buenas fuentes de magnesio, así como también los alimentos altos en clorofila—productos de pastos de trigo o de cebada y microalgas como la espirulina, la verdeazul silvestre *(Aphanizomenon flos-aquae) y* la clorela. Aunque los alimentos clorofílicos normalmente se consumen en pequeñas cantidades, contienen tanto magnesio como los frijoles, y su impacto en los niveles de magnesio del cuerpo pueden ser muy significativos si se comen con regularidad. La clorofila por sí sola en estos alimentos es también benéfica para la utilización del calcio, como veremos después. Los productos de origen animal—lácteos, huevos y carnes—y las frutas contienen la menor cantidad de magnesio de los alimentos comunes. La mayoría de los alimentos refinados también carecen de magnesio; por ejemplo, sólo el 8% de magnesio permanece después de moler los granos de trigo en harina blanca.

Otro alimento, con niveles más altos de magnesio que ningún otro alimento aparte de las algas marinas, debe mencionarse—el chocolate. Parece ser que la mayoría de los «adictos al chocolate» llevan una dieta inadecuada de magnesio y se les antoja el chocolate para mejorar el estado de calcio de sus nervios y huesos. Desafortunadamente, el chocolate raramente se consigue en forma saludable; por lo regular se consigue en dulces, pasteles y otras golosinas y está mezclado con azúcar refinada, grasas hidrogenadas y otros alimentos sin valor alimenticio. Recientemente algunos de los productos de chocolate parecen contener ingredientes integrales. No obstante, el chocolate es extremadamente rico en acido oxálico y contiene teobromina, una sustancia como la cafeína. Si se usa de costumbre, el chocolate inhibe la total mineralización saludable del cuerpo.

El efecto relajante

Mientras que el calcio contrae los músculos, el magnesio los relaja. De esta manera las drogas o medicamentos que bloquean el calcio son administradas para detener espasmos vasculares en padecimientos del corazón y dolores de cabeza. En cambio, algunos profesionales de la salud simplemente recomiendan magnesio adicional en la dieta para el mismo propósito; puesto que al recomendarles magnesio puede ser tan efectivo como los bloqueadores de calcio,[3] este es claramente el mejor remedio debido a que no hay efectos secundarios.

De todos los suplementos, drogas o medicamentos que se ingieren, la mayoría se toman para sobreponernos al estrés y a la tensión neuro-muscular. El alcohol, es el que se consume más extensamente que todos, y actúa temporalmente para reducir la ansiedad y relajar los músculos. Por supuesto una alternativa más saludable que la posibilidad de la adicción a tranquilizantes como el alcohol, o aun el chocolate es consumir una dieta rica en magnesio—granos integrales, frijoles y leguminosas, verduras, algas marinas, oleaginosas y semillas.

Clorofila: reguladora del calcio

La fotosíntesis, un proceso complejo y muy poco comprendido, toma lugar en las plantas en la presencia de luz solar y da como resultado la formación de clorofila. Todas las plantas que reciben luz solar contienen clorofila, pero las plantas verdes son las fuentes más concentradas.

> Mucho del beneficio que el hombre obtiene de los rayos de sol puede obtenerlo de los alimentos de color verde. Cualquier persona en la ciudad debe pensar especialmente en los alimentos de color verde para sustituir los beneficios en el cuerpo que nos proporcionan los rayos de sol.
>
> —Dr. Bernard Jensen, en *Health Magic Through Chlorophyll*

En el centro de la molécula de clorofila está el magnesio. La mayoría de las plantas verdes también son fuentes valiosas de fósforo y vitaminas A y C, cofactores importantes para la absorción de calcio, como se mencionó arriba. El otro nutriente necesario para el metabolismo apropiado de calcio es la vitamina D, la «vitamina de la luz del sol». Afortunadamente, los alimentos clorofílicos actúan como una forma de luz del sol almacenada, desempeñando una función en el cuerpo, como la vitamina D, para regular el calcio.

Con mucha frecuencia aquellos que reciben menos rayos de sol y por lo tanto los que más necesitan de alimentos verdes son los inválidos, trabajadores de oficinas y la gente que vive en el corazón de un área metropolitana.

Los alimentos que contienen clorofila tienen la habilidad de regular el calcio en el cuerpo, de hecho cuando las personas consumen lácteos en grandes cantidades y quienes también están realmente sanos, casi siempre consumen una buena cantidad de verduras verdes (incluyendo las de hojas verdes). Las plantas más ricas en clorofila—las microalgas y pastos de cereales—se mencionaron antes como buenas fuentes de magnesio. Las plantas verdes (incluyendo las de hojas verdes) también tienen una mayor concentración de calcio que ningún otro alimento; por su magnesio, clorofila y otros factores de calcio, al incrementarse el consumo de plantas verdes (incluyendo las de hojas verdes) muchas veces es una simple solución para los problemas de calcio. No obstante, tres plantas verdes comunes tienen cantidades elevadas de ácido oxálico, el cual tiende a contrarrestar su propiedad de proporcionar calcio. Estas son espinacas, acelgas *(Beta vulgaris* var. *cicla)* y las hojas verdes de la familia de los betabeles.

Tres sopas de calcio

Una receta tradicional europea para el restablecimiento del calcio es la sopa de «plantas verdes y granos» de germinados de cebada y la col rizada *kale (Brassica oleracea* var. *acephala).* La cebada debe ser integral no-procesada (ni «redonda ni como bolita o perla») para que pueda germinarse. Las vitaminas A y C (dos de los cofactores del calcio que se encuentran en menor cantidad en semillas no-germinadas) se incrementan enormemente por el proceso de germinación. Esta sopa se cuece a fuego lento por diez minutos. La cebada remojada se puede sustituir por cebada ya germinada, pero debe cocerse por mucho más tiempo, hasta que la cebada se ablande. En este caso la col rizada *kale* se agrega al final del proceso de cocimiento. (Remoje la cebada integral por lo menos unas ocho horas, luego tire el agua donde se remojó). Esta sopa también es conveniente para aquellos que están convalecientes como resultado de problemas crónicos de salud.

Otra sopa de calcio se basa en el principio tradicional chino que los riñones, parte del Elemento Agua, rigen los huesos. Desde tiempos antiguos, a los frijoles se les ha asignado un papel en la regulación de los riñones. Las algas marinas también son un tónico para el Elemento Agua. Una sopa de frijoles cocida con algas marinas se considera benéfica para los riñones, y por lo tanto para los huesos. (Para el método de como usar las algas marinas con frijoles, véase «Leguminosas» en la sección de recetas). Esta prescripción particular del Oriente corresponde con la nutrición moderna: sabemos que las algas marinas son el grupo de alimentos más altos en ambos magnesio y calcio, mientras que los frijoles también tienen una concentración excepcional de ambos nutrientes.

Una tercera sopa de calcio sigue la lógica de «lo similar cura lo similar». Utilice cualesquiera de los huesos de animales criados orgánicamente; éstos se quiebran en pedazos, luego se cuecen en una sopa con verduras ácidas para extraer el tuétano y varios minerales. Esta sopa se describe más adelante en el capítulo 21, *Alimentos para niños*. Una idea similar es la de añadir un pescado entero como sardinas o anchoas en la sopa. Esta práctica concuerda con el principio de usar alimentos tan enteros o completos como sea posible. Estos pescados naturalmente, también, tienen nutrientes disponibles para la renovación del calcio cuando se sirven de otras formas.

Terapéuticamente, estas tres sopas se citan en orden ascendente por su efectividad; las sopas de huesos y de pescado enteros son las más benéficas para la persona seriamente *deficiente* (frágil, débil, pálida). Para poder minimizar los productos de origen animal en la dieta, estas sopas pueden reemplazarse con otras sopas reconstructoras de calcio una vez que la *deficiencia* se resuelva.

Necesidades similares de calcio para la mujer de edad avanzada y para la mujer atleta

La mujer de edad avanzada es la que tiene más riesgo de volverse deficiente en calcio. Las mujeres caucásicas en particular tienen ocho veces más de probabilidad que los hombres en desarrollar osteoporosis; después de los treinta y cinco años de edad, las mujeres pierden tejido óseo tres veces más rápido.[4] Estos problemas se explican en la medicina china por el hecho de que el suministro de minerales en los huesos depende de la vitalidad del funcionamiento de los riñones-suprarrenales y su habilidad de producir fluidos enriquecidos de *yin*, una función que disminuye con la edad. También las mujeres extraen del *yin*, más intensamente que los hombres, los elementos de humedad, enfriamiento y los nutrientes como el calcio y las hormonas femeninas para el soporte de su naturaleza relativamente más *yin* así como para la maternidad.

Además de los problemas de absorción inadecuada de nutrientes que acompañan a la vejez en general, en la mujer menopáusica con frecuencia se desarrollan desequilibrios hormonales que empeoran la posibilidad de retención del calcio. Para contrarrestar el desequilibrio glandular y su pérdida asociada de calcio, los doctores recientemente han prescrito la hormona estrógeno, derivada de animales, en formas como Premarin™ (del inglés, PREgnant MARe urINe, o «orina de yegua encinta»). Cuando se usa en grandes cantidades, se ha dado a conocer que el estrógeno incrementa la probabilidad de cáncer en los senos, ovarios y el útero. No obstante, aun cuando se toman relativamente en cantidades pequeñas para detener la pérdida de calcio y equilibrar las hormonas, los estudios indican un riesgo drástico de sufrir accidentes vascular cerebral, ataques al corazón y cáncer de mama.[5] Millones de mujeres toman estrógeno, en parte debido a una información previa de que también éste proporcionaría efectos protectores en contra de enfermedades del corazón. Investigaciones recientes desacreditan esta información. El llevar una dieta integral acompañada de ejercicio proporciona una alternativa segura y efectiva a la terapia de estrógenos.

La mujer que hace ejercicio por periodos extendidos de tiempo con frecuencia también tiene problemas de calcio similares a la de la mujer de edad avanzada. El ejercicio moderado previene la pérdida de calcio, pero en mujeres con un exceso de actividad física fatigante, tienden a sufrir la pérdida de calcio en la misma proporción que las mujeres pos-menopáusicas.[6] Para detener la pérdida rápida de calcio, la mujer atleta debe seguir prácticas concientes de calcio aun con mayor cuidado.

Otras opciones existen para mejorar el equilibrio hormonal. Una es el uso regular de hierbas como suplemento alimenticio. La raíz de hierba china *dong quai (Angelica sinensis)* es tan efectiva en la regulación de desequilibrios hormonales que con frecuencia aliviará completamente los bochornos y otros síntomas de menopausia. En China, las mujeres comúnmente usan *dong quai* como alimento, cociendo la raíz en una sopa. La raíz es muy dura en su estado seco, y la misma raíz puede usarse varias veces, cociéndose en una decocción herbolaria con agua por una media hora. Cuando la raíz se ablanda completamente, es de costumbre comerse como verdura con arroz. La raíz blanca tiene el aroma como el apio y es particularmente benéfica para la persona *deficiente,* anémica, con una tendencia a tener mala circulación y señales de *frío.* No debe usarse cuando hay señales de *calor,* como inflamación, fiebre o enrojecimiento de la piel; también se contraindica en casos de diarrea o abdomen inflamado que se debe a un exceso de moco, tumores u otras obstrucciones por *humedad anormal.* Es una de las hierbas chinas más comunes que se usan en el Occidente, *dong quai* se consigue en la mayoría de las tiendas herbolarias y de alimentos naturistas, en varias formas, incluyendo en tabletas. Pequeñas cantidades (500–700 mg en tabletas, o una taza de té) pueden tomarse tres a cinco veces por semana como prevención en contra de la pérdida de calcio debido a una deficiencia hormonal.

Una planta que se conoce por estimular directamente la producción de estrógeno es la hierba brasileña «Suma™» *(Pfaffia paniculata [Martius] Kuntze).* La Suma tiene una actividad estrogénica debido al almacenamiento de sitosterol, un compuesto que incrementa el estrógeno natural del cuerpo sin una estimulación en exceso. La Suma pertenece a la categoría de un adaptógeno: Mejora la inmunidad y permite la adaptación más fácilmente a experiencias estresantes. Las propiedades generales tónicas de Suma son benéficas en tales condiciones como fatiga, anemia, impotencia, tuberculosis, bronquitis, diabetes y cáncer. Para aumentar la producción de estrógeno, Suma puede tomarse de acuerdo a las guías para *dong quai* enlistadas arriba.

La mujer de edad avanzada debe limitar el consumo de la variedad típica de carnes musculares de animales, puesto que éstas contienen ácido araquidónico en exceso, el iniciador de la causa de inflamación prostaglandina PGE_2, la cual puede alterar el sistema femenino hormonal en general. (Claro, aun el consumo de mucha carne de origen animal proveniente de los pastizales causa pérdida de calcio por otras razones que se discutirán más adelante). Las verduras de hojas verdes como la col rizada *kale (Brassica oleracea* var. *acephala)*, col rizada *collard (Brassica oleracea* var. *acephala)*—y los productos de pasto de trigo y de cebada, así como las algas marinas y las microalgas todas inhiben la producción de prostaglandinas PGE_2.

La siguiente tabla muestra el grado de calcio que abunda en el reino vegetal. En conjunto, los alimentos de plantas ricas en calcio también son las mejores fuentes de los cofactores mencionados previamente en el metabolismo del calcio. Así, no es sorprendente que los vegetarianos con frecuencia tengan mucho más masa ósea que las personas que comen carne.[7]

Más razones el porque los vegetarianos tienen huesos más fortificados y pocas deficiencias de calcio en general:

a. La digestión de carne resulta en ácidos los cuales deben neutralizarse por el calcio y otros minerales alcalinos.

b. La proteína de carne contribuye a una proporción de fósforo/calcio en EEUU cuatro veces más que la deseada. Aunque el fósforo es esencial en la utilización de calcio, demasiado fósforo desgasta el calcio.

c. El azufre, concentrado en carne, limita la absorción de calcio.

d. La carne es rica en grasas saturadas, las cuales se combinan con calcio para formar un compuesto como jabón que es eliminado por el cuerpo.

En la lista de la parte derecha de la tabla en la página siguiente están descritas las sustancias que tienden a disminuir la utilización del calcio y se describen las condiciones cuando se requiere extra calcio.

El exceso de calcio, lo cual ocurre por lo regular a partir del consumo excesivo de pastillas o tabletas de calcio, puede resultar en la pérdida de otros minerales en el cuerpo, especialmente hierro, zinc y magnesio. El consumo excesivo de pastillas de calcio y vitamina D que sucede simultáneamente puede causar depósitos en los huesos y en los tejidos, especialmente en los riñones. Estas condiciones excesivas pueden pasarse al feto durante el embarazo. Aunque no sabemos a que grado el uso apropiado de calcio suplemental directamente incrementa la masa ósea, por lo menos tiene una acción de reserva la cual indirectamente preserva los huesos: el valor enfriador del calcio, mencionado anteriormente, contrarresta las sustancias calientes y ácidas de una dieta Occidental—café, alcohol, cigarros y el ácido úrico como resultante de una dieta de consumo de carne— para que así el calcio no se extraiga de los huesos para este propósito.

Recomendaciones para incrementar la absorción del calcio

1. Absorba suficiente vitamina D de los rayos de sol. La exposición diaria de luz solar es para asegurar la vitamina D adecuada para la propia absorción del calcio. La cantidad adecuada es el 20% de la piel del cuerpo expuesta por treinta minutos al nivel del mar. Mucha gente expone sólo su cara y sus manos (5% de la superficie del cuerpo) en las estaciones frías. La mayoría de la gente contemporánea pasa la mayoría de sus horas del día

Fuentes de calcio, inhibidores y requisitos

Porciones comestibles de 100 microgramos (3½ onzas)

Alimento	Calcio en miligramos
Hijiki*	1,400
Wakame*	1,300
Kelp*	1,099
Kombu*	800
Queso *brick*	682
Pasto seco de trigo o pasto de cebada	514
Sardinas	443
Agar-agar*	400
Nori*	260
Almendras	233
Amaranto grano	222
Avellana	209
Perejil	203
Hojas verdes de nabo	191
Nueces de Brazil	186
Semillas de girasol	174
Berro	151
Garbanzos	150
Quinua	141
Frijoles negros	135
Pistachios	135
Frijol *pinto*	135
Col rizada *kale*	134
Espirulina	131
Yogurt	121
Leche	119
Hojas verdes col *collard*	117
Semillas ajonjolí	110
Col china	106
Tofu	100
Nuez de Castilla	99
Quimbombó (*Hibiscus esculentus*)	82
Salmón	79
Queso cottage	60
Huevos	56
Arroz integral	33
Pez pejerrey (*Pomatomus saltatrix*)	23
Halibut (pescado de agua fría)	13
Pollo	11
Carne de res molida	10
Pez macarela	5

Inibidores de calcio

1. Café, sodas y diuréticos
2. Exceso de proteína, especialmente carnes
3. Azúcar refinada o mucha cantidad de cualquier dulcificante o alimento dulce
4. Alcohol, marihuana, cigarros y otras sustancias intoxicantes
5. Muy poco o mucho ejercicio
6. Exceso de sal
7. Los vegetales del género *Solanum*—en particular tomates, pero también papas, berenjena y pimiento morrón contienen el inhibidor de calcio solanina.

Etapas cuando se requiere una proporción más alta de calcio

• Durante los periodos de crecimiento:
—en la niñez y adolecencia
—durante el embarazo y lactancia
—durante un acelerado desarrollo mental/espiritual
• Con la edad:
—la gente de edad avanzada asimila menos calcio
—las mujeres especialmente tienen una mayor necesidad después de la menopausia
• En la presencia de:
—enfermedades del corazón y vasculares, incluyendo hipertensión (alta presión sanguínea)
—patologías óseas, incluyendo deterioro y huesos fáciles de fracturar, artritis, y problemas de dientes y encías incluyendo piorrea
—La mayoría de los trastornos del sistema nervioso

*Estas algas marinas se consiguen hoy en día en la mayoría de tiendas de alimentos integrales. En esta tabla, su contenido de calcio se basa en muestras secas. (Para la preparación, véase «Algas marinas» en la sección de recetas).

adentro trabajando. Para que estas gentes puedan obtener la luz solar vitamina D adecuada, deben pasar varias horas afuera en sus días libres. El uso de una gama extensa de iluminación artificial ayuda también. Los alimentos clorofílicos, como se discutió anteriormente, son esenciales para aquellas personas que no se exponen suficientemente a la luz solar. La luz solar a través de las nubes es también efectiva, pero se requiere de una exposición prolongada. Una exposición prolongada al sol al mediodía debe evitarse.

2. Consuma alimentos ricos en calcio, magnesio, clorofila y minerales, especialmente granos, leguminosas, verduras de hojas verdes (incluyendo pastos de cereal y/o microalgas) y algas marinas. Evite los alimentos inhibidores de calcio.

3. Haga ejercicio con regularidad y moderadamente para suspender la pérdida de calcio e incrementar la masa ósea. La gente conveleciente necesita caminar o por lo menos pararse diariamente si es posible. Los huesos necesitan soportar el peso del cuerpo y ejercer fuerza en contra de la gravedad para prevenir la pérdida de calcio, como se confirmó en los estudios de los astronautas en el espacio que no experimentaron la gravedad por un tiempo prolongado.

4. Los suplementos de calcio pueden ser benéficos, especialmente si la dieta básica es inadecuada y pueden detener el desarrollo de padecimientos de calcio como artritis, deterioro de huesos y dientes, y las enfermedades del corazón. Para una máxima asimilación de suplementos de calcio y minimizar el peligro de la acumulación de calcio en los tejidos, incluya en su dieta bastantes verduras verdes (incluyendo las de hojas verdes). Es recomendable tomar estos suplementos con un alimento que sea alto en minerales, como las tabletas de alfalfa o kelp, junto con un suplemento mineral. El suplemento mineral debe contener por lo menos calcio, magnesio, potasio, hierro, zinc, cobre, selenio, iodo, cromo, manganeso, boro y minerales traza. Los minerales de las «multi-vitaminas» son por lo regular insuficientes para este propósito.

Las personas con un historial de piedras en el riñón deben consultar con su médico antes de tomar suplementos de calcio. Si la dieta no se mejora mientras los suplementos se toman, cambios notables sólo se darán muy gradualmente a través de varios años.[8] Los remedios dietéticos y herbolarios sugeridos en este capítulo deben iniciar una mejoría marcada en unos cuantos meses.

5. Remoje los granos y las leguminosas antes de cocerlos para neutralizar su contenido de ácido fítico, el cual de otra forma se adhiere al zinc, magnesio, calcio y otros minerales en estos alimentos. Véase la sección de recetas para los detalles de este método.

6. Use alimentos con ácido oxálico moderadamente—ruibarbo, los arándanos *cranberries,* ciruelas, espinacas, acelgas y las hojas verdes del betabel—pues éstos también inhiben la absorción del calcio.

7. Si los lácteos se usan, los que están fermentados se digieren mucho más fácilmente: yogurt, queso «cottage», leche agria, kefir. Los productos de leche de cabra son preferibles. (Véase «Lácteos recomendados» en el capítulo *Proteínas y vitamina B$_{12}$*). Evite la leche sin grasa—está desprovista de grasas y enzimas necesarias para la propia absorción de calcio.

8. Si existen señales de debilidad de riñones-suprarrenales como piernas y rodillas débiles, dolor en la espalda baja, pérdida de dientes, tinnitus (zumbidos en los oídos) y pérdida anormal de pelo, se les recomiendan tónicos específicos para los riñones. (Véase descripciones de deficiencias de los riñones *yin, yang* y *jing* en el capítulo *Elemento Agua).*

Absorción acelerada del calcio a través del silicio

Los padecimientos de calcio con frecuencia se presentan en la vejez, en el periodo de la vida cuando la absorción de nutrientes decrece. Sin embargo, muchos jóvenes ahora tienen artritis, enfermedades del corazón, un deterioro dental en extremo y otras enfermedades típicamente asociadas con el envejecimiento. Normalmente, cuando los alimentos que contienen magnesio y clorofila, y otros cofactores de calcio se consumen abundantemente en la dieta, la absorción de calcio es excelente. No obstante, si las condiciones de deficiencia de calcio están presentes, el silicio en la dieta puede beneficiar para acelerar la absorción.

El silicio, se encuentra en todas las fibras de la planta en forma silica (SiO_2), es esencial para la absorción y el metabolismo eficiente del calcio y para incrementar el fortalecimiento de los huesos. Es una parte integral de todos los tejidos conjuntivos del cuerpo, incluyendo los vasos sanguíneos, tendones y cartílagos y es necesario para su salud y su renovación.

El químico Francés Louis Kervran también cree que el silicio adicional es una manera eficiente de mejorar el metabolismo del calcio pero por otra razón inesperada. Kervran, quien fue una vez candidato al Premio Nobel, ha puesto en manifiesto una teoría muy controversial llamada «transmutación biológica»,[9] un proceso por el cual los minerales en todos los organismos vivos se transmutan en otros minerales a través de la acción de enzimas. Esta teoría es particularmente difícil de probar porque el supuesto proceso de transmutación sólo ocurre en organismos vivos, no en tubos de ensayos.

Si la transmutación biológica fuera alguna vez aceptada como un hecho, pudiera tener un impacto en las ciencias, incluyendo en la nutrición, mucho mayor que la teoría de la relatividad tuvo en la física, puesto que describiría el mecanismo fisiológico con el cual una dieta simple (balanceada) proporciona cantidades generosas de todos los nutrientes. De acuerdo a Kervran, cada elemento en el cuerpo puede transmutarse; manganeso, por ejemplo, se transmuta en hierro y el silicio en calcio. Así al consumir una dieta con cantidades altas de manganeso y silicio, una persona consume en potencialidad más hierro y calcio que el que realmente recibe al tomar suplementos de hierro y calcio.

Ya sea que se pueda probar o no esta transmutación biológica, hemos tenido resultados excelentes aplicando estos principios. En un caso, una mujer en sus setenta años tomó en un té la hierba cola de caballo *(Equisetum arvense)* rica en silicio por varios meses. Cuando fue al dentista, él se sorprendió al notar que un pequeño número de caries se habían rellenado. La cola de caballo de hecho tiene, de acuerdo a la teoría de las «signaturas», apariencia de huesos conectados y se prescribe con regularidad por expertos en hierbas que tratan huesos rotos y otros padecimientos del esqueleto, así como problemas de los tejidos conjuntivos. La cola de caballo es una de las plantas más primitivas; está en el borde entre el reino animal y mineral y nos ofrece con facilidad su almacén de minerales cuando se hace en una decocción. (También contiene una enzima venenosa, tiaminasa, la cual es fácil de neutralizar al calentarla con agua a fuego lento por unos diez minutos). Cuando use el producto de cola de caballo en forma de pastillas y cápsulas, compre sólo los productos que están procesados especialmente para no ser tóxicos. La cola de caballo es también una hierba diurética y astringente y debe ingerirse en cantidades pequeñas (véase la fórmula abajo).

Fórmula rica en minerales

Una fórmula herbolaria para mejorar los dientes, huesos, arterias, todos los tejidos conjuntivos y para fortalecer el metabolismo del calcio en el cuerpo:

1 parte de cola de caballo *(Equisetum arvense)*

1 parte de tallos de avena (no el fruto) *(Avena sativa)*

1 parte del alga marina Kombu o polvo de Kelp *(Fucus vesiculosus)*

⅓ parte de lobelia *(Lobelia inflata)*

Ponga a fuego lento 1 onza de cada uno de los ingredientes de la fórmula en 1 pinta (⅛ galón) de agua por 25 minutos y tome ½ taza dos o tres veces al día. Al final de cada tres semanas, deje de usar la fórmula por una semana. Aquellas personas con debilidad de huesos y tejidos conjuntivos notarán una notable renovación al tomar esta fórmula durante toda la temporada que dura una estación del año, preferiblemente en el invierno. Al mismo tiempo, es importante seguir las sugerencias de cómo conservar el calcio, descritas arriba.

La alfalfa es otra hierba altamente mineralizada y un remedio venerado por su antigüedad para padecimientos de huesos como la artritis. Su cantidad amplia de silicio está equilibrado con una gama extensa de minerales traza, y sus enzimas ayudan en la asimilación de éstos y otros nutrientes. Las semillas de alfalfa y sus hojas pueden hacerse en té, y sus germinados y sus tabletas se consiguen en la mayoría de las tiendas de alimentos. Véase «Germinados» en la sección de recetas para la información de como hacer una decocción y como germinar las semillas de alfalfa.

Alimentos de silicio

Cuando se consumen alimentos integrales provenientes de granos, verduras, leguminosas y fruta, rara vez existe el problema de fibra insuficiente o silicio, un compuesto principal de fibra. Al procesar el salvado del grano en harina refinada se extrae el 90% de silicio, y cerca del 100% del silicio se remueve en el proceso de refinación de la azúcar. De esta manera las fuentes principales dietéticas de silicio son los alimentos de origen vegetal no-refinados. Como hemos visto anteriormente, estos alimentos, consumidos en su totalidad (completos), también son fuentes excelentes de calcio y sus cofactores como el magnesio.

Para las personas que están reconstruyendo sus tejidos conjuntivos y sus sistemas arterial y óseo, los alimentos más altos en silicio deben enfatizarse: todas las lechugas, especialmente las variedades Boston y bib, pastinaca, alforfón, mijo, avena, arroz integral, hojas verdes del diente de león, fresas, apio, pepinos (el silicio es más alto en la cáscara), chabacano y zanahorias. Cuando estos alimentos se incluyen en la dieta, la «Fórmula rica en minerales» se vuelve aun más efectiva.

Equilibrando los alimentos dulces y conservando el calcio

Un beneficio adicional de los alimentos ricos en silicio que contienen grandes cantidades de clorofila es que ayudan a equilibrar los alimentos dulces. Un exceso de productos altamente dulces—aun alimentos de calidad como la miel, miel de arroz y la mayoría de las frutas—actúan como inhibidores del calcio y promueven el desarrollo de bacterias patógenas y hongos de tipo Cándida en el aparato digestivo. (Aun menores cantidades de azúcar refinada pueden tener estas repercusiones). Las plantas de clorofila/silicio pueden ayudar a equilibrar el consumo de alimentos muy dulces: la clorofila desacelera el crecimiento de microorganismos nocivos mientras que el silicio estimula la absorción del calcio.

Dos verduras verdes comunes con amplio silicio son el apio y la lechuga; éstas también se combinan bien con fruta de acuerdo a los principios de la combinación de alimentos. Una propiedad importante del apio y la lechuga es su sabor amargo-suave, el cual les permite secar condiciones de *humedad anormal* como el moco u hongos en el cuerpo.

Ambas verduras son especialmente benéficas si se comen antes y/o después del consumo de cualquier alimento muy dulce. Trate de masticar tallos de apio después del postre. La mayoría de la gente experimenta una reacción más moderada en cuanto al efecto del sabor dulce; el cuerpo se siente menos pesado, y la sensación en la boca no es tan empalagosa, sino limpia y refrescante.

En cualquier caso, los dulcificantes no deben comerse en exceso, y la sugerencia de arriba se recomienda en ocasiones especiales para celebrar con alimentos dulces de alta calidad.

Productos alimenticios verdes

Las fuentes superiores de clorofila, beta-caroteno, proteína y otros nutrientes

El poder de las plantas verdes en la sanación se ha reconocido a través de la historia. Muchas gentes aborígenes—y todos los mamíferos excepto el moderno *Homo sapiens*— viven primeramente a base de pastos y plantas verdes en tiempos de enfermedad.

En los últimos treinta años, un cierto número de suplementos elaborados a base de alimentos-verdes se han hecho populares. Todos estos tienen una propiedad obvia en común: la clorofila, la sustancia que hace que las plantas tengan el color verde. En realidad todas las plantas, aun las frutas cítricas contienen por lo menos algo de clorofila; entre más cantidad de clorofila, más verde es la planta. Para entender los alimentos verdes es importante comprender primero la naturaleza de la clorofila y los colores verdes.

En terapia de color,* el verde algunas veces se refiere a un «color maestro», el cual es benéfico para todas las condiciones. Siempre tenemos la opción de escoger el color verde cuando estamos inciertos acerca del mejor color para corregir un desequilibrio; el verde

---

*La terapia de color utiliza el color de la luz o de los materiales para aumentar la sanación. Se aplica en una variedad de artes de sanación, así como en la psicología y en los negocios para incentivar patrones específicos de conducta.

puede usarse para ambos casos para reducir y calmar el exceso y para fortalecer las debilidades. Verde, el color asociado con la primavera, es primeramente caracterizado por el poder de renovación. De acuerdo con los principios de la medicina de los chinos, tiene un valor de sanación para el hígado. En varias enseñanzas metafísicas y antiguas védicas, el rayo de color verde se asocia con el *chakra* del corazón localizado en el centro del pecho.

El diagnosticar y el tratar al corazón y al hígado usando el color verde tiene sentido en el Occidente, donde una dieta pesada, sustanciosa (alta en grasas, cremosa) con frecuencia sobrecarga al hígado, el cual, a cambio puede debilitar al corazón y a las arterias. (Esta relación entre el corazón y el hígado se discute en los capítulos de los «Cinco Elementos»).

Cuando se usan en un platillo, todas las plantas verdes proporcionan una presencia vital, refrescante y relajante. Esta intuición visual es exacta, puesto que los tonos verdes corresponden a las propiedades fundamentales de la clorofila. Estas incluyen la propiedad de purificar, de reducir inflamaciones y de rejuvenecer, como se indica en la tabla de abajo.[1–13]

Además, la clorofila es benéfica para las condiciones anémicas, reduce la presión sanguínea alta, fortalece los intestinos, alivia el nerviosismo y sirve como un diurético moderado.

La habilidad de la clorofila de enriquecer la sangre y tratar la anemia puede que se deba a su similitud con la estructura molecular entre la hemoglobina (glóbulos rojos) y la clorofila. Sus moléculas son realmente idénticas excepto por su átomo central: en el centro de la molécula de la clorofila está el magnesio en tanto que el hierro ocupa la posición central en la hemoglobina. Así, la clorofila algunas veces se le llama «la sangre de la vida de las plantas».

Propiedades y acciones de la clorofila

Purificación

Detiene el desarrollo de bacterias en las heridas y hongos anaeróbicos en el aparato digestivo.

Desodoriza: elimina el mal aliento y olor del cuerpo.

Elimina residuos acumulados de drogas y medicamentos y contrarresta todas las toxinas; inactiva muchos agentes cancerígenos.

Detiene caries en los dientes e infecciones de las encías (cuando se usa como polvo de dientes).

Anti-inflamación

Contrarresta las siguientes inflamaciones:
dolor de garganta
piorrea
gingivitis
inflamación del estómago e intestinos y úlceras
todas las inflamaciones de la piel
artritis
pancreatitis

Renovación

Reconstruye la sangre

Renueva los tejidos

Contrarresta radiaciones

Promueve una flora intestinal saludable

Mejora el funcionamiento del hígado

Activa las enzimas para producir las vitaminas E, A y K

La clorofila pura extraída líquida se consigue y puede usarse en casos de condiciones internas y externas mencionadas arriba. Use clorofila que se ha extraído de la alfalfa u otras plantas; evite la variedad que se ha manufacturado químicamente. La dosis estándar para su uso interno es una cucharada sopera de clorofila en una ½ taza de agua, dos veces al día. No obstante, para lograr los beneficios máximos de tomar la clorofila internamente, muchas de las plantas verdes, pastos y algas que contienen abundante clorofila natural, se prefieren pues cada una ofrece cualidades propias adicionales.

Los alimentos ricos en clorofila discutidos abajo se decriben como un remedio a través de este texto. Desde la perspectiva planetaria, esto se debe a la cualidad refrescante, calmante y generalmente de paz que éstos engendran en un ambiente lleno de agresión, hostilidad, ruido y otros excesos *yang*. A un nivel personal, algunas personas toman estos alimentos para enmascarar los efectos de una dieta malsana, falta de ejercicio y otros patrones estresantes de la vida. Con esta práctica del uso de estos alimentos verdes sólo se consiguen resultados marginales. Una dieta inadecuada y hábitos perjudiciales deben suspenderse para un resultado total de sanación.

Microalgas

Ciertas algas, especialmente las microalgas espirulina, clorela y la alga verdeazul silvestre *(Aphanizomenon flos-aquae)*, contienen más clorofila que ningún otro alimento, y su contenido de clorofila puede ser más del doble dependiendo de las condiciones al cultivarlas. Estas plantas acuáticas son las más aceptadas y son las microalgas mejores conocidas por el momento. Desde forma espiral y de color verde esmeralda hasta un color verdeazul, su tamaño se mide en micrones (millonésimo de un metro).

Estos organismos primitivos fueron una de las primeras formas de vida. En las algas verdeazules, como la espirulina, encontramos unos tres mil quinientos millones de vida de este planeta, codificada en su ácido nucleico (ARN/ADN). Al mismo tiempo, todas las microalgas hoy en día nos proporcionan la chispa fresca de esencia primordial que en un tiempo se manifestó cuando la vida estaba en sus etapas de creación. En este momento de la historia cuando la sobrevivencia de la especie humana se encuentra en peligro, mucha gente ha comenzado intuitivamente a volver a las formas primitivas de vida para un apoyo nutricional.

Las microalgas existen dentro de los límites entre el reino animal y vegetal, y ofrecen algunas ventajas nutricionales únicas. En su estado más seco—la forma comercial más común como se consiguen estos productos—encontramos, además de la clorofila, las fuentes más altas de proteína, beta-caroteno y ácidos nucleicos de cualesquiera de los alimentos de origen animal o vegetal. Su gran almacenamiento de ácidos nucleicos (ARN/ADN) se conocen por sus beneficios de renovación celular y de revertir el envejecimiento. Demasiado ácido nucleico, sin embargo, puede aumentar el nivel de ácido úrico en el cuerpo, causando reducción drástica de calcio, piedras en los riñones y problemas de gota. Tales problemas generalmente no han surgido porque las dosis estándares de microalgas contienen cantidades seguras de ácido nucleico.

Puesto que la espirulina y la clorela se cultivan en un medio controlado, su mineralización y otras características dinámicas pueden alterarse para cumplir los valores máximos de la nutrición humana. Por ejemplo, cuando los minerales se añaden a las aguas en donde estas microalgas crecen, éstas presentan un contenido mineral más alto.

Las microalgas verdes y las verdeazules, todas contienen abundante clorofila y por lo tanto pueden usarse en las aplicaciones, anteriormente mencionadas, de clorofila. De hecho, la mayoría de los beneficios rejuvenecedores y purificadores declarados por varios productores de estos alimentos resultan de su contenido de clorofila. Puesto que todas contienen abundante proteína, beta-caroteno, ácidos grasos omega-3 y/o AGL, y ácido nucleico, se entiende que estas microalgas tienen algunas propiedades de sanación en común. En estas secciones que siguen, se darán las propiedades y los mejores usos de cada tipo de microalga. Una vez que las propiedades específicas se hayan identificado, se aclarará entonces cuales algas serán las más apropiadas para desequilibrios específicos y cuales se recomiendan para el tipo de persona que sea. Todos los distribuidores de micro-algas refutan esta idea, muy posiblemente porque tales descripciones pueden limitar las ventas. La mayoría de los fabricantes de productos para la salud, incluyendo los produc-tores de algas, afirman que sus productos son realmente buenos para todos.

Sin embargo, hemos encontrado algunas propiedades distintas que definen, y en algunos casos limitan, su uso. Estas propiedades se derivan de la combinación de infor-mación nutricional, de las perspectivas del Asia oriental y de las observaciones de muchos usuarios, la mayoría de ellos han quedado satisfechos. No obstante, las experiencias nega-tivas, las cuales indudablemente es una pequeña minoría, aun así, necesitan exponerse. Incluiremos un relato entre estas experiencias más adelante.

El uso médico de las algas todavía no está aprobado en los Estados Unidos por la Administración de Alimentos y Drogas *(Food and Drug Administracion),* pero muchos beneficios se les atribuye a las algas por los doctores en Japón y en otras partes, y clara-mente reflejan su poder alimenticio intrínseco y único.[14] En años recientes, los investi-gadores han estudiado progresivamente las microalgas porque contienen los productos bioquímicos, antimicóticos (antihongos) y antibacterianos no encontrados en otra especie ya sea de planta o de animal.

En una publicación de prensa a finales de 1989 en el periódico *The New York Times,* el Instituto Nacional del Cáncer *(National Cancer Institute)* anunció que un grupo de cien-tíficos habían encontrado extractos de sulfolípidos en una alga marina verdeazul, los cuales tienen una acción en contra del virus del SIDA. (La espirulina contiene aproximada-mente 4 miligramos de sulfolípidos en una muestra de 10 gramos; se cree también que las algas marinas verdeazules silvestres *[Aphanizomenon]* contienen estos compuestos). Cuando nos pusimos en contacto con el grupo de esta investigación, uno de los investi-gadores nos dijo que, «No es probable que el consumo de la alga al natural pueda causar cualquier beneficio terapéutico. Los sulfolípidos se dividen rápidamente en el aparato digestivo en sus partes componentes. Una de las tareas más difíciles en el futuro será la fór-mulación de los sulfolípidos en una forma que les permita alcanzar su objetivo».[15]

Espirulina

En general, la microalga verdeazul espirulina es nutritiva, tonificante y útil para superar deficiencias, pero al mismo tiempo ofrece una acción de limpieza debido a su contenido rico de clorofila. El uso de la espirulina por personas que padecen de debilidades y una asimilación inadecuada de nutrientes se define por el hecho de que los nutrientes en la espirulina son fáciles de digerir y de absorber.* Por ejemplo, la mayoría de su proteína se encuentra en la forma de biliproteína, que se ha predigerido por las algas. Una buena porción de sus carbohidratos también se divide o se desdobla en ramnosa, y un pequeña parte, pero importante es el glicógeno. Éstos proporcionan una energía duradera al poco tiempo de su ingestión.

La forma especial de la proteína de la espirulina beneficia a personas con problemas causados por un exceso de proteína animal, la cual no se asimila bien, además de que intoxica el cuerpo con productos de desechos. De esta manera, la gente que ha consumido en demasía productos de origen animal y alimentos refinados—típicamente aquellos con sobrepeso, diabéticos, hipoglicémicos, artríticos, con cáncer o que sufren de degeneraciones similares—con frecuencia se benefician de la calidad relativamente pura de la proteína de la espirulina. Por supuesto, la proteína de la espirulina está dentro del contexto de cantidades masivas de beta-caroteno, clorofila, ácido graso AGL y otros nutrientes.

Al consumir solamente de 10 a 15 gramos diarios de la proteína en esta forma, el cuerpo se siente normalmente satisfecho y la proteína de origen animal se antoja menos. Además, el daño severo al hígado debido a la desnutrición, alcoholismo o por el consumo de alimentos destructores de nutrientes o de drogas o medicamentos prescritos, puede tratarse con eficacia con este tipo de nutrición. La espirulina también protege a los riñones contra lesiones que ocurren al tomar prescripciones de medicamentos de lata potencia.[18]

Propiedades: Es de sabor ligeramente salado; es enfriadora; aumenta los fluidos *yin;* es altamente nutritiva (alimenta al cuerpo); desintoxica a los riñones y al hígado; reconstruye y enriquece la sangre; limpia las arterias; mejora la flora intestinal; e inhibe el desarrollo de hongos, y de bacterias.

Se usa en el tratamiento de: anemia, hepatitis, gastritis y otras inflamaciones, diabetes, hipoglucemia, obesidad, cuando se come en exceso, para la desnutrición, para cuando no se tiene un buen tono en la piel y para la mayoría de erupciones crónicas de la piel; ofrece una abundancia de nutrientes que fortalecen el sistema inmuológico como el beta-caroteno, clorofila y ácido gama-linolénico (AGL). Se contraindica para las personas que presentan señales de *frío* junto con retención de agua u otras formas de *humedad anormal* (moco, hongos, quistes, etc.) en la parte baja del abdomen.

Es importante denotar que en el área de prevención, la espirulina está altamente provista del pigmento azul ficocianina, una biliproteína que ha demostrado inhibir la formación de colonias de células cancerosas.[19] Esta pigmentación azul predominante en los alimentos es rara. El color azul tiende a promover una acción astringente. La realidad química del color azul de la espirulina se demuestra por su efecto en el cerebro. Aquí la ficocianina ayuda a recolectar los aminoácidos para la formación de neurotransmisores, lo que hace que aumente la capacidad mental.[20]

El ácido graso no-saturado llamado ácido gama-linolénico (AGL) y su prostaglandina asociada PGE$_1$ se han investigado extensivamente en años recientes, sobretodo en el área

---

*Se estima que la proteína de la espirulina se digiere a un 85%, en contraste con un 20% de la carne de res.[16,17]

de la inmunidad. La mayoría de la gente está deficiente en AGL, pero la abundancia de las aplicaciones de AGL (citadas anteriormente en el capítulo de *Los aceites y las grasas*) se obtiene económicamente al consumir espirulina, una de las fuentes más ricas.

La pared de la célula de la espirulina tiene una naturaleza especial. Se compone enteramente de mucopolisacáridos (MPs). Éstas son azúcares complejas entrelazadas con aminoácidos, azúcares simples y en algunos casos, proteínas. Así los MPs contienen solamente nutrientes completamente digeribles, en lugar de la pared celulosa indigerible típica de otras microalgas, plantas y semillas.

A los MPs se les acredita el fortalecimiento de los tejidos del cuerpo, especialmente los tejidos conectivos, haciéndolos más elásticos y resistentes. También tienen propiedades antiinflamatorias de alta potencia.[21] Todas estas cualidades son las más importantes para esas personas que son físicamente muy activas y para las gentes de la tercera edad también. Debido a la alta incidencia de enfermedades del corazón en el Oeste, los MPs algunas veces se utilizan para reforzar los tejidos del corazón y para proteger las arterias en contra del deterioro. Además también protegen el sistema vascular reduciendo la grasa de la sangre.[22]

Clorela

La clorela es otro alimento ampliamente conocido dentro de las microalgas con un alto valor alimenticio muy parecido al de la espirulina, pero contiene un poco menos de proteína, apenas una fracción del beta-caroteno y más de dos veces el ácido nucleico y clorofila. Es generalmente más costosa que la espirulina debido al proceso que se requiere para mejorar la digestibilidad de su pared externa resistente de la célula.

Una vez llegó a creerse que la pared de la célula inhibía su asimilación, ahora se sabe que es valiosa. Se adhiere a los metales pesados, los pesticidas y los agentes carcinógenos tales como PCBs (policlorobifeniles) y saca sin ningún daño estas toxinas fuera del cuerpo. Otra característica de la pared de la célula es una subestructura que contiene polisacáridos complejos. Estas sustancias, que funcionan diferente de los mucopolisacáridos de las algas verdeazules, estimulan la producción del interferón así como las acciones contra tumores e inmunoestimulantes.[23-26] La pared celular también contiene compuestos relacionados con ésos encontrados en las bacterias que fortalecen el sistema inmunológico y protegen contra la mutación.[27] La ley de similares («lo similar cura lo similar») ofrece otro método para entender la cualidad de la clorela de fortalecer el sistema inmunológico: un organismo celular con una pared externa resistente, que puede poseer las propiedades básicas para fortalecer nuestra propia estructura celular en contra de organismos invasores y toxinas.

El tamaño minúsculo de la clorela (6 micrones) requiere de un tipo de cultivo centrífugo, el cual aumenta más su costo. Este requisito técnico puede poner el cultivo de la clorela fuera del alcance de personas con bajos recursos y de pequeñas poblaciones. No obstante, debido a su abundante ácido nucleico y clorofila, el costo de estos dos nutrientes en la clorela es comparable al costo de éstos en otras microalgas verdes. Por ejemplo, se compra cantidades mayores de espirulina que de clorela para obtener cantidades iguales de clorofila y de ácido nucleico.

Mucha gente utiliza la clorela por su componente nutricional FCC el cual se aisló en los años 50 y el cual no se encuentra disponible en otros alimentos verdes: «Factor de Crecimiento de la Clorela» (FCC). El FCC se relaciona con la naturaleza especial del ácido nucleico de la clorela.

El ácido nucleico en el cuerpo humano (ADN/ARN) es responsable de dirigir la renovación, el crecimiento y la reparación de las células. La cantidad de ácido nucleico en el cuerpo disminuye con la edad; de hecho, el ácido nucleico insuficiente causa el envejecimiento prematuro así como la debilidad del sistema inmunológico. El ácido nucleico se desgasta por la falta de ejercicio, tensión, estrés, contaminación y una dieta inadecuada. Reabastecer el RNA/DNA es por lo tanto importante para cada aspecto de la salud y de longevidad del cuerpo. Puesto que la clorela tiene un núcleo verdadero, es un organismo más evolucionado que las otras microalgas verdes comunes y por lo tanto puede ofrecer una calidad superior de su RNA/DNA. Este aspecto particular de su RNA/DNA, medido por el FCC fortalece la inmunidad mejorando la actividad de las células T y las B, las cuales nos defienden contra virus y otros microorganismos invasores, y los macrófagos, que eliminan el cáncer y los despojos de las células en general.[28-31]

Las aplicaciones principales de la clorela son similares a las de la espirulina, aunque hay diferencias significativas. La clorela puede considerarse la menos enfriadora, la más tonificante y la que purifica con más delicadeza de las microalgas. Es la más segura para usarse en condiciones de *deficiencias*. El FCC hace de la clorela la más benéfica para patrones de desarrollo en niños, manteniendo la salud en personas de edad avanzada, sanando lesiones e iniciando el desarrollo donde se ha impedido a causa de una enfermedad o de una degeneración, incluyendo la enfermedad de Alzheimer, la ciática, parálisis, convulsiones o espasmos, esclerosis múltiple, nerviosismo y otros padecimientos de tipo nervioso. (Estos desequilibrios, como se manifiestan en los estadounidenses, con frecuencia están bajo la categoría de *humedad por viento* en la medicina china).

El factor de crecimiento FCC de la clorela promueve el desarrollo normal pero no estimula el desarrollo anormal de los procesos de enfermedad tales como tumores. Debido a que contiene una de las cantidades más altas de clorofila que ningún otro alimento, la clorela es útil para muchas condiciones que se benefician de las propiedades de la clorofila, como purificadoras, renovadoras y anti-inflamatorias. En los tratamientos de virus y de hongos los cuales agotan la energía, tal como el desarrollo excesivo de Cándida, virus de Epstein-Barr, síndrome crónico de fatiga inmunodeficiente (CFIDS) y SIDA, su efecto se acelera por las cualidades del FCC que fortalece la inmunidad, así como el efecto antivirus de la clorofila. Todos los desequilibrios de azúcar en sangre—diabetes, hipoglucemia, trastorno bipolar (anteriormente conocido como psicosis maníaco depresiva)—se benefician enormemente porque mucha de la proteína de la clorela, como la de la espirulina, está predigerida y está lista para trabajar para suavizar las fluctuaciones del azúcar en sangre.

La clorela contiene más cantidad de ácidos grasos que la espirulina o que la microalga verdeazul silvestre. Cerca del 20% de estos ácidos grasos son de la variedad para purificar las arterias, los omega-3, de la variedad alfa-linolénico; quizás ésta es la razón por la que la clorela ha demostrado ser eficaz en la reducción del colesterol en el cuerpo y en la prevención de arteriosclerosis.[32,33]

La clorela no contiene la biliproteína ficociamina encontrada en las microalgas verdeazules como en la espirulina y las verdeazules silvestres; por lo tanto no tiene esta dimensión anticancerígena. Los que se benefician del valor fortalecedor de la inmunidad del CGF y también desean la ficociamina pueden agregar simplemente una microalga de las verdeazules. Cualesquiera de las dos o más microalgas se combinan bien, especialmente si ambas son necesarias. En general, otras aplicaciones de la clorela parecen igualarse a la de otros alimentos verdes. Debido a que la mayoría de la clorela en el mercado tiene más del 23% de su contenido calórico como grasa, esta microalga no es generalmente útil en el tratamiento de la obesidad.

La microalga verdeazul silvestre

Una tercera microalga, *Aphanizomenon flos-aquae,* que llamamos «verdeazul silvestre», crece en forma silvestre en el lago Klamath en Oregon y es procesada por varios métodos secantes, a baja temperatura, que preserva la integridad celular. En comparación, la mayoría de las microalgas comerciales son cultivadas y secadas por lo menos con algo de calor. La microalga silvestre verdeazul se vende actualmente bajo varios nombres comerciales, con frecuencia se hace un pedido directamente a la empresa que la distribuye; y sus proponentes afirman que contiene la nutrición óptima como resultado de su hábitat prístino y proceso sin calor. El hecho de que esta alga sea silvestre es en sí misma una recomendación para su uso, puesto que todos, por lo menos, necesitamos con frecuencia de una cierta cantidad de comestibles silvestres en la dieta.

La microalga silvestre verdeazul tiene en gran parte las propiedades más extremas de las microalgas comúnmente disponibles, y es necesario tomar precauciones al usarla. Como muchas sustancias de alta potencia, tiene un valor curativo notable cuando se aplica correctamente. Incluso el patrón de desarrollo de esta alga muestra una naturaleza extrema. Bajo ciertas condiciones, no muy bien entendidas—quizás como resultado del incremento de la luz y del calor al final del verano—el alga verdeazul silvestre puede transformarse en una planta excepcionalmente tóxica, tan venenosa que los toxicólogos la clasifican como «factor rápido de muerte» (FRM) puesto que su ingestión causa muerte a los animales en un período de cinco minutos.[34,35] La mayoría de las investigaciones en donde se cita la toxina de la alga verdeazul silvestre, se le atribuye a las muestras de los lagos en el noreste de los Estados Unidos. William T. Barry, experto en algas marinas del noroeste, limnologista y profesor de la Universidad de Gonzaga en Spokane, Washington, afirma que él nunca ha encontrado la verdeazul silvestre en un estado tóxico en el lago Klamath.[36] Las compañías que la cosechan allí afirman lo mismo y dan a entender que supervisan el producto con mucho detenimiento. Como una verificación de lo seguro de esta microalga verdeazul silvestre en su estado normal, no tóxico, varios estudios demuestran que los productos actualmente provenientes del lago Klamath son completamente seguros.[37]

¿Pero qué tal si esta microalga llegara a ser tóxica sólo en raras ocasiones y en cantidades difíciles de detectar durante el proceso? La investigación de los años 50 y de los 60 sugiere que los brotes tóxicos del alga verdeazul silvestre sí ocurrieron en el lago.[38] Según Barry, aun esta posibilidad remota «está protegida», puesto que el proceso de liofilización (proceso de congelación rápida de una sustancia a una temperatura extremadamente baja y a continuación deshidratación en alto vacío) al parecer desnaturaliza la toxina. Sabiendo este aspecto venenoso de la microalga verdeazul silvestre, llegamos a respetar su alta potencia; así como también ahora al exponer su potencial tóxico, las personas que desean cosechar su propia verdeazul silvestre ya están advertidos.

Lo interesante es que los indígenas han utilizado las microalgas verdeazules (espirulina) en forma natural en América Latina y África por centenares, si es que no millares de años, pero allí no hay ninguna evidencia de que los nativos americanos usen la verdeazul *(Aphanizomenon)* silvestre. El hecho de que la verdeazul silvestre pueda transformarse en una toxina puede ser la explicación. Otra puede ser su sabor amargo.

El sabor amargo es el que entra e influye el sistema del «corazón-mente», según la medicina tradicional china. Muchos de los remedios herbolarios de más potencia para los nervios como la raíz de la valeriana son intensamente amargos.

Puesto que las sustancias amargas pueden enfocar la mente, ciertos alimentos amargos incluyendo la verdeazul silvestre y el peyote, se han utilizado para mejorar la concentración durante la meditación y el rezo. (El peyote es el de más potencia de los dos, a menudo causando vómito y alucinaciones, mientras que la verdeazul silvestre ofrece una «sensación mental entusiasta y de júbilo»,[39] en las palabras de Viktoras Kulvinskas, el autor de *La Supervivencia en el Siglo XXI (Survival Into the 21st Century)*. La superación de la depresión o de una condición inactiva física/mental con un estimulante mental tal como la verdeazul silvestre es un uso excelente del alimento-como-medicina. El alcanzar un discernimiento de conciencia apoyándose en cualquier sustancia, sin embargo, puede ser contraproducente porque se vuelve más difícil después para enfocar la mente sin la sustancia. Quizás ésta es una razón por la que el sabor dulce (de los alimentos integrales y los dulcificantes no-refinados) se enfatizó en las primeras sagradas escrituras de los vedas y los budistas de la India. Las azúcares activan delicadamente la mente, y requiere de que el interesado aprenda una disciplina mental para obtener una conciencia espiritual; en general, el uso de los alimentos que afectan poderosamente a la conciencia, se desaprueban en las enseñanzas originales de estas prácticas del «sendero medio».

Propiedades y aplicaciones: La microalga verdeazul silvestre es amarga, enfriadora, secante, ligeramente diurética, neuroestimulante, funciona como un antidepresivo y relajante; también reduce la *humedad anormal* y supera las obstrucciones del hígado. Por lo tanto, la verdeazul silvestre es excelente para la persona con sobrepeso, robusta, con condiciones de *exceso* o con *humedad anormal* y/o *calor;* la persona con depresiones, flácida, moderna, que ha crecido con alimentos en exceso como carne, huevos, lácteos, y alimentos pesados (altos en grasas, cremosos), grasientos, refinados y repletos de químicos, le va muy bien en general con la verdeazul silvestre. Por supuesto, los que no están desequilibrados también les va bien con esta microalga, mientras tengan, por lo menos, algunas señales de *exceso*.

Puesto que la verdeazul silvestre estimula el paso de conexiones de los nervios, tiene un gran valor para tratar adicciones neuroestimulantes como la cocaína, la anfetamina y otras. También muestra una esperanza en el tratamiento de la enfermedad de Alzheimer. Aquellas personas, que han insensibilizado su sistema nervioso con muchos alimentos salados, incluyendo excesos de salsa de soya y de miso, generalmente se benefician de la verdeazul silvestre. Dosis moderadas y de mayor cantidad de la verdeazul silvestre han sido terapéuticamente útiles para el cáncer, la artritis, la esclerosis múltiple, el desarrollo excesivo de Cándida, y para degeneraciones similares; seca la *humedad anormal* que sostiene estas condiciones y actúa simultáneamente para mejorar el estado de ánimo, aunque debe tomarse en cantidades moderadas por aquellos con condiciones frágiles. En general, la verdeazul silvestre se debe utilizar cautelosamente por la persona de constitución *fría,* si la debilidad, la delgadez, la *sequedad* y/o el tener una mente «divagante» son también parte del cuadro de diagnóstico.

La aventura verdeazul de «Delgado»

La persona a la que llamaremos «Delgado» tiene una constitución *seca,* delgada, es mentalmente distraída, es sensible y con una condición de *frío.* Le benefició tomar espirulina, y al escuchar que la verdeazul silvestre tenía más potencia, decidió probarla. Delgado después de tres días de tomar ¼ gramo, una vez o dos veces al día, se sentía menos enfocado y con más frío. Vino a consulta conmigo y le dije que alguien con su constitución no le caía bien los sabores demasiado amargos, porque los alimentos amargos, en general, reducen el peso corporal, son secantes y enfriadores y pueden hacer que la persona altamente sensible pierda su enfoque mental. Delgado le comunicó esta información al presidente de la compañía donde obtuvo la verdeazul silvestre y a un vendedor. Cada uno pensó que su producto no podría tener tal efecto. El vendedor convenció a Delgado, para que tomara la verdeazul silvestre por lo menos un mes, porque «él obviamente había experimentado solamente una reacción curativa temporal». No queriendo perder la oportunidad de mejorar su salud, Delgado decidió seguir tomándola por un mes más.

Tomando la misma dosis de un cuarto de gramo como antes, comenzó a sentirse débil y con frío. El siguiente síntoma era apatía e improductividad; duraba mentalmente ausente por horas. (Ayurveda confirma esta experiencia—*el vata,* es un tipo de persona distraída y se vuelve aun más con el consumo de alimentos amargos). Después de tres semanas Delgado sintió aun más frío, aunque hacía calor, y perdió peso rápidamente, ya de por sí tenía una constitución delgada. También notó una falta de deseo sexual y comenzó a tener una sensación de dolor en la parte más baja de la espalda. En la última semana, se sentía «agotado» e incapaz de hacer cualquier trabajo, y desarrolló un tipo de jadeo asmático. Tan sólo el pensar en la verdeazul silvestre y su sabor, le producían asco.

Todos los síntomas desvanecieron gradualmente cuando Delgado dejó de tomar la microalga. Sin embargo, le tomó cinco meses para recuperar su concentración mental y fuerza física, e incluso después de este periodo de tiempo, todavía experimentó un jadeo ocasional.

La experiencia de «Delgado» demuestra que la verdeazul silvestre, como muchas sustancias de alta potencia, no es una panacea. La ingestión de ésta por la persona incorrecta puede ser devastadora. Es simplemente una cuestión del efecto que causa la ingesta de un sabor amargo en demasía por una persona *fría* y *deficiente.* Por otra parte, en la persona con condición de *exceso* y demasiado robusta, la verdeazul silvestre puede liberar energía, (los alimentos amargos suministran energía quemando grasa) apoya el enfoque y el estado alerta de la mente, refuerza la capacidad reproductiva y es por lo general beneficial. Esto no significa que cada persona que se beneficia de la verdeazul silvestre, continúe haciéndolo indefinidamente. Es mejor verificar con regularidad su efecto. Una señal de uso en demasía es una personalidad fría e inflexible, y otra es debilidad y carencia de enfoque mental. Sin embargo, para mucha gente, la verdeazul silvestre proporciona continuamente un equilibrio; debemos de prestar simplemente atención.

Estimamos que solamente cerca del 5% de la población estadounidense tendrá resultados negativos al tomar la verdeazul silvestre. El otro 20% tendrá resultados mixtos o beneficios a corto plazo. El cuarto de la población *deficiente, fría* y/o que no tiene «los pies en la tierra» normalmente tendrá mejores resultados con la clorela o espirulina, aunque para algunas personas, todas las microalgas pueden ser contraindicadas. En el otro extremo del espectro de diagnóstico, el 25% de la población con señales de *exceso* son los candidatos ideales para usar la verdeazul silvestre según lo descrito anteriormente, y aunque mejorarán con otras microalgas, los beneficios no se igualarán a los de la verdeazul silvestre. Así, el número estimado de un 25% de la población que recibe resultados mixtos o nocivos de la verdeazul silvestre se equilibra por el otro 25% que experimentará resultados excepcionales. El 50% no está claramente definido, pero en general parece que la mayoría de la gente en esta categoría tiene graves problemas de salud, los cuales se beneficiarán de cualesquiera de las microalgas. Al examinar cuidadosamente las propiedades de cada alga, podrá hacerse una selección óptima.

Dunaliella

Recientemente se ha descubierto que otra microalga, la dorada *Dunaliella salinas,* tiene un valor nutritivo. Aunque con cantidades bajas de clorofila y no tan alta en proteína ni contiene ciertos otros nutrientes, como las microalgas discutidas anteriormente, ésta ofrece cantidades excepcionales de la vitamina A en forma de betacaroteno. Su nivel de proteína del 18%, aunque alta comparada con la mayoría de los alimentos de origen vegetal, es moderadamente baja en comparación con el 60% de los niveles de las otras microalgas; por lo tanto, la dunaliella puede ser mejor para las personas que tienen condiciones por exceso de proteína con deficiencia de vitamina A/beta-caroteno. Se combina con frecuencia con espirulina u otras microalgas en el tratamiento de las enfermedades de cáncer y de la piel. (Véase la «Vitamina A y el beta-caroteno» más adelante en este capítulo, para su dosis).

Dosis de las microalgas

Cuando cantidades excepcionales de clorofila, de proteína u otros nutrientes de las microalgas tratan de obtenerse para curar condiciones de enfermedad, la dosis correcta puede escogerse de un amplio espectro, así que la cantidad que se necesita puede adaptarse según las varias necesidades. Para una complementación dietética, para la prevención de enfermedades y el mejoramiento del sistema inmunológico, en las instrucciones de ingesta de casi todas las microalgas se recomienda una sola dosis. Sin embargo, el nivel óptimo de la dosis depende de varios factores. Cada microalga tiene sus propiedades y beneficios únicos, así que sugerimos que las personas diseñen una dosis personal basada en sus propios niveles de actividad, de peso y de salud. Es mejor iniciar con una dosis mínima y aumentarla según sus necesidades. Un nivel de dosis ideal produce más energía y menos antojos.

Un malestar digestivo o un dolor de cabeza ligero en la parte frontal a causa de las microalgas, indica generalmente una reacción curativa benéfica, aunque en algunos casos se llegue a ingerir en demasía. En todo caso, ingiera una cantidad menor por algunas semanas (trate de tomar de un $\frac{1}{5}$ a $\frac{1}{10}$ de la dosis estándar). Cuando la dosis se aumenta hasta un nivel moderado y aun no hay ninguna reacción, esto indica que el malestar o el dolor de cabeza fue ocasionado por la liberación de una capa de toxinas en el cuerpo, que ya se terminó. Entre más desequilibrada e intoxicada esté la persona, se debe tomar una cantidad menor de microalgas al principio. Para renovar el hígado u otros tratamientos similares de mucha trascendencia, planee tomar las microalgas por lo menos por un año. Como regla general, tome éstas y todos los otros suplementos por un máximo de seis días a la semana. Las microalgas se pueden tomar entre las comidas cuando hay necesidad de energía, antes de las comidas o para sustituir una comida faltante.

Se han escuchado algunas quejas, a ciencia cierta, verificadas por la limpieza hecha con irrigaciones colónicas (del intestino grueso) de que las tabletas de las microalgas no se absorben por completo en el intestino. Las microalgas son hidrofílicas (amantes del agua). Para digerirse, las tabletas deshidratadas y comprimidas necesitan molerse masticándolas y después se reconstituyen tomando una cantidad abundante de líquidos después. El líquido puede ser una sopa a la hora de la comida, pero si se toma agua, debe tomarse por lo menos una media hora antes de las comidas para evitar diluir los jugos digestivos. Aquellas personas con una aversión a masticar las tabletas secas pueden remojarlas en agua por una hora o más antes de ingerirlas, o utilice polvos o gránulos mezclados con líquidos o con alimentos hechos a base de agua.

Dosis de espirulina: La espirulina se consigue en polvo, cápsulas, y tabletas, y algunas veces en extractos líquidos o en gránulos. Para los propósitos de prevención, la mayoría de la gente se beneficia con una dosis «estándar» de 10 gramos: una cucharadita copeteada de polvo o 5 gramos en tabletas, dos veces al día. Al ingerir una dosis doble (20 gramos al día) es normalmente una proporción eficaz para los desequilibrios como diabetes, hipoglucemia, cataratas y anemia. Una cantidad más que ésta, sin embargo, no es tóxico. Los atletas y otros con una gran necesidad energética a veces toman hasta 20 gramos dos o tres veces al día. (Véase «Selección de microalgas y pastos de cereal» más adelante en este capítulo para otras aplicaciones y dosis). El embarazo y la lactancia requieren por lo menos un 20% más de proteína de lo normal. Las dosis para los niños se dan en el capítulo 21.

Opciones de dosis de espirulina

Medidas para usar el polvo				**Miligramos por tableta/dosis de cápsulas**
1 cucharadita llena	=	3 gramos	=	3,000 mg
1 cucharadita copeteada	=	5 gramos	=	5,000 mg
1 cucharada sopera	=	7.5 gramos	=	7,500 mg
1 cucharada sopera llena	=	10 gramos	=	10,000 mg

Nutrientes excepcionales en la espirulina, clorela y la verdeazul silvestre comparados con otras fuentes

Muestras de 100 gramos

	Espirulina	Clorela	Verdeazul silvestre	Otras fuentes altas
Proteína*	68%	55%	60%	Levadura cerveza 45%
Vitamina A (de caroteno)	250,000 U.I.	55,000 U.I.	70,000 U.I.	Zanahorias 28,000 U.I.
				Pastos de cereal 10,000–50,000 U.I.
				Dunaliella 8,300,000 U.I.
Hierro	58 mg	133 mg	130 mg	Hígado de res 6.5 mg
Clorofila*	.7–1.1%	2–3%	3–6%	Alfalfa .2%
				Pastos de cereal .2–.54%
ADN/ARN*	4.5%	13%	N/A	Sardinas .8%

*Porcentaje del peso en total

Nota: Las microalgas, alfalfa, pasto de trigo y levadura de cerveza son medidas al seco (en polvo).

Encontrar la mejor manera de tomar el polvo de espirulina de modo que el sabor y la textura sean aceptables es importante. Algunas personas tardan hasta una semana o dos para aprender a apreciar el sabor. El polvo se mezcla fácilmente con alimentos a base de agua o con otros líquidos y con frecuencia se incorpora en las sopas, las salsas y aderezos. Para combinar la espirulina con agua, jugo o una bebida caliente hecha de granos o de té de raíces, póngala en una licuadora por casi un segundo a una velocidad baja para evitar que se forme espuma; si no se consigue una licuadora, un poco de jugo de limón mezclado en el polvo hace que se mezcle más fácil con el líquido. Evite de meter la cuchara llena de polvo de espirulina en el líquido pues el polvo se pegará a la cuchara. Agregue simplemente el polvo lentamente al líquido mientras la revuelve.

Dosis de clorela y de verdeazul: Estas microalgas se utilizan de manera semejante a la espirulina, aunque por lo general en cantidades más pequeñas. Puesto que la clorela tiene una alta concentración de clorofila y de ácidos nucleicos (RNA/DNA), el nivel de dosis diaria para la prevención es de dos a tres gramos. Seis a doce gramos por día son comúnmente necesarios durante condiciones estresantes o procesos de enfermedad. La clorela se consigue normalmente en tabletas o paquetes de gránulos que contienen una cantidad ya medida.

Como resultado de un cultivo silvestre, del proceso a baja temperatura, el contenido masivo de clorofila y el sabor amargo, la verdeazul silvestre es muy activa; uno a dos gramos constituyen una dosis «estándar» diaria. De tres a diez gramos por día es una dosis eficaz durante la enfermedad o situación tensa. Por lo regular es mejor dividir esta dosis en tres porciones iguales para tomarse tres veces al día. La verdeazul silvestre se consigue con frecuencia en cápsulas o gránulos. Una cucharadita de gránulos equivale a 1.5 gramos; una cucharada sopera equivale a 4.5 gramos. Debido a su acción purificante de alta potencia, esta alga no debe tomarse durante el embarazo a menos de que el cuerpo haya estado acostumbrado a ésta por lo menos un año antes de la concepción.

Pastos de trigo y cebada

Los pastos de cereal son otro grupo de alimentos con alto contenido de clorofila. Comercialmente, éstos se venden generalmente como pastos de trigo o de cebada (verdes), y también se consiguen en polvo y tabletas. El pasto de trigo es fácil de cultivar en casa.

Las propiedades terapéuticas principales del pasto de trigo y del pasto de cebada son casi idénticas, aunque el pasto de cebada se puede digerir un poco más fácil. La gente con alergias al trigo o a otros cereales casi nunca son alérgicas a estos granos cuando se encuentran en forma de pastos. En la forma seca, estos pastos se clasifican inmediatamente después de las microalgas, en clorofila y en vitamina A. Sus niveles de proteína son el 20%—casi lo mismo que la carne—pero por supuesto su perfil de aminoácido/proteína es totalmente diferente. La mayoría de los pastos de cereal también contienen trazas de vitamina B_{12} y de muchos otros nutrientes. El pasto de trigo puede absorber más de noventa minerales fuera de los 102 posibles estimados, encontrados en un suelo fértil.

Además del alto contenido nutritivo, los pastos de cereal ofrecen enzimas digestivas únicas, no disponibles en tales concentraciones en otros alimentos. Los centenares de enzimas que contienen ayudan a despejar sustancias indigestas y tóxicas de los alimentos. También se encuentra la enzima antioxidante superóxido dismutasa (SOD)* y la fracción especial P4D1.[40,41] Ambas de estas sustancias retardan el deterioro y la mutación celular y son por lo tanto útiles para el tratamiento de enfermedades degenerativas y para revertir el envejecimiento.

Según varios experimentos, P4D1 trabaja estimulando la renovación del ADN/ARN. En una prueba activó con éxito la renovación del ADN celular que se dañó muy seriamente por rayos X.[41] P4D1 también tiene propiedades antiinflamatorias excepcionales, aun con más potencia que los esteroides tales como la cortisona.[41] Esto explica en parte la acción curativa notable que hemos atestiguado en casos de artritis y de condiciones inflamatorias en general. Y de manera distinta a los esteroides y a otras drogas o medicamentos «analgésicos», el P4D1 no exhibe ningún tipo de efectos secundarios o toxicidad.

SOD es la enzima de las células sanas que las protege contra los «radicales libres» altamente destructivos formados cuando la radiación, el aire contaminado, los productos

---

*SOD es abundante en todos los alimentos ricos en clorofila así como en los germinados. El pasto de cereal es especialmente una fuente alta.

repletos de químicos y otras toxinas dañan el cuerpo. SOD carece enormemente o está totalmente ausente en las células que son cancerosas.

La estructura del carbohidrato del pasto de cereal tiene un valor especial. Así como en algunas microalgas, contiene cantidades grandes de mucopolisacáridos (MPs). Estos MPs, similares en actividad a ésos discutidos anteriormente de la espirulina, también tienen la capacidad de fortalecer todos los tejidos del cuerpo—incluyendo los del corazón y las arterias—disminuyen la grasa en sangre, y reducen inflamaciones.

Así, los pastos de cereal contienen propiedades antiinflamatorias en por lo menos tres dimensiones biológicas: clorofila, P4D1 y mucopolisacáridos.

Se cuestiona el valor de los pastos que se han cultivado lentamente, pastos de cereal secos comparados con la variedad fresca. Por lo menos una compañía importante de pastos de cereal en los Estados Unidos, cultiva trigo en el otoño o al comenzar la primavera, para que estén expuestos a temperaturas frías y a varios meses de crecimiento lento. Entonces éstos se secan cuidadosamente. En una comparación, el pasto fresco de trigo cultivado en un clima caliente o en el interior, por sus siete días normales de crecimiento, puede contener tan bajo como el 25% de la clorofila, de la vitamina A y de otros nutrientes encontrados en la cosecha del clima frío. Sin embargo, los pastos de cereal cultivados en casa son valiosos porque su estado fresco preserva ciertas enzimas que se pueden perder en el proceso del secado. Estos jugos frescos son más enfriadores que los jugos del polvo de pasto seco y por lo tanto son especialmente provechosos para la persona robusta con señales de *calor* o con *exceso* con capa amarilla en la lengua, aversión al calor, pulso radial fuerte, voz alta, tez rojiza y una manera extrovertida o contundente.

El cultivo del pasto de trigo

Para cultivar el pasto de trigo en interiores, distribuya los granos de trigo en una pulgada de tierra fértil, de preferencia mezclada con un 50% de musgo de turba (de un invernadero o tienda distribuidora de artículos para jardinería). La tierra puede estar en una bandeja o en una caja. Cubra las semillas con ½ pulgada de tierra y humedézcalas diariamente sólo lo suficiente para que el pasto crezca. Cuando el pasto alcanza cerca de cinco pulgadas de altura, se corta, y su jugo esencial se extrae con un extractor de pasto de trigo, o puede masticarse muy minuciosamente. (El residuo de la pulpa, una vez masticado, se puede desechar). Después del primer corte, el pasto de trigo se deja crecer nuevamente para obtener dos cosechas más.

Propiedades y aplicaciones: Comparado con la espirulina y la clorela, el pasto de cereal es el más enfriador y más rápido para eliminar las toxinas del cuerpo; aunque menos enfriador y purificador que las microalgas verdeazules silvestres. Sus propiedades digestivas de alta potencia ayudan a personas con excesos en el hígado, con una digestión lenta e inflamaciones gastrointestinales.

Aplicaciones específicas medicinales[42] del pasto de trigo y otros pastos de cereal tradicionalmente se han incluido en el tratamiento de artritis, moretones,* quemaduras,* cáncer, estreñimiento, enfisema, gangrena,* salpullido por el veneno del roble,* reumatismo y heridas.*

Para estas condiciones externas mencionadas arriba (*), aplíquese en el área afectada: 1) jugo de pasto de cereal; 2) un paño empapado en jugo de pasto de cereal; o 3) una cataplasma de pasto machacado en forma de pulpa. La sanación externa se acelera cuando el pasto de cereal también se digiere internamente.

Aplicaciones adicionales más recientes[43] incluyen el tratamiento para la hipertensión, exceso de colesterol, anemia, hepatitis, obesidad, diabetes, úlcera péptica, hipoglucemia, fatiga, hemorroides, próstatitis, molestias del síndrome premenstrual (SPM), debilidad muscular, así como toxicidad por plomo, mercurio y otros metales pesados.

Cuando existe *deficiencia,* la gente pasiva que tiende hacia la debilidad o al *frío* debe usar pastos de cereal cautelosamente y en cantidades más pequeñas. Las microalgas clorela ó espirulina pueden ser opciones más ideales en estos casos.

Dosis: El jugo de pasto de cereal es muy concentrado; aún una onza tiene valor terapéutico, y no debe ingerirse más de dos onzas a la vez. (Más de dos onzas no es tóxico, pero por lo general esta cantidad no incrementa su efectividad). Debe ser ensalivado completamente antes dc tragarse. El polvo de cualesquiera de los jugos deshidratados (forma seca) es fácil de conseguir y es igual de concentrado; una cucharadita de cualquier polvo derivado del jugo se mezcla con ½ taza de agua. El pasto hecho de la hoja entera también se puede conseguir en tabletas o en polvo, y cualesquiera de estas formas se puede ingerir en mayores cantidades que el pasto hecho de polvo seco del jugo—hasta diez gramos en tabletas o una cucharada sopera copeteada en polvo. Como manera preventiva y para un restablecimiento gradual, para suplirnos de nutrientes adicionales y para contrarrestar los efectos tóxicos de los alimentos y del medio ambiente, ingiera una vez al día pasto de cereal, ya sea, de trigo o de otro tipo; para condiciones de enfermedad, ingiéralo dos o tres veces al día.

Horarios, reacciones y reajustes temporales: Para superar la tendencia a comer excesivamente, o para eliminar candidiasis, ingiera el jugo de pasto, las tabletas o el polvo mezclado con agua al principio de las comidas. (El polvo y las tabletas son mejores que los jugos frescos para tratar el tipo de hongo de Cándida en exceso en el aparato digestivo). De otra forma, si los pastos se necesitan como una forma de prevención, en forma de suplemento, o para condiciones de enfermedad, se toma idealmente una hora o más antes de las comidas y con el estómago vacío. Cuando se utiliza solamente como complemento alimenticio, otra opción es ingerirlo al final de las comidas.

Algunas personas pueden experimentar una ligera reacción al pasto de cereal presentándose diarrea, dolor de cabeza u otros malestares. Estas reacciones normalmente ocurrirán unas cuantas veces, e indican una desintoxicación. Si éstas continúan, entonces se está ingiriendo demasiado pasto de cereal, o éste no es el apropiado.

La temporada para enfatizar el alimento altamente purificador de clorofila es la primavera, cuando los ciclos de purificación y de rejuvenecimiento están a su máximo.

Selección de microalgas y pastos de cereal

Muy a menudo, la gente tiene dificultad al decidir qué alimento rico en clorofila es el mejor. Las cualidades de estos alimentos se traslapan; incluso el mismo producto variará dependiendo de cómo se cultiva, se cosecha y se procesa. Sin embargo, las propiedades básicas de cada uno de estos alimentos generalmente permanecen intactas. La combinación de más de una microalga y pasto de cereal se puede llevar a cabo con un programa adaptado a las necesidades individuales.

Guías en general

Las sugerencias que siguen sirven para todas las aplicaciones del pasto de cereal y de las microalgas, incluyendo las que no se mencionan específicamente en esta sección. Por ejemplo, si usa estos alimentos verdes cuando ayuna, puede seleccionarlos en base a señales *de exceso* o *deficiencia, calor, frío* o *humedad anormal;* las opciones para las aplicaciones se aclararán más adelante cuando se tenga una comprensión más profunda, descrita en la siguiente sección, «Consideraciones y aplicaciones específicas».

La espirulina y la clorela son enfriadoras y purificadoras; el pasto de cereal y las microalgas verdeazules silvestres lo son mucho más. Por lo tanto, la persona robusta y **excesiva** (semblante rojizo, pulso y voz fuerte, capa gruesa en la lengua, naturaleza enérgica) se beneficiará de cualesquiera de éstas cuatro, pero el mejor equilibrio se proporciona por el pasto de cereal y/o las microalgas verdeazules silvestres.

En la persona **deficiente** (pálida o con semblante descolorido, débil, frágil, de naturaleza introvertida, o sin ninguna capa en la lengua), la espirulina y la clorela son generalmente benéficas, mientras que el pasto de cereal y las microalgas verdeazules silvestres se deben ingerir cautelosamente.

A la persona con una constitución **fría** (siente frío con frecuencia, semblante pálido, tiene una aversión al frío) le caerá mejor la clorela o pequeñas dosis de espirulina, porque la clorela (muy parecida a la espirulina) es menos enfriadora que otras microalgas o pastos de cereal. Las personas con señales de *frío* acompañadas por un edema en la parte baja del abdomen, moco, quistes, tumores o con condiciones similares de *humedad anormal* en esta región del cuerpo deben evitar la espirulina, aunque la espirulina, es a menudo benéfica para estas condiciones cuando el *frío* no es un factor. La gente que tiene una constitución *fría*—especialmente cuando se acompaña con sequedad, delgadez, *deficiencia,* o la persona no tiene los pies en la tierra o no está anclada—debe evitar las microalgas verdeazules silvestres, y usar el pasto de cereal moderadamente.

La persona con señales de **calor** (se siente caliente, tiene calor con frecuencia, lengua roja obscura, capa amarilla en la lengua, tiene una aversión al calor) y condiciones inflamatorias que incluyen artritis, úlceras, hepatitis, gastritis, pancreatitis o aftas en la lengua pueden curarse más eficazmente con los productos de pasto de trigo o de cebada debido a su fracción P4D1 y a la clorofila. Un poco menos eficaces pero muy útiles son cualesquiera de las microalgas verdes. La espirulina y la clorela son especialmente buenos remedios para la persona *deficiente* con inflamaciones y otras señales de *calor.*

Para el cáncer, el SIDA, síndrome de Epstein-Barr, esclerosis múltiple, artritis reumatoide, tumores, desarrollo excesivo de Cándida, moco excesivo, edema y otras condiciones asociadas con **humedad anormal,** las microalgas verdeazules silvestres son generalmente las más útiles. Personas que no tienen particularmente señales de *exceso* se beneficiarán de una dosis moderada de 1.5–2 gramos. Los promedios de dosis elevadas de pasto de cereal, de clorela (excelente para los padecimientos del malfuncionamiento inmunológico), de espirulina y de dunaliella son también complementos benéficos (a menudo se utilizan juntas la espirulina y la dunaliella). Puede elegir uno o dos alimentos verdes de los más apropiados basados en sus propiedades.

Para la persona robusta que tiene alguna enfermedad relacionada con *humedad anormal* acompañada con señales claras de *exceso,* 10 gramos diarios o más de las microalgas verdeazules silvestres es una dosis terapéutica. También se recomienda: el pasto de cereal 2–3 veces al día; las otras microalgas pueden agregarse si se requieren.

En casos de fragilidad y de debilidad agravantes, la clorela o la espirulina, cualesquiera de las dos es la mejor opción. Además de éstas, 1 gramo de las microalgas verdeazules silvestres una o dos veces al día elimina la pesadez mental y la depresión que acompañan las condiciones débiles y de *humedad anormal.*

Usos específicos y consideraciones

Economizar: Los que necesitan en la dieta cantidades substanciales de ácido graso AGL, beta caroteno y de proteína fácil de digerir pueden elegir espirulina como la fuente más económica. El ahorro en la espirulina es debido a su cosecha y proceso simples. El proceso de la clorela y de las microalgas verdeazules silvestres es más complejo; estas microalgas parecen destinadas a seguir siendo complementos dietéticos, mientras que la espirulina tiene un potencial como fuente principal de alimento y de proteína.

Cuando se consideran otros nutrientes, las comparaciones de costos difieren. Dependiendo de la cosecha en particular de las microalgas verdeazules silvestres y de la espirulina, la clorela será generalmente la fuente más económica de clorofila. Además, algunas propiedades y factores nutricionales no pueden ser comparados porque existen solamente en un tipo de microalga. Por ejemplo, el FCC (Factor de Crecimiento de la Clorela) se encuentra solamente en la clorela, y la ficocianina solamente en las microalgas verdeazules silvestres. Y el costo de la espirulina es el que difiere más—como en un 300%. Las tabletas y las cápsulas son siempre más costosas.

Suplemento de vitaminas/minerales: Los pastos de trigo, las microalgas verdeazules silvestres y de cebada cultivadas en tierra fértil durante la temporada de frío tienen el contenido más equilibrado de vitaminas/minerales. La espirulina y la clorela tienen concentraciones de nutrientes que varían, dependiendo de su cultivo; en la mayoría de los casos éstas ofrecen también un espectro excelente de vitaminas y de minerales.

El ejercicio como suplemento: Los que hacen ejercicio vigoroso necesitan un metabolismo superior a base de fluidos o líquidos para mantener los tendones y las articulaciones flexibles y libres de inflamaciones. La espirulina proporciona el mejor de estos fluidos *(yin)* que otras microalgas o pastos de cereal. Sin embargo, si las inflamaciones persisten a pesar del uso de la espirulina, entonces el añadir el pasto de cereal es bueno, por sus propiedades antiinflamatorias específicas discutidas anteriormente. De hecho, el pasto de cereal puede recomendarse como una protección contra inflamaciones durante las competencias y los entrenamientos deportivos de mayor aguante o resistencia, donde se genera un calor extremo en el cuerpo.

Los incomparables macronutrientes de la espirulina—sus formas particulares de proteína, carbohidratos y ácidos grasos—se obtienen en abundancia en dosis de 15 a 20 gramos. Por ejemplo, la proteína en 20 gramos de espirulina puede ser equivalente a varias onzas de carne debido a su mejor asimilación y a su carencia relativa de subproductos metabólicos tóxicos. Otras cualidades de la espirulina: su proteína predigerida proporciona el material para la reconstrucción inmediatamente después de su ingestión, sin los efectos secundarios de energía desgastante de la proteína de la carne; sus muco polisacáridos relajan y fortalecen los tejidos conectivos al mismo tiempo que reducen la posibilidad de inflamaciones; sus carbohidratos simples rinden energía inmediata prolongada; sus ácidos grasos AGL mejoran el equilibrio hormonal; y sus vitaminas y minerales unidos a la proteína, como se encuentran en los alimentos integrales, se asimilan mejor que la variedad sintética. La espirulina se puede generalmente considerar un alimento apropiado para los que hacen ejercicio vigoroso, como lo han comprobado muchos atletas del mundo que la usan.

La clorofila del pasto de cereal y de todas las microalgas verdes es útil para desintoxicar el hígado, los riñones y la sangre de las impurezas que producen el esfuerzo físico vigoroso.

Las proteínas, los carbohidratos y varios nutrientes que se encuentran en la espirulina también se pueden encontrar en la clorela y en las microalgas verdeazules silvestres en casi la misma forma, pero en cantidades más pequeñas dentro del espectro de su dosis normal—estas microalgas se usan raramente en dosis de 15 gramos como se da en la espirulina. No obstante, hay otras razones por las que los atletas se benefician de la clorela y las microalgas verdeazules silvestres. El FCC factor del crecimiento de la clorela promueve el crecimiento y la reparación de los tejidos de todas clases, incluyendo los tejidos de los nervios. El estímulo que las microalgas verdeazules silvestres dan al cerebro puede liberar cantidades sorprendentes de energía física almacenada; también se mejora la concentración mental de la persona robusta, un factor esencial en los deportes competitivos.

Depresión: Las microalgas verdeazules silvestres se distinguen por levantar el ánimo eliminando el mal humor; la espirulina, la clorela y el pasto de cereal son también benéficos.

Anemia: Todos los pastos de cereal y las microalgas verdes discutidas en esta sección son buenos tónicos para reconstruir la sangre, pero la espirulina y la clorela son los mejores tónicos para la deficiencia de sangre causada por la débil absorción en la digestión y la inadecuada función del bazo-páncreas, debido a que estas microalgas son menos enfriadoras y purificadoras que la microalga verdeazul silvestre y que los pastos de trigo, y de cebada. (Véase «Sangre deficiente» en el capítulo 31).

Desnutrición: La clorela y especialmente la espirulina ambas tienen un historial enorme de su uso para la emaciación o escualidez y la desnutrición en gente de todas las edades. Éstas también actúan para aliviar el síndrome de mala absorción (intolerancia) a ciertos alimentos en los niños. Este síndrome causa que los niños no absorban todos los nutrientes necesarios durante la digestión por lo tanto la digestión cesa de funcionar normalmente. Para tratar este síndrome y la desnutrición en general, cualesquiera de estas microalgas pueden aprovecharse y llegar a ser una parte importante en la dieta.

El envejecimiento y baja inmunidad: El envejecimiento prematuro y el deterioro del sistema inmunológico suceden más rápidamente a partir del daño hecho por los radicales libres. Una protección magnífica contra tal daño es ofrecida por la fracción P4D1 y la combinación antioxidante del betacaroteno y del superóxido dismutasa (SOD), todo esto se encuentra dentro de una fuente abundante de otros nutrientes del pasto de cereal. Además de que la protección, P4D1 activa la renovación de los ácidos nucleicos dañados (ADN/ARN). La gran cantidad de enzimas digestivas en el pasto de cereal mejora la absorción en la digestión aumentando el fortalecimiento del sistema inmunológico y utilizando nutrientes en contra del envejecimiento.

De modo semejante, los ácidos nucleicos y el beta caroteno en las microalgas son eficaces para retardar el envejecimiento y fortalecer el sistema inmunológico. Aunque el pasto de cereal proporciona una única mejor protección, el añadir las microalgas tiene incluso una mayor eficacia. Según lo discutido anteriormente, las personas que tienen condiciones de *deficiencia* y/o *frío* por lo regular les va mejor con la espirulina ó la clorela y usar el pasto de cereal con precaución.

Bajar de peso: Un factor central para bajar de peso es el ácido graso AGL, del cual la espirulina es la fuente más rica. Los que le siguen en eficacia para bajar de peso son el pasto de cereal y las microalgas verdeazules silvestres. La clorela ayuda a regular el peso del cuerpo en general en personas con energía digestiva débil (mala absorción, carencia de apetito, heces fecales pastosas), pero no es generalmente un remedio eficaz para bajar de peso en aquellos con un historial dietético abundante de carnes, de lácteos y de huevos.

Hipoglucemia y diabetes: Las tres microalgas—espirulina, clorela y las microalgas verdeazules silvestres—son ideales para controlar la hipoglucemia porque contienen una cantidad suficiente de carbohidratos predigeridos para proveer energía prolongada. También, la proteína predigerida en éstas calma la turbulencia de la azúcar en sangre en ambas la hipo- e hiperglucemia (diabetes). El controlar simplemente los antojos de azúcar, tan sólo con ½ gramo de cualquiera de estas microalgas, tomadas al momento del antojo, es con frecuencia un remedio eficaz. La espirulina es la mejor opción, cuando son necesarias muchas más cantidades de proteína para reconstruir la función reguladora de azúcar de las glándulas suprarrenales, del hígado y del páncreas, ya que su dosis estándar proporciona la proteína suficiente para este propósito. Puesto que la diabetes por lo general implica una falta de la síntesis natural del ácido graso AGL en el cuerpo,[44] la espirulina ha sido particularmente útil en estos casos.[45]

La renovación del hígado: El rejuvenecimiento del hígado puede mejorar eligiendo las microalgas o el pasto de trigo según la sección «Guías en general» en la sección anterior. Para una renovación completa en cada caso, planee consumir los alimentos verdes apropiados por lo menos durante un año. (Véase en el capítulo 24, *Elemento Madera,* las sugerencias para la renovación del hígado y para una discusión de los síndromes del hígado).

Otros patrones específicos del hígado: Un hígado ardiente o excesivo denotado por señales de *calor* tales como ojos rojos, cara sonrojada y una tendencia hacia la ira, rabia o enojo se puede superar de la mejor manera usando cantidades substanciales de pasto de trigo o de microalgas verdeazules silvestres. La dunaliella es también un suplemento adecuado debido a su naturaleza enfriadora y desintoxicante.

Cuando hay un daño serio en el hígado, por tomar alcohol durante mucho tiempo, o por el uso de drogas o medicamentos prescritos, se recomienda alimentarse con proteína fácilmente digerible, y cualesquiera de las microalgas verdes cubre esta necesidad. En estos casos de condiciones de exceso del hígado y de daño al hígado, las verdeazules silvestres y la clorela son mejores si se toman 10 gramos al día, una dosis más alta de la normal. La dosis de espirulina para estas condiciones es de aproximadamente 20 gramos al día.

Obstrucciones en el hígado con señales tales como espasmos, inflamaciones (especialmente de la garganta), dolor y depresión pueden beneficiarse de la dosis estándar de cualesquiera de las microalgas o del pasto de trigo.

Los alimentos verdes en la dieta

Recuerde que cada uno de los alimentos verdes tiene cantidades provechosas de clorofila y se pueden utilizar para reconstituir la sangre, purificando y controlando la proliferación de microorganismos indeseados. Los alimentos verdes con cantidades altas de oxalato tales como la espinaca, las hojas verdes del betabel y de la acelga, deben comerse, por lo tanto, en cantidades limitadas por personas con deficiencias minerales o con heces fecales pastosas debido al efecto laxante y pérdida de calcio debido a su cantidad substancial de ácido oxálico. Los alimentos apropiados que se elijan, ricos en clorofila, sobre todo las verduras verdes (incluyendo las de hojas verdes) comunes, pueden consumirse sanamente un 15–20% de la dieta de la gente moderna. Este porcentaje relativamente alto se recomienda especialmente para aquellos que viven en áreas muy contaminadas. En este período intenso, en el cual se inicia una nueva era en nuestra historia, y nos ofrece ciertas ventajas, la cantidad desmesurada de los efectos tóxicos del medio ambiente aunados a la dieta común de hoy en día necesitan ser neutralizados con el color verde de los alimentos para una renovación.

Vitamina A y beta-caroteno

Todas las plantas (verdes) con clorofila tienen ciertos pigmentos conocidos como carotenos. La clorofila y el caroteno, de hecho, trabajan sinérgicamente de varias maneras. Una relación vital ocurre cuando la clorofila activa las enzimas que producen las vitaminas E y K, y ayuda a convertir el caroteno en la vitamina A. Por esta razón, fuentes verdes del caroteno convierten más del doble de su caroteno en vitamina A que los alimentos amarillos. Esta acción creciente catalizada por la clorofila es benéfica para los que están deficientes de la vitamina A, pero no es siempre esencial puesto que el caroteno sin convertirse tiene otras funciones.

El «beta» caroteno constituye la mayoría del caroteno en las plantas, y debido a un gran número de estudios actuales se cree ser especialmente benéfico para tratar de curar el cáncer, tumores y otras enfermedades relacionadas con el sistema inmunológico debilitado. Mientras que la vitamina A y el beta caroteno aparecen casi alternativamente en las discusiones que siguen, es útil tener presente que el beta caroteno es solamente una fuente de la vitamina A y al mismo tiempo tiene propiedades nutritivas adicionales, particularmente en el plano de mejora del sistema inmunológico.

Causas de la deficiencia general de la vitamina A

Una de las deficiencias alimenticias más extensamente reconocidas de épocas recientes es la vitamina A. No sólo se consumen muy pocas verduras verdes (incluyendo las de hojas verdes) y amarillas, sino que con frecuencia el hígado, una buena fuente de vitamina A del reino animal, se descuida. El hígado de la carne de res en una porción de 3½ onzas contiene 44,000 U.I. de vitamina A. Sin embargo, es más conveniente que no se consuma el hígado, no solamente por razones de compasión, sino porque lo más probable es que los animales comercialmente criados estén saturados de productos químicos, hormonas y medicamentos, los cuales se acumulan en sus hígados.

La falta de alimentos en la dieta que contienen vitamina A, es razón obvia de su deficiencia, pero las múltiples funciones de la vitamina A, proporcionan otras razones. La vitamina A desempeña muchos papeles principales en los procesos metabólicos del hígado. Este órgano está sobrecargado de trabajo en la mayoría de la gente debido al consumo de alimentos pesados (altos en grasas, cremosos), grasientos, repletos de toxinas, altamente procesados y en general por el comer en demasía. Llevando esta dieta, apenas y nos damos cuenta de cuanta vitamina A es la suficiente; actualmente algunos nutriólogos aconsejan consumirla de cinco a diez veces más de lo recomendado por la Ingesta Diaria Recomendada (IDR) *(Recommended Dietary Allowance)*.

Cuando la gente con una dieta en exceso demuestra deficiencia de vitamina A, claramente lo primero que se tiene que hacer es ver si la deficiencia es compensada a través de una dieta moderada. Muchos vegetarianos que comen grasa en demasía en forma de oleaginosas, semillas y aceites—e ingieren exceso de proteína de granos y de leguminosas—también muestran patrones de deficiencia de vitamina A, tales como cuero cabelludo escamoso, piel seca y envejecimiento prematuro (por insuficiencia de ácido ribonucleico [ARN]—véase enseguida).

Una vez que la dieta en exceso se haya moderado, entonces la vitamina A puede ayudar a restablecer la función apropiada del hígado. Una ventaja de usar beta caroteno (obtenido de las verduras) como fuente de vitamina A, es que no se torna tóxico. Cualquier exceso del beta caroteno se almacena en el cuerpo hasta que se necesite, mientras que la vitamina A de los productos de origen animal (retinol) es tóxica en dosis grandes. La investigación con los cánceres indica que el beta caroteno tiene un efecto antitumoral que es superior al retinol.[46]

Propiedades principales de la vitamina A

- Esencial para el metabolismo correcto de la proteína del cuerpo.
- Mejora enormemente la producción del ácido ribonucleico (ARN) que transmite a cada célula información vital sobre su función y renovación.
- Protege al cuerpo al nivel de la piel, los tejidos y la superficie de la célula: protege las membranas mucosas de boca, nariz, garganta y pulmones, reduciendo susceptibilidad a las infecciones; neutraliza los efectos de contaminación atmosférica en estas áreas; suaviza la piel y aumenta su resistencia a la enfermedad; fortifica el flujo de

la energía protectora del *qi* a nivel celular, fortifica la pared celular para inhibir la penetración de virus.

- Ayuda a reconstruir y reparar los huesos, los dientes, el pelo, las uñas, la piel y las membranas mucosas de los pulmones y del aparato digestivo y las partes reproductoras. Ayuda a reconstruir la vitalidad de la sangre, a mantener una buena visión y a proteger en contra la ceguera nocturna.

- Activa la glándula del timo y el sistema inmunológico.

Acciones específicas atribuidas a los alimentos beta caroteno

Más de veinticinco años de investigación mundial indica que la gente que consume los alimentos con más cantidades de beta caroteno que el promedio en general, tiene incidencias más bajas de cáncer en los pulmones, estómago, intestino grueso, vejiga, útero, ovarios y piel. El Consejo Nacional de Investigación *(National Research Council)* también apoya el uso de los alimentos con vitamina A/beta caroteno en la prevención del cáncer;[47] en un estudio por un periodo de diecinueve años publicado en un diario médico británico, *The Lancet,* se reportó una gran disminución de incidencias de cáncer entre los fumadores que también ingerían una cantidad de beta caroteno comparativamente alta.[48]

Según Charles Simone, M.D., autor de *Cáncer y Nutrición* (McGraw-Hill, 1983), el beta caroteno es «el más poderoso neutralizador o cazador de radicales libres…[éste] bloquea el proceso por el cual una célula normal se vuelve maligna».

Fuentes alimenticias de vitamina A a través del caroteno

en Unidades Internacionales
Porciones de 100 gramos (3½ onzas)*

Dunaliella	8,300,000	Cebollas de rabo	5,000
Espirulina	250,000	Berros	4,900
Verdeazules silvestres	70,000	Calabaza de invierno	4,200
Pastos de trigo/cebada	66,000	Col rizada *collard*	3,300
Clorela	55,000	Acelga suiza	3,300
Zanahoria	28,000	Col de China	3,000
Camote	26,000	Chabacano	2,700
Col rizada *kale*	8,900	Lechuga romana	2,600
Perejil	8,500	Persimonio	1,800
Espinacas	8,100	Melón	1,800
Hojas verdes del nabo	7,600	Durazno	400
Hojas verdes del betabel	6,100		

---

*Nota: sólo las porciones de dunaliella, espirulina, verdeazules silvestres, clorela y pasto de trigo/cebada se refieren a su forma seca.

Nota: Solamente los alimentos ricos en beta caroteno parecen prevenir el cáncer; la efectividad del beta caroteno aislado en suplementos no ha sido comprobada.[49,50]

Señales de deficiencia de vitamina A

La deficiencia se denota con frecuencia por una piel áspera, seca, prematuramente envejecida y arrugada; enfermedades de la piel en general; pérdida del sentido del olfato; alergias; caspa; ceguera nocturna; inflamación de ojos; y sequedad de las membranas mucosas de la boca y de los sistemas respiratorios y reproductores.

Dosis: La ingesta diaria recomendada (IDR) de vitamina A es de 4,000–5,000 U.I. para adultos y 1,500–4,000 U.I. para niños. Las mujeres embarazadas, lactando o experimentando un proceso de enfermedad requieren generalmente de mucho más. Se necesita más vitamina A durante las estaciones del año más frías y también para personas que utilizan los ojos extensamente en la lectura u otro trabajo de concentración.

Para curar las causas de deficiencia, los alimentos que contienen vitamina A/beta caroteno necesitan con mucha frecuencia enfatizarse por un año o más. El efecto que se produce en el cuerpo, debido a la vitamina A que forma parte de los alimentos, tiene mucho más potencia que la de suplementos sintéticos, así que cuando exista una deficiencia puede comenzar con lo que considere una cantidad relativamente pequeña— quizás varias veces la IDR, o cerca de 15,000–25,000 U.I. diarios.

La selección de alimentos se puede basar en algunas otras propiedades. Por ejemplo, una persona con estreñimiento debe elegir alimentos más amarillos en vez de azulverdes. (El alimento amarillo estimula el peristaltismo, mientras que el azul enfría y astringe). A personas con inflamaciones les vendrían mejor los alimentos azules o verdes, ricos en clorofila. El sabor de los alimentos ayudará a guiarnos a ingerir la cantidad necesaria, puesto que generalmente el sentido del gusto indicará a la persona cuanto es suficiente. Si se utilizan las tabletas de pasto de trigo o de micro-alga, masticándolas minuciosamente aumentará su absorción así como también le dará una clave de cual es el nivel de dosis óptima.

Normalmente pueden notarse buenos resultados al tomar adecuadamente beta caroteno, no solamente para condiciones de enfermedad sino para mantener el bienestar y aumentar la calidad de la vitalidad y de la longevidad. La gente de mediana edad que tiene la piel brillante, sin arrugas ha tenido invariablemente dietas ricas en beta-caroteno por muchos años, a menudo durante sus años de crecimiento.

Es conveniente recordar que las fuentes más altas de la vitamina A/beta caroteno, son las microalgas, las cuales se ingieren en cantidades relativamente pequeñas. Por ejemplo, las porciones típicas de la espirulina varían entre una cucharadita (3 gramos) a una cucharada sopera (7.5 gramos) o cucharada sopera copeteada (10 gramos), rindiendo 7,500, 18,750 y 25,000 U.I. de vitamina A, respectivamente. Una porción de 3½ onzas de col rizada *kale* proporciona 8,300 U.I., mientras que la misma cantidad de zanahorias ofrece 28,000 U.I. Así, cantidades importantes de vitamina A están disponibles en porciones típicas ya sea por medio de verduras o microalgas.

Para obtener los niveles terapéuticos más altos de vitamina A/beta caroteno, la dunaliella puede ser la mejor opción. Una tableta de 300 miligramos (¹⁄₁₀ de cucharadita del polvo) proporciona más de 25,000 U.I.; una cucharadita proporciona 250,000 U.I. Este nivel de consumo no se considera peligroso cuando el beta caroteno se encuentra en un alimento integral tal como las microalgas, pero en cantidades masivas, al menos que se requieran para propósitos terapéuticos, pueden crear eventualmente un desequilibrio. Esto se aplica a cualquier nutriente o alimento, aún cuando éste pueda ser una sustancia completamente no tóxica. Una buena indicación de que se está consumiendo demasiado producto de beta caroteno es una piel amarillenta (carotenemia).

Las formas comerciales de beta caroteno puro son casi siempre sintéticas. Los resultados serán mejores a largo plazo, a partir de fuentes de alimentos integrales.

Puede haber una variación amplia en el contenido del beta caroteno en diversas muestras del mismo alimento. En varias muestras de $3\frac{1}{2}$ onzas, las zanahorias pueden fluctuar entre 100 y 20,000 U.I. y un cultivador de espirulina hawaiano supuestamente obtiene en una muestra más de 500,000 U.I.—más del doble que el promedio. Debido a las extensas diferencias entre las tierras y los productos químicos agrícolas que se utilizan, los nutrientes varían más en las tierras donde se cultivan alimentos que en las microalgas. El conocer las fuentes de alimentos y al seleccionarlos por su calidad garantiza más nutrientes.

Hay algunas condiciones en las cuales el beta caroteno y otros carotenoides no se convierten bien en vitamina A en el cuerpo. Entre éstos están la diabetes mellitus y el hipotiroidismo. En estos casos, la vitamina A de los productos animales (retinol) se convierte en un substituto útil. Esto no significa que el beta caroteno se deba descuidar por completo, puesto que es posible que muchas de sus funciones inmunológicas se deriven de la porción que no se convierte en vitamina A.[46]

Sobrevivencia simplificada

En anticipación a una crisis en la que pudiera resultar en una discontinuidad de provisiones alimenticias, muchas personas han almacenado raciones de alimentos preferidos no-perecederos (por medio del proceso de liofilización, procesados al seco por congelación) para su sobrevivencia. Hay un cierto grado de sabiduría en asegurarnos de tener un surtido de alimentos, pues afecta nuestra estabilidad emocional en muchas formas de las que no siempre estamos concientes.

Sin embargo, hay una alternativa más sencilla que la provisión de alimentos con conservadores. Los alimentos no-perecederos como los granos, las leguminosas, las algas y la sal pueden guardarse en suficientes cantidades para que perduren un año o más si se almacenan con cuidado. Ciertamente esta es la forma más conveniente y económica de abastecernos de estos comestibles.

Los granos, las leguminosas y sus productos derivados pueden prepararse en un sin fin de formas. Además, para obtener alimentos frescos con un alto grado nutricional, todas las semillas (granos, frijoles, chícharos y lentejas) pueden germinarse, y los pastos de trigo, de centeno, de cebada o de avena nos darán brotes o retoños de color verde muy nutritivos. En una crisis donde se pueda encontrar radiación o una plaga, estos alimentos son excelentes reconstructores de la inmunidad y los alimentos como los pastos de cereales, las algas y los alimentos salados desintoxican los efectos de la radiación. Las semillas, por supuesto, pueden replantarse cada año, y por lo tanto representan una provisión de alimentos renovables.

Las estadísticas médicas demuestran que durante la Segunda Guerra Mundial, los habitantes de Noruega gozaron de una mejor salud en ese periodo de sus vidas. Las enfermedades del corazón, cáncer e incidencias de esquizofrenia se redujeron por lo menos a un cuarenta por ciento. Los noruegos consumieron más de sus alimentos tradicionales—granos integrales, frijoles, verduras y pescado fresco—y muy poco de lo que había sido parte de su dieta antes de la guerra como la carne, la margarina (aceites hidrogenados), la azúcar refinada y los alimentos procesados.[1,2] Idealmente, la generación actual descubrirá un estado de salud óptimo y vitalidad a través de la elección de sus alimentos y no a causa de una crisis.

Disfrutar de los alimentos

Lo que comes expresa quien eres, aun sin tomar en cuenta la calidad de los alimentos. El disfrutar de una buena comida y de una buena compañía conduce a un gran gozo interno que hace posible probar el néctar más dulce aun en una simple comida. Sin este gozo, y sin ninguna bendición, los alimentos más completos o la comida más deliciosa no sabe a nada y deja al alma hambrienta. Las personas que sólo comen por gusto, o porque llevan cierta dieta, o porque la comida tiene un valor nutritivo, frecuentemente desarrollan un antojo de algo que no están obteniendo. Atraen caos a sus vidas y a sus hogares en su constante búsqueda, y sólo comen para satisfacer su hambre.

El comer en exceso y el envejecimiento

El comer en exceso, es un pasatiempo muy popular en las naciones poderosas, y se cree que es la causa principal del envejecimiento prematuro (véase también «El proceso de envejecimiento» en el capítulo 28). Cincuenta años de investigaciones nos han demostrado que cuando una dieta nutritiva se lleva con moderación el envejecimiento se retarda, se prolonga la vida y se extiende la inmunidad, hasta donde se ha comprobado, en todas las especies animales, desde los protozoarios, hasta las lombrices, los insectos, los peces y los roedores así como también los humanos.[1,2] De hecho, el comer en demasía, alimentos muy pesados (grasosos, cremosos) y alterados, es la causa de la mayoría de todas las enfermedades del mundo civilizado, como la obesidad, el cáncer y la diabetes. Por lo general, los vegetarianos, aunque no siempre suben de peso, invariablemente, también si comen en exceso les causa debilidad, mala digestión y un envejecimiento acelerado.

Desde un nivel emocional, el comer demasiado es el resultado de deseos excesivos e indistinguibles, lo cual también nos lleva a escoger una gran variedad de alimentos innecesarios. Cada alimento tiene su sabor único, el cual es reconocido por el centro de control del apetito de la glándula hipotálamo. Antes de sentirse satisfecha, esta glándula busca una cantidad de cada sabor que ha probado. Por lo tanto es fácil ingerir en exceso una comida con muchos ingredientes.

Otra causa de un apetito extraordinariamente insaciable son los parásitos. Los síntomas y como curarse de ellos están descritos bajo el tema de «Parásitos» en el capítulo 7 y en el Apéndice A.

Los alimentos refinados pueden contribuir también a comer excesivamente, de acuerdo a una investigación científica reportada por el Servicio de investigaciones del departamento de Agricultura de los EEUU *(U.S. Agricultural Research Service)* (Marzo 1, 1999). Una explicación es que los estamos acondicionados biológicamente a través de millones de años de evolución a consumir alimentos integrales; el comer en demasía representa un antojo instintivo para obtener los nutrientes que se han perdido en la refinación de los alimentos. Dentro de los alimentos comunes con nutrientes drásticamente reducidos se incluyen todos los alimentos considerados de color "blanco" o refinados como la azúcar blanca, el pan blanco, el arroz blanco, las pastas y la repostería hechas con harina blanca y los lácteos bajos en grasa.

El hábito de comer en demasía, especialmente carne y sabores muy fuertes, inflama el interior del estómago. Según la medicina china, el *calor* excesivo en el estómago es en sí una causa de la tendencia a comer en exceso, pero aun así, si este ciclo de comer en demasía se llegara a romper, lo que debemos hacer es modificar los hábitos ya formados que se fueron arraigando a las células y a los órganos del cuerpo durante muchísimos años.

Como lograr un apetito equilibrado

1. Supere el deseo excesivo que surge con comidas complejas y elaboradas. Al mismo tiempo empiece a comer más simple.

2. Si el comer en exceso es un hábito, consuma con regularidad verduras crudas y frutas frescas para refrescar un estómago ardiente. El apio es especialmente bueno. Cuando le sea difícil dejar de comer, coma apio para ayudarle a dejar de comer. También trate de comer frutas o verduras, o beba jugos. Sin embargo, las verduras amargas como el apio, la lechuga o los comestibles crudos de origen vegetal empeoran la condición de los glotones que tienen una constitución delgada, *seca,* nerviosa o *deficiente.* A estas personas les beneficiaría comer verduras o fruta cocidas. Un remedio especial para reducir la inflamación del estómago de los glotones es el comer col o repollo cocido y un té de corteza de olmo *(Ulmus fulva).*

3. En general, debe haber más líquidos en la dieta de los comelones o glotones, por ejemplo sopas y caldos o los cocidos. Cuando se tenga sed entre comidas, se puede tomar bebidas de hierbas u otras bebidas o agua. Además, productos concentrados de clorofila como los pastos de trigo, la espirulina y otras microalgas, y las verduras

de hojas verdeoscuro ayudan a enfriar el estómago. (Véase el capítulo 16, *Productos alimenticios verdes,* para ayudarle a seleccionar los alimentos más apropiados).

4. Reducir el consumo de alimentos que inflaman el estómago: la carne, alimentos fritos o grasosos, todo tipo de oleaginosas, las semillas, los sabores muy salados y los sabores caloríficos que generan calor (ajo y otros miembros de la familia de las cebollas, la canela, el jengibre, el comino, el hinojo, la alcaravea *[Carum carvi]* y los chiles picantes, etc.).

5. Nunca se llene por completo. Una regla a seguir que se ofrece en las enseñanzas de los antiguos Esenios quienes vivieron por mucho tiempo y con mucha vitalidad: deje de comer al sentirse dos terceras partes satisfecho.

6. Respire profundo y mastique minuciosamente los alimentos. Estas dos costumbres sirven como alicientes para tener paciencia y ayudan a suprimir el apetito.

El arte de masticar

El arte de masticar se inicia comiendo. Mastique muy bien para polarizar los alimentos con su organismo y para hacer posible una buena digestión sin obstrucciones.

Si tiene prisa a la hora de comer, simplemente mastique y deje que el masticar lo calme. Entonces se sentirá agradecido y gozará de todos los sabores y aromas.

La digestión de los carbohidratos comienza en la boca. El arte de masticar convierte los granos y otros carbohidratos complejos en azúcares y produce aceites, proteínas y minerales para su máxima absorción. Los alimentos integrales de origen vegetal, especialmente granos enteros integrales, deben mezclarse con saliva y masticarse hasta que el líquido suelte todo su valor nutritivo. Si no mastica adecuadamente, se sentirá pesado y torpe, tendrá gases y no se nutrirá. La carne, las grasas, lo dulce y los alimentos procesados satisfacen de inmediato el antojo por el sabor, pero después de un rato adormecen las papilas del gusto. Estos alimentos procesados entre más se mastiquen, empeoran de sabor. Entre más se mastiquen los carbohidratos integrales, más dulces sabrán. El pan seco, los biscochos de arroz inflado *(rice cakes)* que se encuentran en la mayoría de los supermercados, y los granos enteros integrales sin ninguna salsa provocan el masticar. Al volverse más eficiente la digestión, el cuerpo empieza a sentirse maravillosamente ligero.

Para empezar el hábito de masticar correctamente, inicie cada comida masticando cada bocado que se lleva a la boca unas 30 a 50 veces. Le ayudará a dejar sobre la mesa su tenedor o cuchara entre bocado y bocado.

El nutriólogo estadounidense Horace Fletcher (1849–1919) se hizo famoso por el «fletcherismo», Esto es el arte de masticar minuciosamente. Las tradiciones japonesas y chinas también nos enseñan los beneficios de masticar la comida muy bien. La mayoría de la gente moderna tiene que re-aprender este arte olvidado para poder obtener una exitosa transición a disfrutar de los alimentos integrales.

Más sobre el comer y la nutrición

- No sea tan rígido ni tan arrogante con su dieta que llegue a caer mal o fastidie a otras personas. Las malas compañías son más venenosas que las golosinas que nos da la abuela. Si se le antoja una golosina o algo rico que sabe que no debe, es mejor que se lo coma a que trate de aguantarse las ganas; pues esto le causa angustia mental y arrogancia.

- Escoja una hora para comer en un lugar bello y limpio rodeado de aromas, colores y sonidos agradables y disfrute de una conversación amena. Evite temas agitados y confusos, que lo agiten y lo confundan o conversaciones y/o pensamientos desperdigados. Evite comer cuando esté cansado, acalorado o friolento, preocupado, enojado; no coma parado, no vea televisión ni tampoco lea y no coma antes de bañarse. Estas actividades le pueden causar una mala digestión. Relájese y siéntase cómodo. Quizás reflexione sobre su estado de ánimo. El comer es como una ofrenda en forma de comida para nutrirnos y darle vida a nuestro cuerpo. Nutra sus pensamientos también. Tome en cuenta sus modales y piense en sus propias intenciones cuando esté compartiendo la mesa con otros comensales. Preste atención a las cualidades únicas de cada alimento y el trabajo que se requiere para que usted reciba este alimento en la mesa.

- Relájese después de la comida, pero no se duerma o caiga en estupor. La relajación ayuda a la digestión y a dormir por la noche.

- Dé gracias antes y después de comer.

- Trate de comprar la mayoría de sus comestibles de productores locales. (Esto, no sólo es mejor para su salud sino también es una ayuda a la economía local utilizando menos servicios de transportación y refrigeración). Coma de acuerdo a su salud y conforme a su constitución física.

- Los alimentos y los líquidos no deben estar ni muy calientes ni muy fríos. Esto es especialmente importante para los bebés y niños pequeños. El calor debilita el estómago y crea acidez. El frío lo paraliza.

- El beber líquidos durante la comida diluye los jugos digestivos. Sin embargo, un poco de agua tibia—cuatro onzas o menos—es aceptable. En general tome agua o tés de hierbas diez a veinte minutos antes de cada comida y por lo menos media hora después de comer fruta, dos horas después de una comida rica en almidones al igual que de proteínas de origen vegetal como los granos y las leguminosas, y cuatro horas después de los alimentos como la carne, huevos o productos lácteos.

El horario de las comidas:
La esencia de una, dos o tres comidas diarias

Para poder llegar a una rutina que fomente una buena salud, se tomarán en cuenta factores fisiológicos importantes.

En la noche y en la madrugada, antes de las cinco de la mañana, acontecen las horas apacibles del día cuando los órganos de la digestión necesitan descansar. El hígado, en particular, necesita completar un número de funciones metabólicas ingeniosas, sin disturbios u obstrucciones; éstas necesitan efectuarse lo más alejado posible o mucho antes de las primeras fases de la digestión. Una de estas funciones es la purificación de sangre, la cual se interrumpe y se altera cuando se cena ya tarde por la noche. De acuerdo al «reloj chino», la hora más activa del hígado es entre la una y las tres de la mañana.

El reloj chino es un antiguo concepto que dice que los órganos internos tienen su actividad máxima durante un intervalo que dura dos horas. Esta teoría también sugiere que la actividad mínima de un órgano se alcanza doce horas después de haber alcanzado su actividad máxima. Por ejemplo, la actividad máxima del estómago es de siete a nueve de la mañana, y su actividad mínima es doce horas después; esto es de las siete a las nueve de la noche.

Lo más alejado que se haya ingerido cualquier alimento de la actividad máxima del hígado lo más seguro de que éste pueda elaborar en su totalidad sus centenares de funciones. Si la última comida fue a las seis p.m., habrá siete horas para que la comida pase a través del proceso preliminar de digestión. Puesto que los granos y las leguminosas se quedan en el estómago hasta tres horas, las otras tres (más o menos) horas restantes que éstos se quedan en el intestino delgado no son suficientes para su asimilación; por lo tanto los productos de la asimilación deben ser procesados por el hígado. Por esto, muchos de los seguidores de las prácticas espirituales comen una vez al día antes del mediodía. De esta forma hay por lo menos doce horas antes de que el hígado tenga su actividad máxima.

El tipo de alimentos que se comen en un plan de comidas puede variar enormemente puesto que hay veinticuatro horas para completar la digestión. Algunos tipos de alimentos, por el tiempo extenso que se lleva en digerirlos, presentan algo de dificultad; pueden realmente ser benéficos para las personas con el horario de una sola comida al día. Por ejemplo, el cacahuete retrasa el metabolismo basal; este efecto plantea un problema para aquellos que consumen comidas múltiples. Sin embargo, los cacahuetes son muy apreciados por aquellos que comen sólo una vez al día. Los alimentos como las papas, que reconstruyen los fluidos *yin,* son preferibles puesto que el cuerpo se contrae y fácilmente llega a deshidratarse cuando se pasa un largo día de abstinencia o de ayuno; las verduras de hojas verdeoscuro también son importantes, puesto que éstas ayudan a mantener los fluidos del cuerpo.

Cuando se ingiere una sola comida al día entre la hora antes del mediodía (a partir de las 11) y/o una hora después del mediodía (hasta la 1), ésta se come en el intervalo del tiempo de corazón-mente. A esta hora las intuiciones se intensifican, y la elección de *lo que se come* y *cuanto se come* se aclara—lo cual es considerablemente importante cuando sólo hay una sola oportunidad al día para seleccionar los alimentos.

Los monjes formales chinos zen y sus cofrades estadounidenses, aun mantienen la costumbre dietética de una sola comida al día. Ellos tienen la suficiente energía (para esto y para otras prácticas) como el «dormir» desde la medianoche hasta las tres de la madrugada, y es durante este tiempo cuando se sientan a meditar. A las 3 A.M. es el comienzo del ciclo de las dos horas de los pulmones, es el tiempo ideal para levantarse y hacer ejercicios de respiraciones. Muchos yoguis y personas que meditan se levantan con mucha naturalidad entre las 3 y las 5 A.M.; es la hora del día cuando la vitalidad del *prana* (el *qi* y la respiración) se intensifica. Además, porque el cuerpo no se siente abatido por la digestión, el período de ocho horas enteras entre las 3 A.M. y la única comida de las 11 A.M. puede ser un período del día excepcional para una experiencia espiritual profunda.

Este ejemplo de una comida diaria—y la manera de complementar un estilo de vida centrado a tener un conocimiento de sí mismo—es importante, puesto que establece los cimientos para crear más entendimiento y dar más claridad a los hábitos comunes del comer. Ilustra dos ideas centrales: una, que el cenar tarde puede causar que el hígado y todos sus ingeniosos procesos metabólicos trabajen con menos eficacia y segundo, que con menos comida se siente más ligereza, se tiene más energía, se tiene más claridad y se tiene la necesidad de dormir menos. Sin embargo, una sola comida diaria no es recomendable para personas sin una disciplina firme, puesto que pueden comerse hasta dos a tres comidas en una sola sentada. Sería una buena costumbre para casi todas las personas practicar esto un día a la semana—un día para que los órganos digestivos descansen recibiendo solamente una comida. Los problemas de azúcar en sangre que se pudieran presentar, se discutirán más tarde.

Dos comidas al día

La rutina de dos comidas diarias es óptima para la mayoría de la gente que ha adoptado una dieta de granos y de verduras. Por la mañana, después de levantarse, deben haber transcurrido de una hora a dos horas antes de comer para que el cuerpo y los órganos internos puedan gradualmente ajustarse de un estado de inactividad a un estado de más actividad. En todo caso, espere hasta que tenga hambre antes de comer. Con frecuencia el hambre no se presentará hasta varias horas ya muy avanzada la mañana.

De acuerdo a los ritmos biológicos descritos gráficamente por el reloj chino, las horas entre las siete y las 9 A.M. son las óptimas para comer, puesto que estas son las horas de más actividad para el estómago, lo mismo que de las nueve a las 11 A.M.—siendo éste el intervalo cuando la actividad pancreática se enfatiza—es una buena hora también para comer, si es que se tiene hambre. Esta comida debe estar lo suficientemente húmeda para ayudar a la deshidratación de la mañana, y debe contener también suficientes calorías, proteínas y carbohidratos para sostenernos más adelante durante la parte del día más activa y cálida, la tarde.

La primera comida debe ser más abundante que la segunda, y debe prepararse con más agua. Por ejemplo, si se comen cremas de cereales como crema de arroz (papilla), se preparan normalmente con mucho más agua que si se prepararan con el grano entero sin moler. Y si los granos enteros sin moler se incluyen, también pueden prepararse con más agua. En general, la primera de las dos comidas de la rutina puede consistir de alimentos crudos o parcialmente cocidos. Una excepción se hace cuando las personas tienen señales de *frío* o *deficiencia,* a lo sumo deben comer muy poca cantidad de alimentos crudos o medio cocidos.

La segunda comida puede ingerirse a la mitad de la tarde o más tarde, preferentemente antes de la puesta del sol o las 7 P.M., lo que se suceda primero. Con la puesta del sol el cuerpo recibe la señal de empezar los procesos metabólicos internos y hormonales, y el estómago se considera un órgano exterior (comparado con el hígado y el páncreas). A las 7 P.M. también se inicia el período más débil del estómago. Hemos visto los mejores resultados terapéuticos cuando se come la última comida más temprano en la tarde, cerca de las 3 ó 4 P.M. Esto permite unas nueve horas antes de la hora de actividad máxima del hígado. Según se vaya cambiando la segunda comida del día para más tarde, lo cual es necesario para mucha gente que trabaja, la cantidad de alimentos debe ser menor. Cuando la comida se ingiere más tarde, es mejor mantenerse despierto por lo menos cuatro horas después de su ingesta.

La última comida debe tener la de menor cantidad de alimentos, ya que la parte inactiva del día se está aproximando. Debe estar compuesta de alimentos más cocidos, por las cualidades refrescantes o frías e internas de la noche. Por lo tanto la última comida naturalmente incluye alimentos que vayan hacia el interior del cuerpo: raíces y proteínas concentradas, como las lentejas o tempeh que se pueden enfatizar. Estas tendencias son generales; esto no necesariamente quiere decir que la primera comida no pueda contener proteínas y raíces/tubérculos/rizomas de origen vegetal.

Horario de tres comidas

La rutina de tres comidas al día es quizás la más práctica para el mayor número de personas. Cuando se ha crecido con el ritmo de tres comidas al día, es mejor continuar con este ritmo hasta que el cuerpo indique que es tiempo de cambiar. Esto normalmente ocurre cuando se han curado o sanado el páncreas, el hígado, las suprarrenales y otros órganos, lo suficiente para que se estabilicen los niveles de azúcar en sangre. Una vez que la estabilidad se alcanza, por lo regular la persona sólo tendrá hambre dos veces al día.

La rutina de tres comidas diarias refleja, en la mayoría de las personas, la condición del nivel bajo de azúcar en sangre, también marca claramente los tres períodos del día. Lo óptimo sería que la primera comida se comiera durante el intervalo del estómago, entre las siete y las 9 A.M., pero claro, no antes de que se tenga hambre. La primera comida de la rutina de dos comidas, es la ideal cuando está caliente y preparada con suficiente agua, sin embargo no se necesita la variedad de alimentos crudos ni medios cocidos, puesto que esta primera comida acontece durante las horas más frescas del día. (Una opción más pura es la de comer alimentos crudos). Esta debe ser una comida sencilla. Un ejemplo típico es una sopa ligera de miso de jengibre y un cereal como avena o crema de arroz dulce (papilla).

La segunda comida, por lo general al mediodía o un poco tiempo después, puede ser la más grande del día. Se requiere de más variedad, y para aquellos que no tienen señales de *frío* o *deficiencia,* es la mejor hora para comer alimentos refrescantes o enfriadores (como ensalada) puesto que ésta debe equilibrar la parte del día más caliente y activa, la tarde. En la tarde es cuando los niveles de azúcar bajan a su punto más crítico.

La última comida debe tener la menor cantidad de alimentos, debe estar cocida e idealmente consistiría de una gran concentración de proteínas como leguminosas, oleaginosas, semillas, lácteos, o si es necesario por *deficiencia,* agregar productos de origen animal. Esta comida se come por lo menos cuatro horas después de la segunda comida y preferentemente antes de las siete P.M.

El elixir por la mañana

Cuando se despierta, a menudo se tiene sed, más no hambre. Debido a la deshidratación mientras dormimos y por el hecho de que el dormir es un proceso interno, se deseará a menudo, líquidos expansivos (véase la tabla de Elixires) para compensar la sequedad, elevar la energía y salir de la fase de somnolencia o de inacción. Al levantarse cuando el cuerpo está rígido y la mente está soñolienta significa que el hígado no ha completado la purificación necesaria de la sangre. Esta condición refleja el hábito o un consumo en exceso de muchísimos productos de origen animal, sustancias intoxicantes, o comida de mala calidad, una combinación inadecuada de alimentos y/o por cenar ya muy tarde.

Aun las personas saludables por lo general también tienen sed al despertarse. Cuando se despierta con mucha energía y con una mente clara, entonces sólo hay que satisfacer la sed. Esto puede lograrse con un poco de té de hierbas o agua. Si existe una condición

	Elixir	**Ejemplos**
menos purificadores	tés caloríficos	jengibre, fenogreco, canela, anís de estrella, hinojo, hierbabuena
	consomé de verduras	col o repollo, perejil
	bebida de microalga	espirulina o clorela
	agua	sola o con jugo de limón
	jugo de verduras	zanahoria, apio
	jugo de frutas	manzana, ciruela pasa, uva, naranja
	jugo de pasto de cebada/trigo	extraído fresco, o en polvo tipo comercial de trigo o de cebada
	bebida de microalga silvestre	microalga verdeazul silvestre (*Aphanizomenon flos-aquae*) liofilizada
	té de raíces	bardana, diente de león, achicoria (normalmente utilizada con cebada tostada en sustitutos de café)
más purificadores	té de flores	manzanilla, flores de trébol rojo, flores de azahar

de atontamiento, se pueden tomar líquidos purificantes por el momento para limpiar el organismo.

Las bebidas típicas—las cuales llamaremos «elixires» por su naturaleza desintoxicante y refrescante—están enlistadas en la tabla siguiente según su naturaleza de purificación. Son mejores cuando están un poco calientes para poderles dar una cualidad expansiva, y en ningún momento las bebidas deben servirse más frías que la temperatura ambiente.

Si se tiene la tendencia a sentir *frío* debilidad, lo más seguro es seleccionar las bebidas de la parte superior de la lista. En cuanto a las señales de *exceso,* si se vuelven más prominentes (capa gruesa en la lengua, complexión rojiza, voz fuerte, pulso vigoroso, personalidad y cuerpo robusto), los elixires purificantes de alta potencia son más benéficos. Si existen condiciones de *humedad anormal* como la obesidad, el edema, el desarrollo excesivo de Cándida y carbúnculos (son ampollas negras parecidas a la viruela), los comestibles de origen vegetal amargos son benéficos como la bardana *(Arctium lappa),* el diente de león, la achicoria *(Cichorium intybus),* la manzanilla, la microalga verdeazul silvestre y los pastos de cereal.

El alimento purificador de la mañana

La mañana es un período importante para la purificación puesto que es la hora en que se ha estado sin alimento por un largo tiempo. Además del elixir de la mañana, aquellos que necesitan de un programa de purificación gradual por cualquier razón—especialmente si se está alejando de una dieta de alimentos pesados (sustanciosos, grasosos, cremosos muy condimentados)—pueden elegir comer primordialmente alimentos purificantes en la primera comida. Normalmente se selecciona sólo verduras o frutas para una comida purificante. A las personas robustas, fuertes y que tienen señales de *exceso* y/o *calor* generalmente les va bien con verduras y frutas. Cuando existe la tendencia a un desarrollo excesivo de Cándida, o a una digestión débil con heces fecales pastosas, o un nivel bajo de azúcar en sangre, la fruta *no* se recomienda.

Si las frutas y las verduras se comen temprano en la parte refrescante del día, por lo general, crean un mejor equilibrio cuando se cocinan o se cuecen un poco. Si la primera comida se ingiere cerca de la tarde, entonces el valor refrescante de ingerir alimentos crudos debe considerarse. No obstante, personas con mucho *exceso* y señales de *calor* por lo general se benefician al ingerir alimentos crudos a cualquier hora. A la hora de decidir si come alimentos frescos, crudos o cocidos, primeramente debe considerar las señales o condiciones de su salud personal antes que los cambios climáticos del día.

Los alimentos locales

Conforme la persona llega a ser más equilibrada, le atraerán más los alimentos que se cultivan y se cosechan en su localidad y el comer tiene más importancia de acuerdo a los cambios climáticos, de día a día o por temporada. Los comestibles locales de origen vegetal y de origen animal se generan de la misma tierra, agua y aire, y comparten las mismas condiciones climáticas. De esta manera se han adaptado de una forma única para apoyar la vida de los habitantes de la localidad. Por esta razón, algunas personas aseguran

Resumen del horario del plan de comidas

Número de comidas diarias

	Tres comidas al día	**Dos comidas al día**	**Una comida al día**
Tipo de persona a quien se le recomienda:	Personas que realizan trabajos físicos estrenuos, o que tienen azúcar baja en sangre (antojo de dulces) o que hayan iniciado la transición a una dieta a base de granos y de verduras.	Personas que se han ajustado a una dieta a base de granos y verduras; este plan ayuda a desarrollar cualidades positivas tanto físicas como mentales.	Aquellos que tienen una disciplina firme. Este plan puede apoyar un desarrollo avanzado de la mente y del espíritu.

Horario óptimo de las comidas

	Tres comidas al día	**Dos comidas al día**	**Una comida al día**
Primera comida	7–9 A.M.	7–11 A.M.	11 A.M.–1 P.M.
Segunda comida	11 A.M.–1 P.M.	3–6 P.M.	
Tercera comida	4–7 P.M.		

La cantidad y características especiales de las comidas

	Tres comidas al día	**Dos comidas al día**	**Una comida al día**
Primera comida	A) Es simple y de cantidad moderada, preparada con bastante agua y ligeramente cocida, o B) una comida para la limpieza que consiste de verduras y frutas para personas que necesiten purificación.	Es de mayor cantidad; consiste de algunos alimentos ligeramente cocidos o crudos.	Es de cantidad moderada con suficiente variedad; preparada con bastante agua y consiste de algunos alimentos crudos y otros ligeramente cocidos. Verduras de hojas verdeoscuro son benéficas.
Segunda comida	Es la de mayor cantidad y con más variedad; consiste de alimentos ligeramente cocidos o crudos.	Es de menor cantidad, simple y cocida. La mayor parte consiste de proteínas; se enfatizan verduras de raíz, rizomas o tubérculos.	
Tercera comida	Es la de menor cantidad y cocida; es la que puede consistir en su mayor parte de proteínas; se enfatizan verduras de raíz, rizomas o tubérculos.		

que el comer el 100% de la dieta de su región de origen es lo mejor (definiendo vagamente «una región» abarca de 300 a 500 millas de radio considerando todas las áreas con patrones de ambiente similares). Creemos que un porcentaje ideal puede ser alrededor de un 90%. Puesto que muchas tierras están deficientes en algunos nutrientes, hay la probabilidad de obtener los nutrientes que faltan probando alimentos de otras áreas. También, al ingerir una porción pequeña de los alimentos provenientes de otras áreas del planeta, creamos un enlace con esa área, siempre y cuando los alimentos hayan adquirido las numerosas cualidades inherentes de su lugar de origen.

Bocadillos entre comidas para personas con nivel bajo de azúcar en sangre

El ajustarse a cualquier horario nuevo tardará algo de tiempo, y quizás el mayor de los obstáculos es el nivel bajo de azúcar en sangre. Cuando el nivel de azúcar en sangre baja, la persona puede fácilmente deprimirse y debilitarse. (Véase el capítulo 29, *Desequilibrios de azúcar en sangre*). Aunque no es una buena costumbre el comer entre comidas, es necesario en algunos casos, cuando tres comidas al día es insuficiente. La mejor elección de alimentos entre comidas incluye carbohidratos complejos y proteínas. Algunas veces éstos son las mismas comidas; bizcochos de arroz inflado, por ejemplo, tienen un alto porcentaje de los dos carbohidratos complejos y proteínas. Las verduras con mucho contenido de almidón, especialmente las zanahorias, rápidamente incrementan el nivel de azúcar en sangre. Las microalgas y el polen de las abejas también se usan para este propósito. La elección más fácil de alimentos entre comidas, por supuesto son de un tipo de dulce concentrado y también de frutas, puesto que nos satisfacen rápidamente—pero quizás posteriormente causen un nivel más bajo de azúcar en sangre. Las frutas y el tipo de alimentos hechos de dulce-concentrado varían enormemente en cuanto a su habilidad de estabilizar el nivel de azúcar (véase el capítulo 11, *Dulcificantes*). La tabla de la página 286 es un resumen de las sugerencias para el horario de las tres comidas.

Para todos los planes de comidas

A) El elixir de la mañana: Tan pronto se levante, calme su sed con agua, té de hierbas, caldo de verduras, o bebidas verdes (de pastos trigo/cebada o de espirulina) o jugos de verduras o de frutas. Estas bebidas deben estar tibias.

B) El intervalo entre el despertar y la primera comida: Espere una o dos horas o más antes de la primera comida; sólo coma cuando tenga hambre—esto se aplica en todas las comidas.

C) Las personas muy débiles o enfermas deben comer de acuerdo a las condiciones y el hambre que tengan. Véase el capítulo 6, *Exceso y deficiencia*.

La combinación de alimentos

La importancia de las combinaciones de alimentos

La comida muy elaborada y demasiado combinada incita a casi todo el mundo—aún a las personas que viven moderadamente—a ser demasiado indulgentes. La consecuencia es una digestión fermentada, sangre contaminada y una mente confusa. Las molestias de la digestión más comunes a causa de una mala combinación de alimentos son: disminución en la asimilación de nutrientes, gas intestinal, dolor abdominal e inflamación. Si se continúa comiendo de esta forma, a la larga pueden resultar condiciones degenerativas.

La combinación de alimentos, en la mayoría de las guías de nutrición, con buenos resultados sigue un principio fisiológico central. La asimilación correcta y completa de los alimentos es el resultado de la acción de las enzimas digestivas. Los diferentes tipos de alimentos (aún alimentos dentro del mismo grupo, como dos granos diferentes) requieren de sus propias enzimas únicas.

Cuando se comen, muchos ingredientes diferentes, al mismo tiempo, el cuerpo se confunde y no puede manufacturar todas las enzimas necesarias simultáneamente. En este momento la digestión sigue, pero parcialmente, a través de una acción bacterial, la cual siempre causa fermentación y los problemas asociados mencionados anteriormente.

Cuando la proteína de un alimento se digiere enzimáticamente, el resultado es que los aminoácidos se hacen disponibles para reparar y mantener el cuerpo. En la digestión bacterial los aminoácidos también se hacen disponibles, pero estos crean productos adicionales secundarios como las ptomaínas y las leucomaínas. Similarmente, a partir de la fermentación bacterial de almidones resultan productos tóxicos: alcoholes, ácido acético y dióxido de carbono. La digestión saludable de almidones por medio de enzimas produce sólo azúcares simples. La fermentación digestiva no debe confundirse con las fermentaciones más saludables y controladas que se usan en productos hechos con masa agria fermentada al natural (sin el uso de levadura comercial), sauerkraut (col rallada fermentada), miso, tempeh, etc.

Algunas personas toleran ciertas combinaciones de alimentos que otras personas no toleran. Durante el tiempo de enfermedad o crisis, debe ser imperativo sujetarse a reglas de combinación de alimentos mucho más estrictas de lo que comúnmente se come. En cualquier caso, cuando se sigue una dieta basada en granos y verduras sin tener buenos resultados, se debe a una inadecuada combinación de alimentos.

Aquí se ofrecen tres planes de combinaciones de alimentos. Plan A es sólo para aquellos con digestión normal y sin condiciones serias de salud; Plan B es un programa eficaz para lograr una digestión excelente, es para personas con mala digestión y/o problemas de salud; Plan C, una sola comida de olla, puede incluir combinaciones más o menos restringidas, dependiendo que tan resistente es su digestión. Este plan es adecuado para personas deficientes en fluidos *yin*.

La combinación de alimentos del Plan B refleja las costumbres del comer de nuestros más antiguos ancestros; era cuando comían un sólo alimento o combinado con uno o dos ingredientes más. Estos hábitos del comer tan primitivos se practicaron por miles de años y son la base de nuestra capacidad digestiva. Para aquellos con condiciones débiles o estresantes, es muy benéfico y natural volver a este plan de dieta sencillo.

Comer con sencillez cuando se tiene buena salud es otra manera de mantener vitalidad. Una comida con poca variación de alimentos no significa insuficiencia de nutrientes, ya que cada comida contiene diferentes ingredientes de aquellos que se comieron en la comida anterior.

Algunas de las personas más saludables comen con sencillez, como lo hacen muchos niños, quienes están más en contacto con sus instintos. Los instintos se vuelven más agudos durante la fase de enfermedad—tanto que la tendencia de la gente enferma a saber lo que necesita (a menudo es la comida más sencilla). La mayoría de la gente se sentiría mejor, si después de investigar lo que toleran, eligen partes adecuadas de cada uno de los siguientes planes.

Las reglas del Plan A hacen hincapié en que mucha gente necesita comer alimentos en cierto orden y combinación para una digestión satisfactoria.

Plan A: combinación de alimentos para una mejor digestión

Regla fundamental: Las comidas sencillas se digieren mejor.

Regla 1. Coma los alimentos con alto grado de proteína al comienzo de la comida.

Los alimentos con alto grado de proteína tienen prioridad porque requieren de cuantiosos ácidos estomacales, mientras que los almidones y otras comidas, en comparación, utilizan muy pocos. Generalmente, las comidas con más proteína son las leguminosas, todas las oleaginosas, las semillas y los productos de origen animal. Cuando los alimentos con más proteína se comen después de los almidones y otras comidas, los ácidos estomacales no serán suficientes para su digestión.

Regla 2. Los alimentos salados deben comerse antes que los alimentos de otros sabores.

Se puede comer una pequeña cantidad de sopa si contiene un alto grado de proteína salada y productos abundantes en enzimas como miso o salsa de soya, los cuales activan y promueven la digestión. Si este no es el caso la sopa diluye los jugos gástricos iniciales necesarios para la separación de las proteínas y por ende debe comerse al final de la comida. Los alimentos salados se digieren antes que otros sabores puesto que la sal tiene un aspecto descendente muy fuerte *(yin)* y gravita al fondo del estómago, estimulando los jugos gástricos para la digestión de todas las demás comidas o alimentos. Cuando un producto salado como pepinillos encurtidos o chamoys (umeboshi-ciruela japonesa salada) se come al final de la comida en cantidades pequeñas, puede ayudar a disipar el caos gástrico que resulta de la combinación de muchos alimentos.

Cuando el estómago se encuentra débil, afectado, la medicina china tradicional nos enseña que su energía descendente normal tiende a «ascender» y sentimos ganas de eructar, de vomitar o acidez; la sal puede invertir esta condición, aunque mucha sal puede empeorarla. El mejor uso de la sal es combinarla con los alimentos casi al principio de una comida; su función como coadyuvante digestivo después de la cena es de uso especial. Es mejor comer las leguminosas antes que los granos, no sólo por su alto contenido de proteína sino porque generalmente están preparadas con más sal para ayudar a su digestión y para tener un sabor más apetecible.

Regla 3. Proteínas, grasas y almidones se combinan mejor con verduras no-amiláceas (sin almidón) y verduras verdes (incluyendo las de hojas verdes).

Las verduras verdes (incluyendo las de hojas verdes) es mejor consumirlas sólo con proteínas por separado o solamente con almidones sin las proteínas. Sin embargo, las personas con una digestión normal no acostumbran aislar las proteínas de los almidones ni tampoco consumen las proteínas primero, ni tampoco las combinan únicamente con verduras no-amiláceas (sin almidón) y verduras verdes (incluyendo las de hojas verdes). Aunque la separación de proteínas y almidones aun sigue siendo la más benéfica, la mínima intención del Plan A es que las proteínas, los almidones y las verduras verdes (incluyendo las de hojas verdes) cuando se combinen en la misma comida, la proteína deba enfatizarse al comienzo de la comida y comerse con una gran cantidad de verduras verdes (incluyendo las de hojas verdes) para ayudar a su digestión. La relación entre la digestión de las verduras verdes (incluyendo las de hojas verdes) y las proteínas se discute en el capítulo que habla de las proteínas y la vitamina B_{12}.

Debe considerarse la relación entre proteínas y almidones, ya que su digestión depende de la proporción de cada uno de ellos. Una proteína concentrada se digiere más fácilmente si se consume en pequeñas cantidades. Por ejemplo, mucha gente digiere mejor una comida de frijoles y granos si la proporción de frijoles con granos no es más de uno-a-dos, aunque proporciones tan bajas como uno-a-siete también son recomendables. (Plan B, descrito más adelante, es para aquellos que no deben combinar la proteína con los almidones).

En cualquier comida, las proteínas son más difíciles de digerir completamente. La proteína en exceso, particularmente de origen animal, es la causa de mayor indigestión y de enfermedades en los países de Occidente como en otras partes del mundo donde se consume. El problema de la proteína (en forma de productos) de origen animal es que casi siempre contiene abundante grasa saturada. Éstas y otros tipos de grasas y aceites demoran la digestión de las proteínas. La situación se empeora cuando los productos de origen animal se fríen en aceite. La clave para usar las grasas y los aceites (Ej., mantequilla, crema, aceites para cocinar y sus usos en aderezos de ensaladas) es minimizar su consumo, especialmente en una comida rica en proteínas.

Los almidones, así como las proteínas, las grasas y aceites, se combinan bien con verduras bajas en almidones y se combinan muy poco con otros almidones, puesto que cada tipo de almidón requiere diferente tipo de ambiente para su digestión. Idealmente, es preferible un sólo almidón por comida, aunque la mayoría de la gente saludable puede tolerar dos tipos de granos, o un grano y otro almidón en forma de verdura. Por ejemplo, la nutrición y la digestión de una comida que ya contiene pan de centeno y betabel—dos almidones—no necesariamente mejoraría si el pan incluyera otro grano como el trigo, puesto que la digestión de los dos granos cs menos eficaz y puede contrarrestarse

Plan A: Recomendación del orden de las comidas

I **Proteínas**
sopa de miso*
frijoles, oleaginosas
queso, huevos
pescado, carne

II **Amiláceos**
arroz
pan
papa
calabaza de invierno

comerse con
Verduras verdes y las no-amiláceas
(cocidas o crudas)
col rizada *kale*
col
brócoli
hojas verdes del nabo
champiñones
rábanos

III **Ensalada**
verduras crudas
(incluyendo las de hojas)
germinados

IV **Postre**
frutas
platillos endulzados con fruta,
fruta deshidratada y/o
dulcificantes concentrados
como melaza y miel de maple

Las cuatro fases del Plan A mencionadas arriba no es una recomendación para que todas las categorías deban servirse en un sólo platillo balanceado. En casi todos los casos, la digestión sería mejor si se mezclaran la menor cantidad de diferentes alimentos en cada comida.

Notas: 1) Más ejemplos de alimentos proteicos, amiláceos y no-amiláceos y verduras verdes (incluyendo las de hojas verdes) aparecen más adelante en este capítulo. 2) La sección de recetas contiene una gran variedad de platillos vegetarianos, en donde encontrarás de los más simples a los más complejos. Las recetas más complejas se han diseñado para personas que tienen una buena digestión, y especialmente para aquellas en transición dietética, las cuales han llevado una dieta compleja, y que aun les apetecen sabores fuertes. Aun así, estas recetas sólo úsense ocasionalmente.

*La sopa debe comerse primero si es una sopa salada rica en enzimas hecha con salsa de miso o soya. Una sopa ligera de verduras se come al final de la comida.

con los nutrientes agregados del trigo. Esto es especialmente cierto en personas con una mala digestión.

Regla 4. La fruta y los alimentos endulzados o lo dulce, deben comerse por sí solos, o en pequeñas cantidades al final de la comida.

Por su estructura relativamente simple, las frutas y dulcificantes concentrados presentan un problema muy especial cuando se combinan con otras comidas. Cuando se comen en una comida, se digieren primero y tienden a monopolizar todas las funciones digestivas, mientras que los otros alimentos esperan, y se fermentan. Las frutas y los dulcificantes no se mezclan bien con almidones y proteínas; su combinación con verduras verdes (incluyendo las de hojas verdes) no es necesariamente inconveniente. La lechuga y el apio, por ejemplo, dicen los expertos en combinación de alimentos, que ayudan a la digestión de frutas y azúcares simples. En una comida de proteínas o almidones, recomendamos que la fruta o el postre se coman al final de la comida, precedidos de una ensalada de lechuga. Este orden se debe a la naturaleza expansiva y descendente del sabor dulce. De hecho, la ensalada verde es la mejor manera de finalizar o terminar con una comida de proteína o almidones.

Idealmente la fruta ya sea fresca o cocida y sus productos hechos con dulcificantes (azúcares) se comen por sí solas como golosinas refrescantes o en comidas pequeñas que dan energía. Considere una galleta de avena con pasas y almendras endulzada con *amasake* (dulcificante). Esta combinación de almidón, fruta, proteína y un dulcificante concentrado, que sabe muy sabrosa, ofrece un reto muy difícil para cualquier aparato digestivo, aun si se comiera por sí sola; se imagina como resultaría si se comiera después de una comida que consiste de varios ingredientes.

Plan B: combinación de alimentos para una mejor digestión

Plan B—con algunas secciones del Plan A pero con más restricciones—es el plan óptimo para la persona con digestión sensible o deficiente. Es también el mejor plan para cualquier persona durante etapas de enfermedad.

Las personas con buena salud, pueden elegir el Plan B para incrementar su vitalidad. Es un plan efectivo cuando se desea más enfoque y claridad. Algunas personas se dan cuenta de lo útil que es seguir el hábito del Plan B por lo menos un día a la semana.

El Plan B tiene dos reglas básicas: 1) Consumir alimentos con proteínas y almidones en comidas cada uno por separado; cada uno se combina mejor con verduras verdes (incluyendo las de hojas verdes) o no-amiláceas (sin-almidón); 2) Las frutas se comen solas. Sin embargo, hay varias excepciones a estas reglas que hacen el Plan B bastante flexible.

Combinaciones de alimentos del plan B: excepciones

Combinaciones especiales para proteínas con alto contenido de grasa, las grasas y los aceites

Las proteínas altas en grasa—las «proteínas con alto contenido de grasa»—incluyen queso, leche, yogurt, *kefir* (jocoque), oleaginosas y semillas con grasa. Éstas también se combinan mejor con verduras verdes (incluyendo las de hojas verdes) y verduras no-amiláceas aunque también tienen otra característica adicional: se combinan bien con frutas agrias ácidas. Así como las siguientes combinaciones: almendras y las manzanas agrias; mantequilla hecha de ajonjolí entero (con todo y su cascarilla) y salsa de limón; yogurt y fresas; y queso cottage y toronja son ejemplos de combinaciones aceptables de proteínas altas en grasa y frutas ácidas.

Aunque el ácido retarda la digestión de la proteína, esto no implica tanto trabajo como cuando hay abundancia de grasa en las «proteínas con alto contenido de grasa». Adicionalmente, los ácidos en efecto, ayudan a la digestión de las grasas si estos se combinan con proteínas antes de consumirse porque de esta manera ayudan a romper las cadenas de proteínas. Por otra parte, el agregar los ácidos al tiempo de la ingestión, inhibe la secreción de ácidos estomacales, los cuales se necesitan para la digestión completa de proteínas. Si las proteínas se marinan con vinagre o con otros ácidos, como las carnes y los frijoles, los ácidos se combinan con proteínas y así separan o desdoblan las cadenas de proteínas antes de que entren en el estómago, y sólo queda muy poco ácido en estado libre para inhibir la secreción de los jugos gástricos durante la digestión, si es que lo hay. Esto sucede particularmente cuando las carnes se cuecen después de haberlas marinado (descrito en el capítulo de *Proteína y vitamina B₁₂*).

En este capítulo llamaremos a las «grasas» y a los «aceites» a los alimentos que derivan su energía calorífica por medio de su contenido de ácido graso. Estos se deben distinguir de las «proteínas con alto contenido de grasa» mencionadas anteriormente porque las grasas y los aceites contienen comparativamente muy pocas proteínas. Se incluyen por ejemplo la manteca de cerdo, mantequilla, aceitunas, aguacates, crema, crema agria y los aceites (Ej., de linaza, de ajonjolí, de oliva, coco, mantequilla clarificada). Las grasas y los aceites, sin embargo, de una manera diferente a las proteínas y a las proteínas altas en grasa, no retardan mucho la digestión de los almidones. El pan con mantequilla, arroz con aceitunas, papas con aguacate, crema o aceite de linaza (recién prensado en frío) combinado con cereal de avena cocida hacen una buena combinación. La digestión de las grasas y aceites, similarmente a todas las proteínas, se facilita más cuando se consumen con verduras verdes (incluyendo las de hojas verdes). En las comidas que consisten de alimentos amiláceos, por lo tanto, se digieren mejor cuando se acompañan con abundantes verduras de hojas verdes.

No importa lo bien que se combinen las grasas y los aceites con otros alimentos, cualquier exceso de alimentos con grasas o con aceites en el cuerpo ocasionan un desgaste o destrucción en el hígado.

Tomar la leche sola

De acuerdo al Antiguo Testamento, la leche no se consume junto con la carne. En la naturaleza los mamíferos toman la leche sola, aun cuando se están destetando, no toman la leche al mismo tiempo que otros alimentos. La leche que se consume al mismo tiempo que otros alimentos tiende a cuajarse al derredor, aislándola de la digestión. Los productos lácteos cuajados (fermentados) como el queso, yogurt y leche cortada no causan este problema y así como otras proteínas se combinan bien con verduras verdes.

Excepciones de tipo de frutas

Los *melones* se comen solos puesto que se digieren muy rápidamente; cualquier otro alimento que se coma con ellos atrasa su digestión causando fermentación.

Los *limones amarillos, limones verdes y los tomates* son frutas ácidas que también se combinan con verduras verdes (incluyendo las de hojas verdes) y verduras no-amiláceas (sin almidón). Esta es una información muy útil para crear ensaladas, especialmente con proteínas con «alto contenido de grasa», puesto que ya sabemos que la fruta ácida se combina muy bien con proteínas altas en grasa. Por ejemplo, una ensalada «alta en proteína» puede incluir verduras de hojas verdes con proteínas altas en grasa (oleaginosas, semillas, aguacate o yogurt) y fruta ácida (limones amarillos, limones verdes y tomates).

El *apio y la lechuga,* como se mencionó, son dos verduras que se pueden comer con fruta en general y de esta manera complementan la digestión de las frutas y las azúcares simples. Desde la perspectiva de la medicina oriental, la lechuga y el apio tienen la habilidad de secar condiciones de *humedad anormal* incluyendo la fermentación en el aparato digestivo, lo cual ocurre cuando se comen alimentos dulces (la lechuga y el apio se discuten más adelante en «Equilibrando los alimentos dulces y conservando el calcio» en la página 251).

Tomar *jugo de frutas* entre las comidas puede perturbar la digestión a menos que hayan pasado dos horas después de una comida basada en almidones o cuatro horas después de una comida abundante en proteínas. Aquellos que necesiten de una limpieza, que se puedan beneficiar de las cualidades más refrescantes de la fruta—personas que tienden a ser extremadamente calurosas, que sufren de toxicidad y que muestren señales de *exceso* debido al consumo de carne y a otros alimentos pesados (altos en grasa, cremosos, muy condimentados)—pueden beneficiarse si consumen una sola comida al día, por lo general la primera, que consista enteramente de frutas. Esta es una excelente idea para las personas que combinan inadecuadamente las frutas o jugos de fruta con alimentos como los granos y verduras amiláceas, o cuando éstos últimos se comen inmediatamente después de la fruta; es mejor comerse un platillo de una sola fruta o frutas y jugo. Por favor consulte la sección de «frutas» en la sección de recetas para sus propiedades caloríficas y enfriadoras, y otras propiedades comunes de las frutas.

El Plan C: una sola comida de olla

Las tradiciones de la India y China usan comidas con ingredientes múltiples para sanar, cuando éstas se preparan correctamente.

En el Plan C, como en el Plan A, se puede combinar un número de ingredientes en una sola comida de olla. Pero en vez de centrarse en el orden de alimentos que se consumen, se cocinan todos los ingredientes para una comida en una sola olla con suficiente

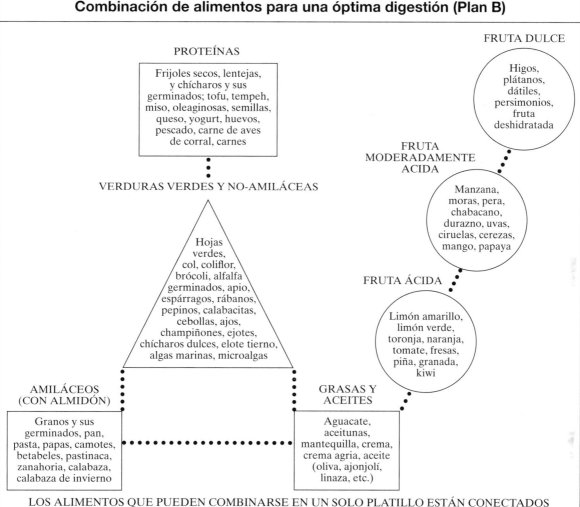

Combinación de alimentos para una óptima digestión (Plan B)

PROTEÍNAS

Frijoles secos, lentejas,
y chícharos y sus
germinados; tofu, tempeh,
miso, oleaginosas, semillas,
queso, yogurt, huevos,
pescado, carne de aves
de corral, carnes

FRUTA DULCE

Higos,
plátanos,
dátiles,
persimonios,
fruta
deshidratada

VERDURAS VERDES Y NO-AMILÁCEAS

FRUTA
MODERADAMENTE
ACIDA

Manzana,
moras, pera,
chabacano,
durazno, uvas,
ciruelas, cerezas,
mango, papaya

Hojas
verdes,
col, coliflor,
brócoli, alfalfa
germinados, apio,
espárragos, rábanos,
pepinos, calabacitas,
cebollas, ajos,
champiñones, ejotes,
chícharos dulces, elote tierno,
algas marinas, microalgas

FRUTA ÁCIDA

Limón amarillo,
limón verde,
toronja, naranja,
tomate, fresas,
piña, granada,
kiwi

AMILÁCEOS
(CON ALMIDÓN)

Granos y sus
germinados, pan,
pasta, papas, camotes,
betabeles, pastinaca,
zanahoria, calabaza,
calabaza de invierno

GRASAS Y
ACEITES

Aguacate,
aceitunas,
mantequilla, crema,
crema agria, aceite
(oliva, ajonjolí,
linaza, etc.)

LOS ALIMENTOS QUE PUEDEN COMBINARSE EN UN SOLO PLATILLO ESTÁN CONECTADOS
DIRECTAMENTE CON UNA LINEA PUNTEADA.*

Restricciones y combinaciones especiales:
- A lo sumo consuma un alimento con proteína o un alimento con almidón, cada uno
  por separado a horas distintas.
- Coma el melón sólo.
- Tome la leche sola.
- Limón verde, limón amarillo y tomate (los cuales son frutas ácidas) se combinan bien con
  verduras verdes (incluyendo las de hojas verdes) y verduras no-amiláceas (sin almidón).
- La lechuga y el apio (las cuales son verduras verdes) se combinan bien con todas las frutas.
- Oleaginosas, semillas ricas en aceite, queso, yogurt, *kefir* (jocoque) y otros alimentos lácteos
  fermentados (los cuales son proteínas altas en grasa) se combinan bien con frutas ácidas.

*Ejemplos:** Ya sea alimentos proteicos o amiláceos (con almidón) se combinan bien con verduras verdes
(incluyendo las de hojas verdes) y con verduras no-amiláceas (sin almidón), pero no en el mismo platillo (no
hay ninguna línea punteada entre alimentos proteicos y los amiláceos (con almidón); al igual, frutas dulces y
ácidas no se combinan bien entre ellas.

Ejemplos del Plan B

Platillos con alimentos proteicos

- yogurt de semillas de ajonjolí sobre col rizada *kale* al vapor y germinados de alfalfa
- salsa de almendras con limón sobre brócoli
- sopa de lentejas y *hijiki* (alga marina) y col agria o sauerkraut
- sopa de miso *hatcho* (sólo de soya) con algas marinas y champiñones
- ensalada de frijoles mungo, lechuga y perjil
- guisado de tofu, col y chícharos dulces frescos
- salsa de tempeh-rábano-espirulina sobre berros
- gajos cortados de naranja con yogurt
- ensalada de tomate y endivia (*Cichorium endivia*) o escarola (hojas grandes) con queso de cabra rallado encima

Platillos con alimentos amiláceos (con almidón)

- sopa de granos de alforfón triturado mediano *(groats)* con col y champiñones
- guarnición de camotes y aguacate machacado y perejil
- ensalada de betabeles rallados, hojas verdes del *betabel* y germinados de rábanos
- rollos de alga marina *nori* y arroz
- zanahorias, elote tierno y ejotes rociados con aceite de linaza fresco
- pan hecho de trigo germinado
- cereal de quinua con coles de Bruselas y coliflor
- hojas de nabo con calabaza de invierno
- papas con crema agria
- sándwich de aguacate y germinados
- cereal de avena y *dulse* (alga marina) con mantequilla

Verduras de hojas verdes y bajo contenido de almidón

Este grupo es el mejor para las combinaciones de todos los alimentos y ayuda a la buena digestión de las proteínas y de los almidones (véase los ejemplos de alimentos proteicos y amiláceos). Cada alimento en este grupo también se combina muy bien con el resto de los alimentos, aunque sólo se mezclen tres o cuatro de ellos para una mejor digestión. Las comidas de sólo hojas verdes y verduras con bajo contenido de almidón son generalmente ensaladas o platos de verduras cocidas, y los ejemplos pueden ser muy variados. Las fuentes relativamente altas de proteína están en este grupo: elote tierno, chícharos frescos y ejotes; también algas marinas y microalgas como espirulina y clorela. El consumer únicamente de este grupo de alimentos es extraordinariamente purificante; las frutas son aun mucho más purificantes.

Platillos a base de frutas

- guisado de chabacanos deshidratados y pasitas
- jugo de pera y manzana
- melón
- ensalada de tomate y lechuga
- rebanadas de manzana y apio
- piña picada con almendras
- moras *huckleberries*
- higos frescos
- plátanos y duraznos

En la siguiente tabla el Plan B está resumido y se describe junto al Plan A para hacer una comparación entre los dos.

Planes A y B combinaciones de alimentos

Grupo de alimentos	Ejemplos	Plan A: combinación para mejor digestión	Plan B: combinación para máxima digestión
Proteínas	Leguminosas (frijoles, lentejas, chícharos), germinados, tofu, tempeh, miso, soya, salsa soya; todas carnes, pescado, huevos	Se combina mejor con verduras verdes (incluyendo las de hojas verdes) y las verduras no-amiláceas. Las comidas de proteínas es mejor comerlas antes de las amiláceas y de las grasas. A lo mucho dos proteínas por comida.	Todas las proteínas se combinan sólo con verduras verdes (incluyendo las de hojas verdes) y las verduras no-amiláceas; una excepción son las proteínas altas en grasa que se combinan con fruta ácida. Un sólo alimento protéico por comida.
Proteínas altas en grasa	Oleaginosas, semillas con grasa, productos lácteos		
Grasas y aceites	Aguacate, mantequilla, crema, crema agria, aceites (oliva, ajonjolí, linaza, ghee [mantequilla clarificada], etc.)	Se combinan mejor con verduras verdes (incluyendo las de hojas verdes) y las verduras no-amiláceas. Se combinan bien con alimentos amiláceos y fruta ácida. Consúmase en cantidades pequeñas.	Se combinan sólo con verduras verdes (incluyendo las de hojas verdes) y las verduras no-amiláceas, alimentos amiláceos y fruta ácida. Un sólo alimento de grasa o de aceite por comida.
Alimentos amiláceos	Todos los granos y los cereales, incluyendo el pan, pasta y granos germinados; papas, camotes, betabel, zanahoria, pastinaca, calabaza de invierno, calabaza	Se combinan mejor con verduras verdes (incluyendo las de hojas verdes) y las verduras no-amiláceas, y es mejor consumirlos después de las proteínas. A lo sumo dos alimentos amiláceos por comida.	Se combinan sólo con verduras verdes (incluyendo las de hojas verdes) y las verduras no-amiláceas y grasas y aceites. Un alimento amiláceo por comida.

Verduras verdes (incluyendo las de hojas verdes) y las verduras no-amiláceas—
El centro de la combinación de alimentos

Verduras de hojas verdes	Acelgas, col rizada *kale*, espinaca, perejil, berro, lechuga, col normal, bok choy; hojas verdes del betabel, del nabo, de la mostaza, del repollo *collard;* germinados de alfalfa, col, rábano y mostaza; algas y microalgas (espirulina, verdeazul silvestre, clorela); pastos de trigo y de centeno	Se combinan con todos los otros alimentos.	Se combinan con el resto de las verduras, proteínas almidones, grasas, aceites y tres frutas ácidas— limón amarillo, limón verde y tomate.

Planes A y B combinaciones de alimentos (cont.)

Grupo de alimentos	Ejemplos	Plan A: combinación para mejor digestión	Plan B: combinación para máxima digestión
Verduras no-amiláceas	Pepino, brócoli, coliflor, apio, nabo, rábano, cebolla, ejotes, elote tierno, chícharos dulces, calabacitas, poro, ajo, berenjena, pimientos morrones, champiñones, espárragos, calabazas de verano, quimbombó	Se combinan con todos los otros alimentos.	Se combinan igual que las verduras de hojas verdes mencionadas arriba.
Fruta **Dulce:** **Semiácida:** **Ácida:** **Melones:**	Plátano, higos frescos, pasas, todas las frutas deshidratadas, dátil, persimonio Manzanas, moras, chabacano, durazno, uva, ciruela, pera, cereza, mango, papaya, nectarina Naranja, limón amarillo, limón verde, toronja, piña, grosellas, granada, tomate, manzana criolla, fresas, kiwi Sandía, melón, otros tipos de melones, etc.	Preferentemente comerlas solas aunque pueden comerse al final de las comidas, lo ideal es que antes se coma una ensalada verde.* La fruta se combina con otras frutas de acuerdo a las reglas del Plan B.	Comerse únicamente como si fuera una comida, por sí sola. Excepciones: todas las frutas se combinan con lechuga y apio, y las frutas ácidas se combinan con grasas, aceites y proteínas altas en grasas. Todas las frutas se combinan con todas las otras frutas excepto no se mezclen las frutas dulces con las ácidas, y los melones es mejor comerlos solos. Sólo combine de dos a tres frutas a la vez.
Dulcificantes Concentrados	Miel de abeja, miel de maple, miel de arroz, malta de cebada, amasake (arroz-koji fermentado), jugo seco no-refinado de caña de azúcar (en gránulos), jarabes o almíbares hechos de frutas y jugos de frutas y las hierbas estevia y regaliz	Productos endulzados como tés de hierbas con miel de abeja y los postres es mejor comerlos por sí solos para una mejor digestión. Si se combinan con otras comidas, cómaselos en pequeñas cantidades al final; lo ideal es comerse una ensalada verde* antes.	Cómanse por sí solos (Ej., bebida de amasake)—sin ningún otro alimento excepto con un té de hierbas o vaso de agua.

*La ensalada verde que se recomienda consiste en lechuga y/o apio.

agua. Ejemplos típicos de comidas de olla son las sopas, caldos, pucheros y congees (papillas) (véase «Congees» en la sección de recetas). Una comida de olla en el Oriente puede incluir ingredientes como granos, verduras, leguminosas, semillas, hierbas y/o carne. La manera como este plan funciona para aminorar los problemas digestivos por el resultado de la combinación de ingredientes se explica por Robert Svoboda en *Prakruti, Your Ayurvedic Constitution* (Geocom, 1989): En una sola comida de olla, «… los diferentes alimentos se han compaginado o acoplado al mezclarse todos en una olla, han chocado entre sí, han aceptado sus diferencias y llegan a una conclusión, y esto es lo que se consume después». Este plan difiere de los alimentos cocidos con poca o nada de agua en el que el método de cocerse lentamente permite que todos los compuestos químicos de todos los ingredientes interactúen completamente. En otro sentido, los ingredientes están siendo predigeridos en la olla.

El Plan C es bueno para aquellos que están débiles o crónicamente enfermos. Si la digestión es deficiente, los alimentos del Plan C deben ser simples, pero no tan restringidos como el Plan B por el efecto que ocurre cuando los alimentos se cocinan lentamente con bastante agua. La naturaleza de estos alimentos basados en agua se recomienda, tanto para aquellos con síndrome de fluidos deficientes *yin* como para los que no pueden masticar su comida completamente.

El arte de presentación

Un aspecto esencial de combinación de alimentos es su apariencia en conjunto—la forma en como se mezclan los alimentos con otros alimentos en términos de textura, tamaño, color y arreglo. La comida que está preparada impacientemente, sin un sentido de cuidado y de nutrición, se verá y sabrá así, y tendrá un efecto perjudicial o nocivo para aquellos que la consumen.

Tener conciencia de la presentación transforma a la comida, ayuda a comer menos y aumenta el valor nutricional; la comida se apreciará más y de esta forma se comerá con conciencia, lo que se traduce fisiológicamente en una mejor asimilación. Las intuiciones se realzan y la capacidad de elección, en cuanto al orden, la combinación y la cantidad de comida que se come.

Cuando se logra este arte en su más alto nivel, la presentación de los alimentos es elegante dentro de su simpleza. No hay reglas absolutas en este arte, y las siguientes sugerencias específicas son para estimular su creatividad.

- Prepare la comida simple pero con una presentación apetecible que llame la atención, con variedad suficiente para abrir el apetito y nutrir el cuerpo.

- Presente sólo pocos platillos en una comida y sirva algo diferente en la próxima comida.

- Presente cada platillo de tal modo que se vea apetecible, esto ayuda a balancear la comida.

- Arregle con contrastes de color, forma y textura, incluya todos los cinco sabores en su cantidad correcta (véase el capítulo 23, *Usos terapéuticos de los cinco sabores*).

- Sirva alimentos, ligeros con los pesados, los dulces con agrios. Balancee un platillo blando con uno crujiente. Reviva un platillo insípido con colores vivos.

Debe recordarse que la combinación de comidas y la presentación, son tan sólo dos dimensiones de la planeación de las comidas. Elegir alimentos que balancean condiciones específicas y constituciones únicas es de vital importancia. Por ejemplo, la gente que tiene condición *deficiente, fría* o sufre de un desarrollo excesivo de Cándida, le puede hacer mal las frutas enfriadoras.

Alergias y la combinación de alimentos

El estudio de las alergias es una de las maneras como se ha llegado a la comprensión de casi todos los problemas de la salud. Reacciones alérgicas comunes a los alimentos y a otras substancias varían desde un simple resfriado, fiebre del heno, dolores de garganta, problemas de moco hasta problemas en la piel, fatiga, depresión, insomnio, dolores de cabeza y molestias digestivas.

Usando términos básicos, una reacción alérgica es simplemente un mensaje del cuerpo que un alimento en particular no es apropiado. Las reacciones a los alimentos alterados, refinados y desequilibrados en realidad son de gran ayuda, puesto que nos damos cuenta de que éstos son dañinos o nocivos para nuestra salud, y entonces los evitaremos. Sin embargo, las reacciones alérgicas suelen ocurrir, supuestamente, con alimentos integrales, como el trigo integral, el maíz, la soya y un sinnúmero de alimentos no-procesados, preguntándonos el porqué estos productos no se pueden tolerar.

Lo que hemos descubierto es que la gente con reacciones alérgicas a ciertos alimentos, no siempre son alérgicos a estos alimentos, sino que han reaccionado desfavorablemente a la combinación de varios alimentos.

En el caso del trigo integral, por ejemplo, la gente rara vez lo combina sólo con verduras de hojas verdes o verduras con bajo contenido de almidón. Casi siempre, es en forma de pan—en un sándwich con proteínas como queso, carne o mantequilla de cacahuete. En las mañanas se come pan tostado con huevos y tocino. Los vegetarianos a menudo usan la mantequilla de oleaginosas (Ej., de cacahuete) o semillas (Ej., ajonjolí) sobre el pan, y lo sirven con leguminosas.

Para descubrir una sensibilidad a los alimentos, primero siga el Plan B, la combinación más simple de la dieta. A partir de este momento la mayoría de las alergias se eliminan. Si este es el caso, entonces se puede añadir otros alimentos poco a poco, y encontrar cuales combinaciones de alimentos pueden tolerarse. Por otra parte, si las alergias continúan mientras se sigue el Plan B, deben suspenderse todos los alimentos sospechosos, empezando por aquellos que se antojan más (estos por lo general son los que producen las reacciones alérgicas). Mantenga un registro diario de lo que come y anote cualquier cambio en las reacciones. Una vez que el alergeno se identifique, debe o quizá no deba eliminarse.

Alergias y alimentos germinados

Para alergias debidas al trigo y alimentos similares que no se compongan bajo el Plan B, hay otra opción—la germinación. Cuando el trigo (u otra semilla) se germina, rara vez produce una reacción alérgica. Con el trigo germinado puede hacerse pan (véase las recetas) o se puede cocer como un cereal; puede inclusive comerse crudo en climas o estaciones más cálidas, y es especialmente bueno para aquellos que tienen un clima interno del cuerpo *caliente*. La germinación se puede experimentar con otros alimentos alergenos como los frijoles de soya, lentejas, granos y otras muchas variedades de semillas. En casi todas las preparaciones de granos integrales o de leguminosas que hemos sugerido en la sección de recetas, éstos deben remojarse por varias horas. Al remojarse hace que se elimine el ácido fítico* y se inicia el proceso del germinado.

Dependiendo de cuanto tiempo la semillas se dejen germinar, se desarrollan y crecen a partir de proteínas o de almidones, hasta convertirse en una planta verde o verdura de bajo contenido de almidón. Con el propósito de hacer una buena combinación de alimentos, la mayoría de los granos se citan como almidones y las leguminosas como proteínas puesto que en el tiempo normal de germinado sus características no se transforman completamente mas allá del grupo original de su especie. Sin embargo, los germinados convierten su almidón en azúcares simples, y su proteína en aminoácidos libres; al mismo tiempo, los ácidos grasos libres se han formado de las grasas. Las enzimas y las vitaminas han aumentado, así como una variedad de enlaces minerales con los aminoácidos (formas de quelación).

Por estas razones, el germinado de los granos, leguminosas y otras semillas los hace más digeribles. El remojar los granos y las leguminosas antes de cocerlos puede ser suficiente para remediar las alergias, pero puede ser que sea necesaria la prolongación del germinado. El método para germinar puede encontrarse bajo «Germinados» en la sección de recetas. Finalmente, es necesario reconocer la naturaleza enfriadora y limpiadora de los germinados; claramente la persona robusta y de carácter irritable se beneficiará, sin embargo, cuando se comen en exceso pueden debilitar la digestión y pueden empeorar la condición de personas con señales de *frío* y *deficiencia*. Las cualidades enfriadoras y limpiadoras de los germinados pueden reducirse al cocerlos un poco.

El plan de cuatro días y de seis semanas

La mayoría de las alergias se originan a partir de alimentos que no se pueden germinar, alergias a lácteos y a huevos son las más relevantes. Cuando las alergias persisten con estos alimentos, a pesar de seguir una dieta de combinaciones simples, deben evitarse. En el caso de éstos y todos los alergenos, sin embargo, quizás el evitarlos temporalmente es todo lo que se requiere. Muchos de los que sufren de alergias se dan cuenta de que no tienen más sensibilidad a ciertos alimentos si los incluyen en su dieta no más que una vez cada cuatro días. Otros descubren que las alergias a cierto tipo de alimentos desaparecen cuando se abstienen de comerlos por seis semanas.

Causas físicas y mentales de las alergias

En las últimas décadas, más y más gente ha reportado una hipersensibilidad a casi cualquier sustancia imaginable. Las reacciones alérgicas se extienden más allá de los alimentos y

---

*El ácido fítico en los granos y las leguminosas interfiere en la asimilación de sus minerales, especialmente el zinc.

puede ser la causa el pelaje de los animales, el polvo, el agua y los rayos solares, etc. En un nivel psicológico, esta irritación física está relacionada con el aislamiento emocional, separación, inclusive arrogancia—una inhabilidad de aceptar el mundo tal como es. Físicamente, presentan una inmunidad deficiente y un mal funcionamiento de la capacidad antígeno-neutralizadora del hígado. (Algo interesante correspondiente a esto entre Oriente/Occidente es que de acuerdo a la fisiología china, la arrogancia está asociada a un hígado que no funciona).

Quizás el remedio más importante para las personas que tienen alergias es de no aislarse tanto, ni sentirse tan importantes. Entonces, si constantemente se sigue una dieta simple y de muy alta calidad, el hígado gradualmente se reconstruirá y restaurará su habilidad de neutralizar las sustancias alergénicas. Para apresurar este proceso, cualesquiera alimentos con bastante clorofila como las microalgas y los pastos de cereal, pueden enfatizarse. Estos ayudan y aclaran las alergias por su cualidad inmunoestimulante, por sus propiedades antiinflamatorias, así como también el abundante suministro de ácidos grasos omega-3 y/o ácidos grasos AGL (como se discutió en el capítulo *Productos alimenticios verdes*).

El desarrollo excesivo de Cándida también está implicado en alergias prolongadas. Para determinar si los tratamientos de Cándida son apropiados, referirse por favor a los «Síntomas del desarrollo excesivo de Cándida» en la página 79.

El ayuno y la purificación

El ayuno y la purificación pueden darnos una experiencia que nos anima y nos mejora la salud y nuestra actitud; todo depende del porqué y cómo lo hacemos. Se puede ayunar no comiendo nada, comiendo un sólo alimento o eliminando uno o más alimentos de la dieta. El ayuno puede durar un día, varios días o varias semanas. Casi toda la gente moderna pudiente necesita abandonar un horario diario programado de tres comidas al día durante toda su vida complementado con bocadillos o antojitos entre las comidas. Prácticamente cada tradición religiosa y de sanación recomienda ayunar para un beneficio terapéutico o espiritual.[1]

Muchos de nuestros antepasados primitivos ayunaron. Durante la primavera, cuando las provisiones del invierno fueron pocas nuestros antepasados típicamente ayunaron una o más semanas consumiendo un poco más de agua y verduras verdes (incluyendo las de hojas verdes). El ayuno contemporáneo por lo regular implica abundante fruta y jugos de verduras. Sin embargo, el ayuno excesivo con jugos puede deteriorar seriamente el índice metabólico y la energía de la digestión («El fuego digestivo del bazo-páncreas» en la sanación china), enfrían y debilitan el cuerpo, y en algunas ocasiones resulta en un aumento anormal de peso después del ayuno. Para evitar estas reacciones adversas, el tipo de ayuno debe diseñarse individualmente.

Purificación y reconstrucción

La misma palabra «ayuno» indica una característica importante. Significa una aceleración del proceso de purificación y de renovación, retardando la rutina de la digestión normal. La «purificación» es un término relativo. Por lo regular significa la expulsión de toxinas y residuos que hemos acumulado al ingerir alimentos reconstructores en demasía (alimentos altos en grasas y proteínas que reconstruyen los tejidos lo más rápidamente posible). Aunque es mejor alternar la purificación y la reconstrucción, en la mayoría de los casos, la gente come mucho más alimentos reconstructores que purificadores. Por esta razón los alimentos y los métodos de purificación del ayuno son generalmente los remedios para la mayoría de las enfermedades de exceso. Una suposición común es que una purificación más rápida es mejor, y la mayoría de la gente interesada en resultados inmediatos desea utilizar métodos de purificación bastante eficaces, tales como fruta y jugos de verduras. Aunque los métodos de ayuno pueden ser terapéuticamente valiosos, hemos descubierto que entre más lentamente, y con ayunos más ligeros, y seleccionando alimentos integrales, se propicie un sentido de paciencia y una fe en la sabiduría del vivir con ciclos más apacibles. El ayuno puede traer una sanación notable a aquellos que llevan una vida estresante.

Los ciclos de purificación y de reconstrucción pueden separarse: al comer excesivamente alimentos pesados (altos en grasas, cremosos) y reconstructores y luego precipitadamente se empieza a ayunar, se experimentan dos fases distintas. La purificación y la reconstrucción a través de los principios de este libro integran los dos ciclos. La mayor parte de la dieta debe consistir de alimentos con algunas características de ambos. Las verduras se consideran purificadoras pero también son ligeramente reconstructoras puesto que contienen cantidades significativas de proteína, de almidón, de minerales y de grasas—sustancias con las cuales nuestro cuerpo se reconstruye y se mantiene. Por otra parte, los granos, frijoles, oleaginosas y las semillas son alimentos reconstructores pero contienen sulfuro, fibra y otras cualidades purificadoras. Aún así, las actividades de reconstrucción y purificación en el cuerpo se dan rara vez en el mismo plano y al mismo tiempo, en un momento dado. Por ejemplo, en los meses de invierno la reconstrucción predominará, y en temperaturas más calientes, la purificación prevalecerá inevitablemente.

Una vez que la persona se estabilice llevando un régimen dietético a través del «Sendero Medio», la purificación extrema se vuelve menos atractiva de como fuera anteriormente. Después de limitarse a ingerir alimentos reconstructores pesados por un tiempo, un cierto grado de equilibrio se alcanza automáticamente, y el ayuno más apropiado ocurre durante los tiempos en que comemos simplemente sólo un tipo de grano, o algunas verduras o fruta durante un día más o menos.

El ayuno y los alimentos generadores de moco y ácidos

Debido al tipo de alimentos que muchos hemos consumido durante la mayor parte de nuestras vidas, ciertos grupos de alimentos funcionan mejor en un ayuno que otros, dependiendo de los residuos de los alimentos que se necesiten eliminar. Estos residuos se dan con frecuencia en alimentos altos en grasas, generadores de ácido y/o moco. Los ejemplos son carnes, pescado, aves de corral, huevos y la mayoría de los lácteos,* la mayoría de los granos y de las leguminosas,** azúcares refinadas, las drogas o medicamentos prescritos y productos químicos.*** Cuando el cuerpo es demasiado ácido como resultado de estos alimentos, las enfermedades y las infecciones proliferan. Éste es especialmente el caso de condiciones artríticas y reumáticas.

El cuerpo debe estar ligeramente alcalino con el propósito de reconstruir una reserva alcalina para las condiciones generadoras de ácido como tensión o estrés, falta de ejercicio o hábitos dietéticos inadecuados. La mayoría de los alimentos que producen alcalinidad son: frutas, verduras, germinados, pastos de cereal y hierbas. (Véase la gráfica «Alimentos purificadores y reconstructores» más adelante en este capítulo). El equilibrio ácido y alcalino también se puede cambiar drásticamente con prácticas simples; remoje aquellos alimentos que ligeramente generan ácido como granos integrales y leguminosas antes de cocerlos (así como se recomienda invariablemente en las recetas de este libro). Esto comienza el proceso de germinación, que es alcalinización. Otro proceso altamente generador de alcalinidad es el de masticar los carbohidratos complejos minuciosamente, como los granos, las verduras y las leguminosas, con el propósito de mezclarlos con la saliva, un fluido muy alcalino. La proporción correcta de alimentos ácidos y alcalinos en la dieta es difícil de saber, puesto que el equilibrio se altera por la masticación, por la preparación de alimentos, el ejercicio y el estilo de vida e incluso nuestro nivel de pensamiento positivo. Sin embargo, los que son propensos a las infecciones, a los virus, a exceso de problemas con moco y por lo regular a otras condiciones ácidas tóxicas, necesitan aumentar el ejercicio, volverse más concientes, y llevar una dieta ligera y más alcalina.

La calidad del revestimiento del epitelio de las membranas mucosas del cuerpo es importante; los productos de origen animal pueden producir un moco pesado que obstruye la respiración, los senos nasales, las vías urinarias y la digestión en general. Muchos carbohidratos complejos (granos, frijoles, lentejas, semillas) también son generadores de moco, aunque generalmente son más benéficos que obstructores, al ingerirse cantidades moderadas y al masticar bien los alimentos así como también se practican hábitos que no son generadores de moco como por ejemplo el evitar cenar muy tarde. Generalmente los granos son productores moderados de moco y de ácido, aún así pueden ser benéficos como alimentos en el ayuno para personas sin problemas de moco, si éstas u otras sugerencias dadas más adelante se siguen.

Mucha gente mantiene la idea de que la ingesta durante un ayuno debe consistir en solamente agua o, por lo menos, jugos. Sin embargo, hemos descubierto que un ayuno con verduras, fruta o granos es muy efectivo. El practicar moderación durante el ayuno es un experimento que minimiza la posibilidad de una sobrealimentación posterior al ayuno.

---

*La mayoría de los lácteos son generadores de ácido. La leche es aproximadamente neutral en acidez/alcalinidad pero alta en propiedades generadoras de moco, así como la grasa.

**El mijo y el alforfón tostado son levemente alcalinos. La soya y el fríjol lima son extremadamente alcalinos.

***Muchos pero no todos los medicamentos o las drogas y productos químicos son generadores de ácido.

Técnicamente, ayunos moderados más que los intensos, son más seguros y menos agotadores para personas que estén habituadas a llevar un historial dietético de alimentos muy pesados.

El último factor a considerarse es, generalmente, las cualidades tonificantes y reconstructivas de los granos comparados con la naturaleza depuradora de verduras y de frutas. Si se tienen señales de *calor* (se siente demasiado caluroso, tiene aversión al calor, bebe grandes cantidades de bebidas refrescantes, tiene semblante rojizo) o señales de *exceso* (persona robusta, voz fuerte, pulso vigoroso, con capa gruesa en la lengua), entonces es más productivo utilizar verduras crudas, frutas frescas y sus jugos para ayunar. Para los que tienen síntomas de *frío* (escalofríos, palidez, aversión al frío y una atracción atípica al calor) sería más provechoso un ayuno con verduras o granos cocidos, tal vez agregando tés de hierbas de naturaleza térmica calorífica, sugeridos más adelante en este capítulo. Aquellos con notorias señales de *deficiencia* (débil, delgado con más de 12 libras por debajo del peso normal, pálido, poco o ninguna capa en la lengua) no deben ayunar. Aquellos solamente con señales leves de *deficiencia* pueden beneficiarse con ayunos cortos de granos, con microalgas de clorela o de espirulina como complemento opcional. Como una ayuda a la selección de alimentos, verifique las propiedades terapéuticas de «granos», «verduras» y «frutas» en la sección de recetas.

Cuando se ayuna con líquidos, se sentirá hambriento durante el segundo o tercer día y después desaparece. Cuando el hambre reaparece más adelante, es una muestra de que el cuerpo ha ayunado el tiempo suficiente. Debido a la acumulación de un exceso de ácidos, de grasas, de moco, de venenos, de infecciones, de drogas, de medicamentos prescritos y de metales pesados que la persona moderna lleva consigo, no recomendamos un ayuno de más de siete días a base de líquidos, o un ayuno de catorce días a base de alimentos sólidos específicos, si no se supervisa por alguien con experiencia, puesto que la descarga de toxinas podría ser más fuerte de lo que los órganos de eliminación puedan soportar. Los ayunos cortos de un día o aún un ayuno de medio día pueden ser muy provechosos si se llevan a cabo semanalmente.

Cinco ayunos

I. Ayuno con frutas frescas, verduras crudas o ayuno con líquidos

Para las personas que están emprendiendo una transición a alimentos primordialmente vegetarianos integrales partiendo de una dieta abundante de productos de origen animal, y que no tienen señales de *enfriamiento* o de *deficiencia,* pueden intentar un ayuno de ensalada con verduras crudas o con fruta fresca, como zanahorias, col, manzanas, etc. Los tés, el agua, o los jugos de hierbas se pueden tomar de acuerdo a su sed. La persona con desarrollo excesivo de Cándida debe evitar la fruta y el jugo de fruta.

Nota: La mayoría de las frutas y verduras no se combinan bien en la misma comida con excepción del apio y la lechuga, las cuales se pueden comer con fruta—véase el capítulo de la *Combinación de los alimentos.*

Para la persona robusta con señales de *exceso* pruebe uno o más de los siguientes ayunos:

A. Jugos de fruta; jugos de verduras; y/o bebidas de pasto de cebada o de trigo hechas con el pasto pulverizado seco o con el jugo del pasto fresco recién extraído. Los jugos de verduras comunes incluyen zanahoria, betabel, apio, col, perejil y otras verduras verdes. El jugo de zanahoria es uno de los más seguros para usarse. Cantidades más pequeñas del jugo hecho con otras verduras se mezclan con frecuencia con el jugo de zanahorias para variar un poco y para el beneficio de sus propiedades específicas. Las propiedades purificadoras y curativas de la fruta, la verdura y los jugos de pastos de cereal en un ayuno actúan más rápidamente que el agua sola.

B. Fórmulas herbolarias de té como 1) Dos porciones de raíz de bardana *(Arctium lappa)* y 1 porción de flores de trébol rojo *(Trifolium pratense):* para sangre impura, enfermedades de piel, artritis y exceso de peso; 2) Dos porciones de raíz de diente de león *(Taraxacum officinalis),* 1 porción de semilla de hinojo *(Foeniculum vulgare),* 1 porción de semilla de linaza *(Linum usitatissimum),* 1 porción de semilla de fenogreco *(Trigonella foenumgraecum),* y ½ parte de raíz de regaliz *(Glycyrrhiza glabra):* para moco excesivo, pulmones débiles, inflamaciones gastrointestinales, excesos en el hígado, para cuando se experimente hambre en los primeros días del ayuno y para una purificación más rápida; o elija otras hierbas según sus necesidades específicas.

C. Agua pura o agua con gotas de limón.

El consumo ideal diario total de jugos, tés y/o agua en un ayuno a base de líquidos sería entre seis y ocho vasos, aunque se pueden tomar más, si se tiene más sed. A la mayoría de la gente les hace bien cuando una mitad a dos tercios del total de líquidos que se consumen provengan de la fruta, de la verdura, y de los jugos de pasto, y el resto de tés y de agua. Los líquidos deben estar al tiempo cuando se tomen, no fríos. Los jugos se pueden diluir en proporción de mitad agua mitad jugo para retardar el ayuno.

II. Ayuno con verduras al vapor

Si usted está acostumbrado a comer en demasía, si ha consumido en exceso, dulces, oleaginosas, frijoles, granos, lácteos o huevos y su condición tiende un poco a ser *fría* y *deficiente,* entonces considere un ayuno de verduras a su gusto, ligeramente cocidas al vapor. Coma como máximo tres verduras diferentes a la vez, aunque una o dos es preferible. Beba agua o tés de hierbas según su sed.

III. Ayuno de grano integral

Para la persona que desea mejorar su enfoque mental, y si su constitución varía entre medianamente equilibrada a levemente *deficiente* y delgada, o *friolenta,* normalmente se beneficiará de un ayuno de grano integral por lo menos de tres días. Mastique cada bocado unas treinta a cincuenta veces. El arroz y otros granos integrales pueden utilizarse. El mijo se recomienda por su naturaleza alcalina, y desintoxicante. El trigo y otros germinados de granos también son alcalinos, y menos enfriadores cuando se cocen al vapor. Beba agua o una bebida hecha de grano si está sediento entre las comidas. Los tés caloríficos de hierbas, como el de canela y de raíz seca de jengibre se pueden utilizar por personas con señales de *frío.* El pan tradicional ideal para usarse en el ayuno incluye pan agrio (de grano integral) hecho con masa agria fermentada al natural (sin el uso de levadura comercial) o el pan de estilo esenio *(Essene)* de grano germinado. El ayuno de grano en forma de pan y agua durante uno o dos días a la semana, se recomendó al mundo recientemente a través de unos niños, quienes experimentaron la aparición de «Nuestra Señora de Medjugorje» en Medjugorje, Yugoslavia (Bosnia y Herzegovina).[2] (Los mensajes para la renovación espiritual dados a los niños en Medjugorje son similares a los dados en Lourdes, Francia y Fátima, Portugal al principio del siglo pasado).

Un ayuno de frijoles mungo *(Phaseolus aureu)* y arroz, comúnmente practicado por los yoguis, se describe como «el alimento de los dioses» debido a que tiene un efecto que equilibra cada faceta del cuerpo y de la mente. Los frijoles mungo son más valiosos que otras leguminosas para ayunar debido a su capacidad de extraer las toxinas del cuerpo. Al cocinarlos con una pequeña cantidad de algas marinas realza su naturaleza desintoxicante. El arroz se puede sustituir por otros granos. Los resultados se mejoran cuando los frijoles mungo y el grano se comen por separado en las comidas, los frijoles, quizás se coman en una sopa en la última comida del día. El efecto enfriador de los frijoles mungo se puede reducir para la persona con *frío* agregando especies caloríficas en los últimos 20 minutos de cocimiento. Póngale especias como pimienta negra, hinojo, comino y/o jengibre seco en polvo.

IV. Ayuno con microalgas

Este es un ayuno para personas con desequilibrios de azúcar en sangre, con antojos de azúcar y para aquellos a quienes se les dificulta ayunar. Las microalgas se combinan a menudo con el jugo de una verdura o de fruta, té de hierbas u otro ayuno con líquidos. Cuando las microalgas se consumen en un ayuno, con un grano cocido o con verduras, la combinación resulta la más segura para la gente que tiende a ser levemente débil o delgada. Es también ideal para la gente que se mantiene muy ocupada mientras ayuna. Raramente se experimenta hambre u otra dificultad. Utilice las microalgas mezcladas en líquido dos o tres veces al día. Cada vez, tome aproximadamente 5 gramos de espirulina, 1½ gramos de clorela ó ¾ de un gramo de microalgas verdeazules silvestres *(Aphanizomenon flos-aquae)*. Al inicio del ayuno sólo tome la mitad de la dosis por tres días a menos que usted ya esté acostumbrado a usar las microalgas. Refiérase al capítulo *Productos alimenticios verdes* para ver cúal microalga (o más) es la más apropiada para usted.

V. Ayuno absoluto

La carga de oxígeno de este ayuno que consiste sólo de aire es mejor para personas que tienen excesos de *humedad anormal* como retención de agua, desarrollo excesivo de Cándida, tienen sobrepeso, abundancia de moco o lentitud. El ayuno absoluto no es apropiado para la persona delgada o con condición de sobre *calentamiento.* Sin una preparación y atenta supervisión, no es seguro para la mayoría de la gente extender este ayuno, más allá de un día y medio (36 horas). Con este ayuno en el tiempo determinado generalmente se logra lo que con otros ayunos puede tomar varios días en alcanzarse. No coma o beba nada por 36 horas: comience a las 6 ó 7 de la noche; termine temprano la segunda mañana.

El ayuno absoluto es el ayuno más profundo con menos distracciones: se deja cada aspecto del nutrimento sólido y líquido y se sostiene con la respiración de la vida. Así este es el ayuno que estimula mejor la concentración hacia la más alta y absoluta naturaleza de la realidad.

Los nativos americanos acostumbraban ayunar solamente de aire durante cuatro días (96 horas) y lo terminaban bebiendo 3–4 cuartos de galón de un té de hierbas (la menta piperita *[Mentha piperita]* funciona bien) seguido por la regurgitación (cuando se regresan los sólidos o líquidos a la boca desde el estómago) y luego la experiencia de un temazcal. La regurgitación elimina las toxinas en el estómago, y la transpiración ayuda a extraer los venenos que se han acumulado en el sistema linfático cerca de la piel. A través de los años hemos atestiguado como docenas de personas han tenido éxito con estos cuatro días de ayuno con rezos en un tepee aislado, en los campos ceremoniales de California del norte. Cada día del ayuno se enseña una lección diferente por un guía espiritual, que también supervisa la condición del ayunador.

Un ritual del medio Oriente antiguo incluye un ayuno absoluto de cuarenta días llevado a cabo por los miembros más evolucionados de los esenios, una de las comunidades del desierto sumamente disciplinada. Otros Esenios también ayunaron por cuarenta días, pero con fruta muy jugosa (veinte días), jugos de fruta (diez a diecisiete días) y agua (tres a diez días).[3] Una vida de rezo, ritual y alimento vegetariano puro ayudaban a preparar muy bien a todos los miembros a ayunar. La secta de Esenios se cree haber sido fundada por el profeta Elijah.[4] Los miembros eran notorios por su longevidad y con frecuencia vivían hasta 120 años. Está registrado que Moisés y Jesucristo también cumplieron con cuarenta-días de ayuno absoluto.[5]

Para un buen ayuno

A. Utilice agua y alimentos puros. Los jugos recién extraídos son preferibles aunque los jugos orgánicos no-refinados embotellados pueden tomarse.

B. Mastique muy bien los alimentos. Esto incluye la «masticación» de líquidos mezclándolos con saliva antes de tragárselos.

C. La cantidad de líquido o de alimento se puede determinar por intuición, la cual aumenta notablemente mientras ayuna. Sin embargo, en ayunos de frutas, verduras o granos integrales, nunca coma al punto de completa saciedad. Intente comer no más que dos veces al día al menos que esté muy hambriento.

D. Obtenga suficiente descanso mental y físico, y mantenga su cuerpo a una temperatura templada. Cuando sienta frío, agregue pimienta negra recién molida a los alimentos integrales del ayuno, o beba tés de hierbas caloríficas como de pimienta negra, jengibre seco, canela, hinojo, fenogreco y/o romero.

E. Los enemas diarios son tradicionales en el ayuno. Son con frecuencia útiles para aquellos con digestión lenta, aunque no son tan importantes para aquellos que ayunan granos, verduras, o fruta, como para los que ayunan con té, agua o jugos. Los dolores de cabeza que ocurren durante el ayuno pueden ser causados por intestinos obstruidos. En este caso los enemas son un remedio rápido. Para los enemas, se puede utilizar agua pura; o para mejores resultados utilice tés de manzanilla, de milenrama *(Achillea millefolium)* o de hierba del gato *(Nepeta cataria)* hechos con agua que no contenga cloro o fluoruro. Otros procesos benéficos que asisten a la purificación son tratamientos de frotamiento con cepillo seco, baños y saunas; caminatas y ejercicio moderado; baños de sol y de aire. Evite el trabajo pesado o estrenuo, aunque hacer un trabajo ligero es posible para la mayoría de la gente. Aquellos que ayunan con líquidos o con aire deben evitar conducir o usar equipo que requiera reflejos musculares normales, puesto que el lapso de tiempo de reacción es más lento durante el ayuno.

F. Complete una serie de pequeños ayunos antes de tratar de hacer uno prolongado.

G. Comience e interrumpa o suspenda el ayuno gradualmente tomando un tercio del tiempo total determinado para el ayuno, o sea que al final de ese tercio de tiempo (un día para cada ayuno de tres días) agregue otros grupos de la tabla de alimentos en orden descendente, utilice los alimentos que se encuentran abajo y lo más cercanamente posible al nivel de alimentos que ya se utilizaron durante el ayuno. (Véase la tabla de «Alimentos purificadores y reconstructores»). Por ejemplo, en la preparación e interrupción de un ayuno a base de jugos de verduras o de frutas, se pueden elegir otros líquidos, verduras crudas, germinados y verdura cocida. Cuando comience y suspenda un ayuno de verduras crudas, se pueden incluir verduras crudas y cocidas, germinados y una cantidad pequeña de granos. Un ayuno de granos puede prepararse y terminarse con el típico platillo vegetariano de granos, verduras, leguminosas, algunas almendras y tal vez con un producto de origen animal como el yogurt. Cuando hay una interrupción de uno y de todos los ayunos, la regla más importante es no comer excesivamente. El éxito de un ayuno depende de cómo se interrumpe éste, porque el deseo de sobrealimentarse puede ser agobiante. Si revertimos inmediatamente todos los excesos, los cuales se dejaron atrás durante el ayuno, cualquier beneficio queda en duda.

Razones para ayunar

- Para superar los vínculos emocionales con los alimentos.

- Para curar obstrucciones o estancamientos físicos y mentales, que se manifiestan como apetito deficiente, apatía, fatiga, depresión mental y muchos otros padecimientos crónicos.

- Para purificación del cuerpo, antes de hacer un cambio en nuestra dieta, para mejorar nuestra salud.

- Como una purificación periódica: Los alimentos que se comen durante el verano e invierno son más extremosos. Algunas gentes creen que es benéfico ayunar tan pronto terminan estas estaciones para que se facilite la transición a las estaciones más moderadas de primavera y otoño. El ayuno en primavera, por ejemplo, libera al cuerpo de alimentos pesados (altos en grasas, cremosos, sustanciosos) grasosos y salados del invierno y lo prepara para la actividad en el verano. El ayuno en otoño elimina los residuos de exceso de alimentos dulces y enfriadores del verano y nos prepara para la estación de almacenamiento del invierno. Una acción curativa apropiada para llevarse a cabo en el otoño es el ayuno con granos integrales ó con verduras seleccionadas. Este ayuno con mucha fibra, es particularmente benéfico para el intestino grueso. (Véase el capítulo del *Elemento Metal*).

- Por razones espirituales: Para fortalecer su práctica espiritual, el rezo o la meditación; antes y durante periodos de prácticas de rituales—por ejemplo, una boda o una ceremonia del equinoccio; para días sagrados especiales.

- Para mejorar tanto una conciencia clara, como recordar los sueños y dormir mejor.

ALIMENTOS PURIFICADORES Y RECONSTRUCTORES

Grupos para ayunar	Alimentos	
Aire y luz—Ayuno absoluto		
Líquidos	Tés herbolarios purificadores de sangre	
	Bebidas de microalga verdeazul silvestre	
	Bebidas de pasto de cebada o trigo	
	Jugos de fruta	
	Jugos de verduras	
	Agua—purificada o proveniente de una fuente pura	
	Bebidas de espirulina o clorela	
	Consomé hecho de verduras	*Más*
Alimentos crudos	Fruta	***purificadores***
	Germinados	Generadores
	Verduras	de alcalinidad
Alimentos cocidos	Verduras de hojas, al vapor	
	Verduras de raíz, rizomas, tubérculos, al vapor	*Más*
	Granos—especialmente arroz y mijo	***reconstructores***
	Leguminosas—especialmente frijoles mungo	Generadores de acidez
(No para ayunar)	Oleaginosas y semillas que contienen grasa	
	Queso	
	Pescado	
	Carnes rojas y pollo	
	Huevos	

Cuando no se debe ayunar

- En clima frío, un ayuno prolongado puede ser dañino.
- Durante degeneraciones físicas o mentales serias, a menos que se lo haya recetado un doctor bien preparado o un médico de la salud calificado.
- Si se está muriendo de hambre o necesita de una nutrición apropiada.
- Durante el embarazo o la lactancia. Es más benéfico alimentar su cuerpo durante este tiempo con una dieta sana reconstructora.

El ayuno apropiado se cree que cura prácticamente todo padecimiento que implique exceso así como para tener una vida duradera, pero debemos ser precavidos en los ayunos prolongados. Sin tener en cuenta los procedimientos del ayuno, los factores vitales importantes son la actitud y el aprendizaje durante el ayuno, incluyendo la convicción de que lo que se aprendió forme parte de la vida de todos los días.

Los alimentos para retiros espirituales

El ayunar o una abstinencia de alimentos se ha practicado en cada cultura para apoyar prácticas espirituales. Puesto que las disciplinas espirituales clarifican la mente y revitalizan el cuerpo, el ayuno y todas las selecciones de alimentos se vuelven más simples.

Una oportunidad especial para una transformación es participar en un retiro o en una función similar que se enfoca en el desenvolvimiento de la naturaleza espiritual de la persona. El alimento en este evento no debe tomarse mucho en cuenta; sin embargo, hay preparaciones y fuentes de alimentos que pueden ser útiles durante todo el proceso. Las siguientes sugerencias se han obtenido de varias tradiciones asiáticas del Oriente y que se pueden aplicar a cualquier retiro vegetariano.

Quizás las «tres *gunas*» de la filosofía antigua de la India del Este son las guías más importantes para utilizarse al relacionar el alimento con la conciencia. La *guna* tamásica incluye aspectos oscuros de la personalidad, como la irritabilidad, y los estados emocionales que conducen a las condiciones degenerativas. Los alimentos tamásicos que apoyan estas condiciones son de mala calidad, se cocinan excesivamente, son altamente procesados y/o están en parte echados a perder. Las carnes «tamásicas» son los embutidos procesados (Ej., el jamón serrano, salamis, etc) que provienen de animales en cautiverio o de corral alimentados con sustancias antinaturales como drogas o medicamentos y hormonas. En general, los alimentos tamásicos desalientan nuestro espíritu.

El *guna* rajásico se caracteriza por el estado emocional agresivo y mundano de las personas. Su energía proviene de alimentos estimulantes y no de una conciencia espiritual. Los alimentos rajásicos deben ser de buena calidad y se preparan al momento. Saben muy deliciosos y están bien cocidos con abundantes sabores y especias. Sin embargo, los alimentos rajásicos no son extremosos; los alimentos excesivamente picantes y excesivamente cocidos son tamásicos. Los alimentos de origen animal rajásico provienen de peces frescos y de carne de animales salvajes.

El *guna* sáttvico cumple con las necesidades de las personas que participan en actividades espirituales y académicas. Los alimentos en esta categoría específicamente afectan la conciencia en forma alentadora. Estos alimentos crean un equilibrio; no conducen la energía del cuerpo, ni tampoco influyen excesivamente en la mente. Quien ingiera alimentos sáttvicos puede motivarse a seguir su guía interior con más facilidad porque dichos alimentos promueven una mentalidad pacífica. Los alimentos sáttvicos se preparan en el momento, se cocinan moderadamente, no están ni excesivamente condimentados ni tampoco salados. Entre los alimentos sáttvicos se incluyen leche recién ordeñada, fruta, granos, verduras, leguminosas, oleaginosas y semillas. Su preparación es importante. Por ejemplo, ni la leche procesada comercialmente ni el alimento precocido enlatado se consideran sáttvicos. Véase el Resumen en el capítulo 52, para las discusiones sobre la guía de alimentos sáttvicos.

Un retiro con meditaciones prolongadas y otras prácticas espirituales de larga duración tienen requisitos dietéticos adicionales. Nuestro cuerpo se contrae y produce un gran calor interno. Es necesario tomar la cantidad adecuada de líquidos y de alimentos enfriadores para mantener un equilibrio y por otra parte para protegernos de no perder el enfoque. La absorción se mejora en la digestión en gran medida durante sesiones de meditación y de rezo, y por lo tanto en este periodo los alimentos más simples serás muy satisfactorios. Aunque las reglas estrictas de combinación de alimentos *per se* rara vez se siguen por la mayoría de los adeptos espirituales, con frecuencia ellos practican principios similares tanto en su ayuno como en sus planes de comida sencillos. Por ejemplo, en las comidas, durante sesiones chinas de meditación *zuo ch'an* típicamente se incluyen granos acompañados de verduras verdes (incluyendo las de hojas verdes) que se han cosechado de la superficie de la tierra, no de las que se encuentran abajo de la tierra, cocidas en un caldo con un poco de raíces y frijoles.

Cuando los frijoles se apetecen en un retiro, dos de los más útiles son los productos de soya en forma de tofu, de tempeh y germinados de frijol mungo. Éstos le proporcionan al cuerpo amplios fluidos *(yin)* y son enfriadores. Todos los granos son valiosos—cebada y mijo especialmente humedecen y enfrían el cuerpo; el trigo también enfría al mismo tiempo que calma y fortifica el espíritu y fortalece el corazón y la mente; por lo tanto apoya el enfoque mental y la conciencia espiritual. Una forma excelente del trigo es su germinado cocido. La fruta es mejor por la mañana o por la tarde como alimento por sí sólo. La leche también preferentemente se toma por sí sola, aunque otros lácteos como el yogurt o queso se combinan bien en un platillo con fruta cítrica.

Los alimentos cocidos se usan casi exclusivamente en monasterios tradicionales por casi todos los reconocidos «maestros» de la meditación. Incluso los antiguos Esenios, que vivieron en regiones calientes, áridas, cocieron ligeramente sus germinados de trigo con el calor solar. Aunque se obtienen más nutrientes de los alimentos crudos, puede ser que una cantidad menor de estos nutrientes se absorba si se comparan con los nutrientes de alimentos ligeramente cocidos. Según la medicina china, los alimentos cocidos refuerzan la absorción en la digestión y la transportación de nutrientes. Para el que busca espiritualidad esto significa que los alimentos cocidos proporcionan mejor nutrición para el sistema nervioso y para los centros hormonales/glandulares. Sin este alimento, su conciencia puede desequilibrarse más fácilmente; la persona se sentirá menos tranquila y por lo tanto se le hará más difícil centrarse en su Naturaleza Verdadera (Dios). Puede ser que debido a estos principios Buda Gautama en su *Shurangama Sutra,* recomienda que los alimentos estén cocidos con el propósito de evitar irritabilidad. Por supuesto, no significa que con estas ideas los alimentos crudos nunca deban consumirse. Los alimentos frescos o crudos tienen un valor terapéutico vital importante para las personas con condiciones de exceso que lo necesiten. La mayoría de la gente con antecedentes de consumo de carne pesada y alimentos procesados están bajo esta categoría. Así, una poca cantidad de alimentos crudos o por lo menos de alimentos ligeramente cocidos durante los retiros en los EEUU y en Europa se creará un equilibrio para la mayoría de los participantes.

Muchas otras consideraciones incluyen la reducción o la eliminación de los ingredientes de sabores fuertes y de alta potencia como la sal, el aceite y las especias de aromas fuertes. Procure evitar los alimentos cocidos excesivamente, así como los alimentos con sabor muy pungente o acre (como cebollas, cebollitas, ajo, poro y escalonias), porque pueden causar deseos o antojos en exceso, y por consiguiente la pérdida de concentración (véase la «Familia de la cebolla» en la sección de recetas). Los alimentos sería mejor consumirlos solamente una o dos veces al día. Sin embargo, puede antojársele el caldo o tés herbolarios en ocasiones. Si desea, mantenga silencio durante las comidas.

Alimentos para los niños

Un niño se puede criar siguiendo una dieta vegetariana siempre y cuando los padres estén bien informados y también estén conscientes de sus necesidades. No hay lugar para los alimentos chatarra, los dulces en exceso o la selección de los alimentos al azar. El crecimiento de un niño requiere de calorías adecuadas y proteínas para darle energía, para reconstruir la fortaleza de sus órganos internos y para mantener su cuerpo sano así como el apoyar su desarrollo óptimo.

Cómo fomentar buenos hábitos en el comer

- Muchos de los hábitos iniciales de un infante lactante se le inculcan durante la etapa de lactación. Si la mamá es tranquila y come alimentos sanos, el niño no sólo recibirá leche nutritiva, sino que experimentará la calidad armoniosa de la madre y de su dieta. Se dice en la medicina popular china que cuando la leche de una madre enojada se expone a la luz del sol se seca con un color púrpura; la leche normal se seca con un color blanquecino.

- El primer alimento sólido que se le da a un infante lactante, determinará lo que deseará más adelante. Si a su bebé se le da primero alimentos sobre todo con dulcificantes, con aceite o con sal, siempre se le antojarán los alimentos muy dulces, aceitosos o salados.

- Después de destetar al niño, continúe aprovechando una buena dieta y sus niños detectarán esto; les será más fácil aceptar los alimentos integrales nutritivos.

- Escuche las necesidades de sus niños y déjelos cambiar sus propios patrones en el comer. Cuando sean mayores de edad permita que seleccionen los alimentos de fuentes fuera del nucleo familiar y ayúdelos a reflexionar sobre cómo diversos alimentos afectan su comportamiento—cuales alimentos los hace sentirse bien y cuales mal.

- Un ambiente nutritivo, armonioso es a menudo el factor más importante en la dieta de un niño. La familia se estabiliza, al menos compartiendo juntos una comida al día, a una misma hora. La bendición de los alimentos, el tomarse de las manos en un círculo o el de gozar cantando melodías pacíficas alegres antes de la cena le dará un gran significado a la vida de un niño, así como también ayudará a crear una actitud positiva hacia los alimentos. Nunca saque los problemas a relucir o tenga discusiones desagradables o con enojo a la hora de las comidas.

• Incluso cuando son bebés, aliente a los niños a que mastiquen bien los alimentos o por lo menos que los mantengan en sus bocas hasta que se mezclen completamente con saliva. Mastiquen todos al unísono y disfrútenlo.

• Los padres que impulsan a sus niños a comer en demasía o muy rápido, o cuando están alterados o cansados, pueden crear comedores conflictivos. Sea flexible, y deje a los niños descansar o jugar hasta que tengan hambre, o déjelos que ocasionalmente se pierdan de una comida. Los niños pequeños tienen estómagos pequeños. Es mejor darles comidas en pequeñas cantidades y bocados nutritivos si es necesario.

• Los alimentos a veces tienen una consistencia burda, aguada o simplemente no son apetecibles. Haga una tentativa para crear alimentos más interesantes y deliciosos. No obligue a los niños a comer porque cree que lo hace por su bienestar. Es normal que los niños pierdan el apetito de vez en cuando por algunos días.

• Para estimular su creatividad e interés en los alimentos, deje a sus niños ayudarle a cocinar (revolviendo, modelando la pasta en formas divertidas, etc). Haga la comida principal la más interesante e importante del día.

• Sírvales porciones pequeñas y deje a sus niños pedir más, o déjelos que se sirvan solos.

• No soborne a su niño con un postre como recompensa para que se coma su comida o para que se porte bien. Si usted le niega el postre como un castigo, le inculcará a su niño la noción de que el postre es el más especial, sin embargo es el más prohibido de los alimentos. El vincular una recompensa con los dulces junto con buen comportamiento enseña a los niños a identificar los alimentos—especialmente los dulces—como un nutrimento emocional en vez de vincular a los alimentos con un desarrollo biológico, dando por resultado desórdenes en el comer de muchas clases.

• Primero dele a su niño una cantidad pequeña de un alimento nuevo. Si él o ella protesta, no haga ningún escándalo, y sírvale menos la próxima vez. (No se sorprenda si algún día a su niño le llegara a gustar).

• Pídales a sus amigos y a su familia que no le den a su niño ni dulces ni «alimentos chatarras» sino bocadillos o postres más nutritivos.

• Cuando los niños cambian sus patrones en el comer, puede ser una etapa normal de desarrollo, o la primera señal de enfermedad. Cuando éste sea el caso es mejor darles alimentos simples y dejarlos descansar hasta que se les pase, o pedir un consejo a un profesional de la salud.

La comida para los bebés

Hoy en día hay muchas madres que trabajan fuera de casa y que frecuentemente se encuentran ausentes del cuidado de sus recién nacidos; es de suma importancia para la salud de su niño que no descuide el darle una nutrición excelente. Al elegir alimentos para su infante sin beneficio nutricional generalmente creará problemas de salud durante toda su vida, incluso sin pensar ni siquiera en el costo ni en el tiempo adicional que implica el cuidar a un niño enfermo. Una madre que trabaja fuera de casa puede tomar la decisión más inteligente y económica invirtiendo por lo menos unos seis meses a un año quedándose al cuidado de su recién nacido y ausentarse de su trabajo por ese tiempo. El método recomendado a continuación es para alimentar y destetar a un infante:

Durante los primeros seis meses, la dieta ideal para un infante consiste únicamente de leche materna. A partir de los seis meses de edad, se le puede dar verduras en puré y otros alimentos, y la ingesta de leche materna disminuye gradualmente consistiendo un 50% de la dieta al cumplir el primer año de edad. Entre un año y dieciocho meses, la leche todavía es de gran valor pero puede disminuir alrededor de un 25% de la dieta, dependiendo del bebé. A partir de los dieciocho meses generalmente el primer molar aparece, indicando que las enzimas pancreáticas se están produciendo con mayor efectividad. Durante los siguientes seis meses generalmente los bebés desearán menos leche, y entonces ellos mismos pueden propiciar el destete.

Este programa de dos años es solamente en general, y el proceso variará dependiendo del índice de desarrollo individual de cada niño. En algunos casos los bebés se destetarán después de seis u ocho meses, o no desearán ser destetados del todo. Hay también muchos casos entre la gente moderna en donde la madre no puede dar leche, o el bebé no puede aceptar lo que se le da. En último caso, muy a menudo un ajuste en la dieta de la madre hará que la leche sea más aceptable. La mamá puede comer menos combinaciones de alimentos en las comidas (véase el capítulo de las *Combinaciones de los alimentos*) y evitar los alimentos refinados y procesados.

Un remedio herbolario chino para mejorar la capacidad en la digestión de un infante es la leche de cebada germinada, preparada según el método de germinados descrito más adelante en este capítulo. Los germinados de arroz pueden substituirse pero tardan más tiempo en germinar y son un poco menos eficaces. (Debe utilizarse la cebada integral—la cebada perla o de bolita no germinará). Otro remedio es un té de grano de arroz asado: dore una porción de arroz en un sartén hasta que quede café oscuro; agregue tres porciones de agua; póngalo a hervir a fuego lento por veinte minutos, y luego vierta el té y dele varias onzas al infante una o dos veces al día.

Cuando la leche de la madre no está disponible

Si la leche de la madre no está disponible, o si por alguna razón el bebé no la puede aceptar, hay aquí otras cuatro opciones:

1. Leche de otra madre (nodriza).

2. Leche de cabra, preferiblemente de cabras criadas orgánicamente.

3. Fórmula de leche en polvo de calidad superior.

4. Leche de vaca sin homogeneizar, preferentemente de vacas criadas orgánicamente.

Cada una de estas cuatro opciones por lo regular necesitarán complementarse—la opción número 1 es la menos, y la 2, 3 y 4 progresivamente son las más. Las opciones para la complementación dependen de la edad del infante, e incluyen los productos de soya, germinados, semillas, oleaginosas y leches de germinados y los productos de origen animal, que se discuten un poco más adelante. Las opciones de la leche también se pueden complementar una con la otra. Por ejemplo, si la leche de una nodriza es de una cantidad insuficiente, la leche de cabra puede utilizarse para compensar la diferencia. En caso de que se utilice la leche de animales, especialmente la leche de vaca, su utilidad se incrementa notablemente agregando alimentos clorofílicos a la dieta tales como verduras verdes (incluyendo las de hojas verdes) cocidas. Esta combinación se explica en el capítulo del *Calcio*. (Las verduras deben hacerse jugo para los niños más pequeños).

No estamos sugiriendo que muchos alimentos necesiten mezclarse al mismo tiempo a la hora de la comida, pero sí que estén incluidos en la dieta a diversas horas. La leche, por ejemplo, es mejor tomarla sola. La digestión en los niños, y bebés en particular, es altamente susceptible y sensible. Muchas de las «irritaciones» y los cólicos de los infantes son el resultado de las inadecuadas combinaciones de los alimentos. Los niños sanos de todas las edades prefieren generalmente comidas simples.

La leche bronca y la pasteurizada

La leche bronca de vaca es un alimento sáttvico en la tradición ayurvédica; se dice que nos ayuda a desarrollar conciencia. Según profesores de este antiguo arte curativo, la leche es para aquellos con una digestión sana que necesiten subir de peso. Además, de ser útil para el cuerpo debe ser de alta calidad—preferentemente de vacas recién ordeñadas que son bien tratadas, no-homogeneizada, y tomarse en cantidades moderadas. La leche puede ser difícil de digerir para algunas personas, y especialmente para los infantes debido a la inmadurez de su aparato digestivo. Así en las prescripciones ayurvédicas se hierve y se condimenta con frecuencia con una pizca de una especia calorífica como cardamomo, jengibre, cúrcuma o nuez moscada molida, para mejorar su digestión. Para la mayoría de los infantes al hervirse la leche a fuego lento con una cebolla tiene un efecto similar aunque más leve—se reduce la formación de moco y se mejora su asimilación.

Desde una perspectiva alimenticia, la leche de vaca bronca es superior a la leche pasteurizada en términos de sus enzimas benéficas, pero debe estar certificada de estar libre de microorganismos nocivos. Si hay alguna duda, esterilizando la leche con una ebullición rápida destruirá no sólo bacterias sino que también eliminará ciertos microbios peligrosos que sobreviven a la pasteurización. Si esto se hace rápidamente y luego se enfría, se pierde un mínimo de nutrientes.

La leche humana contiene cuatro veces más proteína de suero que la leche de vaca, y la mitad de la cantidad de proteína de la caseína. La proteína de suero es soluble en agua y muy fácil de digerir, mientras que la caseína no es soluble y de esta forma es más difícil que se desdoble o se separe. Ésta puede ser parte la razón por la cual en muchas áreas del mundo, la leche—aún la leche muy limpia—se hierve rápido, y luego se enfría.

Cuando se hierve la leche se desdoblan las cadenas de la proteína totalmente, y esto hace más fácil su asimilación, y también causa menos reacciones alérgicas. Esta leche es más segura para tomar por todos los infantes y más aceptable para los niños con digestión débil. La pasteurización ocurre a una temperatura por debajo de la ebullición y por lo tanto sólo separa parcialmente la estructura de la proteína. Una interrupción intermedia como ésta hace que la leche sea aún más difícil de digerir.[1] Entonces si se utiliza la leche pasteurizada, es importante terminar la separación de la proteína con una ebullición rápida.

En contraste, la leche bronca de cabra se encuentra ya en forma muy digerible para la mayoría de aquellos con digestión débil, y sin necesidad de calentarla pues el calor no necesariamente la hace mejor. Sin embargo, se recomienda hervirla por si por alguna razón no está limpia. Las cabras son por lo regular sanas, y cualquier contaminación lo más probable es que ocurra después de haberlas ordeñado.

La leche homogeneizada

Durante los años del conflicto entre EEUU y Corea (1950–1953), el personal médico se sorprendió al descubrir que las autopsias de algunos soldados jóvenes estadounidenses revelaran un deterioro y depósitos grasos en las arterias, una condición que previamente se creyó sólo existía entre los ancianos.[2] Muy recientemente, niños tan pequeños como de tres años de edad están mostrando varios grados de depósitos grasos en sus arterias. Algunos investigadores ahora creen que la leche homogeneizada puede desempeñar un papel en esta degeneración vascular.[3]

La homogeneización permite la entrada de la enzima oxidasa xantina de la crema de la leche al torrente sanguíneo en vez de que se elimine, como normalmente debiera ocurrir. Cuando esta enzima entra en el corazón y en las arterias, daña las membranas, creando un tejido cicatrizado. El colesterol se acumula en las cicatrices y gradualmente tapa las arterias.[3]

Una revelación ayurvédica es que la homogeneización hace que la grasa de la leche imposibilite su digestión cuando se consume; se forman en el cuerpo residuos tóxicos llamados *ama*.[4]

La calidad de los lácteos

Una de las consideraciones más vitales sobre la leche es su calidad. La leche animal de hoy en día tiene generalmente 400% más pesticidas que una muestra equivalente de granos o de verduras. La leche humana, especialmente de madres que se alimentan de carne, contiene considerablemente más residuos de pesticidas que la leche de otros animales.

Además de los pesticidas que los animales ingieren del forraje proveniente de plantíos que fueron fumigados, para estimular la producción de huevos y lácteos, y para el crecimiento del ganado criado para el consumo de carne también con frecuencia se les dan raciones de hormonas junto con antibióticos para protegerlos contra enfermedades. Después de que la leche se examina, los doctores les dicen a muchas mamás que deben comer pocos productos de origen animal con el propósito de disminuir el nivel de metales pesados, de esteroides, de pesticidas y de antibióticos en su leche, a un nivel seguro.[5]

La leche de origen animal comparada con la humana

Cuando los animales productores de leche se crían sin drogas o medicamentos, sin antibióticos, sin fumigación en su alimentación y en su forraje y los niños no tienen ninguna reacción alérgica o mucosa, entonces la leche de origen animal puede ser un complemento dietético benéfico. Si se utiliza como la única fuente de alimento para los infantes, tenemos algunas reservas, puesto que el valor más alto de la proteína de la leche se diseña para estimular un crecimiento más rápido del esqueleto y del cuerpo del animal, y para un desarrollo mental más lento (un becerro cuadruplicará su peso durante los primeros seis meses, mientras que el peso de un infante solamente se duplicará). La leche materna cuenta con cuatro o cinco veces más del ácido linoléico,* el cual estimula un desarrollo más rápido del cerebro y del sistema nervioso.

La leche de vaca

Comparada con la leche humana, la leche de vaca está deficiente de lactosa y vitaminas B_1, C, E y A. Tiene tres veces la cantidad de minerales en proporciones bastante diversas. Por ejemplo, el fósforo y el calcio se presentan en igual cantidad en la leche de vaca, mientras que la proporción de la leche materna es dos veces y media más calcio que fósforo. También, el tipo de lactosa en la leche de vaca, llamado alfa-lactosa, no produce la flora *Bacillus bifidus* necesaria en los intestinos de los bebés. La leche materna, que tiene beta-lactosa, estimula la *Bacillus bifidus* para que se desarrolle.

Éstas y otras muchas diferencias no significa que la leche de vaca no se pueda utilizar para algún beneficio, sino que claramente no puede ser un substituto completo de la leche materna. Debe ser solamente una parte complementaria de la dieta de un infante. De acuerdo a varias tradiciones asiáticas orientales, la leche de vaca se considera un tónico para la debilidad y la *deficiencia,* y se cree que sea más saludable para aquellos con tendencia a ser delgados y *secos.* Para estos casos y para la mayoría de otros propósitos, aún con todo, la leche de cabra es por lo general superior.

La leche de cabra

Aunque la leche de cabra y la de vaca tienen algunas propiedades alimenticias similares, la leche de cabra difiere en muchas cualidades básicas incluyendo en sabor, contenido mineral y química en general.

Las cabras son animales muy limpios ya que tienen la oportunidad de pastar en una variedad de arbustos, hierbas y cortezas que tienen abundantes minerales y otros nutrientes y que normalmente a la gente moderna les hace falta. Por ejemplo, la leche de cabra es una de las mejores fuentes de flúor, casi diez veces más que la leche de vaca. El flúor dietético ayuda a forjar la inmunidad, protege los dientes y fortalece los huesos; sin embargo, se

---

*El ácido linoléico, es un ácido graso esencial y un ácido grasoque se genera de él, el ácido gamalinolénico, ambos son componentes de la leche materna y son necesarios para el desarrollo correcto del tejido de los nervios.

pierde en la pasteurización. El fluoruro químico de sodio provisto en el suministro del agua no tiene las mismas propiedades curativas.

La leche de cabra ha sido un remedio para la gente con condiciones de debilidad y de convalecencia en muchas culturas tradicionales. Tiene aplicaciones específicas en el tratamiento de la emaciación o escualidez, en la desnutrición, en la anemia, en las úlceras del estómago, en el agotamiento nervioso y en la pérdida de energía; la leche de cabra también enriquece la flora intestinal y puede ser benéfica en casos de estreñimiento. Su característica astringente puede tratar la diarrea también. Se utiliza a menudo para robustecer a los jóvenes y a viejos, y se ha reconocido generalmente como un alimento saludable para bebés.

No todos los infantes pueden tolerar la leche de cabra, aunque a la mayoría le ha ido bien, sobretodo a la mayoría de los que son alérgicos a la leche de vaca o no toleran la leche materna. Ocasionalmente la leche de cabra es más fácil de digerir que la leche materna si la madre padece trastornos emocionales, o se encuentra químicamente intoxicada, o de otra manera desequilibrada. Una ventaja muy importante de la leche de cabra, en lugar de la de vaca, es su consistencia y su cuajo suave y sus glóbulos grasos más pequeños, que la hacen mucho más digerible; y en otros muchos aspectos también, la leche de cabra ofrece resultados más saludables. Hay numerosos ejemplos de infantes vegetarianos rubicundos, rozagantes y robustos por haber suplido su dieta con la leche de cabra y sus productos derivados. Debido a la naturaleza de su estructura grasa, la leche de cabra se encuentra ya homogeneizada en su estado natural; sin embargo, con frecuencia se pasteuriza comercialmente. Para su beneficio y sabor máximos, debe ser bronca. Beberla inmediatamente después de ordeñarse antes de que ésta se enfríe, es recomendable para la mayoría de personas que requieran de sus propiedades terapéuticas.

La leche materna

Aunque la leche de cabra puede generalmente suplir la dieta de un infante cuando la leche de la madre no está disponible o no se tolera, la leche materna tiene factores especiales que no se encuentran en la leche de los animales o en fórmulas de leche comerciales. Muchos estudios indican que los infantes que reciben la leche adecuada de la madre están menos propensos a la muerte infantil, tienen una mejor inmunidad y sufren generalmente pocas enfermedades a través de su vida.[6,7]

Si las madres deciden trabajar durante los primeros meses después de dar a luz, su leche se puede extraer por la mañana a mano o con tira leche (se consigue en la mayoría de las farmacias), y debe mantenerse fresca para su uso durante el día. Si la madre se ausenta por varios días, puede extraerse diariamente leche adicional y congelarla en un envase cerrado, ya que de lo contrario se descompondría después de un día más o menos a temperaturas por encima de cero grados. Aunque se ha demostrado que al extraer la leche de la madre para luego alimentar al infante con la leche embotellada tiene menor valor que cuando el bebé se amamanta directamente de la madre, porque además de que pierde ciertas propiedades al bebé le faltaría el afecto que normalmente recibiría si fuera amamantado directamente del seno materno,[8] es obvio que la leche materna de una botella es mucho mejor que la leche de origen animal embotellada o cualquier otro substituto de leche.

Los productos lácteos fermentados

La enzima rennina es secretada en el estómago por la mayoría de los niños desde su nacimiento hasta los siete (las niñas) u ocho (los niños) años. Esta enzima coagula la leche y ayuda en el proceso de digestión. Sin la secreción de la rennina, muchas personas tienen reacciones alérgicas a la leche. Sin embargo, los productos lácteos fermentados incluyendo leche agria, *kefir* (como jocoque), yogurt y queso *cottage* están ya predigeridos por la acción bacteriana del proceso de fermentación y se digieren mucho mejor por la gran mayoría de la gente que carece de rennina. Además, otras propiedades de la leche se transforman a través de la fermentación: la lactosa se convierte en ácido láctico, y la caseína se transforma parcialmente. Muchas personas, especialmente en culturas donde los lácteos no son tan comunes, tienen intolerancia a la lactosa, pero pueden digerir a veces la leche fermentada (aunque puede haber también factores presentes de intolerancia desconocidos). Si acaso los lácteos se ingieren por jóvenes y adultos, casi siempre recomendamos los productos de lácteos fermentados y agriados, y productos de leche bronca. Aquellas personas, cuyo origen se remonta a partes del mundo como el norte de Europa, donde la leche en la dieta ha sido un alimento importante de primera necesidad por muchas generaciones, generalmente tolerarán mejor los lácteos.

Resumen de lácteos

- Para una nutrición infantil, la leche materna casi siempre es superior a la leche de los animales y también a la de cualquier fórmula.
- Los niños y los infantes pueden beneficiarse de la leche animal o de sus productos, si éstos no se usan excesivamente. Evite los lácteos con poca grasa; los lácteos con toda su grasa natural ayudan a la utilización de las vitaminas A y D, solubles en grasa para el desarrollo y el mantenimiento de los huesos.
- La leche no se combina bien con otros alimentos en la misma comida. Es mejor tomarla sola, y no debe tomarse fría.
- Los alimentos con clorofila como verduras verdes (incluyendo las de hojas verdes) aumentan el aprovechamiento de los productos lácteos.
- La leche bronca de animales alimentados orgánicamente es mucho más preferible; ponga a hervir rápidamente la leche de vaca bronca, y luego luego enfríela; la hace más asimilable, menos reactiva, más segura para los infantes y más aceptable para los niños con digestión sensible y débil. Su digestibilidad también se realza añadiendo una pizca de una especia calorífica (jengibre, cúrcuma, cardamomo, etc) o, para los infantes, póngala a fuego lento con una cebolla.
- La leche comercialmente pasteurizada también se debe hervir. Evite la leche homogeneizada.
- Los niños con intolerancia a la leche digieren más fácilmente productos lácteos fermentados o agriados, al igual que cada persona de siete años de edad en adelante.

- La leche de cabra generalmente es más saludable que la leche de vaca.
- Un niño debe evitar los productos lácteos si le causan alergias o problemas de moco.

Grupos de alimentos y proporciones

Generalmente la cantidad de leche que se toma comienza a disminuir más o menos después de los seis meses de edad. A partir de este momento, y hasta la edad de dieciocho meses, los alimentos más aceptables, además de la leche, son los que contienen menos carbohidratos complejos. Éstos incluyen:

1. Los germinados de granos, de leguminosas y de otras semillas (sus carbohidratos se convierten en azúcares)

2. Las leches hechas con germinados, de semillas y de oleaginosas—se preparan según las instrucciones dadas abajo en «Cereal o leches de germinados» y en la sección de recetas en «Leches de granos y semillas».

3. Los jugos de verduras, particularmente el jugo de zanahoria (sus carbohidratos complejos están en la pulpa), verduras bajas en almidón y cantidades pequeñas de todas las verduras del mar (algas)

4. Preparaciones de soya incluyendo tempeh, natto y leche de soya

5. Frutas, aguacates y en un menor grado de importancia, jugos de fruta

Para los infantes menores de dieciocho meses, los alimentos sólidos—como verduras, germinados, alimentos de soya y las frutas—es preferible cocerlos, hacerlos puré y si se desea, diluirlos con agua. El tofu y tempeh deben cocerse a fuego lento muy bien. El uso de fruta en exceso, especialmente de frutas cítricas, y todos los jugos de frutas y verduras crudas, puede debilitar la digestión. El uso frecuente de jugos crudos es más apropiado durante señales definidas de *exceso* (si gritan mucho, con cara roja, con capa gruesa en la lengua).

Algunas veces se antojan los cereales no-germinados y otros alimentos altos en almidón. Éstos se pueden preparar según las instrucciones que siguen. La sugerencia de pre-masticar estos alimentos es especialmente provechosa para los bebés menores de dieciocho meses.

Después de los dieciocho meses de edad (con la aparición de la primera muela), los cereales no-germinados, las leguminosas y las verduras amiláceas (con almidón) se pueden ir agregando gradualmente a la dieta. Es importante que los granos y las leguminosas se hayan remojado previamente antes de cocerlos, por lo menos para iniciar el proceso del germinado y eliminar así el ácido fítico, el cual desgasta minerales valiosos en los infantes. Las preparaciones siguientes son las más apropiadas para los bebés que siguen el patrón gradual del destete descrito anteriormente y que tienen casi los dieciocho meses o son más grandes. Por supuesto, son también convenientes para los bebés que se destetan a diferentes tiempos o cuando aceptan estos alimentos antes del tiempo indicado.

La preparación de los alimentos para niños durante y después del destete

Proporciones sugeridas en la dieta

40–60% preparaciones de granos y cereal

20–40% verduras

5–10% leguminosas (frijoles, chícharos, lentejas, productos fermentados de soya), lácteos y otros productos de origen animal

5–10% fruta

Una cantidad pequeña de verduras de mar (algas marinas), oleaginosas y semillas

Las verduras, las leguminosas, las semillas y las algas marinas se deben cocer hasta que estén muy blandas, y después se muelen o se pueden masticar por un adulto hasta que estén cremosas o líquidas para luego alimentar a los niños. Conforme los niños vayan creciendo y aprendiendo a masticar, los alimentos se pueden ir cociendo y moliéndose, mucho menos.

Recetas para cereal o leche

Cereal de grano

⅓ de cada uno: arroz integral, arroz integral dulce, avena integral triturada mediano *(groats),* mijo, kamut *(Triticum aestivum)* o quinua

Cereal de grano/semilla/algas marinas

90% avena integral triturada mediano *(groats)* o arroz integral

5% semillas de ajonjolí o almendras

5% wakame

Remoje todos los ingredientes de cualquiera de las dos recetas por 6 horas o más, y después tire el agua. En la receta con wakame, remoje el wakame por separado, córtelo en pedazos de ¼ a 1 (una) pulgada, y utilice el agua remojada para enriquecer otros platillos. Añada 6–7 tazas de agua por cada taza de grano. Caliente los ingredientes casi al llegar a la ebullición mas sin dejarlos hervir. Baje la temperatura y cuézalos a fuego lento y tápelos, 2–3 horas, o déjelos durante la noche a una temperatura muy baja. Hágalos puré como una crema o como un líquido lechoso.

Leche hecha de cereal: Exprima el líquido lechoso a través de un tamiz (no deseche el residuo del cereal). Agregue agua en caso necesario.

Variación: Agregue de vez en cuando miel de arroz o malta de cebada.

Cereal o leche de germinados: Licue o haga puré de germinados de trigo, lenteja, frijol mungo o de cebada en una poca de agua para la comida del bebé. Para la leche, mezcle los germinados en agua o rejuvelac (el agua en la cual el trigo germinado se remojó—descrito en la sección de las recetas); después filtre o cuele la leche a través de una tela de manta de cielo o a través de una bolsa de tela nylon entretejida y así se extrae la pulpa de los germinados. Otro método para hacer leche de germinados es el de licuar los germinados y agregarles agua o el rejuvelac para obtener la consistencia deseada. Los germinados son altos en vitaminas, minerales y enzimas y apoyan el crecimiento rápido de los bebés y niños en general. Utilice los germinados más a menudo en la primavera y en el verano y menos en el otoño y en el invierno, y también úselos menos para los niños y los infantes que están débiles, pálidos y pasivos *(deficientes)*. Los germinados de alfalfa en particular son demasiado enfriadores y purificadores para el niño frágil. Véase los «Germinados» en la sección de las recetas para las instrucciones de cómo hacer germinados.

La calidad de los productos de origen animal

Durante los últimos veinte años numerosos estudios indican que los alimentos de origen vegetal en general contienen mucho menos residuos de pesticidas/herbicidas que los productos lácteos (según lo discutido anteriormente), y menos de un décimo de la cantidad encontrada en las carnes rojas, pescados y también aves de corral[9,10]; los alimentos de origen vegetal realmente no contienen ni las hormonas, ni los antibióticos, ni los medicamentos que contienen nuestros productos comerciales de origen animal.

Los niños están en un proceso muy dinámico de crecimiento, y debe ser una prioridad el alimentarlos con los alimentos más puros posibles para construir la base biológica para el resto de sus vidas. Incluso si se encuentran productos de origen animal relativamente puros, los residuos tales como exceso de moco o ácido úrico que resultan de su digestión pueden ser un problema. Por lo tanto, los alimentos integrales del reino vegetal deben cubrir la mayor parte de la dieta de un niño.

El niño vegetariano

Todos los nutrientes necesarios—proteína, grasas, calorías, minerales, vitaminas, enzimas, etc.—están abundantemente disponibles en una dieta puramente vegetariana con la posible excepción de la vitamina B_{12} (véase el capítulo de la *Proteína y la vitamina B_{12}*). Como prevención contra la deficiencia de B_{12}, proporcione a los niños vegetarianos una tableta de cincuenta microgramos de vitamina B_{12} a la semana.

Hay un número de alimentos comunes en las dietas de los niños que limitan la asimilación de nutrientes, citados más adelante en la sección «Los alimentos que deben usarse con precaución». Además de los alimentos inadecuados, otros factores requieren de atención especial en las dietas de niños:

El aparato digestivo de un niño no llega a la madurez sino hasta la edad de los dos años y por lo tanto no asimila la proteína o los carbohidratos tan eficazmente como un adulto.

En segundo lugar, los niños—los infantes en particular—rara vez mastican los alimentos vegetarianos esenciales como granos, leguminosas y verduras lo bastante bien para una asimilación óptima.

Finalmente, la mayoría de los niños en las naciones altamente avanzadas del Occidente tienen antecedentes ancestrales ricos en productos de origen animal, y por lo tanto les puede ser difícil adaptarse biológicamente a una dieta totalmente vegetariana en la etapa cuando muchos nutrientes claves son necesarios para impulsar su crecimiento y su desarrollo rápidos. Sin embargo, la mayoría de los niños prosperarán con una dieta primeramente vegetariana de alimentos sanos de calidad, si estos alimentos están preparados correctamente (Ej., purés para los niños muy pequeños).

Por las tres razones arriba mencionadas, casi todos los niños vegetarianos requieren de algunos productos de origen animal después del destete, con el propósito de que les ayude a desarrollarse mejor. El uso frecuente de leche de cabra y de sus productos, u otros productos lácteos de alta calidad, es generalmente todo lo que se necesita del reino de los alimentos de origen animal para apoyar totalmente el desarrollo de un niño vegetariano. Cuando los lácteos no se toleran, los productos especialmente nutritivos de origen vegetal y animal pueden ser necesarios cuando se presenten deficiencias.

Alimentos para prevenir y tratar deficiencias

Si sus niños muestran *deficiencias*, si están pálidos, débiles y frágiles, inactivos y no crecen, el cambiar su dieta les puede ayudar. Si un niño *deficiente* se está criando con pecho, entonces la madre debe mejorar su nutrición u otros factores en su vida para así aumentar su salud en general.

La *deficiencia* en los niños se relaciona con frecuencia con la falta de *ojas,* una esencia del cuerpo descrito por Ayurveda. *Ojas* al comienzo de la vida proporcionan inmunidad, fuerza y desarrollo del intelecto. Puesto que las *ojas* de la madre se asimilan por los nonatos en los últimos dos meses del embarazo, los bebés prematuros están a menudo deficientes de *ojas.* La mejor fuente de *ojas* después del nacimiento es la leche materna. La mantequilla clarificada *(ghee)* y las almendras también realzan esta esencia. La reconstrucción de *ojas* es un proceso gradual. Para ayudar a los niños que tienen deficiencias en su sistema inmunológico y su fortaleza es inadecuada, combine aproximadamente una cucharadita de mantequilla clarificada y/o algunas onzas de leche de almendra en su alimento varias veces por semana. (Para localizar recetas véase mantequilla clarificada y leche de almendra en el Índice). Cuando se mejoran las *ojas,* otros alimentos tonificantes son utilizados mejor por el cuerpo.

Al consumirse en pequeñas cantidades, los pescados y las aves de corral criadas en su ambiente natural, al igual que otro tipo de carnes pueden ser un tónico benéfico para contrarrestar la *deficiencia.* Sin embargo, por razones dadas a través de este capítulo, los niños pueden mejorar si las necesidades alimentarias primarias se pueden cubrir a base de fuentes ricas de lácteos, de verduras y de microorganismos.

Los alimentos de origen vegetal citados más adelante ayudan en el tratamiento de la *deficiencia* en general asociada a una dieta inadecuada en niños (y en otros). Por supuesto, muchos otros métodos son posibles. Una de las principales razones para utilizar estos alimentos de origen vegetal es la de disminuir el deseo de todos los niños por productos de origen animal, y no necesariamente para los que están *deficientes.*

Ninguno de los siguientes alimentos debe ser una fuente única de nutrición para los niños. Se ofrecen con el propósito de formar parte de una dieta equilibrada. Si se utilizan para la deficiencia, al darles cantidades moderadas con regularidad da mejores resultados. Información adicional sobre estos productos se encuentra en el capítulo *Proteína y vitamina B_{12}* y en la sección de recetas.

Soya

Los productos de soya que se utilizan comúnmente en el Occidente para la desnutrición infantil, generalmente son de mala calidad, como leche de soya y se consigue en fórmulas (en polvo, enlatada, etc). El frijol de soya, sin embargo, es una buena fuente de proteína y de calcio, y es una fuente vegetal significativa del ácido graso esencial llamado ácido alfa-linolénico. Este lípido, cuando está metabolizado en DHA (ácido docosahexaenoico), es un componente vital en el desarrollo estructural del cerebro y se debe consumir adecuadamente durante los primeros años de vida (la discusión adicional de estos ácidos grasos aparece en el capítulo de los *Aceites y grasas*). El frijol de soya es enfriador y debe utilizarse conjuntamente con otros alimentos; si no, puede debilitar el funcionamiento de los riñones/suprarrenales de tal modo que limita el crecimiento apropiado. El frijol de soya es también extraordinariamente alcalino, y puede ser difícil de digerir.

El frijol de soya se vuelve menos enfriador y más digerible en formas fermentadas tales como tempeh, miso y natto—un producto de soya similar al tempeh que hoy en día se consigue más cada vez. El miso tiene enzimas valiosas además de otros nutrientes de soya, pero debido a su alto contenido de sal debe utilizarse en cantidades muy pequeñas por los niños. Algunos de los productos más comunes del frijol de soya—leche de soya, fórmula infantil de soya, proteína de soya concentrada—no son alimentos completos integrales, tienen proteínas desnaturalizadas, están desmineralizados y por lo tanto no son alimentos saludables para los niños. El tofu es bastante enfriador para los riñonesglándulas suprarrenales y se debe utilizar en pequeñas cantidades.

Microalgas

Los estudios de la universidad y del gobierno de México demuestran que la espirulina es benéfica en la desnutrición infantil. Así mismo, los chinos han utilizado con éxito la espirulina para la *deficiencia*, y la espirulina conjuntamente con el pescado se ha utilizado para corregir los casos más serios de desnutrición en la niñez por más de cincuenta años, gracias a los esfuerzos del Dr. John McMillin, cuyo trabajo se describe en el capítulo de los *Aceites y grasas*.

Quizás la propiedad alimenticia más extraordinaria de la espirulina para curar la deficiencia, es su alto nivel excepcional de ácido graso AGL (ácido gama-linolénico). También contiene cantidades sustanciales del ácido alfa-linolénico omega-3. El AGL, el cual es importante para el crecimiento y el desarrollo, se encuentra abundantemente en la leche materna; y la espirulina le sigue como la fuente más alta en el orden de los alimentos integrales. Se recomienda la espirulina para las personas que no fueron criadas con leche materna para fomentar el desarrollo hormonal y mental que nunca pudo darse por la falta de una nutrición apropiada en la infancia.

La microalga clorela es también útil para las deficiencias y la desnutrición infantil. Contiene muchos de los mismos nutrientes que la espirulina pero es mejor para el niño extremadamente débil y frágil porque es un poco menos enfriadora y purificante.

La microalga verdeazul silvestre *(Aphanizomenon flos-aquae)* es una microalga amarga y altamente purificadora y como tal no es recomendable en casos de *deficiencia*. Para los valores nutricionales de las microalgas, véase el capítulo *Productos alimenticios verdes*.

Dosis de microalgas y de soya: Los menores de un año de edad y los bebés pueden utilizar ½ cucharadita (1.25 gramos) de espirulina o un ¼ de cucharadita (0.6 gramos) de clorela hasta dos veces al día; ⅛ de cucharadita de miso (sustancialmente ligero) una vez al día; y ½ onza de tempeh o de natto una vez al día. Estas cantidades pueden ser duplicadas al momento en que el niño alcance los dieciocho meses de edad. En una *deficiencia* seria, las cantidades de estos alimentos pueden aumentarse, tomándolos más bien con frecuencia que tomando dosis más grandes. Un niño mayor de siete años utilizaría como máximo una cucharada sopera (7.5 gramos) de espirulina o 1½ cucharadita (4 gramos) de clorela por día, una cucharadita de miso y tres onzas de tempeh o natto por día.

El tempeh y el natto deben cocerse—preferiblemente a fuego lento sin llegar a la ebullición por 20 minutos en un recipiente tapado. Después se hacen puré y se mezclan con cualquier alimento o líquido para dárselo a los infantes. Para una mejor asimilación, mezcle el miso y las microalgas primero con un poco de agua tibia y luego combine esta mezcla con otros alimentos o bebidas. No se utilice éstos y otros suplementos por más de seis días a la semana.

El amaranto y la quinua

Los germinados secos y pulverizados de amaranto se están utilizando ahora en México como alimento para niños. Los granos del amaranto y de la quinua tienen más calcio y proteína que la leche (véase la información sobre el amaranto y la quinua bajo «Granos» en la sección de las recetas). Se combinan bien con otros granos tales como el trigo para formar perfiles de proteína más altos en aminoácidos que el de las carnes. El amaranto y la quinua proporcionan un alto nivel de nutrición balanceado cuando son utilizados en recetas de leche hechas de cereales o de granos. Sus germinados son valiosos, pero no siempre se pueden germinar; su capacidad para germinar depende de la variedad y de la edad de la semilla. Estos granos tienen un sabor ligeramente amargo, haciéndolos inadecuados para la *deficiencia* cuando se comen solos. Sin embargo, lo amargo disminuye con el germinado. Cuando la germinación no sea posible, recomendamos que siempre se combinen con otros cereales como el arroz, avena, arroz dulce o cebada. Si la combinación del cereal sigue siendo muy amarga para que el niño la acepte, puede agregarse un poco de miel de arroz.

*   *   *

Ciertas prácticas son de vital importancia para superar las *deficiencias.* Por ejemplo, una madre *deficiente* con frecuencia mejorará su salud simplemente masticando sus alimentos más minuciosamente. También, los alimentos que se le dan al bebé pueden ser premasticados por la madre (ella tiene que estar muy sana), lo cual es una necesidad cuando los alimentos no están bien machacados. Al masticarle los alimentos a su bebé y sólo cuando esté muy sana, puede aumentar en gran medida la asimilación de nutrientes.

La jalea real y otros productos de origen animal

Si la nutrición vegetariana y los métodos de alimentación apropiados no pueden corregir las *deficiencias* en niños, se pueden probar los productos de origen animal, quizás primero los productos lácteos de cabra y otros mencionados anteriormente. Sin embargo, cuando éstos no pueden utilizarse, algunas veces otros alimentos de origen animal pueden ayudar.

La jalea real, el alimento que transforma a una abeja obrera común en una abeja reina, permitiendo que ésta viva veinte veces más del tiempo normal, se cree que contenga una nutrición más completa que cualquier otro alimento. Promueve el crecimiento y el desarrollo y se utiliza comúnmente para la desnutrición infantil y la desnutrición en general. Se consigue comercialmente en varias formas, y se puede dar diariamente a los infantes en una dosis aproximada de 50 miligramos para el beneficio de toda clase de *deficiencias*. La dosis infantil es de 75 miligramos por cada cincuenta libras de peso. Algunas preparaciones de jalea real contienen ginseng, el cual por lo regular es de alta potencia para los niños y por lo cual debe evitarse.

Una idea que se basa en una práctica antigua que hoy en día se sigue utilizando tanto por los nutriólogos como los que conocen su valor nutricional. Es la manera de cómo se extrae la esencia alimenticia de un animal sin darle carne al bebé o al niño, la cual es muy difícil de digerir. Se usan los huesos de un animal criado orgánicamente (se prefieren las aves de corral); quiebre los huesos y cuézalos a fuego lento sin llegar a la ebullición, durante dieciocho horas. Agregue agua conforme se vaya necesitando. Se pueden agregar tubérculos, raíces y rizomas. Las verduras ligeramente ácidas tales como las zanahorias, apio, calabazas y betabeles ayudan a extraer los minerales y otros nutrientes de los huesos y de sus tuétanos en el caldo. Una cucharada sopera de vinagre de sidra de manzana o de jugo de limón tendrá el mismo efecto. Cuando el caldo esté cocido, remueva los huesos y utilice el caldo sólo, o como una base líquida para otros alimentos.

La ventaja de esta sopa producto de origen animal es el nutrimento único que se encuentra en el tuétano, el cual se conoce en China como un alimento que estimula el crecimiento y desarrollo. Este caldo hecho con pedazos de huesos y verduras se llama «sopa de la longevidad». Los precedentes históricos de esta práctica existen en la mayoría de otras culturas tradicionales también, incluyendo los pueblos nativos de Norteamérica, en donde se daba a los niños los huesos para que extrajeran el tuétano. Las personas vegetarianas pueden consumir este caldo, ya que los huesos no se extraen del animal vivo sino que son un producto de desecho, y por lo tanto pueden aprovecharse sus propiedades alimenticias. Tenga precaución: Evite los animales criados en áreas donde el plomo se ha depositado a través de los años en los tubos de escape u otras fuentes nocivas, puesto que el plomo se acumula en los huesos y en el tuétano de los animales. Hoy más que nunca es importante saber el origen de las fuentes de alimentos que usted les da a sus niños.

Uno de los nutrientes vitales del tuétano es el ácido graso omega-3 DHA (ácido docosahexaenoico), el cual se requiere para el desarrollo del cerebro, de ojos y de otros órganos en los infantes. Sabemos después de haber leído el capítulo de los *Aceites y grasas* que las madres modernas y sus infantes carecen con frecuencia de cantidades adecuadas de omega-3. Los aceites de pescados y semillas de linaza son las fuentes más ricas en estos ácidos grasos. En los años 40 los niños recibieron las primeras «gotas del complemento»— sólo 10 gotas más o menos de aceite de hígado de bacalao. Este aceite se les da hoy con frecuencia a los infantes y a los niños débiles que contraen frecuentes resfríos, catarros, gripes y otras enfermedades infecciosas. También sirve para el tratamiento de cólicos prolongados así como para irritaciones del aparato digestivo y del resto de los tejidos del cuerpo. El ácido graso omega-3 preformado, las vitaminas A y D, y otros alimentos ayudan no solamente a reconstruir los nervios, el cerebro y los tejidos óseos, sino que fortifica todas las células y su inmunidad. Se ha considerado un complemento esencial para bebés prematuros quienes son alimentados con fórmula.

Las madres que están amamantando pueden también tomarlo para transmitirlo a sus infantes con deficiencias. Para las deficiencias claramente indicadas durante el embarazo e infancia temprana, el aceite de pescado se cree que es más benéfico que los aceites de origen vegetal omega-3, los cuales no pueden aportar suficiente DHA. Asimismo, los infantes pueden no formar por varios meses suficiente DHA de fuentes vegetales de omega-3, por lo tanto el aceite de hígado de bacalao y otros aceites de pescado se consideran más eficaces. Para mejores resultados utilice los aceites de pescado de las áreas limpias de los océanos. *La dosis diaria de aceite de hígado de bacalao:* Bebés: aproximadamente 8 gotas vía oral con un gotero medicinal o póngalas en su fórmula de leche; la dosis puede aumentarse a doce gotas en caso de nacimiento prematuro, carente o falto de leche materna o inmunidad deficiente. Mujeres embarazadas y amamantando: una a dos cucharaditas; en los niños puede variar la dosis según su peso. Los aceites emulsionados saben mejor y consisten de sólo una tercera parte de aceite de hígado de bacalao, así que la dosis se triplica.

Los chinos consideran los problemas de desarrollo, como la falta de crecimiento o cuando se tardan en cerrar los huesos del cráneo, las fontanelas o molleras, como una indicación de *jing* insuficiente. Ciertos alimentos en esta sección se recomiendan para superar la *deficiencia* y se pueden utilizar para restaurar el *jing.* Este y otros, junto con una explicación del concepto *jing,* aparecen en el capítulo *Elemento Agua.* Cuando existe una deficiencia seria de *jing,* las opciones apropiadas de cualquiera de los alimentos reconstructores de *jing* pueden formar una base nutritiva para los tónicos *jing* que tratan el desarrollo malogrado en los niños. (Véase la «cornamenta» [conocida como *cornu cervi parvum* o *lu rong*] y la «concha de la tortuga» [*Plastrum testudinis* o *gui ban*] en la página 402).

Debido a la naturaleza de alta potencia de los alimentos a base de carne (incluyendo carne, huevos, pollo y pescado), son más bien considerados condimentos medicinales para los niños que realmente un alimento primordial. Su uso es el más apropiado en las estaciones más frías, cuando las condiciones débiles existen. Si se muelen a un tamaño apropiado para el niño y si se cocen en sopas o guisados, hace que sus efectos sean más sutiles y generalmente más benéficos (esto se aplica a la gente de todas las edades). Si los ingredientes en una sopa están cortados en pedazos muy grandes para un niño, la sopa entera puede molerse después de su cocimiento. Otras maneras para lograr que los efectos de los alimentos sean menos extremos se discuten al final del capítulo *Proteína y vitamina B_{12}.* Si cualesquiera de los productos de carne ayudan a las *deficiencias* de un niño, pueden utilizarse intermitentemente o bien descontinuarse cuando se resuelva la *deficiencia* para evitar la acumulación de subproductos tóxicos.

Los alimentos que deben usarse con precaución

- Las harinas (especialmente el trigo) promueven en los infantes moco y alergias. Evítelas los primeros dos años de edad. Los niños mayores de dos años de edad que tienen reacciones adversas al trigo a veces pueden tolerar pastas y panes hechos de kamut *(Triticum aestivumo)* o espelta *(Triticum spelta);* estos granos antiguos y los productos hechos de éstos son bien aceptados por la mayoría de los niños, y cada vez son más fáciles de conseguir en tiendas naturistas donde venden alimentos integrales.

- Las cebollas y el ajo crudos son muy estimulantes para que los niños los consuman con frecuencia, pero son una buena medicina para los resfriados. El ajo es provechoso para desechar las lombrices en los niños si se come diariamente por una semana. Para que los niños acepten el ajo, córtelo en rebanadas finas y colóquelo entre rebanadas de manzana—un emparedado o sándwich de manzana. (La manzana disfrazará el sabor pungente). La mayoría de los niños también toleran el ajo picado mezclado en una pasta hecha con miso diluido con agua o con miel de abeja. Las píldoras o cápsulas de ajo se les pueden dar a los niños que son mayores de edad y que las pueden tragar. También véase la receta de pan tostado con ajo en la página 126. Cuándo la madre come ajo (o cualquier hierba) las cualidades esenciales, por lo regular, se pasan al bebé a través de su leche, así que se aconseja precaución mientras amamanta.

- No utilice nada de sal para los menores que tienen diez meses de edad. Primero comience con un granito y aumente la cantidad gradualmente. Hay suficiente sal natural para los niños en los granos, verduras y en cantidades pequeñas de verduras de mar (algas marinas). El exceso de sal es de alta potencia para sus riñones y también tiende a inhibir el crecimiento.

- Evite los aceites de cocina comunes refinados rancios al igual que las margarinas, manteca vegetal y las «golosinas» hechas con aceites hidrogenados. Todas estas grasas y aceites bloquean el metabolismo de grasas, dando por resultado una mayor probabilidad de desarrollo incompleto del sistema nervioso, una inestabilidad emocional y enfermedades degenerativas más adelante en la vida.

- Demasiados alimentos crudos pueden debilitar a los niños, especialmente a los infantes, reduciendo su capacidad digestiva. Los niños son más susceptibles a contraer parásitos, y esto puede también afectarles su digestión y su salud en general debido a infestaciones parasitarias como resultado de la ingesta de verduras crudas. La lechuga, los rábanos, las zanahorias y las papas, por ejemplo, albergan con frecuencia parásitos. (La eliminación de parásitos en las verduras de las ensaladas se discute en la página 633). Cuando un niño tiene señales de *deficiencia* (están delgados, bajos de energía, tienen tez pálida, voz débil, son introvertidos), sienten frío o tienen heces fecales pastosas, los alimentos crudos deben restringirse. Durante las fases de *exceso* (con agresión, vos fuerte—posibles gritos, capa gruesa en la lengua) y/o *calor* (cara roja, desen líquidos fríos y ropa ligera), los niños generalmente necesitan comer más ensaladas, frutas frescas y germinados crudos o ligeramente cocidos. Los jugos de verduras, de germinados o de pastos de cebada concentrados son también benéficos.

- Evite los dulcificantes refinados tales como fructosa y azúcar blanca.

- El chocolate contiene una sustancia como la cafeína (teobromina) y ácido oxálico, que pueden inhibir la absorción del calcio; los dulces hechos con chocolate se combinan casi siempre con azúcar refinada y leche procesada, ingredientes generadores de moco.

- La miel de abeja virgen contiene a veces cantidades pequeñas de la toxina botulina. Cuando la cantidad de esta toxina es baja, se metaboliza fácilmente en el tracto gastrointestinal de la gente adulta. Sin embargo, el aparato digestivo que aún no se ha desarrollado lo suficiente como sucede en la mayoría de los infantes, la botulina en la miel de abeja virgen pudiera causar muerte infantil en casos extremos (este envenenamiento agudo se llama «botulismo»). La botulina no se puede destruir totalmente ni tampoco en la miel cocida, y puesto que no siempre se especifica si la miel comercial es cruda o cocida, lo más seguro es el evitar darles cualquier miel de abeja a los niños que sean menores de dieciocho meses de edad.

- Fruta: se recomienda la fruta cuando los niños son sanos y tienen la capacidad de digerirla. Demasiada fruta puede estimular resfríos, nariz con moqueo, problemas de oído y debilidad en general. Es mejor comerla cocida en un clima frío, especialmente para el niño débil o frágil.

- Siempre diluya los jugos de fruta, y sírvalos tibios o al tiempo. El jugo es más concentrado y debilitante que la fruta entera.

- Los infantes que se crían con jugos dulces en su biberón, con leche y/o el jugo de zanahoria y los toman durante a todas horas del día tienen el riesgo de perder sus dientes delanteros por caries.[11]

- El alforfón *(Fagopyrum tataricum* o *Fagopyrum sagittatum),* es excesivamente seco y estimulante para la mayoría de los niños y puede causar hiperactividad y nerviosismo cuando se consume con frecuencia.

- Los alimentos salteados (cocidos en poco aceite y a fuego lento), fritos o cocidos en olla de presión también pueden ser demasiado concentrados para los niños. El cocinar sin aceite es generalmente más apropiado.

- Limite o evite las especias y los condimentos de alta potencia.

El aparato digestivo de un niño es delicado y puede cambiar drásticamente con la ingesta de alimentos fuertemente polarizados. Muchos traumas y obstrucciones en las personas adultas son el resultado de experiencias extremas en la niñez. Hemos notado que las condiciones de una salud deplorable y traumática por lo regular van acompañadas de alimentos extremos. Los niños son fácilmente influenciados. Si se les da en exceso alimentos muy expansivos, y dispersos, divagan y se debilitan muy rápidamente (Ej., especias de alta potencia, azúcar refinada y cantidades en demasía de fruta tropical). Por fortuna, los niños se revierten a lo normal con la misma rapidez. Lo mismo se aplica a un exceso de alimentos considerablemente concentrados (carnes, huevos, sal, etc). Cuando los niños crecen con una alimentación que no es la adecuada (oscilando entre extremos alimenticios), es más difícil que en su edad adulta corrijan su régimen alimenticio. Sin embargo, según lo mencionado anteriormente, el darles pequeñas cantidades de productos de origen animal que puedan suplir las *deficiencias* no es extremoso.

Los alimentos y el comportamiento

La gente que cree que los alimentos tienen muy poco efecto en el comportamiento necesita solamente observar la diferencia entre los niños que empiezan a comer una dieta balanceada de alimentos integrales. El efecto para los adultos es similar pero tarda más tiempo debido a la inercia y a las toxinas almacenadas que necesitan liberarse. Un niño hiperactivo que conocimos era un caos constante y bastante grosero por varios años. Su madre decidió alimentarlo con alimentos vegetarianos no-refinados y después de tres semanas, su comportamiento cambió drásticamente. Se volvió cortés, feliz y era un placer disfrutar de su compañía.

El niño que come en exceso carnes rojas de calidad inferior (no-orgánicas y repletas de antibióticos, hormonas, etc.) es por lo general agresivo y/o está emocionalmente estresado y esto se debe por lo menos a un factor—las carnes más comunes son altas en ácido graso araquidónico, que forma prostaglandinas quasi-hormonas en el cuerpo—de la serie E_2 (discutido en el capítulo de los *Aceites y grasas*). Un exceso de éstas promueve inflamaciones tanto mentales como físicas, y por consiguiente el niño se puede mostrar agresivo. Al mismo tiempo que una agresión—basada en una tensión interna—se va acumulando, los productos tóxicos (bebidas alcohólicas, etc.) se volverán más atrayentes a través de la vida por su atractivo (temporal) relajante.

Cuando la azúcar refinada predomina en la dieta, el malhumor o disposición caprichosa sucede normalmente como resultado de desequilibrios de azúcar en sangre y en el cerebro.

Resultados positivos se han obtenido cuando se han eliminado las azúcares procesadas, otros alimentos refinados y los alimentos que contienen ingredientes y conservadores químicos. Se han mejorado las dietas durante la última década en muchas regiones de los Estados Unidos y de Canadá, con frecuencia por medio de una petición a la administración local de la escuela. (Véase la nota 14 en la página 766, para la discusión sobre ADHD—Síndrome de déficit de atención con hiperactividad).

Ciertamente no todos los problemas en el comportamiento de la niñez se pueden solucionar con cambios dietéticos simples. Los niños, como los adultos, se rehúsan a veces a comer alimentos integrales. En otros casos, los cambios dietéticos son demasiado extremos. Puede haber también muchos dulces y jugos de frutas naturales, también muchos alimentos salados y cremas hechas con oleaginosas (Ej., de cacahuete, de almendras, etc), o quizás alimentos que se han preparado inadecuadamente.

Algunos problemas con el comportamiento de los niños pueden ser problemas de su constitución inherente, de su carácter que se resiste a una rápida sanación dietética. Con bastante frecuencia el niño aparentemente incorregible se le antoja simplemente otra clase de alimentación además de una buena dieta—la influencia de padres emocionalmente equilibrados.

Sugerencias para la concepción y el embarazo

Muchos de los desequilibrios que la gente exhibe a través de la vida se originan de deficiencias prenatales, las cuales, con frecuencia, se reflejan en la dieta y en la totalidad de la vitalidad de los padres durante la concepción y el embarazo.[12] Puesto que se tarda varios meses en llevarse a cabo mejoras profundas en la salud, aconsejamos a los hombres y a las mujeres a fortalecerse antes de procrear.

Las prohibiciones taoístas a la hora de la concepción[13]

El taoísmo es un sistema filosófico/religioso de China que se originó hace 2,600 años; sus prácticas tienen el propósito de llamarnos hacia la armonía con el *Tao* o hacia el «Sendero» sin otro equivalente. Las prohibiciones siguientes se han desarrollado a través de la observación detallada de la vitalidad de niños por miles de años. Algunas de las sugerencias son comúnmente conocidas y aceptadas en el Occidente, mientras que otras referentes al clima y al celibato pueden parecer peculiares. Si se aceptan extensamente, dependerá de la experiencia que pudieran tener los occidentales.

Un niño será mucho más sano si el sexo se evita durante todo el embarazo. Ésta es no solamente una afirmación taoísta pero también una recomendación de las tradiciones tibetanas y de yoga de la India. Esta sugerencia con frecuencia es mal recibida por la gente del Occidente. Sin embargo, es una recomendación muy importante en las culturas que han observado de cerca su efecto. Este autor concurre con esta prohibición y ha atestiguado diferencias notables en la integridad emocional y la conciencia de los niños en donde los padres eligieron el celibato durante el embarazo, comparados con sus hermanos que se desarrollaron cuando los padres no practicaban el celibato. El impacto que experimenta el feto con referencia a cambios hormonales y otros fisiológicos que resultan de la actividad sexual, requiere de una investigación científica en un futuro muy cercano. Porque el celibato total no se considera una parte en la mayoría de la gente casada, esta prohibición puede servir por lo menos como una recomendación para una actividad sexual con moderación durante el embarazo.

Ninguno de los cónyuges debe estar bajo la influencia de ningún producto tóxico ni tener el hábito de usar sustancias intoxicantes.

No conciba durante vientos o tormentas fuertes.

No conciba si cualquiera de los cónyuges está débil o enfermo.

Si la concepción es difícil, es mejor evitar la actividad sexual, lo que permitirá que el cuerpo se fortalezca; la actividad sexual frecuente e incontrolada puede debilitar el sistema reproductor, dando por resultado menos fertilidad.

Durante el embarazo

- Las mujeres embarazadas deben comer según su intuición, puesto que ésta aumenta en este periodo. Por lo regular es mejor incluir una variedad amplia de alimentos nutritivos. A las mujeres vegetarianas se les pueden antojar los lácteos, los huevos, el pescado u otros productos de origen animal durante el embarazo. Éste es particularmente el caso de las mujeres que empiezan un régimen vegetariano. Se tarda por lo menos una docena o más de años para aclimatarse totalmente a una dieta primordialmente vegetariana cuando se tiene una herencia de siglos de consumo excesivo de alimentos de origen animal.

- No altere drásticamente su dieta, puesto que las toxinas liberadas con cambios drásticos afectarán al feto. Las sugerencias dietéticas siguientes, sin embargo, se pueden seguir con seguridad.

- Evite todos los productos tóxicos y sustancias de alta potencia, incluyendo los cigarrillos, el alcohol, la marihuana, el café y las medicinas innecesarias, etc.

- Las hierbas amargas deben evitarse a menos que estén prescritas para un propósito médico; las algas marinas deben restringirse durante el embarazo con excepción si son para un tratamiento con señales de *calor* y *exceso* (carácter robusto, voz fuerte, cara/ojos rojos, orina escasa de color amarillo oscuro, capa amarilla gruesa en la lengua, pulso vigoroso).

- Sustituya alimentos refinados por alimentos integrales y frescos; por ejemplo, utilice panes integrales en lugar de pan blanco, dulcificantes ricos en minerales tales como miel de arroz o de malta de cebada, la miel de abeja o la melaza, en lugar de dulcificantes hechos a base de azúcar refinada o dulcificantes sintéticos, y verduras frescas en lugar de las enlatadas.

- Coma suficientes verduras verdes (incluyendo las de hojas verdes). Éstas contienen grandes cantidades de nutrientes necesarios durante el embarazo: ácidos grasos omega-3 (necesarios para el desarrollo cerebral del feto), ácido fólico (trabaja junto con la vitamina B_{12} para reconstruir la sangre y para promover el desarrollo del feto) y magnesio (esencial para la absorción del calcio). El más seguro de los alimentos altamente concentrados en clorofila durante el embarazo es el pasto de trigo o cebada (véase el capítulo de los *Productos alimenticios verdes* para la dosis). Las verduras verdes (incluyendo las de hojas verdes) son de igual manera importantes durante la lactancia y son un remedio popular japonés para aumentar la producción de leche.

- Evite las «mega-dosis» de vitaminas y de otros alimentos sin una razón médica específica. La mayoría de los suplementos prenatales contienen niveles de nutrientes seguros y son benéficos si la dieta no es de alta calidad. Los vegetarianos estrictos (veganos) deben tomar un suplemento de vitamina B_{12}.

- Mantenga una práctica diaria de conciencia, como contemplación en silencio, meditación y/u oración.

- Haga ejercicio moderado frecuentemente, al aire libre si es posible y a la luz del sol.

El niño que llevamos dentro

Entender la naturaleza de la vida, el porqué y el cómo las personas llegan a ser quienes son, y el propósito detrás de la procreación, son las preguntas fundamentales que con frecuencia no hemos podido afrontar satisfactoriamente, aun cuando ya somos padres de familia. Cuando empezamos a aceptar el misterio de la vida a la par con nuestra lógica y la realidad en la que vivimos, empezamos a entrar en el mundo del niño y podemos comenzar a crecer a la par con nuestros niños.

Los niños vienen literalmente de nuestro interior y se relacionarán continuamente con esos lugares enterrados dentro de nosotros donde ansiosamente necesitamos tener una conciencia reveladora. Las acciones sorprendentes y a veces impactantes que nos muestran los niños, son con frecuencia sólo aquellas áreas de nuestro subconsciente que nos hemos rehusado a afrontar. Puede ser como un «shock» el experimentar expresiones emocionales y físicas de las cuales nos hemos estado protegiendo totalmente.

Sanando y creando enlaces

En cada caso, hemos observado que la gente que tienen problemas crónicos con sus descendientes pudiera ser el resultado de no haber trabajado en sí mismos. Cuando los padres sanan obteniendo cambios de actitud profundos, y apoyan estos cambios con acciones apropiadas en sus vidas, los niños también comenzarán invariablemente a despejar sus propios comportamientos negativos. Debido a la profundidad de los enlaces familiares, no es siempre necesaria la comunicación directa acerca de la sanación. Con frecuencia simplemente se siente esta sanación a miles de millas.

¿Cuándo sienten los niños más profundamente los efectos de transformación de los padres? Cuando hay un cambio significativo verdadero—cuando por lo menos la capa externa rígida más resistente, incluyendo el acondicionamiento mental estancado, comienza a desintegrarse. Esto es denotado por la expulsión de toxinas acumuladas que han apoyado una mentalidad dañina. Este proceso tarda a veces meses o años, puesto que nos *decimos* con frecuencia que estamos cambiando antes de que realmente tomemos el nivel de compromiso necesario para una transformación profundamente penetrante. Por ejemplo, mucha gente comenzará una nueva dieta, suspenderá productos tóxicos, y aún así encontrará la manera de mantener una actitud perjudicial. Cuando realmente estamos renovados, lo sentimos en espíritu y a través de todo el cuerpo.

Hemos tenido éxito en recomendar que el cambio se inicie por los niños con el propósito de ayudar a sus padres; lo mismo con otras relaciones íntimas y «fusionadas», incluyendo esposo/esposa e incluso hasta con los amigos cercanos también funciona de esta misma manera.

Nuestras relaciones familiares son las que nos muestran las experiencias y las lecciones que necesitamos trabajar extensamente y que al final nos proporcionarán la madurez. Muchas familias modernas eligen la separación en lugar de perseverar para solucionar los problemas que se presentan. Los que tienen éxito en crear una familia equilibrada en esta época de gran transformación social adquieren paciencia ilimitada y aprenden a trabajar con una comprensión compasiva.

El alimento óptimo para los niños es el de vivir con padres con estas mismas cualidades.

Parte III

Los Cinco Elementos y los órganos, aparatos y sistemas del organismo

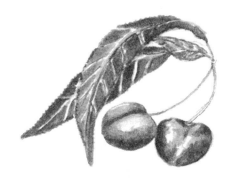

Correspondencias de los Cinco Elementos

Cinco Elementos	Madera	Fuego	Tierra	Metal	Agua
Yin Órgano sólido	Hígado	Corazón-mente	Bazo-páncreas	Pulmones	Riñones
Yang Órgano hueco	Vesícula biliar	Intestino delgado	Estómago	Intestino grueso	Vejiga urinaria
Órgano de los sentidos/ Sentidos	Ojos/ Vista	Lengua/ Habla	Boca/ Gusto	Nariz/ Olfato	Orejas/oídos/ Oído
Tejidos	Tendones y ligamentos	Venas y arterias	Músculos	Piel y pelo	Huesos
Emoción	Enojo e impaciencia	Alegría	Preocupación y ansiedad	Aflicción y melancolía	Miedo y pavor
Sonido voz	Grito	Risa	Canto	Sollozo	Gemido
Fluido producido	Lágrimas	Sudor	Saliva	Moco	Orina
Paramita*	Paciencia	Sabiduría y concentración	Dar	Vigor	Mantener preceptos morales

Estación	Primavera	Verano	Verano tardío	Otoño	Invierno
Influencia del ambiente	Viento	Calor	Humedad anormal	Sequedad	Frío
Desarrollo	Nacimiento	Crecimiento	Transformación	Cosecha	Almacenaje
Color	Verde	Rojo	Amarillo	Blanco	Negro/oscuro
Sabor	Agrio	Amargo	Dulce	Pungente, acre (punzopicante)	Salado
Orientación	Este	Sur	Centro	Oeste	Norte
Grano	Trigo, avena	Maíz, amaranto	Mijo, cebada	Arroz	Frijoles

(El margen izquierdo de la tabla superior está rotulado verticalmente **EL CUERPO HUMANO**; el de la tabla inferior **LA NATURALEZA**.)

*Paramita en sánscrito significa «entrar a través», con frecuencia en el sentido de cruzar un mar de dolor y de sufrimiento. Aquí los *paramitas* son maneras de corregir desequilibrios en los Elementos. Por ejemplo, en el Elemento Madera, la ira/enojo se supera con paciencia; en Elemento Tierra, la debilidad en el bazo-páncreas y en el estómago puede beneficiarse al dar. El *paramita* «mantener preceptos morales» significa llevar a cabo los preceptos tradicionales el evitar matar, mentir, robar, conducta sexual inadecuada y productos intoxicantes. Una buena base moral apoya una base biológica fuerte, y discutiremos en el capítulo del *Elemento Agua* cómo la función riñón-suprarrenal es la raíz y la base del cuerpo.

Cinco Elementos: Adaptaciones en las estaciones y los órganos en armonía y en enfermedad

El sistema de los Cinco Elementos de los antiguos chinos sirve como ayuda para comprender las correspondencias ilimitadas que abarcan cada faceta de la vida. En las Seis Divisiones y en las Seis Influencias descubrimos patrones simples, y a la vez eficaces que describen la constitución y la condición de la persona. En los Cinco Elementos se da un paso más adelante en el diagnóstico hacia la unificación de la persona, incluyendo los órganos internos, las emociones, las partes del cuerpo y el medio ambiente, entrelazándolos con cinco categorías dinámicas que se refuerzan y se controlan entre sí a través de los ciclos de «Creación» y de «Control».

El sistema de los Cinco Elementos se desarrolló por los iniciados chinos que vieron la realidad en términos de las relaciones o correspondencias más directas (y las fácilmente desapercibidas). Por ejemplo, observaron que el desequilibrio de los riñones está relacionado con problemas del temor o el miedo y los huesos. ¿Qué tan exacto es este sistema? Desde hace miles de años las correspondencias originalmente propuestas siguen iluminando a aquellos que las aplican. Su exactitud se ha verificado con gran éxito por incontables practicantes de la medicina china.

La medicina tradicional china no sólo se conforma con las descripciones (de una sola palabra) citadas debajo de cada uno de los Cinco Elementos. En lugar de ser un sistema riguroso en sí mismo, los Cinco Elementos funcionan como un punto imperceptible de todo el conjunto entrelazado de la filosofía médica china y de su práctica; los Cinco Elementos actúan como recordatorios de ciertos fundamentos.

Así, para las aplicaciones clínicas a fondo, cada palabra en la tabla de los Cinco Elementos debe interpretarse y acomodarse dentro del elegante y exacto entrelazado esquema de la fisiología china. En la sanación dietética, sin embargo, se necesita solamente una comprensión de cómo funcionan la gran mayoría de las propiedades básicas e importantes de este esquema fisiológico. En los capítulos de los Cinco Elementos que siguen les ofreceremos las bases de la fisiología china, y cada discusión es precedida de una descripción correspondiente para cada una de las estaciones del año.

Adaptaciones en las estaciones

Los chinos de antaño creyeron que las estaciones del año tienen un efecto cíclico profundo en el desarrollo y en el bienestar del ser humano—que estamos influenciados por los cambios climáticos y debemos vivir en armonía con éstos. Por ejemplo, cuando el verano *(yang)* llega a su fin nos damos cuenta de que el otoño y el invierno *(yin)* ya están próximos y nuestro cuerpo y mente se van adaptando gradualmente día con día. Si vivimos en una región con inviernos muy fríos, conforme el clima se va volviendo más frío es necesario que la sangre vaya haciéndose más viscosa; si nos preparamos concientemente para aceptar este cambio gradual podría ayudarnos a que el invierno sea un período de belleza y de comodidad en lugar de ser un periodo de aprehensión. Este proceso se lleva a cabo en parte cuando sabemos escoger y preparar los alimentos de acuerdo a los cambios climáticos de las estaciones.

La armonía con las estaciones es natural para la persona equilibrada. Desafortunadamente, la mayoría de nosotros hemos insensibilizado nuestro conocimiento instintivo y solamente con prácticas que nos acercan a los ciclos de la naturaleza es que comenzamos a oír la voz clara de nuestra propia naturaleza. Las prácticas gradualmente se interiorizan y esto hace posible que tengamos una confianza más completa en nuestra intuición. Las primeras obras clásicas del Oriente (y del Occidente) sugieren que sigamos nuestra dirección espiritual (el *yang*—dominio del cielo) y al mismo tiempo que tengamos una correspondencia con la naturaleza (el *yin*—tierra):

> El fundamento de las interacciones entre las cuatro estaciones del año y el *yin* y el *yang* es la base de todo en la creación. Así los iniciados nutren su *yang* en la primavera y en el verano, y nutren su *yin* en el otoño y en el invierno con el propósito de seguir la regla de reglas; por lo tanto, al estar unificados con el todo en la creación, los iniciados se mantienen en la Puerta de la Vida.—la obra clásica *Medicina interna clásica*

Surge con frecuencia un malentendido respecto al uso de los sabores para nuestra adaptación a las estaciones del año. El sabor asociado a cada Elemento afecta al órgano de ese Elemento en una forma terapéutica específica, pero este sabor no se usa para adaptarnos en general a cada estación correspondiente.* La clave para comprender esto yace entre la diferencia de las aplicaciones específicas y las generales. Por ejemplo, el sabor amargo es enfriador, contrae y son propiedades *yin* lo cual tiene un valor especial para condiciones por sobre *calentamiento* en los órganos, aparatos y sistemas, particularmente en condiciones del corazón, por consiguiente, el sabor amargo se asigna al Elemento Fuego. Por lo general, cuando la persona trata de adaptarse al verano, no obstante, debe volverse más *yang* con una cualidad expansiva, así como imitando al verano mismo, y para esto se usan especias caloríficas. Afortunadamente, las especias caloríficas causan enfriamiento a través de la transpiración, impulsando el *yang* a su extremo. (Recuerde que el *yin* y el *yang* en sus extremos se transforman fácilmente el uno en el otro).

Si la persona se adapta al verano sintiendo calor en la superficie de su cuerpo de modo que la sensación del clima caliente no le sea tan agobiante, y así pueda sudar cuando sea necesario, de esta manera el sabor amargo se requerirá solamente de vez en cuando para que la persona se refresque, si acaso se necesita. Por lo tanto, en los capítulos

> Los sabios siguen las leyes de la naturaleza y por lo tanto sus cuerpos están libres de enfermedades extrañas.
> No pierden ninguna de sus funciones naturales y su espíritu de vida nunca se agota.
>
> —*Medicina interna clásica*

*El sabor salado es una excepción y se discute en el capítulo del *Elemento Agua*.

siguientes de los Cinco Elementos, se hace una distinción entre el uso de los sabores para nuestra adaptación a las estaciones del año y otra para su uso terapéutico.

Los órganos en armonía y en enfermedad

Después de hablar sobre las consideraciones de las estaciones del año, el lenguaje en los capítulos de los Cinco Elementos se vuelve básico al igual que los métodos de diagnóstico de los órganos que se usan en la fisiología china; también aquí se describen los remedios para los síndromes que se observan más extensamente en órganos, aparatos y sistemas. Las relaciones de los Cinco Elementos por consiguiente, se describen bajo una perspectiva funcional; vemos que las áreas relacionadas tienen que responder de alguna manera cuando ocurren cambios en cualquier área. Por ejemplo, si el funcionamiento del hígado se mejorara, entonces las otras categorías citadas debajo del Elemento Madera también mejorarán. La persona indudablemente se volverá más paciente y se sentirá menos enojada, la vista podría mejorar, los tendones y los ligamentos podrían fortalecerse y volverse más flexibles, el problema con la vesícula biliar podría desaparecer y así sucesivamente. Inversamente, al adquirir paciencia y al fortalecer los ligamentos y tendones el hígado se beneficiará. Es obvio que tales conexiones tan simples, fácilmente observables entre nuestros órganos internos y nuestros síntomas son una incalculable ayuda para llegar a un diagnóstico. La prevención se enfatiza, puesto que los Cinco Elementos y por lo regular otros métodos de evaluación citados en este libro indicarán desequilibrios sutiles mucho antes de que ocurra una crisis médica.

Los ciclos de creación y de control

No solamente las correspondencias son importantes dentro de cada Elemento, sino que los Elementos se influyen entre sí de acuerdo a lo mencionado anteriormente. El método de influencia se describe con gran detalle en la fisiología china. Una manera fácil y rápida para recordar y usar estas influencias son los Ciclos de la Creación y de Control de los Cinco Elementos.

Abajo se describe la introducción a estos ciclos de acuerdo a lo explicado en el *Nei Ching,* al que nos referiremos como la obra clásica *Medicina interna clásica.*

Ciclo de Creación	**Ciclo de Control**
Madera se quema para hacer	La Madera es cortada por el Metal.
Fuego cuyas cenizas crean	El Fuego es extinguido por el Agua.
Tierra donde los	La Tierra es penetrada por la Madera.
Metales enriquecen el	El Metal es fundido por el Fuego.
Agua que nutre a los árboles (Madera).	El Agua es encauzada y contenida por la Tierra.

El Ciclo de Creación: Observe en las tablas precedentes cómo los órganos corresponden con los Elementos. Por ejemplo, el corazón corresponde con el Elemento Fuego, el hígado con la Madera, etc. El Ciclo de Creación demuestra cómo un órgano, a veces llamado «madre», «crea» o «alimenta» al órgano siguiente, su hijo, a través de una corriente

La dinámica de los ciclos de Control y de Creación

vigorizante de energía. Ejemplo: El corazón fortalece a su hijo, el bazo-páncreas; el bazo-páncreas fortalece a su hijo, los pulmones. Si un órgano se encuentra en deficiencia, extrae excesivamente su energía faltante del órgano precedente (su madre) y a éste lo vuelve deficiente, y al mismo tiempo no tendrá la capacidad de fortalecer al órgano siguiente, su hijo. Así, una de las mejores maneras de fortalecer al corazón (Fuego) es primeramente mejorar a su madre, el hígado (Madera).

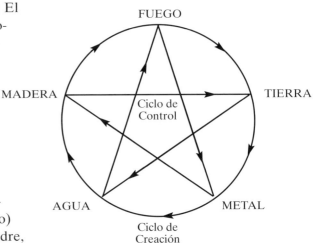

Asimismo, una debilidad que se presenta en una estación, se manifestará en la siguiente estación. Ejemplo: El padecimiento de diarrea en el verano tardío puede conducir a la bronquitis en el otoño. Esto se debe a la correspondencia del verano tardío con el Elemento Tierra, que es también el dominio del bazo-páncreas y del estómago. El otoño es la estación en la cual el Elemento Metal y los pulmones se enfatizan.

El Ciclo de Control (Destrucción): Este ciclo representa el proceso por el cual los Elementos «se corroboran y se equilibran» entre sí. Cuando el equilibrio es normal y saludable, puede llamarse el Ciclo de Control. Si no es normal, un Ciclo de Control puede convertirse en un Ciclo de Destrucción. Esto ocurre cuando un órgano llega a ser hiperactivo o excesivo en cierta forma, y entonces, en lugar de controlar saludablemente al órgano siguiente en el Ciclo de Control, lo ataca. Véase el Ciclo de Control en la tabla precedente.

Ejemplo del Ciclo de Control: Los riñones en equilibrio protegen al corazón, puesto que el fluido *yin* de los riñones se distribuye a través del cuerpo y protege al corazón contra una inflamación.

Ejemplo del Ciclo de Destrucción: Los riñones que causan retención excesiva de fluidos o líquidos debilitan al corazón (el Agua puede extinguir al Fuego). Esta relación está confirmada por la ciencia médica moderna, y ahora muchas de las personas que padecen del corazón y de circulación sanguínea como hipertensión les dan diuréticos para desechar el exceso de agua.

En los Ciclos de Creación y de Control vemos la dinámica inherente de los Cinco Elementos, y sus correspondientes órganos, aparatos y sistemas. De esta manera los Cinco Elementos no son entidades solitarias, ni tampoco fijas, sino que son corrientes o flujos de energía y sustancias interrelacionadas, todas en un estado de transformación. Las corrientes o flujos entre los órganos descritos en la fisiología china incluyen energía *qi*, fluidos, nutrientes, emociones y muchos otros factores, todos funcionando de una manera ordenada y armoniosa cuando la salud está presente.

Así, la fisiología china, conjuntamente con la teoría de Cinco Elementos, representa a la persona total—las funciones del cuerpo, los tejidos y los órganos, así como aspectos mentales y emocionales—como correspondencias que se influyen entre sí. Este sistema ordenado sugiere una perfección en la interconexión de todas las cosas, y de este modo se realza nuestro sentido de unidad. Tal visión de la realidad inspira esperanza y engendra claridad en lo que pudiera parecer de otra forma un universo al azar y caótico.

Usos terapéuticos de los cinco sabores

El sabor de los alimentos a veces es difícil de describir, no obstante, proporciona una comprensión de las dimensiones y de las acciones terapéuticas de los alimentos. Las correspondencias de los Cinco Elementos citadas anteriormente son valiosas, pero para propósitos de sanación dietética, debemos también conocer los sabores en términos de su naturaleza térmica (calorífico/enfriador), sus muchas acciones remediadoras (propiedades humectantes, secantes, astringentes, purgantes, antibióticas, dispersas, tonificantes, etc), a qué parte del cuerpo la energía de los sabores se dirige y cómo se utilizan estos sabores terapéuticamente para el tratamiento de órganos, aparatos y sistemas, y no sólo los órganos que se relacionan con los Cinco Elementos. El sabor amargo de la hierba diente de león, por ejemplo, reduce en general condiciones de *calor* y *humedad anormal,* particularmente en esas áreas afectadas por el hígado, el bazo-páncreas, los pulmones y el corazón. El diente de león y otros alimentos amargos también tienden a dirigir la energía hacia el interior y hacia la parte inferior del cuerpo.

El sistema de sabores que utilizaremos ha sido desarrollado por sanadores tradicionales chinos. En este sistema de vez en cuando, se les asigna a los alimentos un sabor que no corresponde con el paladar. Esto ocurre porque los sabores se designan en parte para reflejar las propiedades de los alimentos, y por lo tanto algunos sabores asignados pueden diferenciarse así del sabor conocido.

Un número de alimentos tienen dos o más sabores que se toman a consideración, como el vinagre, el cual es amargo y agrio. Este alimento se utiliza solamente terapéuticamente si ambos sabores son necesarios.

Dos sabores—pungente y dulce—se consideran *yang,* tienden a ser caloríficos y a dirigir la energía hacia la superficie (hacia afuera) y a las partes de arriba del cuerpo. Los tres sabores restantes—agrio, amargo y salado—son *yin* y enfriadores y conducen la energía hacia abajo y hacia el interior.

Además, de acuerdo a la fisiología china, así como a la teoría de los Cinco Elementos, los sabores «entran» (se relacionan más directamente) a los órganos internos de la siguiente manera:

- el sabor agrio entra al hígado y a la vesícula biliar;
- el sabor amargo entra al corazón y al intestino delgado;
- el sabor dulce entra al bazo-páncreas y al estómago;
- el sabor pungente, acre (punzopicante) entra a los pulmones y al intestino grueso;
- el sabor salado entra a los riñones y a la vejiga.

En la dieta de una persona sana, los sabores deben equilibrarse, predominando el sabor dulce, porque el Elemento Tierra y su sabor correspondiente—el dulzor—son considerados el aspecto más céntrico del cuerpo y de su nutrición. Este equilibrio es bastante simple. Significa que cada día el sabor dulce—el sabor primario de la mayoría de los carbohidratos tales como granos, verduras, leguminosas, oleaginosas, semillas y frutas—debe ser acompañado por cantidades pequeñas de alimentos amargos, salados, pungentes y agrios. Con frecuencia estos carbohidratos dulces contendrán suficientes sabores secundarios en sí mismos; y si no, se pueden condimentar para complementarlos. Cuando se tiene una salud deficiente y durante los periodos de enfermedades agudas, por lo regular es conveniente cambiar sólo dos sabores, enfatizando un sabor obviamente importante y restringiendo uno contraindicado.

Los sabores no sólo crean equilibrio sino que también encauzan a la persona hacia una armonía con las influencias de las estaciones del año. Invariablemente, la pregunta que se presenta es, cómo balancear los sabores que se adaptan a las estaciones sin que vayan en contra del clima interno de la persona. La primera respuesta es lograr el equilibrio, después se trabaja para que la persona se adapte lo más posible a las estaciones sin modificar su clima interno. Por ejemplo, una persona con edema no puede ordinariamente tolerar la sal, y aunque normalmente se utiliza más sal en el invierno, aquellos con edema no deben aumentar la ingesta de sal. En cambio, se puede enfatizar el sabor amargo, el cual es secante y también ayuda a que la persona se adapte a la estación más fría.

La cantidad de sabores es importante. Si un sabor por lo regular es conveniente para alguna función de un órgano, al consumirse ese sabor en exceso tiene un efecto contrario y debilitante. Esto se ve a menudo con el uso del sabor dulce, el cual es benéfico para el bazo-páncreas y para el funcionamiento de la digestión. Sin embargo, cuando la cantidad se excede, el resultado es una absorción deficiente de nutrientes en la digestión, una acumulación de moco y desequilibrios de azúcar en sangre como diabetes.

Pungente o acre (incluyendo los sabores acres, punzopicantes, muy condimentados, picantes y aromáticos)

Propiedades: Es un sabor *yang;* expansivo, dispersivo; cuando el sabor pungente o acre (punzopicante) es de una energía calorífica (véase los ejemplos abajo), estimula la circulación de energía y de la sangre, tiende a mover la energía hacia arriba y hacia la superficie del cuerpo (hacia el exterior).

Aplicaciones del sabor pungente: Estimula la digestión, dispersa el moco causado por alimentos altamente generadores de moco como productos lácteos y carnes, y ofrece protección en contra de condiciones de moco, como el resfrío común. Los sabores pungentes, acres (punzopicantes), diaforéticos tales como la menta (*Mentha* spp.), cayena, flor de saúco *(Sambucus nigra),* escalonia *(Allium fistulosum* var. *caespitosum),* ajo y manzanilla se utilizan para inducir la transpiración durante el resfrío u otra condición *exterior* común. Pueden también aligerar los efectos de los granos, leguminosas, oleaginosas y semillas, los cuales tienen propiedades moderadas de generar moco; dispersan la sangre estancada y aumentan la energía *qi* también. Algunos de los sabores extremadamente pungentes, acres (punzopicantes) como ajo, artemisa *(Artemisia,* esp. *A. vulgaris)* y pimienta, destruyen o expelen los parásitos. En el Occidente, el sabor pungente se consume más en la forma de bebidas alcohólicas. Desafortunadamente, aunque estas sustancias tienen cierto efecto benéfico a corto plazo, causan en última instancia necrosis, especialmente la muerte de células en el cerebro.

Funciones en los órganos:

1. El sabor pungente, acre (punzopicante) entra y aclara los pulmones de las condiciones de moco (si hay condiciones de *calor* dondequiera en el cuerpo, no utilice los pungentes caloríficos [véase los ejemplos abajo]).

2. Mejora el funcionamiento de la digestión, la cual es gobernada por el bazo-páncreas, y expele el gas de los intestinos.

3. De acuerdo a la obra *Medicina interna clásica,* el sabor pungente «humedece los riñones», lo cual afecta los fluidos de todo el organismo. Un resultado de esto es un aumento de saliva y sudor por la acción de ciertos pungentes tales como el jengibre. Las hierbas pungentes, picantes también tienden a ser buenas para las condiciones *frías,* y contraídas de los riñones, calentándolos y relajándolos.

4. El sabor pungente, acre (punzopicante) estimula la circulación de la sangre y es cardiotónico (aumenta la tonicidad del corazón).

5. Ayuda a aclarar obstrucciones y a mejorar la función hepática lenta.

Adaptación a las estaciones: El sabor pungente, acre (en alianza con el sabor totalmente dulce) adapta a la persona a la primavera. Esos sabores pungentes que son también picantes (punzopicantes) proveen al cuerpo el ambiente interno de verano y lo adaptan a él; éstos incluyen cayena, pimienta negra, chiles picantes verdes y rojos, y jengibre fresco. Se pueden también utilizar sabores pungentes—sobretodo el jengibre seco y la canela—para combatir señales de *frío* puesto que éstos son profundamente caloríficos de tiempo prolongado. La cayena y otros chiles también son caloríficos, pero son tan extremos que cambian de un efecto calorífico a un efecto enfriador después de treinta minutos más o menos.

Las personas que se benefician más: Las que son sedentarias, aletargadas y apáticas, o con exceso de peso se benefician del sabor pungente, acre (punzopicante) (así como del sabor amargo). Las personas con tendencia a condiciones de *humedad anormal* y/o de moco de los órganos del Elemento Metal (los pulmones y el intestino grueso) pueden agregar a su dieta sabores pungentes, acres, para la prevención y el tratamiento. La persona con señales de *frío* se mejora con el uso de sabores pungentes, acres, de naturaleza térmica calorífica.

Ciertos sabores pungentes pueden ser benéficos para las personas *secas* y delgadas o las que tienden hacia condiciones de *viento,* de actividad nerviosa, agitada. Tales sabores ayudan al relajamiento del sistema nervioso y mejoran la digestión y se encuentran en las semillas pungentes como: hinojo, eneldo *(Anethum graveolens)*, alcaravea *(Carum carvii)*, anís, cilantro y comino. Las raíces (rizomas) o tubérculos pungentes como el jengibre, cebolla (cocida) y rábano picante, junto con la pimienta negra en grano, actúan como estimulantes y también ayudan a promover una estabilidad en general y una circulación moderada de energía. Sin embargo, no todos los sabores pungentes son apropiados para la persona *seca* o inestable (véase abajo).

Precauciones: Algunos sabores pungentes empeoran la condición de la persona *seca*, con *viento*, nerviosa, o delgada. Éstos incluyen la artemisa *(Artemisia*, esp. *A. vulgaris)*, la cebolla cruda y *todos* los chiles picantes, especialmente la cayena *(Capsicum annum)*. De acuerdo a la obra *Medicina interna clásica*, «En enfermedades del *qi*, evite demasiados alimentos pungentes». Esto se pone en práctica en periodos de *qi* deficiente incluyendo debilidad, o el *qi* estancado que implica obstrucciones y constricciones. También evite muchos de los pungentes caloríficos cuando existan señales de *calor*. Para las personas que tienen sobrepeso por comer en exceso, deben elegir una alimentación con sabores pungentes, enfriadores.

Ejemplos: Los pungentes caloríficos: hierbabuena *(Mentha spicata)*, romero, escalonia *(Allium fistulosum* var. *caespitosum)*, ajo y toda la familia de la cebolla, la corteza y ramas de canela, clavos, rizoma fresco y seco del jengibre, pimienta negra, todos los chiles picantes, cayena *(Capsicum annum)*, hinojo *(Foeniculum vulgare)*, anís *(Pimpinela anisum)*, eneldo, hojas frescas de la mostaza, rábano picante, albahaca *(Ocimum basilicum)* y nuez moscada. Pungentes enfriadores: menta piperita *(Mentha piperita)*, mejorana, flor de saúco *(Sambucus nigra)*, pimienta blanca y el rábano y sus hojas. Pungentes neutrales: taro *(Colocasa esculenta)*, nabo *(Brassica rapa*, grupo Rapifera) y colinabo *(Brassica oleracera* var. *gongiloides)*.

El sabor pungente de algunos alimentos se disminuye al cocerlos. La pérdida de sabor pungente se hace notable al cocer a fuego lento muchas verduras comunes, incluyendo el nabo, la col, la familia de la cebolla y el rábano picante. Al cocerlas ligeramente al vapor o baño maria se conserva cierta acritud, pero para obtener un efecto total de su acritud, los alimentos pungentes, acres (punzopicantes) que son sensibles al calor, deben comerse crudos o encurtidos. Las hojas de las hierbas pungentes, acres, como la menta *(Mentha* spp.) deben macerarse o remojarse para extraer su esencia, aunque la mayoría de las cortezas como canela y las raíces o rizomas como el jengibre necesitan cocerse a fuego lento.

Salado

Propiedades: Es *yin*, de efecto enfriador; tiende a mover la energía hacia abajo y hacia el interior del cuerpo; tiene cualidades para «centrarnos», nos aterriza, nos ancla; humedece la *sequedad;* ablanda quistes o formaciones endurecidas y rígidas; mejora la digestión; desintoxica el cuerpo; y puede ayudar a evacuar las heces fecales y también puede provocar émesis o vómito.

Aplicaciones del sabor salado: El sabor salado se puede incrementar en la dieta para ablandar los quistes, por ejemplo, formaciones endurecidas de nódulos linfáticos, cataratas y otros nódulos de los músculos y de las glándulas. La sal se utiliza internamente para el estreñimiento, para las inflamaciones abdominales y el dolor, y externamente para las condiciones impuras de la sangre con señales de *calor*, como la mayoría de las erupciones de la piel, dolor de garganta (haga gárgaras tomando una poca cantidad de agua caliente con sal) y la piorrea (cepíllese los dientes con sal de grano muy fino). La sal contrarresta las toxinas del cuerpo, es un estimulador del apetito y se usa en exceso, sobretodo si se usa la sal de mesa, la cual no es benéfica pues no es realmente integral y por lo tanto es de mala calidad. (Véase el capítulo de la *Sal* para más comprensión sobre su naturaleza y sus aplicaciones).

Funciones de los órganos: El sabor salado, se relaciona con el Elemento Agua, «entra en» los riñones y también se considera un sabor «apropiado» para el bazo-páncreas, donde fortalece la función de la digestión. La sal en cantidades moderadas fortalece el «corazón-mente» débil y mejora la concentración mental.

Adaptación de las estaciones: La naturaleza descendente, enfriadora del sabor salado nos ayuda a adaptarnos a las estaciones muy frías y también cuando hace mucho frío, y su consumo debe aumentarse gradualmente teniendo cuidado de no llegar a un exceso, sobretodo durante el otoño y el invierno.

Las personas más beneficiadas: Los alimentos con un sabor salado humedecen y calman a la persona delgada, *seca*, nerviosa.

Precauciones: La sal debe restringirse en gran parte, por aquellos con condiciones de *humedad anormal*, con sobrepeso, aletargados o con edema y también por aquellos con presión arterial alta. Las algas marinas son saladas y son una excepción para estas restricciones, porque sus minerales traza y el iodo aceleran el metabolismo. Aunque la sal es *yin* de naturaleza, demasiada sal tiene un efecto opuesto según la tradición ayurvédica, y debe utilizarse en pequeñas cantidades por personas con comportamiento agresivo. Las personas con toxicidad en la sangre también necesitan supervisar el uso del sabor salado. «No coma mucha sal si padece cualquier tipo de enfermedades de sangre».—*Medicina interna clásica*

Ejemplos: Sal, algas marinas (kelp, kombu, sargazo vesiculoso [*Fucus* spp.], dulse, etc); la cebada y el mijo tienen cierta cualidad salada aunque son primordialmente dulces. También los productos hechos con cantidades substanciales de sal incluyendo la salsa de soya, el miso, los pepinillos encurtidos, el umeboshi (ciruela japonesa con sal *[chamoy]*) y el gomasio (ajonjolí con sal).

Agrio

Propiedades: Es *yin*, con una cualidad enfriadora; causa contracción y tiene un efecto astringente, absorbente, que agrupa y recolecta, para prevenir o revertir la pérdida anormal de fluidos y de energía, y para secar y fortalecer los tejidos.

Aplicaciones del sabor agrio: Se utiliza en el tratamiento de goteo urinario, transpiración excesiva, hemorragia, diarrea, también para los tejidos débiles, incluyendo la piel flácida, hemorroides y el prolapso uterino. El sabor agrio se deriva de una gran variedad de ácidos, algunos de los más comunes es el ácido cítrico, ácido tánico y ácido ascórbico (vitamina C). Los sabores demasiado agrios como los encontrados en tés negros y verdes y el té de hojas de zarzamora pueden ser clasificados como «astringentes». Sin embargo, no todos los remedios que detienen el sangrado, la diarrea y otros problemas de «flacidez» son agrios o astringentes al paladar, y los remedios específicos para tales condiciones se dan en capítulos más adelante.

Funciones de los órganos: El sabor agrio actúa con más eficacia en el hígado, donde contrarresta los efectos de los alimentos pesados (altos en grasas, cremosos, muy condimentados) y funciona como un solvente desdoblando las grasas y separando las proteínas. El sabor agrio ayuda a la digestión, pues disuelve los minerales para su mejor asimilación, y puede ayudar a fortalecer los pulmones debilitados. Los alimentos que saben agrios son también los «alimentos apropiados» para el «corazón-mente» (el concepto chino de la unión del corazón y de la mente), pues desempeñan un papel como organizadores de patrones mentales que implican pensamientos dispersos.

Adaptación a las estaciones: Los alimentos agrios nos conducen hacia la armonía en el otoño, el periodo de recolección (de cosechar, de empezar a almacenar); es el período que nos hace contraernos (las partes del cuerpo se encogen y se vuelven más densas) para que comencemos a adaptarnos al arribo de un clima más frío.

Las personas más beneficiadas: Los sabores agrios agrupan y recolectan y mantienen unida a la personalidad caprichosa, cambiante y dispersa. Los alimentos agrios no se consumen lo suficientemente en la dieta moderna.

Precauciones: Las personas con *humedad anormal,* que sienten pesadez en la mente o en el cuerpo, con estreñimiento y constricciones (sintiéndose apretados y con presión interna), deben utilizar el sabor agrio en pequeñas cantidades. «En enfermedades de tendones y ligamentos, no coma muchos alimentos agrios».—*Medicina interna clásica*

Ejemplos: La mayoría de los alimentos agrios también contienen otros sabores prominentes, según se ve enseguida.

Agrio
ciruelo agrio
el fruto o bayas de *hawthorne*
limón amarillo
limón verde
manzana criolla o silvestre
  (Malus pumila)
pepinillos encurtidos
el fruto o bayas de rosa silvestre
  (Rosa canina)
col agria o *sauerkraut*
  (col encurtida)

Agrio y amargo
vinagre

Agrio y pungente
poro *(Allium porrum)*

Agrio y dulce
aceituna (fruto del olivo)
frijol aduki
  (Phaseolus angularis)
frambuesa
mandarina
mango
manzana
mora *huckleberry*
pan hecho de masa agria
  (p. 546)
queso
tomate o jitomate
uva
yogurt
zarzamora

Amargo

Propiedades: Es *yin,* de efecto enfriador; causa contracción y estimula la energía del cuerpo a que descienda. Reduce a la persona excesiva (robusta, extrovertida, con capa gruesa en la lengua, con voz fuerte, semblante rojizo, etc). El sabor amargo es antipirético (baja la fiebre); también seca los fluidos y drena la *humedad anormal.* Ciertos alimentos y hierbas amargas tienen un efecto purgante e inducen el movimiento del intestino grueso.

Aplicaciones del sabor amargo: Es útil para las inflamaciones, las infecciones, y condiciones con humedad excesiva, condiciones de *humedad anormal* especificadas más adelante. También se utiliza para el estreñimiento. Quizás sea el sabor que menos se utiliza y el menos apreciado de todos los sabores.

Funciones de los órganos: El sabor amargo se identifica estrechamente con el Elemento Fuego y el corazón, donde disipa el *calor* y limpia las arterias de depósitos mucoides de colesterol y de grasas con *humedad anormal.* En general tiende a bajar la presión arterial. (El apio es un alimento específico para este propósito). El sabor amargo también despeja el estancamiento y enfría condiciones de *calor* en el hígado (causado normalmente por el consumo excesivo de alimentos pesados [altos en grasas, cremosos, muy condimentados]).

Los alimentos y las hierbas amargas drenan varias condiciones de *humedad anormal*— condiciones asociadas con el desarrollo excesivo de Cándida, de parásitos, de moco, de inflamaciones, de erupciones en la piel, de abscesos, de crecimientos anormales, de tumores, de quistes, de obesidad y de todas las acumulaciones de humedad incluyendo edema en las regiones gobernadas por el bazo-páncreas (los intestinos y la carne del cuerpo). El sabor amargo también aumenta las contracciones musculares intestinales (peristalsis).

Los riñones y los pulmones se dice que se tonifican y vitalizan con sabores amargos. El sabor amargo es magnífico para quitar condiciones de moco/*calor* en los pulmones, caracterizadas por secreciones de flemas amarillas. Aunque el sabor amargo es el que entra en el corazón, según la obra *Medicina interna clásica,* es el sabor «apropiado» para los pulmones.

Adaptación a las estaciones: Progresivamente aumentamos el uso del sabor amargo hacia el otoño y el invierno, para contraer y encauzar la energía hacia la parte inferior del cuerpo y prepararnos para la estación más fría. Los síntomas de *calor* que se presentan durante cualquier estación se pueden neutralizar con el sabor amargo.

Las personas más beneficiadas: Personas pasivas, con sobrepeso, aletargadas, con acumulaciones de humedad *(humedad anormal),* también las que tienen condiciones excesivas de *calor* y las personas con comportamiento agresivo se enfrían con el sabor amargo.

Precauciones: Las personas que son *deficientes, frías,* débiles, delgadas, nerviosas y *secas* deben limitar los alimentos amargos. Y «aquellas con enfermedades de los huesos no deben comer demasiados alimentos amargos».—*Medicina interna clásica*

Ejemplos: Para un sabor amargo fuerte como coadyuvante para desequilibrios principales, pruebe las hierbas amargas comúnmente disponibles tales como hoja de diente de león o su raíz *(Taraxacum officinale),* hoja o raíz de bardana *(Arctium lappa),* milenrama *(Achillea millefolium),* manzanilla *(Matricaria recutita),* lúpulo *(Humulus lupulus),* valeriana *(Valeriana officinalis),* gobernadora *(Larrea tridentata),* equinacia *(Echinacea* spp.) y palo de arco *(Tabebuia impetiginosa).* Se deben investigar sus propiedades variadas antes de usarse. Para hacer que las hierbas amargas y los alimentos tengan un sabor más sabroso, pueden cocinarse con un poco de raíz de regaliz *(Glycyrrhiza glabra),* hoja de estevia u otro dulcificante. Enseguida se mencionan algunos alimentos amargos comunes, la mayoría de los cuales también contienen en sí otros sabores:

Amargo
alfalfa *(Medicago sativa)*
centeno
lechuga romana *(Lactuca sativa)*
melón amargo *(Momordica charantia)*

Amargo y pungente
ralladura de cáscara de cítricos *(Citrus* spp.)
 (también dulce)
escalonia *(Allium fistulosum* var. *caespitosum)*
nabo (también dulce)
pimienta blanca *(Piper nigrum)*
hojas de rábano *(Raphanus sativus)*

Amargo y dulce
amaranto
apio
espárrago
lechuga
papaya
quinua

Amargo y agrio
vinagre

Nota: La pimienta blanca se obtiene de la misma planta que la pimienta negra sólo que se obtiene de los frutos maduros y sin la cáscara, es sólo la semilla. La pimienta negra se obtiene de los frutos maduros pero se deja con todo y su cáscara.

Dulce

Propiedades: Un sabor *yang,* con regularidad se subdivide en dulce máximo (el más tonificador y fortalecedor) y en dulce mínimo (más purificador y enfriador—sabor que produce la mayoría de las frutas). El sabor dulce, especialmente cuando se encuentra en alimentos caloríficos, ayuda a la expansión de energía hacia arriba y hacia la periferia o fuera del cuerpo (hacia la superficie). Es un sabor armónico con un efecto de desaceleración, relajante. Los alimentos dulces reconstruyen el *yin* de los tejidos y de los fluidos del cuerpo, y por lo tanto tonifican a la persona delgada y *seca;* tales alimentos también actúan para fortalecer la debilidad y *deficiencia* en general.

Aplicaciones del sabor dulce: Especialmente en la forma de carbohidratos complejos, los alimentos dulces son el centro de las dietas más tradicionales; energizan al mismo tiempo que relajan el cuerpo, los nervios, y el cerebro. El dulzor se utiliza para reducir el sabor áspero de alimentos amargos y para desacelerar síntomas agudos de las enfermedades. Los alimentos dulces, en forma de carbohidratos complejos tales como granos, verduras, y leguminosas, si no son de la variedad enfriadora, son convenientes para tratar a la persona *fría* o *deficiente.* La mayoría de los lácteos y productos de origen animal se consideran dulces, y éstos pueden ser necesarios para las *deficiencias* extremas. Más información sobre el sabor dulce se describe en el capítulo de los *Dulcificantes.*

Funciones de los órganos: El sabor dulce «entra» y fortalece el bazo-páncreas y se dice ser un alimento apropiado para el hígado, puesto que calma las emociones agresivas del hígado tales como la ira y la impaciencia. Se utiliza tradicionalmente para calmar ataques agudos del hígado. Los alimentos dulces también humedecen las condiciones *secas* de los pulmones, y desaceleran un corazón y una mente hiperactivos.

Adaptación a las estaciones: El sabor dulce es apropiado para cada estación, y especialmente se apetece para crear armonía en la época de los equinoccios y de los solsticios, también durante el verano tardío, la unión entre el verano y el otoño.

Los alimentos dulces caloríficos y/o ascendentes nos preparan para la actividad que empieza con la primavera, al igual que los alimentos caloríficos pungentes o acres. Ejemplos de alimentos dulces caloríficos que nos aclimatan a la primavera: la hierbabuena *(Mentha spicata)* (también pungente), el arroz dulce, el camote criollo (de color blanco), el mochi, el amasake, la miel de arroz, la melaza, las semillas de girasol, el piñón, la nuez de Castilla *(Juglans regia)* y la cereza. Los alimentos dulces con una dirección ascendente y efecto térmico neutral son la col, zanahoria, hongo shiitake *(Lentinus edodes),* el higo, el camote Jonathan (de color amarillo oscuro o mamey) y chícharos. Puesto que no muchas frutas y verduras frescas se consiguen en la primavera en la mayoría de los climas templados, éstas se pueden almacenar secas, en conservas o encurtidos, o se toman en jugo. Algunas también se conservan bien en una cava (almacenamiento para los vinos). Así como se hace con todas las demás sustancias terapéuticas, deben siempre considerarse sus otras propiedades.

Las personas más beneficiadas: La persona *seca, fría,* nerviosa, delgada, débil, o de mente divagante necesita de los alimentos dulces integrales en mayor cantidad; la persona con comportamiento agresivo se beneficia del efecto desacelerado, relajante del sabor dulce. Cuando el sabor dulce se utiliza en forma de granos, entonces el trigo, el arroz, y la avena a menudo benefician a ambas personas.

Precauciones: La persona inactiva, obesa, o aquellos con otras señales de *humedad anormal,* incluyendo condiciones mucosas, deben comer alimentos demasiado dulces en pequeñas cantidades e incluso ingerir moderadamente los carbohidratos de alimentos integrales. La masticación minuciosa de los carbohidratos genera menos moco y por lo tanto tiene un impacto más ligero, con menos *humedad anormal* en la digestión.

Según las artes de sanación de China, un consumo excesivo de alimentos dulces daña a los riñones y al bazo-páncreas, debilita los huesos y causa la caída del cabello. La obra *Medicina interna clásica* recomienda el no consumir muchos alimentos dulces cuando se tiene enfermedades de la carne del cuerpo (incluyendo obesidad, tumores y edema).

Ejemplos: Todos los granos se consideran dentro de los alimentos dulces más importantes, aunque el centeno, la quinua y el amaranto también son bastante amargos. Todas las leguminosas (frijoles, chícharos, lentejas) y la mayoría de las carnes y los productos lácteos se consideran dulces. Enseguida se cita una muestra de alimentos de otras categorías que tienen sabor dulce:

Frutas	**Verduras**	**Oleaginosas y semillas**
aceituna (a)	apio (m)	semilla y aceite de ajonjolí
cereza	berenjena	almendra
chabacano	betabel	castaña
dátil	calabaza de invierno	coco
durazno (a)	camote	semilla de girasol
fresa (a)	champiñón de botón	nuez de Castilla
higo	col (p)	*(Juglans regia)*
manzana	hierbabuena	
papaya (m)	*(Mentha spicata)* (p)	

Frutas	**Verduras**	**Dulcificantes**
pera (la)	hongo shiitake	amasakemalta de cebada
tomate (a)	(*Lentinus edodes*)	miel de abeja*
toronja (a)	kuzu	melaza
uva (a)	lechuga (m)	miel de arroz
	pepino	azúcar integral (polvo de jugo
	papa	de caña no-refinado)
	zanahoria	

m= también amargo; p = también pungente; a = también agrio; la = también ligeramente agrio

*Aunque tiene un sabor dulce al paladar, la miel virgen tiene un efecto acre, secante en el cuerpo después de la digestión. Ya que la miel seca condiciones de *humedad anormal* y es útil para condiciones de sobrepeso y mucosas, no es benéfica para personas con una constitución *seca, deficiente,* delgada, nerviosa o demasiado *acalorada.* La miel procesada o calentada tiene el mismo efecto de humedad que algunos dulcificantes concentrados (los cuales son eficaces para sobreponerse a condiciones de *sequedad* y son agravantes o irritantes en condiciones de *humedad anormal*/mucosas).

Elemento Madera

Primavera

La primavera es un nuevo comienzo—es la temporada del año «para levantarse temprano con el sol» y para «ir a caminar con brío». Como nos recuerda la *Medicina interna clásica,* estas son actividades *yang* que reflejan la naturaleza ascendente y activa de la primavera. No podemos dejar de observar que la vida de las plantas va emergiendo a la superficie después de una hibernación. La vista del color verde de las plantas jóvenes delicadas alimenta el alma a través de los ojos, y por lo tanto el apetito disminuye y el cuerpo se limpia naturalmente a sí mismo, no solamente de los residuos de los alimentos, sino que también del deseo excesivo y de las emociones acompañadas de insatisfacción, impaciencia e ira. La membrana metafórica que nubla los ojos y la mente desaparece, y la vista se vuelve más clara. Las cosas se ven de una nueva forma.

Esta es una época para entrar en contacto con nuestra verdadera naturaleza y de estar concientes de nosotros mismos y de nuestra libertad para expresarnos. En la obra *Medicina interna clásica* se define las relaciones vitales que describen la primavera:

> Las fuerzas sobrenaturales de la primavera crean viento en el cielo y madera sobre la Tierra. Dentro del cuerpo se crean el hígado y los tendones; se crean el color verde … y se le da a la voz la capacidad de gritar … se crean los ojos, el sabor agrio y la emoción ira, coraje.

Alimentos de primavera

Ésta es la estación para atender al hígado y a la vesícula biliar. En la primavera de manera natural comemos menos, e incluso ayunamos para limpiar el cuerpo de las grasas y de los alimentos pesados del invierno. La dieta debe ser la más ligera del año y debe consistir de alimentos que den énfasis a las cualidades *yang,* ascendentes y expansivas de la primavera— retoños, plantas tiernas, hojas verdes frescas, germinados y trigo tierno (no del todo maduro) al igual que otros pastos de cereal. Los alimentos salados como la salsa de soya, miso y carnes saturadas de sodio, todas tienen un fuerte componente descendente de energía (hacia la parte baja del cuerpo), y es mejor que se limiten durante la primavera. Muchos alimentos pesados obstruyen también el hígado, dando por resultado una propensión a sentirnos indispuestos (física y emocionalmente) a tener arrebatos y fiebres de primavera.

La cualidad expansiva, ascendente de alimentos dulces y pungentes o acres se recomienda por los clásicos* como para crear una primavera personal dentro de nosotros mismos. Para este efecto, podemos utilizar un poco de dulcificante concentrado con las hierbas pungentes o acres, como té de miel/menta *(Mentha* spp). Las hierbas pungentes o acres culinarias—albahaca *(Ocimum basilicum),* hinojo *(Foeniculum vulgare),* mejorana, romero, alcaravea *(Carum carvii),* eneldo *(Anethum graveolens),* hoja de laurel— se antojan en este tiempo. La mayoría de los carbohidratos complejos tales como granos, leguminosas y semillas tienen un sabor primordialmente dulce que aumenta al germinarse. Los betabeles, zanahorias y otras verduras amiláceas dulces tiernas del jardín de primavera, proporcionan un sabor dulce refrescante. Ciertos sabores intensos pungentes o acres son empleados tradicionalmente como medicina en la primavera por sanadores populares del Occidente: una semana completa con una dosis diaria de cebollas y de ajos crudos actúan como vermífugo para librar al cuerpo de parásitos. Un parasiticida tradicional japonés es la combinación dulce-pungente de mochi y artemisa, consistiendo de arroz dulce mezclado con artemisa *(Artemisia,* esp. *A. vulgaris)* machacada.

Renovación y alimentos crudos

La preparación de los alimentos se vuelve más simple en la primavera. Los alimentos crudos y germinados frescos pueden enfatizarse. En ayurveda, a estos alimentos se les llama váticos, que significa «como viento». De acuerdo al pensamiento ayurvédico, estimulan el movimiento rápido y la actividad exterior en general. También son purificadores y enfriadores.

La primavera, la primera estación del año, representa la juventud. Se cree que los alimentos crudos nos traen la renovación haciéndonos recordar las etapas anteriores, las más juveniles de nuestro desarrollo humano, la época antes del uso del fuego, cuando el hombre tenía una actividad física muy activa y generaba abundante calor; encontraba el equilibrio con el efecto enfriador de los alimentos crudos. Todas las etapas de nuestra evolución están todavía codificadas dentro de nosotros mismos; es necesario el retornar, a través de esas capas de nuestra evolución a los estados biológicos más primitivos, si es que la renovación se llegara a completar.

*Recomendado por el notable herbolario Li Shih-chen, del siglo 16 que recopiló la más extensa *materia médica* china, el *Pentsao.*

El consumo de alimentos frescos o crudos debe aumentar cuando hay señales de *calor* en la persona, durante los climas más calientes, y en las temporadas de mayor actividad física. A la mayoría de la gente le va bien el comer diariamente por lo menos un poco de alimentos crudos, y se aumenta la cantidad en la primavera y en el verano. Sin embargo, hay límites; de acuerdo a lo discutido en el capítulo del *Elemento Tierra*, los alimentos crudos cuando se consumen en exceso pueden debilitar la digestión y provocar reacciones excesivas depuradoras (de limpieza), y no deben utilizarse para nada si hay inflamaciones en el intestino grueso. Los alimentos crudos deben utilizarse cautelosamente por personas con señales de debilidad y *deficiencia.*

Cómo cocer los alimentos en la primavera

La mayoría de la gente que vive en climas templados, incluyendo en la mayor parte de los Estados Unidos y de Europa, necesita cocer la mayoría de sus alimentos para mantener un equilibrio climático y digestivo. En la primavera, es mejor cocer los alimentos por menos tiempo pero a temperaturas más altas; de esta manera los alimentos no se cocen completamente, especialmente la parte interna. Si se utiliza el aceite para cocinar durante la primavera, un método apropiado es el salteado, esto es, cocerlos a alta temperatura rápidamente. Al cocinar con agua, lo ideal es cocer los alimentos ligeramente a fuego bajo al vapor.

El hígado en armonía y en enfermedad

Este órgano del Elemento Madera es quizás el más congestionado de todos los órganos en la persona moderna. Demasiada grasa, productos químicos, productos tóxicos y alimentos desnaturalizados interrumpen los centenares de procesos complejos bioquímicos del hígado. La fisiología china tradicional nos dice que el hígado sano establece un flujo armonioso y calmante de energía a través de la persona completa, en ambos cuerpo y mente. Cuando el hígado está en armonía, nunca hay estrés o tensión. Las personas con hígados vitales son tranquilas; también tienen un juicio infalible y pueden con mucha naturalidad ser líderes y tomar decisiones. Cuando el hígado está obstruido, estancado o muy acalorado, el flujo de la energía en el hígado a través del cuerpo se obstaculiza, dando por resultado innumerables problemas físicos y emocionales.

Síntomas de desequilibrio del hígado

Emocionales: Una de las primeras señales de desequilibrio del hígado es la dificultad emocional relacionada con la ira: impaciencia, frustración, resentimiento, violencia, hostilidad, rudeza, nerviosismo, arrogancia, terquedad, agresión y una personalidad impulsiva y/o explosiva. Cuando estas emociones se reprimen sin oportunidad para la transformación, causan depresión. Los cambios bruscos de estado de ánimo en general, así como también los excesos emocionales están relacionados con el hígado.

Físicos: Existen numerosas señales, variando de lo más superficial y sutil a lo más profundo y obvio. Para reconocer las señales y los desequilibrios que se presentan, ahora veremos los síndromes más frecuentes del hígado y los principios dietéticos para resolverlos.

Síndromes comunes del hígado

Estancamiento del hígado. Muchas condiciones del hígado implican *exceso* de un tipo o de otro. El tipo de *exceso* más frecuente ocurre cuando se comen alimentos en exceso—especialmente alimentos pesados, grasientos—el hígado llega a inflamarse y es menos activo en su tentativa de circular suavemente la energía *qi* a través del cuerpo. El *qi* entonces se estanca en el hígado y no se distribuye correctamente.

Puesto que es el *qi* que dirige el flujo de los fluidos y de los nutrientes, la inflamación ocurre en ciertas áreas del cuerpo cuando el hígado está inflamado y su *qi* está estancado. (La inflamación es una señal de exceso). Las partes más comunes de inflamación están cerca de los meridianos de acupuntura del hígado/vesícula biliar o de otras regiones relacionadas con el hígado. La glándula tiroides, por ejemplo, gobierna qué tan rápidamente se queman las grasas del cuerpo, y se cree con frecuencia en la fisiología occidental, que esto se relaciona con el hígado. Cuando el hígado está estancado, se puede sentir una inflamación o protuberancia en la garganta aunque no se pueda encontrar físicamente; cuando existe bocio (una tiroides agrandada, visible en la parte frontal del cuello como una inflamación), ésta es también una muestra de un hígado congestionado. El torso puede llegar a inflamarse y los senos se agrandan. Las inflamaciones pueden presentarse en el cuello, las ingles, a los lados del cuerpo y en la porción lateral de los muslos de las piernas. Además, las acumulaciones como tumores y crecimientos anormales cancerosos están relacionados con el hígado, aunque la masa en sí misma se considera una forma de *humedad anormal* patógena lo cual indica generalmente un desequilibrio del bazo-páncreas.

El hígado gobierna los tendones y los ojos. Cuando la energía *qi* y el flujo de los fluidos que circulan el cuerpo están deficientes, entonces los tendones «no se lubrican» y pueden rasgarse fácilmente, provocando una inflamación que a su vez causa una contracción o debilidad inusual en los músculos relacionados. Un resultado común de estas condiciones es un cuerpo rígido que no tiene flexibilidad.

Asimismo, los ojos llegan a inflamarse, se hinchan o se ponen fuera de foco por los músculos que los controlan. El meridiano del hígado en acupuntura pasa a través de los ojos de tal modo que influye en los tejidos que rodean a los ojos, los cuáles se verán afectados directamente por el hígado de distintas maneras. Las cataratas, glaucoma, ojos inflamados, rojos o secos, lacrimosos en exceso, ceguera de noche, miopía o hipermetropía y otras anormalidades visuales reflejan básicamente la condición del hígado.

Muchos escritores y terapeutas que enseñan cómo corregir la vista sugieren un método dietético que ha probado ser benéfico para la mayoría de los occidentales, por lo menos en parte, debido al efecto curativo del hígado. Consiste primordialmente de alimentos de origen vegetal, con énfasis en verduras y germinados crudos y frescos. Se aconseja comer menos de lo acostumbrado y comer el último alimento del día por la tarde. Conforme lo discutido anteriormente en este texto, el comer poca cantidad de alimentos y el evitar consumirlos ya muy tarde, permiten al hígado y a la vesícula biliar suficiente tiempo para prepararse para su regeneración durante su ciclo de cuatro horas de energía máxima definida por el reloj chino—de las 11:00 de la noche a las 3:00 de la mañana.

A partir de nuestra perspectiva, la energía *qi* de los alimentos frescos o crudos estimula el flujo de la energía de un hígado estancado. De hecho, la vitamina B conocida como ácido fólico se considera por algunos investigadores como el nutriente prototipo en la corrección de miopía.[1] Esta vitamina es también la más sensible al calor y por lo tanto se encuentra solamente en alimentos crudos; está en abundancia en verduras de hojas verdes y en todos los germinados. (Todas las sugerencias dietéticas específicas se resumen más adelante en este capítulo).

El hígado almacena y purifica la sangre. El hígado se dice estar a cargo del almacenaje de la sangre, permitiendo que entre más sangre en circulación durante períodos de mayor actividad. Mientras que está almacenada, la sangre se procesa y se purifica. Sin embargo, si el hígado está estancado, la purificación de la sangre puede ser inadecuada, provocando el lanzamiento de toxinas a través de la piel. La sangre impura puede provocar acné, eczema, carbúnculos, forúnculos, acidosis y alergias; además, la sangre tóxica alimenta todas las condiciones degenerativas, incluyendo el cáncer y la artritis.

Si el almacenamiento de la sangre funciona incorrectamente, las menstruaciones pueden ser hiperabundantes, irregulares, escasas o completamente suprimidas. Estas tres últimas condiciones pueden ocurrir como resultado de insuficiencia de sangre en el hígado. Otras señales del síndrome **de deficiencia de sangre en el hígado** pueden ser anemia, sequedad corporal en general, espasmos o entumecimiento de tendones, ligamentos o músculos (la sangre lubrica y nutre los tejidos), capas delgadas de las uñas y la cara pálida, y kaleidoscopios en el campo visual. En muchos problemas del hígado, la sangre y los fluidos *yin* en general son bajos y necesitan enriquecerse. El bazo-páncreas y los riñones también causan problemas en la sangre, su producción y el flujo de la sangre de la menstruación. (Estos conceptos se desarrollarán en capítulos más adelante).

Calor del hígado. El estancamiento del hígado por muchos años desgasta los aparatos y sistemas del organismo. Con una sobrecarga en exceso, un hígado dilatado lucha continuamente para lograr un equilibrio, y de esta manera genera *calor.* De hecho, la mayoría de las señales de *calor* en la gente con una dieta pesada (alimentos altos en grasa y cremosos) se relacionan con el exceso del hígado. Los síntomas de *calor* del hígado son estimulados por el consumo excesivo de productos tóxicos, de grasas, de carnes, de queso y de huevos. Aunque estos alimentos concentrados no son del todo caloríficos, el calor progresa mientras éstos bloquean el funcionamiento normal del hígado, y este efecto de bloqueo/estancamiento ocurre más frecuentemente cuando estos alimentos predominan en la dieta. El *calor* del hígado muestra señales generales de *calor* (aversión al calor, lengua roja con capa amarilla, estreñimiento, antojo de líquidos fríos), así como esas que sean específicas del hígado: ojos inflamados, ira, dolores de cabeza (especialmente jaqueca o migrañas), mareos, y/o presión arterial alta.

Con el propósito de reducir estancamiento o calor, los riñones—«la mamá del hígado»—deben producir los fluidos adicionales *yin,* que en este caso actúan como enfriadores y descongestionantes. Si el hígado nunca descansa de un estado de congestión, tampoco los riñones descansan, y la función del *yin* de los riñones se debilita eventualmente. Un síndrome de **deficiencia del *yin* en el hígado** y las señales mínimas de *calor* resultan cuando el *yin* del hígado disminuye y los riñones se esfuerzan por aumentar la producción de fluidos *yin.* Las señales de tal *«deficiencia de calor»* incluyen cualesquiera de los síntomas generales de *yin deficiente:* lengua y mejillas repentinamente enrojecidas, poca sed pero frecuente, palmas de las manos y plantas de los pies calientes e insomnio;

cuando la carencia de *yin* afecta específicamente al hígado, síntomas adicionales pueden incluir irritabilidad, ojos secos, nerviosismo y depresión.

Algunas veces *(exceso)* de *calor* y *deficiencia* de *calor* coexisten en el hígado, con las señales de *calor* presentándose en una área del cuerpo, y *deficiencia* de *calor* apareciendo en otra parte. Si ocurre esto, se necesita utilizar no solamente los alimentos enfriadores sino también los que apoyan la capacidad de los riñones para producir los fluidos *yin*.

Resumen de los síndromes comunes del hígado

Puesto que varios desequilibrios pueden desarrollarse a partir del mismo conjunto de circunstancias, los siguientes síndromes a menudo se descubren simultáneamente, en diferentes grados, en una sola persona.

Nota: La lista de señales fisiológicas pueden o no corresponder en la misma línea con la lista de señales emocionales

I. Hígado estancado. Caracterizado por la obstrucción del flujo de la energía del *qi*.

Señales físicas	**Señales emocionales**
padecimientos del sistema nervioso	represión emocional
alergias	ira o enojo
protuberancias, inflamaciones, escrófula*, mastitis	frustración
abdomen, pecho o senos distendidos	resentimiento
indigestión crónica	impaciencia
problemas de la menstruación	nerviosismo
estrés, tensión de cuello y espalda	depresión
fatiga	mal humor
cuerpo rígido, inflexible	impulsividad
problemas de los ojos	apegos emocionales
sangre impura, problemas en la piel	discernimiento incorrecto
problemas en los dedos de manos y pies	dificultad en la toma de decisiones
desgano al levantarse por la mañana	rigidez mental
dolor muscular	negatividad
problemas de los tendones	
pulso radial tensado, tieso	

• La lengua varía dependiendo del grado de estancamiento de un color normal a rojo claro, a una tonalidad oscura, teñida a menudo con azul, verde o violeta.

Sugerencias dietéticas para el síndrome del estancamiento del hígado (véase los «principios dietéticos» abajo): A (evite una dieta que le ocasione estancamiento en el hígado), B (alimentos pungentes o acres y crudos que combaten el estancamiento), C (armonizantes), D (reductores de exceso del hígado, que tienen sabores amargos y agrios), E (alimentos desintoxicantes y enfriadores) y H (rejuvenecedores del hígado). Nota: Los alimentos crudos y enfriadores se deben utilizar con cuidado por personas con señales de *enfriamiento* o *frío* y/o de *deficiencia*.

---

*escrófula: variedad de inflamación tuberculosa muy frecuente; se piensa que es secundaria a la afección de ganglios linfáticos cervicales como resultado de una diseminación hematógena localizada proveniente de una lesión pulmonar. Más común en la niñez.

Resumen de los síndromes comunes del hígado (continuación)

II. Calor en el hígado. Caracterizado por señales de *calor.*

Señales físicas
cara rojiza
ojos rojos y secos
lengua roja
dolores de cabeza severos o graves
insomnio
padecimientos menopáusicos
dolor de espalda bajo, piernas débiles
presión arterial alta
indigestión, estreñimiento
pulso rápido y otras señales de *calor*

Señales emocionales
frecuente impaciencia e ira
irritabilidad
personalidad explosiva
gritar
intransigente
arrogancia
rudeza
agresión
violencia

Sugerencias dietéticas para el síndrome de calor en el hígado (véase los «Principios dietéticos» abajo): A (evite una dieta que le ocasione calor en el hígado), parte 2) de B (alimentos crudos que combaten el estancamiento), C (armonizantes), D (reductores de exceso del hígado que tienen sabores amargos y agrios), E (alimentos de desintoxicación y enfriadores) y H (rejuvenecedores del hígado).

III. Deficiciencia de yin en la sangre y el hígado.

Señales físicas
Señales de deficiencia de *yin* en el hígado:
  mareos
  visión débil y ojos secos
  ceguera nocturna
  tinnitus (zumbido en los oídos)
  molestias relacionadas con la menopausia
  señales generales de *yin* deficiente:
  enrojecimiento repentino de mejillas y lengua
  palmas de manos y plantas de los pies calientes
  transpiración por la noche y fiebre por las tardes
  poca sed pero frecuente
Señales de sangre deficiente en el hígado:
  tendones y ligamentos débiles
  espasmos y palpitaciones musculares
  kaleidoscopios en el campo visual
  ojos resecos y visión borrosa
  base pálida de las uñas
  menstruación irregular
  menstruación escasa o nada
Señales generales de sangre deficiente:
  entumecimiento, mareos,
  lengua y cara pálida, piel seca,
  insomnio y pérdida de memoria

Señales emocionales
depresión
tensión nerviosa
irritabilidad

(lo mismo que arriba)

Resumen de los síndromes comunes del hígado (continuación)

Sugerencias dietéticas para el y*in* deficiente del hígado y de la sangre (véase los «Principios dietéticos» abajo): A (evite una dieta que le ocasione calor en el hígado), C (armonizantes), F (nutridores del *yin* del hígado y de la sangre—use remedios aplicables para deficiencias del *yin* o sangre del hígado) y H (rejuvenecedores del hígado).

IV. Viento en el hígado. Caracterizado por inestabilidad y movimientos rápidos. Por lo general se combina con *calor, frío, humedad anormal* o *sequedad*. Puede ser causado por estancamiento del hígado, *calor* o fluidos *yin* insuficientes.

Señales físicas	**Señales emocionales**
dolor intermitente	maníaco depresión
espasmos, calambres	nerviosismo
mareos, vértigo	ataques súbitos de ira
convulsiones, parálisis o perlesía y tics	personalidad inestable
dolor de cabeza pulsante	«el viajero perpetuo»
tinnitus (zumbido en los oídos)	agitación
parálisis	disturbio emocional
sequedad en la parte superior del cuerpo	inhabilidad para cumplir compromisos
	intranquilidad

Sugerencias dietéticas para el hígado con viento (véase los «Principios dietéticos» abajo): A (evite una dieta que le ocasione calor en el hígado), parte 2) de B (alimentos crudos que combaten el estancamiento); E (alimentos desintoxicantes y enfriadores), G (reductores de *viento*) y H (rejuvenecedores de hígado). Nota: Alimentos enfriadores y crudos deben usarse con cuidado por personas con señales de frío o *enfriamiento* y/o *deficiencia*.

El efecto de exceso en la familia de órganos

El hígado en exceso (la hiperfunción del hígado) afecta profundamente no solamente la sangre sino también la función del sistema bazo-páncreas y la del estómago, invadiendo a estas partes del aparato digestivo durante el ciclo de Control de los Cinco Elementos (la Tierra es penetrada por Madera), de tal modo que causa úlceras, inflamaciones abdominales, diabetes, gases e indigestión en general. Puesto que el bazo-páncreas influye directamente en los intestinos, las condiciones inflamatorias como colitis y enteritis también pueden deducirse frecuentemente como una indicación de una sobrecarga en el hígado de gente estresada que come en demasía.

Finalmente, en la mayoría de los casos de enfermedades del corazón éstas se relacionan con el estancamiento del hígado, que inhibe el flujo energético natural del Ciclo Creativo de los Cinco Elementos partiendo del hígado hasta el corazón (el Fuego alimenta a la Madera). No es de sorprenderse que casi todas las personas con deficiencias del corazón siguen el patrón de estancamiento del hígado. Con el tiempo, esto contribuye a la gran variedad de enfermedades vasculares que plagan a la gente moderna.

Una de las maneras más eficaces de mejorar la condición del hígado es darle al exceso un escape o salida, a donde ir, y el lugar obvio es a donde naturalmente fluye—a su hijo, el corazón. De la perspectiva de los Cinco Elementos, un hígado en exceso y «codicioso» roba no sólo de su madre, sino de los riñones como acabamos de ver, y también rehúsa darle suficiente energía a su propio hijo, el corazón. Por lo tanto, fortaleciendo al corazón y animándolo a recibir energía, el hígado se anima a lanzar su exceso, lo cual alternadamente aligera la tensión puesta, en los riñones. El patrón emocional que ocurre a menudo en estos intercambios toma la forma de resentimiento y de emociones reprimidas de un hígado estancado, que son transformadas en alegría y compasión de un corazón nuevamente abierto y enfocado. Los métodos para mejorar el corazón aparecen en el capítulo del *Elemento Fuego.*

Puesto que el hígado está implicado en muchísimas enfermedades diversas, es conveniente tener conceptos que expliquen y unifiquen sus efectos. El *«Viento»,* el clima del Elemento Madera, es tal concepto.

Viento y la naturaleza del desequilibrio en el hígado

El *viento,* una fuerza climática *yang* asociada con el hígado y el Elemento Madera, se describe en las obras clásicas chinas como la influencia ambiental externa que entra en el cuerpo con más frecuencia junto con otros climas. Así hablamos a menudo del *viento* combinado con condiciones de *calor, frío, humedad anormal* o *sequedad.* Un ejemplo es el resfrío común, que se caracteriza generalmente como mezcla de *viento* y *calor* o *viento* y *frío.* Esto no significa que el clima es el único factor. El resfrío común es precipitado por el contacto con un virus, que prolifera cuando el *qi* protector (inmunidad) de una persona se debilita por diferentes causas, incluyendo la sobre exposición al viento y a otros climas adversos. El remedio para tales condiciones típicamente leves implica el proceso de transpiración descrito en el capítulo de condiciones *Internas/Externas.*

Condiciones más profundas, *internas de viento* que afectan al hígado pueden también entrar en el cuerpo a través de la exposición al viento, pero la mayoría de los desequilibrios profundos del «*viento* del hígado» son los patrones de cambio caótico en el cuerpo simbolizados simplemente por viento, y que se originan del estancamiento del hígado y *calor:* el «*calor* da lugar a *viento*». Así es cómo la medicina china tradicional expresa esta relación.

Un patrón típico estadounidense es la presión arterial alta generada por *calor* debida al consumo en exceso de productos de origen animal saturados de grasa y colesterol. Conforme el *calor* asciende, una condición turbulenta *(viento)* puede ocurrir fácilmente en los vasos sanguíneos del cerebro (mareos), a menudo dando por resultado su ruptura (accidente vascular cerebral). La limpieza de las arterias y la reducción de esta clase de presión arterial alta no es una tarea del todo difícil cuando se sigue una dieta adecuada. (Véase la «Limpieza del corazón y de las arterias» en el capítulo 10).

Las señales comunes de condiciones de *viento* en el cuerpo, paralelas a las cualidades tipo-viento de cambios y fluctuaciones son: dolores móviles (que cambian de lugar), convulsiones, temblores, calambres, ataques súbitos, accidente vascular cerebral, agitación emocional, nerviosismo, incertidumbre, espasmos, comezón, mareos. Sin embargo, las condiciones de *viento* que dañan a ciertos órganos, aparatos y sistemas pueden dar lugar a estasis: rigidez, parálisis (ocurre con frecuencia después de un accidente vascular cerebral súbito y su acompañamiento con mareos), coma cerebral y entumecimiento. En estos casos se puede visualizar un viento extremo lo bastante para dañar el organismo, tanto como la fuerza de un viento que pueda romper el mástil de un barco de vela. (Éste es un ejemplo de la enseñanza antigua de que el *yang* extremo se transforma en *yin* y viceversa).

Los síntomas de *viento* pueden presentarse en cualquier estación del año, pero son más frecuentes en la primavera. Se puede notar una semejanza entre la inestabilidad de *viento* y las señales nerviosas, irritables, inestables de la persona *yin* deficiente. Recordando que el *yin* es el principio que fortalece, estabiliza, enfría y calma, está claro que suficientes fluidos *yin* estabilizan al hígado e inhiben que se susciten influencias *yang* tales como viento y *calor*. Así, una escasez de fluidos *yin* contribuye a ambas condiciones de *viento* y *calor* causales con frecuencia de la falta de fluidos *yin*.

Renovación de la vesícula biliar

Cuando el hígado está constantemente estancado, a menudo se depositan sedimentos en la bilis y se forman acumulaciones que se asemejan a piedras, arena o lodo en la vesícula biliar. Puesto que la vesícula biliar actúa como un depósito para la bilis, se vuelve deficiente cuando está tapada con sedimento, y se ocasionan problemas agudos cuando las piedras (los cálculos biliares) se alojan en el conducto de la bilis partiendo de la vesícula biliar hasta el duodeno.

Síntomas de sedimento en la vesícula biliar: Indigestión, flatulencia (gases estomacales), dolor intermitente debajo de la parte delantera derecha de la caja torácica, tensión en la parte posterior de los hombros cerca del cuello, sabor amargo en la boca, dolor de pecho. La mayoría de la gente con enfermedades crónicas necesita una purificación de la vesícula biliar antes de que se recupere completamente; esto incluye personas que experimentan con regularidad tensión o estrés.

Lavado o limpieza gradual de la vesícula biliar: Durante este proceso, evite los alimentos ricos en grasas saturadas y colesterol—las carnes pesadas, los lácteos y los huevos. También evite los cacahuetes y coma otras oleaginosas y semillas en pequeñas cantidades, si los desea. Consuma sobre todo granos, verduras, frutas y leguminosas no-refinadas. Tal dieta despeja gradualmente la vesícula biliar. Las peras, pastinaca *(Pastinaca sativa),* las algas marinas, los limones y la especia cúrcuma o azafrán de raíz *(Curcuma longa)* aceleran la expulsión de cálculos biliares y se pueden enfatizar en la dieta durante toda la limpieza. El rábano *(Raphanus sativus)* también remueve los depósitos y elimina los cálculos biliares. Durante 21 días, consuma sólo uno o dos rábanos al día entre las comidas; además, beba tres tazas de té de *cleavers (Galium aparine),* o cinco tazas de té de manzanilla *(Anthemis nobilis)* cada día. Finalmente, vierta cinco cucharaditas de aceite de linaza fresco, extraído en frío, sobre la comida del día, o divida esta cantidad a la mitad en dos comidas al día. La dosis puede variar proporcionalmente conforme el peso de la persona (una persona de 160 libras necesita alrededor de cinco cucharaditas). El aceite de linaza se debe tomar seis días a la semana por dos meses. Esta dieta y sus alimentos y hierbas que disuelven los cálculos biliares, son generalmente suficientes para remover todo el sedimento.

La purgación de la vesícula biliar descrita enseguida puede hacerse si el método gradual es inconveniente. Pruebas realizadas por un médico pueden confirmar la presencia de cálculos biliares. En caso de que los cálculos sean muy grandes y que no puedan ser extraídos a través del conducto biliar, el método gradual previamente mencionado es el apropiado.

Lavado o purgación rápida de la vesícula biliar: Con frecuencia los cálculos biliares y otros sedimentos se pueden eliminar rápidamente de la vesícula biliar con un ritual de un día, comúnmente llamado «Purgación rápida de la vesícula biliar». Hay muchas variaciones, pero una de las más simples y más eficaces es la siguiente:

Comenzando por la mañana y durante el día, coma solamente manzanas, preferiblemente orgánicas, tantas como desee, pero por lo menos unas cuatro o cinco. Las manzanas de la variedad verde parecen ser las más eficaces, aunque todas las manzanas ayudarán a ablandar los cálculos biliares. Agua, tés herbolarios, y/o el jugo de manzana pueden también tomarse. A la hora de dormir por la noche, caliente dos tercios de una taza de aceite de oliva virgen a la temperatura del cuerpo y mézclelo con un tercio de taza de jugo fresco de limón. Lentamente tómese la mezcla completa, e inmediatamente váyase a la cama, acostándose del lado derecho del cuerpo y permaneciendo en esa posición doble su rodilla derecha sobre la cama, lo más que pueda. Por la mañana todos los cálculos biliares deben pasar por las heces fecales. Esta purgación debe hacerse con la supervisión de un médico especialista de la salud. Este remedio indudablemente ha hecho que las operaciones de la vesícula biliar ya no sean necesarias en miles de probables candidatos. Un beneficio adicional es que la purgación de la vesícula biliar libera los residuos de exceso del hígado también.

Una pequeña variación de la purgación de la vesícula biliar: Durante cinco días consecutivos ingiera, con el estómago vacío, dos cucharadas soperas de aceite de oliva seguidas de dos cucharadas soperas de jugo de limón.

El origen del desequilibrio

Llegar a la raíz del desequilibrio del hígado es una cuestión que ayuda a entender la causa fundamental de toda enfermedad. Demasiados deseos—sexo, fama, poder, seguridad, dinero o alimentos apetitosos—pueden estimular a una persona a comer excesivamente. Incluso en los casos donde no se coma mucho, el deseo puede imposibilitar el tener un discernimiento correcto, lo que resulta en acciones y decisiones dietéticas perjudiciales para la persona.

Lo más importante, si no se toma en cuenta el régimen dietético, cuando las emociones mismas son manipuladas por el deseo-complejo de avaricia, ira y resentimiento, pueden dañar drásticamente la función hepática. Los conflictos emocionales sin resolver se almacenan físicamente como residuos de exceso en el hígado, mientras que un esclarecimiento emocional desata y expulsa esos residuos. Por lo tanto, cuando la dieta mejora, es necesario liberar las obstrucciones emocionales. Cualesquiera de los diferentes métodos de conciencia que sirvan, se aplican en este caso. Las prácticas que rompen obstrucciones emocionales se discuten en el capítulo *Condiciones internas/externas: desarrollando inmunidad.* Si se descuida el esfuerzo que se hace para adquirir conciencia, una persona que se encuentra desequilibrada emocionalmente encontrará la manera de estropear incluso una dieta estable, y de esta manera continuará reforzando su situación emocional presente.

Los principios dietéticos para la sanación del hígado

A. Las estrategias dietéticas para aliviar un hígado estancado e inflamado son esenciales puesto que casi todos los desequilibrios relacionados con el hígado, incluyendo condiciones de *calor,* deficiencias de sangre y *yin,* y condiciones de *viento* se originan a raíz de un estancamiento. El primer remedio en cada caso (excepto si existe desnutrición) es comer menos. Se debe también eliminar o reducir en gran medida ciertos alimentos que obstruyen y/o dañen el hígado. Éstos incluyen alimentos altos en grasas saturadas (manteca de cerdo, carnes de mamíferos, crema, queso y huevos—véase el capítulo de los *Aceites y grasas*), grasas hidrogenadas y de mala calidad (tales como manteca vegetal, margarina, aceites refinados y rancios), excesos de oleaginosas y de semillas, productos químicos en los alimentos y en el agua, medicamentos prescritos (consulte a su médico antes de descontinuarlos), todos los productos tóxicos y sustancias intoxicantes, y los alimentos altamente procesados y refinados.

B. 1) Los alimentos que estimulan al hígado a salir del estancamiento incluyen los alimentos, especias y hierbas moderadamente pungentes o acres (punzopicantes): berro, todos los miembros de la familia de la cebolla, hojas verdes de la mostaza *(Brassica,* esp. *B. juncea),* cúrcuma, albahaca, hoja de laurel, cardamomo, mejorana, comino, hinojo, eneldo, jengibre, pimienta negra, rábano picante, romero, varias mentas, melissa o toreonjil español *(Melissa officinalis),* la raíz de angélica *(Angelica archangelica)* y colima o gatuño *(Xanthoxylum americanum).* También los alimentos extremadamente acres, punzopicantes como los chiles, aunque si éstos son demasiado picosos o picantes pueden causar daño a las personas con estancamiento en el hígado, y especialmente a las personas con señales de *calor.* Algunos alimentos antiestancamientos no son pungentes, o sólo un poco: betabeles, raíz del taro *(Colocasa esculenta),* arroz dulce, amasake, fresa, durazno, cereza, castaña, piñón y verduras del género *Brassica*—col, colinabo *(Brassica oleracea,* grupo Gongylodes), coliflor, brócoli, coles de Bruselas y la raíz del nabo *(Brassica rapa,* grupo Rapifera).

Las bebidas alcohólicas son pungentes y temporalmente combaten el estancamiento del hígado, pero eventualmente causan la destrucción de células y deben evitarse.

2) Los alimentos crudos o frescos—los germinados de granos, de frijoles y de semillas, las verduras crudas y las frutas frescas—también estimulan el flujo de energía del hígado.

C. Los alimentos que armonizan el hígado para crear un flujo continuo de energía emocional/física, son necesarios. Muchos de estos alimentos son dulces por naturaleza. De acuerdo a lo mencionado anteriormente en referencia a los alimentos de temporada en la primavera, granos, verduras, leguminosas y otros carbohidratos complejos se consideran alimentos dulces ideales para crear armonía en el hígado. Durante periodos de depresión u otros síntomas agudos de desequilibrio del hígado, los dulcificantes concentrados se antojan con frecuencia. La miel, si se usa en pequeñas cantidades, es especialmente benéfica puesto que tiene una naturaleza desintoxicante. Mezclada con vinagre de sidra de manzana, tiene un efecto incluso más eficaz (véase «Los alimentos amargos y agrios» abajo). Otros dulcificantes, ligeramente procesados, valiosos durante las etapas iniciales de la desintoxicación, son el polvo de estevia, gránulos no-refinados del jugo de caña, azúcar de caña no-refinada y la raíz de regaliz u orozus *(Glycyrrhiza glabra).* La malta de cebada, la azúcar de dátil, la melaza, y el jarabe o miel de arroz son caloríficos y estimulan el flujo de la energía *qi.* Son útiles para tratar el estancamiento excepto cuando hay *calor* o *viento* generado por *calor.*

D. Los alimentos amargos y agrios reducen los excesos del hígado. Quizás el remedio común de más alta potencia para la eliminación rápida del estancamiento del hígado, y sus males asociados, la depresión y la indigestión, es el vinagre. Seleccione vinagres no-refinados de alta calidad como el de sidra de manzana, arroz integral, arroz-vino u otros vinagres El sabor del vinagre es amargo y agrio y tiene propiedades desintoxicantes y sumamente activas. Su efecto se mejora mezclándolo con miel—mezcle una cucharadita de miel con una cucharadita de vinagre, en una taza de agua. No se debe depender del vinagre indefinidamente; mas bien la dieta básica debe mejorar. Puesto que el vinagre es calorífico, la condición de las personas con señales de *calor* puede empeorar; mejor sustitúyalo con limón verde, limón amarillo o toronja, que son también amargos/agrios y enfriadores y que actúan en forma gradual.

Otros alimentos amargos son el centeno, lechuga romana, espárrago, amaranto, quinua, alfalfa, hojas del rábano y la cáscara rallada de la fruta cítrica. Muchas de las hierbas amargas, particularmente la raíz del diente de león *(Taraxacum officinalis),* bupleurum *(Bupleurum falcatum;* mandarín: *chai hu),* gobernadora *(Larrea divaricata),* semillas de cardo mariano *(Silybum marianum),* raíz de uva de Oregon *(Mahonia repens)* y las flores de manzanilla *(Anthemis nobilis),* ofrecen efectos excelentes de limpieza del hígado. La raíz de regaliz u orozus *(Glycyrrhiza glabra)* se puede utilizar con las hierbas amargas para disimular y endulzar su sabor astringente.

Nota: Los ejemplos de sabores amargos anteriormente nombrados se deben utilizar en pequeñas cantidades por la persona frágil, generalmente deficiente. Bupleurum es más eficaz y menos desgastante en *deficiencias* cuando se toma en la fórmula china para combatir el estancamiento «pastillas sedativas de *Bupleurum*», citada en la página 479. Una de las razones de los efectos de esta fórmula es su raíz de peonia *(Paeonia lactiflora;* mandarín: *bai sha),* la cual tiene ambos sabores amargo y agrio y es una de las únicas hierbas que trata cada uno de los síndromes principales del hígado.

La peonia, un tónico de sangre y de *yin,* reduce el estancamiento del hígado de manera armoniosa y equilibrada—de una manera simbolizada por la cualidad sutil y delicada de su misma flor; la raíz de peonia también realza los efectos de las hierbas sumamente amargas y aromáticas (incluyendo las arriba mencionadas), mientras que simultáneamente las hace menos secantes para el *yin* y la sangre del cuerpo. Se puede elegir, por ejemplo, mezclar partes iguales de raíces de diente de león y de peonia combinadas con una tercera parte de cada una, de raíz de regaliz u orozus y de cúrcuma o azafrán de raíz *(Curcuma longa).* Esta fórmula combina los principios ya mencionados al usar sabores pungentes o acres, dulces, amargos, y agrios, con un conservador de sangre y de *yin* como la raíz de peonia (otros tónicos de sangre/*yin* citados en «F» enseguida, se pueden tomar en lugar de peonia). Una fórmula aún más sutil que actúa para reducir estancamiento o *calor* del hígado, en la persona excesivamente sensible o frágil, es, dos porciones de peonia por una de regaliz. Las hierbas comunes, como melissa o toreonjil español *(Melissa officinalis),* menta piperita *(Mentha piperita)* y manzanilla romana también son sutiles y más eficaces de lo que se reconoce normalmente, pero carecen de la acción tonificante de la peonia.

    E. Los alimentos para desintoxicar y enfriar el hígado: Los frijoles mungo *(Phaseolus aureus)* y sus germinados, apio, algas marinas (el *kelp* es muy benéfico en estancamiento del hígado), lechuga, pepino, berro, tofu, mijo, ciruelo, alimentos abundantes en clorofila (véase «H» abajo), champiñones,† raíz o tallo del ruibarbo *(Rheum palmatum),*† rábano† y rábano *daikon.*†

    Estos últimos cuatro (†) son especialmente eficaces en la reducción de toxicidad resultado del consumo excesivo de carne. La raíz y el tallo del ruibarbo son los más eficaces de estos remedios y también tienen propiedades laxantes.

    F. Los alimentos para reconstruir el *yin* y la sangre del hígado. Insuficiente *yin* en el hígado—causa *«deficiencia de calor»*—requiere de los alimentos que tonifican los fluidos *yin* en general; de los alimentos mencionados anteriormente en «E», los frijoles mungo, los germinados de mungo, los alimentos abundantes en clorofila, el pepino, el tofu y el mijo son apropiados, mientras que las algas marinas, el berro y el ciruelo mejoran el metabolismo del agua. El aceite de linaza fresco extraído por prensado en frío al igual que los aceites de borraja *(Borago officinalis),* de prímula *(Oenothera biennis),* o de las semillas de grosella negra *(Rubus nigra)* mejoran el estado del *yin* del hígado de un modo significativo. El tomar suficientes líquidos en general es provechoso. Los tónicos de sangre marcados «*» en el siguiente párrafo también reconstruyen el *yin* del hígado. El mejorar la función del *yin* de los riñones es siempre provechoso en casos de deficiencia del *yin* del hígado; la sábila está entre las mejores hierbas *yin* de los riñones para reconstruir el *yin* del hígado. (Véase «La deficiencia *yin* del riñón» en las páginas 394–396).

    Cuando la sangre del hígado (un aspecto del *yin* que necesita tratarse por separado) es deficiente, puede reconstruirse con los tónicos generales de sangre como espirulina y otros alimentos ricos en clorofila, uvas de color oscuro, zarzamoras, moras *huckleberries,* frambuesas y melaza de *blackstrap;* en casos severos, la gelatina* o el hígado de animal orgánico* son útiles. Las hierbas benéficas incluyen la raíz de *angelica china* o *dang gui (Angelica sinensis),* la raíz preparada de rehmannia *(Rehmannia glutinosa)*,* raíz de peonia* y raíz de *yellow dock,* raíz de rumex *(Rumex crispus).* Las tres hierbas chinas—*angelica china o dang gui,* rehmannia y peonia—se pueden utilizar por sí solas pero aún son más eficaces si se toman juntas (en porciones iguales). La combinación es particularmente benéfica para la persona *fría,* frágil o *deficiente.* Para reconstruir la sangre en general, véase «Deficiencia de sangre» en la página 429.

    G. Los alimentos y especias que reducen síntomas de condición de *viento* del hígado: apio (f), albahaca (c), salvia (n), hinojo (c), jengibre seco o fresco (c), anís (c), avena (c), frijol de soya negro (n), semilla de ajonjolí negra (n), kuzu *(Pueraria lobata)* (f), piñón (c), coco (n), aceite fresco de linaza extraído en frío (n) y camarón (c); las hierbas comunes que aminoran la condición de *viento* incluyen la manzanilla romana *(Anthemis nobilis)* (n), raíz de peonia (f), lobelia *(Lobelia inflata)* (n), escutelaria *(Scutellaria laterifolia)* (n), valeriana *(Valeriana officinalis)* (c). Estos alimentos e hierbas por lo regular son eficaces para combatir la condición de *viento;* sin embargo, cuando *viento* ocurre conjuntamente con *calor* (incluyendo *yin deficiente* inducido por *calor*), los alimentos enfriadores como aquellos en «E» arriba pueden agregarse, mientras que deben evitarse los remedios calorí-ficos (c). Inversamente, evite los remedios enfriadores (f) en las condiciones de *viento* mar-cadas con *frío.* Los remedios neutrales (n) se pueden utilizar en cualesquiera de estos casos.

Los alimentos que empeoran especialmente condiciones de *viento* son los huevos, la carne de cangrejo y el alforfón *(Fagopyrum tataricum* o *F. sagittatum).*

H. Los alimentos que aceleran el rejuvenecimiento del hígado: Los alimentos ricos en clorofila, incluyendo pastos de cereal y sus productos (como jugo de trigo o de cebada en polvo), y también las microalgas—espirulina, la azulverde silvestre *(Aphanizomenon)* y la clorela. Estos alimentos son muy útiles en la mayoría de los casos de *exceso,* de estancamiento, de *calor,* y de *viento* en el hígado; las limitaciones para su uso se discuten en el capítulo *Productos alimenticios verdes.* El pasto de cereal y los productos de micro-algas que se procesan a bajas temperaturas son preferibles porque ciertos alimentos, par-ticularmente sus ácidos grasos omega-3 y alfa gama linoléico, se preservan mejor así. Otros alimentos verdes son también benéficos: perejil, col rizada *kale,* berro, alfalfa y hojas verdes de col *collard,* por ejemplo.

Cuando el hígado está debilitado a causa de una fuerte desnutrición provocada por una dieta deficiente o alcoholismo, hay varios remedios ya comprobados: a) la leche fresca de cabra, de vaca o de borrego; b) espirulina conjuntamente con papilla de pescado; c) una sopa o papilla o *congee* de hígado de animal criado orgánicamente como de borrego, de res o de pollo (si existen señales de *calor* con frecuencia por causa de alcoholismo, evite el hígado de pollo debido a su naturaleza calorífica). Estos remedios son particu-larmente aplicables cuando la persona tiene señales inconfundibles de *deficiencia* incluyendo un pulso débil, palidez, laxitud, voz y respiración débil y una personalidad abstraída y solitaria.

*   *   *

En algunas personas, el mal funcionamiento del hígado se puede relacionar con la falta de leche materna cuando niños; los que no fueron amamantados es más probable que desa-rrollen deficiencias inmunológicas, alergias y otros padecimientos relacionados con el hígado.[2, 3, 4] El uso con libertad de la espirulina y otros alimentos de clorofila proporcio-nan al hígado ácidos grasos esenciales que refuerzan la inmunidad—particularmente de la variedad omega-3 y ácido gama-linolénico AGL—carentes desde su nacimiento. El agregar estos alimentos a la dieta de las personas con deficiencia de ácidos grasos esenciales, sin tomar en cuenta la edad, estimula una función del hígado más completa.

El abuso del hígado debido al alcohol y drogas o medicamentos prescritos

Un caso excepcional de renovación del hígado es el de Phillip Raphael, un músico con un historial de adicción a la heroína durante dieciocho años, seguido de doce años de alcoholismo y dependencias a otros fármacos o drogas. Después de treinta años de abuso de sustancias tóxicas y de mala salud, cayó gravemente enfermo. Dos doctores diagnos-ticaron que se estaba muriendo a causa de un hígado fallido sin ninguna esperanza de sobrevivencia, de tal forma que tomó la resolución firme de vivir. El siguiente plan representa las principales características de su programa de limpieza o depuración. De éstas, algunos pasos fueron llevados a cabo durante un período de uno a tres años. (Todas los pasos del plan fueron llevados a cabo por lo menos un año).

1. Una dieta de pasto de trigo, jugo de pasto de trigo, espirulina y jugos frescos de verduras crudas, incluyendo hasta un cuarto de galón de jugo de zanahoria diario; también tomó jugos de fruta frescas, en menor cantidad. Comió con regularidad cantidades pequeñas de arroz integral, su único alimento cocido.

2. Ayunos de jugos de frutas, de verduras y de pasto de trigo, durante siete a diez días de cada mes.

3. Un fórmula herbolaria que consiste de hierbas para estimular el *qi* (hinojo, anís y cayena), hierbas armonizantes y emolientes (regaliz y fenogreco), y una hierba amarga extraordinariamente limpiadora (gobernadora *[Larrea divaricata]*).

4. Irrigaciones y/o enemas del colon semanales.

5. Periódicamente lavados o limpiezas del hígado y de la vesícula biliar (descritos anteriormente en este capítulo).

Desde el principio del proceso de limpieza, Raphael se sentía volver a la vida. En los próximos años, gradualmente agregó otros alimentos: una variedad de germinados, de verduras crudas, de tofu, de tempeh y más arroz integral. Después de un año de haber ingerido alimentos más sólidos, le sugerimos que aumentara el consumo de alimentos cocidos agregando verduras ligeramente cocidas al vapor. Notó en seguida una mejor digestión y asimilación. El alimento cocido parecía acelerarle el proceso curativo, especialmente el de su intestino grueso. Tenía más calor corporal y mejor enfoque mental.

Otros factores importantes de su recuperación: una correcta combinación de alimentos, el evitar cualquier alimento entre las comidas, y una cantidad pequeña de comida al final del día.

Un proceso de limpieza tan extremo y prolongado no se recomienda a menos de que sea absolutamente necesario; en este caso, Raphael casi se murió durante ciertas fases del proceso. Los primeros años de su recuperación se caracterizaron por la limpieza, y su cuerpo volvió gradualmente a su funcionamiento normal. Durante los siguientes años, obtuvo un nivel alto de salud y sintió el ritmo sutil de sus células al ser restauradas. (El poseer una constitución extraordinariamente robusta, y con señales de *exceso* y de *calor* durante gran parte del proceso de recuperación le sirvió para llevar una dieta de limpieza o purificación consistente en su mayor parte de alimentos crudos. La gente *deficiente* y *fría* se beneficiaría más con alimentos cocidos).

Este ejemplo se ofrece para demostrar la virtud de un número de puntos descritos anteriormente para la renovación del hígado: alimentos que estimulan el *qi* y son enfriadores, armonizantes, limpiadores o purificadores y ricos en clorofila. En casos de *exceso* general, el ayuno y lavado o limpieza del colon son con frecuencia benéficos.

Elemento fuego

Verano

Para unificarnos con el verano, una estación *yang,* la obra clásica *Medicina interna clásica* sugiere que expresemos el principio *yang*—expansión, crecimiento, ligereza, actividad exterior, resplandor y creatividad. Las siguientes sugerencias para el estilo de vida y la dieta a seguir reflejan este principio.

El verano es un periodo de crecimiento esplendoroso. Para estar en armonía con el ambiente veraniego, despiértese temprano por la mañana y déle la cara al sol para nutrirse y crecer sanamente como lo hacen los jardines. Trabaje, juegue, viaje, alégrese y desarrolle el don de dar y de servir desinteresadamente. La generosidad del mundo exterior nos compenetra y nos vigoriza.

Los alimentos de verano y su preparación

Utilice una variedad de frutas y de verduras con colores llamativos y disfrute creando platillos exquisitos—haga combinaciones deslumbrantes utilizando los colores de los alimentos, y diseñe un arreglo floral para la mesa. Cueza ligeramente los alimentos y con frecuencia agregue un sabor pungente o acre o un sabor más picante dándoles otro sazón a sus platillos. Cuando saltee los alimentos, cuézalos en sólo muy poco tiempo a fuego alto, al vapor o a fuego lento. Utilice poca sal y más agua.

El verano ofrece mucha variedad, y la dieta debe reflejar esto. Los minerales y los aceites se transpiran, y su pérdida nos puede causar debilidad si no los reemplazamos llevando una dieta variada. Para sentirse más cómodo, tome líquidos calientes y tome baños de agua caliente para inducir una transpiración inmediata para que el cuerpo se enfríe. El calor de verano combinado con muchos alimentos fríos debilita los órganos del aparato digestivo. El frío causa contracción; retiene el sudor y el calor, e interfiere con la digestión. Las bebidas heladas y el helado o nieve por lo general contraen el estómago y suspenden la digestión, por lo cuál se recomienda evitarlos.

En los días más calurosos, planee una atmósfera refrescante (comidas al aire libre, etc) y sirva más alimentos frescos como ensaladas, germinados (especialmente de frijol mungo [*Phaseolus aureus],* soya y alfalfa), fruta, pepino, tofu y tés de flores y de hojas incluyendo crisantemo, menta (*Mentha* spp.) y manzanilla. Las frutas que nos refrescan más en el verano son las manzanas, sandía, limón verde y limón amarillo. La sopa o el té de frijoles mungo es otro remedio específico. También, las especias caloríficas que disipan el calor se consideran apropiadas en la temporada de más calor. Su primer efecto es el incrementar el calor, pero al final llevan el calor del cuerpo hacia la superficie para eliminarlo. Con el calor en la superficie, nuestro cuerpo refleja el clima del verano y por lo tanto el calor nos afectará menos. Los chiles picantes rojos y verdes, la cayena, el jengibre fresco (no el seco), el rábano picante, y la pimienta negra son ideales para este propósito. Sin embargo, si muchos alimentos eliminadores de calor se consumen en exceso, se provocará debilidad y pérdida *yang,* y la capacidad de mantenerse vital y caliente se pierde en las temporadas de frío.

Al otro extremo, los alimentos pesados en días calientes causan letargo. Estos alimentos incluyen carnes, huevos y el consumo en exceso de oleaginosas, semillas y granos. El comer ligeramente y en menor cantidad en días calurosos y asoleados, es una práctica natural y saludable—un modelo que se olvida fácilmente cuando no prestamos atención, ni tampoco tratamos de cambiar de acuerdo a nuestro ritmo interno.

Cuando las condiciones de *calor* se arraigan en el *interior* del cuerpo debido a un clima caliente, a una dieta inadecuada u a otros factores, los síntomas y las curaciones son los mismos que los discutidos bajo «*calor*» en las Seis Divisiones. En el *calor de verano,* la condición que se presenta a partir de la sobreexposición a temperaturas altas, también se resume al final de los capítulos de las Seis Divisiones (página 111). De acuerdo a la obra clásica *Medicina interna clásica,* las siguientes son las correspondencias principales del Elemento Fuego:

> Las fuerzas supernaturales del verano crean calor en los Cielos y fuego en la Tierra; crean el corazón y el pulso dentro del cuerpo … el color rojo, la lengua y la capacidad de reírse … crean el sabor amargo, y las emociones de felicidad y de alegría.

El corazón en armonía y en enfermedad

El Elemento Fuego gobierna al corazón y al intestino delgado. En la tradición de sanación china, el corazón incluye no solamente el órgano en sí mismo pero también el concepto—compartido por los occidentales—del corazón como centro mental/emocional, reflejado en nuestras frases: «¡qué gran corazón!», «ponle todo tu corazón», «con todo mi corazón», «te lo digo de corazón», «te lo entrego de corazón.» Decano Ornish, M.D., especialista del corazón de la Universidad de California en San Francisco *(University of California at San Francisco),* ha ampliado con su experiencia, un conocimiento similar: «Creo que en la mente es donde la enfermedad del corazón comienza para mucha gente».[5] La palabra románica para decir corazón en chino es *xin,* que se traduce con frecuencia como «corazón-mente». Así, según la definición médica china, el corazón regula no sólo la circulación de la sangre sino también controla la conciencia, el espíritu, el sueño, la memoria, y alberga el pensamiento. De esta manera el corazón, junto con el hígado, ambos se relacionan con el sistema nervioso y el cerebro. La ventaja de usar esta definición es que concuerda con la realidad—el meridiano del corazón en acupuntura—afecta tanto al corazón y a la mente provocando daños físicos. Es bien sabido que las emociones acumuladas afectan el funcionamiento del corazón, denotándose en la velocidad y fuerza de las pulsaciones. Aquí nos referiremos a los varios aspectos de esta amplia definición «corazón-mente» como sea apropiado.

El corazón en armonía: Aquellos con corazones sanos son genuinamente amistosos. Son también humildes, no por convicción sino porque realmente se sienten pequeños en comparación a las maravillas que perciben con sus corazones abiertos y sus mentes concientes. La claridad es una cualidad central de las personas con un corazón-mente en armonía. Parecen ver sin esfuerzo a través de los problemas, para alcanzar soluciones brillantes.

Síntomas generales de un desequilibrio del corazón-mente

- Mente dispersa y confundida
- Exceso o nada de risa
- Un semblante rojizo o muy pálido
- Problemas de lenguaje (tartamudeo, verborrea, hablar desordenadamente)
- Depresión

- Enfermedad mental
- Pérdida de memoria
- Circulación de sangre deficiente
- Espíritu débil
- Aversión al calor

La enfermedad del corazón, si lo vemos a un nivel físico, es el problema de salud más grande de los Estados Unidos. Si incluimos las fallas que hay en el aspecto mental del corazón, esta estadística aumenta enormemente. Además, las condiciones degenerativas crónicas tales como el cáncer, artritis y el llegar a perder la razón o juicio, que se presentan con frecuencia por una falta de claridad mental, hacen que el fortalecimiento del sistema corazón-mente sea una prioridad en la medicina del Asia oriental para el tratamiento de éstas y otras condiciones degenerativas.

Los numerosos estudios de nutrición indican que el corazón y los problemas del sistema nervioso están relacionados con el metabolismo del calcio. El café, el alcohol, el tabaco, la sal refinada, la azúcar refinada, la harina refinada, el aluminio, los pesticidas, la marihuana y otros productos tóxicos y sustancias intoxicantes, interfieren con la absorción del calcio. Igualmente dañino es el exceso de proteína en la dieta. Las culturas que llevan dietas con un alto valor proteico han elevado los niveles de problemas cardiacos y de osteoporosis. Más información sobre cómo mejorar la utilización del calcio se encuentra en el capítulo del *Calcio*.

El aspecto físico que reconocemos como enfermedad del corazón está bien definido; en comparación, los aspectos mentales son más difíciles de identificar. Los chinos usan el concepto *shen* para describir el espíritu que reside en el corazón y es el responsable de la calidad de nuestra conciencia.

En contraste con los *excesos* extensivos del hígado, la mayoría de los problemas del corazón implican *deficiencia*. Con frecuencia, en un tratamiento para un desequilibrio del corazón en la medicina china el corazón en sí no se cura directamente. El corazón se apoya en otros órganos para nutrirse y energizarse. Por lo tanto la gran mayoría de los problemas del corazón son provocados por los desequilibrios de otros órganos, y por esta razón se tratan estos órganos para aliviar el corazón. Los desequilibrios más frecuentes del corazón se resumen más adelante.

Síndromes comunes del corazón-mente

Deficiencias del *yin* y de la sangre del corazón. Ambos el *yin* y la sangre tienen efectos similares en el espíritu *(shen)*. Siendo un principio *yang,* el espíritu necesita del *yin* y de la sangre para su estabilidad; si no, el espíritu «se escapa» del corazón, causando una mente dispersa. En casos más extremos, un espíritu inestable causa insomnio, pérdida de memoria, latidos del corazón irregulares o acelerados, el soñar en exceso, un comportamiento irracional o locura. (Los remedios que estabilizan el espíritu se citan más adelante). Para distinguir entre el *yin* y deficiencias de sangre, la persona con una carencia de *yin* tiende a mostrar señales mínimas de calor: enrojecimiento repentino de lengua y mejillas, pulso rápido y tenue, palmas de las manos y plantas de los pies calientes, y una conducta abrupta o nerviosa. Señales de sangre deficiente: lengua, cara y la base de las uñas pálidas; pulso tenue y aletargamiento.

La hipertensión y el hipertiroidismo con frecuencia se cree que son causados en parte por *yin* insuficiente. Las propiedades enfriadoras del *yin* también protegen al corazón en contra de inflamaciones. Una carencia de *yin* ocurre con frecuencia debido a un hígado en exceso que consume demasiado *yin* del cuerpo. Otra causa puede ser por riñones deficientes, puesto que los riñones son la raíz del origen del *yin* y del *yang*. Para enriquecer el *yin,* es importante primero reducir cualquier posibilidad de exceso en el hígado (páginas 353–364). Después, las sustancias calóricas que agotan el *yin* deben evitarse: el café, el alcohol, el tabaco y demás citados en «La deficiencia *yin* de los riñones» (página 394). Los remedios que tonifican el *yin* de los riñones funcionan bien para mejorar el *yin* del corazón; especialmente valiosos son el germen de trigo fresco, los granos de trigo (en los alimentos o como té de grano de trigo) y los frijoles mungo *(Phaseolus aureus)*. Además de las hierbas para la deficiencia del *yin* de los riñones, se puede agregar la raíz de lirio (especies relacionadas con *Lilium;* mandarín: *bai he)* y/o raíz cruda de rehmannia *(Rehmannia glutinosa;* mandarín: *sheng di huang).* Según lo discutido en el capítulo del *Elemento Metal,* la raíz de lirio de tigre *(Lilium lancifolium)* y otras raíces de lirio pueden utilizarse alternativamente.

La sangre deficiente con más frecuencia es el resultado de un sistema débil del bazo-páncreas y/o de los riñones (este sistema de órganos desempeña un papel en la fabricación de sangre). Un plan básico para reconstruir la sangre se describe en «Deficiencia de sangre» en las páginas 429 y 430. Tres hierbas que específicamente enriquecen la sangre y la transportan al corazón son la raíz de *angélica china o dang gui (Angelica sinensis),* raíz procesada de rehmannia *(Rehmannia glutinosa;* mandarín: *shu di huang)* y la raíz de salvia roja *(Salvia miltorrhiza;* mandarín: *dan shen).* Cada hierba se puede tomar sola. El *dang gui* junto con la rehmannia procesada, un remedio calórico, es especialmente eficaz para las condiciones con señales de *frío* o *enfriamiento.* La raíz de salvia roja, una hierba amarga, es más útil cuando hay una tendencia a desarrollar excesos de *humedad anormal* o de moco en el cuerpo.

En los últimos 100 años, los aspectos tensos e hiperactivos de la personalidad han predominado, y los aspectos *yin*—receptivo, relajado, femenino, y la tierra en sí—se han dañado. En respuesta a esto, un número de expresiones idiomáticas han emergido espontáneamente que parecen reflejar, e incluso estimular los procesos del *yin* en el cuerpo. Se inició en círculos de música indígena, y hoy en día entre las poblaciones en general, el término *cool* ha llegado a significar calma, control de sí mismo y relajamiento, y esto es exactamente cómo los fluidos del *yin* afectan el funcionamiento de la mente y del espíritu.

Deficiencias de la energía *qi* y *yang* del corazón. Ambas debilidades ocasionan por consecuencia un espíritu perturbado con señales de desequilibrio en el corazón como palpitaciones, pulsos irregulares y débiles, lengua pálida y aletargamiento. Una carencia de *yang* (el principio calorífico) también tendrá señales de *frío* o *enfriamiento.* Típicamente,

> Controlar el espíritu facilita el movimiento del *qi*.
>
> —*Medicina interna clásica*

la energía *qi* del corazón carece en gran medida en la gente moderna, o no se distribuye como debiera. El *qi* dirige la circulación de la sangre y de fluidos a través del corazón; por lo tanto el flujo débil del *qi* también causa los síntomas de *yin* y de sangre deficientes que anteriormente se mencionaron.

Las enfermedades descritas por la medicina moderna que corresponden con frecuencia a las señales del *qi* del corazón y deficiencia de *yang* son: endurecimiento y engrosamiento de las paredes de las arterias del corazón, dolor agudo de pecho, desórdenes nerviosos, debilidad general del cuerpo y depresión.

El *yang* del corazón es proveído en gran medida por los riñones, así que el *yang* deficiente del corazón se relaciona con el *yang* deficiente de los riñones. El *qi* del corazón proviene de los pulmones y del bazo-páncreas, así que la debilidad en estos órganos causa siempre una deficiencia del *qi* del corazón. Tales problemas pueden también ser parte de un patrón de estancamiento del hígado, que hace que fracase la distribución continua del *qi* al corazón

Una razón fundamental del flujo ineficiente del *qi,* además del que ya existe en los desequilibrios de los órganos mencionados anteriormente, es un espíritu desdichado, desalentado. En la medicina china se menciona que el espíritu rige al *qi,* de tal manera que la calidad de nuestro espíritu influye en la ininterrupción y el poder del flujo *qi.*

Un flujo *qi* vigoroso se observa a menudo en los yogis y en los adeptos del tai chi quienes pueden alterar su latido del corazón y otras funciones vitales a un grado notable porque sus prácticas le dan poder al espíritu. En el tai chi, por ejemplo, «el principio guiador es el de seguir el espíritu».

En resumen, en el tratamiento para el *qi* deficiente del corazón deben considerarse las siguientes posibilidades: *qi* deficiente en el bazo-páncreas (página 377), *qi* deficiente en los pulmones (página 388) y *qi* estancado en el hígado (página 353). El mejorar el espíritu *(shen)* puede ser esencial para la revitalización del *qi* del corazón. (Véase «Sanación del corazón» más adelante en este capítulo para las sugerencias de como tonificar el espíritu).

Sangre estancada del corazón. Esta condición se presenta con frecuencia cuando muy poca energía *qi* o *yang* del corazón está disponible para mover la sangre. Los dolores punzantes o agudos, la cara y la lengua ambas color púrpura, laxitud o apatía, palpitaciones y sofocamiento son síntomas típicos. El moco también puede ser una causa de sangre obstruida o estancada; si éste es el caso, la capa en la lengua será típicamente gruesa y grasienta. En caso de moco, hay que considerar la fuente—alimentos inadecuadamente digeridos y/o un exceso de alimentos generadores de moco. Puesto que el moco es una sustancia con una cualidad humidificante, debemos evitar los alimentos y factores dietéticos que causan *humedad anormal* (página 380). Los patrones estancados de sangre en el corazón ocurren con frecuencia en casos de enfermedades coronarias, inflamación del corazón y angina de pecho.

La sangre estancada en general así como se aplica al corazón está descrita en la «Sangre estancada» en las páginas 435–438. Angélica china o *dang gui* y la raíz de salvia roja *(Salvia officinalis)* recomendadas arriba para sangre deficiente del corazón son remedios excelentes para combatir el estancamiento.

Moco-espuma frío o caliente. Estas sustancias consisten de un tipo ligero de «moco». Cuando «invaden» al corazón, desorganizan el espíritu/conciencia *(shen).* La enfermedad mental está asociada con frecuencia como un velo que cubre el espíritu con «una espuma mucosa invisible». Tales patrones de moco pueden también causar la capa gruesa en la lengua, el comportamiento anormal y a veces el babear incontroladamente.

En casos de moco caliente, la espuma obstruye el sistema nervioso, ocasionando padecimientos tales como encefalitis, apoplejía inducida por *viento,* y epilepsia. Estas condiciones están acompañadas por señales de *calor* y de *yang* en general: capa amarilla en la lengua, pulso rápido y movimiento repentino, impulsivo o violento. El moco frío es más pesado, condensado y sintomático del comportamiento *yin*—pasividad, obsesión de sí mismo, carencia de buen sentido, una conducta lenta, atorada, hablándose así mismo; el pulso es también lento y con capa blanca en la lengua.

La mayoría de los casos con padecimientos de moco se mejoran grandemente con la reducción de alimentos generadores de moco: leche y productos lácteos, helado o nieve, huevos, carnes, azúcar, cacahuetes y alimentos refinados como la harina blanca. En casos de moco caliente, debemos evitar sustancias caloríficas tales como cigarrillos, café, alcohol y carnes rojas. Para el moco frío, necesitamos más alimentos y especias caloríficas y debemos evitar especialmente los alimentos enfriadores generadores de moco—lácteos, huevos y harinas refinadas. También esté conciente de hábitos que contribuyen al moco excesivo, como el comer comidas complejas, el no masticar los alimentos minuciosamente y el tomar líquidos fríos con las comidas. (Para ambos moco-espuma frío o caliente, véase los «Factores dietéticos que contribuyen a la humedad anormal» en la página 380).

Sanando el corazón

De acuerdo a lo discutido arriba, el *qi,* el *yang,* la sangre y las deficiencias de fluidos del corazón sanan cuando los riñones, el bazo-páncreas, los pulmones y/o el hígado se restablecen creando un equilibrio. Además, si se consumen pocos alimentos generadores de moco se cortan de raíz los problemas por moco, pero no es atípico que los depósitos de grasa y de moco permanezcan en el corazón y en las arterias. La manera en que estos depósitos influyen en los síndromes del corazón y patrones de enfermedad depende de cada persona. Cuando se indique en este capítulo, los métodos dados en el capítulo de los *Aceites y grasas* para rejuvenecer el sistema vascular forman una base para los tratamientos del síndrome del corazón y otras mejorías descritas en este capítulo.

Además de equilibrar el corazón a través de los otros órganos y métodos de limpieza vasculares, hay métodos específicos que clarifican el espíritu. Un método es el uso del habla, que se dice sale del corazón. La condición del corazón se refleja en el conocimiento de nuestras palabras verbalizadas. Inversamente, al mejorar nuestro conocimiento del habla fortalecemos el corazón; la mente dispersa, divagante y nuestro espíritu pueden agruparse y organizarse a través de patrones atentos del habla. Los ejemplos de estos patrones y de otras prácticas tradicionales que nos enfocan en el espíritu son el rezo, meditación, cantos piadosos, mantras (cantos), afirmaciones y contemplación silenciosa de imágenes que nos ennoblecen.

Para que estas prácticas sean benéficas, necesitan practicarse con mucha atención, más que mecánicamente. Al sentar las bases con una mente poderosa, tranquila y clara se promueve una sanación más eficaz de todos los órganos. El tener esta mentalidad tiene otros beneficios terapéuticos también—nos permite tolerar o soportar mejor el dolor.

Al principio de cualquier tratamiento, es razonable primero calmar la mente y equilibrar el espíritu. Por ejemplo, algunas escuelas de acupuntura y acupresión inician tratamientos en el área de la parte superior de la espalda asociada con el punto de acupuntura del corazón (Ve 15). Este punto se conoce como calmante del corazón y del espíritu. Este tratamiento está de acuerdo con la *Medicina interna clásica* de este tema: «Todo método con agujas [y de sanación] primero trata el espíritu». En la mayoría de los eventos tradicionales de sanación, por costumbre se ofrece un rezo para aumentar la conciencia espiritual. Dar gracias antes de las comidas también tiene este mismo efecto.

Calmando y enfocando la mente

Nosotros que vivimos en la «era de información» tendemos a tener hiperactividad mental. La energía proveniente de tanto pensar o de tener constantemente pensamientos y preocupaciones en exceso, corre a toda velocidad a través de la cabeza mientras que el corazón se empobrece. En casos serios, los aspectos del *yang* del corazón—*calor,* energía del *qi,* y el espíritu—fluyen hacia la cabeza. Un exceso de estas cualidades puede causar fiebre, dolor de cabeza, irritabilidad, insomnio y disturbios mentales. En general, la curación dietética para esta condición implica el mejorar el *yin* del corazón, de modo que el espíritu se sostenga en el corazón por medio de una barrera protectora de esencia *yin;* así mismo el *calor* y el *qi* también se contienen.

> Cuando el corazón está sereno, el dolor parece insignificante.
>
> —*Medicina interna clásica*

Cuando el espíritu se concentra en el corazón, el pensamiento superficial se suspende y el pensamiento integrado comienza. Llegamos a estar completamente en el presente, y en vez de pensar en la «realidad» el pensamiento *se convierte* en realidad. Al final el pensamiento se experimenta como la creación de la realidad, y la persona se siente feliz (la emoción asociada de un corazón sano) viviendo en el momento y modestamente. Obviamente, hay niveles ilimitados de conciencia hacia el camino de la unidad. En términos generalmente aceptados, la salud mental está presente cuando una persona es funcional, racional y no tiene ninguna «enfermedad mental». Podemos fácilmente encontrar que en cualquier caso, usando prácticas básicas de conciencia y un poco de disciplina dietética, la salud mental se amplía indefinidamente más allá de esta etapa neutral.

- Concha de la ostra de cualquier tipo: excelente para reconstruir el *yin* del corazón. También baja el *yang* flotante según lo descrito arriba. Puede comerse en la forma de «calcio de concha de ostra», el cual se consigue en los almacenes donde venden suplementos alimenticios.

- Grano: el trigo integral, el arroz integral y la avena, delicadamente mas profundamente, calman la mente.

- Champiñones: casi todo clase de los siguientes hongos tienen efectos en el cerebro. Los *Poria cocos,* una de las «hierbas chinas más comunes», se utiliza para calmar los nervios y mejorar el equilibrio de los fluidos. El hongo *ling zhi* de China *(Ganoderma lucidum)* (*reishi* en Japón), cada vez se consigue más fácil en el Occidente como tónico para la inmunidad, directamente nutre el corazón, tranquiliza el espíritu y calma la mente.

- Alimentos de silicio: té de tallos o paja de avena *(Avena sativa),* papilla de cebada, té de avena (hecho de grano triturado mediano), pepino, apio, lechuga y jugo de apio/lechuga. Los alimentos de silicio mejoran el metabolismo del calcio y fortalecen los tejidos del corazón y del sistema nervioso.

- Fruta: las moras *mulberries* (familia de las *moraceae*) y los limones tranquilizan la mente (las moras *mulberries* tienen un efecto de mayor potencia de los dos). Bayas o frutas de Schisandra *(Schisandra chinensis;* mandarín: *wu wei zi)* calman el espíritu y se prescriben en la herbolaria china para el insomnio y para ayudar a recuperar la memoria y para la concentración. Su naturaleza astringente se presta para el tratamiento de cistitis, eyaculación masculina durante el sueño (sueño mojado), la diarrea y transpiración excesiva.

- Semillas: semillas de zízifo *(Ziziphus jujuba/spinosa;* mandarín: *suan zoa ren)* es un remedio herbolario chino extensamente usado para calmar el espíritu; se cree que directamente nutre al corazón. La semilla de chia también tiene acción sedativa.

- Especias: el eneldo y la albahaca se pueden utilizar como alimento y tés por su efecto calmante.

- Hierbas: el uso con frecuencia de manzanilla *(Anthemis nobilis),* hierba del gato *(Nepeta cataria),* la escutelaria *(Scutellaria laterifolia)* o la valeriana *(Valeriana officinalis)* es benéfico para la persona nerviosa o que sufre de insomnio, hasta que la dieta mejore y llegue el momento en que las hierbas sean innecesarias. El tomar bayas de rosa silvestre *(Rosa canina)* junto con estas hierbas proporciona vitamina C para calmar los nervios.

- Productos de origen animal: la leche de vaca y de cabra de buena calidad y mantequilla clarificada *(ghee)* nutren el espíritu del corazón para los que puedan tolerar estos alimentos. Para el insomnio, la mejor manera de tomar leche es el remedio clásico popular prescrito—tómela un poco caliente antes de acostarse.

El efecto calmante de los alimentos integrales

A partir de las correspondencias de los Cinco Elementos, sabemos que el sabor amargo de cualquier alimento «penetra» y afecta al corazón. Allí tiene acciones múltiples: limpiar los depósitos del corazón físico y de las arterias; tranquilizar y bajar las cualidades *yang* de la cabeza y concentrarlas en el corazón (el sabor amargo tiene propiedades descendentes y centradas); el enfriar un corazón sobrecalentado; y el restablecer un hígado estancado para así crear más energía disponible para el corazón vía el Ciclo de la Creación. El aspecto amargo de los granos como el trigo y arroz se encuentra en su germen y salvado; éstos, sin embargo, son despojados en el proceso de refinación del trigo y del arroz blanco. Además, los ácidos grasos esenciales del germen y las vitaminas B que se encuentran en el grano, sobre todo en el germen y en el salvado, tienen un efecto definitivo en la salud y en el mantenimiento del sistema nervioso.

El magnesio de los alimentos sana el corazón, pero prácticamente se pierde cuando se muelen los granos y cuando se refinan la mayoría de otros alimentos. El magnesio permite que el calcio funcione correctamente en los tejidos del corazón y en el sistema nervioso; también refrena el «peptido de la ansiedad», un complejo de aminoácidos en el cerebro que parece contribuir a la ansiedad.[6] Los alimentos verdes son ricos en magnesio porque este mineral se coloca en el centro de cada molécula de clorofila; de manera interesante, el color verde, en terapia de sanación, se dice que trae paz y armonía.

En años recientes, el aminoácido L-1-triptófano se ha tomado extensamente como suplemento para calmar la mente, para fomentar un sueño profundo y aliviar la depresión. Estos efectos curativos se deben a la serotina, un neurotransmisor en el cerebro que requiere L-1-triptófano para su formación. El síndrome eosinofilia-mialgia, un padecimiento doloroso de la sangre posiblemente el resultado de la falta de la síntesis del L-1-triptófano, fue descubierto en 1989 entre centenares de personas que lo tomaban en forma de suplemento.[7] Una forma mas segura de obtener el L-1-triptófano es a través de los alimentos, donde se produce naturalmente, en el contexto de todos los cofactores necesarios para su correcto funcionamiento, como ha sido desde tiempos remotos. La mayoría de los alimentos contienen L-1-triptófano, pero los otros aminoácidos en una dieta con alto valor proteico compiten con su función para la formación de serotina. Las investigaciones han demostrado que una dieta alta en carbohidratos maximiza la presencia del L-1-triptófano en el cerebro. La gente que come una dieta a base de carbohidratos de alimentos integrales de calidad, invariablemente son tranquilos, raramente se sienten deprimidos y pueden dormir profundamente.

Depresión mental. La melancolía, la desesperación y otros aspectos de la depresión mental son más comunes ahora que nunca; de hecho, según Martin Seligman, profesor de psicología de la Universidad de Pennsylvania *(University of Pennsylvania)* y autor de *El optimismo aprendido* (*Learned Optimism,* 1990), la gente que nació después de la Segunda Guerra Mundial tiene casi diez veces más depresión que sus padres y abuelos según las estadísticas. Las mujeres también tienen doblemente la probabilidad de padecer de depresión que los hombres. Ciertamente la calidad delicada, femenina *yin* de cada persona se daña fácilmente con la competencia y el estrés excesivos; en la mayoría de las mujeres, sin embargo, el *yin* predomina y se hace más externamente accesible; por lo tanto las mujeres en general (y los hombres sensibles) necesitan especialmente protegerse en contra de las experiencias negativas.

La depresión mental se experimenta en la mente pero generalmente está arraigada en un hígado estancado. Los remedios mencionados anteriormente en el capítulo del *Elemento Madera* para despejar el estancamiento son apropiados. Al mismo tiempo, los alimentos usados en el Oriente y Occidente para aliviar la depresión se pueden tomar como remedios a corto plazo mientras que se está renovando el hígado. Estos alimentos también funcionan bien en el tratamiento de menor depresión que casi todos experimentamos de vez en cuando. Éstos son: arroz integral, pepino, manzanas, col, germen fresco de trigo, raíz de kuzu, microalga azulverde silvestre *(Aphanizomenon flos-aquae)* y vinagre de sidra de manzana. El incluir uno de estos alimentos en cada comida es generalmente adecuado. La microalga azulverde silvestre y vinagre de sidra de manzana actúan más específicamente que otros alimentos. Dosis: 1 cucharadita de vinagre en una poca de agua diariamente, mientras se experimenta depresión, hasta tres veces al día; 1.5 gramos de azulverde silvestre hasta tres veces al día. La depresión crónica de gravedad con frecuencia acompaña otros desequilibrios más profundos, y se debe consultar a alguien especializado para obtener un diagnóstico más exacto.

Elemento tierra

Verano tardío: el intercambio de todas las estaciones

El verano tardío, una «estación» relativamente corta, poco reconocida, ocurre aproximadamente el último mes del verano y se encuentra en medio del año chino.* Es el punto de la transición del *yang* al *yin,* está entre las fases expansivas del crecimiento de la primavera y del verano y de las estaciones internas, más enfriadoras, más misteriosas del otoño y del invierno. Una estación agradable, tranquila y floreciente, es como si el tiempo se detuviera y las actividades se hicieran sin esfuerzo, como si viviéramos en un sueño. Unidad, armonía y el Sendero Medio son invocados entre las estaciones extremas.

Para adaptarnos al verano tardío, se puede escuchar sus corrientes sutiles, como si viviéramos el instante donde el péndulo invierte su oscilación. Encontrar los ritmos y los ciclos que hacen la vida simple y armoniosa. Las condiciones rígidas o discordes mentales/físicas se pueden transformar con prácticas que nos enfocan o centran y que nos llevan más allá de todas las condiciones—por ejemplo, una meditación con una práctica zen de respiración como la de un niño, poco a poco se respira profundamente llenando el abdomen, nuestro centro físico, y luego gradualmente se dirige la respiración hacia arriba, ensanchando el pecho y llenando los pulmones y continuando la respiración hasta sentirla en los hombros y en la base del cuello.

Los intercambios de las estaciones

El Elemento Tierra tiene una fuerte influencia en los quince días circunvecinos a cada uno de los dos equinoccios y de los dos solsticios ($7\frac{1}{2}$ días antes y después).** Estos días son los protectores neutrales entre las estaciones, que cambian en los equinoccios y en los solsticios. Estos períodos de intercambio representan pausas fundamentales en los patrones de luz que experimentamos del sol, el centro de nuestro sistema solar.

---

*El año chino comienza en febrero, con una ligera variación del día exacto cada año.

**Los quince días circunvecinos a los equinoccios y a los solsticios suman sesenta días. La adición del mes del verano tardío, que ocurre simultáneamente en el último mes del verano, le da al Elemento Tierra un dominio sobre el mismo número de días de los otros elementos.

Verano tardío y los intercambios: los alimentos y su preparación

Para adaptarnos a estas estaciones, seleccione alimentos para cada comida con cualidades armoniosas y que representen el centro—alimentos ligeramente dulces, alimentos amarillos o dorados, los alimentos redondos, y/o los alimentos conocidos que ayudan a armonizar el centro—mijo, maíz, zanahorias, col, garbanzos, frijoles de soya, calabaza, papas, ejotes, tofu, camotes, arroz dulce, otras especies variadas de arroz, amaranto, chícharos, castañas, avellanas, chabacanos y melón.

Los alimentos deben prepararse con simplicidad, con un mínimo de condimentos y con un sabor blando o neutral. Evite los platillos complicados y demasiadas combinaciones de alimentos. La moderación debe también dirigir otros aspectos de la preparación de los alimentos, incluyendo cuales métodos se usen para cocerlos, el tiempo y la temperatura adecuados, también el uso de agua y el tipo de aceite. Por supuesto, se pueden seguir estas prácticas que nos ayudan a mantener el equilibrio y obtener experiencias del Sendero Medio en cualquier momento.

Los intercambios entre estación y estación son épocas tradicionales donde se practica la purificación en muchas culturas. Un ayuno corto—quizás de tres días—consistente de un sólo grano ayuda durante los intercambios entre el otoño y el invierno, y un ayuno de verduras o de fruta en la culminación de la primavera y del verano nos induce a centrarnos durante las transiciones de las estaciones.

Las relaciones principales del Elemento Tierra definidas por la *Medicina interna clásica* son las siguientes:

> Las fuerzas misteriosas de la Tierra crean humedad en el Cielo y un suelo fértil sobre la Tierra; crean la carne del interior del cuerpo y del estómago [y el bazo-páncreas]. Crean el color amarillo … y le dan a la voz la capacidad de cantar … éstas crean la boca [y el sentido del gusto], el sabor dulce y las emociones de la ansiedad y de la preocupación.

El bazo-páncreas en armonía y en enfermedad

Los órganos relacionados con el Elemento Tierra, el bazo-páncreas* y el estómago, son principalmente responsables de la digestión y de la distribución de los alimentos y de los nutrientes. La energía *qi* y otras esencias que se extraen de la digestión son utilizadas por

---

*El «bazo» es un nombre inapropiado de los primeros traductores; cuando se utiliza el término «bazo-páncreas», se refiere solamente al páncreas y a su constelación de actividades en la fisiología china y la moderna. La separación con guión del «bazo» al «páncreas» se utiliza aquí para continuar con el uso del término «bazo» que muchos textos han conservado desde sus primeras traducciones.

La función del almacenamiento de sangre del bazo en la fisiología moderna es parte de la función hepática de la medicina china; así el bazo se puede pensar como un lóbulo separado del hígado. El chino consideraba tradicionalmente que el hígado estaba en ambos lados del cuerpo.

el cuerpo para crear la energía *qi wei* (inmunidad), la vitalidad, el calor y la formación de los tejidos y de las funciones mentales.

Las personas con un bazo-páncreas equilibrado son generalmente trabajadoras, prácticas y responsables. Les gusta cuidarse de sí mismas y a otras personas también, son fuertes, activas y estables. Tienen resistencia, aguante, un buen apetito y buena digestión, sus extremidades tienen fuerza; tienden a ser ordenados y cuidadosos, y con frecuencia sobresalen en alguna actividad creativa. Tienen imaginaciones fértiles.

Las personas con señales generales de desequilibrio en el bazo-páncreas se caracterizan por un cansancio crónico y estancamiento físico y mental, y comportamiento compulsivo, «estancado» que les impide creativamente desarrollar sus personalidades. Tienen típicamente una digestión débil, acompañada con frecuencia de náusea, poco apetito, un sentido monótono del gusto, una hinchazón o abultamiento abdominal, nódulos duros en el abdomen y heces fecales medio pastosas. Los desequilibrios de azúcar en sangre pueden ser parte del cuadro de diagnóstico. Cuando tienen problemas de peso, tienden a ser gordos sin comer excesivamente, o delgados incapaces de subir de peso. Tienden a ser pálidos y son a menudo descuidados en su aspecto personal, viven en el desorden y acumulan posesiones inútiles.

> El Elemento Tierra, representado por el bazo-páncreas, regula el «centro», el que es constante, de donde éste armoniza los efectos de las cuatro estaciones.
>
> —*Medicina interna clásica*

Los síndromes específicos del bazo-páncreas

Energía deficiente *qi* del bazo-páncreas es común entre la gente con un régimen alimenticio deficiente, incluyendo las personas que están desnutridas debido a una dieta basada en alimentos refinados, altamente procesados. El bazo-páncreas rige a la función del aparato digestivo pues de ahí se extrae la energía *qi* y otros nutrientes provenientes de los alimentos; la mayoría de los remedios para los intestinos en la medicina china tradicional son dirigidos a tratar el bazo-páncreas. Para entender esta relación entre el bazo-páncreas y los intestinos, considere la función real del páncreas: secretar las enzimas pancreáticas en el intestino delgado. La salud del páncreas determina la cantidad y la fuerza de estas enzimas, que alternadamente determinan en gran parte que tan eficazmente se absorben los nutrientes a través del intestino delgado.

Síntomas de *qi* **débil del bazo-páncreas:** heces fecales pastosas, debilidad en general, fatiga, lengua pálida con una leve capa blanca, pulso débil y cualquiera de las otras señales generales de desequilibrio en el bazo-páncreas que se mencionaron anteriormente. Los desequilibrios causados comúnmente por *qi* débil del bazo-páncreas incluyen susceptibilidad a los alimentos, indigestión nerviosa, anemia, diarrea o disentería crónica, úlceras y dolor en la parte superior del abdomen.

Aquellos con deficiencia de *qi* del bazo-páncreas están predispuestos a problemas adicionales. El *qi* del bazo-páncreas, con frecuencia llamado el «*qi* medio», aviva la periferia o superficie del cuerpo. La fuerza de los brazos y de las piernas depende de este *qi*, y las extremidades débiles indican una deficiencia de éste. Otra función del *qi* medio es de sostener los órganos internos en su lugar; los prolapsos tales como hemorroides y el prolapso del útero, riñones, estómago o intestinos son generalmente un resultado de insuficiente *qi* medio.

Sugerencias dietéticas para el *qi* deficiente del bazo-páncreas: El tratamiento dietético para esta deficiencia *qi* incluye ya sea alimentos con propiedades caloríficas (denotados por el símbolo «†» abajo) o por lo menos con propiedades neutrales. Los alimentos con propiedades enfriadoras debilitan la digestión. Así mismo el alimento que es frío en temperatura extingue el «fuego digestivo»; de hecho, tan sólo el proceso de calentar los alimentos fríos absorbe una buena cantidad de energía digestiva del cuerpo.

Los alimentos que corrigen la *deficiencia*, incluyendo la mayoría de carbohidratos complejos y ciertos productos de origen animal, también se recomiendan. Tales alimentos son básicamente dulces y/o pungentes o acres; el arroz bien cocido es uno de los mejores tónicos del bazo-páncreas que actúa en forma gradual (véase el «Congee» en la sección de recetas); avena,† espelta† (especie de trigo *Triticum aestivum spelta),* arroz dulce† y arroz dulce machacado *(mochi)* † también son excelentes. Otros alimentos benéficos son:

1. Las verduras ricas en carbohidratos: calabaza de invierno,† zanahoria, rutabaga *(Brassica nappus* var. *napobrassica),* pastinaca *(Pastinaca sativa),*† nabo *(Brassica rapa,* grupo Rapifera), garbanzos, frijoles negros,† chícharos, camote,† calabaza;

2. Las verduras y especias pungentes o acres: cebolla,† poro,† pimienta negra,† jengibre,† canela,† hinojo,† ajo,† nuez moscada†;

3. Cantidades pequeñas de ciertos dulcificantes y de frutas cocidas: miel del arroz,† malta de cebada,† melaza,† cereza† y dátil.†

4. Si la *deficiencia* es seria, cantidades pequeñas de productos de origen animal preparados en una sopa o un *congee* pueden ser benéficas: pescados como macarela, atún, halibut y anchoas,† carne de res,† hígado o riñón de res,† carne de pollo,† de pavo† o de cordero.† La mantequilla† es el único producto lácteo recomendado.

El alimento debe masticarse minuciosamente y convertirse en forma fácilmente digerible. Las comidas en cantidades pequeñas y frecuentes son necesarias al principio del proceso curativo, y todos los alimentos deben, por lo menos, estar moderadamente bien cocidos. Un bazo-páncreas débil indica negligencia o ignorancia del Elemento Tierra al nivel de los alimentos; los alimentos preparados correctamente y con mucha dedicación imparten la esencia de sanación.

Deficiencia de fuego digestivo. Si una deficiencia de energía del *qi* del bazo-páncreas se permite que empeore, puede degenerarse a lo que se llama «deficiencia de fuego digestivo». Siempre que carezca el fuego—el *yang,* el principio calorífico—este desequilibrio tiene todos los síntomas de deficiencia *qi;* no obstante, la deficiencia de fuego digestivo también muestra señales de digestión *fría* que claramente se distinguen. Éstas señales incluyen heces fecales líquidas (más bien que pastosas), posiblemente conteniendo alimento no digerido. Otras señales de *frío* o *enfriamiento* son: aversión al frío; manos y pies fríos; orina incolora; y tez pálida; también, la lengua tiene un color pálido, está hinchada y mojada, con pequeñas ondulaciones a los lados.

Para equilibrar esta carencia de fuego, siga las recomendaciones de deficiencia *qi* del bazo-páncreas—con la excepción del arroz dulce, el cual es contraindicado en deficiencia de fuego digestivo. Además, enfatice más hierbas y alimentos caloríficos con el símbolo «†» en las «Sugerencias dietéticas» arriba. Al usar el jengibre, la forma seca (disponible en la sección de hierbas) es mejor que el jengibre fresco para mejorar el fuego digestivo.

Alimentos que se restringen en condiciones de *qi* deficiente o en deficiencia de fuego digestivo del bazo-páncreas: el comer verduras crudas en exceso, lo mismo que fruta fresca (especialmente fruta cítrica), germinados crudos, pastos de cereal; alimentos enfriadores tales como tomate, espinacas, acelgas, tofu, mijo, amaranto, algas marinas, microalgas azulverde silvestres y sal; también muchos alimentos muy dulces, líquidos y productos lácteos; y vinagre. Debe tenerse mucho cuidado para no provocar al hígado a sufrir un estado de exceso. Debe evitarse comer en exceso lo mismo que todo alimento grasoso y cremoso; sólo comer cantidades pequeñas de oleaginosas, semillas y aceites para nulificar la actividad de un hígado excesivo del bazo-páncreas en el Ciclo de Destrucción. El exceso del hígado es quizás la causa principal de la debilidad del bazo-páncreas.

Humedad anormal, moco y microbios

La cantidad y la calidad de *humedad anormal* presente en el aparato digestivo y en todo el cuerpo es otra forma de determinar el estado de salud del bazo-páncreas y por lo tanto de la digestión en general. El concepto de *humedad anormal* unifica muchos desequilibrios distintos en el cuerpo—mucosos, bacterianos, virales y de hongos—bajo algunos tratamientos dietéticos simples.

La *humedad anormal,* una alteración del *yin,* incluye cualquier condición que implique el tener humedad en exceso o cierta humedad en el cuerpo. Ésta puede provenir del medio ambiente, o puede ser debido a una dieta inadecuada o a una debilidad interna de los órganos. El exceso de *humedad anormal* en el aparato digestivo, los pulmones, la vejiga, los órganos sexuales y en otras partes se presenta la mayor parte del tiempo como: 1) distintos tipos de depósitos mucoides o acumulaciones de humedad tales como edema, quistes, tumores y cánceres; ó 2) un desarrollo excesivo de hongos, de virus, de bacterias putrefactoras, de amibas y/o de parásitos. Estos dos grupos se relacionan entre sí, ya que casi cada condición crónica mucosa se presenta en el contexto de una proliferación de microorganismos.[8-14]

Síntomas de humedad anormal: la *humedad anormal* puede invadir las articulaciones y los canales de acupuntura. El movimiento se vuelve difícil, puede presentarse entumecimiento y si hay dolor, es fijo en un sólo lugar. Cualquier parte del cuerpo o todo el cuerpo puede ser afectado por inflamación o edema debido a una condición de *humedad anormal.* La *humedad anormal* en forma de moco también afecta al corazón y a los pulmones y es la causa de los problemas más comunes de estos órganos. (Los síntomas se describen en los capítulos del *Elemento Fuego* y del *Elemento Metal*). Cuando la *humedad anormal* afecta el bazo-páncreas—los intestinos y la digestión en general—los síntomas pueden incluir sensaciones de pesadez, particularmente en la cabeza, falta de apetito, el abdomen inflamado, y excremento aguado; la capa en la lengua es gruesa y posiblemente sucia o grasienta. En muchos casos, la causa de *humedad anormal* digestiva es por *qi* deficiente o por los patrones de deficiencia de fuego digestivo discutidos anteriormente. Las enfermedades con condiciones de *humedad anormal* en general tienen una cualidad inactiva, lenta, pesada y estancada y a menudo tardan mucho en curarse.

Humedad anormal y las enfermedades degenerativas

Muchas enfermedades crónicas implican *humedad anormal.* Dos terceras partes de la dieta típica de los Estados Unidos consiste de productos de origen animal, que promueven cualquiera de los varios tipos de *humedad anormal* mencionados anteriormente. Además, la *humedad anormal* se combina con frecuencia con calor, viento y/o frío, así que estos otros factores deben considerarse al formular un plan o régimen dietético. El cáncer, la esclerosis múltiple, el SIDA, el síndrome de fatiga crónica, la artritis reumatoide y otras degeneraciones aparentemente relacionadas con microorganismos y virus implican generalmente *humedad anormal* patógena conjuntamente con otros factores contribuyentes.

Estas clases de condiciones, propias de la naturaleza de *humedad anormal* profundamente arraigada, no se curan fácilmente por métodos de sanación tradicionales o medicina moderna. Cada caso se necesita diagnosticar y tratar individualmente. Sin embargo, parecen presentarse síntomas comunes con estos desequilibrios: la mayoría de estas condiciones comienzan con un desarrollo excesivo de hongos en el tracto gastrointestinal, y la mayor parte de estas condiciones responden bien si se lleva una dieta que no induzca a una *humedad anormal,* es decir, una dieta baja en grasas y limitada de alimentos generadores de moco y en su lugar que consista de alimentos integrales, de origen vegetal, no-procesados. Casi todas las personas afectadas se mejoran si agregan a su dieta alimentos que disminuyan la *humedad anormal* en general. Además, hierbas específicas, la acupuntura, el ejercicio, el conocimiento de sí mismo y otras terapias pueden diseñarse individualmente para cada persona.

El ejercicio es esencial. Así como un paño húmedo no se enmohece si se cuelga afuera y le da el aire, el ejercicio apropiado oxigena el cuerpo. (Los métodos de oxigenación se discuten en el capítulo *Condiciones internas/externas: desarrollando inmunidad*). El efecto benéfico del ejercicio en una condición de *humedad anormal* de obesidad es bien reconocido. Se enlista a continuación los factores dietéticos que deben evitarse en una condición de *humedad anormal,* seguidos por los que se recomiendan; estas sugerencias forman una base dietética para la sanación de una multiplicidad de desequilibrios en los cuales la *humedad anormal* es una característica central.

Factores dietéticos que contribuyen a la humedad anormal

• Exceso de alimento crudo, frío, dulce o generador de moco.

El «fuego» digestivo del bazo-páncreas es extinguido por un exceso de alimentos crudos, incluyendo muchas frutas y jugos frescos, verduras y germinados crudos, que generan moco fluido, líquido o *humedad anormal.* Un efecto similar ocurre con los alimentos demasiado fríos—normalmente los alimentos deben ingerirse tibios, ligeramente calientes o al tiempo o a la temperatura ambiental. La cantidad apropiada de alimentos crudos en la dieta depende de la fuerza y de la condición y nivel de actividad de la persona y del clima. La gente robusta y exageradamente *calurosa* por lo general se beneficia de los alimentos frescos y crudos; las personas que viven en un clima cálido y con una mayor actividad física también pueden aumentar la capacidad de tolerancia de alimentos crudos en la dieta.

Las señales de consumo en exceso de alimentos crudos incluyen debilidad, frío y heces fecales líquidas. Muchos vegetarianos fanáticos de alimentos crudos han dañado seriamente su estado de salud al no saber cuando introducir en su dieta un poco de alimentos cocidos. Al mismo tiempo, debe recalcarse que numerosas condiciones de enfermedades implicando un *exceso* en general (robusto, de naturaleza extrovertida, tez rojiza, capa gruesa en la lengua, pulso vigoroso) se han superado con la acción purificante y el uso terapéutico de los alimentos crudos.

Debe limitarse el ingerir alimentos demasiado dulces y otros alimentos generadores de moco; éstos incluyen los productos de carne, huevos y lácteos, las grasas tales como manteca de cerdo y mantequilla (evite completamente las grasas hidrogenadas tales como la margarina), los aceites, los tipos de alimentos aceitosos tales como las oleaginosas y las semillas (especialmente los cacahuetes), y los alimentos que contengan dulcificantes concentrados. Las azúcares simples de los dulcificantes y de las frutas, que se ingieren en exceso, también estimulan el desarrollo de infecciones y de hongos. Los que padecen de *humedad anormal* relacionada con hongos *Candida albicans* deben seguir el plan dietético de *Candida* (página 80), el cual es más específico que este plan.

Un poco de moco, no obstante, es necesario en el tracto gastrointestinal y a lo largo de todas las membranas mucosas. Cantidades moderadas de carbohidratos complejos (granos, verduras, leguminosas) en la dieta suplen un revestimiento ligero y benéfico de moco, no obstante si se consumen en cantidades grandes éstos crean depósitos excesivos. El consumo excesivo de lácteos, de huevos o de carne genera las condiciones mucosas más densas, más viscosas y adherentes. Los que también contribuyen son:

- Los alimentos refinados o altamente procesados, echados a perder, infestados de parásitos o químicamente procesados.

- Demasiados ingredientes en una comida (combinación inadecuada de alimentos).

- El cenar muy tarde.

- El comer en exceso.

Los productos con algunas propiedades causantes de *humedad anormal* parecen tener efectos mucho peores que la mismísima suma de sus propiedades. El helado o nieve, por ejemplo, es muy dulce, frío, altamente generador de moco y con frecuencia está repleto de aditivos químicos; adicionalmente, sus dulcificantes concentrados y frutas dulces añadidas por lo regular no se combinan bien con lácteos puesto que éstos son proteínas con un alto grado de grasas. En la práctica curativa del autor, el consumo constante de helado o nieve contribuye a las masas abdominales, a los quistes, a los tumores y a otras condiciones de *humedad anormal* en general. Los sustitutos de helado o nieve, aún los hechos con ingredientes de alta calidad, son muy dulces y fríos, y por lo tanto apoyan excesos de *humedad anormal* y deben evitarse por personas susceptibles.

Alimentos que secan humedad anormal: centeno, amaranto, maíz, frijoles aduki *(Phaseolus angularis),* apio, lechuga, calabaza, escalonia *(Allium fistulosum* var. *caespitosum),* alfalfa, nabo *(Brassica rapa,* grupo Rapifera), colinabo *(Brassica oleracea,* grupo Gongylodes), pimienta blanca, miel virgen; todas las hierbas amargas tales como gobernadora *(Larrea divaricata),* manzanilla *(Anthemis nobilis)* y palo de arco *(Tabebuia impetiginosa);* la microalga dunaliella y la microalga azulverde silvestre *(Aphanizomenon).* La leche de cabra bronca es un producto lácteo que no contribuirá por lo general a condiciones de *humedad anormal* en el cuerpo.

Humedad anormal exterior. Las condiciones de *humedad anormal* no solamente están relacionadas con la dieta. La sobreexposición a la *humedad anormal* desagradable del medio ambiente empeorará las condiciones de *humedad anormal* internas. El «medio ambiente con humedad anormal» no sólo es pertinente al clima sino a otras situaciones de *humedad anormal* como el permanecer sentado por un tiempo prolongado en la tierra fría y demasiado húmeda.

Los desechos y el Elemento Tierra

El Elemento Tierra representa el *yin,* cualidades de apoyo, de estímulo, nutritivas y receptivas del desarrollo de la vida. De esta perspectiva, la hipoglucemia no controlada, el cáncer, el estreñimiento y otros padecimientos relacionados con una alimentación deficiente comienzan a ser transformados en una vida con buena salud, un respeto por la tierra, por los alimentos que nos ofrece y por nuestro cuerpo humano creado del material de la tierra. Los que respetan la generosidad de la tierra no desperdician los alimentos ni cualquier otra cosa útil. El consumir solamente lo que es necesario, minimiza las toxinas y el agotamiento de los recursos naturales del suelo que forman parte de la industria de la agricultura y de la producción de alimentos. El respeto y el conocimiento de nuestros propios cuerpos también influye para dejar de consumir alimentos desnaturalizados y refinados, y la compasión nos ayuda a limitarnos de consumir carne en cantidades más allá de lo que es medicinalmente necesario.

Para detener la destrucción de la cualidad femenina *yin* en general, es provechoso ver el proceso completo de nuestra vida—cómo vivimos en la tierra—como un equivalente de lo que recibimos de ella en salud y seguridad. Es sorprendente cuántos ecologistas no ven mal el que se coma donas glaciadas o azucaradas y aceitosas hechas de harina blanca, entretanto que están dedicados a la limpieza del agua, de la tierra y de nuestro suelo. Nuestras propias corrientes sanguíneas y nuestro propio terreno físico interno se deben purificar también para efectuar un cambio total y unificado, que nos crea una fusión conciente del espíritu individual con el alma de la tierra.

Elemento metal

Otoño

El otoño es la estación de la cosecha, una época para agrupar, recolectar y juntar todas nuestras partes en todos los niveles para enfocarnos en nuestro interior, una época para colectar y almacenar combustible, alimentos y ropa adecuada para el frío, una época de estudio y planeación para la quietud que se avecina del invierno. Toda esencia en la naturaleza se contrae y se dirige hacia el interior y en forma descendente. Las hojas y las frutas se caen, las semillas se secan, la savia se dirige y se adentra hacia las raíces de los árboles. Los pastos de la tierra comienzan a perder su color verde profundo, transformándose a tonalidades más claras y comienzan a secarse.

> Las fuerzas del otoño crean sequedad en el Cielo y metal en la Tierra; crean el órgano de los pulmones y la piel que cubre el cuerpo … y la nariz y el color blanco y el sabor pungente, acre … la emoción de tristeza y la habilidad de crear gemidos de lamentación.
>
> —*Medicina interna clásica*

Los alimentos de otoño y su preparación

Para preparar alimentos que reflejen las cualidades del otoño, debemos estar concientes de su naturaleza expansiva y también a la vez contraída Al conocer estas características se puede ser más cuidadoso en la selección de sabores y alimentos más astringentes, así como alimentos más sustanciosos y nutritivos. Además, los métodos para cocinarlos deben implicar una preparación más enfocada para proveernos de mucha más energía, la cual se requiere cuando la temporada es más fría.

La esencia de los alimentos se percibe a través del sentido del olfato, que se relaciona con el Elemento Metal y los pulmones. El apetito se estimula por la fragancia cálida de alimentos horneados y salteados (ligeramente fritos)—los alimentos concentrados y las raíces espesan la sangre para un clima más frío.

El otoño es la época de organizar los patrones abiertos y quizás dispersos de las previas estaciones cálidas. Para estimular esta actividad en el cuerpo, para enfocarse mentalmente y para comenzar el proceso de contracción, agregue alimentos de sabor más agrio. Éstos incluyen pan agrio integral hecho con masa agria fermentada al natural (sin el uso de levadura comercial), col agria o *sauerkraut*, aceitunas, encurtidos, poro, frijoles aduki *(Phaseolus angularis)*, ciruelos salados (chamoys), fruto o bayas de rosa silvestre *(Rosa canina)*, vinagre, queso, yogurt, limones verdes, limones amarillos, toronja y variedades agrias de manzanas, ciruelas y uvas. Sea cauteloso con los alimentos extremadamente agrios, porque pequeñas cantidades tienen un efecto de mucha potencia.

En general, cocine con menos agua, y a una temperatura más baja, por períodos de tiempo más largos. Esto interioriza nuestro enfoque. Asimismo, los sabores amargos y salados mueven la energía con fuerza hacia nuestro interior y hacia abajo del cuerpo; idealmente, se van introduciendo gradualmente mientras que el otoño progresa a invierno. Los alimentos con sabores salados y amargos se discuten más adelante en el capítulo siguiente del *Elemento Agua.*

Sequedad

Cuando los climas secos prevalecen, es importante saber compensar sus efectos. Cuando una persona tiene una condición *seca,* por lo general se relaciona con los pulmones, y pudo haber sido causada por desequilibrios en la dieta, actividad excesiva, clima adverso y/o insuficiencia pulmonar. Los síntomas principales de sequedad en el cuerpo son sed, y resequedad en la piel, nariz, labios y garganta; y puede dar comezón. Las personas con una condición *seca* crónica también tienden a tener un tipo de cuerpo delgado.

Para contrarrestar condiciones secas del clima y tratar condiciones de *sequedad* en el cuerpo en cualquier estación del año, los alimentos que humedecen pueden enfatizarse: productos de soya, incluyendo tofu, tempeh y leche de soya; espinaca, cebada, mijo, pera, manzana, persimonio, níspero *(Eriobotrya japonica),* algas marinas, champiñones u hongos comestibles de color blancos y negros, almendra, piñón, cacahuete, semilla de ajonjolí, miel (cocida), malta de cebada, miel de arroz, leche y productos lácteos, huevos, almeja, cangrejo, ostiones, mejillones, pescado arenque y la carne de puerco. El uso de una poca de sal al cocinar también reduce la *sequedad.*

Los lácteos y otros productos de origen animal son más apropiados y recomendados para las personas con *sequedad* acompañada de debilidad, fragilidad y otras señales de *deficiencia.* La condición *seca* de la persona es con frecuencia un resultado de la insuficiencia de fluidos *yin* en el cuerpo y por lo tanto muchos de los remedios para nutrir el *yin* también tratan la sequedad. Quienes padezcan de *sequedad* deben utilizar alimentos amargos, aromáticos y/o caloríficos con precaución. Estos alimentos, en los cuales se incluyen muchas hierbas y especias, secan el cuerpo.

Los pulmones en armonía y en enfermedad

Los pulmones reciben la fuerza vital *qi* del aire y la mezclan con el *qi* obtenido de los alimentos. Esta combinación del *qi* y nutrientes asociados, se distribuye a través de todo el cuerpo y por eso es de particular importancia proteger las superficies del cuerpo (incluyendo membranas mucosas y superficies interiores de los pulmones) contra virus, bacterias y otros invasores patógenos. La fuerza de los pulmones depende de su *qi.*

En salud, la energía *qi* de los pulmones se caracteriza por su capacidad de consolidar, recolectar, mantener la fuerza y unificar todo en contra de las enfermedades en todos los niveles, incluyendo la inmunidad celular. La personalidad de aquellos con pulmones fuertes es influenciada por el *qi:* parecen unificados, sostienen la dirección de sus vidas, crean orden y son eficientes en lo que hacen. El cómo nos «aferramos» y nos «desprendemos» puede expresarse en términos de apegos emocionales. El intestino grueso es el órgano del *yang* correspondiente (en relación directa) con los pulmones, y su función obvia es la de desechar lo que no se necesita más. En tradiciones curativas chinas, esta liberación se encuentra a niveles emocionales y psíquicos así como a un nivel físico.

Los apegos como indicadores de la vitalidad de los pulmones

Las personas con pulmones sanos tienden a sostener sus principios y cumplir con sus compromisos, y cuando es hora de desprenderse de un objeto o de dejar una relación, lo detectan y lo hacen sin ninguna represión emocional, sintiendo la pena y la tristeza asociadas, pero resolviéndolas pronto. En contraste, las personas con pulmones débiles pueden experimentar la pérdida con confusión e intentar reprimir su tristeza, nunca desprendiéndose del todo. Al mismo tiempo, pueden ser desordenados, ya sea perdiendo sus pertenencias fácilmente o bien aferrándose a ellas con un apego irracional.

Resolución de aflicción y tristeza

La aflicción es la emoción asociada con los pulmones y con el intestino grueso. La aflicción y tristeza que se expresa y se resuelve fortalece la base interna de la salud, pero la tristeza reprimida causa contracción en los pulmones a largo plazo, lo cual interfiere con su función de dispersar los nutrientes y el *qi;* al final, los pulmones se congestionan con materia que no se pudo distribuir. Realmente cada persona con problemas en los pulmones y en el intestino grueso, independientemente de la raíz del problema, tienen una tristeza no resuelta que necesitan despejar o aclarar. Entender la naturaleza interna de esta emoción nos ofrece la clave de como trabajar con ella.

La fuerza de contracción de la tristeza, si se usa constructivamente, despeja o aclara la represión: nos alienta a que miremos hacia dentro de nosotros mismos, a que identifiquemos las aflicciones no resueltas y las transformemos, sólo con el simple hecho de estar concientes de ello. El compartir estos sentimientos con otros puede ayudarnos también a disiparlos. Enfocándonos internamente, sanamos esas áreas que de otra forma se convertirían en una enfermedad profunda. Las emociones y los pensamientos negativos se pueden despejar con respiraciones largas y profundas. La calidad expansiva de alimentos pungentes o acres, el sabor que primero «entra» en los pulmones, puede ayudar a despejar o disipar la tristeza.

Las características físicas de la salud de los pulmones

Antes de determinar la salud de los pulmones, es útil considerar tres aspectos fundamentales:

1. Se dice que los pulmones «se abren» a la nariz; esto significa que los senos nasales, los bronquios, los conductos del aire y la misma nariz están dirigidos por los pulmones.
2. La salud de la piel, incluyendo las membranas mucosas y su inmunidad inherente, reflejan la salud de los pulmones.
3. La cantidad y la calidad del moco se relacionan con los pulmones.

La persona con pulmones sanos mantiene una capa ligera, húmeda y protectora en todas las membranas mucosas; junto con una piel bien nutrida y vigorizante, esta capa nos protege de las influencias climáticas extremas así como de virus y otros patógenos. Esta persona está protegida en contra de enfermedades infecciosas como gripe o influenza y tiene una buena inmunidad en general.

En contraste, ambas la sequedad y el moco excesivo en las membranas, los problemas en los senos nasales, la congestión nasal, las condiciones bronquiales y pulmonares, las gripes frecuentes y la susceptibilidad a los contagios o infecciones, indican un desequilibrio pulmonar.

Debido a que el *qi* y los nutrientes administrados por pulmones equilibrados nutren la periferia o superficie del cuerpo, la persona con pulmones fuertes tiene la piel suave y lustrosa y el pelo brillante. La piel que está seca, opaca o áspera es una señal de desequilibrio pulmonar.

Causas de padecimientos pulmonares comunes

Además de la tristeza no resuelta, muchos problemas de los pulmones (y del intestino grueso) se deben a una vida sedentaria. La insuficiencia de actividad física influye en la respiración y la eliminación inadecuada. Los problemas de los pulmones y del intestino grueso también se agravan llevando una dieta inadecuada: el comer excesivamente, el no comer alimentos con fibra, el consumir carne en demasía, lácteos y otros alimentos que congestionan, así como también el uso de fármacos o drogas, cigarrillos y alimentos procesados. Los hábitos alimentarios inadecuados causan moco, que se depositará en los pulmones, el cual bloquea su funcionamiento apropiado. La gripe, las alergias, los problemas en los senos nasales, la bronquitis y el asma son algunos de los problemas que pueden presentarse. Además, las toxinas se acumulan en los pulmones y en el intestino grueso, creando tensión, agotamiento, problemas en la piel y el pelo, y una tez pálida. Los síndromes siguientes ilustran más exactamente cómo varias formas de estas condiciones se manifiestan en los pulmones, y nos dan la pauta a seguir para su curación. (El intestino grueso y los problemas intestinales/digestivos en general se tratan en los capítulos *Elemento Tierra* y *Enfermedades y tratamientos dietéticos*).

Los síndromes comunes de los pulmones

El primer síndrome de los pulmones, el inicio de las condiciones como el resfriado o gripe común y la influenza, han sido descritos anteriormente como una invasión *externa* de los pulmones por *viento* (véase las páginas 74–75 y 358). Si tales condiciones *externas* no se despejan, pueden convertirse en *calor* en los pulmones.

El *calor* que congestiona los pulmones por lo general tendrá síntomas *externos* tales como fiebres acompañadas de escalofríos y una lengua roja con capa amarilla seca. Además con tos seca, sofocamiento o falta de respiración y dolor de garganta; puede también haber esputo denso y de color verdeamarillo con pus, o quizás pus maloliente con sangre; y un flujo nasal amarillento. El tratamiento implica el agregar alimentos y hierbas que enfrían el *calor* y transforman el esputo en los pulmones.

Alimentos y hierbas útiles: berro, melón, manzana, persimonio, durazno, pera, fresa, frutas cítricas, algas marinas (Ej. agar, nori, kelp), champiñones, rábano *daikon,* rábano *(Raphanus sativus),* zanahoria, calabaza, kuzu *(Pueraria lobata),* col *(Brassica oleracea),* bok choy *(Brassica oleracea* var. *chinesis),* coliflor, acelgas, papaya y hongo blanco; las hierbas incluyen marrubio *(Marrubium vulgare)* y la hierba del pollo *(Stellaria media).*

La mayor parte de la dieta debe consistir de sopas. Las sopas y los congees (papillas) de mijo, de cebada o de arroz son enfriadores y calmantes para el *calor* de los pulmones. Los alimentos más eficaces son el berro y el hongo blanco. El hongo blanco *(bai mu er)* se consigue en muchas tiendas de comestibles y almacenes naturistas. El tomar libremente té de marrubio *(Marrubium vulgare)* o té de hierba del pollo *(Stellaria media)* es benéfico.

Evite: alimentos caloríficos y/o congestionantes incluyendo el café, alcohol, cordero, pollo, carne de res, pescado con propiedades caloríficas (Ej., trucha, salmón, anchoas), miembros de la familia de la cebolla (especialmente ajo), canela, jengibre, hinojo y otros alimentos y especias caloríficas.

La flema en los pulmones, en su mayor parte es causada por una digestión débil (*qi* débil del bazo-páncreas) que causa moco. Puede también ser el resultado de alimentos generadores de moco. En cualquier caso, el moco se acumula en los pulmones. Los síntomas incluyen: tos, falta de respiración, jadeos o asma acompañados por flema pegajosa. Una capa en la lengua blanca y grasienta indica que la flema es fría; una capa amarilla grasienta indica una flema caliente. El tratamiento incluye alimentos que transforman, reducen o expulsan la flema.

Alimentos, especias y hierbas útiles: hinojo *(Foeniculum vulgare)* (c), fenogreco (c), semilla de linaza (n), pimienta de cayena *(Capsicum annuum)* (c), berro *(Nasturtium officinal)* (f), ajo y otros miembros de la familia de la cebolla (c), rábano picante *(Raphanus sativus)* (c), nabo (n), jengibre fresco (c), rábano (f), rábano daikon (f), champiñones (n), pasto del cereal (f) y las algas marinas (f); las hierbas incluyen la ortiguilla *(Urtica urens)* (f), tucilago *(Tussilago farfara)* (n), la raíz de inula *(Inula helinium)* (c) y la hoja del gordolobo español o verbazco *(Verbascum thaspus)* (f). La clasificación de los remedios anteriores con una naturaleza térmica enfriadora están denotadas «f», los de naturaleza calorífica «c», y «n» los de naturaleza neutral.

La dieta en general debe consistir de alimentos que se digieran fácilmente y que no generen aún mas moco. Estos son verduras, frutas y germinados; por lo regular, pequeñas cantidades de leguminosas, de granos y de almendras pueden tolerarse. Es mejor comer comidas simples y en pocas cantidades. Los remedios enfriadores mencionados anteriormente son útiles para tratar flema caliente; los remedios caloríficos tratan flema fría; los remedios neutrales se pueden utilizar para la flema caliente o fría. Las hierbas, las especias y las semillas se combinan bien para hacer tés. Para la flema caliente, por ejemplo, puede elegir la hoja del gordolobo español o verbazco *(Verbascum thaspus)*, tucilago *(Tussilago farfara)*, ortiguilla *(Urtica urens)* o la semilla de linaza; para la flema fría, raíz de inula *(Inula helinium),* el jengibre fresco y fenogreco *(Trigonella foenumgraecum).*

Evite: todos los productos lácteos, carnes de mamíferos, cacahuetes, tofu, tempeh, miso, salsa de soya, leche de soya y otros productos de soya, el amasake y el resto de los dulcificantes exceptuando la hoja de estevia.

El *yin* deficiente de los pulmones ocurre cuando hay una carencia crónica de *yin* para enfriar y alimentar a los pulmones. La mayoría de las veces tal condición es el resultado de una infección crónica de los pulmones, inflamación u otra enfermedad de los pulmones prolongada que drena el *yin* del cuerpo. El *yin* insuficiente de los pulmones (o de cualquier órgano) sugiere una deficiencia del *yin* de los riñones, el cual enriquece el *yin* de todo el cuerpo. Los síntomas típicos incluyen: tos seca sin producción de moco o flema con poco o nada de esputo (teñida a veces con sangre); fiebre recurrente, sed frecuente, enrojecimiento repentino de la lengua y de las mejillas, las palmas de las manos y plantas de los pies calientes, transpiración nocturna, pulso radial débil y rápido. El tratamiento incluye los alimentos que tonifican el *yin* de los pulmones así como el *yin* de los riñones, en donde se almacena la fuente del *yin* en el cuerpo.

Alimentos y hierbas útiles: la alga marina llamada musgo irlandés *(Chondrus crispus)* y otras algas marinas, las microalgas espirulina y clorela, naranja, durazno, pera, manzana, sandía, tomate, plátano, ejotes, leche de soya, tofu, tempeh, azúcar de caña (y polvo no-refinado de jugo de caña), miel de arroz, semilla de linaza, mantequilla y otros productos lácteos, huevo, ostiones, almejas y carne de puerco; las hierbas incluyen la raíz de malva *(Althaea officinalis),* la corteza de olmo *(Ulmus fulva),* los bulbos del lirio de tigre *(Lilium lancifolium)* y de otros lirios, la raíz de rehmannia *(Rehmannia glutinosa)* (variedad cruda) y la raíz de sello de Salomón.

El *yin* deficiente de los pulmones para curarse totalmente se requiere de un esfuerzo constante. La dieta básica debe excluir todos los alimentos y especias caloríficas, mencionadas arriba en «El *calor* que congestiona los pulmones». Demasiado sabor amargo en la dieta es secante, y por lo tanto también es contraindicado; utilice cautelosamente las hierbas muy amargas tales como sello de oro, diente de león, equinacia y bardana *(Arctium lappa)* si llegaran a utilizarse. Si se toleran, los productos lácteos y los huevos deben ser de excelente calidad y consumirse en pequeñas cantidades.

La raíz de malva *(Althea officinalis)* es un remedio valioso en la mayoría de los casos de debilidad o reducción drástica del *yin* de los pulmones y, además, es laxante; la corteza del olmo *(Ulmus fulva)* tiene gran valor nutritivo y se puede recomendar en casos de debilidad o de una extrema devastación; el sello de Salomón *(Polygonatum officinale)* es de los tónicos *yin* de más potencia y se utiliza tradicionalmente en China y en el Occidente. Según Michael Tierra en *Planetary Herbology,* la mayoría de las especies de raíz del lirio (especie relacionada con *Lilium;* mandarín *bai he)* son comestibles excepto el lirio «calla»—no es un lirio verdadero. La raíz del lirio, una hierba china que se consigue comúnmente, tiene un efecto sedativo que la hace útil en casos de deficiencia *yin* acompañada por nerviosismo o insomnio. Otra hierba china común, rehmannia *(Rehmannia glutinosa),* se puede también utilizar para las hemorragias provocadas por el *calor;* para el estreñimiento, y el dolor de garganta que resulta de la deficiencia *yin;* y para las aftas y úlceras de la boca y de la lengua. Evite la rehmannia en casos de enfriamiento o de digestión débil (deficiencia de *qi* del bazo-páncreas) o en el embarazo acompañado por anemia.

El *qi* deficiente de los pulmones es con frecuencia un patrón crónico y debilitante de los pulmones. Los síntomas incluyen debilidad, fatiga, voz temblorosa y limitaciones del habla, tos y sofocamiento al respirar o falta de respiración. Si el *qi* protector también se ha debilitado, puede haber sudor espontáneo con cualquier actividad física y una inmunidad débil susceptible a contagios tales como resfriados e influenza. El *qi* deficiente de los pulmones puede resultar debido a enfermedades pulmonares prolongadas, en especial con personas con señales de *calor* (incluyendo señales mínimas de *calor* de *yin* deficiente de los pulmones, mencionadas anteriormente). La carencia en general de *qi* corporal puede también causar este síndrome. La energía *qi* en el cuerpo está situada en los riñones-suprarrenales, que alternadamente depende del *qi* proveniente de los alimentos—una función del bazo-páncreas.

El tratamiento consiste en suplir la energía *qi* de los pulmones con alimentos y métodos de preparación que tonifiquen el *qi* de los pulmones y mejoren la absorción *qi* de los alimentos.

Alimentos y hierbas útiles: arroz, arroz dulce, avena, zanahoria, las hojas verdes de la mostaza *(Brassica,* como *B. juncea),* camote, papas, jengibre fresco, ajo, melaza, miel de arroz, malta de cebada, pescado arenque; las hierbas incluyen la raíz de inula, la raíz de aralia y la raíz de regaliz u orozus.

La dieta debe incluir en su mayor parte alimentos cocidos y restringir los alimentos enfriadores o generadores de moco tales como frutas cítricas, sal, leche y otros productos lácteos, productos de pasto de cereal, espinacas, acelgas, algas marinas y microalgas (la clorela es aceptable). La raíz de inula *(Inula helinium),* la raíz de aralia (*Aralia racemosa, A. californica* y especies relacionadas) y la de regaliz *(Glycyrrhiza glabra)* son efectivas por separado o en combinación para esta condición. Una fórmula típica combina la raíz de regaliz (½ porción) con 1 porción de raíz de inula o raíz de aralia.

Protegiendo los pulmones y el intestino grueso

La mayoría de la gente muestra señales de debilidad de los pulmones y del intestino grueso—su piel no se ve rozagante, albergan viejas tristezas, se obsesionan de manera equivocada a personas y a cosas, y tienden a tener problemas mucosos. Aún así su condición no se presenta externamente tan seria y quizás no se pueda clasificar completamente como uno de los síndromes previamente dichos.

En nuestra experiencia, un buen número de personas, al informárseles que tienen cáncer, éstas les relatan a sus amistades con declaraciones como éstas: «¡Pero si casi nunca me he enfermado ni un día de mi vida y jamás ni siquiera me ha dado gripe!» La gente en los Estados Unidos que nunca se ha enfermado de gripa, o es excepcionalmente sana o—más bien—retiene toxinas que contribuirán a enfermedades serias más adelante. Uno o quizás hasta dos resfriados al año no necesariamente deben considerarse una señal de mala salud, particularmente si el nivel de toxinas es alto donde se vive y se trabaja. Sin embargo, hacer una limpieza ligeramente de los pulmones e intestino grueso una vez al año, junto con el uso consistente de alimentos protectores, pueden hacer que los resfriados y las gripes no se den tan seguido. También habrá una mejor distribución de la energía *qi* y de los alimentos y muy pocos apegos emocionales malsanos. Y lo más importante es que nos protegerá para no contraer enfermedades más serias en lo sucesivo.

Alimentos protectores y purificadores

Alimentos pungentes, acres o punzopicantes: Para purificar y proteger, seleccione alimentos que específicamente afectan los pulmones y el intestino grueso. Los alimentos pungentes o punzopicantes ayudan a dispersar la energía estancada llena de moco de estos dos órganos. Esta sabiduría tradicional se compara con los más recientes descubrimientos; por ejemplo, según el Dr. Irwin Ziment, un profesor de la facultad de medicina de la Universidad de California en Los Ángeles *(UCLA School of Medicine),* los hispanos que viven en esa área y que fuman tienen asombrosamente una incidencia baja de problemas respiratorios. De acuerdo con este descubrimiento, en los últimos 10 a 15 años él les ha prescrito a sus pacientes comer chiles picantes para problemas relacionados con los pulmones.

Todos los alimentos pungentes o punzopicantes tales como los chiles picantes se pueden utilizar para proteger a los pulmones, pero por lo menos algunos alimentos pungentes blancos deben incluirse porque este color afecta específicamente al Elemento Metal. Éstos incluyen miembros de la familia de la cebolla, especialmente el ajo; también nabo, jengibre, rábano picante, col,* rábano,* rábano *daikon** y pimienta blanca.* Alimentos enfriadores denotados por «*» deben utilizarse si hay alguna señal de *calor* o *yin deficiente* (poca cantidad de moco amarillo, sensación de tener demasiado calor, cara roja, dolor de garganta, palmas de las manos y plantas de los pies calientes, transpiración o sudor por las noches, fiebre periódica); de otra forma cualesquiera de los alimentos pungentes o punzopicantes son apropiados. El consumir todos los alimentos pungentes crudos maximiza su efecto dispersante. Éstos aun tienen alta potencia incluso cuando están ligeramente cocidos, lo cual es un método de preparación mucho mejor para las personas que están *deficientes.*

Los alimentos mucilaginosos son importantes para la renovación de la membrana mucosa de los pulmones y del intestino grueso. Estas plantas quitan depósitos mucoides densos que están arraigados y los sustituyen con un recubrimiento limpio y húmedo. Algunos de los alimentos benéficos son las algas marinas como kombu y ciertas hierbas y semillas; por ejemplo, raíz de malva, semilla de linaza y semilla de fenogreco.

Las verduras verdeoscuro y doradonaranja ofrecen un efecto protector debido a su abundante beta caroteno (precursor de la vitamina A). Según lo discutido en el capítulo *Los productos alimenticios verdes,* el beta caroteno protege las superficies y las membranas mucosas del cuerpo. Esta protección estimula la actividad inmunológica periférica del *qi.* Según una variedad de estudios recientes, los alimentos del beta caroteno parecen proteger los pulmones y el intestino grueso en contra del cáncer.[16-19] Los alimentos beta caroteno con valor protector particular para estos órganos incluyen la zanahoria, calabaza de invierno, calabaza color naranja, brócoli, perejil, col rizada *kale,* nabo, hojas verdes de la mostaza, berro, pasto de trigo o de cebada; las microalgas comunes de color verde, las azulverdes y las doradas; las hierbas como la hoja de hierba santa *(Piper sanctum),* hoja de la hierba verbazco o gordolobo español *(Verbascum,* Familia Scrophulariaceae) y las ortiguillas.

Las especies de color verde de este grupo son especialmente importantes, pues su clorofila inhibe los virus y también ayuda a los pulmones a desechar los residuos de humos químicos, el polvo del mineral carbón, el humo de los cigarros, etc. (La hierba santa es un remedio específico para este propósito). Los alimentos verdes también mejoran la digestión de proteínas y de grasas de los alimentos. Pero si se consumen proteínas y grasas en exceso se corre el riesgo de padecer de cáncer del intestino grueso.[16]

Fibra: Para limpiar los pulmones y el intestino grueso, enfatice los alimentos con fibra. Una cantidad suficiente de fibra en la dieta reduce la incidencia de algunos cánceres en más de un 60% y por consiguiente la Sociedad Americana del Cáncer *(American Cancer Society)* ahora aboga para que se consuma un 30% más de fibra en la dieta promedio. (El intestino grueso y los pulmones son las partes de más alta incidencia de cáncer en los estadounidenses). La fibra es la porción inasimilable de los alimentos—el salvado de los granos, la pulpa de las frutas y la celulosa de las verduras. No todas las fibras de origen animal tienen las mismas propiedades digeribles. Mientras que toda la fibra mejora el funcionamiento de los intestinos, no toda la fibra es similar. El salvado de trigo tiene poco efecto en el colesterol, mientras que la pectina, una fibra en las manzanas, cerezas, zanahorias y otras frutas y verduras, elimina el colesterol del tracto gastrointestinal. La fibra en la avena también tiene esta propiedad.

Las investigaciones que se han realizado de la salud del intestino grueso han demostrado que la fibra puede ser benéfica para curar y/o prevenir apendicitis, cáncer en el intestino grueso,* diverticulosis (bolsitas en el intestino grueso), estreñimiento y hemorroides.[20-26] La fibra estimula el desarrollo de bacterias benéficas en el intestino grueso que ayudan en la asimilación de nutrientes y en la formación de ácidos resistentes al cáncer en el intestino. La fibra es también una fuente de pentosa, un agente anticáncer. Aunque en casos extremos el ingerir solamente fibra puede lograr resultados terapéuticos benéficos, la estrategia más equilibrada es la de comer una variedad de diversos tipos de fibra en forma de alimentos integrales de origen vegetal. (Todas las recetas en la sección de recetas tienen cantidades altas de fibra). Para la prevención, todos los alimentos ricos en fibra son benéficos; para una limpieza eficaz como el ayuno de varios días, seleccione los alimentos que generen muy poco moco, así como verduras y frutas.

El ingerir una variedad de alimentos de los grupos mencionados en la dieta diaria estimula la inmunidad y la función de los pulmones/intestino grueso en general. A la gente con señales menores de debilidad en los pulmones y en el intestino grueso, con hábitos dietéticos de alimentos grasos y cremosos, les beneficia un ayuno a base de verduras y frutas por algunos días y llevarlo a cabo en cada una de las estaciones del año. Es mejor escoger las frutas y verduras de tipo pungente o punzopicante de color blanco, doradonaranja y verde; también se pueden complementar con alimentos mucilaginosos y hierbas. Como ejemplos están los alimentos: sopa de brócoli, zanahoria, rábano *daikon* y kelp; manzanas y peras (ambas frutas son alimentos blancos excepto por su cáscara). Para saciar el hambre entre comidas, tome bebidas de pasto de cebada o de espirulina, o té hecho con raíz de malva combinado con semillas de linaza.

Este tipo común de ayuno corto no tiene efectos extremos; es más útil para personas con tendencia a tener problemas de moco y con una mala tonicidad de la piel, para las personas con capa moderada en la lengua y para personas que no sean frágiles o en cierta forma *deficientes*. (Véase el capítulo *Ayuno y purificación* para otras sugerencias). Una vez más, los problemas de los pulmones y del intestino grueso necesitan tratarse por separado.

*   *   *

El Elemento Metal parece ser el más débil de los elementos en la gente moderna. Al reemplazarse las causas que ocasionan padecimientos comunes de los pulmones y del intestino grueso con alimentos integrales mencionadas anteriormente, junto con un estilo de vida activo, los pulmones y el intestino grueso se renuevan gradualmente. Un progreso gradual y constante hacia la renovación, excepto en enfermedades agudas de estos órganos, parece ser la mejor opción. Los apegos emocionales, relacionados con los pulmones y el intestino grueso, no se eliminan fácilmente. Cuando la dieta que apoya estos apegos se elimina repentinamente a través de una limpieza intensa (como el de ayunar en extremo o el de realizar en forma repetitiva limpiezas del colon), pudiera ser mucho más fácil reemplazarla con una cantidad mucho mayor de alimentos grasos, cremosos, demasiado condimentados y generadores de moco que vuelvan a apoyar estos apegos.

---

*La investigación también indica que la fibra dietética puede proporcionar una protección en contra de males neoplásicos tales como cánceres de mama, del estómago, del ovario, del endometrio, del recto, de la boca y de faringe.[24]

Elemento Agua

Invierno

El invierno es el final de todas las estaciones. Para unificarnos con el invierno, enfatizamos el principio *yin* para volvernos más receptivos y introspectivos, y nos orientamos hacia la labor de almacenar y guardar; se nos enfría la superficie de nuestro cuerpo y se nos calienta el centro de nuestro cuerpo. El frío y la oscuridad nos conducen a buscar calor interno. Es una época de descanso, de meditación profunda, de refinamiento de nuestra esencia espiritual y de almacenamiento de nuestra energía física —la cual se refleja en un aumento de peso— para la temporada de frío. Aunque predominan los procesos lentos del *yin,* debemos permanecer suficientemente activos para conservar la espina dorsal y las articulaciones flexibles.

> Las fuerzas de invierno crean frío en el Cielo y agua en la Tierra. Crean el órgano de los riñones y los huesos dentro del cuerpo … la emoción del miedo y la capacidad de hacer un sonido gemidor.
>
> —*Medicina interna clásica*

Los alimentos de invierno y su preparación

Se dice que los riñones están «abiertos a los oídos», lo que significa que el oír y el escuchar bien está relacionado con la salud de los riñones, y éstos son los órganos más afectados por el invierno. La capacidad de escuchar con claridad aumenta en los meses de silencio y de frío. Los sonidos que se escuchan cuando se cocina y los sonidos que emanan de la cocina estimulan el apetito. Las sopas espesas calientes, los granos integrales y las oleaginosas (nueces, pepitas, etc.) se apetecen en los días de frío. Los alimentos secos, los frijoles pequeños de color oscuro, las algas marinas y las verduras de color verde cocidas al vapor fortifican los riñones en el invierno. Cocine los alimentos por mucho más tiempo, a temperaturas más bajas y con menos agua.

Salado y amargo: los sabores para la estación fría

Los alimentos salados y amargos son apropiados para el invierno, puesto que promueven una cualidad de descenso y de concentración la cual aumenta nuestra capacidad de almacenamiento. Tales alimentos también enfrían el exterior del cuerpo y llevan el calor del cuerpo hacia lo más profundo y las partes más inferiores del cuerpo; al tener una superficie más fría, sentimos menos frío. Sin embargo, utilice la sal con cuidado; un exceso de ésta aprieta los órganos del Elemento Agua (los riñones y la vejiga), causando enfriamiento y también consumo excesivo de agua, el cual debilita a estos órganos y le afecta al corazón también. El proporcionar protección al corazón-mente en el invierno es importante y se puede lograr añadiendo algunos alimentos amargos, puesto que se dice que este sabor «entra al corazón».

La mayoría de los alimentos amargos comunes no son completamente amargos, sino combinaciones de sabor amargo y otros sabores. Entre estos alimentos se incluyen la lechuga, berro, endivia *(Cichorium endivia),* endivia *escarole,* nabo, apio, espárrago, alfalfa, partes verdes de la zanahoria, centeno, avena, quinua y amaranto. El sabor amargo es también parte de la capa protectora de algunos alimentos (Ej., la ralladura de la fruta cítrica y las hojas exteriores de la col [raramente las coles se venden con las hojas exteriores en los supermercados]). Las cualidades amargas de más potencia están en el reino herbolario. Los ejemplos comunes son la raíz de achicoria *(Cichorium intybus),* raíz de bardana *(Arctium lappa),* cola de caballo *(Equisetum arvense)* y gobernadora *(Larrea divaricata).* La achicoria tostada molida se consigue como un ingrediente importante en muchos sustitutos de café.

Los alimentos salados incluyen miso, salsa de soya, algas marinas, sal, mijo, cebada, además de cualquier otro alimento salado. La sal en la dieta típica se usa en demasía, mientras que el sabor amargo no se usa tanto. No obstante, dosis altas de alimentos amargos no son necesarias, excepto en casos de algunos desequilibrios; aunque muchas veces cantidades pequeñas durante el invierno alimentan experiencias internas profundas y conservan la alegría en el corazón.

Después de que el cuerpo se aclimata al invierno con ciertos métodos culinarios adecuados y alimentos más salados y más amargos, la persona *friolenta* aún puede sentir frío debido a la falta de potencial calorífico *(yang)* en el cuerpo. En este caso, agregue más alimentos caloríficos como los citados más adelante en este capítulo bajo el titulo «Deficiencia *yang* en el riñón». El exponer al cuerpo sano a un poco de frío nutre la función de los riñones-suprarrenales, pero un exceso los debilita.

Los riñones en armonía y en enfermedad

Los órganos del Elemento Agua son los riñones y la vejiga. En la fisiología china, estos órganos gobiernan el metabolismo del agua y controlan la vejiga. Además, los riñones se consideran como la raíz y la base del cuerpo. Gobiernan la parte más inferior, incluyendo los órganos sexuales y sus funciones reproductoras. También proporcionan energía y calor. Este concepto de «riñones» va más allá de la fisiología Occidental. Para explicar porqué estas funciones adicionales pueden ser razonablemente parte de la función de los riñones, la actividad de las glándulas suprarrenales se asigna generalmente al concepto de los riñones en la medicina china. Las glándulas suprarrenales contribuyen a la energía, al calor, a la sexualidad y a otras cualidades del cuerpo. La conexión entre los riñones y las suprarrenales es clara puesto que las glándulas suprarrenales están situadas directamente arriba de los riñones y producen secreciones que hacen que las funciones de los riñones sean posibles.

Los riñones, los cuales representan la raíz del cuerpo, son la base de todas las cualidades del *yin* y del *yang* en el cuerpo. Así, el *yin* de los riñones apoya y afecta el *yin* del cuerpo entero; el *yang* de los riñones actúa como base para todo el *yang* del cuerpo. Por consiguiente, la medicina china tradicional describe a los riñones como el «palacio del fuego y del agua», y en cualquier diagnóstico que implica los riñones, se considera sus aspectos del *yang* y del *yin*. Por ejemplo, la persona con riñones saludables y vitales, es activa mas aun tranquila, valiente pero apacible, logra mucho sin sentir tensión y equilibra la acción asertiva con cuidado y protección. Todos los problemas con los riñones muestran en una o más áreas específicas del cuerpo sus emociones y sus patrones de desarrollo. El detectar estas áreas es incalculable en la determinación de la vitalidad de los riñones.

Síntomas generales de desequilibrio de los riñones

- Todos los problemas de los huesos, especialmente ésos de las rodillas, la parte baja de la espalda, y los dientes.
- Disminución de la audición, e infecciones y enfermedades del oído
- Problemas del pelo—caída de pelo, la orzuela y canas prematuras
- Desequilibrios urinarios, sexuales y reproductores
- Deficiencia en el crecimiento y desarrollo del cuerpo y de la mente; envejecimiento prematuro
- Miedo e inseguridad excesivos

La emoción del Elemento Agua es el miedo o el temor. Comparado con los riñones, el miedo está profundamente arraigado y por lo regular no tenemos plena conciencia de las áreas de mayor miedo o temor y de inseguridad. Un poco de miedo sano nos protege y nos resguarda a no ser impulsivos. Cuando es excesivo, sin embargo, el miedo fomenta una inseguridad general en la vida y también «daña» a los riñones. Por otra parte, los riñones débiles generan sensaciones temerosas, que alternadamente bloquean experiencias de cariño o de amor. Para explicar esto en términos del Ciclo de la Destrucción: los riñones estresados, asediados de miedo (Elemento Agua) fallan en desechar el exceso de agua, la cual extingue el espíritu del corazón (Elemento Fuego) y sus expresiones normales de amor y de alegría. Mucha gente recibe psicoterapia en una tentativa a identificar y desarmar inseguridades profundas. Con frecuencia se logra muy poco porque la preocupación exagerada de los riñones-suprarrenales no se ha renovado. Al restituir los riñones a un grado significativo generalmente se siente una enorme euforia al tiempo que la nube oscura del miedo se aclara.

Síndromes comunes de los riñones

Los riñones manifiestan desequilibrio principalmente como deficiencias. Los tipos de deficiencias más prevalentes son la insuficiencia de *yang* y *yin;* también algo importante es la falta de energía *qi*. La deficiencia de la esencia *Jing* es común entre la gente moderna, mas sin embargo raramente se trata adecuadamente.

La deficiencia *yin* de los riñones indica que los riñones están fallando en proveer los fluidos *yin* adecuados. Esto afecta todas las áreas del cuerpo y particularmente los órganos que requieren mucho más *yin*—el hígado, corazón y pulmones. En forma opuesta, estos órganos extraen el *yin* de los riñones cuando están deficientes del suyo propio y pueden reducirlo notoriamente. Este patrón aparece con mucha frecuencia en el Occidente en casos de exceso en el hígado, el cual se abastece del efecto calmante y enfriador de los fluidos *yin* para equilibrar su condición acalorada y extremadamente congestionada. Además de los efectos, ambos el reductivo de *calor* y el sedativo del *yin* de los riñones, sus otros atributos incluyen el fortalecer los tejidos, nutrir, humedecer, apoyar y estabilizar; cualidades del principio *yin* en general.

Entre los síntomas de deficiencia yin de los riñones se incluyen mareos, tinnitus (zumbido de los oídos), garganta seca, boca seca, fiebre, dolor bajo de espalda, piernas débiles, emisión seminal involuntaria, sudor espontáneo, pulso radial tenue y rápido, así como un notorio color rojo en la lengua. Las señales de deficiencia extrema de *yin* son emaciación o escualidez y lengua de color rojo oscuro y brillante.

Características emocionales y de otros tipos: la disminución del fundamento *yin,* calmado, receptivo y estabilizador puede manifestarse como agitación, irritación, nerviosismo, inseguridad y miedo. La personalidad no es arraigada ni es estable y no hay confianza debido a una inseguridad profunda, con frecuencia inconciente; hay una tendencia a oscilar de un problema, lugar o relación a otro sin conseguir llegar a la raíz del problema.

Alimentos que nutren el yin de los riñones: mijo, cebada, tofu, ejotes, frijol negro, frijol de soya negro, frijol mungo y sus germinados, frijol colorado y la mayoría de otros frijoles, raíz kudzu o kuzu, sandía y varios melones, zarzamora, la mora *mulberry,* «arándano» o mora azul, mora *huckleberry,* castaña de agua, germen de trigo, papa, algas marinas, espirulina, clorela, semilla de ajonjolí negra, sardina, cangrejo, almeja, huevos, carne de puerco y queso. Las hierbas recomendadas incluyen la raíz de malva *(Althea officinalis),* raíz preparada de rehmannia *(Rehmannia glutinosa;* mandarín: *shu di huang),* raíz del espárrago *(Asparagus cochinchinensis;* mandarín: *tian men dong),* la sábila y la plata coloidal.

Notas: Las semillas de ajonjolí negras son las más apropiadas para las personas con heces fecales secas o con estreñimiento; son un remedio especialmente bueno para la gente de edad avanzada con estas condiciones, así como para aquellas personas con enfermedades debilitantes denotadas por insuficiente *yin.* La debilidad deficiente *yin* resulta con frecuencia de las infecciones parasitarias y microbianas; en tales casos la sábila y la plata coloidal son excepcionalmente benéficas (véase las páginas 484 y 732).

La raíz (no el tallo) del espárrago común se puede sustituir por la raíz de espárrago chino mencionada anteriormente. La raíz de espárrago y la raíz de malva son especialmente benéficas cuando el *yin* deficiente de los riñones reduce drásticamente el *yin* de los pulmones. La raíz de rehmannia preparada es la hierba principal en la fórmula china del tónico «Rehmannia-seis» o «Píldoras de té de seis sabores» *[«Rehmannia-Six»* o *«Six Flavor Tea Pills»];* es una combinación que se encuentra en todas las farmacias chinas así como también en muchas otras tiendas herbolarias. Quizás éste sea el tónico *yin* para los riñones más ampliamente utilizado. Esta combinación también contiene las hierbas que nutren la energía *qi* de los riñones y del bazo. Las hierbas en este capítulo, a menos que se indique de otra manera, se utilizan según la «Preparación herbolaria estándar» *[Standard Herbal Preparation]* descrita en el capítulo *Transición dietética* en las páginas 120–122.

Los productos de origen animal—particularmente los huevos, carne de puerco y queso—deben comerse en pequeñas cantidades para evitar estimular el hígado hacia una condición de *calor* o de estancamiento que drene el *yin* de los riñones. Por razones similares, se debe tener conciencia de nuestras reacciones y evitar las emociones que provocan al hígado: impaciencia, ira, tensión o estrés, y trastornos emocionales.

Porque el *yin* de los riñones tiene influencia en todo el *yin* corporal, muchos de los remedios previamente mencionados pueden verse que coinciden con los descritos anteriormente en el capítulo de las *Seis Divisiones* para *«yin deficiente»* en general.

Evite: Alimentos demasiado caloríficos como café, alcohol, tabaco, cordero o borrego, canela, clavos, jengibre y otras especias caloríficas. También evite el comer excesivamente.

La deficiencia *yang* de los riñones indica que la función calorífica, energética y reguladora de los riñones es inadecuada. El *yang* de los riñones se compara con frecuencia a un fuego que aviva el espíritu y da aliento o inspira todos los demás procesos de la vida.

Síntomas típicos: señales de *frío* tales como una aversión al frío, frío en las extremidades, tez pálida, rodillas y espalda débiles, letargo mental y espíritu ensombrecido, carencia de deseo sexual, menstruaciones irregulares, descarga vaginal incolora, esterilidad, micción frecuente, orina incolora, imposibilidad para orinar, edema, asma, carente de fuerza de voluntad, de dirección, así como lengua inflamada y pálida. La persona tiende a ser inactiva, indecisa e improductiva.

El bazo-páncreas proporciona el *yang* de los riñones: hace posible que la absorción de nutrientes sea eficaz en la digestión para nutrir el *yang* que enriquece el *yang* de los riñones. Así, muchas deficiencias del *yang* de los riñones no se pueden curar sin una mejora del «fuego digestivo», según lo discutido en el capítulo del *Elemento Tierra*. La función de los riñones-suprarrenales, cuando se activa por sus cualidades *yang* y *qi*, «capta» y absorbe el *qi* que es distribuido por los pulmones. Si el *yang* o el *qi* de los riñones son deficientes, una persona no puede inhalar profundamente, o puede desarrollar asma provocado por los riñones y/o falta de respiración.

Alimentos y especias que calientan el yang de los riñones: la especia clavo, semillas de fenogreco, semillas de hinojo, semillas de anís, pimienta negra entera, jengibre (preferido seco), corteza de canela, nueces de Castilla *(Juglans regia),* frijoles negros, la familia de la cebolla (ajo, cebolla, cebollitas, escalonia, poro), quinua, pollo, cordero o borrego, trucha y salmón.

Notas: Las nueces de Castilla *(Juglans regia)* específicamente mejoran el *yang* de los riñones y su capacidad «de captar el *qi*» y son así un remedio conveniente para los síntomas crónicos de tos, jadeo y otros síntomas de asma causados por riñones con señales de *frío* y deficiencia. Dosis: ⅓ a 1 onza diaria. Precaución: demasiadas nueces pueden causar «aftas», o úlceras en la boca.

Una fórmula vegetariana eficaz del *yang* de los riñones: agregue varias de las especias y alimentos caloríficos previamente mencionados—jengibre seco, cebollas y las semillas de hinojo, por ejemplo—a la sopa de frijoles negros con algas marinas. Al calentar el *yang* de los riñones, es una buena práctica agregar un tónico *yin* como el alga marina para proteger el *yin*.

Evite: Frutas frescas y alimentos enfriadores, alimentos crudos, sal en exceso; utilice las algas marinas cautelosamente.

Deficiente *qi* de los riñones indica que los riñones carecen de energía suficiente para controlar la orina y el semen. Esto puede ocurrir como resultado de un defecto congénito, un excesivo deseo sexual, de una actividad sexual en edad muy temprana o de una pérdida de control urinario con el envejecimiento.

Síntomas típicos: dolor bajo de la espalda, rodillas débiles, lengua pálida, debilidad, pulso radial débil, algunas señales de frío, micción frecuente, incontinencia, imposibilidad para orinar, orina de goteo, emisión seminal involuntari, y otros problemas de control de las vías urinarias y seminales.

Alimentos y hierbas recomendados: perejil, granos como el trigo y el arroz dulce; las hierbas incluyen: fruto o bayas de rosa silvestre *(Rosa canina),* concha de ostra, concha de almeja, fruto o bayas de schizandra *(Schisandra sinensis;* mandarin: *wu wei zi),* las hojas de frambuesa y de zarzamora, y raíz de eupatorio púrpura *(Eupatorium purpureum).*

Notas: El arroz dulce es un remedio que actúa levemente—la propiedad astringente principal está en las raíces de la planta del arroz dulce. El grano de trigo tiene un poco de más potencia que el arroz dulce, pero no es tan eficaz como las otras recomendaciones. El trigo también se puede comer en forma de pan agrio (hecho con masa agria, fermentado al natural sin el uso de levadura comercial), también el cocer granos enteros por sí solos y otras preparaciones hechas con granos integrales no-refinados; puede tomarse también en té. La concha triturada o entera de la ostra *(Ostrea gigas;* mandarín: *mu li)* y la concha de la almeja *(Meritricix meritrix;* mandarín: *hai ge ke)* se consiguen en almacenes chinos herbolarios o se puede recolectar en las áreas limpias de las playas. En su forma entera, estas conchas necesitan triturarse antes de tomarse en una decocción de té. Los suplementos de calcio de concha de ostra, que se venden en las tiendas naturistas también pueden tomarse. El fruto o bayas de rosa silvestre *(Rosa canina),* la fruta o bayas de la schizandra *(Schisandra sinensis;* mandarín: *wu wei zi),* raíz de eupatorio púrpura *(Eupatorium purpureum)* y las hojas de frambuesa y de zarzamora *(Rubus ideaus* y *Rubus villosus)* se toman como tés herbolarios. El perejil puede comerse fresco o en forma de infusión como té.

Deficiente *qi* de los riñones se relaciona con el *yang* deficiente de los riñones (el *yang* contiene *qi*) pero éste último no es un desequilibrio tan profundo.

El *calor-con-humedad-anormal* en la vejiga (infección de la vejiga) indica que una condición de *humedad anormal* en la vejiga se ha combinado con *calor.* Ésto se manifiesta generalmente a manera de una infección y aparece más frecuentemente en mujeres debido a que tienen sus vías urinarias más cortas, las cuales están propensas a infecciones más fácilmente; también les afecta comúnmente a personas con artritis, gota y con otras condiciones excesivamente ácidas. Las enfermedades sexuales transmitidas se caracterizan muy a menudo por síntomas de *humedad-anormal-calor.*

Síntomas: Micción frecuente, con ardor o dolor; la sensación de aun retener orina inclusive después de haber orinado; posible fiebre, poco apetito, muchísima sed y orina turbia, incluso teñida de sangre.

Recomendaciones: Las infecciones avanzan en un medio ambiente de *humedad anormal* causado por la gran cantidad de alimentos generadores de ácido: azúcar refinada y otros dulcificantes concentrados, demasiada carne, los alimentos grasientos, aceitosos y muy amiláceos (con exceso de almidón).

Los alimentos amargos, enfriadores y/o alcalinizantes curan las infecciones *(humedad-anormal-calor)*, así que la mayoría de la dieta debe consistir de verduras y de alimentos que extraen la *humedad anormal* y el *calor.* Éstos serían alimentos enfriadores, generalmente con cierto sabor amargo. El comer en exceso también aumenta el calor con humedad anormal así que se recomienda tomar caldos ligeros y tés de hierbas durante la fase delicada. Los ingredientes del caldo o consomé se pueden elegir de los siguientes alimentos: frijoles aduki (especialmente eficaces en contra de la *humedad anormal-calor*), frijoles *lima (Phaseolus lunatus),* apio, zanahorias, calabaza de invierno, papas con cáscara, espárragos, champiñones y otras verduras que no sean caloríficas. Fruta recomendada: limón (jugo diluido), arándano rojo (jugo o tabletas) y moras *huckleberries.* Tés de hierbas benéficos: uva ursi *(Arctostaphylos uva ursi),* hojas de diente de león *(Taraxacum officinalis),* hojas de llanten *(Plantago major),* pipsissewa *(Chimaphila umbellata),* semilla de linaza *(Linum usitatissimum)* y semilla de sandía *(Colocynthis citrullus).*

Notas: Los remedios más eficaces herbolarios son uva ursi y pipsissewa, aunque el uso prolongado de uva ursi puede ser irritante para las vías urinarias; el pipsissewa es mejor para las infecciones crónicas de la vejiga y de los riñones y para su uso prolongado. Las hojas del arbusto manzanita *(Arctostaphylos manzanita)* de la región costera estadounidense del pacífico se pueden substituir por el uva ursi, una especie parecida. Las hojas del diente de león y las hojas de llanten también sirven como un buen complemento para caldos o sopas; se cree, con frecuencia, que son hierbas silvestres comunes del césped, cada una es casi tan eficaz como la uva ursi para tratar las infecciones urinarias. La mayoría de los jugos de arándano rojo *(cranberry)* comerciales que venden están preparados con dulcificantes agregados; es mejor buscar una variedad sin azúcar, o usar tabletas disolventes.

Las infecciones crónicas de la vejiga y de los riñones sugieren una deficiencia del *yin* o del *yang* de los riñones. En los casos de enfermedades transmitidas sexualmente, el programa modificado de herpes debe seguirse (véase «El herpes genital» en la página 487).

Jing: la fuente de vitalidad de los riñones

Al mejorarse el *qi,* el *yin* o el *yang* de los riñones, también se mejora el *jing,* una esencia más profunda. Los riñones almacenan *jing,* el cual determina nuestra vitalidad, resistencia a las enfermedades y nuestra longevidad. El *jing* también se concentra en el cerebro, los óvulos, el semen y la médula. Nacimos con *jing* «congénito», el cual influye en nuestra constitución y desarrollo individual; la cantidad de *jing* que recibimos al nacer corresponde a la salud y a la constitución de los padres. Este *jing* es irreemplazable y su papel es el de servirnos a través de nuestra vida. Una vez que se utilice por completo, la vida cesa. Sin embargo, el *jing* «adquirido» se puede obtener de los alimentos y puede amplificar grandemente la actividad de incluso cantidades pequeñas de *jing* congénito. *Jing* es una cualidad más fundamental que el *qi,* que inclusive la sangre u otras sustancias en el cuerpo. Una deficiencia de *jing* no tiene síntomas obvios de *calor* o *frío.*

La deficiencia de *jing* dificulta el crecimiento y el desarrollo y puede causar defectos congénitos en nuestros descendientes, retraso del crecimiento físico y mental, madurez lenta o incompleta, una función cerebral inadecuada, piernas y huesos débiles, impotencia y otros problemas del aparato reproductor, así como senilidad prematura. No se puede tener demasiado *jing*.

Otros síntomas de deficiencia de *jing* incluyen mareos, dientes flojos, pérdida del cabello, tinnitus (zumbido de los oídos) y espalda y rodillas débiles y adoloridas.

Más importante que la suma de remedios para reconstruir el *jing* es la preservación del *jing* congénito y de la salud de los riñones, evitando cualquier hábito que nos haga daño.

Factores que agotan el Jing

1. Estrés, tensión, miedos, inseguridades, el trabajar en exceso.

2. a) Demasiada pérdida del semen en hombres reduce grandemente el *jing*, particularmente cuando esto ocurre en la tercera edad.

   b) Mujeres que tienen «muchos» niños especialmente sin el adecuado restablecimiento después de cada nacimiento. «Muchos» significa más de lo que su constitución particular puede sostener saludablemente.

3. Toxinas en el alimento y en el agua, productos tóxicos tales como alcohol, marihuana, cocaína, café y tabaco; metales pesados tales como el mercurio, plomo y aluminio (generalmente de los utensilios y baterías de cocina).

4. Exceso de alimentos con sabor dulce.

5. Una dieta con demasiada proteína.

Para nutrir el jing

Cada persona necesita más vitalidad—no hay límite—y por lo tanto cada uno de nosotros necesitamos restablecer nuestro *jing*. Sin el *jing* adecuado, nuestra base esencial, no tendrá un funcionamiento adecuado. Puesto que todos los alimentos sanos contribuyen al *jing* adquirido, la pregunta importante es, ¿Cuáles alimentos son mejores para reabastecernos de *jing* una vez que se reduce drásticamente?

Antes de que los mejores tónicos *jing* puedan actuar, tienen que ser digeridos, asimilados y metabolizados correctamente. Así, necesitamos primero determinar la salud del bazo-páncreas en términos de su fuerza digestiva (*qi* y fuego digestivo). El hígado asiste en la digestión y debido a su condición degenerada en la mayoría de la gente, generalmente necesita renovarse antes de que el *jing* pueda reforzarse eficazmente. Una relación básica entre el hígado y los riñones ha sido aclarada por la enseñanza china de que «el hígado y los riñones son de la misma fuente», y es por esto que un número de tónicos para los riñones también tonifican el hígado.

Nadie puede decir que cualesquiera de los alimentos tienen todos los nutrientes necesarios para la renovación óptima del *jing;* un espectro amplio de nutrientes provenientes de una variedad de alimentos es ciertamente necesaria. Sin embargo, la tradición china nos especifica cuáles alimentos restituyen el *jing* rápidamente cuando estamos seriamente deficientes. Otros alimentos tienen propiedades que realzan el *jing*, pero funcionan más gradualmente.

Algunas personas, dependiendo de su constitución y condición, necesitan alimentos específicos para reconstruir su *jing*, mientras que otros alimentos son inadecuados. En el

Occidente, por ejemplo, muchas personas en sus años sesentas tienen una vitalidad considerable. Tienen síntomas por el lado *excesivo* de la escala: sus voces son fuertes, tienen pulsos fuertes, tienen semblantes brillantes y rojizos, tienen personalidades extrovertidas y son generalmente robustas. Sin embargo hace pocos años se les cayeron sus dientes y/o una buena parte de su pelo; tienen poco impulso sexual y dolor crónico en el punto bajo de la espalda—todas las señales de deficiencia *jing*.

Sus características *excesivas* generalmente se atribuyen a su alimentación alta en proteínas, con mucha grasa y por trabajar arduamente. Como veremos pronto, ciertas carnes grasosas, si se consumen en pequeñas cantidades, pueden reforzar el *jing;* sin embargo, estas personas generalmente consumen cantidades exageradas, junto con estimulantes tales como el café y la azúcar refinada. Aunque obtienen una energía superficial substancial al llevar este estilo de vida, el estrés, la tensión y los estimulantes al consumirse continuamente agravan profundamente las reservas *jing*. Además, los riñones apenas pueden con las altas demandas de energía y no pueden almacenar la esencia *jing* más profunda. Agregar más carne, lácteos u otros productos de origen animal como nutrientes para fortalecer el *jing* es un error, pues el consumo de estos mismos alimentos fue lo que provocó esta deficiencia. A la persona robusta con señales de *exceso* le benefician los tónicos para el *jing* de origen vegetal de buena calidad, y si se desea puede consumirse cantidades pequeñas de productos de origen animal para que el cuerpo no reaccione violentamente al cambio drástico en la dieta.

Cómo nutrir el jing individual

La restitución del *jing* a través de la dieta requiere de alimentos que promueven el crecimiento y el desarrollo del cuerpo y de la mente; tales alimentos deben también proporcionar la renovación, la longevidad, la capacidad reproductiva y la protección en contra del envejecimiento prematuro. Los siguientes alimentos tienen estas cualidades en varios grados.

1. Las microalgas (clorela y espirulina y la verdeazul silvestre), pescado, hígado, riñón, sesos, el hueso y su tuétano, placenta humana y pasto de cereal. Estos alimentos son ricos en ácidos nucleicos (ARN/ADN), que protegen al cuerpo en contra de la degeneración. Los ácidos nucleicos contienen el modelo para la renovación celular y se ha demostrado que inician la reversión del envejecimiento.[27] Los productos de origen animal entre estos alimentos también se encuentran repletos de vitamina B_{12}. La nutrición occidental ha demostrado que la vitamina B_{12} influye en la producción de ácidos;[28] es la vitamina también conocida como iniciadora del crecimiento y del desarrollo.

La vitamina A, que se encuentra abundantemente en los alimentos de origen animal y vegetal mencionados anteriormente, fortalece el desarrollo de la sexualidad y capacidad reproductiva, al igual que protege en contra de los defectos congénitos de nacimiento[29]—todas estas propiedades están en el dominio de la actividad *jing*. Al mismo tiempo, la mayoría de estos alimentos contienen amplios ácidos grasos omega-3, los cuáles se encuentran en concentración en el cuerpo dondequiera que se almacena *jing*—en el esperma, cerebro, hígado, riñones, médula y en la placenta. Los omega-3 desarrollan y mantienen el sistema nervioso, limpian las arterias y proporcionan integridad celular.

Notas: Según lo discutido en el capítulo de la *Proteína y vitamina B$_{12}$*, las microalgas son la mejor fuente de B$_{12}$ que cualquier otro alimento, de acuerdo a ciertas pruebas. Sin embargo, mucho de esta B$_{12}$ puede no ser eficaz por ser análoga y por lo tanto deben tomarse suplementos de B$_{12}$ si no hay otras fuentes de B$_{12}$ además de las microalgas en la dieta. Ésto es particularmente cierto para los ancianos, que tienen una mayor necesidad de esta vitamina.

El pasto de cereal contiene cantidades valiosas de ácidos nucleicos, pero de ninguna forma le llega a las de las microalgas. Se incluye aquí porque contiene la fracción «P4D1» discutida en el capítulo de *Los productos alimenticios verdes* hasta donde se sabe repara el ácido nucleico dañado del cuerpo. El pasto de cereal es también una fuente de aceites omega-3 y una fuente rica del precursor de vitamina A. Una de las mejores razones nutricionales para usar el pasto de cebada o de trigo es para estimular el *jing* por medio de su «factor jugo de pasto», ya que el jugo de pasto contiene propiedades benéficas que estimulan el desarrollo y la reproducción; este factor se ha medido por los investigadores mas es muy poco comprendido.[30-33]

«El Factor Crecimiento Clorela» (FCC) en la clorela es un fenómeno similar que promueve la vitalidad descrita en el concepto *jing.* (Véase la página 258).

Los productos de origen animal anteriormente mencionados se consideran tónicos de alta potencia para el crecimiento y el desarrollo tanto en el Oriente como en el Occidente. En China, la placenta humana *(Placenta hominis;* mandarín: *zi he che)* se cree que es uno de los mejores tónicos generales para padecimientos de agotamiento y debilidad. En las farmacias chinas la venden en una forma seca, pulverizada. Para utilizar placenta fresca, lávela en agua y cocínela en una sopa. Puede conservarse para su uso habitual rebanándola y congelándola. La placenta también se utiliza en los padecimientos de reproducción como el aborto recurrente, la esterilidad, la impotencia y la lactancia insuficiente.[34] La placenta es un remedio popular universal para restaurar la vitalidad después del parto, cuando la deficiencia de *jing* es más común en las mujeres que dan a luz. La placenta se dice que es la única carne que proviene de la vida más bien que de la muerte.

Cuando se coman vísceras como los riñones, el hígado y otras partes del animal, es importante que sean de animales criados «orgánicamente». Esto se aplica especialmente en cuanto a los huesos y al tuétano (véase la página 327 para la receta de la sopa de la «longevidad» [tuétano]).

La medicina china considera que la sangre y el *jing* están estrechamente vinculados y algunos tónicos *jing* ayudan a dar tonicidad a la sangre, como lo hacen los remedios de la vitamina B$_{12}$, microalgas, pasto de trigo, hígado, riñón y la placenta, mencionados anteriormente. Una vinculación más entre la sangre y el *jing* en la medicina china es la salud del pelo; ésto se atribuye tanto a la calidad de la sangre como a la vitalidad de los riñones ricos en *jing.*

2. El sello de Salomón, almendras, leche, mantequilla clarificada *(ghee).* La nutrición *jing* puede incluir los alimentos que reconstruyen los huesos y actúan como tónicos nutritivos. Un tónico herbolario Occidental es el sello de Salomón *(Polygonatum officinale;* mandarín: *yu zhu).* Se utiliza extensamente en el Oriente, y desempeña un papel importante en una fórmula desarrollada por taoístas chinos que viven en las montañas y supuestamente lo utilizan para asistir en el aprendizaje de la levitación. Este hecho notable

requiere de una vitalidad extraordinaria, la cuál se mide en términos chinos por *jing* y su grado de conversión en otras sustancias y energías del cuerpo.

Las almendras, la leche y la mantequilla clarificada dan apoyo a las *ojas,* una esencia corporal descrita en Ayurveda que en gran parte va muy a la par con el concepto *jing.* La leche de cualquier animal representa una estrecha y sutil transformación de su sangre. Los bebés generalmente consiguen todo su alimento *jing* de la leche materna durante los primeros meses de vida. Todos los lácteos, si son de una calidad superior y la persona los tolera, suplen el *jing.* La mantequilla clarificada, cuando se usa como aceite de cocina, mejora la asimilación de los nutrientes, un factor muy importante en la formación de *jing.*

3. Ortigas u ortiguillas. Las hojas de la ortiguilla son un tónico de los riñones en el Occidente y también fortalecen el pelo y enriquecen la sangre lo que además indica su valor para suplementar el *jing.* Milarepa, un sabio antiguo del Tíbet, ayunó con ortigas hasta que su piel se tornó verde clara. Eventualmente adquirió poderes legendarios psíquicos y físicos. Las ortiguillas se han utilizado en toda Europa para mejorar la vitalidad. Pueden comerse como verdura verde cocida (cociéndolas al vapor ligeramente se les quita la característica espinosa) o se pueden tomar como suplemento herbolario.

4. La jalea real y el polen de abeja. Estos productos de abeja se cree que contienen el espectro más completo de nutrientes que cualquier otro alimento. La jalea real es más concentrada en nutrientes que el polen. Ambos son tónicos de alta potencia y se utilizan en casos de *deficiencia* general. La jalea real promueve un crecimiento fenomenal físico, una capacidad reproductiva y longevidad en la abeja reina. En los seres humanos también estimula fuertemente la sexualidad y también puede ayudar a extender la vida humana.[35] El polen de la abeja contiene la mayoría de las propiedades nutricionales que contiene la jalea real, pero en menor cantidad y es benéfico para el mantenimiento del *jing* y para casos leves de deficiencia *jing.*

5. Semillas de cuscuta *(Semen cuscutae;* mandarín: *tu si zi),* raíz preparada de rehmannia *(Rehmannia glutinosa;* mandarín: *shu di huang),* cornamenta *(Cornu cervi;* mandarín: *lu rong),* concha de tortuga *(Plastrum testudinis;* mandarín: *gui ban),* pollo y mejillones. Las semillas de cuscuta y la cornamenta son tónicos chinos *jing* de alta potencia para las personas con un agotamiento serio. La raíz preparada de rehmannia es un remedio que actúa más gradualmente, al igual que el pollo y los mejillones.

6. Como un apoyo o base para los tónicos antes mencionados y para otros tónicos sustanciales *jing,* deben consumirse alimentos que tonifican y dirigen la energía hacia los riñones en general. Los Cinco Elementos prescribe los frijoles y especialmente los alimentos oscuros con sabor salado, como los frijoles negros cocinados con una poca de alga marina y una pizca de sal de mar no-refinada. Entre los alimentos comunes benéficos para los riñones, la herbolaria china recomienda los siguientes: mijo, trigo, semillas de ajonjolí negras, frijoles de soya negros, castañas, moras *mulberries,* frambuesas, fresas y nueces de Castilla.

Los colores negros u oscuros de la ropa o de los alimentos nutren los riñones y conservan el *jing.*

7. El alimento ideal *jing* debe incluir también prácticas espirituales, que pueden movilizar el *jing* e infundirle energía y espíritu y transformarlo en *qi* y *shen.*

Mientras que el *jing* disminuye drásticamente con la actividad sexual (particularmente en eyaculaciones masculinas), a través de la historia el énfasis del celibato, en ciertos grupos en busca de la espiritualidad, ha servido para conservar *jing* en los hombres y las mujeres. Las personas con amplio *jing,* sin embargo, pueden volverse inquietos de deseo sexual a menos que se transforme en una esencia espiritual. Los célibes yoguis, los monjes, las monjas y otros logran la transformación por varios medios, incluyendo dando un servicio caritativo, prácticas piadosas y disciplinas espirituales.

Los maestros de la China y de la India que sublimemente evolucionaron en su espíritu, se decía que generaban *sharira*—gemas cristalinas en sus cuerpos—que se cree que fueron condensaciones de su *jing.* Según una teoría, el *sharira* indica el grado de concentración espiritual. *Sharira* puede ser una sustancia altamente unificada que, cuando está integrada en el cuerpo vivo, conlleva a una clarividencia profunda y se está abierto a recibir guía espiritual. Sólo los maestros espirituales modernos más evolucionados han tenido uno, o a lo mucho varios, *sharira* que surgen de sus cenizas después de la cremación. (Una excepción se observa en la referencia 41 en la página 768). Sin embargo, algunos de los maestros espirituales mas respetados de la historia los tenían en abundancia. En Buda, por ejemplo, se reportó que le encontraron 10,000 *shariras.* Porque los *shariras* parecen tener características milagrosas, se acostumbra rendirles cierta reverencia, así igualmente como los huesos de los santos del Occidente son reliquias atesoradas. (Los huesos albergan el tuétano y por lo tanto la calidad particular de *jing* de la persona).

Cómo elegir el tónico jing apropiado

Las personas con señales de *calor* (con aversión al calor, mucha sed, lengua roja, capa amarilla en la lengua, cara enrojecida y/o irritación de los ojos [ojos rojos]) o con señales mínimas de *calor* de *yin deficiente* (las palmas de las manos y plantas de los pies calientes, fiebres por las tardes o vespertinas, poca sed pero frecuente, transpiración nocturna y/o enrojecimiento repentino de las mejillas y de la lengua) deben evitar o cautelosamente utilizar remedios *jing* caloríficos como la cornamenta *(Cornu cervi;* mandarín: *lu rong),* la carne de pollo, las vísceras como el hígado y el riñón de res o de borrego, nueces de Castilla, mejillones, trucha, salmón y otros pescados caloríficos. Los tónicos *jing* más apropiados para la persona con señales de *yin deficiente* son: rehmannia preparada, sello de Salomón, sopa de hueso-tuétano, placenta (especialmente si hay transpiración nocturna o sudor por las noches, debilidad y adelgazamiento), clorela, espirulina y frijoles negros con algas marinas. Estos tónicos, a excepción de la rehmannia preparada, son también benéficos para la persona con señales de *calor.* Además la microalga verdeazul silvestre y el pasto de trigo son benéficos para las personas con señales de *calor.*

Aquellos con señales de *exceso* (de constitución robusta, semblante rojizo, pulso radial vigoroso, con voz fuerte y/o capa gruesa en la lengua) deben elegir de los siguientes remedios: productos de pasto de trigo o de cebada, microalgas (espirulina, clorela o microalga verdeazul silvestre), ortigas, algas marinas, polen, almendras, sello de Salomón, sopa de hueso-tuétano, pescado y riñón. Las semillas de cuscuta, la cornamenta y la placenta son muy tonificantes para ser recomendados en casos de *exceso.*

Aquellos con señales de *deficiencia* (de constitución frágil, tez pálida o descolorida, pulso radial débil, personalidad introvertida y/o poca o ninguna capa en la lengua) pueden beneficiarse más con las semillas de cuscuta (especialmente en casos de amenaza de aborto o con una tendencia a heces fecales pastosas), rehmannia preparada, jalea real y polen de abeja, leche, mantequilla clarificada, la placenta (especialmente si hay adelgazamiento, emaciación o escualidez), y la cornamenta. Evite los productos de pasto de cereal y la microalga verdesazul silvestre.

Las personas con señales de *frío* (sensaciones frecuentes de frío, aversión al frío, tez pálida y/o necesidad de bebidas y alimentos calientes) pueden beneficiarse más de las semillas de cuscuta, mantequilla clarificada, cornamenta, pescados y mariscos caloríficos (especialmente mejillones; también salmón, anchoas y truchas), placenta, pollo, hígado (particularmente de pollo o cordero) y riñón (especialmente cordero). Evite los productos de pasto de cereal, la alga marina verdeazul, las ortigas y el sello de Salomón.

En niños, una deficiencia seria *jing* se manifiesta como impedimento en el crecimiento, retraso mental, deficiencia en el aprendizaje, movimientos pausados, debilidad y deformidades esqueléticas, así como falta de fontanelas (espacios entre los huesos del cráneo que cerrarán más tarde). Para estas condiciones, la cornamenta es un remedio específico. La concha de la tortuga se prefiere en casos cuando las fontanelas no lleguen a cerrarse; también trata el desarrollo del esqueleto.

Notas: Si se consume cualquier tipo de carne como un tónico *jing*, deben seguirse las guías para su preparación, la dosis de ingesta, su calidad y el tener una conciencia moral, descritas en el capítulo 9, *La proteína y la vitamina B$_{12}$*. Las hierbas recomendadas se consiguen con frecuencia en fórmulas que realzan sus acciones. La rehmannia preparada, por ejemplo, es a veces difícil de digerir y se toma a menudo en la fórmula «Las píldoras de té de seis sabores» recomendada anteriormente (página 395). Estas píldoras contienen dioscorea o barbasco mexicano *(Dioscorea composita),* que favorecen la digestión.

El proceso de envejecimiento

El envejecimiento en EEUU comúnmente se considera solamente un proceso de degeneración. Aunque el envejecer implica generalmente una declinación física, hay mucha gente que relativamente mantiene una salud física y mental plena a través de sus últimos años. La razón principal puede ser su la constitución genética original, aún así parece que ciertas prácticas contribuyen significativamente a la vitalidad en la vejez.

Cuando la gente envejece con gracia, la declinación física es más que compensada por el desarrollo de su sabiduría. Si estudiamos a personas de la tercera edad que practican las artes marciales cuan fácilmente pueden defenderse de contrincantes más jóvenes y fuertes, vemos que sus habilidades no se deben a una velocidad o fuerza mayor sino a la capacidad de «ver» con más claridad; visualizando la situación incluso antes de que suceda.

Quizás los factores más importantes para el aumento de vitalidad en la vejez son esas prácticas que profundizan un conocimiento o conciencia espiritual, junto con una actitud que hace que éstas se apliquen constantemente a la vida cotidiana.

Los factores dietéticos son también importantes para la gente más anciana, puesto que la asimilación de nutrientes disminuye con la edad. La buena nutrición, en todas las edades, es necesaria para reconstruir la esencia vital *(jing)* de los riñones. Sin esta esencia, el envejecimiento ocurre rápidamente.

Ayurveda describe el envejecimiento como el proceso del creciente *vata*, es decir, una tendencia a volverse más seco, con constitución delgada, más nervioso y agitado, con menos apetito, más miedo o temor, y un sueño más ligero. Debido a la sequedad, la probabilidad de estreñimiento aumenta. Estos síntomas del envejecimiento se traducen en *yin deficiente* en la medicina china. Sin embargo menos rápido que el *yin,* las cualidades de *yang*—calorífica, energética y de control—también disminuyen. La persona de edad avanzada tiende a ser más susceptible al frío, tiene menos energía física y a veces dificultad para un buen control urinario y movimiento intestinal.

Todos estos procesos del envejecimiento, según lo sugerido arriba, varían de acuerdo a cada persona. Idealmente, la persona experimentará las señales de envejecimiento sutilmente. El plan siguiente, que se basa en retardar la pérdida de *jing* y la constitución del *yin* y *yang,* puede contribuir a envejecer con gracia y dignidad. Así como se indica, sirve para darle relevancia a las consideraciones importantes de nuestras vidas en nuestros últimos años.

Sugerencias dietéticas para la vitalidad en los ancianos

1. Evite el comer excesivamente. El comer en exceso es la causa principal del envejecimiento en los países desarrollados (véase la página 277). Nunca coma hasta el punto de estar lleno. Esta recomendación no es solamente la primera sino la más importante.

2. No coma muy tarde en la noche. Coma la última comida de cada día lo más temprano que pueda—debe ser una cantidad pequeña y muy nutritiva.

3. Evite los cambios de dieta repentinos y extremosos. El cambio gradual se tolera mucho mejor.

4. Los alimentos deben ser fácilmente digeribles. Las cremas de cereal, las papillas y los purés pueden ser necesarios para los que no pueden masticar bien.

5. Evite los alimentos debilitadores y restrinja los alimentos enfriadores. Ejemplos de alimentos debilitadores: azúcar refinada y sus productos, los productos tóxicos como café y alcohol, demasiada sal y alimentos altamente procesados. Los ejemplos de alimentos enfriadores son la mayoría de las verduras crudas, frutas frescas y sus jugos. Los alimentos crudos y frutas frescas se pueden utilizar en un mayor grado si hay síntomas de *calor* y de *exceso.*

Las personas de edad avanzada tienden a incrementar la ingesta de sal y azúcar en sus dietas. Una de las muchas explicaciones es que ambas sustancias fácilmente disponibles humedecen el cuerpo. También, el sentido del gusto disminuye con la edad, y el agregarle más sal y azúcar al alimento hace que tenga el sabor como más lo recuerda la persona. Un exceso de sal, sin embargo, estimula el envejecimiento, aumentando la presión arterial, reduciendo la absorción mineral de otros alimentos y deprimiendo el espíritu. Una poca de miel u otro dulcificante de alta calidad humedece, fortalece y armoniza el cuerpo y la mente, mientras que demasiado dulcificante—especialmente en forma de azúcar refinada—debilita todos los órganos, aparatos y sistemas (véase el capítulo de los *Dulcificantes*). En lugar de enfatizar estas sustancias de alta potencia en la dieta, la persona de la tercera edad sería más sabia en utilizar otros alimentos que humedezcan el cuerpo, sugeridos más adelante (en el número 9).

6. Una dieta de alto valor proteico, de carnes difíciles de digerir, debilita los huesos en la persona de edad avanzada y agrava seriamente los órganos de la digestión, de respiración y de circulación. Una persona joven digiere la carne más fácilmente debido a la gran energía digestiva de su bazo-páncreas. Los que necesitan la carne para condiciones de debilidad y de *deficiencia* deben utilizarla en pequeñas cantidades; las más digeribles son las carnes viscerales, el pescado y la sopa de tuétano (uno de los tónicos *jing* mencionados anteriormente).

7. Minerales orgánicos (integrados en las moléculas formadas por organismos vegetales) son los nutrientes más fundamentales. Los animales marinos cuyas dietas son las más completas y superiores, refiriéndonos al espectro amplio de minerales que se encuentran en las algas marinas y en otras algas, no demuestran señales obvias de envejecimiento celular y mueren generalmente por accidentes. La estructura celular de las ballenas adultas es prácticamente idéntica a las ballenas recién nacidas.[36] Como comparación, los adultos humanos tienen generalmente un deterioro celular masivo comparado con los niños humanos. Algunas de las fuentes más ricas y más completas de minerales orgánicos son las algas marinas como kelp, kombu y wakame; microalga verdeazul silvestre; y productos de pasto de cebada o de trigo. (La gente delgada, frágil y con *frío* debe evitar la microalga verdeazul silvestre y utilizar pastos de cereal cautelosamente). La azúcar refinada, quizás más que cualquier otro alimento común, destruye la condición mineral del cuerpo.

8. Siguiendo el consejo número 3 para realizar cambios graduales mencionados anteriormente, la mayoría de la dieta puede consistir de carbohidratos como granos integrales, verduras, leguminosas, oleaginosas, semillas, algas marinas y frutas regionales. Una variedad de estos carbohidratos ricos en fibra limpian el corazón y las arterias y mantienen el aparato digestivo funcionando armoniosamente. Si se comen los productos de origen animal, hierbas u otros alimentos o nutrientes, los carbohidratos complejos propician una buena base alimenticia.

Los germinados de granos, de leguminosas y de semillas son alimentos ideales para la gente de la tercera edad porque al germinarse se han desdoblado las grasas, las proteínas y los almidones en formas fácilmente digeribles. Los ácidos nucleicos (ARN/ADN) pueden incrementarse hasta diez veces más en el proceso del germinado. Los germinados deben cocerse ligeramente, a excepción de los que se consumirán por personas con síntomas de *calor* o de *exceso*. El consumir alimentos cuando están tiernos, incluyendo los germinados, los retoños de pasto de cereal (todos los productos hechos de pasto de cebada y de trigo se hacen con retoños) y las verduras tiernas como las zanahorias pequeñitas se adhieren al principio que se practica en las tradiciones antiguas del Lejano Oriente y en las clínicas de salud de Europa y de América: los retoños y alimentos tiernos mantienen a la persona joven. De modo semejante, el asociarse con gente joven y el estar físicamente, mentalmente y socialmente activo contribuyen a la vitalidad a través de la vida.

9. Los que tienden a ser secos y delgados deben comer los alimentos que mejoran la humedad y el metabolismo de fluidos *(yin)*—mijo, (sopa de) cebada, tofu, frijol de soya negro, los frijoles mungo, las algas marinas (muy efectivas), las microalgas espirulina y clorela, el germen de trigo y las papas; también utilice las semillas de linaza o las de ajonjolí negras especialmente si hay estreñimiento debido a la sequedad. Las nueces de Castilla también humidifican los intestinos y son un remedio común en China para el estreñimiento

de los ancianos. Los plátanos ayudan al estreñimiento tipo-seco y, junto con las almendras, aguacates y el coco, son buenos para la gente mayor con una condición *vata* (quiénes tienden a ser delgados, secos, ansiosos y nerviosos). Las sardinas, los huevos y otros alimentos reconstructores del *yin* enumerados anteriormente pueden ser necesarios en casos extremos. Evite el uso prolongado de especias muy picantes.

10. Incluya alimentos que nutren el *jing*. Para mejores resultados, siga las guías en la sección anterior, «Cómo elegir el tónico apropiado *jing*». Algunos de estos tónicos son también alimentos reconstructores de *yin*. Las personas que necesitan los productos de origen animal pueden elegir los que específicamente enriquezcan el *jing*. A diferencia de las carnes, los productos de la abeja como la jalea real y el polen son especialmente buenos porque no contribuyen a generar moco perjudicial, un producto secundario de la digestión. Aunque no es un tónico *jing* específico, la miel es de los mejores dulcificantes porque contiene fragmentos de nutrientes únicos encontrados en el polen y en la jalea real y también lubrica los intestinos. Los productos lácteos de alta calidad son benéficos durante la vejez si se toleran (véase las guías en el capítulo de la *Proteína*). Porque la intolerancia a la lactosa aumenta con la edad, los productos lácteos fermentados son generalmente los mejores: yogurt, suero de leche, leche agria, kéfir, queso *cottage,* etc. La persona de edad avanzada robusta y aquellas con antecedentes dietéticos de alimentos con alto grado de grasa deben utilizar los lácteos cautelosamente.

11. La senilidad y otros problemas difíciles del envejecimiento se pueden mejorar a veces con los tónicos *jing* tales como cornamenta, semillas de cuscuta, rehmannia procesada, sopa de la longevidad, mejillones y pollo. Incluso cuando estos alimentos no logran una curación, sí proporcionan una base nutrimental para otros remedios. Un remedio es la hoja del árbol del *ginkgo biloba,* que se ha demostrado en estudios clínicos, incrementa el flujo de sangre y la transmisión neural en el cerebro.[37, 38] Un extracto de la hoja del ginkgo—la especie de árbol vivo más antigua—ha reducido síntomas seniles tales como pérdida de memoria, mareos, tinnitus (zumbido en los oídos), depresión y carencia de un estado de alerta.[39-40] La microalga verdeazul silvestre y la clorela también han sido benéficas para algunas personas de la tercera edad. Suplementos nutricionales son a veces benéficos—especialmente cuando la dieta que se lleva no es la adecuada; es mejor tomarlos de acuerdo con el consejo basado en un diagnóstico de un experto de la salud.

12. Un cierto grado de prostatitis ocurre en el 60% de hombres entre las edades de cuarenta a sesenta; el porcentaje aumenta casi al 90% a partir de los setenta. Esta condición, conocida como hipertrofia prostática benigna (HPB) o hiperplasia, puede resultar del desequilibrio de los niveles hormonales, que crean una superproducción de células en la próstata. Los síntomas incluyen inflamación, micción difícil y frecuente y orina de goteo. En la medicina china, la prostatitis se considera generalmente como «humedad anormal con calor en el triple calentador bajo» y deficiencia de los riñones (véase los síndromes de los riñones citados en este capítulo en las páginas 394–398, especialmente deficiencias de *yang* y *qi* de los riñones).

El alcohol, la tensión y los niveles elevados de colesterol pueden contribuir a la presencia de HPB. Ésto se puede controlar con una dieta balanceada que disminuya los niveles del colesterol (véase las páginas 174–197), que contenga aceites ricos en ácidos-grasos esenciales, que proporcione los minerales adecuados, especialmente el zinc, e incluya las sugerencias antes mencionadas para el envejecimiento. Evite el alcohol, sal refinada, exceso de sal (de cualquier clase), crustáceos de mar, los alimentos fritos, exceso de grasas, alimentos generadores de *humedad anormal* (véase las páginas 380–382), alimentos no-orgánicos (los pesticidas exacerban HPB).

Los estudios indican que un extracto del *Pygeum africanum* es eficaz en el tratamiento de hipertrofia prostática.[42] La corteza se ha utilizado en Europa por décadas sin efectos secundarios. La dosis estándar del extracto es de 100–200 miligramos diarios por varios meses. La hierba del fruto del sabal o palma enana *(Serenoa repens)* es un tónico rejuvenecedor usado para la impotencia y la infertilidad. Es dulce, calorífico y se combina con frecuencia en fórmulas con pygeum. Otras hierbas usadas tradicionalmente en fórmulas para la próstata son gobernadora, raíz de eupatorio púrpura *(Eupatorium purpureum)* e hidrangea *(Hydrangea arborescens)*. Las semillas de calabaza ligeramente asadas se pueden comer diariamente por su contenido de ácido graso esencial y zinc.

Parte IV

Enfermedades
y su tratamiento dietético

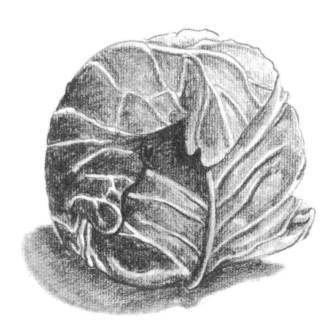

Desequilibrios de azúcar en sangre

Diabetes

La diabetes mellitus («diabetes de azúcar») es una condición en la cual el cuerpo no puede metabolizar correctamente la azúcar. Los síntomas más destacados de este desequilibrio son sed excesiva y micción frecuente (otras señales se mencionan más adelante). Las complicaciones de diabetes incluyen, con frecuencia, la ceguera, enfermedades del corazón, mal funcionamiento de los riñones y problemas de circulación en las extremidades. En la diabetes, el páncreas no puede producir con efectividad o la suficiente cantidad de insulina necesaria para el buen funcionamiento del organismo. La insulina es la hormona que controla los niveles de azúcar en sangre. El resultado es la hiperglucemia—azúcar excesiva en la corriente sanguínea.

La diabetes con frecuencia se desarrolla a saber por dos patrones básicos. En el inicio de la diabetes juvenil, la parte productora de insulina en el páncreas se daña y hay insuficiencia de insulina. La diabetes de esta clase es difícil de curar. Aún así, si se sigue una buena dieta a base de alimentos amiláceos (con almidón) y fibra adecuados, con frecuencia se puede crear una reducción en la toma de insulina por lo menos hasta un tercio de la cantidad, así como también se reduce la incidencia y la gravedad de las complicaciones diabéticas.[1-4]

En el inicio del tipo de diabetes más común—la del adulto, a la que nos referiremos posteriormente como «diabetes»—se produce suficiente insulina, pero su uso, por las células del cuerpo, se bloquea simplemente por los efectos de una dieta rica en grasas.[5,6] (El comer azúcar blanca refinada y otras azúcares simples también contribuyen a la diabetes, porque en exceso estas azúcares se convierten en grasa en el cuerpo). Cuando se sigue una dieta baja en grasas basada en carbohidratos complejos, por ejemplo granos no-refinados, verduras y leguminosas, por varias semanas, aproximadamente un 80% de los diabéticos pueden suspender la insulina y medicamentos completamente, y el 20% restante pueden reducir su dosis.[7-9]

En ambos casos, en el inicio de la diabetes juvenil y la del adulto, demasiada azúcar entra en la sangre, los riñones la eliminan a través de los fluidos, y la micción se vuelve más frecuente y excesiva. La reducción de fluidos en el cuerpo es acompañada frecuentemente con sed, inflamaciones, infecciones, adelgazamiento, lengua roja y señales similares (que se asemejan al síndrome de *yin deficiente* de fluidos de la medicina china).

La dieta basada en un alto grado de grasas, que con frecuencia siguen las personas con este padecimiento, también causa estancamiento en el hígado, una condición de exceso que desequilibra el bazo-páncreas a través del Ciclo de Destrucción de los Cinco Elementos y en consecuencia hace que las secreciones pancreáticas como la insulina sean menos efectivas.

El remedio obvio es consumir una menor cantidad de alimentos, especialmente los que tensionan el hígado y debilitan el bazo-páncreas. Se debe limitar el consumo de alimentos grasosos y grasientos (carnes, huevos, queso, mantequilla, aceite en exceso, oleaginosas y semillas) y evitar los alimentos desnaturalizados (harina refinada y azúcar «blanca», las grasas hidrogenadas sintéticas como margarina y manteca vegetal, los productos tóxicos y los ingredientes químicos), los alimentos demasiado dulces, salados y picantes. Se debe también evitar cenar tarde y en exceso, así como combinaciones complejas de alimentos. Las comidas de cantidades pequeñas, frecuentes (cuatro o cinco al día) ayudan a estimular la producción de insulina.

Los nutriólogos han identificado al cromo, al zinc y al manganeso como factores que controlan los niveles de azúcar en sangre. Estos minerales se han eliminado en el proceso de refinamiento de la azúcar blanca, harina blanca, sal refinada y muchos otros alimentos altamente procesados. En los granos integrales, estos minerales se encuentran en su salvado. En la China, en donde primordialmente se consumen granos refinados, un tratamiento innovador para la diabetes ha surgido, el cual es también un remedio casero estadounidense poco conocido[10]—el salvado de trigo añadido a la dieta se ha demostrado que baja los niveles de azúcar en sangre, lo cual posiblemente se deba a la concentración de minerales que controlan el azúcar en sangre.[11] El salvado de trigo es también una fuente rica de silicio, un mineral que algunos nutriólogos creen mejora la función pancreática.[12] (Véase el capítulo 15, *Calcio*, para otros alimentos de silicio).

Con el propósito de maximizar la absorción mineral, se puede utilizar la clorofila, un catalizador importante del reino vegetal que aumenta la utilización de todos los nutrientes en los seres humanos,[13] y que por lo tanto mejora enormemente el tratamiento de diabetes.[14,15] Debido a que la clorofila cataliza la renovación de células, las expectativas a largo plazo para la diabetes se vuelven más optimistas, pues pueden ayudar a reconstruir un páncreas dañado. Puesto que la diabetes implica con frecuencia sangre ácida,[16] la toxicidad en general y las varias clases de inflamaciones que están implicadas, el utilizar la clorofila con sus propiedades antiinflamatorias y también desintoxicantes y alcalinizantes, es de mucha ayuda. Aún la clorofila líquida extraída pura ha sido eficaz en el tratamiento de diabetes,[17] y también los alimentos altos en clorofila—especialmente el pasto de trigo o de cebada, la espirulina y la clorela—contienen minerales adicionales importantes, enzimas y otros nutrientes. Para utilizar los productos de clorofila para la diabetes, tome diariamente la dosis de grado más alto de acuerdo a lo descrito en el capítulo 16, *Productos alimenticios verdes.*

La práctica más efectiva para mejorar la asimilación de los nutrientes es la masticación apropiada de alimentos, en particular los carbohidratos complejos, pues su digestión comienza con la saliva. La masticación minuciosa es esencial para la separación o división completa de los alimentos, que hace que los minerales adecuados y otros nutrientes se absorban. Al tener una sensación de saciedad, es menos probable que el diabético coma excesivamente y así evite con mayor facilidad consumir alimentos en grandes cantidades que agravan la diabetes.

Diabetes tipo-deficiencia: Casi todos los casos de diabetes son marcados por una o más señales de deficiencia *yin*. En este texto, la «diabetes tipo deficiencia» se define más a fondo por señales de deficiencia del bazo-páncreas: poco apetito, fatiga, heces fecales pastosas o líquidas, pulso débil, palidez y un comportamiento introvertido. Éstos no son los síntomas diabéticos típicos observados en los países desarrollados, sin embargo ocurren. Las diferencias en síntomas diabéticos individuales provienen de una constitución única y de los patrones alimenticios de cada persona diabética. En los países en vías de desarrollo la diabetes se está volviendo más prevalente. Sin embargo en la persona frágil la diabetes tipo deficiencia puede surgir a partir de una dieta consistente de alimentos desnaturalizados principalmente arroz blanco, panes y tortillas hechas con harina blanca refinada, productos refinados de azúcar y algunas frutas y verduras. Las mamás con diabetes tienen de vez en cuando síntomas de «diabetes tipo deficiencia», debido a que la maternidad provoca un desequilibrio degenerativo en el bazo-páncreas. De hecho, la diabetes es mucho más común entre las mamás que entre otras mujeres. Las mujeres con tres niños, por ejemplo, tienen el doble de probabilidad en desarrollar diabetes que las mujeres sin niños; las mujeres con seis niños tienen seis veces el riesgo.[18] Debido a este factor, dos de cada tres diabéticos son mujeres.

Para superar la diabetes tipo deficiencia, todas las verduras y frutas se cuecen y se sigue la dieta tonificante del bazo-páncreas para superar el *qi* débil (página 378). Las recomendaciones dietéticas restantes en esta sección, comenzando con los «aceites benéficos», son también apropiadas y las cantidades pequeñas consistentes de cualesquiera de los productos de origen animal citados anteriormente pueden ser benéficas durante las fases iniciales de recuperación. Los lácteos de vaca de alta calidad son particularmente útiles cuando las señales generales de *deficiencia* están presentes (fragilidad, adelgazamiento, debilidad y escualidez o emaciación). Sin embargo, si hay heces fecales pastosas o exceso de moco, evite los lácteos de vaca y, si consigue en su lugar productos de cabra hechos con leche bronca y los tolera, utilícelos. De las hierbas recomendadas, todas son benéficas excepto la raíz y la hoja del diente de león, que son demasiado amargas y purificadoras para la diabetes tipo deficiencia.

Diabetes tipo-exceso: Un cuadro muy diferente de diabetes emerge con frecuencia en la persona robusta la cual ha abusado de una dieta pesada a base de carne y grasas, repleta de alimentos refinados. Esta persona puede también tener uno o más síntomas de *yin* insuficiente, pero además es generalmente gorda y estreñida y demuestra señales generales de exceso como un semblante enrojecido, una capa (posiblemente amarilla) gruesa en la lengua, pulso fuerte y una personalidad extrovertida.

Se debe seguir una dieta abundante de alimentos purificadores como verduras crudas y frutas frescas para la diabetes tipo-exceso. A excepción del plátano, que tiene características excelentes de desintoxicación, las frutas deben ser ácidas o medio ácidas, porque el sabor ácido, amargo baja el azúcar en sangre (los ejemplos se citan más adelante). Los limones y la toronja, de hecho, reducen los niveles de azúcar en sangre tan rápidamente que se debe tener cuidado en verificar la dosis de insulina para no sobrepasarse de la cantidad de insulina que se necesita en ese momento. Los productos de origen animal apropiados incluyen cantidades moderadas de leche de cabra y/o de yogurt de cabra; también son útiles en algunos casos el borrego o el pollo. Los otros productos de origen animal citados en la siguiente lista se deben evitar cuando hay diabetes tipo-exceso, excepto las sopas durante el proceso de transición de una dieta consistente de alimentos muy pesados a una dieta balanceada. Así mismo, evite todos los dulcificantes en este tipo de diabetes; las excepciones son productos de la hoja o el polvo de estevia o té o concentrado de raíz de regaliz *(Glycyrrhiza glabra)*. Con el tiempo, los dulcificantes sintéticos comúnmente usados por los diabéticos conducen al estancamiento del hígado.

Aceites benéficos

Porque las grasas en exceso y de mala calidad desempeñan un papel principal en la etiología diabética típica, las cantidades pequeñas de ciertos aceites de alta calidad aceleran la recuperación. El uso precavido de aceites es preciso en las primeras fases del proceso curativo porque cualquier exceso agrava un hígado con una necesidad de rejuvenecimiento. Sabemos por el capítulo de los *Aceites y grasas* que los aceites AGL regulan la insulina y parecen proteger contra daños del corazón, ojos y riñones en los diabéticos, y que AGL y los aceites omega-3 ayudan a limpiar el corazón y las arterias. Otro aceite, el ácido graso linoléico común, dispone de una acción que propicia el ahorro de insulina y permite que la insulina sea más efectiva.[19]

El aceite de linaza es una de las mejores fuentes de aceite linoléico de alta calidad y de ácidos grasos omega-3. Los ácidos grasos AGL se consiguen en aceite de prímula *(Oenothera biennis),* aceite de borraja *(Borago officinalis)* o aceites de semilla de grosella negra *(Rubus nigra),* y también en espirulina. (Véase el capítulo de *Aceites y grasas* en la página 192 para la dosis de AGL, y la página 182 para la dosis de aceite de linaza). Nota: Los aceites extraídos del pescado ricos en omega-3, concentrados en EPA y DHA preformados omega-3, deben utilizarse muy poco por los diabéticos para evitar reacciones en el proceso curativo; generalmente 1 gramo al día es una dosis segura en el primer mes. El comer «pescado y su omega-3» no causa generalmente reacciones porque el aceite se ingiere junto con minerales, aminoácidos y otros nutrientes inherentes del pescado que moderan las reacciones y ayudan a la digestión de ácidos grasos.

Consideraciones para la curación

Dependiendo de la complejidad de los síntomas, la mayoría de los diabéticos que deciden comer y vivir en armonía muestran una mejoría significativa en unos cuantos meses. Personas que usan insulina pueden reducir generalmente su dosis *gradualmente* (bajo la supervisión de un doctor). Según lo mencionado anteriormente, es usual que eventualmente la insulina llegue a ser innecesaria.

La diabetes tipo-deficiencia y tipo-exceso sólo son dos posibilidades; con frecuencia hay una combinación de éstas dos, con un tipo predominante. Además, la diabetes de tipo-exceso puede cambiar a tipo-deficiencia. Otras señales se deben de tomar en cuenta especialmente si hay un desequilibrio extremo en el corazón u otros aparatos, sistemas u órganos. Cuando existe un *yin deficiente* o un síndrome deficiente de *yin* de los riñones, agregue alimentos que fortalezcan al yin y remedios herbolarios (véase las páginas 71 y 394–396).

El comer una variedad amplia de alimentos de la siguiente lista fortalece al páncreas, nivela el azúcar en sangre y al mismo tiempo mejora el metabolismo de los fluidos. (Las propiedades específicas de muchos de estos alimentos se dan en la sección de recetas y en otras partes de este libro). Los diabéticos deben elegir diariamente uno o más de estos alimentos como parte de su dieta primordialmente vegetariana consistente de granos no-refinados, verduras, leguminosas, frutas, hierbas y una cantidad limitada de oleaginosas y de semillas.

Actividad: De igual importancia es el ejercicio vigoroso, el cual baja los niveles de azúcar en sangre de tal manera que se reduce la necesidad de insulina. El ejercicio también mejora la circulación, que tiende a ser desfavorable en los diabéticos.

Alimentos comúnmente utilizados en el tratamiento de diabetes

Granos y leguminosas
mijo
arroz
arroz dulce
avena
elote tierno
trigo integral y su salvado
tofu y productos de soya
frijol mungo
garbanzos

Alimentos de clorofila
pasto de trigo o cebada
espirulina
clorela
clorofila líquida

Verduras y frutas
ejotes
zanahorias
rábanos
alcachofa «de Jerusalen»
   (Helianthus tuberosus)
nabo
espárrago
camote amarillo oscuro
espinaca
aguacate
pera
ciruela
limón amarillo
toronja
limón verde
mora azul
mora *huckleberry*

Hierbas
raíz de diente de león—
   raíz y hojas
bayas o fruto de cedro
flores de milenrama
   Achillea millefolium
hojas de mora-azul y de
   mora *huckleberry*

Dulcificantes
té de regaliz, en polvo,
   o concentrado
polvo de estevia o extracto

Productos de origen animal
almejas, abulón
leche de vaca, yogurt
el páncreas (de borrego,
   de puerco, de res
    o de ave de corral)
riñón (de borrego)
carne de pollo o ganso
carne de res

Hipoglucemia

La hipoglucemia, o azúcar baja en sangre, con frecuencia se desarrolla a partir de las mismas dietas causantes de diabetes, donde la alimentación se lleva a los extremos (demasiados alimentos grasosos, dulces) sin mantener un equilibrio, pero en lugar de faltar insulina en el páncreas, ésta se produce en exceso. Con el tiempo, si la superproducción de insulina continúa, el páncreas llega a tener un exceso de trabajo y pierde su capacidad de producir suficiente insulina. El resultado es diabetes. Ésta es la razón por la cual con frecuencia la hipoglucemia precede el inicio de la diabetes.

Para resolver una condición hipoglicémica, debe controlarse la producción de insulina. El evitar alimentos desnaturalizados y refinados es una manera, porque estos alimentos carecen de los minerales y otros nutrientes que controlan todas las actividades metabólicas, incluyendo la producción de insulina. Las harinas y la azúcar refinada, por ejemplo, se componen principalmente de carbohidratos que dan energía y calor *(yang)*. Los minerales que tendrían que haber sido incorporados en la sangre, en las hormonas y en los diferentes fluidos del cuerpo *(yin)* para refrescar, humedecer y reducir el calor excesivo producido por la conversión de azúcares en energía, se han eliminado. El cuerpo hipoglicémico priva a sus propios tejidos de estos minerales necesarios, y por lo tanto pierde las reservas reguladoras que lo estabilizan cuando se sigue una alimentación en extremo y por tensión o estrés en general. Así, personas con azúcar baja en sangre pueden notar grandes fluctuaciones de niveles de azúcar en sangre según lo ingerido en la comida anterior.

Los síntomas de hipoglucemia son muchos; lo que sigue es una lista incompleta pero representativa comúnmente encontrada en los textos médicos que tratan padecimientos de azúcar en sangre. En la columna de la izquierda hemos puesto esos padecimientos que se asocian a veces con una deficiencia de *yin* en el cuerpo.

Síntomas de hipoglucemia

insomnio	piel pálida
transpiración o sudor	dolor de cabeza
pulso acelerado	presión arterial alta
bochornos	antojos de dulces
sensibilidad al ruido y a la luz	piel húmeda fría
tinnitus (zumbido en los oídos)	disturbios mentales
berrinches	falta de aire
boca seca o que arde	pérdida de apetito o hambre constante
preocupación, ansiedad	visión borrosa
mareos	depresión
inquietud	lloriqueos repentinos
falta de concentración	adormecimiento, especialmente en la boca
hiperactividad	manos y pies fríos
irritabilidad	aletargamiento
falta de deseo sexual	pies hinchados
impotencia	dolor de ojos
debilidad en las piernas	juicio distorsionado
dolor muscular o calambres	presión en el pecho
palpitaciones en el pecho	fatiga

Las dietas de alto valor proteico han sido (y a veces continúan siendo) consideradas una cura para la persona que padece de hipoglucemia, porque la proteína se digiere lentamente, suple gradualmente energía y no provoca exceso de producción de insulina. Pero una dieta de alto valor proteico causa otros problemas serios, como hemos visto anteriormente en los capítulos de la *Proteína y vitamina B$_{12}$* y del *Calcio*. Los alimentos de alto valor proteico que con el tiempo parecen ser más efectivos para la diabetes son los ricos en clorofila—espirulina, clorela, azulverde silvestre y productos de pasto de cereal. (Véase los *Productos alimenticios verdes* en el capítulo 16 para las guías a seguir).

El remedio dietético principal para la hipoglucemia son los carbohidratos complejos en sus formas integrales. Los alimentos como granos, verduras y leguminosas, como las proteínas de origen animal, tardan en desdoblarse y metabolizarse, y son los que contienen los nutrientes reguladores de la producción de insulina. Las mismas prácticas dietéticas que tratan con éxito la diabetes se pueden aplicar a la hipoglucemia: masticación minuciosa, comidas frecuentes de poca cantidad (seis o siete al día) y combinaciones simples de alimentos. Una gran diferencia de esta dieta es que se le puede agregar un alimento un *poco* más graso para los hipoglicémicos que no tienen exceso de peso. El queso, las oleaginosas y las semillas, en pocas cantidades, son buenos alimentos entre las comidas; otras grasas como mantequilla y aguacate se pueden utilizar con regularidad. Pequeñas cantidades de estas clases de alimentos ofrecen una energía que actúa continuamente y gradualmente y también tienen un efecto generalmente retardador en la hiperactividad.

El consumo de sal debe restringirse porque reduce el azúcar en sangre. Las algas marinas, sin embargo, que tienen un sabor salado, son útiles debido a su contenido rico de proteínas y minerales.

Coma solamente frutas enteras, no tome sus jugos por separado, los cuales están demasiado concentrados en azúcares simples y carecen de fibra y ciertos minerales que se encuentran en la fruta entera. El uso en exceso aún de la fruta entera, sin embargo, puede precipitar fluctuaciones extremas de azúcar en sangre, así que su uso debe limitarse. Las frutas cítricas tienden a bajar el azúcar en sangre rápidamente y deben evitarse.

Los dulcificantes concentrados saludables pueden tolerarse por la mayoría de los hipoglicémicos si se ingieren ocasionalmente y moderadamente. Los mejores son los que se metabolizan más lentamente, se han procesado en menor grado, y por lo tanto contienen la nutrición más completa. Se incluyen la melaza, miel de arroz, malta de cebada y la miel de abeja.

De los alimentos citados anteriormente que se utilizan comúnmente en el tratamiento de diabetes, todos son útiles para la hipoglucemia con excepción de las frutas cítricas, ciruela, rábano, nabo, espinaca, arroz dulce, flores de milenrama y la hoja de diente de león (la *raíz* de diente de león es benéfica).

Las personas hipoglicémicas no solamente están deficientes de minerales sino también carecen generalmente de adecuados ácidos grasos esenciales (EFAs); esto se manifiesta con frecuencia en una o más de las siguientes señales: piel y cabello seco, bajo de peso, función glandular deficiente (especialmente del páncreas y de las glándulas suprarrenales) y desequilibrios relacionados con el hígado y la vejiga (según la función hepática de la medicina china), por ejemplo irritabilidad, depresión, nerviosismo, dolores y calambres. Los ácidos grasos esenciales adecuados por lo general se encuentran en una dieta basada en alimentos no-refinados, verduras, granos, leguminosas, oleaginosas y semillas. En las etapas iniciales de curación de la hipoglucemia, no obstante, es provechoso agregar más EFAs de calidad excepcional como los encontrados en el aceite de linaza extraído en frío.

Los síntomas del *yin deficiente* son tan frecuentes en la hipoglucemia como en la diabetes; de igual modo agregue alimentos y hierbas para fortalecer el *yin* cuando se le indique.

La personalidad hipoglicémica

La persona hipoglicémica tiene generalmente un historial extenso de abuso de azúcar y con frecuencia la atracción hacia la azúcar o lo dulce en una tentativa de aplacar un desequilibrio emocional subyacente profundo. La hipoglucemia, a su vez, causa eventualmente un sinnúmero de problemas. El cerebro necesita azúcar en sangre adecuada para funcionar correctamente todo el tiempo, de tal modo que un nivel bajo de azúcar en sangre afecta los procesos mentales. Con una cantidad insuficiente de azúcar en las células del cerebro, la persona hipoglicémica puede desarrollar conceptos morales distorsionados,[20] en los niños la falta de azúcar en sangre puede conducir al retraso mental y con frecuencia se relaciona con la delincuencia juvenil.[21] El alcoholismo basado en el consumo excesivo de azúcar en forma de alcohol, tiene casi siempre síntomas hipoglicémicos.[22]

Un nivel bajo de azúcar en sangre es también prevaleciente en personas con padecimientos de esquizofrenia,* adicción a las drogas y la obesidad.[22] De acuerdo al educador de la salud Bernard Jensen, los síntomas de hipoglucemia ocurren por lo menos en la mitad de la población de los EEUU.[23] Esos segmentos más pequeños de la población tan severamente como seriamente afectados—por ejemplo algunos alcohólicos y psicópatas— tienen dificultad en iniciar un cambio. El éxito de su recuperación depende primeramente de la sabiduría de quienes los tratan. Afortunadamente, hay un creciente despertar por parte de los terapeutas que muchos apegos o adicciones y desórdenes mentales están ligados a una nutrición deficiente prolongada.

Claramente, uno de los factores principales del consumo de azúcar en exceso es el nivel de consumo de carne. Hemos discutido en capítulos anteriores cómo en la dieta la carne en abundancia causa antojos de azúcar como una tentativa para establecer un equilibrio entre las proteínas y los carbohidratos. También sabemos que comer carne en exceso genera las prostaglandinas que causan dolor, inflamación y depresión, y que la azúcar y el alcohol pueden temporalmente reducir estas aflicciones.

La superación de tan semejante ciclo hipoglicémico con frecuencia requiere de una nueva conciencia profunda y de inspiración para cambiar. Quizás la consideración más importante para curar la hipoglucemia y sus raíces dietéticas implica un conocimiento moral de cómo se vive en la tierra (refiérase a la discusión anterior, «Desechos y Elemento Tierra», en la página 382).

El estómago y los intestinos

De acuerdo a la tradición médica china, el estómago y el bazo-páncreas funcionan juntos como órganos asociados. El estómago recibe los alimentos y continúa el proceso de desdoblamiento de nutrientes que comenzó en la boca. La sabiduría de la antigua China describió al estómago como un extractor de «esencia pura»,** la cual luego es enviada al bazo-páncreas para convertirla en sangre y energía *qi*.

---

*A las personas con razgos esquizoides también con frecuencia les aflige la enfermedad celíaca (intolerancia al gluten) discutida más adelante.

**Esta esencia puede corresponder comparativamente al reciente conocimiento fisiológico sobre las cantidades pequeñas de agua, de sales, de azúcares, y de otros nutrientes que se absorben a través de la mucosa gástrica.[24]

El estómago dirige los alimentos semi-transformados hacia los intestinos para continuar su asimilación, que es influenciada por la fuerza del bazo-páncreas. En términos contemporáneos, la «fuerza del bazo-páncreas» es posible traducirla como la calidad y cantidad de las enzimas pancreáticas que se secretan en el intestino delgado. Así que la mayoría de los problemas del intestino delgado se pueden solucionar con principios dietéticos que mejoren el bazo-páncreas.

Cuando el estómago está desequilibrado tiende a «sobrecalentarse», según la terminología china, y se calma con bebidas refrescantes y alimentos húmedos. Sin embargo, tales alimentos pueden fácilmente debilitar al bazo-páncreas, un órgano *yin* particularmente sensible a la *humedad anormal,* que generalmente se beneficia de alimentos secos y caloríficos. Para encontrar un equilibrio, las opciones dietéticas más razonables son el evitar el sobrecalentamiento del estómago y de esta forma se evita también la necesidad de cantidades enormes de bebidas frías y agua.

«Ardor en el estómago» y úlceras producidas por calor

Síntomas: «Ardor en el estómago»* es una condición dolorosa que implica una sensación ardiente en el estómago, encías que sangran, apetito excesivo, mal aliento y estreñimiento. La lengua es anormalmente roja y su capa es gruesa y amarilla. El ardor en el estómago causa con frecuencia inflamaciones como úlceras en el estómago, en el duodeno y en la boca (fuegos o aftas en la boca), aunque las inflamaciones también pueden presentarse a causa de un estómago *frío* y otras causas.

Sugerencias dietéticas para el ardor en el estómago y úlceras: Evite los alimentos fritos, aceites vegetales calentados y recalentados o de mala calidad, las carnes rojas, el café, las especias picantes (como la canela, chiles, pimienta negra y mostaza), el alcohol, la sal en exceso, vinagre, frutas cítricas, ciruelas y la masticación de tabaco. Utilice las preparaciones y los alimentos mucilaginosos y aliviadores a continuación, los cuales ayudan a curar la pared inflamada del estómago: diferentes aguas, sopas aguadas o congees (papillas) de avena, de cebada o de arroz; plátano, aguacate, tofu, leche de soya y agua con miel; leche normal, leche agria o yogurt (todos deben ser de cabra); espinaca, pepino, col, papa y lechuga; productos ricos en clorofila tales como pasto de cereal, microalgas y clorofila líquida; y tés herbolarios de raíz de regaliz *(Glycyrrhiza glabra),* del olmo *(Ulmus fulva),* raíz de malva *(Althea officinalis),* de hoja roja de la frambuesa *(Rubus ideaus),* de semilla de linaza *(Linum usitatissimum)* o de manzanilla *(Anthemis nobilis).*

El jugo crudo de la col, si se toma con el estómago vacío inmediatamente después de exprimirse, es más eficaz para curar las úlceras que la col cocida. Sin embargo, los alimentos cuando se comen enteros ya sea frescos o crudos pueden causar irritaciones, así que los alimentos restantes que apoyan a esta dieta—granos, verduras, y frutas dulces— deben estar bien cocidos, blandos (incluso hechos puré cuando sea necesario) y ser fáciles

---

*«Ardor» en este contexto significa *calor* excesivo en el estómago. El término «fuego digestivo» se utiliza en otra parte como medida de energía *yang* disponible para apoyar la digestión.

de digerir. Los remedios antes mencionados son de confiar exclusivamente durante períodos de una inflamación seria; una selección típica puede incluir congee (papilla) de arroz y col, leche de cabra, espirulina, y té de regaliz, malva y linaza. Una vez que la recuperación de la fase aguda haya comenzado, uno o más de los remedios mencionados pueden continuar usándose como parte de la dieta de apoyo.

La capa en la lengua y la digestión

La capa en la lengua es una reflexión exacta de la condición del bazo-páncreas y del tracto gatrointestinal en general. Al estudiar la capa en la lengua, los chinos de antaño derivaron las siguientes guías, que todavía se utilizan ampliamente:

- Una capa blanca, si es ligera, levemente húmeda y distribuida uniformemente, es normal; sin embargo, en enfermedad esta clase de capa puede indicar *deficiencia*. Si una capa blanca aparece muy mojada, indica *frío, humedad anormal,* fuego digestivo deficiente u otra deficiencia de *yang* en el cuerpo; si está seca, significa *calor* o falta de fluido corporal.
- La capa gruesa sugiere una condición de *exceso*.
- La capa amarilla es una señal de *calor.*
- La capa negra o gris es una señal de extremo, ya sea *de calor* (capa seca y lengua roja) o *frío* (capa mojada y lengua pálida).
- La capa gruesa que parece grasienta significa una acumulación de moco u otra condición de *humedad anormal* en el cuerpo.
- Una lengua con nada de capa y brillante indica el síndrome *yin deficiente* o digestión débil *(qi* deficiente del bazo-páncreas).
- La capa que parece flotar en la superficie de la lengua denota digestión débil (*qi* deficiente del bazo-páncreas). Una capa normal se observa arraigada.

Colitis y enteritis

Estas inflamaciones del intestino grueso y del intestino delgado se pueden generar por represiones emocionales y estancamiento relacionado con la energía del hígado. Estas inflamaciones a menudo están ligadas a un historial dietético de carne en demasía y por consiguiente un exceso de ácido araquidónico en el cuerpo (véase el capítulo de *Aceites y grasas* y el «Estancamiento del hígado» en el capítulo *Elemento Madera*). Los síntomas típicos de inflamación intestinal incluyen dolor abdominal y retortijones, diarrea y sangrado rectal en casos serios. Debido a que los alimentos no se están absorbiendo correctamente, con frecuencia se baja de peso y el cuerpo se debilita.

Si las señales de *calor* existen, como el tener una capa amarilla en la lengua, los remedios para inflamación intestinal son iguales que los remedios para el ardor en el estómago, que se mencionaron anteriormente. De utilidad especial están los productos de clorofila, incluyendo pastos de cereal, microalgas y clorofila líquida. Sin embargo, otros desequilibrios sin señales de *calor* pueden causar enterocolitis (inflamación del intestino delgado y del grueso); en la mayoría de las veces es por la falta de fuego digestivo en el bazo-páncreas o energía *qi*, o un exceso de *humedad anormal*. En estas situaciones, siga las recomendaciones dadas anteriormente para estos desequilibrios (en las páginas 378–380) y al mismo tiempo siga firme con la dieta recomendada para el ardor en el estómago. Aunque en este caso excluya de la dieta los remedios enfriadores—lechuga, plátano, productos de soya, espinaca, pepino, pastos de cereal, las microalgas, la malva *(Althaea officinalis)* y el yogurt.

En las inflamaciones intestinales de todos tipos, una masticación minuciosa de los alimentos ayuda a la digestión de modo que es menos irritante, estimula la secreción pancreática apropiada y proporciona carbohidratos complejos bien ensalivados que actúan como un ungüento curativo en la pared intestinal. El alimento crudo no se tolera porque irrita fácilmente las paredes delicadas de los intestinos inflamados. Muchos de los síntomas de la enteritis y de la colitis pueden ser causados por intolerancias a los lácteos, que son a veces simplemente intolerancias a la mala calidad de los productos lácteos usados. (Véase las «Recomendaciones de lácteos» en las páginas 165–166).

De los remedios herbolarios aplicables para el ardor en el estómago, la semilla de linaza requiere de una preparación especial para preservar su rico contenido de ácido linolénico, que contrarrestaría la influencia inflamatoria del ácido araquidónico en exceso, discutido anteriormente.

Extracción de la semilla de linaza con agua tibia: Coloque un cuarto de taza de semillas de linaza en un litro de agua tibia purificada, durante ocho horas aproximadamente, deseche las semillas y tómese el líquido con el estómago vacío.

El té de semilla de linaza es un remedio popular europeo altamente eficaz para la ulceración gastrointestinal en general, inflamación y sangrado (consulte a su médico en caso de hemorragia). También puede ser un enema sedativo para estas condiciones. El té de semilla de linaza sigue siendo provechoso cuando se hace una decocción poniéndolo a fuego lento de igual manera aunque menos eficaz que el extracto de las semillas con agua tibia.

Dos remedios adicionales útiles para todos los tipos de inflamación intestinal merecen mencionarse: 1) varios higos frescos diarios (se pueden sustituir por higos secos que se pueden hidratar remojándolos en agua; y 2) una cucharadita de una decocción concentrada de té negro o verde, tómese cuatro veces al día (véase la sección «Té» en la página 232).

Diverticulitis (hernias en la pared muscular del colon) y el síndrome del colon irritable (colon espasmódico)

Estos síndromes del intestino son comunes y cada uno se manifiesta con síntomas de inflamación, retortijones, dolor y estreñimiento seguido por diarrea. En padecimientos con problemas musculares como hernias y espasmos, el hígado generalmente está implicado.

Algunos médicos con experiencia todavía prescriben una dieta a base de alimentos blandos, bajos en residuos de fibra (poca fibra) y refinados, y consistentes de lácteos, carnes, productos de harina blanca y verduras blandas, para estas condiciones. Pero las investigaciones antropológicas revelan que las culturas con dietas altas en residuos de fibra tienen raramente tales padecimientos gastrointestinales,[25] apoyando la teoría de que una dieta blanda y sin fibra adecuada, es la causa y no la cura, para estos padecimientos.

Los estudios de las últimas décadas muestran que las dietas consistentes de alimentos no-refinados con alta concentración de fibra son benéficos en estos tipos de padecimientos.[26-28] Desde un punto de vista mecánico solamente, los alimentos integrales ingeridos en su totalidad con una alta cantidad de fibra como granos, verduras, leguminosas y germinados pasan más sutilmente a través de los intestinos, haciendo menos probable la posibilidad de espasmos y de hernias. También, estos alimentos remueven otros residuos de alimentos y mantienen limpia el área alrededor del sitio de los divertículos, de modo que haya menos probabilidad de infecciones e inflamaciones. Además de seguir una dieta alta en fibra, se debe ser cauteloso de no provocar al hígado con productos tóxicos y alimentos que contengan grasas y aceites en exceso o que sean de mala calidad. (Véase los «Síndromes del hígado» en las páginas 353–364 para información adicional sobre cómo determinar un diagnóstico y renovar el hígado).

Enfermedad celíaca

Esta condición implica una inhabilidad para digerir el gluten, una proteína encontrada en los granos mucilaginosos. Aunque no es una condición que se diagnostica comúnmente, la enfermedad celíaca puede ser más extensa de lo que las estadísticas muestran. Los síntomas—diarrea, dolor abdominal, flatulencia, pérdida de peso, anemia, calambres y espasmos—son similares a otros padecimientos intestinales crónicos, y por ende se puede diagnosticar erróneamente.

El gluten es la proteína elástica resistente del trigo, del centeno y de la cebada. La avena también contiene una gran cantidad de gluten, pero por razones que no se conocen, no causa problemas en personas con intolerancia al gluten.[29] En la enfermedad celíaca, el gluten de los cereales mencionados anteriormente (excepto la avena) no se digiere, quizás debido a una carencia de enzimas pancreáticas. Sin embargo, una simple indigestión no es el único problema: durante el proceso de la enfermedad, los vellos del intestino delgado se destruyen, deteriorando la asimilación de nutrientes de todos los alimentos. Hay también muchos casos en los cuales el daño previo intestinal ocasiona la enfermedad celíaca—este daño puede ser causado por estrés mental, por el uso prolongado de laxantes, por infecciones intestinales y/o parásitos, el beber café en exceso y por una deficiencia de proteínas causada por anorexia o por llevar malos hábitos alimenticios con el objeto de bajar de peso.

Desde el punto de vista de la medicina china, la inhabilidad para digerir cualquier alimento saludable sugiere un bazo-páncreas débil que carece seriamente de energía y/o fuego digestivo. Algunas de las señales ya mencionadas de la enfermedad celíaca, a saber diarrea, dolor abdominal, flatulencia, pérdida de peso y anemia, son también señales de energía débil del *qi* del bazo-páncreas. Los pacientes celíacos con estos síntomas necesitan seguir los remedios para tonificar el bazo-páncreas: restringir alimentos enfriadores y altamente generadores de moco (algunos celíacos no mejoran a menos que retiren el gluten y la leche de su dieta) y agreguen más alimentos caloríficos. (Véase las «Sugerencias dietéticas para el *qi* deficiente del bazo-páncreas» en la página 379).

A menudo, las personas con enfermedad celíaca tienen deficiencia de vitaminas B y otros nutrientes, los cuales son proporcionados a través de los granos integrales. Esto no necesita ser un problema—se puede elegir siempre de las variedades de granos no-mucilaginosos tales como arroz, maíz, mijo, alforfón *(Fagopyrum tataricum* o *F. sagittatum),* quinua, amaranto y avena. El arroz dulce, un grano mucilaginoso no siempre tolerado por los celíacos, está entre los remedios para el *qi* deficiente del bazo-páncreas (arriba) y la sangre deficiente (abajo). Obviamente, las personas que padecen del síndrome celíaco deben evitar el arroz dulce y utilizar los otros remedios recomendados.

Debido a la mala absorción de nutrientes, cuando se trate la enfermedad celíaca también se tiene que tomar en cuenta la probabilidad de anemia y desnutrición, y por lo tanto deben incluirse los remedios para la reconstrucción de la sangre (véase «Deficiencia de sangre» en la página 429). Con el propósito de restablecer el intestino delgado y el aparato digestivo en general, el método dietético debe incluir el reconocimiento de un posible estancamiento del hígado (página 353) y el uso del té de semilla de linaza. El té de la hoja de ortiguilla u ortiga *(Urtica urens)* específicamente estimula la renovación del vello intestinal, pero no debe tomarse mientras existan señales de *frío.*

Parece que muchas personas con razgos esquizoides o esquizofrénicos padecen de enfermedad celíaca.[30] En ellos se presentan con frecuencia síntomas digestivos similares, y los estudios controlados muestran que personas con razgos esquizoides generalmente se mejoran más rápido con una dieta libre de gluten.[31,32]

Es muy posible que entre los millones de personas con sensibilidad al trigo, un gran número de ellas sufra la inhabilidad de digerir gluten. Debido a que los síntomas celíacos a veces se presentan y a veces no, la condición puede ser prevaleciente en la población en general; todo depende de los cambios alimenticios llevados al extremo por cada persona y de su salud emocional, y por ende el diagnóstico cambia de persona a persona. Los que sospechan una intolerancia al gluten pueden intentar o tratar de evitar los granos mucilaginosos y todos sus productos, por lo menos dos meses para ver si se mejoran los síntomas. Los celíacos que se sienten seriamente afectados pueden esperar una renovación significativa que tardará de uno a dos años de esfuerzos constantes para lograr una recuperación.

Disentería

Esta condición aguda se denota por la contaminación bacteriana o amébica en el tracto gatrointestinal. La *humedad anormal* se combina con *calor* en la disentería y hay una sensación de diarrea líquida ardiente, generalmente conteniendo sangre. La lengua es roja con una capa amarilla. Para la prevención, ingiera poca cantidad de alimentos cuando viaje—el comer excesivamente hace que el aparato digestivo esté predispuesto a contraer disentería. El ingerir alimentos crudos en exceso humedece demasiado el fuego digestivo y lo pone en riesgo de contagio y puede convertirse en una fuente de reproducción para los microorganismos causantes de la disentería. Si se sospecha una contaminación de la disentería debida a los alimentos, coma un diente de ajo antes de cada comida pues esto proporciona una protección excelente. (Véase otros métodos para comer ajo crudo en la página 126 en la sección «Programa de prevención de parásitos», número 2). El jugo de limón fresco tomado con el estómago vacío es también preventivo.

Los remedios siguientes se toman de tres a cinco veces al día.

- Remedios para la disentería: a) Las primeras etapas de disentería bacteriana o amibiana se pueden curar generalmente con ajo crudo. b) Los alimentos y las hierbas que tratan síntomas agudos de disentería en general son: higos, sopa de acelga suiza, rábanos, berenjena, camote y cápsulas o tés de sello de oro *(Hydrastis canadensis),* de hoja de la ortiga *(Urtica urens)* o de menta piperita *(Mentha piperita).* Una decocción concentrada de té negro o verde es muy útil (véase «Té» en la página 232). Para tratar la disentería crónica, tofu hervido o una decocción de cáscara de granada es de gran ayuda. Si hay señales de *deficiencia,* escalofríos, alimento no digerido en las heces fecales, y si la lengua no tiene capa, agregue té de raíz de jengibre seco. Para mantener la fuerza durante la disentería, puede tomar agua de avena y/o hojuelas finas de avena y tofu.

Diarrea

Este desequilibrio es una reacción normal por la cual el cuerpo desecha el alimento excesivo o malsano. Los alimentos rancios, venenosos o contaminados con bacteria son causas frecuentes de diarrea aguda. La diarrea crónica, en la mayoría de los casos, se debe a la debilidad del aparato digestivo, discutido anteriormente en el capítulo del *Elemento Tierra* como *qi* o fuego deficiente del bazo-páncreas, y como *humedad anormal* excesiva.

- Remedios generales para todos los tipos de diarrea: caldo de arroz o de cebada, jugo de zarzamora, ajo (especialmente bueno para la diarrea por contaminación bacteriana), poro,* ejotes, berenjena,* semilla de girasol, ciruelo de umeboshi (chamoy), manzana criolla o silvestre *(Malus pumila),* aceitunas,* frijol aduki *(Phaseolus angularis),* arroz dulce, champiñón de botón y camote; zanahoria y alforfón son benéficos en el tratamiento de la diarrea crónica.

La diarrea a menudo se manifiesta con señales de *calor* o de *frío,* y diversos remedios pueden requerirse según el caso.

- Remedios específicos para la diarrea «fría» (heces fecales liquidas, orina incolora y muchos escalofríos, capa blanquecina y de apariencia húmeda en la lengua): granos de pimienta de color rojo y negro o chile de cayena, corteza de canela, ginseng ya sea de China o de Corea, jengibre seco, nuez moscada, castañas y los huevos de gallina.

- Remedios específicos para la diarrea «caliente» (las heces fecales causan una sensación ardiente en el ano, capa amarilla en la lengua, orina amarilla, aversión al calor, deseo de tomar bebidas frías): congee (papilla) de mijo, tofu, frijol mungo, persi-

---

*Estos alimentos se consideran «obstructores» y ayudan a retardar los movimientos peristálticos.

monio,* piña, y tés o cápsulas de hojas de frambuesa *(Rubus ideaus),* de mejorana *(Origanum marjorana),* de menta piperita *(Mentha piperita)* o de hoja de ortiga *(Urtica urens).*

La dieta básica cuando se padece de diarrea debe consistir de una cantidad pequeña de alimentos bien ensalivados y minuciosamente masticados; especialmente son benéficos los congees (papillas) de arroz, de cebada o de avena, los cuales pueden incluir otros alimentos apropiados citados anteriormente. Tome amplios líquidos para contrarrestar una posible deshidratación. Los alimentos que se deben evitar: miel, espinaca, leche de vaca, chabacano, ciruelo (el ciruelo del umeboshi es benéfico), semillas de ajonjolí, aceites y cualesquiera de los alimentos que sean difíciles de digerir.

Estreñimiento

Los movimientos intestinales poco frecuentes y difíciles, la mayoría de las veces son causados por dos desequilibrios en el cuerpo.

1) Estreñimiento tipo-exceso. Este tipo es el estreñimiento más común que resulta por un hígado en exceso con condiciones de *calor* o de estancamiento. El *calor* del hígado seca los fluidos del cuerpo en general, y las heces fecales se vuelven secas y duras, y es difícil que el intestino las mueva para evacuarlas del cuerpo. Las señales de *calor* que afectan a los intestinos incluyen una lengua seca y roja con una capa amarillenta.

El estancamiento del hígado inhibe el flujo correcto de energía *qi,* que alternadamente reduce el peristaltismo, los movimientos progresivos en onda que ocurren de manera involuntaria en los intestinos. Cuando existe estancamiento, la capa de la lengua es gruesa mientras que el color de la lengua puede variar de normal (rosa pálido) a rojo oscuro con una tonalidad púrpura o azul verde.

Las guías dietéticas para reducir excesos del hígado implican la restricción de carnes, grasas y otros alimentos cremosos, grasosos y demasiado condimentados, y el agregar varios remedios purificantes y estimulantes (página 361). Los laxantes herbolarios para enfriar el *calor* y para aumentar la peristalsis incluyen los laxantes amargos como tés de la raíz de agracejo *(Berberis vulgaris),* de raíz del ruibarbo *(Rheum palmatum),* de corteza cáscara sagrada *(Cascara sagrada)* y de raíz del diente de león *(Taraxacum officinalis)*— un laxante muy ligero. (Refiérase a la tabla al final de esta sección para un resumen de hierbas y de otros remedios sugeridos para el estreñimiento). Estas diferentes hierbas se combinan de la mejor manera posible con hierbas emolientes, para proteger las paredes intestinales y así reemplazar su capa mucosa pesada, en casos de estreñimiento, con un recubrimiento mucilaginoso más ligero y más limpio. La raíz de regaliz hierba emoliente tiene características adicionales: armoniza cualquier aspecto áspero de hierbas amargas y es en sí un laxante ligero. Una fórmula herbolaria típica consiste en una decocción de partes iguales de hierbas laxantes como corteza de cáscara sagrada, semilla emoliente de linaza y la raíz de regaliz, de la cual se toma una taza dos a tres veces al día. Cada una de las cuatro hierbas laxantes arriba mencionadas son enfriadoras, pero la raíz del ruibarbo es la mejor opción cuando señales marcadas de *calor* están presentes. (El ruibarbo es también un remedio chino común para la apendicitis). Todas las hierbas laxantes recomendadas por lo general se consideran seguras, aún para los niños, reduciéndose la dosis para estos últimos.

Otras categorías importantes de alimentos para superar el estreñimiento tipo-exceso son: a) alimentos que lubrican los intestinos; b) alimentos que ayudan a completar y a revitalizar la flora intestinal; c) alimentos que estimulan el movimiento del intestino en general. Para el estreñimiento severo, varios de estos alimentos se deben consumir hasta que la crisis haya pasado; en el estreñimiento crónico, se puede comer de uno o más de estos alimentos cada día junto con una dieta basada en granos integrales, verduras y los alimentos que reducen el exceso del hígado. En cualquier caso, las hierbas laxantes ayudarán a lograr una recuperación rápida, aunque no deben de tomarse por un tiempo indefinido; para una verdadera salud digestiva se debe detener el exceso en el hígado.

2) Estreñimiento tipo-deficiencia es causado por la falta de fluidos *yin* adecuados y/o sangre en el cuerpo. Cuando el cuerpo no tiene la suficiente cantidad de estos líquidos, demasiado fluido se extrae de los alimentos en los intestinos, creando sequedad y por lo tanto estreñimiento. El tomar agua es benéfico pero no soluciona la raíz del problema. Hace más de medio siglo que Jethro Kloss, en su guía curativa clásica, *Back To Eden,* recomendó lubricar los intestinos en casos de estreñimiento masticando a fondo los granos secos (cocidos con un mínimo de agua) y no tomar ningún líquido con las comidas.

Si el alimento se mastica a fondo y no se diluye, éste lubrica no sólo los intestinos con los alimentos bien ensalivados sino que fortalece el bazo-páncreas, que alternadamente manda más enzimas pancreáticas a los intestinos. Estos alimentos proporcionan una cualidad humidificante adicional y mejoran la digestión, aumentando los nutrientes disponibles para la reconstrucción y enriquecimiento de la sangre. Otro resultado es el producir mucho más energía *qi* para distribuir los líquidos en el cuerpo. El comer de esta manera nos enseña a masticar bien porque los alimentos secos son difíciles de digerir. El incluir algunos alimentos excepcionalmente secos en la dieta tales como galletas integrales o arroz inflado compacto seco (se consiguen en tiendas naturistas) es útil.

El estreñimiento tipo-deficiencia es más difícil de tratar que el hígado tipo-exceso, porque en lugar de simplemente purgar el exceso, se requiere de un proceso más largo de reconstrucción de fluidos *yin* y/o de sangre. El estreñimiento tipo-deficiencia puede presentar una mezcla de señales de deficiencia de sangre y de *yin:* lengua tornándose rojiza o pálida, cara y labios pálidos, con posibles mejillas rojas, con escasa o nada de capa en la lengua, con cuerpo delgado. Se presenta con más frecuencia en las mujeres. Las recomendaciones para aumentar los fluidos *yin* incluyen alimentos como mijo, arroz, algas marinas, frijoles negros, betabeles, papas, queso y carne de puerco (véase «Desequilibrios de azúcar en sangre y yin deficiente» en la página 71). Los métodos de tratamiento para la sangre deficiente se dan más adelante (en la página 429).

Las hierbas laxantes citadas en la tabla siguiente son amargas y por lo tanto deben utilizarse cuidadosamente, puesto que pueden debilitar aún más a personas con *deficiencias.* De las otras categorías de alimentos, los más importantes para el estreñimiento tipo-deficiencia son los que humedecen y lubrican los intestinos. Similares en función a estos alimentos son las hierbas emolientes, que dejan un recubrimiento mucilaginoso en el intestino de las que se habló anteriormente. La linaza, fenogreco y el psyllium son semillas emolientes altamente nutritivas que incrementan su tamaño cuando se toman, provocando abultamiento mientras que limpian y mueven los intestinos. Estas semillas se remojan y después se comen, o se consumen después de usarlas en un té. Tomar las tres semillas en partes iguales es el método más eficaz, y la dosis es tres cucharadas soperas de la combinación una o dos veces al día. Cualquier semilla puede ser benéfica por sí sola, especialmente la semilla de linaza; la dosis de un sólo tipo de semilla es también tres cucharadas soperas una o dos veces al día.

En casos graves, la semilla de ajonjolí negra es la mejor; hasta una cucharada sopera puede cocerse o espolvorearse en el alimento dos veces al día. Se consigue fácilmente con surtidores asiáticos de alimentos y de hierbas. Durante una crisis, una cucharada sopera de aceite de ricino tomada a la hora de dormir es eficaz, pero a diferencia de los remedios de semilla, funciona en menor grado para tratar la causa del estreñimiento tipo-deficiencia. El aceite de ricino debe evitarse durante el embarazo ya que puede provocar un aborto.

Salvado y enemas: El salvado, el recubrimiento protector (ingerido por sí solo) de varios granos se utiliza con frecuencia para tratar el estreñimiento, y aunque es útil para disminuir o eliminar los síntomas de estreñimiento, el consumo de granos integrales completos es mucho más efectivo y preventivo a largo plazo. El ácido fítico de granos se encuentra en el salvado; por lo tanto, incluso cantidades moderadas de salvado causarán una mayor concentración de ácido fítico en el cuerpo, el cual desgasta el zinc y otros minerales. El ácido fítico se neutraliza en el proceso de la fabricación del pan agrio (hecho con masa agria fermentada al natural sin el uso de levadura comercial) y al remojar los granos integrales antes de cocerlos. (Ambos procesos se describen en la sección de recetas).

Los enemas y la limpieza del colon son de gran utilidad durante el estreñimiento resultado del exceso de *calor* en los intestinos (denotado por la capa amarillenta y gruesa en la lengua). Las personas que están muy deficientes (pálidas, pulso débil, capa escasa o nada de capa en la lengua) deben evitar o sólo utilizar estos tratamientos a base de agua, en una crisis; el uso habitual debilitará eventualmente a cualquier persona. Por varios días después de un enema o limpieza de colon, es importante ingerir los alimentos que enriquecen la flora intestinal (véase la tabla más adelante).

Ejercicio: Una digestión inmóvil y un cuerpo inmóvil en general son el resultado de llevar una vida sedentaria. La actividad física practicada con regularidad tonifica los músculos y mejora los reflejos, manteniendo la perístalsis activa. El ejercicio también quema el exceso en el hígado y mejora el metabolismo de los fluidos.

Alimentos que se deben evitar en cualquier tipo de estreñimieno: todos los productos con polvos de bicarbonato de sodio, alcohol, té, panes hechos con levadura comercial (consuma el pan agrio fermentado al natural o pan «esenio» germinado) y alimentos refinados «blancos», así como todos los productos blancos—harina, azúcar blanca y arroz blanco.

Alimentos que tratan el estreñimiento

**Alimentos
que lubrican
los intestinos**
espinaca
plátano
semilla/aceite
  de ajonjolí
miel
pera
ciruela pasa
durazno
manzana
chabacano
nuez de Castilla
piñón
almendra
germinados
  de alfalfa
productos de soya
zanahoria
coliflor
betabel
quimbombó u okra
  *(Abelmoschus
  esculentus)*
leche bronca§
algas marinas

**Alimentos
que estimulan
el movimiento
intestinal**
col
papaya
chícharos
semillas de ajonjolí
negras
coco
camote
espárragos
higos
salvado de avena,
  de trigo o de arroz
aceite de ricino

Hierbas Emolientes
raíz de altea
semilla de linaza
semilla de fenogreco
semilla de psyllium
raíz de regaliz

Hierbas Laxantes
raíz de diente
  de león
raíz de ruibarbo
corteza de
  cáscara sagrada
bérbero europeo
  (Berberis vulgaris)

**Alimentos que
tonifican la flora
intestinal**
miso
col agria
  o sauerkraut*
yogurt de leche
yogurt de semilla
rejuvelac
acidophilus†
kefir
alimentos ricos
  en clorofila, Ej.,
  productos de pasto
  de trigo, verduras
  verdeoscuro
  (incluyendo las
  de hojas verdes),
  microalgas
  (verdeazul silvestre
  y espirulina) y
  alimentos verdes
  de alfalfa

*La col agria o sauerkraut crudo y alimentos encurtidos no-pasteurizados son benéficos para tonificar la flora intestinal. (Véase «Encurtidos» en la sección de recetas).

†Además de los *Lactobacillus acidophilus,* otros organismos bacterianos ayudan a renovar la biodiversidad de la flora intestinal, entre ellos *L. bifidus, L. bulgaricus, S. faecium, L. rhamnosus, L. Sporogenes,* y *B. laterosporus.* Uno o más de éstos se incluye con frecuencia en los cultivos comerciales «acidophilus». El *L. sporogenes* y el *B. laterosporus,* que ahora se consiguen más fácilmente en los almacenes que venden suplementos dietéticos, son más eficaces para tratar el estreñimiento.

§El sobre consumo de los productos lácteos de mala calidad es una causa primaria de estreñimiento; sin embargo, tomar una cantidad moderada de leche que no ha sido procesada (homogenizada, pausterizada, etc), puede beneficiarles a las personas que sufren de estreñimiento por sequedad, siempre y cuando no lleguen a presentar alergias a los lácteos.

Padecimientos de la sangre

Deficiencia de sangre

En la medicina tradicional china, el concepto de sangre incluye una comprensión de la energía inherente dentro de la sangre. La sangre se crea en parte de los nutrientes extraídos en el tracto gastrintestinal como resultado de la acción del bazo-páncreas; la sangre se forma cuando este extracto se combina con la esencia de los riñones conocida como *jing*. Una gran parte del *jing* del cuerpo se almacena en la médula, que correlaciona con el conocimiento Occidental contemporáneo de que la sangre se genera en la médula.

Señales de deficiencia de sangre: palidez en los labios, en la base de la uñas, en la lengua, y en la tez en general; delgadez, kaleidoscopios en el campo visual, caída inusual del cabello o pelo, canas prematuras y cabello escaso y seco, piel seca, el tiritar y un entumecimiento en los brazos y en las manos. Los padecimientos asociados con deficiencia de sangre son anemia, nerviosismo, dolor de espalda baja y dolor de cabeza; flujo menstrual doloroso o que no se presenta con frecuencia, son el resultado de deficiencia de sangre.

La deficiencia de sangre es causada por la ingesta inadecuada de nutrientes, por la inhabilidad de absorber los nutrientes, o por pérdida de sangre debida a sangrado gastro-intestinal o por flujo menstrual excesivo. Las enfermedades crónicas y la sangre estancada que inhibe la formación de sangre nueva son causas adicionales.

Para enriquecer y reconstruir la sangre por medio de la nutrición, hay dos métodos generales: aumente la absorción digestiva de los alimentos y agregue los nutrientes específicos que generen sangre saludable. Para estimular la absorción, construya la energía del *qi* del bazo-páncreas y reduzca cualquier condición de humedad anormal y/o de moco (páginas 377–382). Los nutrientes necesarios que se usan con regularidad para curar deficiencias de sangre son hierro, ácido fólico y la vitamina B_{12}. Proteína adecuada es también esencial. De estos alimentos, la falta de hierro es la causa más frecuente de anemia, pero no se cura simplemente con el consumo de hierro. Para absorber el hierro, se necesita cobre adecuado y las vitaminas B, así como la vitamina C.

Fuentes provechosas de hierro se encuentran extensamente distribuidas entre los alimentos de origen vegetal, incluyendo verduras, leguminosas, granos, oleaginosas y semillas. Por otra parte, cuando una variedad de estos alimentos se consume en su estado no-refinado, la proteína, el cobre y las vitaminas B (tan necesarias para la absorción de hierro) estarán disponibles en abundancia. La suficiente vitamina C también está disponible en algunos de estos alimentos (véase la página 438). Para las primeras etapas del tratamiento de deficiencia de sangre, se necesita agregar a la dieta las fuentes más ricas de hierro. Éstas son las algas, incluyendo las algas marinas y las microalgas tales como espirulina.

El ácido fólico se encuentra en abundancia en las microalgas, brotes o germinados, verduras de hojas verdes y en general alimentos ricos en clorofila, pero ácido fólico se pierde fácilmente en el cocimiento prolongado. Los alimentos verdes o brotes o germinados crudos o ligeramente cocidos al vapor por lo regular aseguran un amplio ácido fólico en la dieta.

Una forma de obtener altos niveles de B$_{12}$ es utilizar las tabletas de B$_{12}$ derivadas de bacterias (véase la página 156). La mayoría de las deficiencias de sangre mejorarán rápidamente al consumir incluso cantidades moderadas de alimentos claves reconstructores de sangre mencionados anteriormente, primordialmente granos, leguminosas, brotes o germinados, alimentos verdes y verduras (incluyendo las de hojas verdes).

Los granos y los alimentos verdes en particular son importantes como tónicos de sangre por otras razones. Primero, son buenas fuentes de manganeso, el cual tiene propiedades benéficas para la formación de sangre. Además, el manganeso puede a sí mismo transformarse en hierro, si las teorías de la transmutación biológica son correctas. Estos conceptos, aunque son polémicos, parecen tener validez; se describieron anteriormente en la conexión con «calcio vía el silicio» en el capítulo 15. En segundo lugar, los alimentos verdes ricos en clorofila se han utilizado con éxito por siglos para superar anemia y para reconstruir la sangre. Esta relación curativa puede ser el resultado de la estructura de la molécula de la clorofila, que es casi idéntica a la del hemin, el pigmento que forma la hemoglobina cuando se combina con la proteína. La diferencia principal entre la clorofila y el hemin se basa en el átomo central—clorofila tiene magnesio en esta posición, mientras que el hemin tiene hierro. La anemia se caracteriza por una reducción en la hemoglobina total en la circulación sanguínea o por una reducción de glóbulos rojos. Puesto que los alimentos de clorofila contienen cantidades sustanciales de hierro y de manganeso, son claramente fuentes alimenticias excelentes para la producción de sangre.

Ciertos alimentos verdes y los granos reconstructores de sangre tienen un historial extenso de su uso. Los japoneses combinan el arroz dulce (mochi) con la hierba artemisa *(Artemisia vulgaris)* como una combinación para reconstruir sangre; esta combinación también elimina los parásitos, una causa común de deficiencia de sangre. El «mochi de artemisa» se consigue como un producto comercial, preparado en muchas partes de los Estados Unidos; puede también hacerse fácilmente agregando la hoja pulverizada de artemisa al mochi (véase el «Mochi» en la sección de recetas). La variedad japonesa de artemisa es mucho menos amarga que la artemisa estadounidense y mejor tonificadora de sangre, pero no es tan eficaz para eliminar parásitos. (Si la artemisa no se consigue, se puede sustituir por la hierba llamada comúnmente ortiga u ortiguilla *[Urtica ureas]*).

Cuando la deficiencia de sangre es seria, los productos de origen animal pueden ser necesarios: use jalea real, gelatina, sopa de carpa (pescado), mejillones, ostiones, vísceras como el hígado de res, o de borrego o de pollo; también molleja de pollo. Si hay señales de debilidad en los riñones como fatiga, frío y dolor de espalda baja, vísceras como el riñón de borrego o de res pueden aportar más beneficios. La dosis diaria para gelatina es 10 a 15 gramos (⅓ a ½ onza). (Refiérase por favor a las propiedades, a la preparación y a la dosis de la carne, en las páginas 171–174). Otros tónicos generales eficaces son los alimentos y las hierbas que reconstruyen la sangre del hígado (página 363).

El cabello y la calidad de la sangre

El pelo es un indicador de la calidad de la sangre. En la medicina del Este, el pelo se dice ser una extensión de la sangre y por lo tanto está influenciado por la salud del bazo-páncreas y de los riñones. Además, el cabello es afectado directamente por los riñones en otras formas, según lo descrito en el capítulo de *Elemento Agua*. El cabello sano es brillante y grueso. La caída del cabello y las canas prematuras pueden tratarse mejorando la calidad de sangre y fortaleciendo el bazo-páncreas y los riñones.

Ciertos alimentos se han utilizado tradicionalmente para prevenir la aparición de canas: alga marina hijiki, melaza de *blackstrap* (un abuso puede tener el efecto opuesto), ortiguilla u ortigas *(Urtica urens)* y pasto de trigo. Estos cuatro alimentos son especialmente ricos en hierro, el nutriente reconstructor de sangre, y las ortigas y el pasto de trigo también tienen una buena concentración de clorofila. El comer ortigas, hijiki y pasto de trigo también se cree puede ayudar a evitar la caída del cabello. El famoso tónico herbolario chino para la sangre, *Polygonum multiflorum (ho shou wu),* se ha utilizado para obscurecer las canas, pero esta raíz negra es también demasiado calorífica y tonificante para el hígado para la mayoría de las personas del Occidente, causando depresión y enojo en muchos casos. Por lo tanto no se recomienda excepto por personas que fueron criadas con poca carne, dietas con poca grasa y que no tengan señales de un hígado inflamado. Otro remedio chino para el cabello prematuramente blanco es la semilla de ajonjolí negra, con el inconveniente de que es muy laxante y no debe utilizarse si causa heces fecales pastosas.

Los estadounidenses tienen la incidencia más grande de calvicie que cualquiera otra gente; esto es comprensible puesto que la caída del pelo o cabello se conecta con las dietas de alto grado de grasas y de alto valor proteico, que dañan los riñones y crean sangre ácida. La carne y los lácteos, además de ser altos en grasas y proteínas, también generalmente se consideran «dulces» en la medicina del Este. Teniendo en cuenta los dulces adicionales, las bebidas, los postres y los alimentos ligados a la azúcar, de los cuales los estadounidenses se deleitan mucho, puede verse que el sabor dulce domina la dieta típica. Las precauciones citadas en la obra *Medicina interna clásica* dice que los alimentos muy dulces hacen que se caiga el pelo. Otra precaución de este texto antiguo: «demasiada sal daña la sangre [y por lo tanto el pelo]». Según lo discutido en el capítulo de la *Sal,* la sal se consume en exceso por los estadounidenses, la cual está altamente refinada.

La actual «época de ansiedad»

La preocupación y la ansiedad, ejemplos de pensamientos en exceso, dañan grandemente las funciones del bazo-páncreas, su producción de sangre y asimilación de nutrientes. (Recuerde que la preocupación, en exceso, es perjudicial para el bazo-páncreas y el Elemento Tierra). Se sabe comúnmente en China que la preocupación causa el pelo blanco. Lo mismo se dice mucho del adagio occidental sobre el pelo «El césped no crece en una calle transitada».

Sin embargo, las canas y la caída de pelo no es el peor efecto de la preocupación. La preocupación acelera el envejecimiento en general porque debilita la sangre, que lleva los nutrientes necesarios para la regeneración de las células. También, puesto que la preocupación daña al páncreas y a su producción enzimática, lo más probable es que pudieran surgir problemas nutricionales de todas clases.

La preocupación y otras formas de exceso de pensamientos no son necesariamente igual que la mente desenfocada sintomática de un corazón-mente débil. La preocupación puede ser enfocada, pero sin embargo es repetitiva, es pensar obsesivamente. El motivo detrás de la preocupación es una tentativa de «racionalizar las cosas» desde todas las perspectivas debido a la incertidumbre e inseguridad. Pero cuando se tiene fe en el proceso de la vida unificada—por ejemplo, de que la vida procede de acuerdo a su propia perfección—entonces la verdadera aceptación «tal cual» de la vida llega a ser posible, y la mente preocupada puede relajarse. Con una conciencia relajada, existe naturalmente mayor comprensión, incluso sabiduría. De esta manera la comprensión buscada tan ansiosamente a través de la preocupación finalmente llega cuando la preocupación cesa. El comer comidas con combinaciones más simples de alimentos apoya un pensamiento más profundo, menos ocupado.

Sangrado

Desde un punto de vista médico occidental, muchos problemas de hemorragias y sangrado en general se originan en los vasos sanguíneos débiles y en la sangre que se coagula mal. La medicina tradicional china afirma que una función central del bazo-páncreas es «mantener la sangre en sus canales». El enlazar estos dos puntos de vista no es difícil: el bazo-páncreas influye en la extracción de nutrientes de los alimentos los cuales son esenciales para la salud de la sangre y de sus vasos sanguíneos. Por ejemplo, los nutriólogos tienen identificadas las vitaminas C y K, y los bioflavonoides como tres nutrientes dominantes que ayudan a detener el sangrado.

Algunos alimentos que detienen el sangrado (conocido como hemostáticos, refiriéndose al equilibro de la sangre) contienen grandes cantidades de estos nutrientes. La pimienta de cayena es quizás el mejor ejemplo. El consumo de alimentos hemostáticos, parece ser que funciona más eficazmente que el tomar las tres vitaminas aisladas, porque hay otros principios y nutrientes ligados en sinergia que contribuyen a la energía de plantas hemostáticas.

Los siguientes son los padecimientos más comunes de sangrado y éstos son generalmente provocados por *calor:* 1) sangrado gastrointestinal (el sangrado del estómago se presenta con heces fecales oscuras, color chapopote, mientras que el sangrado intestinal es progresivamente menos oscuro y más rojo cuando está más cercano al ano); 2) sangrado del aparato urinario (hematuria); 3) encías que sangran; 4) sangre de la nariz (epistaxis); 5) escupiendo o tosiendo sangre de los pulmones o de los tubos bronquiales (hemoptisis); 6) vomitando sangre (hematemesis); 7) hemorragia uterina (metrorragia); y 8) la hemorragia menstrual o regla (menorragia) que, junto con el otro sangrado en la parte más inferior del cuerpo, puede ser causado por *calor* el cuál a menudo es el resultado directo de condiciones de *deficiencia* o de *frío.*

Causas principales de sangrado

La sangre caliente es causada por *calor* que ha penetrado profundamente en el interior del cuerpo, agitando la sangre y por lo tanto aumentando la posibilidad de hemorragia. Las señales de sangre caliente incluyen lengua escarlata, salpullido o erupciones rojas en la piel, fiebre, sed y pulso rápido; el sangrado en casos de sangre caliente es rojo brillante. Cuando el sangrado por sangre caliente es crónico, las necesidades en la dieta incluyen más alimentos enfriadores y pocos alimentos que contribuyen al *calor* (carne, alcohol, tabaco, café, especias caloríficas y otros alimentos caloríficos).

La sangre caliente puede también ser causada por una deficiencia del *yin,* indicado por un cambio en el color de la lengua tornándose rojiza, transpiración nocturna y pulso rápido y débil. En este caso, los alimentos reconstructores *yin* como mijo, frijol mungo, alga marina, tofu y cebada se deben agregar a la dieta (para otros ejemplos, véase la página 71).

Sangrado por deficiencia, es una sangre pálida o de color oscuro y la persona tiene señales generales de debilidad, de *frío* y/o de *deficiencia.* Ocurre cuando hay insuficiente *qi* o calor, que puede mejorarse corrigiendo las deficiencias del *qi* del bazo-páncreas o del fuego digestivo. En este tipo de sangrado, la sangre y sus vasos sanguíneos están sub-alimentados y por lo tanto débiles, por lo que la sangre puede filtrarse fácilmente. Los hemostáticos que son caloríficos o por lo menos neutrales son preferibles para el sangrado por deficiencia.

La sangre estancada (discutida más adelante) puede también causar sangrado. En tales casos, los hemostáticos enseguida citados son útiles.

El uso de hemostáticos: Excepto cuando se indique de otra manera, los siguientes remedios retardan el sangrado de cualquier parte del cuerpo, mas muchos son particu-larmente útiles en los tipos específicos de sangrado ya antes caracterizados. Para las condi-ciones crónicas de sangrado, los hemostáticos se toman dos o tres veces al día. En una crisis, pueden tomarse tan seguido como se necesite; cada media hora en pequeñas can-tidades es generalmente adecuado. Para sangrado con condiciones de sangre caliente, los alimentos se pueden comer crudos o muy ligeramente cocidos a temperaturas bajas o cocidos al vapor; pueden también estar moderadamente cocidos en casos de sangrado por deficiencia. A menos que se especifique de otra manera, prepare las hierbas según las instrucciones en la sección «Preparaciones herbolarias estándar» en la página 120.

Remedios para sangrado

Remedios enfriadores para sangrado por sangre caliente:

- La espinaca tiene propiedades hemostáticas generales.
- La hoja y/o raíz de ortiga *(Urtica urens)* tomada especialmente como té es eficaz para sangrado en los pulmones, nariz, tracto gastrointestinal y riñones. Aplíquese las hojas hervidas directamente en las heridas para detener el sangrado.
- La hoja de frambuesa *(Rubus ideaus)* es una hemostático general que también trata específicamente el sangrado menstrual excesivo.
- La berenjena es especialmente eficaz para el sangrado del aparato urinario y del ano.
- La acelga suiza tiene características hemostáticas generales.
- El persimonio *(Diospyros* spp.) es especialmente eficaz para el sangrado del aparato urinario, y cuando se escupe sangre debido a sangrado en la garganta.
- Cepíllese los dientes con sal de gránulos finos para detener el sangrado de las encías.

- El jugo del limón dilúyase por la mitad y bébase tan frío como sea possible sirve como un hemostático general.

- El apio y la lechuga tratan la sangre en la orina, pero no tienen ninguna otra propiedad hemostática.

Remedios neutrales y caloríficos para sangrado de deficiencia:

Nota: Remedios neutrales, marcados con «†», pueden también utilizarse para sangrado por sangre caliente.

- Monedero del pastor† *(Capsella bursa-pastoris)* es una hierba común que crece silvestre por todo los Estados Unidos y es uno de los mejores remedios generales para sangrado del estómago, de los intestinos, de los riñones y de los pulmones; también es útil como tratamiento cuando se vomita sangre o cuando se escupe sangre, de menorragia, metrorragia y sangrado vaginal.

- Aceitunas† son recomendables para tratar la tos con sangre.

- Gelatina† se considera el remedio más eficaz para sangrado de deficiencia particularmente para sangrado menstrual y uterino. Se utiliza a menudo en casos difíciles tales como hemorragia uterina resultado de tumores fibroides. Para un resultado incluso mejor, tómelo con té de hoja de artemisa (abajo). Prepare unos 3–15 gramos (de $\frac{1}{10}$ a $\frac{1}{2}$ onza) de gelatina revolviéndola en agua caliente. La gelatina se consigue en la mayoría de los almacenes de comestibles. La «gelatina» *(Equus asinus;* mandarín: *a jiao)* de herbolaria china es un mejor hemostático (hemostático se refiere al factor equilibrante).

- El poro tiene propiedades hemostáticas generales.

- La pimienta de cayena es un excelente remedio interno de primeros auxilios para sangrado interno o externo causado por lesiones y también se utiliza para la hemorragia uterina, menorragia, sangrado de los pulmones, como prevención en contra de accidentes vasculares cerebrales y para las hemorragias en general. Para lesiones de sangrado, aplique la cayena directamente en la herida y tómela también oralmente. Para el uso oral, la dosis es una cantidad relativamente pequeña: una onza de té (prepárese una taza de agua hirviendo y viértala sobre una cucharadita de cayena); 400–500 miligramos en cápsulas; ó 10–15 gotas de tintura.

- La hoja de artemisa *(Artemisia vulgaris)* es una hierba específica para sangrado uterino cuando hay señales de *frío* y de *deficiencia.*

- La castaña es especialmente útil para vómitos con sangre, sangrado de la nariz y sangre en las heces fecales.

- La guayaba tiene propiedades hemostáticas generales.

- El vinagre es especialmente provechoso para tratar sangrado anal, vómitos con sangre y sangrado de la nariz. Dosis: mezcle 1 cucharadita en una taza de agua.

Sangre estancada: padecimientos o síntomas ginecológicos y otros

La sangre estancada es la sangre que se coagula y es causada por lesiones en los tejidos del cuerpo o por la energía del *qi* insuficiente para impulsar la sangre a través de los vasos sanguíneos. Las señales de la sangre estancada incluyen dolor punzante que está fijo en un sólo lugar, sangrado frecuente, sangrado con coágulos de color púrpura oscuro, la lengua púrpura oscura con puntos rojos y una tez de un inusual color oscuro. Cuando la sangre está estancada, tiende a desarrollar coágulos; el estancamiento crónico genera tumores, quistes, nódulos y bolas duras e inmóviles. Las mujeres son afectadas frecuentemente por la sangre estancada, particularmente en el aparato reproductor. De hecho, una gran porción de todos los problemas ginecológicos, especialmente aquellos de naturaleza dolorosa, se relacionan con la sangre estancada. Los ejemplos de las enfermedades de las mujeres que son causadas comúnmente por sangre estancada son la amenorrea (ausencia de menstruación), dismenorrea (menstruación dolorosa), hemorragia uterina, tumores uterinos incluyendo fibromas y cáncer, y quistes ováricos. (Amenorrea y la dismenorrea se discuten en la siguiente sección, «Los síntomas de la menstruación»).

El despejar la sangre estancada es más fácil en las primeras etapas, antes de que se formen masas. En todos los casos, se debe mejorar la circulación de energía *qi* cuando el hígado sea la causa del estancamiento; los remedios mencionados anteriormente para el *qi* estancado del hígado, son apropiados (página 355).

Otro método para tratar la sangre estancada implica mejorar la calidad de la misma sangre. La sangre llena de toxinas, desechos y grasas lo más probable es que se pueda estancar y se gelatinice. Para sangre sana y vital, el bazo-páncreas se debe mantener funcionando correctamente, puesto que su función tiene un gran efecto en la formación de sangre.

En el Oeste, la *humedad anormal* y el moco son dos factores principales que debilitan la digestión y al bazo-páncreas, de tal forma que causan sangre turbia; en condiciones de *humedad anormal*/moco, se deben restringir los alimentos fríos (en temperatura), muy dulces y altamente generadores de moco incluyendo la carne, los lácteos, los huevos, el helado o nieve, y los enumerados anteriormente en el capítulo *Elemento Tierra*.

En cada caso de sangre estancada, sin importar su causa, los hábitos apropiados del comer, tales como masticar minuciosamente y preparar comidas simples, son esenciales. Además, esos alimentos y especias que dispersan la sangre estancada se deben agregar a la dieta (véase más adelante). La adición de éstos en cada comida es una ayuda eficaz en conjunto con tratamientos herbolarios, acupuntura u otros. Para condiciones más leves o ligeras, estos remedios dietéticos pueden ser suficientes por sí mismos.

Precauciones y notas:

1. Cada alimento y especia en la siguiente lista es de naturaleza calorífica, a excepción de la berenjena (enfriadora), la pimienta blanca (enfriadora), el frijol aduki (neutral) y semilla de durazno (neutral). Los remedios caloríficos, particularmente el ajo y el jengibre, se deben utilizar cuidadosamente, si es que se llegan a usar, en los casos denotados con señales de *calor* (la aversión al calor, sentir mucho calor,

cara roja, ojos irritados con aspecto sanguinolento, lengua roja oscura y posiblemente con una capa amarilla y/o con muchísima sed de líquidos fríos) o señales de
yin deficiente (fiebres recurrentes, palmas de las manos y plantas de los pies calientes
y el color de la lengua y las mejillas tornándose a rojo, sed frecuente y poca, y/o
transpiración nocturna).

2. La berenjena específicamente alivia condiciones de estancamiento de la sangre del
útero, pero puede debilitar el útero cuando la sangre no está estancada.

3. La mantequilla es la más útil cuando hay emaciación o escualidez, debilidad y un
historial dietético de consumo mínimo de productos de origen animal; es contraindicada en casos de exceso del hígado, *humedad anormal* y condiciones mucosas,
y por lo tanto se prescribe raramente para el estancamiento de sangre en los países
en donde prevalece una dieta abunante de alimentos altos en proteína, alto en
grasas, cremosos, demasiado dulces o muy condimentados.

4. El vinagre y el arroz dulce son contraindicados en patrones o condiciones de fuego
digestivo deficiente (heces fecales líquidas; lengua pálida, hinchada, mojada; y sensaciones de *frío*).

Comidas y especias que dispersan la sangre estancada

cúrcuma	cebolla escalonia	nuez moscada	hierbabuena
cebollines	poro	col *kohlrabi*	mantequilla
ajo	jengibre	berenjena	
vinagre	castaña	pimienta blanca	
albahaca	romero	frijol aduki	
semilla de durazno	cayena	arroz dulce	

Condiciones comunes de sangre estancada

Cuando decida si una condición implica sangre estancada, compruebe las características (del diagnóstico arriba mencionado). Cuando la condición incluye dolor, éste es
invariablemente fijo en un sólo lugar; el dolor que cambia de lugar no es causado por
sangre estancada.

• El dolor del corazón y las enfermedades cardíacas por regla general con frecuencia
se presentan con síntomas de estancamiento de sangre, especialmente cuando hay
coagulación de sangre. Los frijoles aduki, el té de semilla de durazno, la cebolla
escalonia y los cebollines son remedios específicos para el estancamiento vascular
relacionado con sangre y pueden agregarse libremente a la dieta para este propósito.
La pimienta de cayena y otros chiles rojos son también muy benéficos. Si los chiles
le irritan el estómago, puede sustituirlos por jengibre.

• Los tumores del útero, incluyendo fibromas uterinos y cánceres, implican muchas
veces estancamiento de sangre. Los quistes ováricos también se pueden colocar en
esta categoría. La cúrcuma en la dieta ayuda a disolver estos padecimientos. Puesto
que el útero y los ovarios no están en una área con una buena circulación y allí los
crecimientos anormales resisten al tratamiento, la decocción herbolaria siguiente es

invaluable para acelerar la reabsorción de tumores, cánceres y crecimientos anormales similares en la región abdominal baja:

   cúrcuma* *(Curcumae long;* mandarín: *yu jin)* (1 parte)
   raíz de regaliz* *(Glycyrrhiza glabra;* mandarín: *da zoa)* (1½ partes)
   corteza de canela* *(Cinnamomum cassia;* mandarín: *rou gui)* (4 partes)
   semilla de durazno *(Prunus persica;* mandarín: *tao ren)* (5 partes)

Notas: La preparación y las dosis de todas las hierbas en esta sección siguen las guías del capítulo *Transición dietética* (página 120). Las hierbas denotadas por «*» se consiguen comúnmente con surtidores herbolarios occidentales y chinos. Las semillas de durazno generalmente se consiguen solamente en las tiendas herbolarias chinas; pueden también obtenerse abriendo el hueso del durazno para sacar las semillas y secarlas al sol. El hongo negro (abajo) se encuentra normalmente en las tiendas chinas de alimentos y almacenes herbolarios.

El hongo negro (oreja de madera) y las algas marinas también son especialmente benéficas para disolver fibromas y otros tumores uterinos, y éstos pueden agregarse a la dieta para este propósito. Además, el hongo negro es bueno en la decocción herbolaria antes dicha (usa 4 partes), especialmente cuando el *calor* o señales de *deficiencia yin* están presentes, y en estos casos la corteza de canela, una hierba muy calorífica, debe quitarse de la fórmula. El programa total de cáncer del cual se hablará más adelante debe seguirse no solamente para el cáncer en los órganos femeninos sino también para cualquier clase de tumor en esta área.

- Las obstrucciones intestinales que ocurren con señales de estancamiento de sangre responden a la fórmula herbolaria mencionada anteriormente cuando se modifica sustituyendo la cúrcuma por tres porciones de raíz de ruibarbo *(Rheum palmatum).*

- Lesiones tales como moretones, contusiones, huesos rotos y esguinces (ligamentos y tendones desgarrados) causan con frecuencia estancamiento de sangre. Normalmente estos tipos de condiciones se curarán a una velocidad notable cuando se aplican cataplasmas de consuelda y vinagre. Para prepararlas, triture simplemente la hierba fresca o hoja seca de consuelda *(Symphytum officinale)* con una maja en un mortero o molcajete que contenga bastante vinagre de sidra de manzana u otro vinagre no-destilado para macerar a fondo las hojas de consuelda. Si no se dispone de un mortero, use un plato hondo y una cuchara para prepararlos. Luego aplique la mezcla de consuelda y vinagre por lo menos la mitad de una pulgada de grueso directamente en el área dañada y amárrelo en este sitio con un paño limpio de tela de algodón. Las propiedades de la consuelda penetran a través de la piel para ayudar a curar la lesión, mientras que el vinagre dispersa los estancamientos de sangre. Estas cataplasmas deben utilizarse diariamente y dejarlas ahí por lo menos tres horas, aunque a menudo lo más conveniente es mantenerlas ahí toda la noche mientras duerme. Aunque no tan eficaz como la consuelda, la mayoría de los otros remedios verdes tales como hoja de llantén *(Plantago major),* col, espinaca y la acelga pueden sustituirse cuando la consuelda no se consiga.

Los cebollines y la cayena son remedios adicionales excelentes para lesiones con señales de estancamiento de sangre. Funcionan internamente cuando se agregan abundantemente a la dieta. Para un uso externo, los tallitos verdes y/o bulbos de los cebollines se cortan finamente, luego se les extrae el jugo de la pulpa a través de una tela de manto de cielo o de un paño similar o usando un extractor de jugos. Con este jugo se empapa un paño de tela de algodón y se aplica como una cataplasma o se frota directamente como un linimento (ungüento).

Un linimento de cayena y vinagre es también muy eficaz. Para prepararse, ponga a fuego lento en una cacerola una cucharada sopera de cayena con 1 pinta (2 tazas) de sidra de manzana o vinagre de vino o de arroz, por 10 minutos tapado; embotéllelo caliente y sin colarlo. Aplíquese en el sitio dañado sin frotarlo demasiado. Este linimento es también útil para congestiones de los pulmones y para los dolores de artritis y de reumatismo.

Padecimientos o síntomas durante el ciclo menstrual

La prevención y los buenos hábitos

Las mujeres que llevan una dieta balanceada, hacen suficiente ejercicio, reciben rayos del sol adecuados y se esfuerzan por obtener una claridad emocional, raramente tienen problemas menstruales. En los días de la menstruación, las cualidades más profundas hormonales/emocionales emergen, mientras que su corolario físico se desecha—la sangre cargada de calor es el resultado de una purificación natural. Éste es un estado frágil— aspectos emergentes de las partes interiores, *yin,* hormonales del ser son delicadas y sensibles y necesitan protección contra los climas *yin* (fríos y húmedos) y los extremos físicos y emocionales. Por lo tanto durante el ciclo menstrual es importante evitar el trabajo físico estrenuo, la tensión emocional y la sobre exposición a las condiciones frías y húmedas; por ejemplo, mantenga las piernas y los pies calientes, manténgase abrigada cuando se encuentre en lugares fríos y durante las temporadas de frío, y evite trabajar usando las manos en agua fría. También ponga todo de su parte para no estreñirse, guarde reposo y absténgase del sexo durante la menstruación.

Restricciones dietéticas: Para apoyar la salud durante todo el ciclo menstrual, deben evitarse: el alcohol, tabaco, café, alimentos fríos (en temperatura), azúcar refinada, grasas hidrogenadas tales como manteca vegetal y la mayoría de las margarinas y aceites para cocinar (véase el capítulo 10, *Aceites y grasas,* para otras opciones), y el consumo excesivo de fruta fresca o alimento crudo. La fluorización del agua potable suprime la actividad de la tiroides, por lo que se trastorna el sistema hormonal en general; el agua tratada con cloro destruye la vitamina E, un nutriente esencial para mejorar la menstruación. Las carnes rojas y las aves de corral comerciales tienen residuos de esteroides integrados compuestos de hormonas de animales de sexo femenino que interfieren con la menstruación humana. Con el tiempo, los anticonceptivos orales y los D.I.U. (dispositivos intrauterinos) también causan problemas o dificultades.

Nutrición en general

- *El hierro* y *iodo* necesitan ser abundantes en la dieta para ayudar a sustituir la sangre que se perdió en la menstruación. Las leguminosas, la mayoría de las verduras, los granos integrales y las microalgas comunes tales como espirulina contienen cantidades importantes de hierro. Las algas marinas, incluyendo kelp, dulse, wakame y hijiki, son fuentes excepcionales de hierro y de iodo. Las personas con digestión débil *qi* (heces fecales pastosas, fatiga crónica) necesitan utilizar las algas marinas cautelosamente. Siga las sugerencias dadas en la «Deficiencia de sangre» en la página 429, para métodos más completos para una buena tonificación de la sangre.

- La *vitamina C* aumenta la absorción del hierro: la col, los pimientos morrones, el brócoli, los brotes o germinados, el perejil y el té de bayas de rosa silvestre *(Rosa canina)* son fuentes excelentes. Fuentes adicionales son casi todas las frutas frescas y verduras crudas. Cuando la vitamina C se toma en la forma de alimentos integrales como éstos, los bioflavonoides también se ingieren. La combinación de bioflavonoides y de vitamina C ayuda cuando hay sangrado excesivo en menorragia y para los moretones y las venas varicosas de la menopausia. Los tomates, las frutas cítricas y la mayoría de las otras frutas, que son fuentes muy enfriadoras y purificadoras de la C, deben utilizarse muy poco, si es que llegan a usarse, para las personas con *frío* (Ej, aversión al frío, sentir mucho frío, palidez facial) o *deficiencia* en general (debilidad, fragilidad, muy poco o ninguna capa en la lengua).

- Los niveles de *calcio* y *zinc* en el cuerpo comienzan a disminuir diez días antes del comienzo de la menstruación. Utilice los granos integrales, las leguminosas y las semillas para el zinc y el magnesio (el magnesio necesita ser adecuado para la absorción de calcio—véase el capítulo del *Calcio*). Las algas marinas, las verduras verdes y las leguminosas son buenas fuentes de calcio aprovechable.

- Suficiente *vitaminas B, la vitamina A* y *las proteína*s son también necesarias para un ciclo menstrual armonioso. Estos nutrientes ayudan al hígado a convertir las hormonas presentes antes de la menstruación en sustancias de menos potencia. La vitamina B_6 y el ácido fólico son especialmente importantes; la B_6 se encuentra abundantemente en los granos integrales; el ácido fólico y la vitamina A (en la forma de precursor de vitamina A) se encuentran concentrados en verduras verdes. El precursor de vitamina A también se encuentra abundantemente en las verduras color amarillo-fuerte—las zanahorias son especialmente benéficas para la regulación hormonal. Suficiente vitamina B_{12} es esencial para la salud del ciclo menstrual. (Véase las páginas 150–158 para las señales de *deficiencia* y más información pertinente acerca de las vitaminas). Una cantidad de proteína adecuada se encuentra disponible en las dietas a base de granos integrales (no refinados) y de verduras, si no se consumen demasiados dulces, alimentos desnaturalizados o se toma alcohol. Las personas que son débiles, delgadas, con sangre deficiente y sin ningún problema de moco generalmente se benefician de los productos lácteos de buena calidad. Los productos lácteos fermentados tales como el yogurt, leche agria y kefir son los más digeribles. En extrema *deficiencia,* pequeñas cantidades de otros productos orgánicos de origen animal de alta calidad pueden ser necesarios. (Véase las propiedades y la preparación de los alimentos de origen animal en las páginas 168–174).

- Los ácidos grasos *alfa– y gama-linolénico* son importantes para producir las seudohormonas—las prostaglandinas PGE_1 y PGE_3. Éstos ácidos grasos ayudan a superar el dolor y los cólicos asociados con el exceso de ácido araquidónico y la prostaglandina PGE_2, que abundan en exceso generalmente en las personas con un historial dietético de mucha carne. El ácido alfa-linolénico, un ácido graso omega-3, se encuentra en las verduras verdes (incluyendo las de hojas verdes), alimentos de clorofila como la microalga clorela y concentrados de pastos de trigo o de cebada, semilla de linaza, y aceite de linaza extraído en frío; los omega-3 EPA y DHA, los metabólicos del ácido alfa-linolénico, también son importantes y están concentrados en ciertas clases de pescado (Ej., salmón, atún, sardina, anguilas, trucha, macarela, anchoas y pampanito o blenio) al igual que los aceites extraídos del pescado ricos en omega-3. Las fuentes principales de ácido gama-linolénico (AGL) incluyen el aceite de prímula u onagra *(Oenothera biennis),* aceite de grosella negra *(Rubus nigra)* y aceite de borraja *(Borago officinalis)* y la microalga espirulina. Refiérase por favor a los *Aceites y grasas,* capítulo 10, para ejemplos y usos adicionales.

- La *miel* parece estimular la producción de la misma prostaglandina PGE_1 como AGL (antes mencionado), lo cual puede explicar su valor como un remedio popular para los problemas de la menstruación en general. Sin embargo, comparado con AGL, la acción de la miel es más leve. La dosis diaria es una cucharada sopera de miel en una taza de agua caliente o con té herbolario.

- La *vitamina E* es esencial para mantener la sangre en su consistencia ideal de «fluidez» para una mejor circulación, y de esta manera ayuda a la reducción de estancamiento y a la coagulación de sangre. Esta vitamina también calma inflamaciones dolorosas y los pequeños quistes comunes en los senos causados por la producción de leucotrienos a partir del ácido araquidónico. En este respecto, la vitamina E tiene efectos similares a los dos ácidos grasos mencionados anteriormente. La vitamina E es benéfica para el tratamiento de varios padecimientos menstruales: exceso o escasez de menstruación, los bochornos de la menopausia y ciclos irregulares.

  Las fuentes de vitamina E son los granos integrales, especialmente el trigo, arroz, avena y quinua *(Chenopodium quino);* las hojas externas de la col, del brócoli y de la coliflor (las partes que raramente se comen); brotes o germinados, espinacas, las hojas verdes de la planta diente de león, los tallos verdes ramosos de la zanahoria y la menta. Las oleaginosas y las semillas como las almendras, avellanas y las semillas de girasol son también fuentes excelentes, pero se deben utilizar cuidadosamente para evitar que el hígado se acumule de grasas. Las fuentes alimenticias más ricas de E son el germen de trigo y el aceite de germen de trigo. Éstos están propensos a deteriorarse rápidamente y se deben refrigerar en un envase oscuro y hermético después de abrirse. El conjunto completo de vitamina E está presente de esta forma. La dosis diaria estándar es una cucharada sopera de aceite de germen de trigo la cual suple la cantidad de 30 U.I., que es mucho más eficaz que la misma cantidad en suplementos. La mayoría de los suplementos de vitamina E, incluso aquellos extraídos de los alimentos, contienen una cantidad menor de E que el conjunto completo.

  Sin embargo, la vitamina suplemental E extraída de fuentes naturales puede ser benéfica, particularmente cuando hay una gran dificultad en la menstruación. De un 50 a 150 U.I. es una dosis típica diaria y generalmente una dosis diaria eficaz a base de suplementos, aunque cantidades mucho mayores se utilizan a veces para condiciones específicas.

La vitamina E en el cuerpo es destruida por el agua potable tratada con cloro, los aceites rancios (la mayoría de los aceites poliinsaturados), los anticonceptivos orales (compuestos hechos a base de estrógenos) y la contaminación. Aquellas personas que viven en áreas altamente contaminadas o que ingieren productos que destruyen la vitamina E necesitan tomar cantidades superiores a las normales. Hasta que se eliminen las circunstancias dañinas y los malos hábitos y el cuerpo se haya equilibrado, la vitamina E de fuentes alimenticias integrales será suficiente.

• *Hierbas y especias* se siguen tomando por las mujeres en todo el mundo cuando hay dificultades en la menstruación. En los padecimientos indicados a continuación, se recomienda un número de condimentos y de especias comunes como el eneldo, mejorana y jengibre. Éstas pueden utilizarse en el alimento y también tomarse como hierbas en tés, cápsulas o tinturas; todas las hierbas en esta sección excepto aquellas que se especifiquen de otra manera, se deben utilizar según la preparación y las dosis estándar dadas en el capítulo de la *Transición dietética* en la página 120. Las hierbas se pueden utilizar con regularidad durante el mes para equilibrar el ciclo hormonal en su totalidad, pero las dosis de más potencia son provechosas tomándolas seis días antes del inicio de la menstruación en casos donde se presente un malestar.

La *«Mezcla de cuatro hierbas»* es una fórmula china invaluable para una variedad de problemas de menstruación y otros. Contiene:
3 partes de raíz *dang gui** *(Angelica sinensis;* mandarín: *dang gui)*
3 partes de raíz rehmannia preparada *(Rehmannia glutinosa;* mandarín: *shu di huang)*
2 partes de raíz de peonia *(Paeonia lactiflora;* mandarín: *bai shoa)*
1.5 partes de raíz ligusticum *(Ligusticum wallichii;* mandarín: *chuan xiong)*

Las hierbas en esta fórmula son de las hierbas chinas que se consiguen más fácilmente; la fórmula completa también forma parte de varias preparaciones herbolarias chinas y occidentales (pruebas con el *dang gui* comenzaron en Europa en los años 1920). Esta formula es particularmente eficaz cuando existe debilidad, palidez y *deficiencia,* pero no se recomienda cuando hay señales de personalidad en *exceso* (robusta, extrovertida, de tez rojiza, con capa gruesa en la lengua, de voz y pulso fuerte). Se puede utilizar la fórmula cuando se presentan menstruaciones irregulares, dismenorrea, amenorrea, menstruaciones escasas o con retraso, lesiones traumáticas con señales de estancamiento de sangre, dolor abdominal por sangre estancada, las condiciones estancadas del *qi* del hígado, sangrado uterino anormal (agregue la hoja de artemisa [*Artemisia,* esp. *A. vulgaris*] y gelatina a la fórmula), y sangre estancada en general. (Véase la sección de «Sangrado» en las páginas 432–434 para la preparación de la gelatina).

La raíz *dang gui* se toma con frecuencia solamente para los problemas de menstruación con señales de deficiencia de sangre (anemia, palidez, insomnio, nerviosismo, emaciación o escualidez). Las mujeres en China la cocinan a veces en sopas; si se utiliza la raíz entera (en vez de la variedad en polvo, en pedazos o enrollada) puede cocerse varias veces debido

---

*La forma como se escribe *dang gui* está romanizada de varias maneras, incluyendo *dong quai* y *tang kuei.*

a su inusual densidad. Después de que se ablande, la costumbre es de comerse con arroz. La hierba común occidental la raíz de angélica *(Angelica archangelica),* por ser una planta relacionada se puede sustituir por *don quai,* pero no es tan benéfica cuando hay señales de deficiencia de sangre.

Padecimientos específicos de la menstruación

Dolor y cólico (dismenorrea). Las restricciones y las sugerencias dietéticas precedentes ayudan a prevenir dolor y cólicos que ocurren en cualquier punto del ciclo menstrual. Tres de los nutrientes—calcio, magnesio y los ácidos grasos esenciales—son benéficos para tratar el dolor menstrual agudo. Este dolor ocurre por varias causas:

Dismenorrea tipo frío/deficiencia. El *frío* y/o la *deficiencia* en el cuerpo pueden ocasionar que la sangre se estanque, dando por resultado dolor. Los síntomas de *frío* son: menstruaciones con poca cantidad de sangrado, de color morado-negro; cólicos que se calman con compresas calientes; orina abundante e incolora; la persona se siente atraída por el calor, los alimentos y bebidas calientes. Síntomas de *deficiencia:* palidez, poca cantidad de sangrado, debilidad, pulso débil, lengua pálida sin ninguna capa, cara demacrada. Para el *frío* o el dolor inducido por *deficiencia,* evite las frutas frescas, alimentos fríos (en temperatura) y frutas de naturaleza térmica enfriadora (especialmente fruta cítrica) y elija más alimentos y especias caloríficas como avena, arroz dulce, pimienta negra, eneldo, alcaravea, albahaca, frijoles negros y mantequilla. Pequeñas cantidades de lácteos u otros productos de origen animal pueden ser necesarios. Algunas hierbas benéficas son raíz de angélica *(Angelica archangelica),* hoja de artemisa *(Artemisia vulgaris),* hierbabuena *(Mentha virides)* y raíz *dang gui (Angelica sinensis).* La «Mezcla de cuatro hierbas» es también útil para este tipo de dismenorrea.

En dismenorrea *fría* y/o de *deficiencia,* es esencial mantener el cuerpo y las extremidades calientes y secas.

Dismenorrea tipo calor/exceso. Síntomas de *calor:* menstruaciones que se adelantan antes del periodo regular, con mucha cantidad de sangrado, lengua roja con capa amarilla, con sed, estreñimiento, le atrae todo lo frío y tiene aversión al calor. Síntomas de *exceso:* menstruaciones con poca cantidad de sangrado con coágulos de color púrpura oscuro, lengua azulada, pechos dolorosos e inflamados, el pulso se palpa tirante con mucha fuerza, capa gruesa en la lengua. La mujer con síntomas de *calor* y/o *exceso* necesita reducir su consumo de carne roja, de productos lácteos, de huevos, de alimentos dulces y de los alimentos que elevan el *exceso* y el *calor.*

Para estos tipos de dismenorrea, consuma más alimentos enfriadores de origen vegetal como espinaca, lechuga, apio, acelga, col rizada *kale,* hojas verdes de col *collard,* perejil, zanahorias, frijoles mungo, tofu, espirulina y mijo. Hierbas benéficas: semilla de linaza *(Linum usitatissimum),* raíz negra de cohosh *(Cimicifuga racemosa),* lobelia *(Lobelia inflata),* marihuanilla *(Leonurus cardiaca)* y ajenjo español *(Artemisia absinthium).* La raíz negra de cohosh, marihuanilla y el ajenjo español pueden utilizarse por sí solos, pero son más eficaces en la siguiente combinación: una infusión de partes iguales de semilla de linaza, raíz negra de cohosh y marihuanilla con una mitad de lobelia. La miel es especialmente útil cuando la dismenorrea es acompañada por estreñimiento (lubrica los intestinos).

Ausencia de menstruación (Amenorrea). [Esta sección también se aplica a las mujeres con menstruación suprimida, escasa o poca cantidad, o con retraso]. Amenorrea se asocia con frecuencia con una dieta de poca grasa.[33] Los vegetarianos muy estrictos con frecuencia viven ciclos de amenorrea hasta que su sistema se acostumbra a asimilar los nutrientes de los alimentos de origen vegetal. El ejercicio en exceso, el trabajo agotador y competitivo, y otra actividad altamente *yang* puede también dañar las hormonas femeninas y causar amenorrea.[34] Muchas mujeres atletas pertenecen a esta categoría. Además, las mujeres que son demasiado delgadas (una señal de sangre deficiente) a menudo tienen poco o ningún periodo menstrual; si suben de peso, el periodo o regla generalmente se normaliza. Los siguientes son dos patrones importantes de amenorrea.

Amenorrea tipo deficiencia, causada por sangre insuficiente y *deficiencia* en general, tiene los siguientes síntomas: palmas de las manos calientes, nerviosismo, tez pálida o descolorida, sequedad, peso corporal bajo, fiebres intermitentes, pulso débil, poco o ninguna capa en la lengua, mareos, kaleidoscopios en la visión, y brazos y piernas débiles.

Para tonificar a las mujeres con este tipo de deficiencia, se reconstruye la sangre y la energía. Los alimentos apropiados incluyen el arroz dulce, el arroz integral, la avena, el mochi con artemisa y, si se toleran, los productos lácteos de calidad; la gelatina y cantidades mínimas de huevos, de pescado o de carnes de animales pueden ser necesarios en casos extremos (véase «Sangre deficiente» o deficiencia en sangre en la página 430, para los productos de origen animal sugeridos). Los alimentos muy amargos, agrios o salados deben restringirse. Demasiado caroteno, una sustancia amarga, puede inducir amenorrea[35]: las mujeres con amenorrea tipo deficiencia deben evitar consumir grandes cantidades de verduras verdes (incluyendo las de hojas verdes) y amarillas como zanahorias, verduras de hojas verde oscuro y microalgas comunes.

Utilice cantidades iguales de todas las hierbas en estas fórmulas herbolarias para la amenorrea tipo-*deficiencia:* 1) *dong quai (Angelica sinensis)* o raíz de angelica *(Angelica archangelica),* combinada con marihuanilla *(Leonurus cardiaca);* 2) artemisa *(Artemisia vulgaris)* combinada con raíz de regaliz u orozus *(Glycyrrhiza glabra)* o melaza. Estas dos fórmulas se pueden combinar para obtener un magnífico resultado. 3) «La Mezcla de cuatro hierbas» descrita anteriormente es también excepcionalmente benéfica aquí. Además, véase la nota después del segundo párrafo más adelante.

Amenorrea tipo exceso es una condición de energía y de sangre estancada, en la cual se bloquea el flujo de sangre. Los síntomas pueden incluir inflamación y dolor en la parte baja del abdomen, malestar estomacal, lengua púrpura, sabor amargo de boca y estados depresivos. Esta condición surge a menudo por el prolongado consumo en exceso de alimentos de origen animal. Evite carnes grasosas y todos los productos lácteos; también evite la fruta enfriadora—especialmente fruta cítrica—y verduras crudas. Las verduras ricas en beta-caroteno, las verdes y las amarillas y las microalgas contraindicadas en amenorrea tipo *deficiencia* descrita arriba, son realmente benéficas en la condición amenorrea tipo exceso.

En amenorrea inducida por un *exceso,* se puede agregar alimentos, especias y hierbas que circulan el *qi* y ayudan a superar el estancamiento de sangre. En especial son buenos ciertos alimentos y condimentos: cebollines, berenjena, cúrcuma o azafrán de raíz, nuez moscada, ajo, romero, orégano o mejorana dulce y jengibre; las hierbas eficaces incluyen la raíz de poleo *(Hedeoma pulegiodes)*, raíz del ruibarbo *(Rheum palmatum)*, marihuanilla *(Leonurus cardiaca)*, raíz negra de cohosh *(Cimicifuga racemosa)*, manzanilla *(Anthemis nobilis)* y tanaceto *(Tanecetum vulgare)*. Todos estos alimentos, a excepción de la berenjena, funcionan lo más eficazmente posible como tés calientes para provocar la menstruación. Los alimentos y los condimentos, por supuesto, son también benéficos en las comidas. Las seis hierbas citadas generalmente tienen un poco más de potencia y se pueden tomar para las condiciones que se prolonguen y sean persistentes. El sobre uso de tanaceto sin embargo, es tóxico; tómelo solamente por algunos días y descanse un tiempo. La raíz del ruibarbo es útil cuando el estreñimiento acompaña amenorrea. En amenorrea con síntomas leves, el té caliente de jengibre/cúrcuma o de mejorana es generalmente suficiente.

Nota: Para ambas condiciones de amenorrea el *tipo exceso* y el *tipo deficiencia*, los baños calientes terapéuticos de asiento o de pies son benéficos. También, las piernas y los pies deben mantenerse calientes.

Un ciclo menstrual irregular puede resultar por: a) un cambio de dieta, b) grandes cambios en actividad física y emocional, c) los cambios de una estación a otra en los días del ciclo menstrual —cuando empieza la estación de frío, por ejemplo, las menstruaciones en la luna llena pueden cambiar a la luna nueva, o viceversa. Sin embargo, cuando el ciclo es irregular sin razón evidente, indica generalmente una dieta caótica o inadecuada que causa estancamiento en el hígado y que acompaña deficiencia nutricional.

En estancamiento del hígado, con frecuencia hay debilidad en la tiroides y deficiencia de iodo; en estos casos kelp y otras algas marinas son benéficas, así como el programa general para vigorizar un hígado estancado. Las vitaminas B_6, B_{12} y zinc se utilizan a menudo para un ciclo irregular—estos nutrientes ayudan a superar el estancamiento del hígado y se encuentran abundantemente en una dieta variada de alimentos integrales (véase la «Nutrición general» anteriormente mencionada).

El estancamiento de sangre que provoca dolor y coágulos color púrpura oscuro también causa una irregularidad (véase la sección «Sangre estancada» en la página 435 para remedios básicos). Un remedio específico para la irregularidad de sangre o estancamiento del hígado es el té de pétalos de rosa. La «Mezcla de cuatro hierbas» es además muy útil para estos tipos de irregularidad en la mujer frágil y *deficiente.*

Los alimentos que contienen clorofila son reguladores del ciclo menstrual, indudablemente debido a su efecto antiestancamiento del hígado. Las verduras verdes (incluyendo las de hojas verdes), la espirulina, la clorela o el extracto líquido de clorofila son útiles. Éstos también reconstruyen la sangre y restablecen la flora intestinal adecuada para la transformación y asimilación de todos los nutrientes.

Las frijoles negros son un tónico para la sangre, porque vigorosamente alimentan el *yin*—el principio de soporte y de estabilidad—y son útiles para corregir un ciclo irregular. Para este propósito, pueden incluirse en la dieta con regularidad y en pequeñas cantidades por unas diez semanas más o menos. El jugo del frijol negro, tomado en dosis de una taza dos veces al día, es igualmente eficaz. Para prepararse, ponga a fuego lento por una hora y media, seis partes de agua por una parte de frijoles negros, después separe el jugo para usarlo. (No deseche los frijoles, agrégueles más agua y termine de cocerlos).

Hemorragia menstrual (Menorragia). Según la tradición china, el sangrado menstrual excesivo se asocia frecuentemente con un hígado que no almacena más la sangre, o de un bazo-páncreas que ya no mantiene más sangre en los canales. Ahora veremos porqué funcionan incorrectamente estos órganos.

Causas específicas de menorragia:

1) El *qi* estancado del hígado es la causa más común de menorragia y se caracteriza por una lengua teñida de color oscuro, posiblemente azul o verde o púrpura, inflamaciones y nódulos, el abdomen hinchado, el cuerpo rígido, el pulso se palpa tensado (como una cuerda metálica de guitarra tensa, no como un pulso normal que se siente ondulante), y muchas otras señales físicas y mentales—por favor refiérase al «Estancamiento del hígado» en las páginas 353 y 355 para otros síntomas y recomendaciones dietéticas generales. Especialmente benéficos son el kelp y otras algas marinas, todos los alimentos que estimulan el *qi,* el evitar alimentos y hábitos perjudiciales al hígado (los aceites y las grasas de mala calidad, demasiados alimentos, exceso en general de carne y alimentos grasos, cremosos y demasiado condimentados, especias, alcohol, drogas, fármacos e ingredientes a base de químicos).

En cada uno de los tipos de menorragia, los hemostáticos generales (factores de equilibrio) tales como monedero del pastor y la hoja de frambuesa *(Rubus ideaus)* pueden utilizarse. (Véase «Sangrado» comenzando en la página 432, para información sobre otros hemostáticos específicos.

2) *Deficiencia* y *frío* también causan menorragia; las señales incluyen debilidad, escalofríos y sensaciones de frío, palidez, pulso débil y lento, y orina incolora. Este tipo de menorragia se relaciona a menudo con un bazo-páncreas débil que no «contiene la sangre en los canales». En este caso, se debe llevar una dieta simple que fortalezca, incluyendo alimentos caloríficos para que aumente la eficacia de la digestión, para que los nutrientes los cuales mejoran las arterias y detienen el sangrado, se absorban y luego se transformen (metabolicen). Evite los alimentos de naturaleza térmica enfriadora y fríos en temperatura; amargos, muy salados o mucha cantidad de alimentos agrios; fruta cítrica y frutas de naturaleza térmica enfriadora; y alimentos crudos. Los alimentos caloríficos apropiados son: la avena, quinua, piñones, pastinaca *(Pastinaca sativa),* mantequilla, frijoles negros, canela, anís, hinojo, jengibre seco, pimienta negra, melaza y posiblemente las carnes de animales en casos de condiciones extremas. Para otros ejemplos, refiérase por favor a las guías para el «*Qi* deficiente del bazo-páncreas» y la «Deficiencia de fuego digestivo», página 378. Para la menorragia con *deficiencia-frío,* una opción como remedio es la gelatina con té de hoja de artemisa (*Artemisia,* esp. *A. vulgaris*). (El té de artemisa o la gelatina sola es también útil). La combinación dada anteriormente en la sección «Nutrición general»—gelatina, la Mezcla de las Cuatro Hierbas y artemisa—es aún más eficaz.

El frijol aduki, el cual tonifica el bazo-páncreas, es también un remedio. El experto en hierbas Naboru Muramoto, que utiliza con frecuencia remedios populares japoneses, recomienda el consumo diario de cinco frijoles crudos de aduki todos a la vez como tratamiento para la menstruación excesiva y prolongada. Los frijoles deben masticarse muy minuciosamente para este propósito.

3) La sangre estancada puede también causar menorragia. Esto es especialmente común cuando hay tumores o cáncer uterino provocados por sangre estancada. La gelatina

es a menudo eficaz para detener el sangrado en estos casos serios, junto con los métodos dados anteriormente para aclarar la sangre estancada (comenzando en la página 435). Las señales de menorragia provocada por sangre estancada incluyen un dolor penetrante en la parte más baja del abdomen, menstruación coagulada color púrpura y la lengua púrpura oscura con puntos rojos.

4) El c*alor* y *exceso* puede ocasionar que se adelante la menstruación, con mucho flujo, denotado por sangre abundante, de color rojo brillante. Más alimentos enfriadores son necesarios: espinaca, acelga suiza, alga marina, apio, pepino y té rojo de hojas de frambuesa *(Rubus ideaus);* alimentos restringidos son las carnes rojas, el alcohol, el café y los alimentos caloríficos en general.

Síndrome premenstrual (SPM). Los cambios en el estado de ánimo, fatiga, tensión, el dolor de espalda, los cólicos y otros desequilibrios que pueden ocurrir durante la ovulación o en cualquier momento antes de que se presente la menstruación, se deben a las fluctuaciones hormonales desequilibradas. Según lo discutido en el capítulo de los *Aceites y grasas,* demasiada cantidad de prostaglandina PGE_2, por causa del consumo excesivo de productos de origen animal, es un factor que perturba el balance hormonal, ocasionando SPM. Otra razón del desequilibrio hormonal es el estancamiento de energía que ocurre cuando el hígado está irritado, causando sangre estancada, coágulos y los síntomas físicos y psicológicos dolorosos de SPM. Los remedios que controlan PGE_2 incluyen omega-3 y los aceites AGL (véase las fuentes en las páginas 181 y 190).

El *qi* estancado del hígado se discute en la sección de «Menorragia» mencionada anteriormente. Las bayas del árbol casto *(Vitex agnus-castus)* es un tratamiento herbolario especifico para la mayoría de los síntomas de SPM. Esta hierba también se cree que ayuda a calmar la ansiedad circundante al deseo sexual en algunas mujeres.

La nutrición balanceada es crucial para superar SPM. Las guías de «Restricciones dietéticas» y de la «Nutrición general» comenzando en la página 438 necesitan llevarse a cabo por un período largo para obtener los resultados esperados.

Dificultad en la menopausia. La menopausia es la terminación natural del ciclo menstrual y de los años reproductivos, y ocurre generalmente entre las edades de cuarenta y dos y cincuenta y dos años. En este periodo, el estrógeno femenino de la hormona de la sexualidad producido principalmente por los ovarios, gradualmente disminuye, mientras que las glándulas suprarrenales comienzan a producir el estrógeno y el andrógeno para sustituirlo. En la mujer sana, este proceso es gradual y fácil. Sin embargo, cuando la transición a la menopausia no es armoniosa, puede haber varios síntomas; entre los más comunes están los «bochornos», los dolores de cabeza, irritabilidad, depresión, insomnio, nerviosismo, calambres en las piernas, transpiración nocturna, sangrado nasal, frecuentes moretones y venas varicosas. Además de ejercicio suficiente y de una buena dieta, una vida relajada, sin estrés ayudará enormemente a superar los síntomas. Para muchas mujeres que tienen problemas de menopausia, es un consuelo saber que la mayoría de los síntomas generalmente cesan después de algunos meses, o dentro de un año más o menos.

Una prescripción médica estándar para los problemas ocasionados por la menopausia ha sido el estrógeno de animales, que alivia algunos de los síntomas. La terapia de estrógeno también tiende a ayudar con la absorción ya disminuida del calcio en la menopausia. Sin embargo, si la mujer se suplementa con estrógeno, se ha demostrado que aumenta el riesgo de varios desequilibrios entre ellos enfermedades de la vejiga y cáncer de mama, de útero y de hígado.[36] Además, si se toma estrógeno hace que las glándulas suprarrenales desistan en desarrollar su capacidad de producción de estrógeno. Afortunadamente, hay remedios más seguros que promueven la producción natural de hormonas por las glándulas suprarrenales, como pronto veremos.

En la medicina china, los síntomas de la menopausia implican una deficiencia de fluidos *yin,* particularmente esos fluidos *yin* que calman y relajan el hígado. Un método dietético útil es agregar alimentos que especialmente «reconstruyan el *yin*»: germen de trigo y su aceite, frijol mungo, brotes de frijol mungo, ejotes, algas marinas, espirulina, mijo, cebada, tofu, frijol negro, frijol bayo y semilla de ajonjolí negra. Al mismo tiempo, se debe observar las restricciones dietéticas citadas anteriormente evitando alcohol, tabaco, café, el consumo de carne de mala calidad y en exceso, et cétera.

De las fuentes de nutrientes recomendadas en la «Nutrición general» (página 438), los alimentos más importantes que tratan los síntomas de la menopausia son la vitamina E, las B-complejo, C y A, y el mineral calcio. Debido a la disminución de la absorción del calcio en las primeras etapas de la menopausia, factores dietéticos que maximizan la absorción del calcio deben seguirse. Cantidades adecuadas de magnesio y la vitamina D (de la luz solar) son cofactores necesarios en el metabolismo y para la buena absorción del calcio. La vitamina E es también un nutriente clave, porque estimula la producción de estrógeno. El germen de trigo y el aceite de germen de trigo son especialmente buenas fuentes de esta vitamina porque también tonifican el *yin.* El trigo entero por sí mismo es benéfico de manera adicional—sus propiedades incluyen la habilidad de calmar el espíritu (calmar el nerviosismo) y de fortalecer la función de los riñones y las glándulas suprarrenales. Si las dificultades en la menopausia persisten a pesar de una buena dieta que contenga vitamina E en abundancia, entonces dosis grandes de la vitamina suplemental E eliminarán generalmente los bochornos y otros problemas considerables. Para este efecto, se deben tomar aproximadamente 300 U.I. de la vitamina E tres veces al día, preferiblemente a la hora de las comidas.

La terapia herbolaria es también muy benéfica. Hemos visto que *dang gui (Angelica sinensis)* proporciona alivio a todos los síntomas, aún en casos severos. Las precauciones e información adicional de cómo usar el *dang gui* se dan en la página 246. Otras hierbas benéficas son la marihuanilla *(Leonurus cardiaca)* y el azafrán *(Crocus sativus),* una especia costosa; ambas son eficaces cuando se utilizan por sí solas, aunque su potencial para calmar la ansiedad provocada por la menopausia es realzada cuando se combina con *dang gui.* El azafrán debe tomarse en cantidades muy pequeñas; cerca de 300 miligramos (aproximadamente un tercio de un gramo o un décimo de cucharadita) una vez al día es una dosis típica. En dosis grandes, el azafrán es altamente tóxico, a veces mortal. En la India, esta especia amarilla brillante se mezcla tradicionalmente con arroz y verduras, con leche caliente y miel o con *ghee* (mantequilla clarificada). Es una especia maravillosa para reanimar el temperamento *yin,* receptivo, compasivo y piadoso—es un remedio de gran valor para aquellas mujeres a quienes la menopausia les provoca fácilmente irritabilidad. Para preservar su virtud medicinal, el azafrán no se echa durante el cocimiento de tés de hierbas o alimentos sino que después del cocimiento se revuelve con los alimentos mientras están calientes.

Los efectos enfriadores, calmantes, tonificantes del *yin* de la sábila, tradicionalmente se han utilizado para dificultades menopáusicas en la India y América Latina. Es demasiado enfriadora para aquellas mujeres que tengan *frío* o que tengan una tendencia a heces fecales pastosas. La dosis es 2 cucharaditas mezcladas en 1 taza de agua, dos o tres veces al día.

La jalea real, el alimento de la abeja reina, puede tonificar enormemente el sistema hormonal femenino. La herbolaria china la clasifica como el alimento que reconstruye el *yin* (el cuerpo, sus tejidos, fluidos) y mejora la energía *qi*. La jalea real prolonga la vida de la abeja reina treinta veces más que las otras abejas y también las hace extremadamente fértiles y prolíficas. Estas características se utilizan con frecuencia para mejorar también la capacidad hormonal y reproductiva de las mujeres.

Se ha postulado que la menopausia puede retardarse con una nutrición óptima y otras prácticas de salud, quizás hasta una o dos décadas.[37] Esta idea es una faceta de las teorías de la longevidad que sugieren que en general la gente está acortando su vida y sus funciones corporales como por ejemplo las secreciones hormonales que se están secando demasiado pronto. Cuando se agrega la jalea real a una dieta que mejora la vida, la mayoría de la gente con actividad hormonal deficiente notan una actividad creciente hormonal en términos de tener un mejor sentido de bienestar y más energía.

La dosis e información adicional sobre la jalea real se dan en la página 167.

El cáncer y las dietas de regeneración

En un tiempo, el cáncer no era común en EEUU y se consideraba una enfermedad de la tercera edad. Más del veinticinco por ciento de la población ahora padece de cáncer y se encuentra entre gente de todas las edades, incluyendo infantes. La evidencia sugiere que la reciente propagación del cáncer en todos los cuadros de la población se debe al aumento de una vida sedentaria, al consumo exagerado de alimentos grasosos y cremosos, al agotamiento de los recursos naturales del suelo, al procesamiento moderno de los alimentos, al omnipresente nivel bajo de frecuencia de radiación y a la creciente susceptibilidad a las infecciones y a las toxinas del medio ambiente. El progreso de métodos de diagnóstico también explica en parte el aumento estadístico de casos de cáncer.

La terapia dietética para el cáncer a través de los siglos ha tomado muchas formas, aunque al principio del siglo veintiuno se ha presentado un consenso en la medicina institucionalizada que ciertos productos químicos, el fumar, el exceso de alimentos grasosos y la ingesta insuficiente de verduras, frutas, granos integrales y frijoles, contribuyen al cáncer.[38]

Cualquier persona que estudie el tratamiento moderno del cáncer a través de la dieta debe considerar la obra de Max Gerson (†1959). En este texto nos referiremos repetidamente a sus descubrimientos, pues por más de treinta años tuvo resultados positivos y adquirió una experiencia clínica extensa en cuanto al tratamiento del cáncer avanzado, basándose solamente en la dieta. Albert Schweitzer, el filántropo renombrado, médico y galardonado del Premio Nobel, nombró a Máximo Gerson «uno de los genios más eminentes de la historia de la medicina». Gerson y su teoría completa del cáncer junto con sus recomendaciones descritas paso a paso en su escrito *Una terapia de cáncer y la curación del cáncer avanzado con terapia de dieta: resultados de cincuenta casos* (*A Cancer Therapy and The Cure of Advanced Cancer by Diet Therapy: Results of Fifty Cases*).[39] Los tratamientos de Gerson se desarrollaron a partir de su experiencia. Él se apoyó en terapias antiguas y modernas, pero sólo aplicó métodos clínicamente comprobados para obtener la regeneración de órganos. De esta manera, las degeneraciones que causan el cáncer se eliminan y el cuerpo se cura a sí mismo.

Gerson sugirió que cada paso en su terapia debe seguirse detalladamente para su máxima efectividad. En este texto, por otra parte, un número de opciones para tratamientos se extienden más allá de la terapia original de Gerson: hierbas nativas y foráneas; germinados de semillas, granos y leguminosas; algas marinas, microalgas, pastos de cereal, los principios en cuanto a combinaciones simples de alimentos, métodos de hiperoxigenación y otros. Quizás la diferencia más sobresaliente entre las recomendaciones de Gerson y las nuestras es el uso del diagnóstico chino tradicional para asociar armónicamente los alimentos y su preparación con la condición y la constitución de la persona. También, algunos alimentos se recomiendan más aquí debido a sus propiedades anticancerosas específicas de los sistemas chinos y ayurvédicos. Las recomendaciones en este texto son considerablemente diferentes de la terapia de Gerson mas una gran parte de los tratamientos se basan en sus descubrimientos.

Uno de los hallazgos de Gerson fue el de aquilatar el valor de ofrecer un tratamiento no-específico; su terapia consistía en rejuvenecer al organismo entero. Así, todas las diversas formas de cáncer se trataron de esta manera. También encontró a través de sus experiencias clínicas, que este método con algunos ajustes de menor importancia ayudó a curar también la mayoría de las otras enfermedades degenerativas. Diferentes personas que han trabajado holísticamente con enfermedades degenerativas también han aplicado los principios rejuvenecedores básicos a una variedad de condiciones. Asimismo, nuestro programa para el tratamiento contra el cáncer, con sus múltiples opciones para adaptarse a las necesidades de cada quien, puede modificarse para tratar otras degeneraciones serias. También sirve como una excelente base dietética para otras terapias que puedan indicarse, por ejemplo la acupuntura, la homeopatía, la herbolaria, o las terapias médicas occidentales ya establecidas. Las personas que lleguen a identificarse claramente con cualquiera de los síndromes de órganos ya definidos en los capítulos de los Cinco Elementos se beneficiarán integrando los remedios específicos descritos en esa sección con el programa general de esta sección.

En las personas activas y vitales, a veces el cáncer se cura fácilmente. Sin embargo, donde hay degeneración seria y un decaimiento en la vitalidad, el cáncer es difícil de curar por cualquier medio. Así como Gerson, otros pioneros tuvieron éxito utilizando tratamientos dietéticos para combatir un cáncer avanzado (el más notable es Jethro Kloss en EEUU, y una multitud de europeos notables) y abogaron por optar una dieta depurativa o purificadora consistente de verduras crudas y frutas frescas, particularmente en forma de jugos. Por lo general la avena y otros granos integrales también se incluyeron. Las carnes y productos de origen animal les fueron prohibidos excepto en casos de extrema deficiencia, aunque en la dieta de Gerson se incluyó un extracto de jugo de hígado de becerro o la carne en sí. También se han utilizado otros métodos de limpieza o purificación, particularmente el enema.

Varios factores que influyen en las condiciones del cáncer han cambiado desde la época de Gerson. Durante la década de los años 60, el consumo de carne roja en países avanzados continuó aumentando, luego declinó rápidamente en un veinticinco por ciento, por unos 15 años. Al mismo tiempo, aumentó enormemente el consumo de aceites vegetales así como también la cantidad de productos químicos, de hormonas y de antibióticos agregados a los alimentos. La calidad del suelo se fue deteriorando creando productos de origen animal y vegetal de mala calidad; aumentó drásticamente el número de ciudades con agua tratada con fluoruro, así como el uso de otras prácticas que produjeron agua de calidad dudosa; las infecciones parasitarias se propagaron extensamente por toda la población; y se sigue saturando el medio ambiente con varias formas de radiación a través de televisores y terminales de computadoras (muy baja frecuencia de radiación [ELF]), las instalaciones de telecomunicaciones y los aparatos eléctricos se multiplicaron al por mayor. La mayoría de los adultos en un creciente número de familias trabajan fuera del hogar y por lo tanto nadie se queda en casa para preparar los alimentos saludables con amor.

De los cambios anteriormente mencionados, quizás el problema menos reconocido es la creciente propagación del consumo de aceites vegetales rancios poliinsaturados y de mala calidad, algunos de los cuales se elaboran aún peor, por medio de hidrogenación directa, como la margarina, manteca vegetal y otras grasas sintéticas. (Véase el capítulo de los *Aceites y grasas*).

Cada persona a quien se le haya diagnosticado cáncer vive este desafío de una manera única. Desde que el Instituto Nacional de Cancerología *(National Cancer Institute)* reconoció que la dieta desempeña un papel importante en el desarrollo del cáncer, mucha gente ha procurado reformar su dieta. Incluso los especialistas del cáncer que utilizan la quimioterapia y otros tratamientos radicales están comenzando también a recomendar cambios dietéticos. A veces una mezcla de estos tratamientos aunados con una dieta, otras terapias holísticas y biológicas, es exitoso. Claramente, las terapias radicales son más recomendables para la persona fuerte con señales de *exceso* (constitución robusta, tez rojiza, pulso vigoroso, persona activa y personalidad extrovertida) a quien se le está desarrollando el cáncer rápidamente. Gerson y muchos otros han observado que en un momento dado las radiografías, la quimioterapia y la cirugía debilitan al organismo y por lo tanto personas con condiciones de *exceso* pueden aguantar más este tratamiento.

El método tradicional del Este (oriental) es de fortificar el organismo de tal modo que pueda superarse el cáncer de forma natural. Sin embargo, debido a que muchos estadounidenses ya están de por sí sobrealimentados, con capa tras capa de *excesos* en general, terapias extremas que deterioran al organismo en general, a la vez que destruyen la causa principal del *exceso*—el desarrollo canceroso—habitualmente dan resultados positivos. Ciertamente las terapias de jugos de frutas y de verduras también tienen un efecto reductor. Y cuando terapias de oxigenación y hierbas purgantes se agregan, el beneficio neto es un tipo de quimioterapia no-tóxica que destruye el cáncer en etapas y se va gradualmente reabsorbiendo en la sangre (digestión parenteral). Los tumores en el aparato digestivo pueden llegar a desintegrarse y excretarse. Así, las terapias del cáncer no deben considerarse solamente en términos de dualidades tales como «natural» contra «artificial». Una visión más exacta es una serie continua de terapias, comenzando con la más leve y progresando a la más drásticamente purgante. Las dietas y los tratamientos a continuación siguen esta progresión.

Dietas de regeneración para cáncer y enfermedades degenerativas

Las siguientes tres dietas son sólo una sinopsis; las recomendaciones específicas citadas en esta sección deben usarse para seleccionar apropiadamente los granos, las verduras, leguminosas, frutas, hierbas, pastos de cereal, productos de origen animal y tomar en cuenta otros factores pertinentes.

DIETA A: Primordialmente consiste en granos, verduras, algas marinas, leguminosas, germinados, hierbas, microalgas, alimentos y aceites omega-3 y AGL, y pequeñas cantidades de especias. Esta dieta incluye algunas verduras crudas o germinados frescos, si es que el paciente lo desea, pero la mayoría de los alimentos se cuecen moderadamente para personas con señales serias de *frío* o *deficiencia,* o se cuecen ligeramente para el resto. Las hierbas recomendadas (más adelante especificadas) purifican ligeramente, no obstante son tonificantes y también refuerzan la inmunidad. Se pueden usar algas marinas a menos que se presente diarrea. Las frutas enteras (no sólo sus jugos) se ingieren con moderación; pueden guisarse en casos de debilidad extrema, y deben evitarse si exacerban síntomas de Cándida o causan heces fecales pastosas. Como un complemento el pescado u otros productos de origen animal pueden ser necesarios. Proporciones de tipo de alimentos en la dieta diaria: granos 45%; verduras 35%; fruta 10%; frijoles 5% y otras leguminosas; el 5% de otros alimentos recomendados.

Acciones: Esta dieta reduce armoniosamente el exceso tóxico que alimenta al cáncer, a los organismos patógenos y a las enfermedades degenerativas en personas que estén débiles, frágiles, anémicos, con *frío,* o por otra parte *deficientes.* La dieta A proporciona un equilibrio cuando se usan tratamientos de alta potencia (D, E y F a continuación).

DIETA B: Frutas y verduras y sus jugos, jugo de pasto de trigo, algas marinas, y los germinados de semillas, de granos y de leguminosas; también se incluyen alimentos y aceites omega-3/AGL, y microalgas apropiadas, las especias y las hierbas que eliminan toxinas y refuerzan la inmunidad. Se comen granos cocidos una vez al día, y verduras y germinados ligeramente cocidos, así como ensaladas de verduras crudas (incluyendo las de hojas verdes) junto con germinados frescos, forman parte del menú diario. Se suministran enemas cuando hay dolor por sobrecarga tóxica. Dosis de jugo: hasta 6 tazas (48 onzas) de fruta y de verduras diariamente. Pasto de trigo: 1 onza de jugo tres veces al día, o 1 cucharadita copeteada de polvo de jugo de pasto, de trigo o de cebada, tres veces al día. Las proporciones de alimentos en la dieta diaria: 35% de granos, leguminosas y semillas germinadas, 45% de verduras y frutas y sus jugos; 10% granos cocidos y el 10% de otros alimentos recomendados.

Acciones: Esta dieta elimina toxinas producidas por enfermedad, más rápidamente que la dieta A y es apropiada para las personas que muestran fuerza, pulso fuerte y que no tengan heces fecales pastosas, ni señales de *frío* (escalofríos, aversión al frío, palidez y una fuerte atracción al calor).

DIETA C: Igual que la DIETA B mencionada anteriormente, a excepción de lo siguiente: todos los granos se germinan y todos los alimentos se ingieren crudos excepto por una sopa de verduras cocida que se consume diariamente; hierbas purgantes, altamente purificadoras y enemas frecuentes también se recomiendan. Dosis de jugo: hasta 10 tazas (80 onzas) de fruta y de verduras se toman diariamente. Pasto de trigo: 2 onzas de jugo fresco tres veces al día ó 2 cucharaditas copeteadas de jugo de pasto de trigo o de cebada ambos en polvo, tres veces al día.

Acciones: Esta dieta reduce el exceso y las toxinas muy rápidamente y es la más apropiada para las personas que padezcan de estreñimiento, la persona relativamente robusta que muestra señales de *exceso* tales como capa gruesa en la lengua, voz fuerte, pulso vigoroso, personalidad extrovertida y que también pueda tener señales de *calor*—aversión al calor, cara rojiza, mucha sed, lengua de color rojo obscuro y/o capa amarilla en la lengua.

Los factores en las dietas de regeneración

1. La sinopsis de las dietas A, B y C mencionadas anteriormente no fueron diseñadas para llevarse rigurosamente. Algunas partes de cada sinopsis pueden llegar a combinarse según las necesidades individuales. El cáncer y otras degeneraciones son generalmente una mezcla compleja de excesos y deficiencias, así que el nivel más aceptable de limpieza para cada paciente será el de optar por el mejor y el más conveniente, individualmente. Al principio, con frecuencia, el paciente puede tolerar una limpieza o depuración más extrema por algunas semanas, y después necesitará la DIETA A. En tratamientos acertados o efectivos de varios casos avanzados de cáncer, la remisión total y la revitalización pueden durar hasta dos años. La revitalización, por supuesto, puede tardar mucho más cuando la dieta y otros factores curativos están lejos de ser los más óptimos.

   En todos los casos de estreñimiento, incluyendo el de «tipo exceso» y el de «tipo deficiencia», los alimentos y hierbas específicos deben tomarse para tratar el estreñimiento (página 425).

2. Al elegir remedios para el estreñimiento o para las condiciones descritas más adelante que se asocian a enfermedades degenerativas, es mejor el seleccionar alimentos que estén dentro de los parámetros de la dieta de regeneración que se siga.

3. Las personas que sufren una enfermedad prolongada desarrollan con frecuencia un síndrome de «*yin* deficiente» (indicado por una lengua y mejillas enrojecidas repentinamente, insomnio, palmas de manos y plantas de pies ambos calientes, fiebre intermitente, transpiración nocturna); en estos casos, se enfatizan los alimentos que reconstruyen el *yin*: mijo, cebada, algas marinas, frijoles negros, frijoles mungo y sus germinados, germinados de frijol de soya y, en casos serios, los productos de origen animal recomendados en la página 467. (Véase los «Alimentos específicos que tonifican el yin» en la página 71 para otros ejemplos).

4. Personas con señales estancadas de sangre (lengua púrpura con puntos rojos, dolor punzante y agudo en un determinado lugar, tendencia a hemorragias [ocurre con más frecuencia cuando los órganos femeninos son afectados], coloración azul o púrpura de labios u otras áreas de la piel) deben agregar a su dieta alimentos y hierbas para mejorar el estancamiento de sangre (véase la «Sangre estancada», en la página 435). Observe que varios remedios para el estancamiento de sangre aparecen también en las páginas siguientes y el estancamiento en general se trata desde varias perspectivas.

5. El programa de purgación parasitaria (que empieza en la página 724), elimina una variedad extensa de patógenos, y debe seguirse. Este programa funciona junto con las dietas de regeneración para limpiar o depurar el exceso de tóxicos y de *humedad anormal* del cuerpo.

6. En el capítulo 5, todo el material que habla de la inmunidad se recomienda para tener una conciencia de las más vitales dimensiones del sistema inmunológico, particularmente los aspectos mental/espiritual. Recordando los principios del Elemento Fuego, sabemos que las personas con condiciones degenerativas necesitan fortificar su *shen,* o su espíritu de corazón-mente. El estar concientes de que experimentaremos malestares físicos y mentales durante la fase de renovación va de la mano para lograr una sanación exitosa, esto nos impulsa a seguir adelante y a completar el proceso de renovación en su totalidad. (Véase las «Reacciones de sanación» en la página 116).

7. En las condiciones *deficientes* más extremas (debilidad, aislamiento social, tez pálida o amarilla enfermiza, respiración poco profunda), las «Guías para tratar deficiencias serias» comenzando en la página 102, deben seguirse.

8. Personas que no ingieren productos de origen animal, en sus dietas de regeneración, deben tomar aproximadamente 25 microgramos de vitamina B_{12} tres veces a la semana con sus comidas. Esta dosis es a veces difícil de obtener, por lo que las píldoras grandes se pueden partir. Aunque la vitamina B_{12} en grandes cantidades no es tóxica, excesos cuantiosos pueden trastornar el organismo. La vitamina B_{12} suplementaria se deriva de microorganismos y es uno de los suplementos poco comunes en forma de píldora que proviene de alimentos integrales. Una dosis adecuada de B_{12} mantiene las estructuras de las células libres de distorsiones que ocurren con el cáncer, el envejecimiento, lesiones, o enfermedades degenerativas.

9. A menos de que se especifique de otra manera, todas las hierbas se utilizarán según las dosis y los métodos de preparación estándares. (Véase la página 120).

Otros tratamientos

TRATAMIENTO D: incluye las terapias de oxigenación así como tratamientos orales o intravenosos de peróxido de hidrógeno (H_2O_2) y de ozono. Para resguardarnos, estas terapias sería mejor incorporarlas con alimentos antioxidantes como por ejemplo, el añadir alimentos ricos en vitaminas A (beta caroteno), C y E; flavonoides—extracto de semilla de uva y pycnogenol (derivado del alcohol), los cuales son anticancerígenos y están dentro de los antioxidantes de mayor potencia que se conocen; también éstos reducen la hinchazón e inflamación de procesos de enfermedades degenerativas; al igual que el polvo de pasto, de trigo o de cebada, con una gran concentración del antioxidante superóxido dismutasa (SOD). (Véase la «Hiperoxigenación» en la página 87 para ver más terapias de oxígeno).

TRATAMIENTO E: quimioterapia y radiación. Los minerales y el algín en kelp y otras algas marinas nos resguardan de algunos de los efectos secundarios devastadores de estas terapias. El polvo de pasto, de trigo o de cebada, se puede también tomar para contrarrestar los efectos de radiación y para desintoxicar los residuos de quimioterapia. El gel de sábila puede ayudar a curar las inflamaciones epidérmicas resultantes de la radiación. Las semillas de hinojo, en una bebida de té, o la ingesta de unas cuantas semillas luego de masticarlas minuciosamente, calman con eficacia el malestar estomacal causado por cualquiera terapia. Según estudios en China, la hierba astrágalo mejora el tiempo de recuperación por quimioterapia y por radiación. Para este propósito puede tomarse sola, para mejores resultados, tómese en la fórmula proporcionada más adelante en este capítulo. Véase la página 456 para información pertinente sobre la vitamina C.

TRATAMIENTO F: cirugía. La DIETA A es útil principalmente para facilitar la recuperación después de una cirugía, y contiene antioxidantes suficientes y otros nutrientes para inhibir un nuevo desarrollo tumoral. (Las células malignas viajan por el torrente linfático durante una intervención quirúrgica, en la circulación se detectan como cuerpos extraños y el sistema inmunológico las ataca.[40]) El gel de sábila acelera la curación de cicatrices quirúrgicas.

TRATAMIENTOS D, E y F algunas veces dan resultado sin que mejore la dieta; sin embargo, para asegurar una buena salud a largo plazo, una base y constancia de buenos hábitos alimentarios, es necesario.

Las perspectivas tradicionales y modernas

Las siguientes perspectivas muestran contrastes así como también algunas concordancias sorprendentes entre los remedios del Este (orientales), la nutrición moderna, y las características centrales del plan dietético de Gerson.

- El cáncer avanzado y otros padecimientos degenerativos serios afectan a todo el organismo, órganos, aparatos y sistemas son afectados. En las sanaciones que hemos observado, las personas que han logrado tener éxito sin lugar a duda enfocan su espíritu en su dieta, en sus emociones y en su conciencia. El factor decisivo muchas veces es afectado cuando las personas encuentran apoyo o no en su familia y en sus amigos—esto es especialmente cierto para los que tienen cáncer y eligen terapias no-estandarizadas, que ni sus médicos, ni ninguno de sus amigos las aceptan como viables. La tensión o estrés que surge de la oposición del grupo de apoyo puede ser mayor que los beneficios que se puedan obtener. Parte de este problema se puede evitar eligiendo a un médico orientado a la sanación holística y simultáneamente encontrando la ayuda y las recomendaciones de otros practicantes de la salud—en este caso, los herbolarios con experiencia, los naturistas, y los terapeutas que ayudan a una transformación emocional.

- El cáncer puede deberse a una sobrenutrición, especialmente de cantidades excesivas de alimentos que favorecen el crecimiento anormal del cáncer como carnes, grasas, productos lácteos, dulces, y alimentos demasiado grasosos, cremosos y condimentados, en general. Al comer estos alimentos en demasía, puede considerarse como una metáfora de vivir una vida en exceso: hay más desarrollo o crecimiento de lo que el cuerpo puede sanamente asimilar; por lo tanto un desarrollo o crecimiento distorsionado (cáncer) puede producirse. El exceso en una enfermedad degenerativa se asocia con frecuencia con las varias formas de *humedad anormal*—obesidad, moco, edema—aunque por lo regular hay una *deficiencia* asociada.

  Las obras clásicas chinas describen al cáncer como una forma de estancamiento de agua o de *humedad anormal;* las demás etiologías relacionadas con cáncer son sangre estancada, *qi* estancado, moco estancado—siempre en forma de estancamiento. Según lo discutido en el capítulo del Elemento Madera, es esencial resolver resentimientos pasados estancados, y otras emociones reprimidas. Los extremos emocionales, incluyendo la tensión o el estrés, alteran adversamente el funcionamiento normal de los órganos internos.

- La oxigenación de células seca las condiciones de *humedad anormal* y es quizás el factor biológico más importante para la curación del cáncer y muchas otras degeneraciones. Puesto que las células malignas viven anaerobicamente, al suministrarles oxígeno se destruye el cáncer y se crea un flujo *qi* (el oxígeno estimula el *qi* del cuerpo). Según Gerson: «el funcionamiento de las enzimas oxidantes se encuentra a un nivel bajo en los pacientes con cáncer». El oxígeno de los tejidos se maximiza haciendo ejercicio moderado, viviendo donde hay aire limpio, comiendo alimentos recién preparados, ligeramente cocidos o crudos, y enfatizando alimentos ricos en clorofila y germanio. Si se utilizan harinas o cereales, deben estar recién molidos. El comer en exceso debe evitarse. (Véase la «Oxigenación», en la página 85).

- Los síntomas de *humedad anormal* interna como el cáncer se agravan viviendo en un espacio húmedo como el de un cuarto en el sótano. El espacio donde se reside debe ser seco, y el vivir en un clima seco es también benéfico.

- El cáncer y otras degeneraciones serias, a veces son un producto de una dieta vegetariana, particularmente si se lleva una dieta lactoovovegetariana consistente de lácteos y huevos de mala calidad, y de alimentos de origen vegetal desnaturalizados: azúcar y harinas refinadas y aceites rancios, así como químicos añadidos.

- Las enfermedades degenerativas se pueden contraer no solamente por alimentos demasiado grasosos, cremosos y desnaturalizados sino que también por las terribles combinaciones de alimentos que se comen con frecuencia. En muchos hogares, cada comida contiene cinco o más grupos de alimentos, Ej. carne, leche/queso, azúcar, pan/pastelillos, café o alcohol. Incluso las personas con un aparato digestivo saludable eventualmente sufren malestares complejos trascendentales—la fermentación intestinal resultante alimenta a virus, hongos patógenos microscópicos, y por último es capaz de producir cáncer (la digestión saludable es enzimática, no por fermentación). En enfermedades degenerativas, es esencial darle al aparato digestivo un descanso varias veces por semana con alguna monodieta—comidas consistentes de sólo fruta, o verduras, o germinados. Otras comidas deben seguir la dieta estricta «Plan B» con combinación de alimentos descrita en el capítulo 19. Las personas que están *deficientes* pueden también utilizar las comidas del «Plan C» (como la comida de una sola «olla» descrita en la página 294) que son las más apropiadas cuando se come carne o pescado.

• En casos avanzados de cáncer, Gerson encontró que la mayoría de los suplementos de vitaminas y minerales eran innecesarios o perjudiciales. Las excepciones eran niacina y la vitamina B_{12}, y una combinación especial de compuestos de potasio. Gerson reconoció que los nutrientes en un contexto alimentario son esenciales para la curación pero cuando están concentrados en forma de pastillas son irritantes para la persona seriamente enferma. Más específicamente descubrió que los suplementos de vitaminas A, E, D y de calcio, en forma de pastillas tenían efectos negativos. Las investigaciones indican que los alimentos específicos que contienen estos nutrientes pueden mejorar la inmunidad y prevenir el cáncer; sin embargo, investigaciones similares llevadas a cabo usando vitaminas en forma de pastillas apoyan los resultados de Gerson: las vitaminas, en forma de pastilla por sí solas no son con frecuencia eficaces para combatir el cáncer y pueden incluso contribuir a que se contraiga.[98,99,100]

Gerson descubrió que la vitamina C es la excepción a la observación anteriormente mencionada, y la recomendó en pequeñas dosis (100 mg) cuatro veces al día durante el inicio del tratamiento para aliviar el dolor. No es una vitamina verdadera, la vitamina C a veces se considera un metabolito del hígado, ésta reduce el colesterol y ayuda al hígado a metabolizar las proteínas y las grasas. El suplemento de vitamina C ha probado ser útil en las terapias de cáncer[41] y tiene un efecto similar al de la oxigenación—aumenta el peróxido de hidrógeno en el organismo y desintoxica la sangre. Las cantidades substanciales de vitamina C sintética se utilizan en algunos tratamientos de cáncer—con frecuencia cinco gramos o más durante el día.

Hoy en día se sabe que las formas comunes de vitamina C sintética quizás sólo sean eficaces en una quinta parte en comparación con la forma más nueva «esterificada» de la vitamina. Sin embargo, la forma ideal de C se encuentra en los alimentos integrales. Esta forma puede ser, según nuestra estimación anterior en el capítulo *Vitaminas y suplementos* por lo menos tiene unas diez veces más potencia que la C sintética común. Así, 5 gramos de C sintética quizás no sea más eficaz que 500 miligramos (½ gramo) de C proveniente de alimentos integrales. Tres o cuatro veces esta cantidad de vitamina C fácilmente se obtiene diariamente con una dieta abundante de germinados, frutas frescas, verduras, y sus jugos.[42] No todos los alimentos tienen que ser crudos para proporcionarnos vitamina C—la mayoría de la vitamina sobrevive aun cociendo los alimentos al vapor, o a fuego lento, por unos diez minutos más o menos.

La determinación de si sí o si no una persona pueda fortalecerse con las tres dietas anticáncer, mencionadas anteriormente, complementándolas con vitaminas y minerales requiere del consejo de un consultor experto en alimentos. (Debe considerarse la experiencia de Gerson con ciertos suplementos para el cáncer *avanzado*). Puede decirse, sin embargo, que las personas con cáncer y con degeneraciones similares que necesiten más frecuentemente del suplemento de vitamina C, son: los que continúan comiendo alimentos desnaturalizados y cantidades considerables de carne, huevos, queso, o aves de corral; las personas robustas con señales de *exceso* o de *calor* que aun reduciendo el consumo de alimentos de origen animal no comen suficientes verduras, jugos, germinados frescos, y otras fuentes de vitamina C; y personas con terapias de quimioterapia o de radiación— la vitamina C en cantidades masivas ayudan al hígado a neutralizar las cantidades enormes que resultan de los subproductos tóxicos.

Se ha demostrado que el beta caroteno y otros carotenoides juegan un papel importante al retardar el avance del cáncer.[43-45] Las dosis terapéuticas se encuentran en una variedad de alimentos verdes y amarillos de origen vegetal (véase los «Productos alimenticios verdes» en el capítulo 16).

El curar cualquier enfermedad degenerativa requiere de una combinación balanceada de todos los factores nutricionales, no obstante, aun con todo, cualquiera de los nutrientes que haya contribuido a la enfermedad debe restringirse. Así, las dietas deben ser bajas en proteína animal, grasas, y alimentos refinados, no obstante, deben ser altas en vitaminas, minerales, fibras, y enzimas, y éstas son generalmente las más convenientes.

- Cantidades excesivas de alimentos clasificados de tener un sabor «dulce» (véase «Cinco sabores» en el capítulo 23) pueden contribuir al cáncer porque humedecen el cuerpo y generan humedad anormal y moco. Otto Warburg, dos veces ganador del premio Nóbel en medicina, indicó que «la causa primordial del cáncer es el reemplazo de la respiración de oxígeno en las células normales del cuerpo por la fermentación de la azúcar». La medicina tibetana advierte contra los alimentos dulces, de color blanco cuando se tiene cáncer, especialmente la azúcar blanca.[46]

- La sal y el sodio, por lo general en exceso, según Gerson, es una causa importante de cáncer. Su teoría declara que toda enfermedad crónica comienza con una pérdida de potasio en las células y la invasión resultante es de sodio más agua (edema), causando pérdida de potencial eléctrico, formación incorrecta de enzimas, y una oxidación reducida en las células. A partir de la perspectiva de las artes curativas de la China, la sal gradualmente humedece el cuerpo y eventualmente causa que la humedad *(humedad anormal)* se acumule, según lo discutido anteriormente, contribuyendo al cáncer. Una dieta baja de sal o sin nada de sal extrae el agua de las células y puede ayudar así a prevenir el cáncer, particularmente en la persona con *humedad anormal*.

- Para acelerar la extracción del agua, se pueden agregar alimentos con potasio. Éstos «impulsan» fuera la sal y por lo tanto extraen el agua de las células del cuerpo. Ésta es otra razón por la que Gerson recomendó frutas y verduras, que son las fuentes más ricas de potasio de los alimentos. Para mejorar aun más una sequedad interna, prescribió iodo y un extracto de tiroides proveniente de fuente animal, el iodo y el extracto aumentan el metabolismo celular, haciendo que las células absorban más potasio y enzimas oxidantes.

- El jugo recién extraído de hígado de becerro es la mejor fuente de enzimas oxidantes según Gerson. Es también una fuente rica de aceites omega-3. Sin embargo, principalmente porque es difícil encontrar fuentes de hígado animal no-procesado, el uso de fuentes vegetales para enzimas oxidantes ha aumentado desde la época de Gerson: germinados, productos de pasto de cereal, y col agria o *sauerkraut* cruda sin sal.

- Gerson creía que el hígado es el órgano central que debiera curarse. Una cualidad notable del hígado es su capacidad de regenerarse casi totalmente. Gerson atestiguó la renovación del hígado en un año y medio a dos años, o quince nuevas generaciones de células de hígado (las células se regeneran cada cuatro a cinco semanas).

- El hígado se encuentra en gran medida desequilibrado en la mayoría de la gente moderna, y el uso del iodo así como el extracto de hígado de fuente animal que recomendó Gerson corresponde con los remedios del Occidente y del Este para remediar un estancamiento general del hígado. En vez de suplementos de iodo, sin embargo, se utiliza el alga kelp y otras algas marinas (fuentes naturalmente ricas de iodo), para el cáncer en la medicina tradicional china. (El uso de algas marinas se describe más adelante en esta sección).

- El consumo de grasas saturadas de animales, de grasas hidrogenadas (Ej., margarina), y de proteínas en exceso da lugar a una carga en el metabolismo del hígado, y con frecuencia estas substancias no se desdoblan completamente en personas con condiciones degenerativas. Las sustancias sólo parcialmente digeridas entran en la corriente sanguínea y pueden causar formaciones anormales tales como cáncer, especialmente en áreas previamente débiles o dañadas. Las grasas de animales contienen ácido araquidónico que se transforma en el cuerpo en prostaglandina PGE_2. Esta sustancia estimula la división de células, y por lo tanto en exceso, estimula el crecimiento del cáncer, que es básicamente una proliferación desenfrenada de células. El PGE_2 se puede contrarrestar con aceites ricos en omega-3 y ácidos grasos AGL.

- Productos ricos en aceite: de acuerdo a lo explicado en el capítulo de *Aceites y grasas*, un factor crucial en la prevención y en el tratamiento de cáncer y de todas las enfermedades degenerativas es el de evitar la ingesta de grasas que causan una producción masiva de radicales libres: margarinas, mantecas vegetales, y aceites poliinsaturados para cocinar y para ensaladas, como el de cártamo, girasol, maíz, semilla de algodón, soya, y otros. Los mejores aceites de calidad se encuentran en alimentos integrales. En casos de cáncer, sin embargo, una cucharadita diaria de aceites no-refinados ricos en ácidos oleicos—ya sea oleico de oliva extra virgen u oleico de ajonjolí—son aceptables como dos opciones, y éstos no deben calentarse a más de 240°F. (Véase «Salteado en aceite y agua» en la página 500). Según los estudios citados en el diario de noticias del Instituto Nacional de Cancerología *(Journal of the National Cancer Institute),* parece ser que los aceites oleicos tienen efectos inhibidores tumorales, aunque en un grado más bajo que las fuentes de AGL y omega-3 (recomendados a continuación).[47]

  Las oleaginosas y las semillas ricas en aceites, necesitan utilizarse cuidadosamente debido a su alto contenido de aceites y de proteínas. Según Gerson, así como en las observaciones ayurvédicas, personas con cáncer mejoran en general sin alimentos ricos en aceites o grasas. Si se antojan las oleaginosas, sólo las almendras se cree que tengan cierto valor para el cáncer, y solamente si no se comen en demasía—un límite seguro son seis almendras diarias. Los cacahuetes deben evitarse porque contienen con frecuencia el compuesto carcinógeno aflatoxina y también retardan el metabolismo en general. En la medicina china, el cacahuete está contraindicado dondequiera que haya estancamiento o *humedad anormal*.

Sin embargo, hay varias excepciones importantes entre las semillas que contienen aceite. Una de las más importantes es la semilla de linaza, debido a su contenido de ácidos grasos omega-3 que favorecen la inmunidad. La linaza es también una de las mejores fuentes de ligninas de origen vegetal; estos compuestos tienen propiedades antitumorales, antiestrógenicas y antioxidantes.[48,49] Así la linaza parece tener un valor para tratar el cáncer en general, pero particularmente los cánceres de colon y de mama, ya que las células de estos cánceres tienen receptores de estrógenos,[50] los cuales pueden inhibirse por medio de los compuestos antiestrogénicos de las ligninas.

La semilla de linaza se consigue en almacenes de hierbas y/o de alimentos integrales, y la variedad orgánica debe requerirse. Dosis: tres a cuatro cucharadas soperas de semillas al día, remojadas o machacadas o molidas, masticándose minuciosamente; o tómese el aceite de linaza no-refinado recién extraído en frío, dos veces al día en dosis de una cucharada sopera. El aceite de linaza no debe utilizarse como aceite para cocinar pero se puede acompañar con los alimentos. Las semillas son emolientes y benéficas para el estreñimiento, especialmente del tipo seco «*deficiencia*». Gerson se dio cuenta, ya entrado en años, que el añadir aceite de linaza a la dieta facilitó grandemente la disolución de tumores en sus pacientes. Varios estudios indican que el aceite omega-3, proveniente del consumo del pescado entero, tiende a ser menos contaminado que el aceite derivado del hígado, y también tiene propiedades antitumorales, sin embargo es más seguro utilizar el remedio omega-3 que ha tenido el mayor número de éxitos clínicos—el aceite de linaza.

En algunos aspectos similares a los aceites ricos en omega-3, el AGL (ácido gama-linolénico) (según la evidencia citada anteriormente en el capítulo de *Aceites y grasas*) puede también fortificar la inmunidad y ser útil contra el cáncer. Las fuentes y dosis de AGL se dan en el capítulo de *Aceites y grasas* en la página 192. Aunque los aceites AGL y omega-3 tienen ciertos efectos en común, funcionan de forma diferente en el cuerpo; es de más provecho incluir ambos aceites en la dieta para tratar el cáncer, y cuando se indique, para otras enfermedades degenerativas. Una vez que se haya logrado una regeneración mesurable, AGL no se necesita más porque el hígado se ha curado lo suficientemente para formarlo a partir de los ácidos grasos linoléicos comunes. Sin embargo, la semilla de linaza o su aceite recién extraído debe continuarse como dosis inmunoprotectora siendo la mitad de la dosis mencionada arriba—los ácidos grasos omega-3, y los alfalinolénicos de linaza son los ácidos grasos esenciales en cantidades limitadas en la mayoría de los alimentos modernos, y no se pueden sintetizar en el cuerpo a partir de otros ácidos grasos.

- Las hormonas sintéticas de la carne comercial, aunque se presentan en cantidades mínimas, pueden tener un efecto dañino. Gerson intentó el uso de hormonas sexuales para un tratamiento altamente recomendado para el cáncer y en principio vio un progreso notable; eventualmente, sin embargo, las hormonas parecían causar que el cáncer se propagara. Él después descubrió que la jalea real de las abejas balanceaba y tonificaba las hormonas sin efectos negativos. Las investigaciones recientes sugieren que un exceso de hormonas sexuales, especialmente el estrógeno, pueden ser las responsables de ciertos cánceres: el «cáncer de mama se asocia, si no es causado por, la hormona sexual femenina estrógeno».—Dr. Louise Brinton, del Instituto Nacional de Cancerología *(National Cancer Institute)*. El estrógeno se encuentra en la mayoría de las pastillas anticonceptivas y ha sido el centro de terapia para reemplazar las hormonas carentes en las mujeres menopáusicas, utilizándose por unos cincuenta años. El alga marina kelp a veces se prescribe como una protección contra el cáncer en las mujeres que toman pastillas anticonceptivas y otros compuestos de estrógeno.

- La desintoxicación es rápida y efectiva con el régimen dietético de Gerson a base de jugos de frutas y de verduras y puede ser mortal sin enemas. Muchísimas toxinas se liberan en la sangre durante el proceso curativo que pueden llegar a bloquear y a envenenar al hígado, causando dolor en un sin número de áreas en el cuerpo (el hígado sano apoya el flujo armonioso del *qi* a través del cuerpo, y la interrupción del flujo del *qi* resulta en espasmos y calambres). Para estimular el hígado (y por lo tanto desbloquear el flujo *qi*), Gerson utilizó enemas de café cada seis horas durante el día y aún durante la noche; cuando se tenga dolor severo los enemas deben ser de dos a cuatro horas. Los enemas de café también se han convertido en una terapia estándar para el cáncer—éstos abren los conductos de la bilis, permitiendo que las toxinas fluyan fuera del hígado, y también estimula la diálisis de los productos tóxicos en la sangre, a través de la pared colónica. Instrucciones para el enema de café: ponga a fuego lento tres cucharadas soperas de café molido (de granos, no-instantáneo) en un cuarto de galón de agua pura por 20 minutos. Luego cuélelo y déjelo enfriar a la temperatura del cuerpo; suminístrese el enema acostándose del lado derecho, con las rodillas dobladas hasta el abdomen. El fluido debe retenerse por quince minutos.

- Los médicos de la medicina china en el Occidente han prescrito generalmente una dieta más moderada para el cáncer, basada en granos y verduras cocidas, con pocos alimentos crudos, frutas y jugos frescos, complementados con hierbas y/o acupuntura. Esto causa una expulsión más lenta de toxinas, y los enemas se utilizan menos y a veces para nada. Puesto que esta terapia es similar a la DIETA A, es la más útil para los que estén muy debilitados.

- Los estilos de masaje tales como el masaje sueco no deben darse a pacientes con cáncer porque pueden propagar el cáncer. Sin embargo, manteniendo presión en los puntos indicados en tratamientos de digitoacupuntura y de acupuntura son con frecuencia útiles; Gerson recomendó frotar la superficie de la piel con vinagre de vino y alcohol diariamente (dos cucharadas soperas de cada uno, en un vaso de agua). Esto ayuda a la piel a expulsar las toxinas.

Grupos de alimentos recomendados

Tanto como sea posible, todas las verduras, las frutas, los granos, y otros alimentos deben ser cultivados orgánicamente en un suelo rico, fértil. También, debe consumirse y utilizarse en recetas, sólo agua pura (véase el capítulo del *Agua*). El agua se puede beber según la sed que se tenga; sin embargo, hay un valor más terapéutico en saciar la sed con jugos, tés, y sopas.

Germinados: aún más importante que el alto perfil nutricional de germinados es la biodisponibilidad de sus nutrientes. El proceso de germinado hace que sus grasas y sus proteínas se conviertan en formas fácilmente digeribles que compensan la digestión incompleta, una característica de las enfermedades degenerativas. Los germinados inician el flujo *qi* en un hígado estancado; también son ricos en nitrilósidos, sustancias que se desdoblan en el cuerpo como químicos benzaldehídos, que destruyen selectivamente sólo células cancerosas.[51]

Ejemplos de germinados que se pueden utilizar incluyen los de frijol mungo, alfalfa, frijol *aduki* y otros germinados de frijoles; todos los germinados de grano, col, y trébol; los retoños de alforfón y de girasol también son benéficos, éstos cada vez más se consiguen en los supermercados junto a los germinados. (Véase los «Germinados» en la sección de recetas para las instrucciones de cómo hacer sus propios germinados). Los garbanzos y otros germinados de mayor tamaño sería mejor consumirlos cocidos, y todos los germinados deben cocerse, por lo menos ligeramente, para personas con señales serias de *frío* o *deficiencia*.

Leguminosas: todas menos el frijol de soya se pueden utilizar, porque las leguminosas tienen un alto contenido proteico y debido a que no se pueden digerir fácilmente deben tomarse en cantidades pequeñas. Las leguminosas que se pueden digerir fácilmente— frijol mungo y *aduki* (y sus germinados)—pueden comerse con regularidad. Excepto en forma de germinado, la soya no se recomienda ya que tiene propiedades generadoras de crecimientos y un alto contenido proteico.

Las algas han sido un remedio valioso para el tratamiento del cáncer en varias culturas del Oriente y del Occidente, y los investigadores hasta hoy en día han aprendido a valorar estas prácticas.[52] El kelp y otras algas marinas se utilizan por los chinos para ablandar y reducir masas endurecidas en el cuerpo; contienen un espectro de minerales, incluyendo los minerales traza, con frecuencia deficientes en la gente con enfermedades degenerativas. Sin los minerales, las vitaminas y las enzimas en el cuerpo no tienen ninguna función.

Las algas marinas son también fuentes concentradas de iodo, discutido anteriormente como uno de los remedios de Gerson para la aceleración de actividad de la tiroides y la oxidación de células. Las algas marinas tienen un alto contenido de sodio, por lo tanto deben tomarse con regularidad en cantidades pequeñas. Si se toma kelp, la dosis es de tres gramos en forma de tabletas o de cápsulas, o una cucharadita copeteada de gránulos al día. El uso de otras algas marinas se describe en la sección de recetas. Las algas marinas se contraindican en casos de *qi* débil del bazo-páncreas o fuego digestivo deficiente (las señales incluyen heces fecales pastosas o líquidas).

En terapias de cáncer, es más seguro obtener el requerimiento de sal proveniente de algas marinas y de otros alimentos. Nada de sal debe añadirse al alimento; los productos muy salados tales como miso y salsa de soya sería mejor evitarlos. Esto se aplica a otros padecimientos serios o graves que siguen la terapia de dietas de regeneración, a menos que se indique de otra manera.

Los concentrados de **pasto de trigo y de cebada** tienen un valor excepcional de desintoxicación en enfermedades degenerativas. En cáncer, las crisis que se presentan durante el proceso de sanación se aminoran y la desintoxicación es menos agresiva cuando cualquiera de estos productos se toma. Su clorofila ayuda a oxigenar los tejidos y favorece una flora intestinal saludable; también éstos son ricos en la enzima antioxidante superóxido dismutasa (SOD) una de las mejores defensas contra la patología de los radicales libres en enfermedades degenerativas. Estos pastos tienen propiedades enfriadoras y purificadoras, así que deben utilizarse cautelosamente por personas con heces fecales pastosas o señales de *frío* o *deficiencia* en general. El pasto de cereal es especialmente bueno para tratar el desarrollo excesivo de *Cándida* y para personas con señales de *calor* como tez roja, pulso acelerado, lengua roja, aversión al calor, fiebre, y degeneraciones inflamatorias como artritis.

Los jugos hechos de polvo de pasto de trigo o de cebada, mezclados con agua o jugo de verduras, se pueden tomar en vez de jugos frescos. (Las personas con síntomas de desarrollo excesivo de *Cándida* deben utilizar los polvos).

Dosis y aplicación: Comience diariamente con 1 onza de jugo fresco (ó 1 cucharadita copeteada en polvo) y gradualmente auméntela a 1 ó 2 onzas de jugo fresco (ó de 1 ó 2 cucharaditas copeteadas en polvo) tres veces al día, una hora antes o tres horas después de las comidas. Tómese lentamente y ensalívese antes de tragarlo. Las instrucciones de como cultivar el pasto de trigo se dan en el capítulo 16, *Productos alimenticios verdes.*

Algunas **microalgas** tienen perfiles alimentarios muy favorables para las terapias del cáncer y para la inmunidad. La espirulina, la clorela, y la azulverde silvestre *(Aphanizomenon flos-aquae)* proveen una protección celular con cantidades excepcionales de beta caroteno (precursor de vitamina A) y clorofila; la microalga dunaliella es la fuente natural más conocida de beta caroteno. La clorela, la microalga que se enfatiza para personas con mucha deficiencia, ayuda a desarrollar inmunidad en el tratamiento de todas las enfermedades degenerativas por medio del «factor de crecimiento de clorela» (FCC). La espirulina es rica en ficociamina, un pigmento con propiedades anticancerígenas. La espirulina es también la fuente vegetal más alta de ácido gamalinolénico (AGL), un ácido graso que fortifica la inmunidad e inhibe la división excesiva de células. La azulverde silvestre es levemente amarga, mientras que la dunaliella es muy amarga; la amargura las hace buenas para secar la humedad de los tejidos que apoyan el desarrollo viral, bacteriano, y micótico. Cualesquiera de estas microalgas amargas con frecuencia funcionan bien con la clorela o la espirulina. (Véase la «Dosis de microalgas» y las «Guías generales», en las páginas 262 y 268 para la selección de las microalgas apropiadas).

Las verduras en general son benéficas en el tratamiento del cáncer. Son bajas en proteínas y en grasas, pero abundantes en minerales, vitaminas, y otros nutrientes vitales. Quizás la verdura que se utiliza con más frecuencia en el tratamiento del cáncer es la zanahoria. Las zanahorias, de calidad, son muy ricas en el antioxidante beta caroteno, tienen un aceite esencial que mata a parásitos y bacterias intestinales nocivas y, según los chinos, tienen la propiedad de reducir crecimientos anormales (tales como tumores). Maria C. Hogel de la ciudad de Salt Lake City, Utah, enferma de cáncer «terminal», fue una de las primeras que se curó con jugo de zanahoria.[53] Esto fue antes de que existieran los extractores de jugos, y todo el jugo—por lo menos un cuarto de galón por día—se hizo rallando las zanahorias y después exprimiendo las zanahorias a través de un lienzo.

Las zanahorias también sirven como jugo base para combinar; con frecuencia se les agregan cantidades más pequeñas de otras verduras tales como perejil, apio, betabel, col, pimientos verdes, col *collard,* hojas verdes del betabel y del nabo, lechuga romana, germinados, rábanos, ajo, y otros. Todos los jugos deben tomarse recién hechos, dentro de un lapso de tres horas a partir de que se extrajeron, con el propósito de maximizar sus enzimas oxidantes. Los jugos que se almacenan por dos o tres horas necesitan mantenerse refrigerados en un envase cerrado; sáquelos del refrigerador y sólo bébalos hasta que estén al tiempo.

La zanahoria y otros jugos quizás no tengan las suficientes enzimas oxidantes para ser benéficos si se extraen por medio de extractores de jugo centrífugos o por métodos de licuado. Las piezas de metal que rotan rápidamente a alta velocidad de los extractores de jugo más comunes mezclan el aire con el jugo y también crean una carga estática que degrada el valor del jugo. A los pacientes de Gerson les fue mal cuando se utilizaron estos extractores, en vez de usar una trituradora y prensa por separado. Los extractores eléctricos que trituran comestibles por medio de un eje rotatorio no-metálico son aceptables. Sin embargo, los mejores son los extractores de jugo y prensas manuales.

Champiñones u hongos comestibles: los primeros investigadores fueron escépticos en el estudio de los champiñones u hongos comestibles porque parecían tener características similares a las del cáncer—parasitarias, micóticas y de rápido desarrollo o crecimiento anormal. Ahora parece ser que estas mismas cualidades puedan ser una indicación de que los champiñones u hongos comestibles son útiles para tratar el cáncer. Los champiñones u hongos comestibles son con frecuencia ricos en germanio, un elemento que oxigena. El *ling zhi* chino (*Ganoderma lucidum:* «reishi» en Japón) y el *shiitake* japonés *(Lentinus edodes)* y *maitake (Grifola frondosa)* son los hongos comestibles que se usan con más frecuencia en el tratamiento del cáncer y otras serias degeneraciones inmunológicas. Estas aplicaciones tradicionales de los hongos, hoy en día, se están estudiando a fondo por los investigadores, y se han dado cuenta que los polisacáridos de los hongos comestibles muestran un potencial antitumoral [54,55] Los hongos comestibles en general neutralizan los residuos tóxicos en el cuerpo a partir de la ingesta de carne.

El chino herbolario Moashing-Ni incluso le ha asignado al champiñón de botón común propiedades antitumorales. El hongo llamado cola de pavo *(Coriolus versicolor)* que crece cerca de los árboles en decadencia ha demostrado recientemente tener un valor para la terapia del cáncer. Éstos se pueden secar, pulverizar, y tomar en dosis de una onza dos veces al día. Para uso medicinal, los champiñones u hongos pueden comerse o utilizarse como una hierba y hacerse en un té.

Los betabeles, tanto los tubérculos o raíces como sus hojas verdes tienen la propiedad de limpiar el hígado y la sangre, y se prescriben con frecuencia en casos de cáncer. Además, los betabeles en sí se valoran por su capacidad de fortalecer el corazón y calmar el espíritu.

El jugo de betabel es muy concentrado y se puede mezclar con jugo de zanahoria en una proporción de uno a tres. Los encurtidos de betabeles hechos con sidra de manzana o vinagre de vino también son excelentes. Puesto que los betabeles lubrican los intestinos, se recomiendan para el estreñimiento que acompaña con frecuencia al cáncer.

Las cebollas y el ajo son fuentes ricas del anticancerígeno bioflavonoide quercitina el cual es de mucha potencia.[56] Una cebolla diaria inhibe el desarrollo maligno de células, y al cocerla no se destruye la eficacia de la quercitina. El ajo también contiene grandes cantidades antibióticas, antivirales y compuestos antimicóticos como allicina.[57,58] De esta forma es especialmente útil en el tratamiento del cáncer con la proliferación simultánea de Cándida. Los compuestos del ajo también parecen ser eficaces contra la leucemia.[59]

Sin embargo, debido a su sabor extremo acre o pungente el ajo puede dañar al estómago y al hígado si se consume demasiado. Esto se aplica particularmente a las personas con señales de *calor*. Para aprovechar al máximo todas sus propiedades, el ajo debe comerse crudo. (Véase otros métodos para comer ajo crudo en la página 126 en la sección «Programa de prevención de parásitos», número 2). La mayoría de la gente tolera más su sabor pungente ardiente cuando se ingiere con otros alimentos a la hora de la comida. Una mitad de diente de ajo, dos veces al día es eficaz y es una dosis segura para un uso prolongado. Para disminuir su olor, mastique unas cuantas semillas de hinojo y tome alimentos de clorofila como pasto de trigo o de perejil. Las personas que no pueden tolerar el ajo crudo pueden recibir algún beneficio consumiéndolo ligeramente cocido en sopas y tés. Los productos añejos y fermentados de ajo, así como los polvos, líquidos, y cápsulas con ajo, de alta calidad, con frecuencia no son tan eficaces como el diente de ajo fresco.[57] El ajo es una fuente excepcional de germanio. Se debe reconocer que si se usa en exceso podría ocasionar una mente dispersa (página 233).

Los rábanos, tanto los comunes como el *daikon,* limpian los residuos densos tóxicos de moco de los productos de origen animal que alimentan los tumores y cánceres.

El espárrago se ha utilizado para tratar el cáncer. Es desintoxicante y un diurético de gran valor para quitar el edema celular y *humedad anormal* así como también incrementa la circulación de sangre. Contiene vitamina antioxidante E en abundancia; sólo dos onzas diarias es una dosis adecuada.

Cada verdura de la familia de las solanáceas es útil en diferentes aspectos. La papa pertenece a esta especie. Gerson favoreció la papa debido a su alto contenido de potasio. En general, la papa es útil para balancear el consumo de carne roja y se cree que elimina las toxinas asociadas con el consumo de carne. La piel de la papa se le da el crédito de contener cepas de *acidophilus* benéficas para restablecer la flora intestinal.

Los tomates son muy enfriadores y ricos en vitamina C. Su sabor ácido es benéfico para personas con condiciones de sobre *calentamiento* causado por un exceso del hígado (las señales externas son cara, lengua, y ojos rojos). Los tomates son desintoxicantes y despejan el estancamiento causado por alimentos debido a una baja secreción de ácido estomacal.

La berenjena trata condiciones de sangre estancada en el útero como los tumores uterinos.

Los pimientos morrones mejoran el apetito y despejan el estancamiento causado por alimentos en casos de cáncer donde la digestión es inadecuada o muy deficiente; también reducen inflamaciones, favorecen la circulación, y son ricos en vitamina C.

Estos tres últimos comestibles de la familia de las solanáceas—tomate, berenjena, y pimientos—son también muy enfriadores y debilitan a las personas con heces fecales pastosas (deficiente *qi* del bazo-páncreas o fuego digestivo deficiente).

Las verduras del género *Brassica*—col, nabo, col rizada *kale,* coliflor, brócoli, coles de Bruselas—se han recomendado en general por el Instituto Nacional de Cancerología *(National Cancer Institute)* para la prevención del cáncer. Éstos contienen ditioltonas, un grupo de compuestos que tienen propiedades anticancerígenas, antioxidantes; y los compuestos llamados *indoles,* sustancias que protegen contra cáncer de mama y del colon; y el sulfuro, que tiene propiedades antibióticas y antivirales. Estas verduras también estimulan ligeramente el hígado y otros tejidos, a salir de su estancamiento. La col y su jugo son particularmente útiles porque ayudan a aclarar la depresión mental. Otro uso terapéutico de la col es ingerirla cruda sin sal en forma de col agria o *sauerkraut* (véase los «Encurtidos» en la sección de recetas), de csta forma mejora la absorción de nutrientes así como favorece un desarrollo saludable de *acidophilus* en la flora intestinal Dentro del contexto de un fermento tan benéfico, la renovación gastrointestinal se realza; además, todas las propiedades de la col son más aprovechables.

Los pepinos no deben utilizarse por pacientes con cáncer porque tienden a provocar *humedad anormal,* especialmente en personas que están seriamente debilitados o débiles.

Las verduras restantes pueden utilizarse para tratar el cáncer, dependiendo de la compatibilidad individual de cada paciente. Las verduras muy dulces como el camote deben evitarse cuando los síntomas de Cándida son graves.

Para un aderezo de ensaladas, use un poco de vinagre de vino (como máximo una cucharada sopera). El vinagre estimula rápidamente el flujo *qi,* el cual es muy útil en condiciones estancadas.

La fruta es aún más limpiadora o purificante que las verduras en sí, pero al mismo tiempo puede provocar infecciones micóticas y debilitar la energía digestiva. Sin embargo, las frutas y sus jugos se han recomendado tradicionalmente en grandes cantidades para combatir el cáncer y otras enfermedades degenerativas. Esto podría atribuirse al hecho de que en el pasado, la mayoría de la gente con estas condiciones necesitó de este grado de limpieza—estaban estreñidos y con una condición de sobre*calentamiento,* de *exceso* y tenían una constitución robusta. Ahora hay muchos con cáncer y con otras enfermedades serias (como el SIDA) presentándose como una condición muy diferente. Se presenta como una condición de *deficiencia* en el sentido de fragilidad, de debilidad, y de digestión débil con heces fecales pastosas. En estos casos la fruta, especialmente los jugos, deben consumirse de manera moderada, si es que se consumen. Cuando los síntomas de Cándida son frecuentes, la fruta debe evitarse. Ciertas frutas deben restringirse en casos de cáncer y otras degeneraciones denotadas con *humedad anormal,* ya sea porque contienen demasiada agua o inducen a producir *humedad anormal* (todos los melones, piña [evítela terminantemente], pera, durazno, higo fresco, y toda la fruta cítrica); las que contienen demasiadas grasas (aguacate y coco); son demasiadas dulces (pasas y otras frutas deshidratadas, los higos deshidratados son una excepción); o porque contienen ácidos agravantes (las moras y las ciruelas).

La fruta que se recomienda especialmente: las manzanas eliminan moco, alivian la depresión, y tonifican el «corazón-mente»; éste se encuentra deprimido y débil en enfermedades degenerativas; para las personas que toleran la fruta, las manzanas orgánicas se recomiendan como una fuente principal de fruta y de jugo, en terapia de cáncer y en otras condiciones (la variedad *delicious* abundantemente irrigada con químicos debe evitarse terminantemente). Las moras *mulberries* tienen dos características importantes: calman el espíritu y desintoxican el cuerpo. La papaya tiene enzimas que ayudan a desdoblar la proteína que no se digiere; también destruyen parásitos y secan la *humedad anormal* en general. Otras frutas generalmente benéficas son el *cranberry,* la granada, el persimonio, la cereza, el higo (deshidratado), uva y mango.

La fruta y su jugo preferentemente deben consumirse por sí solos. Con frecuencia éstos interfieren en la digestión si se ingieren con otros alimentos. Personas que utilizan terapia de jugos de frutas y de verduras durante el día deben tomar los jugos de fruta por la mañana y los jugos de verduras por la tarde. Si se come una comida de carbohidratos, los jugos deben tomarse por lo menos una hora antes, o de tres a cuatro horas después.

Los granos en su estado integral son una fuente importante de ligninas vegetales, un grupo de compuestos mencionados anteriormente (encontrado en las semillas de linaza), con propiedades antitumorales y antioxidantes. La fibra abundante en los granos produce ácidos grasos de cadena corta incluyendo butirato, acetato, y propionato, los cuales inhiben el desarrollo del hongo Cándida. El butirato en particular se ha demostrado que suprime el desarrollo de cáncer en el colon de los seres humanos, y el cáncer en general en animales.[60-62]

La avena fue recomendada para las personas con cáncer y con debilidad en general por el herbolario estadounidense Jethro Kloss, se consume cereal de avena diariamente en el desayuno en muchas clínicas de salud en Europa, y también fue recomendada por Max Gerson. Una acción benéfica de la avena es su propiedad nervina, que ayuda a relajar al paciente; el alto contenido de fibra de la avena limpia las arterias y otras áreas del cuerpo de depósitos mucoides; también fortifica y regula la energía *qi,* que con frecuencia está estancada en cáncer. La avena fue utilizada al principio del siglo pasado para elevar la resistencia en contra de enfermedades. Kloss atribuyó esta acción a su propiedad antiséptica, que desfavorece la invasión de microorganismos. Durante las primeras fases de desintoxicación, el agua de avena o atole de avena, debido a sus propiedades mucilaginosas, puede calmar un tracto gastrointestinal inflamado y excesivamente sensible.

Después de la avena, el centeno se considera uno de los granos más benéficos para la terapia del cáncer debido a su propiedad amarga y su capacidad de secar la *humedad anormal.* Una forma muy digerible de centeno es en forma de pan agrio (fermentado al natural sin levadura comercial). (Omita la sal del pan de centeno en la sección de recetas—puede substituirse por polvo de alga llamada *dulse*). Los panes hechos con levadura comercial no deben consumirse.

El trigo generalmente no es recomendable en el tratamiento del cáncer porque causa con frecuencia reacciones alérgicas y también provoca el desarrollo de tejidos. Sin embargo, su capacidad de nutrir el corazón y de calmar el espíritu se recomienda para las personas que se sientan ansiosas, inquietas, y con insomnio. También trata la transpiración nocturna y otras formas de transpiración debido a *deficiencia.* En estas condiciones, aun cuando exista alergia al trigo, se puede sacar provecho de sus formas hipoalérgicas: germen fresco de trigo, remojado, los granos cocidos de *kamut (Triticum aestivum)* o de espelta *(Triticum spelta),* los germinados cocidos de trigo, y el pan «esenio» hecho de trigo germinado. La bebida de trigo *rejuvelac* (página 679) favorece una flora intestinal saludable.

El maíz tiene características diuréticas que alivian el estancamiento por acumulación de agua; la medicina ayurvédica sugiere que el maíz estimula el metabolismo y la oxidación.

El mijo y los granos tostados de alforfón llamado *kasha* (triturado mediano) son los únicos granos generadores de alcalinidad. Puesto que las enfermedades como el cáncer y degenerativas, se presentan con frecuencia debido al consumo excesivo de alimentos generadores de ácido, estos dos granos se recomiendan en particular. Ambos son también fuentes ricas de fibra y silicona, que desintoxican los intestinos y forman butirato.

El arroz integral tonifica el cuerpo y la mente, y es de mucho beneficio para personas con *deficiencia,* heces fecales pastosas, debilidad, palidez, y depresión mental.

La cebada se utiliza a veces en la medicina china para reducir tumores. En general fortalece la digestión y se utiliza para tratar diarrea; sin embargo, no es buena en casos de estreñimiento. La cebada es buena en sopas. Una planta con propiedades similares pero más eficaz para tratar el cáncer[63] (y la artritis reumatoide) es la hierba llamada lagrimas de Job *(Coix lachryma-jobi)*, se conoce en la medicina china por su nombre en mandarín *yi yi ren.* Estas semillas, se venden a veces en paquetes incorrectamente etiquetados «perla de cebada» se consiguen en todos los almacenes chinos y en algunos occidentales de hierbas y se prepara como té. Los germinados de cebada (así como los germinados de arroz y de mijo) son especialmente benéficos y sirven para tratar la digestión débil con estancamiento causado por alimentos y con síntomas de Cándida. También favorece el flujo *qi* en patrones estancados del hígado.

El amaranto, un grano parecido a una semilla, es absolutamente amargo y es uno de los mejores «granos» para eliminar los excesos asociados con enfermedades degenerativas. La quinua, una semilla que se relaciona con el amaranto, rica en grasas y proteínas, se puede consumir con moderación. Los granos deben masticarse a fondo para activar sus propiedades curativas.

Los productos de origen animal no se recomiendan en las fases de limpieza o desintoxicación durante el tratamiento que se lleva, a menos de que haya una seria *deficiencia,* por lo que uno de los alimentos de origen animal que se recomienda por su fácil digestión es la leche de cabra. La grasa de la leche de cabra es más fácil de digerir que la leche de vaca. La leche de cabra también tiene una propiedad astringente leve, y por lo tanto no causa moco como otros lácteos o carnes. Esto no significa que la leche de cabra sea un alimento específico para cáncer y otras degeneraciones serias, pero puede tomarse en cuenta como uno de los productos de origen animal que hace menos daño, y como una mejor opción para las personas que se han recuperado pero aun están débiles y deficientes, o tienen síndrome de *yin deficiente.* Si las carnes de origen animal se necesitan debido a una seria debilidad, «el pescado omega-3» fresco se puede comer: sardinas, anchoas, trucha, arenque, salmón, bacalao, pampanito, blenio y anguilas. (Véase la página 179 para preparación y dosis).

Los dulcificantes: Deben utilizarse con moderación; si no, pueden causar proliferación de infecciones y crecimientos anormales. El mejor dulcificante durante la terapia del cáncer es la hoja de estevia y sus derivados, y éste es el único dulcificante que se tolera por personas con síntomas de desarrollo excesivo de Cándida. Las personas más robustas y con condición de *exceso* (DIETA C) deben utilizar solamente estevia y/o miel de abeja (no-pasteurizada) virgen.

Aquellas personas más débiles o con condición de *deficiencia* (DIETA A), o con señales de fortaleza (DIETA B) pueden, además de la estevia y de la miel de abeja virgen, tomar con precaución otros dulcificantes: jarabe o miel de maple, malta de cebada, miel de arroz y melaza. Elija el dulcificante de más alta calidad y de variedades orgánicas, si es posible.

Las especias: Ciertas especias aromáticas son benéficas para aclarar el estancamiento del hígado, para secar virus generadores de *humedad anormal* y para agregar variedad a las comidas. Demasiadas especias, sin embargo, especialmente de la variedad con sabor muy punzopicante, pueden agravar el hígado y estimular el desarrollo de cáncer y de otras enfermedades serias. Las siguientes especias con un aroma leve, si se toman en cantidades pequeñas, estimulan favorablemente la energía *qi* del hígado y aclaran el estancamiento así como el anís, eneldo, hinojo, cilantro, mejorana, salvia, azafrán, tomillo, romero, hoja de laurel, acetosella *(Rumex acetosa),* cúrcuma, macis (el arilo de la nuez moscada *[Myristica fragrans]*), *allspice (Pimenta diocia).* La cúrcuma es especialmente valiosa (véase la página 233). El perejil y los cebollines se pueden utilizar con moderación como especias; porque contienen sulfuro y otros compuestos antivirales.

Las hierbas: Las hierbas eficaces para el tratamiento del cáncer, para las condiciones relacionadas de virus serias, y para la mayoría de las enfermedades degenerativas, incluyendo las hierbas que son antivirales y antimicóticas (contra de hongos patógenos microscópicos), oxigenan, favorecen la inmunidad y aclararan el estancamiento, *viz,* estancamientos de sangre, moco, humedad o *qi.* Estas hierbas con frecuencia son amargas o aromáticas por naturaleza; tales sustancias eliminan la humedad. Hace más de veinte años, un curador nativo americano de Lava Hot Springs, Idaho, cuando viajaba por las montañas rocallosas del Occidente, logró tener éxito al tratar pacientes con cáncer utilizando la hierba gobernadora *(Larrea tridentata)* como el remedio primario. La gobernadora, extremadamente amarga, contiene el ácido nordihidroguayaretico (ANDHG) una sustancia anticancerígena. También se cree que posee la enzima antioxidante SOD más que cualquier otra planta.

Las hierbas que se usan extensamente en Sudamérica para el cáncer, aun por doctores de la medicina, son palo de arco *(Tabebuia impetiginosa)* y *Suma (Pfaffia paniculata).* Estas hierbas son menos amargas que la gobernadora, y trabajan para tonificar la inmunidad. *Suma* se utiliza tradicionalmente en casi todos los padecimientos crónicos. Nota: *«Suma»* es un nombre comercial y es el nombre más común para *Pfaffia paniculata,* que es a veces llamada más apropiadamente como «pfaffia». Una amplia fórmula que mejora la inmunidad es una decocción de partes iguales de:

- Hoja de gobernadora
- Palo de arco (corteza interna)
- Raíz de *Suma*
- Champiñones u hongos comestibles deshidratados *Ling Zhi* (Reishi), *Maitake,* o *Shiitake*
- Semilla de durazno

Cada hierba en esta fórmula es útil para el cáncer y enfermedades virales, cuando se toman por sí solas; la combinación de éstas es aún más eficaz. Se compone de hierbas que se usan comúnmente en el tratamiento de SIDA, desarrollo de Cándida, cáncer, artritis reumatoide, esclerosis múltiple, y los catarros y resfriados frecuentes. La semilla de durazno *(Prunus persica;* mandarín: *tao ren)* es la pepita dentro del hueso del durazno, y es especialmente eficaz cuando hay señales de sangre estancada. Es también una hierba común anticáncer utilizada por los chinos. Para determinar cual es el mejor hongo comestible para usar: el *ling zhi* sirve al hígado y al corazón-mente, el *maitake* es el más purificador, y sirve al hígado y a los pulmones, mientras que el *shiitake* es tonificador, especialmente para la digestión débil y asimilación inadecuada. Los tres estimulan funciones inmunológicas del *qi* protector.

Debido a la amargura extrema de la gobernadora, sería conveniente tomarla en cápsulas o tabletas. Palo de arco y *Suma* los venden más comúnmente como extractos, pastillas o cápsulas, y los hongos comestibles también se consiguen en estas formas, así como también frescos. Es muy importante tomar en cuenta que al considerarse las varias opciones es mejor que se tomen todas las hierbas al mismo tiempo, para crear un efecto sinergético. Esta fórmula es conveniente para las personas que llevan la DIETA B o un plan de dieta similar. Para las personas que necesiten mayor tonificación y quiénes sigan tratamientos como la DIETA A, *Suma* y los hongos comestibles en la fórmula anteriormente mencionada, se añaden a las hierbas más tonificantes, todas en porciones iguales:

- Raíz de *Suma*
- Hongos deshidratados *Ling Zhi* (Reishi), *Maitake* o *Shiitake*
- Semillas de lágrimas de Job (*Coix lacryma-jobi,*)
- Raíz de ginseng americano
- Raíz de astrágalo

Astrágalo *(Astragalus membranaceus et al.;* mandarín: *huang qi)* reconstruye la energía, fortalece la digestión y la resistencia a la enfermedad, y es útil en condiciones de adelgazamiento. El ginseng americano *(Panax quinquefolium)* también reconstruye la energía al tiempo que rejuvenece el cuerpo; trata el síndrome de *yin deficiente* en el cual los fluidos y los tejidos del cuerpo se desgastan. Esta fórmula de hierbas tonificantes es con frecuencia la más aceptable para personas débiles, cuando se cocinan en sopas o en papillas hechas con granos como el *congee* de arroz. (Agregue las hierbas a la sopa o la papilla de grano en cantidades que se dan en una dosis estándar). A continuación se da la fórmula herbolaria que se adjuntará a los programas de limpieza o purificación a fondo, como la DIETA C.

La raíz de la hierba común, diente de león *(Taraxacum officinalis)* tiene propiedades antivirales y antimicóticas y su eficacia se ha comprobado con el cáncer. Raíz de fitolaca *(Phytolacca acinosa;* mandarín: *shang lu)* otra hierba anticancerígena importante, tiene efectos purgantes pero es tóxica si se consume en exceso. Esta hierba se ha utilizado en China y EEUU para tratar el cáncer así como para la inflamación linfática y glandular. El difunto herbolario Dr. Juan Christopher recomendó una fórmula importante del cáncer consistente de dos porciones de raíz de fitolaca y una porción de cada uno de raíz del diente de león y de raíz de genciana *(Gentiana lutea)*.[64] Debido a la potencia y la toxicidad de la raíz fitolaca, esta decocción se toma en dosis de una cucharada sopera tres veces al día. Si se toma demasiado, puede ocurrir fiebre y náusea y, en casos extremos, delirio. Estos síntomas pueden reducirse comiendo frijoles mungo o germinados de frijoles mungo. El té del regaliz *(Glycyrrhiza glabra)* también alivia estos síntomas.

La genciana, según Christopher, suministra oxígeno a los tejidos. Esta fórmula es la más útil en las primeras semanas de desintoxicación para personas con estreñimiento tipo-exceso, (con sequedad, heces fecales secas y duras, y señales de *calor* como lengua roja, seca y con capa amarilla). Personas con condiciones generales de *exceso* y *calor* persistentes (cara roja, voz fuerte, estreñimiento, personalidad robusta, capa gruesa y amarilla en la lengua, pulso fuerte, etc) pueden utilizarla por períodos prolongados. Si el sabor es inaceptable, se revuelve un cuarto de cucharadita de polvo de estevia en una taza, o se agrega una mitad de porción de raíz de regaliz a la fórmula.

Cómo conservar la salud

Cuando disminuye el cáncer y otras condiciones degenerativas, es esencial continuar una dieta de alta calidad y seguir todas las recomendaciones en esta sección evitando el consumo de agua impura, de aceites de mala calidad, de alimentos refinados, de alimentos en exceso de origen animal, et cétera. Las enfermedades degenerativas tienen una tendencia a reestablecerse siempre que haya tensión o estrés que resurja al llevar dietas inadecuadas o estilos de vida extremos. Por supuesto, después de la recuperación, ya no se necesita continuar enfatizando alimentos de alta potencia o depuradores como el ajo, papaya, tomates, hongos, rábanos, y hierbas laxantes; si la dieta de depuración o desintoxicación consistió de alimentos crudos, los alimentos cocidos se pueden introducir gradualmente hasta que se logre una dieta balanceada.

Otros padecimientos degenerativos

La lista de enfermedades degenerativas frecuentes en países altamente desarrollados es larga. Algunas de las más comunes, además del cáncer, incluyen el SIDA, la esclerosis múltiple, los padecimientos artríticos y reumáticos, síndrome de fatiga crónica (SFC), el virus de Epstein-Barr, la enfermedad de Alzheimer, el alcoholismo y otros tipos de intoxicaciones, asma, esquizofrenia, enfermedades serias de la piel, y fallas renales. Similares al cáncer pero menos dañinos son los quistes y los tumores benignos. Éstos se tratan de la misma manera que el cáncer, pero tardan más en disolverse. Este es particularmente el caso de los tumores uterinos y de los fibromas.

Según lo discutido anteriormente, un programa dietético individualizado para cada condición degenerativa es innecesario. Mejor dicho, es más práctico tratar las diferencias individuales con ciertas combinaciones de las tres extensivas dietas de regeneración:

DIETAS A, B y C (página 451). Éstas se pueden complementar con otras opciones útiles para equilibrar condiciones específicas que no se pueden tratar totalmente por medios dietéticos. Las tres dietas están diseñadas para tratar los problemas comunes principales de muchas enfermedades degenerativas:

1. degeneración de todo el organismo

2. inmunosupresión

3. señales de condiciones de *exceso* que coexisten con frecuencia con serias *deficiencias.*

4. el restablecimiento de la salud es lento y difícil, se requiere tratar todo el organismo.

5. síndromes relacionados con *humedad anormal* como tipo viral, hongos patógenos microscópicos e infecciones parasitarias y/o otros estancamientos incluyendo edema, moco, y energía y/o sangre estancadas (para tener una perspectiva de gran valor sobre la interacción entre los microbios *pleomórficos* y su medio ambiente en el cuerpo, véase la nota 8 en el capítulo 26 de la página 767).

6. deficiencia de oxígeno en el cuerpo.

Un programa dietético acertado para estas condiciones requiere generalmente de un nivel terapéutico depurativo, de una desparasitación, de alimentos vegetarianos frescos y crudos, poco o ningún producto de origen animal, y de tratamientos para renovar la inmunidad incluyendo hierbas apropiadas, aceites omega-3 y AGL, alimentos ricos en clorofila, ejercicio moderado constante, el comer menos, y las combinaciones simples de alimentos—en resumen, un programa completo de las DIETAS A, B y C. Así las decisiones que se tomen tanto dietéticas como herbolarias dependen de la condición del paciente, si se siente fuerte o débil, si existe *exceso o deficiencia* según lo descrito en la sección de dietas de regeneración, al igual que otros factores de diagnóstico. Las siguientes condiciones y sus características tienen que tomarse en cuenta cuando se decida cuales dietas de regeneración son las apropiadas para cada patología degenerativa.

Condiciones reumáticas y artríticas

El reumatismo se caracteriza por el dolor de huesos, articulaciones, músculos, tendones, o nervios, y con frecuencia se incluyen los padecimientos como artritis reumatoide, gota, bursitis, neuritis, y ciática. (La artritis es más específicamente definida como inflamación común). Todas estas condiciones son marcadas por un desequilibrio de minerales en los tejidos afectados, siendo el estado del calcio un buen indicador de la mineralización en general.

Así, en cada forma de estas enfermedades, evite los inhibidores del calcio: exceso de carne o proteína de cualquier fuente; productos tóxicos (alcohol, tabaco, café, marihuana, y otros); azúcar refinada y también el exceso de sal y exceso de cualquier producto que contenga azúcar. También restrinja los alimentos altos en ácido oxálico, como el ruibarbo, *cranberry,* ciruelas, acelgas, hojas verdes del betabel y espinacas.

También la familia de las solanáceas—especialmente el tomate, también la berenjena, los pimientos morrones, los chiles picantes variados y la papa—con frecuencia causan problemas (véase la página 602, «Familia de las solanáceas»). Para determinar si son alergenos primarios, pueden evitarse por seis semanas, después agregue cada uno gradualmente a la dieta por algunos días, uno a la vez. Si los síntomas de dolor y de inflamación aumentan, entonces las solanáceas deben evitarse. Si no causan ningún problema visible, sería prudente sólo utilizar estas verduras ocasionalmente porque contienen solanina, un inhibidor del calcio.

Por el capítulo del *Calcio,* sabemos que los problemas de deficiencia de calcio requieren de un balance de todos los minerales, y que el magnesio y el silicio desempeñan los papeles principales. También sabemos que los productos lácteos, debido a su alta proporción de grasas (el 49% del valor calórico de la leche entera es grasa), son a veces la causa de los problemas de deficiencia de calcio y no necesariamente la curación. Hemos conocido a pacientes que llevaban dietas relativamente saludables pero aun seguían padeciendo reumatismo o artritis hasta que suspendieron los productos lácteos. Sin embargo en muchos de los casos, la leche fresca de cabra es benéfica debido a que su grasa es más digerible, contiene además abundante flúor, y amplia mineralización.

También es importante consumir alimentos ricos en clorofila, el exponerse al sol con moderación y hacer ejercicio de manera moderada es benéfico también. Los productos de pasto de cebada y de trigo, debido a sus muchas propiedades antiinflamatorias y desintoxicantes, son excelentes en el tratamiento de casi todos los tipos de artritis y reumatismo. La alfalfa, en pastillas o té, es también excepcionalmente benéfica en la mayoría de los casos; su naturaleza térmica es neutral, es eficaz en ambos casos con señales ya sea de *frío* o de *calor.*

Las DIETAS apropiadas A, B o C de regeneración (que comienzan en la página 451) son útiles para reconstruir los tejidos dañados. Estas dietas también son fuentes excelentes de alimentos que contienen minerales y clorofila, recomendados anteriormente. Entre los alimentos específicos de estas dietas (véase «Grupos recomendados de alimentos» comenzando en la página 461), sería mejor evitar las verduras y las frutas anteriormente s mencionadas que contienen ácido oxálico, y restrinja el consumo de las solanáceas. De cualquier forma, las demás verduras y frutas, germinados, algas/microalgas, pastos de cereal, granos, dulcificantes, y productos de origen animal recomendados anteriormente, son generalmente benéficos (a menos que estén contraindicados por síndromes específicos individuales). Restrinja el consumo de todas las oleaginosas (nueces, cacahuetes, etc), semillas ricas en aceite, mantequillas hechas con oleaginosas (Ej. crema de cacahuete), y productos similares; éstos tienden a producir estancamiento por *humedad anormal.* Las almendras (máxima cantidad 5 a 6 al día) y las semillas ricas en omega-3/AGL son la excepción.

Otras causas y demás remedios:

1) *Viento* y *humedad anormal* son parte de un cuadro de diagnóstico común reumático/artrítico. El *viento* generado internamente es con frecuencia una característica de un hígado estancado, en el cual el *qi* no se distribuye armoniosamente, causando síntomas de nerviosismo y fluctuaciones. La *humedad anormal* por lo regular se va generando por residuos tóxicos parecidos al moco, debido a una digestión incompleta de productos lácteos, carnes, azúcares refinadas (incluyendo alcohol), y debido a grasas y a aceites de mala calidad. (Tome en cuenta que algunos de estos productos, son también inhibidores de calcio, ya anteriormente descritos). La *humedad anormal* y el *viento* obstruyen los nervios

y otros canales transportadores de energía, incluyendo los meridianos de acupuntura. Esta obstrucción crónica conduce al dolor e inflamaciones de nervios, huesos y tendones.

En muchos casos, la *humedad anormal* y *viento,* y otras influencias se combinan, sin que ninguna predomine. En otros casos, una influencia es más predominante. Por ejemplo, si la *humedad anormal* es la más predominante, habrá inflamación y edema, obesidad, una sensación de pesadez en las extremidades, aletargamiento, y dolor sordo. Los excesos de *humedad anormal* se reducen con cada una de las dietas de regeneración; los alimentos especialmente benéficos son los clasificados con sabor acre o pungente descritos más delante en «Deficiencia-tipo».

Si *viento* es la influencia principal, hay dolor fluctuante, que se mueve por todo el cuerpo, que va y viene; con frecuencia también hay una sensación de mareo. El *viento* también se reduce con cada una de las dietas de regeneración, aunque el alforfón debe omitirse debido a la tendencia a aumentar *viento.* Los alimentos específicos, las especias y las hierbas que calman el *viento* se dan en el capítulo del Elemento Madera, en las páginas 363–364.

Cuando las señales de *calor* (fiebre o articulaciones inflamadas, hinchadas) están muy marcadas, las DIETAS B o C son la mejor opción hasta que el *calor* disminuya, luego se recomienda iniciar la DIETA A. Las personas con dolores artríticos y reumatoides son particularmente sensibles a los climas extremos adversos, y deben evitar sobreexponerse a factores climáticos como *viento* y a la humedad anormal del ambiente o cualquier otra influencia climática que corresponda con aquellas que se manifiestan internamente en el cuerpo. El viento climático dirige todas las demás influencias externas, incluyendo la humedad anormal, internándola en el cuerpo.

2) Una dieta abundante de grasas de origen animal no sólo genera obstrucciones de *viento/humedad anormal* de acuerdo a lo mencionado arriba, sino que también contribuye directamente a que se sienta dolor en los tejidos y por otro lado también se presentan inflamaciones. Las grasas de origen animal son la fuente primaria del ácido araquidónico, que a través de varios caminos metabólicos en el cuerpo inicia la producción de las prostaglandinas inflamatorias (PGE_2) que inducen o provocan el dolor, así como los leucotrienos (discutidos en el capítulo de *Aceites y grasas*). Los leucotrienos son las principales causas de las inflamaciones en el cuerpo humano conocidas hasta hoy, y su producción puede disminuir o inhibirse con la ingesta de omega-3 y de ácidos grasos AGL, recomendados como parte de las dietas de regeneración. En pruebas clínicas, la mayor parte de la artritis reumatoide se redujo a la mitad con medicamentos antiinflamatorios de una combinación de ácidos grasos omega-3 y ácidos grasos omega-6.[65] El aceite de linaza (53% omega-3) y los aceites ricos en AGL (80% omega-6) con frecuencia se utilizan juntos para este propósito. Todas las formas de artritis y de reumatismo parecen beneficiarse de las propiedades antiinflamatorias, e inmunoestimulantes de los aceites de pescado, o de fuente vegetal «omega-3» y de los aceites «AGL».[66–69] Otros aceites, como los no-refinados y monoinsaturados, pueden utilizarse ocasionalmente (véase los «Productos de alto contenido de aceite», en las páginas 458–459, para las guías de cómo usar los aceites anteriormente mencionados).

3) Las toxinas generadas internamente por *humedad anormal* en ocasiones entran al torrente sanguíneo a través del «intestino permeable» una condición en la cual alimentos parcialmente digeridos se adentran en la sangre a través de áreas débiles de los intestinos

y se absorben. En respuesta, el sistema inmunológico provoca inflamaciones como si tratara de contrarrestar estos antígenos producidos por los alimentos. El síndrome del «intestino permeable» parece empeorar con el uso frecuente de medicamentos antiinflamatorios no esteroides (NSAIDs)[70] que son consumidos por muchos pacientes con artritis. Una dieta carente de fibra necesaria es la causa principal de una condición intestinal susceptible a estos padecimientos.

Terapia herbolaria. Para reducir excesos de *viento/humedad anormal* y otras toxinas, mucho más rápido que sólo con la dieta y únicamente cuando las deficiencias no sean serias, las hierbas específicas «antireumáticas» son más efectivas que las fórmulas de hierbas en las dietas de regeneración. Estas hierbas deben incluir las que secan la *humedad anormal* (Ej., gobernadora y bardana) las que reducen inflamación (Ej., bardana, raíz de garra del diablo *y* raíz de cohosh negro), las que producen sudor para eliminar toxinas alojadas en los tendones y las articulaciones por condiciones *externas* (Ej., corteza de raíz de sasafrás y raíz de cohosh negro), las que calman la condición *viento* con propiedades antiespasmódicas (Ej., raíz de cohosh negro y jengibre), y las que estimulan la circulación para quitar obstrucciones (Ej., corteza de colima o gatuño, y jengibre).

La fórmula resultante son hierbas usadas tradicionalmente en el Occidente para los padecimientos artríticos y reumáticos y se compone de:

> 4 partes hoja de gobernadora *(Larrea divaricata)*
> 2 partes raíz de garra del diablo *(Harpagophytum procumbens)*
> 2 partes corteza de raíz de sasafras *(Sassafras albidum)*
> 2 partes raíz seca de jengibre *(Zingiber officinale)*
> 1 parte raíz de cohosh negro *(Actea racemosa)*
> 1 parte raíz bardana *(Arctium lappa)*
> 1 parte corteza de colima *(Xanthoxylum americanum)*

Nota: si lo amargo de esta fórmula no es aceptable agregue 1 parte de raíz de regaliz u orozuz; o ingiera la gobernadora—el componente más amargo—en cápsulas o tabletas. Otra opción es agrupar en cápsulas todas las hierbas de la fórmula mencionada anteriormente. (Siga la dosis herbolaria estándar y su preparación [en la página 120] a través de esta sección).

La fórmula descrita anteriormente es la mejor para personas con señales pronunciadas de *humedad anormal, calor,* o *exceso* en general (fuertes, de constitución robusta, voz fuerte o alta, y capa gruesa en la lengua); se debe tomar únicamente hasta que estas señales ya no se presenten más.

Tipo *deficiencia*. La fórmula anterior sin embargo no es apropiada para personas generalmente *deficientes* (débiles, de constitución frágil, tez pálida, poco o nada de capa en la lengua, personalidad introvertida), o que tienen digestión débil y heces fecales pastosas, o señales pronunciadas de *frío* (dolor agudo constante que mejora con aplicaciones de calor; tez pálida; aversión al frío y a alimentos fríos). En estos casos, la DIETA A es la mejor opción, y los alimentos deben estar ligeramente cocidos o bien cocidos. Alimentos específicos más recomendados: alimentos acres o pungentes que quitan obstrucciones de *humedad anormal* o de *frío,* como pimienta negra entera (recién molida), eneldo, hinojo, cilantro, mejorana, salvia, azafrán, tomillo, romero, hoja de laurel, cebolla, cebollines, ajo, rábano picante (éste es mejor si está encurtido en vinagre), y el jengibre;

los granos, las verduras, y las leguminosas con naturaleza térmica calorífica o neutral incluyen avena, alforfón, quinua, arroz, maíz, hojas verdes de la mostaza, perejil, pastinaca, y los frijoles negros. De estos alimentos, el ajo y/o el rábano picante son con frecuencia altamente eficaces después de utilizarlos con regularidad (dos veces al día) por algunas semanas. El bioflavonoide quercitina, abundante en las cebollas y el ajo, reduce la formación de prostaglandinas y de leucotrienos inflamatorios mencionados arriba.[71,72]

La resina o savia del pino conífero es un remedio popular muy útil para los dolores reumáticos: consuma un pedazo del tamaño de un chícharo una o dos veces al día, pero que no pase de cinco semanas (el uso prolongado puede causar algo de toxicidad). Los pescados con propiedades térmicas caloríficas y neutrales y con cantidades amplias de aceites omega-3, incluyen la trucha, anchoas, sardinas, salmón, atún, y pampanito, pueden utilizarse para el tratamiento de personas con condiciones de *frío o deficiencia.* El pollo puede también ser benéfico. Pequeñas cantidades de pastos de cereal y de algas marinas, aunque tienen propiedades enfriadoras, son benéficas, a menos de que las heces fecales sean pastosas o líquidas. Las hierbas apropiadas que generan calor y circulación sanguínea (raíz de angélica, corteza de canela, corteza de colima o gatuño), que secan *humedad anormal* (marihuanilla y *Suma*), que reducen *viento* (osha *[Ligusticum porteri]/Ligusticum,* y raíz de angélica), que favorecen la transpiración (raíz de angélica y osha/*Ligusticum*), y que mejoran el sistema inmunológico (*Suma* y ginseng siberiano):

> 4 partes raíz S*uma (Pfaffia paniculata)*
> 4 partes marihuanilla *(Leonurus cardiaca)*
> 4 partes corteza de colima o gatuño *(Xanthoxylum americanum)*
> 4 partes raíz de *osha* (*ligusticum porteri*)/*Ligusticum* (especie relacionada a osha)
> 2 partes raíz de angélica *(Angelica archangelica)*
> 1½ partes ginseng siberiano *(Eleutherococcus senticosus)*
> 1½ partes corteza de canela *(Cinnamomum cassia)*

Aunque generalmente son más eficaces en conjunto como en la fórmula mencionada aquí, la *Suma,* raíz de *osha/ligusticum,* raíz de angélica, marihuanilla, y el ginseng siberiano también son eficaces cuando se toman por sí solas. La fórmula con ginseng americano (página 469) puede utilizarse cuando exista una *deficiencia* seria. La hierba o*sha (Ligusticum porteri)* actúa con más potencia que su hermana la planta, *ligusticum wallichii* de China (mandarín: *chuan xiong*) mas sin embargo esta variedad china es bastante eficaz, y se puede encontrar en tiendas chinas y en muchos almacenes herbolarios occidentales, o se puede sustituir si la *osha,* una hierba que crece silvestre, no se consigue.

La variedad de bálsamos, linimentos o cremas, y otras aplicaciones de uso externo como el alcanfor, aceite de menta piperita, aceite de eucalipto, aceite de gaultheria *(Gaultheria procumbens),* aceite de canela, aceite de té *([Oleum camelia]* de la planta del té *[Camelia sinensis]),* cayena, ajenjo chino *(Artemisia apiacea)* y lobelia *(Lobelia inflata)* pueden acelerar la mejoría así como reducir síntomas de condiciones reumáticas y artríticas (véase «Cómo preparar un linimento de cayena» en la página 438).

* * *

Así como otras degeneraciones, la artritis reumatoide con frecuencia se cree que está acompañada de una proliferación de microbios nocivos para el cuerpo,[73] que en algunos casos se puede controlar con prescripción de medicamentos (Ej., sulfato de hidroxi-cloroquina y clotrimazol[74]). Puesto que hay efectos secundarios en todos los medicamentos de farmacia recomendamos usarlos como último recurso, y trabajar primero con las fórmulas herbolarias mencionadas anteriormente y las sugerencias que acompañan las dietas de regeneración, especialmente los métodos de hiperoxigenación y ajo, que destruyen un amplio espectro de microbios patógenos.

El beta caroteno ayuda a prevenir la destrucción tisular (tejidos) en artritis reumatoide.[75] Fuentes alimenticias abundantes de beta caroteno con propiedades antiinflamatorias incluyen pastos de cereal y microalgas verdeazules silvestres y espirulina. El uso periódico de una dieta *vegan* es también un tratamiento[76] eficaz. (De hecho, hasta ahora no hemos conocido—incluso ni tampoco escuchado—de un caso de artritis en el cual los síntomas dolorosos persistieron sólo un poco más de algunos meses después del inicio de un régimen dietético a base de granos y de verduras de alta calidad como en la DIETA A). Evite semillas y germinados de alfalfa; éstos contienen el aminoacido canavanina, que puede provocar reacciones inflamatorias en enfermedades reumatoides (incluyendo *lupus erythematosus*).[77] Sin embargo, la hoja de alfalfa y otros tipos de germinados son generalmente provechosos.

El alcoholismo y el abuso de otros intoxicantes

El deseo de químicos de alta potencia que conducen a adicciones, se originan por un desequilibrio, generalmente en forma de estancamientos, y de obstrucciones mentales/físicas/espirituales. Las dietas que apoyan estos estancamientos generalmente son muy pesadas y son *yin,* contienen muchos ingredientes y en cantidades excesivas como sal, carnes, grasas, aceites hidrogenados sintéticos y de mala calidad y componentes químicos—que ayudan a generar acumulaciones de *calor, viento,* y excesos de *humedad anormal* acompañadas de depresión, ira, dolor, e inflamaciones. La mayoría de productos tóxicos alivian temporalmente los síntomas que afectan las obstrucciones del cuerpomente. Claramente, se debe evitar hábitos dietéticos y estilos de vida que obstruyen y alimentan el deseo de productos tóxicos.

Una plétora de productos tóxicos y de otras sustancias pueden llegar a ser adictivas; entre las más frecuentes están el alcohol, marihuana, cocaína, LSD, anfetaminas, heroína y metadona; incluso los estimulantes más comúnmente usados como el tabaco, café y la azúcar refinada pueden presentar la misma dificultad para dejarlos, como las drogas o medicamentos farmacéuticos más dañinos. Una vez que las adicciones a intoxicantes llegan a arraigarse, todo el organismo se degenera, y varios padecimientos se presentan, especialmente:[78]

- Estancamiento del *qi* del hígado (inflamaciones, bolas o protuberancias, abdomen y pecho distendidos, tensión, problemas de tiroides, emociones reprimidas, frustración, ira, impaciencia), que con el tiempo conducen al *calor* del hígado (cara, ojos, y lengua rojas, insomnio, un fuerte dolor de cabeza, estreñimiento, agresión, violencia), *viento* del hígado (dolor fluctuante, dolor de cabeza palpitante, espasmos, calambres, sensación de mareo, maníaco/depresivo) y/o *yin deficiente* del hígado (ojos secos, visión débil, ceguera de noche, uñas secas y frágiles, y otras señales generales *deficientes* de *yin*). Para los remedios véase el «Resumen de los síndromes comunes del hígado» que comienza en la página 355.

- Estrés en los riñones-suprarrenales, dando por resultado *yin* deficiente de los riñones (tinitus (zumbido en los oídos), garganta seca, sensación de mareo, dolor de espalda baja, piernas débiles, lengua roja, inseguridad, agitación), *yang* deficiente de los riñones (extremidades con frío, aversión al frío, rodillas débiles y espalda baja débil, micción frecuente, edema, lengua hinchada, pálida, falta de fuerza de voluntad), y *jing* deficiente (desarrollo deficiente físico y/o mental, función inadecuada del cerebro, senilidad prematura, impotencia, sensación de mareo, dientes flojos, caída del cabello). Muchos de los efectos estimulantes (*highs* o levantón), provocados por drogas, consumen cantidades masivas de esencia *jing*. Para los remedios véase los «Síndromes comunes de los riñones» que comienzan en la página 394.

- Deficiencia *yin* de los pulmones (tos seca, fiebre recurrente, sed frecuente, mejillas sonrojadas o enrojecidas, transpiración nocturna, palmas calientes), especialmente a causa de adicciones a la marihuana o al tabaco. Para los remedios véase «Yin deficiente de los pulmones» en la página 387.

- Trastornos de corazón-mente y espíritu (falta de enfoque mental y de memoria, patrones del sueño deficientes, enfermedad mental, problemas del habla, y agitación durante la desintoxicación). Para los remedios véase cómo «Calmar y enfocar la mente» comienza en la página 372.

- *Deficiencia* en general (fragilidad, debilidad, voz débil y respiración poco profunda, poco o nada de capa en la lengua, falta de motivación) y deficiencia en la sangre (labios, la base de las uñas, lengua y tez están pálidas; adelgazamiento o enflaquecimiento; cabello seco y ralo; kaleidoscopios en el campo visual; menstruación irregular). Para tratar la *deficiencia* en general, véase la página 100; para la *deficiencia* de sangre, la página 429.

Si dos o más de los síndromes anteriormente citados están presentes, evite los remedios que son contraindicados para cualquier síndrome. Todos los remedios se pueden integrar a las dietas de la regeneración, comenzando en la página 451.

Las adicciones a ciertas sustancias tóxicas o intoxicantes—incluyendo a medicamentos de prescripción médica—que dan por resultado una intoxicación y estancamiento considerables, se pueden tratar a base de dietas apropiadas de regeneración. La consideración principal es que los programas dietéticos y los herbolarios tengan afinidad en común con la condición específica de cada persona. Debido a que los productos tóxicos causan a veces patrones inusuales de fortaleza y de debilidad de manera simultáneamente en el cuerpo, el llevar una dieta flexible no muy rigurosa es importante. Personas que estén tomando medicamentos prescritos deben suspenderlos únicamente bajo la supervisión de un médico.

Una de las metas principales de trabajar con adicciones es gradualmente liberar la obstrucción del flujo *qi* del cuerpo y de la mente en su totalidad con la intención o propósito de que los productos tóxicos no se antojen más. Esto implica despejar el hígado, que dirige el flujo armonioso del *qi* en general. Los residuos químicos arraigados en el hígado son los que representan el historial de la vida repleto de problemas, negaciones, resentimientos, y represiones no-resueltos y los cuales han sido enmascarados por los productos tóxicos o sustancias intoxicantes.

Las dietas de regeneración, con énfasis en la utilización de pastos de cereal, algas marinas, germinados, luz adecuada, los aceites inmunoestimulantes AGL/omega-3, los alimentos de clorofila y su restricción de alimentos pesados, grasientos, cremosos productores de estancamiento, son las dietas óptimas para aclarar el estancamiento del hígado y los problemas emocionales y físicos asociados.

En los «Grupos recomendados de alimentos» de las dietas de regeneración no hay restricciones *per se* de ningún alimento durante el proceso de abstinencia y superación de adicciones, así que cualquier grano, verdura, fruta, o leguminosa se puede comer mientras estos alimentos satisfagan la condición constitucional y los síndromes implicados de cada persona. Sin embargo las sugerencias para los «Productos ricos en aceite» (en la página 458) deben seguirse rigurosamente. Demasiadas grasas, oleaginosas, y semillas que contengan aceite, o insuficiencia de aceites omega-3/AGL, tendrán un efecto negativo muy marcado durante el proceso de regeneración. Si éstos se necesitan para superar *deficiencia* y debilidad, algunos de los mejores productos de origen animal para aclarar el estancamiento, son el pescado rico en omega-3 (página 468) y los productos derivados de la cabra, no pasteurizados ni procesados.

Según lo discutido en otra parte de este libro, muchas personas con adicciones serias son hipoglicémicas (véase las páginas 415–418), y tienen deficiencias extremas de nutrientes en general. Las dietas de regeneración nos proporcionan ampliamente vitaminas, minerales, enzimas, aminoácidos, y otros nutrientes necesarios en su forma más fresca y más asimilable. Si éstas u otras dietas similares no se siguen, simplemente será de mucho beneficio si los alimentos ricos en nutrientes, como microalgas, kelp u otras algas marinas, pastos de cereal, hierbas, y aceite de linaza recién extraído en frío, se agregaran a la dieta que actualmente se lleva. Si la dieta continua siendo inadecuada, suplementos que contengan nutrientes individuales pueden ser útiles.

Terapias herbolarias. Las dos primeras fórmulas herbolarias (que comienzan en la página 468) recomendadas para las dietas de regeneración funcionan muy bien para la mayoría de las adicciones a intoxicantes. La fórmula que contiene gobernadora es la más apropiada para la mayoría de los pacientes con adicciones. La gobernadora es extremadamente eficaz para la desintoxicación y se cree que extrae los residuos de todas las sustancias tóxicas incluyendo las de la marihuana, LSD y cocaína. La mayoría de las personas débiles deben elegir la fórmula con ginseng americano. Las personas con señales marcadas de *exceso* (robusta, cuerpo fuerte, con capa gruesa en la lengua, tez rojiza) y estreñimiento, se beneficiarán de las fórmulas que se mencionan más delante, las cuáles contienen sello de oro.

Dos remedios se basan en la raíz sello de oro *(Hydrastis canadensis),* una hierba muy amarga, enfriadora, antiinflamatoria, antibiótica y laxante. El sello de oro es la más apropiada para las personas relativamente fuertes con condiciones *excesivas* que presentan infecciones, problemas digestivos, estancamiento del hígado, y/o señales generales de *calor* (cara rojiza, capa amarilla en la lengua, estreñimiento, aversión al calor, comportamiento agresivo). El primer remedio, sello de oro combinado con cayena *(Capsicum frutescens)* en partes iguales se utiliza para tratar el alcoholismo; estimula el flujo del *qi* para abrirse camino a través de obstrucciones, reduce excesos del hígado, y seca la mayoría de las formas de *humedad anormal* incluyendo el moco, obesidad, edema, parásitos, y placas arteriales.

Otra fórmula, basada en la hierba sello de oro para tratar adicciones a la cocaína, heroína y metadona incluye las hierbas que desintoxican el hígado y aclaran el estancamiento y la *humedad anormal* (sello de oro y hierbabuena), disminuyen el estrés humedeciendo el *yin* de los pulmones y de los riñones (raíz de malva *[Althea officinalis]*), aclaran obstrucciones (ralladura de la cáscara de naranja y la ralladura de otros cítricos *[Citrus reticulata;* mandarín: *chen pi]*), limpia los pulmones y el sistema linfático (gordolobo español o verbazco *[Verbascum thaspus]*), tranquiliza la mente y es sedante para la digestión y abre la conciencia con una cualidad aromática (hoja de hierbabuena *[Mentha spicata]*). La proporción de hierbas en esta fórmula es 2 partes de: sello de oro, gordolobo español, y de raíz de malva, y 1 parte de: ralladura de cáscara de naranja y de hierbabuena. Ambas fórmulas se pueden pulverizar y tomarse en forma de cápsulas para evitar su sabor amargo. Para personas que prefieran un té sabroso, simple, ligeramente terapéutico que puedan beber durante el día y calmar los nervios, asentar la digestión, y reducir armoniosamente el estancamiento del hígado, una buena opción sería usar las hierbas relacionadas con la menta, como melissa o toreonjil español *(Melissa officinalis),* hierbabuena, menta piperita, o hierba del gato.

Una terapia herbolaria que actúa aun más gradualmente que las fórmulas de sello de oro o de gobernadora, es la hierba china raíz de bupléurum. Esta hierba es útil para reducir el *exceso* en general, pero no es tan radicalmente depuradora como el sello de oro o la gobernadora, ni tampoco comparte las propiedades laxantes de estas hierbas. Así el bupléurum es mejor en los casos de *exceso* no tan pronunciados, o después de que la limpieza inicial haya eliminado el estreñimiento y se hayan reducido sustancialmente las señales de *exceso.*

Bupléurum es un remedio específico para el estancamiento del hígado, el *calor,* y las condiciones de *viento.* Mientras que regula la complejidad total de desequilibrios emocionales y físicos del hígado, relaja los tejidos tensionados del cuerpo al tiempo que armoniza arrebatos frecuentes de ira y de acciones impulsivas, siendo éstas emociones del hígado. Bupléurum dirige la energía hacia arriba del cuerpo, y por lo tanto trata el prolapso de los órganos así como la depresión mental.

Una fórmula importante para muchos pacientes con adicciones son las «Pastillas sedativas de *Bupleurum»,* también conocida como la fórmula «Libre y Andariega» *(Xiao Yao Wan)* en China; La siguiente formula hecha con las siguientes hierbas sirven para superar la tensión causada por el hígado, para relajar los nervios, para calmar las emociones, y para desintoxicar los venenos (bupléurum, peonia, regaliz, menta piperita), para mejorar la circulación (jengibre y *don quai*), para reconstruir la sangre (*don quai* y raíz de peonia), para fortificar la digestión y normalizar la hipoglicemia (atractylodes), para aumentar el *qi* (regaliz u orozus y los atractylodes), y para tranquilizar la mente (poria cocos y menta piperita). Las pastillas se consiguen comúnmente con herbolarios que venden las hierbas chinas directamente. Para los que prefieran obtener las hierbas individuales para té o en cápsulas, la proporción de hierbas en la «Libre y Andariega» es:

5 partes raíz de bupléurum *(Bupléurum falcatum;* mandarín: *chai hu)*
5 partes raíz de *dang gui (Angelica sinensis;* mandarín: *dang gui)*
5 partes raíz de peonia *(Paeonia lactiflora;* mandarín: *bai shao)*
5 partes hongo poria cocos *(Poria cocos;* mandarín: *fu ling)*
5 partes raíz de *atractylodes (Atractylodes alba;* mandarín: *bai zhu)*
5 partes raíz de jengibre *(Zingiber officinale;* mandarín: *gan jiang)*
4 partes raíz de regaliz *(Glycyrrhiza glabra;* mandarín: *gan coa)*
1 parte hoja de menta piperita *(Mentha piperita;* mandarín: *bo he)*

Ejercicio y actividad. El hacer ejercicio de manera constante estimula la circulación del *qi* y de esta manera se despejan obstrucciones, se queman toxinas, se digieren los alimentos mejor, y se aminora la depresión. La participación en grupos (Ej., yoga, rezar/meditación), con propósitos loables en la vida, es con frecuencia benéfica para desarrollar nuevas actitudes y nos inspira a cambiar estilos de vida adictivos, o de excesos.

Alcoholismo: Los síntomas físicos de esta adicción pueden implicar cualesquiera de los padecimientos comunes que se ven en las adicciones a sustancias intoxicantes descritas anteriormente. Además, casi siempre se caracteriza con señales de *calor* combinado con *humedad anormal* tóxica, y por lo tanto los alimentos que secan *humedad anormal* deben consumirse en mayores cantidades. La DIETA A es efectiva, aunque las DIETAS B o C, si la persona muestra señales de fortaleza, son con frecuencia mejores debido a su naturaleza enfriadora y limpiadora. Idealmente, se utiliza la B o la C hasta que las señales de *calor* disminuyan—típicamente durante las primeras semanas de la desintoxicación.

Ciertos alimentos enfriadores, desintoxicantes son comúnmente prescritos en la medicina china para el tratamiento del alcoholismo: tofu, frijoles mungo y germinados de frijol mungo, germen de trigo fresco, lechuga romana, plátano, cualesquiera de los dos dulcificantes: la azúcar de caña no-refinada o gránulos de jugo seco de caña no-refinados (Ej., marca Rapadura™), peras y espinacas. La miel durante la resaca, al comerse a cucharadas hasta saciarse reduce el deseo de más alcohol. Los ácidos grasos AGL (discutidos en el capítulo de «Aceites y grasas») ayudan a reducir el deseo de alcohol. Las sopas son benéficas y proporcionan un buen medio para consumir tofu, frijoles mungo, lechuga romana, y espinacas en la dieta. El ginseng americano de la hierba *(Panax quinquefolium)* es apreciado en Asia del Este para el tratamiento del alcoholismo, y puede utilizarse conjuntamente con las fórmulas de sello de oro o de gobernadora dadas anteriormente. En dado caso de debilidad extrema el ginseng americano se indica como parte de la fórmula herbolaria de la dieta de regeneración, que lo contiene (página 469). (Debido a su naturaleza térmica calorífica no deben utilizarse el ginseng chino ni el coreano *(Panax ginseng).* Evite las especias caloríficas como el jengibre, canela, y pimienta negra.

Después de que un programa de depuración elimine el *calor* y otras señales de *exceso,* fuentes altas de proteína se pueden agregar a la dieta durante un año a dos años para reconstruir el hígado. Especialmente eficaces son la espirulina u otras microalgas verdes; en casos de debilidad se puede también agregar cantidades pequeñas (1–3 onzas) de productos de origen animal ricos en omega-3, si es necesario tres o cuatro veces por semana: sardina, macarela o caballa, atún, el hígado de puerco, y el riñón de puerco o de res.

Adicciones al tabaco: De beneficio especial es la hierba lobelia. El químico lobelina, encontrado en la lobelia, es muy parecido a la nicotina, y por lo tanto reduce los antojos de fumar. Varias veces al día y durante los antojos, tome un ¼ de taza de té de lobelia, o tome 10–20 gotas de su tintura.

El consumir avena con regularidad ha demostrado disminuir el impulso de fumar.[79] (Esto se puede deber a sus características sedativas. La nicotina y otras drogas de gran potencia se dispersan a través de todos los tejidos del cuerpo, dañándolos como cualquier otra droga o medicamento prescrito de gran potencia; la renovación celular, a base de alimentos puros y herbolarios nutritivos, se ha descrito en las dietas de regeneración.

El asma

Según los métodos de diagnóstico del Oriente y del Occidente, el asma implica un desequilibrio en unos o más órganos, aparatos y sistemas: 1) el centro de la digestión (bazo-páncreas, estómago, e intestinos), 2) las glándulas de riñones-suprarrenales e hígado-vesícula biliar, y/o 3) el corazón y pulmones. Con frecuencia los aparatos y sistemas funcionan inadecuadamente, habiendo uno que se encuentra más desequilibrado. Estos desequilibrios de órganos se corrigen siguiendo las guías específicas para tratar los principales tipos de asma, descritos a continuación. Nota: las DIETAS A, B y C de regeneración se dan al principio en la página 451; todas las hierbas deben utilizarse según las preparaciones estándares y dosis (página 120).

Asma tipo-frío: se caracteriza por moco blanco, claro, o espumoso, las extremidades frías, la cara pálida, y una sensación frecuente de frío. Utilice la DIETA A, pero modifíquela cociendo ligeramente todos los alimentos o también pueden estar bien cocidos. Alimentos y especias especialmente eficaces son: ajo, hojas verdes de la mostaza, anís, mejorana dulce, albahaca, jengibre fresco, melaza *blackstrap,* almendra, semilla de girasol, nuez de Castilla, ginseng chino o coreano *(Panax ginseng),* frijol negro, y avena. Las oleaginosas y semillas se pueden comer con regularidad, pero solamente en pequeñas cantidades. Las nueces de Castilla *(Juglans* spp.) son las más eficaces para el asma tipo-frío.

Asma tipo-calor: se caracteriza por respiración rápida, pesada, cara roja, sensación de calor en el cuerpo, moco amarillo, heces fecales secas, y orina escasa. Alimentos y hierbas especialmente benéficas: rábano *daikon,* germinados, chabacano (como máximo cinco diarios), limón verde, limón amarillo, tofu, hoja de ortiga *(Urtica urens),* marrubio *(Marrubium vulgare).* Siga las DIETAS B o C hasta que el *calor* disminuya, entonces cambie a la DIETA A.

Asma tipo-moco: se caracteriza por moco excesivo; la boca con frecuencia se mantiene abierta; la respiración se hace difícil al acostarse; la capa en la lengua es gruesa y grasienta. Especialmente los alimentos y las especias benéficas son: rábano, limón amarillo, limón verde, miel de abeja virgen, frijol *aduki,* germinados de alfalfa, té de corteza de olmo *(Ulmus fulva),* y la fórmula herbolaria descrita abajo para todos tipos de asma. Si el asma tipo-moco está acompañado por *deficiencia,* entonces utilice la DIETA A modificada que se mencionará más delante; si no utilice la DIETA B o C.

Asma tipo-deficiencia: se caracteriza por un pulso débil, poco o nada de capa en la lengua, tez pálida, falta de respiración, la cabeza necesita estar levantada para poder dormir, y la respiración se vuelve más difícil necesitando pequeños esfuerzos del cuerpo para realizarla. Especialmente los alimentos benéficos son: avena, arroz, cebada, polen (comience con cantidades muy pequeñas y aumente a varias cucharaditas diarias), frijoles negros, oleaginosas (especialmente nueces de Castilla y almendras), alforfón, higos y ginseng chino o coreano. DIETA A se recomienda pero se modifica de esta manera: el alimento debe estar bien cocido.

Nota: De estos cuatro tipos, el asma tipo-moco es el más prevalente en el Occidente, y se presenta con frecuencia conjuntamente con algo de asma tipo-*deficiencia.* Así la DIETA A es la más conveniente para estos tipos. Mientras no exista ningún otro síntoma de *calor,* personas con asma tipo-*deficiencia* o asma tipo-moco también se benefician de los remedios descritos a continuación bajo el nombre asma tipo-*frío.*

Asma de todos tipos: La combinación simple de alimentos (véase el «Plan B» en el capítulo de «Combinaciones de alimentos»), ejercicios de respiración profundos, actividades al aire libre, y baños calientes cíclicos seguidos de duchas frías y rápidas, para que sólo se enfríe la superficie del cuerpo. Evite respirar humos de gases químicos, cualquier otro humo, polvos, y llegar a enfriarse. Los lácteos como el helado o nieve, la leche de vaca, y otros tipos de lácteos bovinos deben evitarse terminantemente, por lo regular se tolera bien la leche bronca de cabra. La clorofila y los alimentos con vitamina A (espirulina y microalgas verdeazules silvestres, el chabacano [no más de cinco al día], calabaza, zanahoria, hojas verdes de la mostaza, y verduras verdes en general, incluyendo las de hojas verdes) protegen a los pulmones y apoyan la renovación celular. Los ácidos grasos omega-3 y AGL son excepcionales para aliviar las constricciones y los espasmos que con frecuencia acompañan al asma. (Las fuentes de alimentos y las dosis de estos aceites comienzan en las páginas 181 y 190, respectivamente).

La terapia de émesis (el vomitar) es con frecuencia útil para el asma, especialmente cuando los síntomas se empeoran inmediatamente después de comer. Para producir émesis, beba una taza de té caliente de menta o de limón seguido de 2 tazas de té de la hierba lobelia (2 tazas de agua tibia salada pueden substituirse) y, en caso de necesidad, provoque la regurgitación poniéndose el dedo índice dentro de la garganta como queriendo tocar la campanilla, hasta mero atrás. Para tratar las convulsiones que puedan ocurrir con los ataques de asma, un poco de té de lobelia o 10–20 gotas de tintura de lobelia pueden tomarse.

El asma se relaciona con frecuencia con azúcar baja en sangre. (Véase los síntomas y sugerencias en la sección de «Hipoglucemia» en la página 415). Los ataques de asma pueden también ser causados por alergias (véase las «Alergias y combinación de los alimentos» en la página 300). Cuando los síntomas de asma se asemejan a «Los síndromes comunes de los pulmones» (página 386), los remedios apropiados dados allí se pueden integrar con los tratamientos en esta sección.

Un té valioso de hierbas/semillas para tratar los tipos de asma—frío, moco, y deficiencia—consiste en partes iguales de:

>Semilla de hinojo *(Foeniculum officinalis)*
>Semilla de linaza *(Linum usitatissimum)*
>Semilla de fenogreco *(Trigonella foenumgraecum)*
>Raíz de regaliz u orozus *(Glycyrrhiza glabra)*
>Semilla de lobelia y/o sus hojas *(Lobelia inflata)*
>Gordolobo español o verbazco *(Verbascum thaspus)*

Esta fórmula, menos los ingredientes caloríficos (hinojo y fenogreco), es eficaz para el asma tipo-*calor*. Debido a los pelos minúsculos en las hojas del gordolobo español o verbasco, el té debe filtrarse a través de una tela llamada manta de cielo o de muselina o de algodón antes de tomarse.

El SIDA

Contrario a lo que comúnmente piensan los médicos, la gente con SIDA puede recuperarse llevando una buena nutrición y a un estilo de vida balanceado.[80] Comprensiblemente, la mayoría de los investigadores del SIDA y los pacientes hacen un tremendo esfuerzo para encontrar medicamentos milagrosos que los cure. Cuando éste es el único enfoque, y el trabajo esencial para desarrollar una nutrición y disposición necesarias para curarse, se descuida fácilmente.

Como cualquier enfermedad degenerativa, el éxito incrementa entre más pronto se inicie el programa de renovación. Si el tratamiento comienza en las fases terminales del SIDA cuando ya hay una *deficiencia* extrema caracterizada por diarrea, emaciación o escualidez, fiebre, transpiración nocturna, infecciones micóticas, falta de apetito, y tos persistente: 1) la DIETA A de la regeneración se recomienda, y el alimento por lo menos debe estar cocido moderadamente o, si se desea por el paciente, bien cocido (las dietas de regeneración comienzan en la página 451); 2) las opciones de alimentos para «*yin deficiente*» (página 452) deben incluirse; 3) la fórmula herbolaria con raíz de astrágalo (página 469) se utiliza con gran éxito en todas las enfermedades degenerativas que desgastan.

La dieta correcta puede ser un factor decisivo en la curación del SIDA y para otras enfermedades virales relacionadas. La membrana del virus inmunodeficiente humano (VIH) asociada con el SIDA tiene una cantidad abundante de colesterol. Por lo tanto no es sorprendente que las dietas bajas en colesterol demuestren ser una promesa como terapias para el SIDA.[81] Las dietas de regeneración altas en fibra con poca grasa son eficaces tanto para reducir el colesterol como para reducir las grasas saturadas que contribuyen al SIDA. Ciertas características de estas dietas—los ácidos grasos omega-3/AGL, champiñones y hongos comestibles, algas marinas, germinados, y hierbas depuradoras— bajan aún más los excesos del colesterol, y por lo tanto inhiben la actividad del VIH.

La medicina tradicional china ofrece una visión más amplia del valor de las dietas de regeneración: los patógenos proliferan mucho más en ambientes con estancamiento y *humedad anormal*. Las dietas de regeneración, que incluyen un plan para eliminar parásitos, no solamente destruyen los patógenos, sino que consisten de alimentos que generan muy poco o nada de estancamiento ni de *humedad anormal* como sucede con los alimentos refinados, grasas pesadas, productos lácteos y carnes, mas bien estas dietas de regeneración se componen de alimentos integrales frescos así como con propiedades descritas en el párrafo anterior, que aceleran el metabolismo.

Las personas que se contagian de VIH no siempre desarrollan los síntomas del SIDA, aún cuando hayan pasado varios años después de su contagio, esto sucede sólo en algunos casos. Evidentemente, su sistema inmunológico es suficientemente fuerte para mantener el VIH bajo control. Una vez que los síntomas del SIDA se manifiestan, la reconstrucción de la inmunidad al punto donde el VIH ya no es un peligro—o incluso ya no existe más en el cuerpo—debe ser la finalidad del tratamiento. La buena función inmunológica se sostiene con prácticas de descanso y haciendo ejercicio moderado, llevando buenos hábitos alimenticios, con prácticas de conciencia y de fuerza espiritual y el evitar actividades desgastantes como el estrés, la tensión, productos tóxicos, y la promiscuidad. (Para obtener más conocimiento, véase las secciones de «Inmunidad» en las páginas 78–97).

Debido a la probabilidad de infecciones causadas por bacterias, virus, parásitos, y hongos patógenos microscópicos que se desarrollan en personas con inmunidad débil, algunos pacientes con SIDA se han beneficiado de la ingesta de ajo.[82] El ajo inhibe la mayoría de los organismos patógenos mencionados anteriormente, a veces con más eficacia y con más seguridad que con medicamentos prescritos.[83] VIH infecta rápidamente a las células del cuerpo propagándose vía linfocitos agregados; el complejo ajoeno del ajo desdobla estos agregados.[84] Dosis: 10 gramos ($\frac{1}{3}$ onza [aproximadamente tres dientes de ajo de tamaño mediano]) una vez al día, o 5 gramos dos veces al día, durante 6 días a la semana. Observe que esta dosis para el SIDA es mucho más alta que la descrita en «Grupos recomendados de alimentos»—véase esta sección (página 464) para métodos y opciones de como consumir ajo. La dosis de 10 gramos es apropiada solamente para personas que lleven dietas de regeneración o programas similares. Cuando una dieta, con muchos alimentos cremosos y grasosos, se consume debe complementarse con una dosis de 60–80 gramos diarios de ajo para mejorarla.

El ajo presenta una naturaleza térmica extremadamente calorífica y puede por lo tanto agotar los fluidos *yin* como se mencionó anteriormente, o ya pudieran estar bajos en personas con infecciones de muchos años como ocurre con el SIDA. Cuando las señales de *yin deficiente* (emaciación o escualidez, fiebres recurrentes de menor grado, sed frecuente, transpiración nocturna) están presentes, el ajo pudiera tolerarse si se balancea con la ingesta diaria de alimentos y hierbas que nutren el *yin*. Un tónico *yin* especialmente benéfico en la mayoría de estos casos es el gel de la planta de sábila, que también posee una función esencial inmunoestimulante y antiviral como resultado de un compuesto que ésta contiene conocido como acemannan (Carrisyn™).[85] Además, el gel de sábila tiene una amplia acción antimicótica y antibacteriana, que muestra ser útil en muchas de las infecciones relacionadas con SIDA; la naturaleza enfriadora del gel contrarresta a la inflamación y al dolor asociado con el SIDA.[86] Sólo el gel de sábila no-refinado amargo, tiene las propiedades curativas descritas arriba. Propiedades similares antimicrobianas y conservadoras de *yin* se encuentran en la plata coloidal, que se discute en el apéndice A, en la página 732.

De interés especial para las personas con SIDA (y el virus de Epstein-Barr [VEB]) es la hierba San Juan *(Hypericum perforatum),* que contiene el aceite volátil rojo-sangre «hypericina», eficaz contra el retro-virus como el VIH y VEB.[87] (Una propiedad de la hypericina, raramente encontrada en otras hierbas medicinales, le permite penetrar la barrera sanguínea cerebral y así trata la «fatiga cerebral» en pacientes con VEB). La hierba también tiene propiedades antidepresivas que actúan en el sistema nervioso para reducir ansiedad, histeria, y depresión. Antes del siglo veinte, la hierba San Juan se utilizó para liberar al cuerpo de «malos espíritus», un término asociado con enfermedades serias. De terminología aparte, San Juan fue correctamente identificada como poseedora de un gran potencial curativo en el tratamiento de padecimientos complicados. El reciente descubrimiento científico de propiedades antivirales de la hierba San Juan reafirma el valioso conocimiento curativo de nuestros antepasados. La hierba San Juan se puede tomar por sí sola o se le agrega a otras fórmulas herbolarias, incluyendo aquellas recomendadas aquí.

Otra hierba con frecuencia mencionada es la raíz de regaliz u orozus *(Glycyrrhiza glabra);* mandarín: *gan cao).* Esta raíz extremadamente dulce armoniza al hígado y ayuda en gran medida a desintoxicar el cuerpo. Trata ulceraciones y carbúnculos (tumores inflamatorios bajo la piel), mejora la digestión (fortalece el *qi* del bazo-páncreas, especialmente cuando se tuesta o se dora en el comal), humedece los pulmones secos, detiene la tos, reduce inflamaciones, y alivia la garganta adolorida. Las investigaciones indican que puede contrarrestar varios virus, incluyendo el herpes simple I y HIV.[88] La raíz de regaliz u orozus es mejor tomarla en dosis pequeñas y se puede agregar a otras fórmulas herbolarias, tales como aquellas sugeridas para las dietas de regeneración, usándose únicamente la mitad de la dosis. No debe utilizarse en casos de hipertensión o edema (inflamación por líquidos), y debe descontinuarse si estas condiciones se desarrollan o presentan. Si hay diarrea, solamente utilice el regaliz después de tostarlo. Esta hierba no debe confundirse con el dulce común comercialmente llamado *licorice,* el cual no tiene las propiedades de la verdadera regaliz.

Lo mismo que el ajo, los concentrados de aceite de orégano y de extracto de semilla de fruta cítrica proporcionan un amplio campo de acción inusual antimicrobiano, antimicótico, contra gérmenes, amebas, y virus (véase las páginas 691 y 732), y por lo tanto éstos han sido benéficos en terapias contra el SIDA. Personas con intolerancia al ajo pueden valorar en especial estos concentrados de gran potencia.

Otros alimentos de la dieta de regeneración que deben enfatizarse incluyen: 1) Algas: además de sus propiedades anticancerosas, los polisacáridos sulfatados en el alga llamada musgo irlandés, el kelp y otras algas marinas comunes parecen tener posiblemente una función contra el HIV.[89] El kelp, musgo irlandés, y las algas marinas comestibles en general son calmantes pulmonares y para el aparato digestivo, disminuyendo las inflamaciones. Las propiedades desintoxicantes de las algas marinas se indican en la mayoría de enfermedades degenerativas a menos que se presente diarrea.

2) Las hierbas de las dietas de regeneración se incluyen dentro de los tónicos inmunológicos más efectivos, *maitake, shiitake,* y/o hongos *ling zhi,* astrágalo, *ginseng* americano, *Suma,* y palo de arco; también se incluyen remedios desintoxicantes de gran potencia para personas con una cantidad considerable de *exceso:* raíz de fitolaca es una raíz excepcionalmente depuradora del sistema linfático además de poseer propiedades catárticas y anticancerosas/y antiVIH de potencialidad;[90] la gobernadora, el diente de león, y la genciana son extremadamente amargas y antivirales, reducen la *humedad anormal* causada por exceso de grasas, colesterol, moco, y venenos, e incrementan el oxígeno en los tejidos.

3) El polen de abeja contrarresta el agotamiento y la *deficiencia,* su naturaleza energética balancea la fuerte depuración de intoxicantes. Ayuda a formar la esencia *jing* en el cuerpo que actúa como una resistente reserva en contra de estados crónicos de enfermedad. La cúrcuma es también útil pues inhibe la replicación viral de HIV-1.

Los pacientes con SIDA que tienen un historial de uso extenso de antibióticos, por lo regular mejoran la flora intestinal con alimentos ricos en clorofila como las microalgas y pastos de cereal, alimentos fermentados como la col agria o *sauerkraut* sin sal, *rejuvelac,* y *Lactobacillus sporogenes, Lactobacillus acidophilus,* o *Bacillus laterosporus.*

Las estrategias para tratar el síndrome de fatiga crónica (SFC) pueden generalmente ser análogas a aquellas para tratar el SIDA.

Esclerosis múltiple (EM)

La EM y enfermedades similares que dañan los nervios como la enfermedad de Parkinson son extremadamente difíciles de curar en su totalidad cuando ya ha ocurrido una degeneración seria o avanzada de los nervios; sin embargo, el progreso de la enfermedad se puede detener generalmente, e incluso invertir en casos menos extremos.

Aquellos pacientes con EM sufren frecuentemente un desarrollo excesivo de *Candida albicans,* la cual debe tratarse primeramente; también tienden a padecer algunas alergias, especialmente al gluten. El gluten que produce alergias se encuentra en el trigo, centeno, cebada, y arroz dulce. Estos cereales deben omitirse en las dietas de regeneración (página 451) para determinar si la condición mejora (véase la «enfermedad celiaca» para los síntomas de la sensibilidad al gluten). Los alimentos a enfatizar en estas dietas son los que fortifican y calman los nervios, como la avena cruda remojada, trigo germinado (si no existe sensibilidad al gluten), arroz, y leche bronca de cabra.

Los pacientes con EM tienen una deficiencia considerable de algunos ácidos grasos,[91] particularmente el ácido graso poliinsaturado más común—el ácido linoléico. Una explicación es que las inflamaciones ocurren, posiblemente por una oxidación inducida por radicales libres en ausencia de antioxidantes adecuados, y/o por prostaglandinas productoras de nflamacion a partir de ácidos grasos de fuente animal. De cualquier forma, la mielina (la sustancia que envuelve a los nervios) y finalmente los tejidos del sistema nervioso—llegan a dañarse.

Los ácidos grasos poliinsaturados en su estado natural actúan como tónicos enfriadores *yin* para los nervios, y una falta de éstos pueden predisponer a algunas personas a tener EM. De forma inversa, las inflamaciones por EM también pueden desgastar drásticamente estos ácidos grasos. Los productos enfriadores ricos en aceite, son el germen de trigo fresco o el aceite de germen de trigo los cuales se han comprobado ser benéficos. Asimismo, los aceites antiinflamatorios—el aceite de linaza y los aceites ricos en ácido gamalinolénico (AGL) son igualmente benéficos. Según lo discutido en el capítulo de los «Aceites y grasas», los aceites ricos en AGL agregados a la dieta aumentan la mejoría en los pacientes con EM. Cuando ingiera el germen de trigo y el aceite de linaza, es mejor ingerirlos en días alternados. (Véase las páginas 182 y 146 para las dosis del aceite de linaza y los aceites AGL). Otros aceites poliinsaturados pueden utilizarse, pero todos estos aceites (así como el aceite de germen de trigo) deben ser extraídos en frío recientemente y no-refinados, manteniéndolos frescos, y protegiéndolos de la exposición a la luz directa.

La lecitina con frecuencia se encuentra deficiente en personas con EM y generalmente ayuda mucho cuando se toma diariamente (3 cucharadas soperas de gránulos). Los productos de soya como el tofu, tempeh, germinados de soya, y leche de soya, así como la col y coliflor, son fuentes ricas de lecitina que contienen ácidos grasos poliinsaturados. Los huevos son otra buena fuente de lecitina, pero no son tan benéficos debido a su alta proporción de grasas saturadas.

En la medicina china, los nervios son gobernados por el hígado y el Elemento Madera, y las inflamaciones de los nervios responden no solamente a los aceites antiinflamatorios sino también a otros alimentos y hierbas reconstructores del *yin* del hígado. Los tónicos más útiles del *yin* del hígado para tratar EM incluyen: las verduras de hojas verdes, frijoles mungo, germinados de mungo, mijo, algas marinas, pastos de cereal concentrados, las microalgas, y en casos de deficiencia notoria, la gelatina o el hígado de animal orgánico pueden ser benéficos. Una semejanza interesante entre la teoría médica china y la ciencia moderna es que los alimentos verdes y el hígado de este grupo nutricional *yin* son unas de las mejores fuentes de la enzima superóxido dismutasa (SOD) la cual es antiinflamatoria y controladora de radicales libres.

Los espasmos y parálisis de la EM son indicativos de la debilidad de los nervios o *viento* según tradiciones chinas de sanación. Los alimentos y hierbas que calman el *viento* (y los nervios) se dan en el capítulo del Elemento Madera en la página 363. Una hierba anti*viento*, específica antiespasmódica para el tratamiento de la EM es la hierba San Juan *(Hypericum perforatum)*. Todos estos tipos de hierbas se pueden añadir a las fórmulas herbolarias del plan específico de las dietas de regeneración. Las primeras dos de estas fórmulas (que comienzan en la página 468) son apropiadas para la terapia de EM; sin embargo, la tercera fórmula con raíz de fitolaca *(Phytolacca acinosa;* mandarín: *shang lu)* es muy amarga y deshidrata o seca el cuerpo y puede agotar los nutrientes del *yin* irritando los nervios de las personas con EM.

El herpes genital

Esta enfermedad genital altamente contagiosa, transmitida sexualmente no necesariamente pertenece a la categoría de enfermedades degenerativas sino que se discute aquí porque requiere del mismo tratamiento continuo, y profundo. Con el propósito de que las lesiones y otros síntomas desaparezcan permanentemente, se debe seguir rigurosamente una dieta pura tal como la DIETA A modificada (abajo) por lo menos unos seis meses.

El herpes se caracteriza en la medicina tradicional china como *humedad anormal* combinada con *calor* «en la región del triple calentador bajo», en el área reproductiva y de evacuación del cuerpo. En lugar de las hierbas recomendadas para la DIETA A, utilice una decocción de las raíces zarzaparrilla *(Smilax officinalis),* diente de león *(Taraxacum officinalis)* y de genciana *(Gentian officinalis)* en partes iguales. Si las heces fecales se vuelven pastosas, utilice solamente zarzaparrilla. Durante las lesiones, un remedio externo muy eficaz para la mayoría de las víctimas del herpes es un baño de té negro concentrado. Añada por lo menos seis onzas de hojas de té negro normal a la tina de baño con agua muy caliente, deje que se enfríe a una temperatura agradable después remójese en el agua por una hora aproximadamente.

En las secciones de la DIETA A de regeneración (en la página 451) se aconseja modificar: evítense todos los productos tóxicos (incluyendo café y tabaco), todos los dulcificantes concentrados (la hoja de estevia puede utilizarse), todas las frutas (incluyendo tomates), todas las oleaginosas (especialmente cacahuetes), y las semillas que contengan aceite excepto la semilla de linaza y su aceite extraído en frío. También evite el aceite de ajonjolí (cantidades pequeñas de aceite de oliva son aceptables). La espirulina provoca *humedad anormal* en la región del triple calentador bajo en personas con herpes, sin embargo las microalgas clorela y verdeazules silvestres con frecuencia son más eficaces (véase las guías en el capítulo 16).

Después de seis meses y si las lesiones por herpes no se han vuelto a presentar por lo menos en seis semanas, la DIETA A puede ampliarse o extenderse, puede agregarse fruta, productos lácteos de cabra y cantidades pequeñas de otros productos de origen animal. Generalmente se logra tener éxito cuando se sigue sin interrumpir este programa o plan. Si el mismo virus del herpes se ha eliminado totalmente del organismo lo cual no se sabe, en la medicina tradicional se ha comprobado que el virus del herpes se encuentra en el cuerpo de manera latente sin manifestarse, aun en muchos casos todos los síntomas se alivian permanentemente. Se ha demostrado que la hiperoxigenación ayuda en casos persistentes, particularmente con ozono. Los suplementos del aminoácido lisina pueden suprimir la frecuencia de síntomas externos; sin embargo, el uso de lisina inhibe la formación de arginina, un aminoácido esencial para la fabricación de glóbulos blancos en la sangre, que desempeñan un papel vital en la inmunidad.[92]

A excepción del uso externo del té negro, el tratamiento herbolario y dietético, de muchas otras enfermedades sexualmente transmitidas, es igual que el tratamiento para el herpes, pues casi todos implican una forma de *humedad anormal* con *calor* en la región del «triple calentador bajo». El mismo método se puede aplicar a la sífilis, a la gonorrea, a las verrugas genitales causadas por el virus humano del papiloma, y la clamidia tracomatis (un parásito bacteriano). Los tratamientos recomendados en esta sección pueden complementarse generalmente con remedios estándares médicos para estas condiciones, pero no deben substituirse excepto bajo la dirección de un médico u otro persona calificada de la medicina.

Enfermedades graves de la piel

En algunas enfermedades de la piel, los órganos internos se han debilitado así como sucede en las enfermedades degenerativas; en otros casos los órganos están relativamente sanos. En cualquier caso, los excesos de *humedad anormal,* de *calor,* y/o de *viento* típicamente están presentes. Las DIETAS A, B y C (que comienzan en la página 451) se recomiendan casi siempre porque eliminan estos excesos. La DIETA A debe seguirse cuando hay fragilidad u otras señales de *deficiencia,* y las DIETAS B o C cuando la persona es más fuerte y más robusta, con señales considerables de *exceso* (capa gruesa en la lengua, exceso de peso, voz de alto volumen, personalidad extrovertida).

La mayoría de las enfermedades de la piel resultan en cierto grado por una falla en el metabolismo de grasas. Los alimentos ricos en omega-3 y ácidos grasos AGL ayudan a remediar esta situación. Las semillas de ajonjolí, ricas en ácidos grasos oleicos, también son benéficas en la dieta; el aceite del ajonjolí no-refinado es el aceite de preferencia y puede utilizarse moderadamente en ensaladas o como aceite para cocinar.

Los alimentos que contienen beta-caroteno/precursor de vitamina A son eficaces en el tratamiento de enfermedades de la piel, particularmente si la condición es de una naturaleza inflamatoria. Los alimentos amarillos y verdes con beta caroteno que deben consumirse más son zanahorias, calabaza de invierno, calabaza, hojas verdes tales como las del diente de león, las del betabel, espinacas, col rizada *kale,* acelgas, y berros. Las microalgas de color verdeazul intenso como espirulina y las verdeazules silvestres son también eficaces. Todas las hojas verdes son ricas en clorofila, la cual purifica la sangre de toxinas causantes de erupciones en la piel. Las algas marinas, debido a su naturaleza enfriadora, desintoxicante, es recomendable que se usen con regularidad.

Otros alimentos que se agregarán libremente a la dieta son frijoles mungo, frijoles *aduki,* y rebanadas de pepino con cáscara. Los germinados de alfalfa y de soya también deben consumirse en casos de acné. Los productos lácteos de cabra son los mejores productos de origen animal para enfermedades de la piel. Elimine los alimentos que son picantes o muy condimentados con sabores punzopicantes, grasosos, o grasientos; también evite todos los dulces, frutas cítricas, y algunos pescados—como ostiones, arenques, y camarones.

Puesto que las condiciones de la piel residen en el exterior del cuerpo, la diaforesis (el sudar) es útil para estimular la eliminación de toxinas a través de los poros. Las hierbas que estimulan la sudoración y que se usan comúnmente para las erupciones de la piel incluyen:

Raíz de zarzaparilla *(Smilax officinalis)*
Corteza de raíz de sasafras *(Sassafras albidum)*
Semillas de bardana *(Arctium lappa)*
Hojas y flores de milenrama *(Achillea millefolium)*

Aunque la vitalidad de la piel se relaciona con los pulmones, las erupciones emergen debido a que los riñones y el hígado no depuraron la sangre de manera adecuada. Estos dos órganos purifican la sangre, y cuando la sangre está sobrecargada de toxinas se excretan a través de la piel. Para purificar la sangre, puede enfatizar los alimentos ricos en clorofila anteriormente mencionados. Además, las hierbas para purificar la sangre, que incluyen las hierbas diaforéticas citadas arriba, son útiles. Otras hierbas importantes para la purificación de la sangre son:

Raíz de diente de león *(Taraxacum officinalis)*
Raíz de sello de oro *(Hydrastis canadensis)*
Hojas de gobernadora *(Larrea divaricata)*
Flores de violeta *(Viola tricolor)* (para niños)
Raíz equinacia *(Echinacea angustifolia* y spp.*)*
Raíz de rumex *yellow dock (Rumex crispus)*
Raíz de bardana *(Arctium lappa)*
Flores de trébol rojo *(Trifolium pratense)*
Hojas de marrubio *(Marrubium vulgare)*
Raíz de fitolaca *(Phytolacca* spp.*)* (use máximo 1 cucharada sopera de té
    fitolaca dos veces al día)

Estas hierbas limpian y enfrían las toxinas caloríficas y secan las acumulaciones de moco por *humedad anormal* en la sangre y en el sistema linfático. Para las lesiones agudas de la piel, muchas veces sólo una hierba es suficiente, por ejemplo, la raíz de diente de león, raíz de bardana, o las hojas de gobernadora. A excepción de las flores de trébol rojo y de las hierbas diaforéticas, todas estimulan el movimiento intestinal; si el estreñimiento persiste a pesar de estas hierbas, la raíz del ruibarbo es útil (también véase «Estreñimiento» en la página 425).

La gente, con condiciones crónicas más serias de piel, sufre un agotamiento de los fluidos *yin* y de sangre, marcada con señales de pérdida de peso, sed frecuente, insomnio, transpiración nocturna, palmas de manos y plantas de pies calientes. Cuando existe tal condición, agregue los alimentos y hierbas *yin* reconstructores de sangre (páginas 71 y 429), especialmente la raíz de malva, corteza de olmo, y raíz de rumex *yellow dock;* éstas se pueden combinar con cualquiera de las hierbas mencionadas anteriormente. Un té tradicional del Occidente para enfermedades crónicas de piel que combina todos los principios de tratamiento anteriormente mencionados es: partes iguales de raíz de zarzaparilla, raíz de rumex *yellow dock,* corteza de raíz de sasafras, raíz de malva, y flores de trébol rojo.

Tratamientos externos

Para asistir a los remedios internos mencionados, algunos remedios externos se pueden utilizar para limpiar o para nutrir la piel; otros destruyen bacterias que producen enfermedades en la superficie de la piel.

Psoriasis: Lávese el área con té de zarzaparilla o agua de mar; aplíquese aceite de ajo o aceite de nuez de Castilla; báñese en agua de mar o agua mineral; agregue varias tazas de sal de mar no-refinada al agua del baño; evite la exposición excesiva al sol. Para preparar el aceite de ajo, rebane y machaque varios dientes de ajo y póngalos a impregnar en 4 onzas de aceite de ajonjolí por 3 días, después filtre el aceite exprimiéndolo a través de la tela mantade cielo.

Eczema: Aplíquese miel de abeja cruda/virgen, o tés de raíz de sello de oro o raíz de fitolaca; frótese con rebanadas de papaya fresca; aplíquese una cataplasma de rábano *daikon* rallado y machacado o de papa cruda—el jugo de rábano o de papa también puede aplicarse para enjuagarse.

Acné: Aplíquese jugo de limón; lávese con jabón neutro u otros jabones puros que no contengan ningún detergente; aplíquese una pasta de arcilla bentonita, verde, o cualquier otra arcilla humedecida con vinagre de sidra de manzana como el único líquido—déjela por lo menos una media hora, después enjuáguese con agua.

Psoriasis, eczema, y urticaria: Frótese con pepino rebanado, aplíquese vinagre varias veces al día con un pedazo de algodón; evite el jabón y el champú y lávese sólo con agua.

La esquizofrenia y otras enfermedades mentales

En este texto, «esquizofrenia» se refiere al espectro amplio de enfermedades mentales graves definidas por el terapeuta Dr. Carl Pfeiffer como «percepciones fuera de lo normal de causa desconocida». Las enfermedades mentales (incluyendo esquizofrenia) con síntomas de nerviosismo, ansiedad, depresión, alucinaciones y otras percepciones fuera de lo normal se benefician de las recomendaciones descritas en el capítulo *Elemento Fuego.*

Además, si estas condiciones llegan a ser debilitantes, con frecuencia esto implica una degeneración de todo el organismo. En estos casos, una purificación fundamental y una reconstrucción siguiendo cualesquiera de las DIETAS apropiadas de regeneración A, B o C (que comienzan en la página 451) pueden ser las más recomendadas.

Un tratamiento generalmente benéfico se ha ideado por médicos de la medicina «ortho-molecular». El Dr. Carl Pfeiffer, veterano de esta técnica, ha supervisado a más de 25,000 pacientes que siguen este tratamiento, muchos de ellos esquizofrénicos. Su tratamiento acertado y con un protocolo simple para los varios tipos de esquizofrenia (descrito en *Mental Nutrition and Mental Illness* [Healing Arts Press, 1987]), incluye dosis conside-rables de algunos nutrientes incluyendo zinc, manganeso, vitaminas B_3, B_6, B_{12}, C y ácido fólico. Además, los terapeutas orthomoleculares con frecuencia descubren que los sín-tomas esquizofrénicos desaparecen cuando se alivian o dejan de existir las condiciones hipoglicémicas, alérgicas, y/o el desarrollo excesivo de Cándida al igual que la proliferación de otros hongos patógenos microscópicos en el paciente.

Siguiendo un programa de regeneración, los esquizofrénicos pueden depender de una menor cantidad de medicamentos y de nutrientes sintéticos. En las DIETAS A, B y C, cantidades abundantes de nutrientes, mencionados arriba se obtienen de granos, de ger-minados, de frutas, de verduras, de algas marinas, de alimentos ricos en clorofila, de aceites recién extraídos, y de leguminosas. Los nutrientes de alimentos integrales, por otra parte, ocurren en una matriz natural de enzimas, de minerales, de ácidos grasos, y de otros fac-tores benéficos. Los que siguen el tratamiento orthomolecular mientras que simultánea-mente se rejuvenecen al seguir una dieta saludable pueden tener un mayor éxito que sólo ingiriendo nutrientes aislados.

De importante interés, los dos nutrientes prescritos por Pfeiffer y sus colegas en cada tipo de esquizofrenia, son el manganeso y el zinc, que a veces se recomiendan para expul-sar el exceso de cobre del organismo. La esquizofrenia implica frecuentemente un exceso de cobre en el cuerpo, y una deficiencia de manganeso y zinc. Sin embargo, aun los esquizofrénicos que tienen cantidades bajas de cobre se les puede dar sin ningún riesgo manganeso y zinc porque generalmente están deficientes de estos minerales.

Esto sugiere que una deficiencia mineral está ligada a un problema adicional: los esquizofrénicos carecen con frecuencia de la prostaglandina PGE_1.[93] La síntesis del ácido linoléico en ácido gamalinolénico (AGL) así como también el AGL en el PGE1 ambos absolutamente dependen del zinc.[94] El manganeso es además benéfico porque asiste en la síntesis de ácidos grasos en general. El tomar ácidos grasos AGL en la dieta también aumenta el PGE_1 en los esquizofrénicos.[95] (Véase las recomendaciones de AGL en las páginas 190 y 192).

El uso de utensilios y recipientes de cobre, las tuberías de agua de cobre, los DIU's de cobre (dispositivo intra uterino) pueden provocar acumulación excesiva de cobre en los tejidos según Pfeiffer, las pastillas anticonceptivas y las deficiencias de vitaminas C o B_3 alteran la química del cuerpo y causan que el cobre se retenga. Personas cuya agua potable fluye a través de tuberías de cobre deben cambiar a tomar agua natural purificada, agua remineralizada (véase «Agua purificada como agente limpiador» en la página 140).

La histadelia (alta histamina) que con frecuencia está acompañada de una deficien-cia de cobre, se le atribuye casi el 20% de todos los casos de esquizofrenia, con síntomas como obsesiones, compulsiones, y tendencias a depresión suicida. Personas con histadelia (histadélicos) pueden obtener el cobre de fuentes como granos no-refinados, verduras verdes (incluyendo las de hojas verdes), y leguminosas. El cobre de fuentes inorgánicas, por ejemplo, de las tuberías de cobre y los DIU's de cobre, no puede actuar en el cuerpo tan sanamente como el cobre de fuentes alimenticias.

Debido a la gran probabilidad de que los esquizofrénicos padezcan de enfermedad celiaca (alergia al gluten), es mejor evitar los granos con gluten como (trigo, centeno, cebada, y arroz dulce). Mas bien, otros tipos de arroz y granos como (mijo, alforfón, maíz, avena,* quinua, y amaranto) son mejores. Las alergias al maíz son comunes por otras razones—también éste debe evitarse si provoca reacciones. Para otras causas de alergias y sus remedios, véase las «Alergias y la combinación de alimentos» en la página 300.

La hipoglucemia y la candidiasis sistémica también contribuyen con frecuencia a la esquizofrenia. (Véase los síntomas y las recomendaciones en las secciones de «Desarrollo excesivo de Cándida» e «Hipoglucemia» en las páginas 78 y 415, respectivamente).

Se discuten en el capítulo del *Elemento Fuego* los «Síndromes comunes del corazón-mente» y de otros patrones que implican desequilibrios mentales. Los remedios dados allí se pueden agregar a las sugerencias en esta sección. El porcentaje y las causas de trastornos mentales parecen ser vastos desde una perspectiva psicológica, pero la mayoría de los «problemas mentales», se apoyan en desequilibrios químicos y físicos, los cuales se pueden curar con alimentos integrales apropiados.

La fórmula herbolaria siguiente sustituye las hierbas recomendadas en las dietas de regeneración: una infusión de 1 parte de escutelaria *(Scutellaria laterifolia),* ½ parte de lobelia *(Lobelia inflata),* y 1 parte de raíz de cálamo *(Acorus calamus* y especies relacionadas). Dosis: tomar 2–3 tazas diarias. Estas hierbas se han utilizado tradicionalmente por sí solas, cada una ingerida por separado como un remedio para enfermedades mentales. La raíz de cálamo tiene un largo historial de uso en la India y China para mejorar la función cerebral; también ayuda a restaurar el tejido del cerebro dañado por drogas, por medicamentos farmacéuticos, por lesiones, o por accidentes vasculares cerebrales.[96,97]

---

*Como se discutió en la sección de «Enfermedad celiaca» (página 422), la avena es un grano glutinoso que no agrava las condiciones de intolerancia al gluten.

Parte V

Recetas y propiedades de los alimentos de origen vegetal

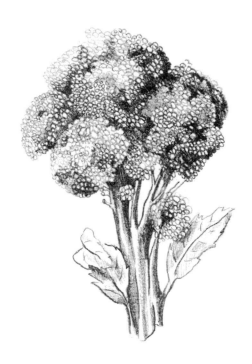

Cocina vibratoria

as diferentes formas de cocinar y la variación en temperatura producen diversas cualidades vibratorias en los alimentos. Para obtener un sabor más ligero, cocine rápidamente con poca o nada de sal. Los alimentos impartirán más actividad no obstante relajarán y serán mas benéficos para personas estancadas o tensas. Los niños que son naturalmente activos y alegres con energías inagotables tienen un metabolismo acelerado, el cual se apoya en las cualidades de estos alimentos; estimula sus procesos mentales, calma sus nervios y les facilita aplicar su fuerza decisiva.

Para crear un sabor más dulce y más armonioso, ponga a cocer los alimentos a fuego lento (cocimiento prolongado con el fuego bajo) sin interrumpir el proceso. Los alimentos obtendrán una cualidad de paciencia y pueden calmar a una persona enojada y aplacarán a una impaciente.

Entre más cocidos estén los alimentos, o se cocinen a base de presión, con sal, aceite, con más calor o temperatura más alta o por un tiempo prolongado—estos métodos hacen que la energía de los alimentos se concentre más. Se obtendrá una cualidad de los alimentos más nutritiva y fortalecedora y con un suculento sabor. Esto es de mucho beneficio para la gente inactiva o débil y para los que han perdido el interés por los alimentos y por la vida. Necesitan calor humano y empatía así como una variedad de alimentos interesantes. Actividades como la de revolver, machacar, menear, y amasar ayudan a mezclar y a energetizar los alimentos. Y cuando se cocina con amor y con buenos sentimientos, éstos pueden mejorar un aparato digestivo débil y el deseo de vivir una vida más agradable y más activa.

Para obtener una cualidad de los alimentos variada y balanceada utilice una combinación de los métodos anteriormente mencionados y vaya adaptándolos según las estaciones del año y de acuerdo a las necesidades para quienes cocina. Cada persona experimenta diversos temperamentos y condiciones de salud a diferentes edades. El balancear las cualidades relajantes y energéticas de los alimentos puede adaptarnos a los ciclos de la naturaleza y desencadenar cambios inmediatos, especialmente en los niños.

Una actitud apropiada es tan importante como la cualidad de los alimentos y las técnicas de preparación y los métodos de cocimiento que se utilicen. El arte y la práctica de cocinar alimentos buenos con conciencia metaboliza la calidad de nuestra vida. Hay una energía invisible que penetra en los alimentos a través del cocinero y cada persona es afectada de una manera distinta. Es importante saber cuáles son nuestras intenciones al cocinar. La presentación de los alimentos, su sabor, su armonía, y su apariencia y como llegan a sentirse las personas después de comerlos, estos son reflejos de nuestro estado físico, mental, emocional y espiritual.

- Los alimentos preparados con enojo o ira imparten enojo o ira.

- Si el cocinero se cuida demasiado de no gastar y no cumple con las necesidades nutricionales de los comensales puede crear una sensación de privación y entonces se come excesivamente (alimentos no tan nutritivos), y esto conduce a gastar aún más.

- Cuando el cocinero se siente rechazado, los alimentos muy probablemente serán rechazados, también.

- El cocinar de una manera apresurada o caótica puede dar lugar a pensamientos y a acciones ansiosas y/o caóticas.

El cocinar puede ser un momento de autoreflexión. Cuando sienta un desequilibrio, tiene la oportunidad de cambiar su manera de sentir simplemente al experimentar el proceso culinario. Sólo esté consciente de lo que desea lograr y concéntrese en los alimentos y de cómo desea prepararlos y servirlos. Muy probablemente, cambiará y gozará de la cocina, y la comida sabrá absolutamente deliciosa.

Otras sugerencias para disfrutar del proceso culinario

- Respete lo que haga y siéntase feliz con su forma de cocinar, no importa que tan simple sea.

- Agradezca la oportunidad de cocinar para su bienestar y nutrición y la de los suyos.

- Relájese y ponga a un lado sus preocupaciones. Dedique su tiempo a la preparación de los alimentos.

- Ponga en orden la cocina y manos a la obra. Alístese, recójase el cabello, póngase el delantal, apague la música ruidosa, ensordecedora, y disfrute de la música que emana de la ebullición del agua, del aceite salpicando y al calentar los alimentos; elimine los olores dominantes que interfieren con el aroma de los alimentos que envuelven el ambiente culinario.

- Planee sus comidas antes de comenzar a cocinar.
    1. Considere la condición de cada persona y como se sienten, la hora del día y el clima, y los acontecimientos del día siguiente (¿Hay planes de viaje, exámenes en la escuela o es un día de diversión ó de descanso?). Los alimentos de hoy nos preparan para el día de mañana. ¿Alguien se siente melancólico, triste? Quizás se le antoje hornear un pastel con sabor a canela u otras especias para darles ánimo e inyectarles energía. En eventos sociales, cuando se disfruta de la variedad de platillos y los alimentos son más dulces nos ayudan a crear armonía y a ser más sociables. Al estudiar, sin embargo, los alimentos concentrados sencillos ayudan a enfocarnos.
    2. Sea intuitivo. Deje que los colores, el gusto, las formas y los olores sean su guía.
    3. Planee la secuencia del método culinario a seguir: la hora en que se ponen los frijoles a cocer, las algas marinas a remojar, la hora de preparar las salsas, el momento que se ponen las verduras al vapor, etcétera, para que todo esté listo a la hora de comer.
    4. Tenga todos los ingredientes listos de antemano, la batería de cocina que utilizará, y los platones y los utensilios, los platos y cubiertos, los manteles, etc. Tan pronto los alimentos estén listos, arréglelos atractivamente en la mesa. Sirva los platillos principales y las sopas calientes un poco antes de sentarse.

- Practique la sencillez, no se complique. Tenga paciencia; paso a paso irá adquiriendo confianza. Anticipe el tiempo requerido y no se trastorne con recetas complicadas. Los recetarios de cocina y las cantidades de los ingredientes son excelentes guías, pero use su propia creatividad y confíe en que puede cocinar sin recurrir a ellos.

- Mantenga una atmósfera ordenada en la cocina recogiendo y limpiando los utensilios inmediatamente después de usarlos o hágalo antes de que la comida se sirva. Guarde cada cosa en su lugar.

- Cuando cocine en la estufa, aprenda a escuchar en su interior o intuitivamente cuando la comida ya está lista.

- Evite comer o probar los alimentos mientras cocina. Un estómago lleno interfiere con la creatividad y nos priva de la ceremonia del sabor del primer bocado.

- Evite probar la comida con el mismo utensilio que usa para menear; cuídese de no ponerlo de nuevo en los alimentos. Las enzimas de la saliva causarán que se eche a perder la comida y cambiarán la vibración de los alimentos. (Esto se aplica también al mezclarse los alimentos de comidas anteriores).

- Ciertos alimentos refinados como la maicena, arroz blanco y las versiones de harinas blancas como tallarines, espagueti y pan, requieren casi del doble de tiempo para digerirse que los granos integrales, y nos dan una sensación de sentirnos llenos o de sentir algo «pegado en las costillas». Esto crea un espejismo de sentirnos nutridos y abrigados. Por el contrario, estos alimentos forman un moco pegajoso que se acumula en los intestinos que nos enfría el cuerpo, nos causa estreñimiento y una sensación de estar llenos. Sin embargo, el mantener esa sensación de estar lleno es importante para algunas personas hasta que puedan aceptar la sensación de ligereza, que es el resultado de comer granos integrales.

- Familiarícese con los efectos y poderes curativos de cada alimento y trate de extraer su sabor natural y su energía vital sin cambiarlos mucho. Utilice combinaciones simples y especias delicadas para crear variedad. Mezclando muchos alimentos generalmente crea sabores raros y confusión en las papilas gustativas y en el aparato digestivo. Se pueden notar los pensamientos confusos, caóticos después de ingerir este tipo de comida.

- Aprenda a cocer cada grano individualmente. La esencia de la cocina vibratoria se refleja en la simplicidad de un sólo alimento.

- Para aprender a cocinar bien, cocine para alguien que le inspire … alguien a quien usted quiera.

MÉTODOS DE COCIMIENTO

Todos los métodos de cocimiento desdoblan o dividen los alimentos para que se asimilen mejor. Cada método le añade a los alimentos también una cualidad calorífica que nos proporciona más calor que estando en su estado crudo. El cocimiento no cambia la propiedad térmica de los alimentos; uno enfriador no puede llegar a ser calorífico y viceversa. Además, cada método de cocimiento contribuye a obtener cualidades de humedad, de sequedad, u otras descritas abajo.

Cocimiento al vapor

Imparte o se obtiene una cualidad húmeda *yin,* hace que se extraiga el sabor de cada verdura; sólo implica un breve tiempo de cocción.

- Vierta de ½ a 1 pulgada de agua en una olla. Ponga el agua a hervir.
- Cuando el agua suelte el primer hervor ponga las verduras dentro de la olla. Baje la intensidad del fuego y tape la olla.
- Cueza las verduras al vapor hasta que cambien de color sin que éstas lleguen a ablandarse demasiado. Si se pasan de cocción pierden su propiedad nutricional. Ponga a cocerlas por unos 10 minutos y cheque su firmeza con el tacto. (Los ejotes tardan cerca de 10 minutos; los betabeles, 30 minutos).
- El agua de cocción contiene minerales y vitaminas solubles en agua, y ésta debe utilizarse para cocinar o para preparar otros alimentos y bebidas.

Sugerencias:

- Corte las verduras en pedazos pequeños o rebanadas delgadas para que se cuezan más rápido.
- Cuando ponga a cocer hojas verdes se recomienda hacer un manojo; colóquelas paradas para que les pueda penetrar el vapor.
- Las verduras de tamaño pequeño, las calabazas pequeñas, los ejotes y las papas chicas pueden cocerse al vapor enteras.
- Las verduras se pueden acompañar con salsas o báñelas en la salsa antes de servirlas.

Salteado en agua

Imparte o se obtiene una cualidad líquida *yin;* el tiempo de cocción es más corto que el de vapor; utiliza menos agua; las verduras pueden cortarse en pedazos grandes o dejarse enteras.

- Ponga un poco de agua en una olla. Caliéntela a punto de escaldar (casi al punto de ebullición); manténgala así; no deje que hierva.
- Agregue los condimentos, luego los ingredientes.
- Disminuya la temperatura o baje el fuego y cueza las verduras hasta que tengan un color brillante y que al sentirlas con el tacto, no estén ni muy duras ni muy blandas.
- Conserve el agua de cocción para usarse después.

Cocimiento sin agua

Uno de los mejores métodos. Las verduras se cuecen en sus propios jugos. Su sabor, su vitalidad y su aspecto visual se realzan considerablemente.

- Precaliente una cacerola gruesa y ponga 2 cucharadas soperas de agua para proporcionar vapor hasta que las verduras suelten su propio jugo.

- Caliente el agua a punto de escaldar. Agregue los condimentos y las verduras. Disminuya la temperatura o baje el fuego.

- Tape la cacerola hasta que las verduras queden a medio cocer y que tengan un color brillante.

Hay baterías de cocina especiales y cacerolas que controlan el vapor y que son excelentes para este método.

Sofrito o salteado en aceite

El sofrito (freír a fuego alto revolviendo sin cesar) o el salteado en aceite es un método de cocinar rápido y delicioso, que sella los jugos y sabores naturales. Tenga cuidado de no sobrecalentar el aceite. Se vuelve ácido y tiene una tendencia a espesar la sangre. Este método es benéfico para personas frecuentemente friolentas porque el sofrito o el salteado es uno de los métodos que más imparte calor como resultado de un aceite caliente y al cocer los alimentos vigorosamente. (La gente que tiene problemas con el hígado debe evitar cocinar con aceite). Un método más suave y que requiere de más tiempo para saltear los alimentos es usando muy poco o nada de aceite.

Para saltear rápido

- Se calienta una sartén gruesa y se unta ligeramente con aceite.

- Se mantiene la temperatura o el fuego alto y se agregan las verduras.

- Se menean las verduras de lado a lado suavemente con palillos o con una cuchara de madera por 5 minutos.

- Se tapa la sartén y se dejan cociendo a fuego medio o moderado por unos 10 minutos, si quiere obtener verduras más blandas.

- O se menean constantemente unos 8 minutos para obtener verduras más firmes.

- Se les agregan salsas (salsear) y condimentos (sazonar) al final del cocimiento. Se tapa la sartén por un minuto aproximadamente para que los sabores se impregnen.

Método que requiere más tiempo (Nituhe—salteado japonés)

Para cocinar un mayor volumen de verduras córtelas en pedazos grandes. Las verduras se cuecen a fuego lento sin tocarlas para nada, dándoles una cualidad calmante con un sabor más dulce y una textura más suave.

- Se precalienta una cacerola o sartén gruesa. Se unta ligeramente con aceite.

- Se agregan las verduras. Se tapa la cacerola y se cuecen a fuego lento por unos 30–35 minutos. (O se añade casi ½ taza de líquido, se tapa, se hierve nuevamente y luego se cuecen a fuego lento por 30–45 minutos).

- Periódicamente se mueve la cacerola de lado a lado o se agarra por el mango y se gira dándole vueltas con un movimiento en contra las manecillas del reloj para evitar que las verduras se quemen.

- Se agregan los condimentos (se sazonan) 5 minutos antes del final del cocimiento.

Salteado sin aceite

Método 1
Se frota el fondo de una cacerola con un pedazo de kombu de 3 pulgadas previamente remojada. Se deja el kombu en la cacerola mientras que saltea las verduras para evitar que se peguen. Se cuecen a fuego moderado. (Quite el kombu al final).

Método 2
Se calienta la cacerola y se menean las verduras suavemente; se mantiene la temperatura o el fuego entre medio o bajo. (Se agrega un poco de agua, si desea).

Salteado en aceite y agua

- Se cubre el fondo de una sartén con agua. Se pone a calentar.

- Se agrega un poco de aceite.

- Se saltea por el método usual, teniendo cuidado de no recalentar el aceite.

- Tiene el sabor parecido al sofrito sin recalentarse el aceite.

Sofrito por método chino (3 pasos)

1. Soflamar rápidamente

- Se pone a calentar una sartén o cacerola gruesa o un *wok* hasta que esté bien caliente (30 segundos).

- Se agrega 1 cucharada sopera de aceite y se le da vueltas a la cacerola hasta cubrir la superficie entera. No deje que humee.

- Se agregan los ingredientes como escalonias, ajo y jengibre incorporándolos para darle aroma y sabor al aceite.

- Se agregan los ingredientes principales, pero no todos a la vez porque la temperatura bajará.

- Se revuelven, se voltean y se mezclan los ingredientes rápidamente con palillos largos o con una cuchara de madera barnizándolos con el aceite para que los sabores naturales se sellen y también para prevenir que se quemen. Estos movimientos hacen que los alimentos nos impartan vigor.

2. Al vapor vigorosamente

- Se agregan rápidamente los condimentos y el líquido.

- Se deja hervir el líquido. Se tapa la sartén o cacerola. Baje el fuego.

- Se deja cociendo a fuego lento vigorosamente hasta que se evapore el líquido (1–4 minutos). El chisporroteo de la cacerola le indicará cuándo el líquido se ha consumido.

3. Sazonar al final

- Se destapa la cacerola y se agrega el kuzu *(Pueraria lobata)* (disuelto previamente en líquido) o unas cuantas gotas de aceite de ajonjolí para darle un brillo aromático.

- Se le da vueltas rápidas a los ingredientes con la temperatura o el fuego alto barnizándolos bien.

- Un platillo sofrito nunca es líquido excepto cuando se le agrega una salsa.

- Se sacan inmediatamente de la sartén o *wok* los ingredientes para que no cambien a un color oscuro o tengan un sabor metálico.

- Se sirven en un platón caliente.

Horneado

Un método de cocimiento que añade sequedad, una cualidad más calorífica que el cocimiento al vapor, el salteado en agua o el cocimiento a fuego lento; este método realza el sabor dulce; reduce la humedad. En la mayoría de los métodos básicos de cocimiento también se usa el horno. Simplemente coloque dentro del horno el recipiente con los ingredientes, hornéelos a una temperatura media y sírvanse donde se hornearon.

Hornear Se cuecen los ingredientes sin líquido (destapados generalmente).

Dorar Se untan con aceite y se hornean.

Vapor Se precalienta el horno junto con el platillo. Se vierte una cantidad pequeña de líquido caliente sobre las verduras. Se tapa todo para contener el vapor.

Bracear Los ingredientes se cubren hasta la mitad con un líquido y se cuecen a fuego lento tapados.

Cocimiento a presión

Los alimentos y jugos se concentran; se cuecen rápido; se ahorra tiempo y combustible.
Verduras cocidas a presión:

- Se pone a hervir unas cuantas cucharadas soperas de agua en una olla de presión destapada.

- Se añaden las verduras. Se cierra la olla para que la presión se eleve.

- Cuando alcance la presión, baje el fuego y se dejan cociendo por poco tiempo, o se retira la olla del fuego. (El tiempo de cocción varía de verdura a verdura).

- Baje la presión inmediatamente enfriando la olla de presión bajo agua fría.

- Se sacan las verduras inmediatamente.

Asar los alimentos

Es el método de cocer los alimentos rápidamente con temperatura o fuego alto; el calor seco hace que los alimentos se vuelvan mas caloríficos que cociéndolos en agua. Los alimentos se cuecen en sus propios jugos, sin embargo la humedad se reduce considerablemente.

Se bañan las verduras con un poco de salsa para retener los nutrientes y para cuidarlas que no se resequen. Se sirven inmediatamente o las verduras se resecarán y no serán tan atractivas cuando se enfríen.

BATERÍA DE COCINA

Las mejores baterías de cocina están hechas de cerámica, de cristal o vidrio, de barro o arcilla sin plomo. Estos materiales no tienen reacción adversa al momento de cocinar con ellos. Electroquímicamente hablando, los iones inestables reaccionan con otros materiales orgánicos. Las enzimas de los alimentos, crudos o cocidos, tienen caracteristicas químicas que reaccionan con los iones metálicos de la batería de cocina de metal, creando un sabor metálico desagradable y los alimentos se vuelven tóxicos según el grado tóxico del material de la batería de cocina. Si usted elige cocinar con metal, utilice el hierro fundido de alta densidad (sin capa de grafito) y de acero inoxidable de grueso calibre o de calidad quirúrgica, o de esmalte de buena calidad.

- Después de cocer los alimentos en metal, se ponen inmediatamente en otro recipiente (no metálico) para que no absorban el sabor metálico.

- No le agregue limón, piña, tomates, vinagre u otros alimentos ácidos al hierro fundido porque producirá un sabor metálico fuerte y le dará a los alimentos un color negruzco.

- Evite cocinar con aluminio, con acero inoxidable de mala calidad, o con esmalte de capa delgada, con teflón y otras baterías de cocina cubiertas con materiales sintéticos. Estos materiales contienen sustancias tóxicas que reaccionan y/o se desprenden en los alimentos. Tanto el papel de aluminio como las baterías de cocina de aluminio son especialmente nocivos.

- Las mejores cacerolas son las de fondo grueso. Previenen que los alimentos no se quemen cuando se usan temperaturas altas y también distribuyen el calor uniformemente.

- Tenga un recipiente sólo para calentar agua y sírvase los tés herbolarios en envases de cristal o de cerámica.

La cazuela de arcilla o barro para hornear

Una cazuela de arcilla hecha de un material poroso especial no-vidriado que permite que la cazuela respire durante el cocimiento. La cazuela de arcilla se sumerge en agua antes de cocinar en ella. Durante el cocimiento, las partículas de agua se liberan, penetrando y mezclándose con los jugos naturales de los alimentos para aumentar su sabor y delicadeza. Se pueden cocinar en ella sopas, platillos horneados, pan, pasteles, verduras y frutas.

Para utilizarla:

- Sumerja la cazuela de arcilla en agua por 10–15 minutos.

- Agregue los ingredientes.

- Colóquela en un horno que esté frío y cocine los ingredientes a su gusto.

La cazuela de cerámica de Ohsawa

Diseñada especialmente para usarse dentro de las ollas de presión.

- Se evita el sabor metálico y la reacción con el metal.
- Se pueden cocer verduras y frutas sin agua.
- Se cuecen sopas, granos, y frijoles y el pan se cuece al vapor.

Para utilizarse:

- Se agregan los ingredientes a la cazuela de cerámica. Se tapa.
- Coloque la cazuela ya tapada dentro de la olla de presión. Llene con agua la olla de presión hasta que cubra la mitad de la cazuela. Enrosque herméticamente la olla de presión.
- Deje que alcance la presión normal y deje cocer por el tiempo recomendado.

Nota: La tapa de la cazuela debe estar bien asegurada para que el agua en la olla de presión no penetre en el alimento. La cazuela puede utilizarse dentro de otros recipientes.

Batería de cocina para cocer sin agua

Hecha de acero inoxidable multicapas. Contiene un sello contra la humedad diseñado para cocer las verduras sin agua o sin aceite y con menos calor o fuego.

Vapor controlado

La batería de cocina fabricada de acero inoxidable de calibre-grueso con un espacio de aire entre las capas dobles. Llene el espacio de aire parcialmente con agua y póngase a calentar. Conserva una temperatura constante.

Utensilios de cocina

- Utilice palillos y cucharas de madera en vez de utensilios de metal si necesita agregarle una cualidad más relajada, de la tierra, *yin,* a su método culinario.
- Utilice una tabla limpia para cortar o rebanar y el cuchillo que usted prefiera manteniéndolo bien afilado.
- Utilice un mortero y una maja o un *suribachi* japonés o molcajete para moler y triturar.
- Utilice una vaporera de bambú o de cerámica.

Cómo limpiar la batería de cocina, los utensilios y su cocina

- Lávelos con agua tibia jabonosa y enjuáguelos en agua fría para quitarles el jabón.
- Utilice un jabón compuesto solamente de ingredientes biodegradables.

- Evite usar limpiadores con muchos químicos y, así mismo fibras de metal ásperas para fregar porque dañan y raspan las superficies de la batería de cocina. Utilice solamente cepillos naturales o esponjas de plástico.

- Para el alimento quemado y pegado en el fondo de las cacerolas: Añada agua y bicarbonato de sodio o cenizas de madera y ponga a hervir el agua un rato.

- Porcelana: Lávese en agua hirviendo con cenizas de madera para que la porcelana conserve el sazón y para restaurar su blancura.

- Antes de lavarlos, remoje los recipientes que tengan pegados residuos de harinas, como la avena, en agua fría.

- Para los olores persistentes: remójelos en agua hirviendo con polvo de mostaza, sal, jugo de limón o bicarbonato de sodio.

- Limpie las paredes, pisos y gabinetes grasosos con agua hirviendo y un poco de amoníaco (proteja sus manos).

GLOSARIO

Arrurruz: Raíz tropical pulverizada; para espesar líquidos; nutritiva; alta en calcio.

Algarrobo: Vaina pulverizada; tropical; rica en azúcar, calcio, y minerales naturales; alcalina; ayuda al movimiento intestinal; se usa como chocolate.

Kuzu (Kudzu): Tubérculo pulverizado del Japón; para espesar líquidos; reconforta y calma al estómago e intestinos.

Lecitina: Suplemento alimenticio de la soya; separa o desdobla depósitos de grasa; baja el colesterol; se vende en gránulos.

Mirin: Un jerez japonés sutil hecho de arroz dulce. Úselo para cocinar.

Salsa de soya: *Shoyu*—Hecha de trigo, de soya, con agua y sal del mar. Tamari— Hecha solamente de soya, con agua y sal del mar.

Umeboshi (chamoy): Ciruelo salado-amargo del Japón encurtido en vinagre; altamente alcalino; antibiótico; regula el intestino.

Vinagre de Umeboshi: La salmuera del umeboshi, o ciruelo encurtido en vinagre.

SANANDO CON LAS RECETAS

La mayoría de las recetas en las siguientes secciones consisten de alimentos puramente vegetarianos; han sido recopiladas de varias tradiciones culturales, incluyendo, estadounidenses, europeas y del Asia del Este. En las recetas tradicionales del Occidente se incluyen alimentos frescos, crudos y germinados y una buena selección de platillos estadounidenses típicos adaptados a una cocina vegetariana. Algunas recetas se incluyen aquí pensando en los estadounidenses que les gusta comer una dieta variada y compleja; estas recetas se han diseñado principalmente para las personas acostumbradas a estas dietas con el propósito de facilitarles el camino para iniciar cambios para adoptar una dieta basada en alimentos integrales de alta calidad y que apenas están en las primeras etapas de una transición dietética. Sin embargo, como se ha mencionado anteriormente en las secciones de combinación de alimentos, una gran cantidad de ingredientes en una comida puede conducir a una salud deficiente. Los platillos complejos deben ingerirse a lo mucho ocasionalmente, y sólo por aquellas personas cuya digestión es buena. Si la receta que se desea contiene demasiados ingredientes para los que necesitan platillos terapéuticos, ésta se puede simplificar. En el capítulo 19, *Combinación de alimentos,* hay ejemplos del Plan B diseñados para personas con una digestión débil y con una necesidad de sanar. Con esto en mente, se puede tener una idea de cómo se pueden simplificar algunas recetas.

Muchos de los platillos más complejos en la sección de recetas consisten en combinaciones donde se cuecen todos los ingredientes juntos en un medio líquido-caldoso. Éstos incluyen las sopas, las pastas, los platillos horneados, platillos de granos y/o de frijoles y otros. Según lo discutido bajo el Plan C en el capítulo *Combinaciones de alimentos,* tal proceso, particularmente si se usa suficiente agua y los ingredientes se ponen a cocer por un tiempo prolongado, hace que se unan todos los ingredientes en una sola comida, lo cual es mejor para la digestión que si éstos se cocieran y se ingirieran por separado. Esos platillos que se cocinan con agua, sólo muy poca, no mucha, en cierta forma logran este efecto, aunque en menor grado de lo que se intenta en el Plan C: «Una sola comida de olla».

Cuando se use un alimento o ingrediente en la receta para tratar una enfermedad específica o síndrome, varios platillos creativos que incluyen este ingrediente, se pueden encontrar en la sección de recetas, y el lector puede, si es necesario, adaptar estos platillos para cumplir con sus necesidades dietéticas. El cambiar un ingrediente en las recetas algunas veces implica alterar otras partes. Con un poco de práctica y sentido común, se tendrá éxito.

Para mejores resultados en todas las recetas, use los ingredientes de la más alta calidad, como se sugirió en los capítulos anteriores:

Todos los alimentos idealmente o preferentemente deben de ser no-refinados y cultivados orgánicamente en tierra fértil. Véase «Recursos», en la página 774, para fuentes de mercado donde se pueden hacer pedidos directos a las empresas si no se pueden obtener alimentos de calidad en su localidad.

Granos: Use granos y harinas no-refinados, pastas y cereales hechos con granos integrales.

Aceites: Use aceite de oliva extra virgen y de otros tipos que sean no-refinados, ricos en aceites oleicos como el de ajonjolí, girasol o de cacahuete orgánico; mantequilla clarificada y otros aceites ricos en grasa saturada pueden usarse por algunas personas. No cocine con manteca vegetal, margarina, o aceites poliinsaturados como el de cártamo, de maíz, soya, girasol, de semilla de algodón y otros; véase guías generales para aceites en la página 203.

Vinagres: Use el vinagre de sidra de manzana no-procesado y no-refinado, vinagre de arroz integral y otros no-refinados.

Sal y productos salados: Use sal de mar no-refinada y misos no-pasteurizados fermentados al natural y salsas de soya hechas con ingredientes orgánicos y con sal no-refinada.

Productos de origen animal: Use yogurt, quesos y otros productos lácteos de muy alta calidad, de acuerdo a los principios de combinaciones de alimentos: úselos como condimentos o adiciones para platillos vegetarianos y ensaladas, especialmente en esos platillos que consisten principalmente de verduras verdes (incluyendo las de hojas verdes) y verduras no-amiláceas (sin almidón) ó frutas ácidas. Si algunos alimentos son necesarios para la *deficiencia,* el pescado y las carnes orgánicas pueden usarse; se combinan mejor con las verduras mencionadas anteriormente, y se pueden marinar e incluir en sopas o consomés, como se describe en el capitulo de las *Proteínas y vitamina B₁₂,* en la página 174. Además, ejemplos de carnes en congees se dan en las páginas 530–531; esta es la única lista de carnes de las siguientes secciones.

Nota: El «Localizador de recetas», un índice de cómo encontrar las recetas y las propiedades de alimentos de origen vegetal comienza en la página 705.

Granos

Por miles de años, la gente ha cultivado granos a partir de la grama común. Estos granos contienen los nutrientes esenciales para el desarrollo humano, la vitalidad y la prevención de enfermedades. Según lo discutido anteriormente, cuando los granos integrales se complementan con otros alimentos variados como verduras u otras plantas no-procesadas, en esta forma obtenemos todos los nutrientes necesarios para un desarrollo humano óptimo. Por lo tanto, al incluir los granos como el sostén principal de la dieta descubrimos que los nutrientes que nos pudieran faltar y nuestros antojos al asar ya no nos acarrean más problemas una vez que el nivel de una digestión sana se haya alcanzado. Si los granos se preparan con un balance nutricional en mente y en base a las necesidades individuales de cada quien, los granos satisfacen el hambre y sacian el sabor que andamos buscando, nos proporcionan energía y resistencia, nos calman los nervios y nos reconfortan para dormir profundamente. Nos estimulan a tener una evacuación o defecación sana, nos proveen de reflejos rápidos, una buena memoria y una mente clara.

A partir de la perspectiva del análisis de *yin/yang* de los alimentos, los granos por lo general se consideran la parte central. Nos apoyan para encontrar la «Regla de oro» (Aristóteles, moderación en todas las cosas, exceso en ninguna), el lugar de la receptividad, de la relajación y del enfoque o concentración mental. La gente moderna cree que estas cualidades activas y pasivas generalmente no se combinan. Es decir, la creencia de que al estar receptivos y relajados, nuestras mentes no se enfocan. Con el objeto de adquirir concentración, abandonamos la relajación y adquirimos el estrés.

Por varias generaciones en EEUU, los granos se identificaban con el nombre «almidón», generalmente con un tono condescendiente en la voz. Todos los almidones se consideraban similares y se creía que eran el factor del exceso de peso corporal. La mayoría de los granos se utilizaron (y siguen utilizándose) para el forraje de los animales, lo cual se sumó al bajo concepto que la mayoría de la gente ya tenía de los granos. Además, los granos sólo se conocían en forma de pan, como avena cocida, arroz blanco, y en el Sur de los EEUU como granos medio molidos, en cachitos o trocitos, y en forma de harina de maíz, ó altamente procesados como cereales secos para el desayuno. La mayoría de los estadounidenses aún no pueden identificar correctamente cuál es el trigo integral, el arroz integral, la cebada, el centeno, y el alforfón. Y porque generalmente no se come el grano en su forma entera, no nos damos cuenta de que los granos integrales necesitan de un procedimiento totalmente diferente para digerirlos en comparación con los granos procesados.

Por lo regular se tarda un par de semanas en aprender cómo masticar bien los granos enteros, y también para que las glándulas salivales funcionen correctamente. En cada bocado, haga el intento de masticar unas treinta y dos veces o más. Para la gente que está enferma el masticar unas cincuenta a setenta veces es más efectivo. Este consejo también se aplica a todos los alimentos que tengan una consistencia fibrosa, tales como las leguminosas, oleaginosas, las semillas, y algunos tallos, raíces y hojas comestibles.

Cuando la gente no pueda masticar bien los alimentos porque está débil, las cremas o papillas de cereal son apropiadas. Incluso éstas deben masticarse lo mejor que se pueda. Aquellas personas sin dientes pueden masticar con sus encías para estimular la secreción salival.

Los granos integrales y otros carbohidratos no se digerirán eficazmente sin una buena secreción salival. La salivación es necesaria para estimular las reacciones que ocurren en todo y a lo largo del aparato digestivo.* También, la saliva es alcalina, y la mayoría de los granos son ligeramente generadores de ácidos; y porque en casi todas las condiciones de enfermedades está implicada una condición excesivamente ácida en la sangre, la masticación minuciosa es preventiva puesto que de esta manera se obtiene una base alcalina mas bien que ácida que es la resultante de la ingesta de granos.

En años recientes, en lugar de llamarlos «almidón», la mayoría de las veces a los granos integrales junto con las leguminosas y también a las verduras se les han llamado «carbohidratos complejos», lo que sugiere que una serie compleja de procesos son necesarios para digerirlos y esto no ocurre con las azúcares más simples. La digestión de los carbohidratos complejos de alimentos integrales crea un metabolismo armonioso, constante, equilibrado y por lo tanto proporciona un complemento total de nutrientes necesarios. Esto es lo contrario a la ansiedad seguida de la depresión que se experimenta a partir de granos y azúcares altamente refinados y deficientes de nutrientes.

Aun cuando los carbohidratos complejos hoy en día se han identificado extensamente como los más deficientes de la dieta moderna, la mayoría de la gente todavía no está

---

*La enzima ptialina en la saliva reduce los carbohidratos a maltosa, que alternadamente se desdobla o se separa en los intestinos por la enzima maltasa para formar la dextrosa, una azúcar simple. La maltasa actuará solamente en la maltosa, la cual no se forma sin la salivación apropiada de los carbohidratos. Existen otras posibilidades para el desdoblamiento de los carbohidratos pero éstas implican generalmente fermentaciones tóxicas o nocivas.

enterada de las muchas otras cualidades que nos ofrecen los granos, excepto que tienen fibra y que son carbohidratos. Tampoco se ha reconocido la inigualable y extensa diferencia entre las propiedades de cada grano. En esta sección describimos las propiedades principales de los granos deducidas de acuerdo a la tradición y a la ciencia, para crear un gran interés por su singularidad y su belleza.

Antes de investigar a fondo las propiedades específicas de los granos, es conveniente primero saber como las acciones de los granos conducen a crear un equilibrio en la mayoría de los diferentes tipos de constitución corporal. Observe que la siguiente lista proporciona otros usos más amplios de los granos de listas similares de las Seis Divisiones/Influencias de la primera parte de este libro. Esta parte es importante para aquellas personas que prefieren una variedad y abundancia de granos en sus dietas.

Cómo equilibrar la constitución personal con granos

Con exceso (persona robusta con voz y pulsos fuertes, capa gruesa en la lengua, personalidad extrovertida y tez rojiza): esta persona le va mucho mejor con granos que reducen exceso, como amaranto, centeno, cebada integral (no perlada), arroz silvestre.

Con deficiencia (la persona frágil con debilidad y poca energía, voz débil, capa ligera en la lengua o nula, de personalidad introvertida, y la tez descolorida o pálida): la mayoría de los granos son apropiados, arroz, trigo, cebada (tostada en el comal antes de cocerla), espelta, avena bien cocida, y quinua siendo el grano más benéfico.

Con calor (la persona siente demasiado calor, tiene mucha sed, le da por tomar grandes cantidades de líquido frío, tiene señales típicamente rojizas, tales como lengua brillante o de color rojo oscuro, cara y ojos rojos, capa amarilla en la lengua, moco amarillo y escaso): entre los granos que enfrían se incluyen: mijo, trigo, amaranto, arroz silvestre, maíz azul y cebada no-procesada entera (no perlada).

Con frío (la persona siente frío, le atraen los alimentos y bebidas calientes, tiene tez pálida, se viste demasiado arropada para la temperatura ambiental o el clima, contrae su cuerpo y le es difícil doblarse para atrás, puede tener dolor «congelado» [fijo] en un lugar): entre los granos que calientan se incluyen: avena, arroz, espelta, arroz dulce, quinua y arroz *basmati*. Los granos neutrales también son útiles: otros tipos de arroz, centeno, maíz y alforfón.

Con humedad anormal (la persona se siente inactiva y tiene humedad patógena como edema, obesidad, problemas crónicos de moco y de flema, quistes y tumores): los granos que secan la *humedad anormal* son: amaranto, alforfón, cebada no-procesada entera (no-perlada), maíz, centeno, arroz silvestre, arroz *basmati* (en cantidades pequeñas) y avena asada seca.

Con sequedad (es típicamente una persona delgada con la boca seca; orificios de la nariz, labios y piel resecos y heces fecales secas): trigo, arroz, arroz dulce, quinua, mijo, cebada (tostada en el comal antes de cocerla), espelta y la avena bien cocida son los granos más recomendados para uso continuo.

Con viento (persona nerviosa con inestabilidad y síntomas que cambian de lugar, vienen y van por ejemplo espasmos, calambres y dolor fluctuante; ciertas condiciones relativamente estáticas como entumecimiento, parálisis y accidentes vascular cerebral son también muchas veces provocados por *viento*): los granos que ayudan a sosegar o calmar *viento* incluyen la quinua, avena cocida, y trigo; evite el alforfón.

Con calor de verano (fiebre alta, sudor, agotamiento y fluidos o líquidos escasos): el té de cebada tostada o bebidas que calman los efectos del *calor de verano;* arroz integral, especialmente la variedad de grano largo, ayudan a reducir la irritabilidad que a menudo acompaña a este estado *(calor de verano).*

Cómo cocer los granos

- Se lavan ligeramente

- Se remojan 8–12 horas. Esto hace que germine la energía interior inactiva del grano, soltando los nutrientes y haciendo que los granos se vuelvan más digeribles.

- Se tira el agua.

- No llene la olla más de $^3/_4$ de su capacidad.

- Para una gran cantidad de granos, utilice menos agua y aumente el tiempo de cocción.

- Se pone aproximadamente un $^1/_8$–$^1/_4$ de cucharadita de sal por cada taza de grano.

- 1 taza de grano rinde para dos personas.

- El grano tostado se vuelve más alcalino y *yang*.

- Se cuecen con estos métodos: Use batería de cocina para cocimiento sin agua, use olla de presión, el método básico o cocimiento a fuego lento.

- Método básico o cocimiento a fuego lento: Los granos remojados o germinados se cuecen a una temperatura baja o fuego bajo por un tiempo prolongado, durante toda la noche o por varias horas. Se calcula la cantidad de agua. Los granos son más alcalinos y así conservan ciertas enzimas.

- Se agregan verduras de mar (algas) a los granos; esto les da un sabor bastante delicioso y un alto valor nutricional.

Después de cocer los granos

- Se sacan los granos de la cazuela o la olla para que no se expandan ni transpiren; esto puede causar que los granos estén mojados ó se vuelvan insípidos.

- Se mete la cuchara o tenedor hasta el fondo de la cazuela; se revuelven todos los granos bien para que queden bien mezclados para un platillo más balanceado.

- Se colocan en un tazón o en una cesta de bambú que ninguno esté muy hondo.

- Se cubren con una estera de bambú o con una manta de cielo y se almacenan en un lugar fresco. No se preocupe si comienzan a fermentarse un poco; serán más dulces y más digeribles. Sin embargo, si se fermentan demás, no deben comerse.

Cómo almacenar los granos

- El trigo y sus derivados espelta y kamut tienen capas externas duras y gruesas y a saber se pueden almacenar por muchos años bajo condiciones apropiadas.

- El arroz y otros granos con una capa menos gruesa se pueden almacenar cerca de dos años.

- El mijo tiene una capa externa muy fina y a menudo se desgarra al molerlo, haciéndolo así más propenso a que se enrancie.

- Almacene los granos en envases limpios, cerrados en un lugar seco, y en un ambiente fresco.

- Inserte una bolsita de té de menta o una hoja de laurel para ahuyentar cualquier tipo de insectos, si el envase no está herméticamente cerrado.

AMARANTO

Utilizado por los antiguos Aztecas como un alimento valioso y en sus rituales de culto, recientemente el amaranto ha recibido la atención de los profesionales de la salud en el mundo; han descubierto que en áreas de África y de América latina en donde se acostumbra el uso del amaranto no existe desnutrición. Debido a su alto valor alimenticio y su habilidad de crecer en suelo no tan fértil y sobretodo en tiempos de sequía, el amaranto y las plantas con propiedades similares (como la quinua) se consideran parte de un «almacén benéfico olvidado en el tiempo» de la agricultura del mundo y de la dieta.

El amaranto se puede utilizar para ayudarnos a complementar nuestro requerimiento proteico y de calcio. Es especialmente benéfico para la gente con necesidades continuas o frecuentes de proteínas y de calcio, como mujeres embarazadas, mujeres lactantes, o niños, o aquellos que desempeñan trabajos físicos pesados. Incluso cuando se utiliza por sí sólo, el amaranto tiene complejos proteicos que son más que adecuados para la mayoría de las personas; el amaranto es también especialmente alto en lisina, un aminoácido que el trigo casi no contiene, el cual también se encuentra bajo en la mayoría de otros granos. Una combinación de granos de amaranto y de granos bajos en lisina, presenta un perfil muy alto de aminoácidos/proteínas, incluso más alto que el encontrado en carnes y otros productos de origen animal (aunque tal perfil no es necesario para la mayoría de la gente).

El valor de esta combinación significa que altos niveles de proteína y de calcio están disponibles para aquellas personas que mencionamos anteriormente así como para la gente en transición a una dieta vegetariana. Aunque el amaranto es una pequeña semilla costosa (en años recientes es seis a diez veces más que el precio del trigo), es un alimento concentrado y realmente puede ser más sabroso combinándolo con otros granos para disminuir su sabor tan intenso.

Propiedades curativas: Naturaleza térmica enfriadora; sabor amargo y dulce; ayuda a secar la *humedad anormal;* benéfico para los pulmones; alto en proteína (15–18%), en fibra, en aminoácidos (lisina y metionina), en vitamina C y en calcio. Contiene más calcio y los cofactores de apoyo del calcio—magnesio y silicio—que la leche. Su calcio se utiliza eficazmente en esta forma. Úselo en panes, tortas, sopas, y combinado con otros granos. Se puede inflar como las palomitas de maíz y al tostarlo obtendrá un sabor similar al de la nuez. Germínelo y utilícelo en ensaladas.

PILAF DE AMARANTO CON SALSA DE ALMENDRAS

Para el *pilaf:*
1 taza de amaranto
2 tazas de trigo bulgur
¾ taza de lentejas, remojadas
1 cebolla pequeña finamente
  picada (página 614)
1 cucharadita de aceite (opcional)
7–8 tazas de agua hirviendo
1 cucharadita de sal de mar
Para la salsa de almendras:
2 tazas de salsa Béchamel
  (página 666)
½ taza de almendras, tostadas y
  finamente picadas
1 cucharada sopera de hierbabuena

- En una cacerola o sartén se ponen a saltear las cebollas.
- Se añade el amaranto y trigo bulgur y se continúa salteando 5 minutos más.
- Se añaden las lentejas.
- Se vierte el agua hirviendo sobre los granos, lentejas, y cebolla. Se añade la sal. Se tapa la cacerola y se deja cociendo el *pilaf* a fuego lento por ½ hora.
- Prepare la salsa.
- Se vacía el *pilaf* en un molde hondo engrasado con aceite y se baña con la salsa de almendras hasta cubrirlo.
- Se hornea a 375° F por 15 minutos.
- Para 6–8 personas.

DUMPLINGS DE AMARANTO EN CALDO DE COL

¼ taza de granos enteros o harina
  de amaranto
¾ taza de harina de trigo integral
¼ taza de agua hirviendo
2 tazas de col, finamente picada o rallada
  (página 614)
1 cuarto de galón de caldo o agua
1–2 cucharadas soperas de
  miso
perejil al gusto

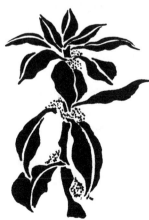

- Para formar los *dumplings* mezcle el amaranto y la harina de trigo integral. Se le añada el agua hirviendo. Se amasa esta mezcla 5 minutos. Se forman los *dumplings* de ½ pulgada de grueso (cuadrados, triangulares, redondos).
- Se vierte el caldo en una olla hasta cubrir la col, se tapa y se deja cociendo a fuego lento hasta que la col se ablande.
- Después se añade el resto del caldo y se deja hervir.
- Cuando suelta el hervor se agregan los *dumplings* al caldo. Cuando floten a la superficie, ya están listos.
- Se diluye el miso luego se añade al caldo. Se baja el fuego y se deja cociendo a fuego lento por unos cuantos minutos más.
- Adorne con el perejil.
- Para 4 personas.

CEBADA

Propiedades curativas: Naturaleza térmica enfriadora; sabor dulce y salado; fortalece el bazo-páncreas, regula el estómago, y tonifica los intestinos; reconstruye los fluidos de sangre y *yin* y humedece la *sequedad;* estimula la diuresis; es benéfica para la vesícula biliar y para los nervios; es fácilmente digerible—una decocción de agua de cebada (2 onzas de cebada perlada o cebada integral tostada en un cuarto de galón de agua) es un remedio tradicional para convalecientes e inválidos; trata la diarrea (se tuesta en el comal antes de cocerla); alivia las membranas inflamadas; trata la micción dolorosa y la dificultad para orinar; disminuye la fiebre (utilícese en sopas); ayuda a reducir tumores, inflamaciones y edemas (acumulaciones líquidas). La cebada integral, a veces llamada «germinadora», es ligeramente laxante y es mucho más nutritiva que la variedad «perlada» que comúnmente se usa, porque tiene más fibra, el doble del calcio, el triple de hierro y 25% más proteína. Para quitarle la propiedad laxante, tueste la cebada integral hasta que suelte el aroma, para después cocerla. Esto también hace que la cebada, la cual se considera como el grano más generador de ácido, se vuelva alcalina.

Además de su uso como cereal o crema de cereal (hecha con harina), la cebada tostada puede molerse como polvo y se revuelve en agua caliente y se toma como bebida, o haga una decocción como té con los granos enteros integrales. El té y la bebida reconfortan el calor y la fatiga del verano, y ambos actúan como coadyuvantes para la digestión y como sustitutos de café.

La cebada germinada es una hierba muy común en China; es ligeramente calorífica y tiene un sabor dulce; trata la indigestión que ocurre por alimentos amiláceos estancados y trata la intolerancia de los infantes a la leche materna; tonifica el estómago; alivia las señales de estancamiento en el hígado incluyendo inflamaciones en el pecho y en la parte superior del abdomen y fortalece una digestión débil y falta de apetito en casos de deficiencia del bazo-páncreas. También es útil cuando hay una digestión débil provocada por el hongo *Candida.*

Precaución: La cebada entera tostada o la cebada perlada pueden empeorar casos de estreñimiento.

CEBADA TERSA

1 taza de granos de cebada integral, remojados
4–5 tazas de agua
⅛–¼ cucharada sopera de sal

- Combine la cebada, agua y sal en una olla.
- Se pone al fuego y se deja hervir.
- Cuando suelte el hervor, tape la olla y baje el fuego.
- Se deja cociendo a fuego lento por 1¼ horas.
- Se sirve en un plato hondo.
- Se sazona con *gomasio,* perejil o *natto miso.*
- Para 2 personas.

CEBADA CON VERDURAS

1 taza de cebada, remojada
½ cebolla, cortada en cuadros pequeños (opcional) (p. 614)
½ taza de zanahoria, cortada en cuadros pequeños (p. 615)
¼ taza de raíz de bardana, finamente rebanada, o 1 hongo *shiitake,* remojado 15 minutos y rebanado
1 cucharadita de aceite de ajonjolí
3 tazas de agua
¼ cucharadita de sal mar

- En una cacerola se saltean las verduras (opcional).
- Se tuesta ligeramente la cebada en seco.
- Se combina la cebada y verduras en una olla con el agua y la sal.
- Se pone al fuego y se deja hervir.
- Cuando suelte el hervor, tape la olla y baje el fuego.
- Se deja cociendo a fuego lento por 40 minutos.
- Se sirve en un plato hondo.
- Para 4 personas.

MOLDE DE CEBADA CON LENTEJAS

1 taza cebada, remojada
½ taza de lentejas rojas, remojadas
¼ taza de semillas de girasol
4½ tazas de agua
¼ cucharadita de sal de mar
1 hoja de laurel
Perejil

- Precaliente el horno a 350°F.
- Combine todos los ingredientes en una olla excepto el perejil.
- Se pone al fuego y se deja hervir.
- Cuando suelte el hervor, baje el fuego.
- Se deja a fuego lento 2 minutos.
- Vacíe la mezcla en un molde engrasado.
- Se tapa y se hornea 1 hora.
- Para 4 personas.

ALFORFÓN

Propiedades curativas: Naturaleza térmica neutral; sabor dulce; limpia y fortalece los intestinos y mejora el apetito. Es eficaz para tratar la disentería y la diarrea crónica. El *rutin,* un bioflavonoide encontrado en el alforfón, fortalece los capilares y los vasos sanguíneos, inhibe hemorragias, reduce la presión arterial y aumenta la circulación de las manos y de los pies. El *rutin* es también un antídoto contra las radiaciones provocadas por las radiografías.

El alforfón se utiliza externamente para las inflamaciones de la piel, erupciones, y quemaduras; aplique una cataplasma hecha de harina tostada de alforfón mezclada con vinagre. Si está tostado, el alforfón se conoce como *kasha* y se convierte en uno de los pocos granos alcalinos. El *kasha* comercial se tuesta y tiene un color marrón oscuro, rojizo; si compra el alforfón «crudo» (que tiene un color casi blanco), puede elegir tostarlo un poco o nada durante las temporadas del año más calurosas. Los germinados o retoños de semillas del alforfón (con una cubierta negra dura, no digerible; ésta se cae o se desprende después de que las semillas germinan), son fuentes excelentes de clorofila, de enzimas y de vitaminas.

Los insectos no lo atacan, y así como el ginseng, el alforfón se muere si al cultivarse se usan productos químicos.

Precauciones: No se recomienda para aquellos con señales de *calor* tales como temperatura o fiebre alta, sed, cara rojiza, lengua de color rojo oscuro, y presión arterial alta, o para aquellos con condiciones de *viento* incluyendo mareos, desorientación, nerviosismo, espasmos o inestabilidad emocional.

CEREAL *KASHA*

1 taza de *groats* (granos de alforfón integral a medio moler o en trocitos)

4–5 tazas de agua hirviendo

½ cebolla, cortada en cuadros pequeños (opcional) (p. 614)

Unos cuantos granos de sal de mar

- Se combinan todos los ingredientes en una olla con el agua hirviendo. Se vuelve a hervir.
- Se tapa. Baje el fuego. Se deja todo cocinando a fuego lento 30 minutos hasta que se suavice.
- Sírvase en un platón hondo.
- Para 2–4 personas.

KASHA TOSTADO CON SALSA DE COL

2 tazas de *groats* (granos de alforfón integral a medio moler o en trocitos)

5 tazas de agua

Unos cuantos granos de sal de mar

1 cucharadita de aceite (opcional)

Salsa de col:

1 cebolla, finamente picada (p. 614)

1 taza de col, picada

½ taza de zanahoria, cortada en cuadros pequeños (p. 615)

½ taza de harina de trigo integral

2 tazas de agua

2 cucharadas soperas de salsa de soya

2 cucharadas soperas de mantequilla de ajonjolí

1 cucharadita de aceite (opcional)

- Precaliente el horno a 350°F.

Para el *kasha:*

- En una cacerola se tuestan los *groats* en seco ligeramente o se saltean con 1 cucharadita de aceite hasta que se doren. Se dejan enfriar.
- Se les añade el agua y la sal. Se pone la mezcla a hervir. Cuando suelte el hervor, baje el fuego. Se tapa y se deja cociendo a fuego lento 5 minutos. Se sirve el *kasha* en un platón. Se aparta.

Para la salsa de col:

- En una cacerola con 1 cucharadita de aceite se saltean la cebolla, la col y las zanahorias 5 minutos o se cuecen al vapor.
- En una cacerola honda, se tuesta en seco ligeramente la harina de trigo integral. Se deja enfriar. Se le añade 2 tazas de agua. Se deja hervir.
- Se añaden la salsa de soya, mantequilla de ajonjolí y las verduras salteadas.
- Cuando la salsa empiece a espesar, baje el fuego. Se deja cocinando a fuego lento 15 minutos.
- Se vierte esta salsa sobre el *kasha* y se hornea todo junto 30 minutos.
- Para 4–6 personas.

CALABAZAS DE INVIERNO *ACORN* RELLENAS DE *KASHA*

2 calabazas de invierno *acorn,* cocidas en el horno y partidas por la mitad

2 tazas de *groats* (alforfón integral a medio moler o en trocitos), cocidos

2 tazas de salsa Béchamel (página 666)

- Se les quitan las semillas a las calabazas *acorn.* Se rellenan con las dos tazas de *groats.*
- Se les vierte encima la salsa Béchamel.
- Se hornean 20–30 minutos.
- Para 4 personas.

CROQUETAS DE ALFORFÓN

2 tazas de alforfón cocido

1 taza harina de trigo integral

1 cebolla chica, rallada o finamente picada (opcional) (p. 614)

1 cucharadita de aceite de ajonjolí (opcional)

1 escalonia, finamente picada (opcional) (p. 614)

½ taza de perejil, picado

¼ taza de harina de semilla de girasol

Sal de mar al gusto

- En una cacerola se saltea la cebolla.
- Se mezclan todos los ingredientes.
- Se forman bolitas o se aplastan como galletas. Se cubren muy bien con la harina de semilla de girasol y se fríen.
- Luego se hornean a 350°F por 30 minutos.
- Para 4–6 personas.

MOLDE DE ALFORFÓN CON PASAS

1 taza de harina de alforfón

1 taza de granos de alforfón cocidos

1 taza de alforfón tostado cocido

¾ taza de pasas o grosellas deshidratadas

2 cucharadas soperas de jengibre, finamente picado

1½ cucharadita de semillas de anís

3 tazas de agua

½ cucharadita de sal

2 cucharaditas de aceite (opcional)

2 cucharaditas de lecitina

- Precaliente el horno a 350°F.
- Se combinan los 3 primeros ingredientes.
- En una olla se dejan cocinando a fuego lento las pasas, el jengibre y anís en agua por 30 minutos.
- Se amasa todo después: la mezcla del alforfón con la mezcla de pasas, (aceite), lecitina y la sal.
- A toda la mezcla se le da forma y se pone en un molde previamente engrasado con aceite; se hornea 30 minutos o hasta que se dore.
- Para 8 personas.

KASHA VARNITCHKES (Platillo judío de tallarines)

2 tazas de *groats* (granos de
   alforfón integral a medio moler
   o en trocitos)
8 tazas de agua hirviendo
½ cucharadita de sal de mar
1 cebolla, finamente picada (opcional)
   (p. 614)
1–2 cucharaditas de aceite de ajonjolí
   (opcional)
½ libra de tallarines de trigo
   integral, cocidos y escurridos
¼ taza de semillas de girasol, tostadas

- Tueste en seco los *groats* hasta que estén dorados y crujientes.
- Se les añade la sal y agua hirviendo. El *kasha* se pone a cocer 20 minutos.
- En una cacerola se saltea la cebolla hasta que se dore.
- Se combinan la cebolla, el *kasha* y los tallarines.
- Se sirve el platillo caliente y encima se esparcen las semillas de girasol.
- Para 4–6 personas.

MAÍZ

El maíz es el único grano nativo comúnmente usado en el hemisferio Occidental. La palabra maíz viene del haitiano *mahis (Zea mayz).*

Propiedades curativas: Naturaleza térmica neutral; sabor dulce; diurético; nutre el corazón físico; activa el estómago, mejora el apetito y ayuda a regular la digestión; promueve la salud de dientes y encías; tonifica los riñones y ayuda para sobreponerse de debilidad sexual. Beba una decocción de té hecho de granos secos enteros para tratar enfermedades de los riñones.

El maíz tradicionalmente se cocía y se sigue cociendo con cal *(hidróxido de calcio)* por la gente indígena del continente americano. Cuando las culturas en África, en Sudamérica y en otras partes comenzaron a usar el grano como un artículo de primera necesidad, al final del siglo diecinueve y al principio del veinte, surgió una epidemia de pelagra con padecimientos de escualidez o emaciación; es una enfermedad que a menudo es fatal pues implica lesiones en la piel, diarrea y deterioro de los nervios. Se descubrió que la causa era una deficiencia de niacina. El maíz es muy bajo en niacina, pero cuando se cuece con la cal, la absorción de niacina en el cuerpo aumenta. El comer maíz con regularidad no plantea ningún problema para la gente que tiene una dieta variada de otros alimentos sanos. Sin embargo, cuando el maíz predomina en una dieta limitada, la tradición de agregar cal tiene sentido. (Las fuentes de niacina son el germen de trigo, cacahuetes, levadura, trigo integral y la mayoría de las carnes).

El maíz tierno en la mazorca (el elote) tiene propiedades similares al maíz seco pero también actúa como una verdura fresca—contiene más enzimas, más de algunas vitaminas y satisface mejor a la persona robusta en las temporadas más calurosas, que la variedad seca.

Los pelos de elote son altamente diuréticos y se pueden utilizar como infusión de té para dificultad para orinar y presión arterial alta, el edema, piedras en los riñones y cálculos biliares. Tiene una propiedad térmica neutral, un sabor dulce y delicado.

El maíz azul es una variedad de polinización abierta (no híbrida) nativo del suroeste de EEUU; los indios Hopi y Navajo lo utilizan como alimento básico en su dieta. Es enfriador, tiene un sabor dulce y es ligeramente amargo, activa al estómago y tonifica los riñones; contiene 21% más proteína, 50% más hierro y el doble del manganeso y de potasio que las variedades amarillas o blancas. Cuando está molido, su hermoso brillo azul le da una cualidad especial a cualquier receta.

GRANOS DE MAÍZ COCIDOS

4 tazas de granos de maíz seco; remójelos 24 horas
8 tazas de agua
½–¾ taza de cenizas de madera ó cal (*hidróxido de calcio*) (ambos opcional)
1 cucharadita sal de mar

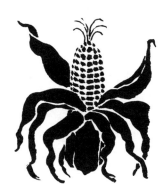

- Se combinan todos los ingredientes en una olla de presión excepto la sal. Se cierra la olla; cuando alcance la presión indicada, se baja el fuego y se deja cociendo por 30 minutos.
- Se retira del fuego y se deja que la presión baje.
- Se escurre el maíz en una coladera. Se enjuaga 3–4 veces para quitarle las cenizas o la cal. (Las cascarillas del maíz deben estar ya desprendidas y flotando en el agua. Si aun no se han desprendido y siguen pegadas, se añade un poco más de cenizas o de cal y se dejan cociendo 10 minutos más). Las cenizas ó la cal, varían en alcalinidad, por lo tanto la cantidad necesaria para suavizar las cascarillas variará también.
- Se vuelven a poner los granos de maíz en la olla de presión. Se les añade la sal y más agua hasta cubrir los granos. Se cierra la olla; cuando alcance la presión (indicada), se baja el fuego y se dejan cociendo 50–60 minutos.
- Para 8 personas.

POLENTA (GRANOS DE MAIZ MEDIO MOLIDOS)

1 taza de polenta
3 tazas de agua
⅛–¼ cucharadita sal de mar

- Se mezcla ½ taza de agua con la polenta. Se pone a hervir en una olla el resto del agua y cuidadosamente se vierte la polenta. Se menea constantemente mientras se vierte la polenta. Se vuelve a hervir. Se añade la sal y se tapa la olla. Se deja cociendo a fuego lento 30–40 minutos. Se menea de vez en cuando.

Variación Se mezcla con verduras o pasas y nueces; se vierte en moldes. Se corta en cubos cuando ya está frito y frío.

GRANOS DE MAÍZ *IROQUOIS* CON FRIJOLES Y CALABAZA DE INVIERNO

4 tazas de polenta cocida
1 cebolla salteada (opcional)
4 tazas de frijoles *kidney* cocidos y
    sazonados con
2 cucharaditas de polvo de chile
2 calabazas de invierno medianas, cocidas
    y hechas puré

- En un refractario rectangular, se van formando capas de polenta, cebolla, frijoles y puré de calabaza de invierno.
- Se corta en cubos y se sirve en frío o se hornea 30 minutos a 350°F.

DUMPLINGS DE MAÍZ *ZUNI*

1 taza de granos enteros de maíz
    a medio moler
1 taza de harina de maíz o harina de
    trigo integral
½–1 taza de agua hirviendo
¼–½ cucharadita de sal

- Se mezclan los granos de maíz a medio moler y la harina de maíz.
- Se añade el agua hirviendo y la sal. Se amasa la mezcla 5 minutos.
- Cuando la masa esté compacta y suave, se agarran pedazos pequeños de masa y se forman bolitas.
- Las bolitas se sumergen poco a poco en el agua hirviendo o caldo.
- Se dejan hervir 30 minutos.
- Se sirven con verduras de raíz (tubérculos, rizomas, etc), calabazas de invierno o frijoles.
- Rinde 1–1½ docenas.

Variación Amase la mezcla del maíz con frijoles machacados antes de hervirlos en el agua o caldo.

MIJO

Propiedades curativas: Naturaleza térmica enfriadora; sabor dulce y salado; diurético; fortalece los riñones; benéfico para el estómago y bazo-páncreas; construye los fluidos *yin;* humedece la *sequedad;* es alcalino—equilibra las condiciones demasiado ácidas; endulza el aliento retardando el desarrollo bacteriano en la boca; tiene un alto perfil de aminoácidos (proteínas) y un contenido rico de silicio; ayuda a prevenir abortos; es antimicótico (antihongos)—uno de los mejores granos para personas con desarrollo excesivo de *Candida albicans.*

También es útil para la diarrea (tueste el mijo antes de cocerlo), para el vómito (sopa de mijo o congee), para la indigestión y la diabetes. Disminuye los mareos matutinos del embarazo—consuma regularmente el mijo en sopas o congees. Mijo se conoce como «la reina de los granos».

Debido a su naturaleza generadora de alcalinidad, el mijo se cuece a menudo con poca o nada de sal.

El mijo germinado se puede utilizar para desobstruir el estancamiento digestivo causado por alimentos amiláceos no digeridos; también ayuda a que disminuya la lactancia, y otros usos similares al arroz germinado (véase abajo).

Precaución: El mijo no es recomendable para personas con digestión débil así como con síntomas repetitivos de heces fecales líquidas.

GRANOS DE MIJO COCIDOS

1 taza de granos de mijo, remojados
3 tazas de agua
Unos cuantos granos de sal de mar

- Se combina el mijo y la sal en una olla con agua. Se tapa la olla.
- Se deja hervir. Cuando suelte el hervor, baje el fuego.
- Se tapa y se deja cociendo a fuego lento 30 minutos o en una olla de presión 20 minutos.
- Para 2 personas.

Variaciones Tueste el mijo en un poco de aceite antes de ponerlo a cocer. Para un mijo más suave, añada más agua.

MIJO CON CEBOLLAS, ZANAHORIAS Y *HIJIKI*

2 tazas de mijo, remojado
½ cebolla, cortada en cuadros pequeños (opcional) (p. 614)
2 zanahorias, cortadas en cuadros pequeños (p. 615)
¼ taza de *hijiki*, remojada en poca agua y cortada (seca es la mitad de la cantidad)
6 tazas de agua
½ cucharadita de sal de mar
Semillas de ajonjolí tostadas

- En una olla se van formando capas de verduras siguiendo el orden de la receta.
- Se añade el mijo, agua, agua de *hijiki* y sal. Se tapa la olla.
- Se deja hervir. Cuando suelte el hervor, baje el fuego.
- Se deja cocinando a fuego lento 30 minutos o en una olla de presión 20 minutos.
- Al final se revuelve todo y se esparcen las semillas de ajonjolí. Se sirve.
- Para 4 personas.

MIJO CON CALABAZAS DE INVIERNO

5 pulgadas de *kombu*, remojada en poca agua
2 tazas de mijo, remojado
1 taza de calabazas de invierno *acorn, butternut* o calabaza de verano, cortada en cuadros pequeños
¼ taza de raíz de bardana, rebanada (p. 615)
5–6 tazas de agua
½ cucharadita de sal de mar

- Se pone el *kombu,* junto con su agua, al fondo de la olla. Se le agregan capas de calabazas de invierno y de raíz de bardana.
- Se añade el mijo, el agua y sal.
- Se deja hervir. Cuando suelte el hervor, baje el fuego.
- Se deja cocinando a fuego lento 30 minutos o en una olla de presión 20 minutos. Se sirve.
- Para 4–6 personas.

GUISADO DE MIJO CON SALSA DE CHAMPIÑONES

4 tazas de mijo cocido
Salsa:
½ tazas de harina de trigo integral
½ cebolla, finamente picada (opcional)
   (p. 614)
¼ libra de champiñones, rebanados
1 cucharadita de aceite (opcional)
1½–2 tazas de agua
2–3 cucharadas soperas de salsa de soya
Perejil

- Se precalienta el horno a 350°F.
- Se pone el mijo en un refractario o platón engrasado con aceite. Se deja aparte.

Para la salsa:

- En una cacerola se saltean las cebollas y los champiñones hasta suavizarlos. Se les añade la harina y se envuelven muy bien con la harina.
- Se vierte poco a poco el agua, revolviendo constantemente para evitar que se formen grumos sin dejar que hierva la salsa. Baje el fuego y se deja cocinando a fuego lento 5–7 minutos.
- Se añade la salsa de soya. Se tapa la cacerola y se deja cocinando a fuego lento 10 minutos más. Se revuelve de vez en cuando, procurando que no se pegue la salsa.
- Al mijo cocido se le hacen hendiduras con un palillo chino para que se absorba la salsa.
- Se vierte la salsa cubriendo el mijo y se hornea 20 minutos.
- Se sirve caliente o frío, cortado en rebanadas. Se adornan las rebanadas con perejil.
- Para 4–6 personas.

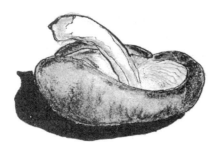

AVENA

Propiedades curativas: Naturaleza térmica calorífica; un sabor dulce ligeramente amargo; calma; restaura los sistemas, nervioso y reproductor; fortalece el bazo-páncreas; reconstruye y regula la energía *qi;* elimina el colesterol del aparato digestivo y de las arterias; fortalece los músculos del corazón. Se puede utilizar en casos de disentería, diabetes, hepatitis, debilidad nerviosa y sexual, indigestión e inflamaciones incluyendo la abdominal. Es uno de los alimentos más ricos en silicio; la avena ayuda a renovar los huesos y todos los tejidos conectivos. La avena también contiene fósforo que se requiere para la formación del cerebro y de los nervios durante la juventud. Útil como cataplasma para aliviar la comezón; también cura y embellece la piel cuando se utiliza como un compuesto.

Si se toma con regularidad, el agua de avena actúa como antiséptico interno para fortalecer el sistema inmunológico y mantenernos protegidos de contagios. El agua y hojuelas de avena son excelentes para la gente que es débil y *deficiente.* Para preparar el agua de avena, se pone a cocer a fuego lento 2 cucharadas soperas de granos de avena triturados finamente *(groats)* u hojuelas de avena en un 1 cuarto de galón de agua por 30 minutos a dos horas (entre más se deje cociendo la avena aumenta su espesura y su calidad nutritiva). Fíltrela o cuélela o tómesela tal cual, ya sea caliente o al tiempo, según la sed que tenga. La avena en cualquiera de sus formas más comunes—hojuelas de avena, granos de avena a medio moler o triturados finamente *(groats),* o el grano de avena entero—es también ideal para prevenir infecciones y enfermedades contagiosas, especialmente en niños.

Las hojuelas de avena son casi tan nutritivas como el grano entero, pues sólo han sido procesadas ligeramente prensándolas y cociéndolas al vapor; es el único cereal integral que mucha gente prefiere. La avena se puede utilizar en sopas, budines, panes, tartaletas o como decoración para pasteles y postres.

AVENA COCIDA

1 taza de granos enteros de avena, remojados
5–6 tazas de agua
⅛–¼ cucharadita de sal

• Se pone la avena en una olla con agua y sal. Se deja hervir.
• Cuando suelte el hervor, baje el fuego.
• Se deja a fuego lento 2–3 horas. Se sirve.

Variaciones Se cocina con dulse o pasas. Para un sabor menos amargo, tueste en seco la avena sin remojarla, luego se cuece como se indica en la receta de arriba.

QUINUA

Un miembro de la familia *Chenopodium* y prima del amaranto, la quinua tiene algunas de las mismas propiedades excepcionales que el amaranto. Es uno de los alimentos básicos de los antiguos incas; fue llamado «La madre de los granos». (Botánicamente, la quinua no es un grano verdadero, pero se puede utilizar como tal). Ha crecido en los Andes sudamericanos por miles de años, y prospera en altitudes altas y frías.

Desde 1982 la quinua se ha cultivado en los Estados Unidos con mucho éxito, y se consigue generalmente en donde venden alimentos no-procesados o no-refinados.

Propiedades curativas: Naturaleza térmica calorífica; sabor dulce y amargo; generalmente fortalece todo el cuerpo; especialmente tonifica el *yang* de los riñones (una función que imparte calor y energía al cuerpo) y las funciones del pericardio.

Comparada con todos los granos, tiene el más alto contenido proteico (puesto que tiene un perfil proteico similar al amaranto, por favor revise la información dada anteriormente). La quinua tiene más calcio que la leche y contiene más grasa que cualquier otro grano. Una fuente muy buena de hierro, de fósforo, de vitaminas B y de vitamina E. Un grano apropiado para los vegetarianos iniciados a quienes se les antoja alimentos concentrados en nutrientes.

Prepárela como cereal, igual que el arroz, o también combínela con otros granos debido a su concentración. Muélala como harina y úsela para hornear empanadas y pasteles.

QUINUA CON AVENA

1 taza de quinua, remojada (lavada muy
   bien antes de remojarla)
1 taza de hojuelas de avena
¼ cucharadita de sal de mar
3 tazas de agua

- Se combinan todos los ingredientes en una olla, se tapa.
- Se deja hervir. Cuando suelte el hervor, baje el fuego.
- Se deja cociendo a fuego lento 30 minutos.
- Se retira del fuego y se deja reposando 5 minutos tapada.
- Se sirve con fruta cocida o calabaza de invierno horneada.

CROQUETAS DE QUINUA

Un molde de quinua con avena ya cocido
Aceite para untar

- Se cuece de antemano la quinua junto con la avena. Se amoldan los granos cocidos a un recipiente rectangular (ver receta anterior). Se dejan enfriar (los granos sólo fríos podrán amalgamarse).
- Ya frío el molde cocido se corta en rebanadas.
- En una cacerola ligeramente engrasada con aceite se fríen las rebanadas por ambos lados hasta dorarse.
- Se sirven con ensalada y verduras.

TABOULI DE QUINUA

1 taza de quinua, bien lavada y remojada
2 tazas de agua
Una pizca de sal de mar
½ taza de chícharos
1 tomate, cortado en cuadros pequeños
   o picado
½ pepino, rebanado
6 aceitunas, cortadas en anillos
Cebollines, finamente picados
Perejil, finamente picado
½ cucharadita de cada uno, tomillo
   y mejorana
3 cucharadas soperas de jugo de limón
Salsa de soya al gusto

- Se combina la quinua, agua y sal en una olla.
  Se tapa.
- Se deja hervir, baje el fuego, se deja cociendo
  a fuego lento 20 minutos.
- Se cuecen los chícharos al vapor 1 minuto.
- Se combinan el resto de los ingredientes excepto
  la quinua, en un platón de cerámica.
- Ahora incorpore muy bien la quinua con
  cuidado junto con todos los demás ingredientes.
- Para 3 personas.

MOLDE DE QUINUA CON VERDURAS

3 tazas de quinua cocida
1 taza de harina de trigo integral
½ taza de agua
1 cucharada sopera de miso
1 cucharada sopera de gránulos de lecitina
1 cucharadita de cada una, tomillo
   y albahaca
1 cebolla, picada
2 tazas de zanahorias, rebanadas (p. 615)
2 tazas de brócoli, cortado en pedazos de
   una pulgada
1 cucharada sopera de semillas de girasol
Perejil

- Se combinan la quinua y la harina en un tazón.
- Se disuelve el miso y lecitina en agua tibia y se
  mezclan después con los granos y hierbas.
- Opción: deje reposar la masa por 4 horas para
  que los sabores se incorporen y se fermente
  al natural.
- Se ponen a cocer al vapor, las zanahorias,
  cebolla y brócoli 7 minutos.
- Se incorpora la masa y las verduras
  cuidadosamente y se coloca todo en un molde
  ligeramente engrasado con aceite.
- Se tuestan las semillas de girasol en seco hasta
  que se doren y se esparcen encima del pan.
- Se hornea a 350°F por 30–40 minutos
- Se decora con el perejil

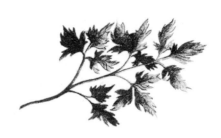

ARROZ

Propiedades curativas: Naturaleza térmica neutral; sabor dulce; fortalece el bazo-páncreas; calma el estómago; elimina las toxinas; aumenta la energía *qi;* es hipoalérgico; el arroz integral contiene una gran cantidad de vitaminas B y por lo tanto es benéfico para el sistema nervioso—ayuda a aliviar la depresión mental. Se utiliza también para la diarrea, las náuseas, la diabetes y la sed. Un puñado de arroz integral crudo masticado como el primer alimento del día ayuda a expulsar lombrices y parásitos.

Como un remedio para los niños que no pueden tolerar la leche materna, aliméntelos con té de arroz tostado: Se tuesta en una cacerola gruesa o comal hasta que se torne café oscuro; en una olla agregue el arroz y agua, y se pone a cocer a fuego lento 20 minutos. El líquido que resulte (té) se puede tomar 2 a 3 veces al día.

El arroz es un grano tropical que alivia la irritabilidad asociada con el *calor de verano.* El arroz de grano corto tiene un sabor más como de nuez, una consistencia más pegajosa y es mejor para la persona nerviosa o débil; para las estaciones más frías use el grano largo, que es menos pegajoso. El arroz basmati es levemente aromático; se considera más ligero que otros tipos de arroz, haciéndolo más apropiado para condiciones de *humedad anormal,* sobrepeso u otras condiciones de estancamiento. Asegúrese de comprar basmati integral, aunque con frecuencia es difícil de obtener en almacenes de alimentos naturales. El arroz «basmati blanco» se cuece a medias antes de refinarlo, lo que hace que un porcentaje pequeño pero importante de vitaminas y de minerales se encuentren en el interior del grano haciéndolo más nutritivo. Sin embargo, carece del salvado y su fibra asociada, del germen y de sus aceites esenciales, y de la mayoría de otros nutrientes que están en las partes que se han desechado.

El arroz germinado es una hierba común de la medicina china. Sus propiedades incluyen energía térmica neutral y sabor dulce. Se utiliza para la digestión débil y falta de apetito como resultado de deficiencia del bazo-páncreas, y desobstruye el estancamiento digestivo causado por alimentos amiláceos no digeridos. También ayuda a que disminuya la lactancia y es útil para las madres lactantes que tienen pechos adoloridos, hinchados o que están destetando a sus infantes. El arroz germinado pierde mucho de su valor terapéutico cuando está bien cocido. Utilice el arroz germinado fresco para el estancamiento por alimentos y para suspender la lactancia; para fortalecer el bazo-páncreas y mejorar el apetito, tuéstelo ligeramente, pulverícelo y mézclelo con agua caliente.

En dos ocasiones al principio del siglo pasado cuando el Maestro Hsu Yun, el último patriarca zen de China caminaba durante el invierno a través de las montañas chinas—caminaba unos cuantos pasos y luego tocaba el suelo de tierra con sus rodillas, sus manos y su cabeza, y esto lo repetía cada vez en su caminar—allí se enfrentaba con tormentas inhóspitas que lo enterraban en la nieve, y ahí sólo aguardaba su muerte. No obstante un Bodhisattva aparecía cada vez milagrosamente salvándolo y le ofrecía un tazón de arroz integral que le daba fuerza para aguantar la tormenta. Los chinos en ese entonces asociaban al arroz blanco como una forma de pertenecer a un rango alto o de tener alta posición social, y así una persona al nivel de un Bodhisattva ofreciendo arroz integral les parecía algo excepcional. Como metáfora, esta historia sugiere que la esencia espiritual (simbolizada para los chinos por el patriarca zen) así como la fuerza física, se preservan en el arroz integral. Por supuesto, que esta metáfora puede extenderse a los alimentos integrales en general. Un proverbio japonés antiguo tiene un mensaje similar: comer granos sin sus pieles hace que la gente se vuelva pobre (en cuerpo y espíritu) y le falte abrigo (protección contra el frío y la enfermedad). Para más información sobre el valor nutricional del arroz integral y su cascarilla—el salvado véase la página 14, «Arroz integral—redescubierto».

Arroz dulce: Contiene más proteína y grasa que otros tipos de arroz. Es fácil de digerir, particularmente hecho como «Mochi» (véase receta «Mochi») el cual es un alimento japonés tradicional.

Propiedades curativas: Naturaleza térmica calorífica; dulce; aumenta energía *qi;* le da calor al bazo-páncreas y al estómago; es ligeramente astringente—se utiliza para la micción frecuente y excesiva, para el sudor espontáneo y la diarrea. También ayuda en el tratamiento de diabetes.

Precauciones: El arroz dulce puede empeorar las enfermedades marcadas con flema y moco; además, debe evitarse por personas con fuego digestivo deficiente (heces fecales líquidas, moco en las heces fecales y señales de *frío*) (véase la página 378).

Arroz silvestre: No es un arroz verdadero sino más bien se acerca más al maíz; originario de Norteamérica y conocido tradicionalmente como *manomen* o «pasto del agua»; un alimento básico de los indios Ojibway, Chippewa y Winnebago del área de Minnesota. Esta gente era bastante alta y musculosa con la piel muy roja.

Propiedades curativas: Naturaleza térmica enfriadora; sabor dulce y amargo; diurético; beneficia a los riñones y a la vejiga.

El grano espigado de color oscuro tiene más proteína que cualquier otro arroz. Es rico en su contenido mineral y en las vitaminas B y es un alimento resistente bueno para los climas fríos—enfría los tejidos superficiales y concentra el calor en el interior y las extremidades inferiores del cuerpo.

ARROZ INTEGRAL COCIDO EN OLLA DE PRESIÓN

1 taza arroz integral, remojado
1¼–1½ tazas de agua fría
⅛–¼ cucharadita de sal de mar

- Se pone el arroz, el agua y sal en una olla de presión. Se cierra la olla, deje que suba la presión.
- Ya que alcanzó la presión y el indicador esté bamboleando o silbando, se baja el fuego y se deja cociendo 30–45 minutos.
- Se retira del fuego y se deja que la presión baje para poder destaparla.
- Se sirve el arroz en un platón.
- Para 2 personas.

ARROZ INTEGRAL COCIDO A FUEGO LENTO

1 taza de arroz integral, remojado
1½–2 tazas de agua fría
⅛–¼ cucharadita de sal de mar

- Se pone el arroz, el agua y la sal en una olla gruesa con una tapadera que le quede bien ajustada.
- Se tapa y se deja hervir.
- Cuando suelte el hervor, baje el fuego, se deja cociendo a fuego lento por 1 hora o hasta que el agua se absorba.
- Para esponjar el arroz, remueva el arroz del fondo con un tenedor grande; continúe revolviendo hasta que los granos se separen bien y todo el arroz quede esponjado.
- Se saca de la olla y se sirve.
- Para 2 personas

ARROZ INTEGRAL TOSTADO (Le da un sabor como de nuez)

1 taza de arroz integral
1–1½ tazas de agua fría
⅛–¼ cucharadita de sal de mar

- Se lava el arroz y se tuesta en el comal hasta que se dore.
- Se cuece 40–50 minutos.
- Se saca de la olla y se sirve.
- Para 2 personas.

ARROZ INTEGRAL GERMINADO

2 tazas de arroz integral germinado (p. 630)
2–3 tazas de agua
¼–½ cucharadita de sal de mar o kelp

- Se deja cociendo a fuego muy bajo algunas horas o toda la noche.
- Se saca de la olla y se sirve.

ARROZ FRITO

4 tazas de arroz integral cocido
1 cucharadita de aceite
½ taza de zanahoria, cortada en cuadros pequeños (p. 615)
1 cebollita de rabo, picada (opcional)
1–2 cucharadas soperas de salsa de soya

- En una cacerola se saltea la cebolla en aceite 2 minutos.
- Se le añade las zanahorias; se saltean 3 minutos.
- Se le añade encima el arroz más unas cuantas gotas de agua.
- Se deja cociendo a fuego muy bajo 10 minutos.
- Se le añade la salsa de soya. Se deja cocer 5 minutos más.
- Se mezcla todo y se sirve.
- Para 4 personas.

ARROZ ASADO

1 taza de arroz integral
2–3 tazas de agua hirviendo
$\frac{1}{8}$–$\frac{1}{4}$ cucharadita de sal de mar
$\frac{1}{2}$ cucharadita de aceite de ajonjolí
    (opcional)

- Precaliente el horno a 350°F.
- Se tuesta el arroz en seco o se saltea hasta que quede dorado.
- Se pone en un refractario.
- Se vierte el agua hirviendo sobre el arroz. Se tapa.
- Se hornea 45–50 minutos (hasta que el agua se absorba).
- Para 2 personas.

ARROZ *PILAF*

Se le añade $\frac{1}{2}$ taza de verduras cortadas en cuadros pequeños (crudas o salteadas) (p. 615) al arroz antes de cocerlo. Siga la receta anterior.

ARROZ ENDULZADO

Se le añade pasas y $\frac{1}{8}$ cucharadita de cada uno: cilantro, canela, jengibre, comino, y cúrcuma al arroz, y se cuece siguiendo cualquiera de las recetas anteriores.

ARROZ INTEGRAL CON GRANOS DE TRIGO

1 taza de arroz integral
$\frac{1}{4}$ taza de granos de trigo
$2\frac{1}{2}$–3 tazas de agua
$\frac{1}{4}$ cucharadita de sal

- Se remoja el arroz y los granos de trigo por separado durante la noche. Se cubre el trigo con 1 taza de agua y el arroz con $1\frac{1}{2}$ a 2 tazas de agua.
- Se cuece el trigo primero 30 minutos. Se escurre bien.
- Se añade el trigo medio cocido al arroz con la sal y se cuece todo junto 50–60 minutos.

Variación Reemplace los granos de trigo por centeno, maíz seco, frijoles aduki, frijoles negros o lentejas.

ARROZ INTEGRAL CON MIJO

1 taza de arroz integral
$\frac{1}{4}$ taza de mijo
$2\frac{1}{2}$ tazas de agua
$\frac{1}{4}$ cucharadita de sal de mar

- Se remojan los dos granos juntos durante la noche y después se ponen a cocer 45–60 minutos.

Nota: El mijo y los granos en la variación de abajo pueden tostarse en vez de remojarse. Ajuste la cantidad de agua según su preferencia de más o menos seco.

Variación Reemplace el mijo por alforfón, cebada o arroz dulce.

ARROZ, GARBANZOS Y ZANAHORIAS

2 tazas de arroz integral, remojado
½ taza de garbanzos, remojados
2 zanahorias, cortadas en pedazos grandes
   (p. 615)
½ cucharadita de sal de mar
Agua

- Se ponen los garbanzos a cocer en la olla de presión 45 minutos, de antemano.
- En otra olla se pone en el fondo las zanahorias, luego se agregan garbanzos, arroz, sal y agua.
- Se cuecen todos juntos 45–60 minutos.
- Para 4 personas.

BOLAS DE ARROZ

Se forman bolas con el arroz integral cocido, como del tamaño de unas pelotas de ping-pong. (Remójese las manos con agua fría salada para prevenir que se pegue el arroz). Se envuelven en semillas de ajonjolí tostadas cubriéndose muy bien, o con frijoles molidos, o con oleaginosas en pequeños trozos. Se envuelven también con hojas de *nori* tostadas.

Variación Se pone el natto miso o un trocito de ciruelo umeboshi o chamoy en el centro, o utilice vinagre siguiendo las instrucciones de las hojas nori (p. 656). (Duran varios días sin echarse a perder. Buenísimas para los viajes).

ARROZ NEGRO SILVESTRE

1 taza de arroz negro silvestre (remojado)
4 tazas de agua
⅛–¼ cucharadita de sal

- Se pone el arroz, el agua y sal en una olla tapada.
- Se deja hervir.
- Cuando suelte el hervor, baje el fuego, se deja cociendo a fuego lento 30–45 minutos. El arroz está listo cuando los granos de color negro se han abierto.
- Se esponja con un tenedor y se deja cociendo a fuego lento 5 minutos más.
- Escurra el líquido en exceso y se guarda para hacer un caldo.
- Para 4 personas.

ARROZ SILVESTRE FESTIVO

1 taza de arroz integral de grano largo
1 taza de arroz silvestre negro
½ taza de piñones
6 tazas de agua
½ taza de hongos, rebanados
½ cebolla, cortada en cuadros pequeños
   (opcional) (p. 614)
1 barra de tofu, cortada en cubos pequeños
2 cucharadas soperas de salsa de soya
½ cucharadita de cada una: albahaca
   y tomillo
Perejil para adornar

- Precaliente el horno a 350°F.
- Lave y enjuague el arroz.
- Tueste los piñones en seco en un comal o en el horno hasta dorarse.
- Se pone el arroz y el agua en una cacerola.
- Se van colocando encima del arroz capas con los demás ingredientes. No los revuelva.
- Se tapa y se hornea hasta que toda el agua se absorba—como 1–1½ horas.
- Adorne con el perejil fresco.
- Para 6 personas.

MOCHI

Utilizado extensamente en Japón como alimento medicinal, el mochi es fácil de digerir y es excelente durante la convalecencia; se utiliza para la anemia, porque fortalece las condiciones débiles en general, y ayuda a las madres lactantes a producir abundante leche de alta calidad. Mochi se prepara machacando arroz «dulce» o «glutinoso»; es necesario utilizar un tazón muy resistente (Ej., acero inoxidable). Una maja grande de madera, tradicionalmente llamada *kien* se utiliza para machacar el arroz. De igual manera funciona el extremo de un palo de béisbol, de un tablero o de un mazo de madera grande.

MOCHI

3 tazas de arroz dulce
5 tazas dc agua
½ cucharadita de sal de mar

- El arroz se cuece a fuego lento en agua salada 2–3 horas, o se cuece en olla de presión 20 minutos (hasta volverse muy suave).
- Ya cocido se vacía en un platón hondo y se machacan los granos muy bien (queda como una pasta).
- De vez en cuando rocíele al platón hondo y al arroz agua fría para prevenir que se pegue.
- Con las manos húmedas, forme bolas o en forma de galleta, o en cuadrados, etc.
- Se sirve recién hecho o tostado. Rinde una libra de peso.

Nota

- Se refrigera o se seca para almacenarlo. El mochi se endurecerá en unas 12 horas; es cuando puede tratar de hornearlo, tostarlo, freírlo o hervirlo en sopas antes de comérselo.

Variaciones

- Añada hojas frescas o secas de artemisa *(Artemisia,* esp. *A. vulgaris)** al arroz dulce en los últimos 5–10 minutos de cocimiento. Hojas frescas o secas de ortiguilla *(Urtica urens)* pueden sustituirse.
- Se machaca y se le da forma, etc., como arriba.

Sugerencias

- Se le pone encima rábano *daikon* y *shoyu* rallado.
- Se envuelve en pedacitos de nueces de Castilla cubriéndose muy bien.
- Se envuelve el mochi en tiras de *nori.*

---

*La artemisa *(Artemisia,* esp. *A. vulgaris)* es una hierba valorada como fuente orgánica de hierro. Aplicaciones primarias: elimina lombrices, ayuda en problemas intestinales y es eficaz contra el sangrado interno. La mayoría de las condiciones débiles se fortalecen al usarla. Al combinarse con

(continúa en la página 530)

CONGEE (PAPILLA)

Conocido tradicionalmente como agua *hsi-fan* o «agua de arroz», congee se come por toda China como alimento en el desayuno. Es un atole que consiste en un poco de arroz con cinco o seis veces más cantidad de agua, cocido a fuego lento. Aunque el arroz es el grano más común para los congees, el mijo, espelta u otros granos se pueden utilizar también. Cueza el arroz con el agua en una cazuela tapada a fuego muy lento por cuatro o seis horas, o en una *crockpot* (olla de cocimiento lento) que sirve también muy bien para los congees. Es mejor utilizar más agua que menos, y se dice que entre más tiempo se cueza el congee éste obtiene «más potencia».

Propiedades curativas: Esta sopa de arroz sencilla se digiere y se asimila fácilmente y, tonifica la sangre y la energía *qi,* armoniza la digestión, y es emoliente, enfriadora y nutritiva. Puesto que la persona crónicamente enferma tiene a menudo sangre débil, está baja de energía, y desarrolla fácilmente inflamaciones u otros síntomas de *calor* por deficiencia de fluidos *yin,* las propiedades enfriadoras, emolientes y tonificantes del congee son particularmente buenas; también es útil para aumentarles a las madres lactantes su cantidad de leche materna. El líquido del arroz se puede filtrar o colar para beberse como complemento dietético para los infantes y para cuando hay enfermedades más serias.

Se pueden agregar otras propiedades terapéuticas al congee al cocer verduras, granos, hierbas o carnes apropiadas en el agua de arroz. Puesto que el arroz por si sólo fortalece el centro digestivo del bazo-páncreas, los alimentos que se le agregan al congee se asimilan mejor, y por lo tanto sus propiedades se realzan más. Enseguida se citan algunos de los congees a base de arroz más comunes y sus efectos específicos.*

TREINTA Y TRES *CONGEES* (PAPILLAS) COMUNES

Semilla de ajonjolí: Humedece los intestinos; trata reumatismo

Semilla de amapola: Alivia vómito y es benéfica para el intestino grueso

Apio: Enfriador en verano; beneficia al intestino grueso

Arroz dulce: Emoliente; se utiliza para la diarrea, vómito e indigestión

Arroz integral: Diurético; calma la sed; nutritivo; bueno para las madres lactantes

Castaña: Tonifica los riñones, fortalece las rodillas y el lomo; útil para tratar hemorragias anales

Castaña de agua: Es enfriadora para las vísceras; es benéfica para el aparato digestivo

---

mochi se convierte en un alimento excelente para los pacientes con anemia y con leucemia. El mochi de artemisa reconstruye la sangre y proporciona un nutrimento excepcional para las mujeres embarazadas. Los germinados de artemisa se recogen de preferencia en la primavera. Hierva las hojas en agua salada y séquelas distribuyéndolas bien en un lugar oscuro bien ventilado (almacénelas en seco). Las hojas secas se pueden también obtener en tiendas herbolarias occidentales y chinas (nombre en mandarin: *ai ye*). Las ortigas *(Urtica urens)* también reconstruyen la sangre, eliminan parásitos y detienen el sangrado.

*Adaptado de las *Hierbas medicinales chinas,* traducido e investigado por F. Porter Smith y G. A. Stuart; San Francisco: Georgetown Press, 1973, p. 470.

Caldo de pato o de carpa: Reduce el edema e inflamaciones

Caldo de pollo o de borrego: Recomendado para enfermedades desgastantes y lesiones

Cebolla salada: Diaforética; lubrica los músculos

Hueso de fruto de chabacano: Recomendado para las tos y el asma, elimina el esputo y los gases intestinales

Bulbo de la escalonia: Cura la diarrea *fría* en los ancianos

Espinaca: Armoniza y humedece las vísceras; es sedativa

Frijol aduki: Diurético; curativo para el edema y la gota

Frijol mungo: Enfriador, especialmente para el *calor del verano;* reduce fiebres; alivia la sed

Hígado de oveja o de pollo: Es benéfico para las enfermedades del hígado; es de alta potencia (que provenga de carnes orgánicas)

Hinojo: Armoniza el estómago, elimina los gases; cura las hernias

Jengibre: Es calorífico e higieniza las vísceras; se utiliza para la digestión *fría* deficiente: diarrea, anorexia, vómito, e indigestión

Malva *(Althea officinalis)*: Da humedad a la calentura o fiebre; ayuda a la digestión

Monedero del pastor: Abrillanta los ojos y es benéfico para el hígado

Mostaza: Elimina la flema; despeja la congestión del estómago

Pimienta negra: Elimina los gases; recomendada para el dolor en intestinos

Pimienta roja: Previene la malaria y condiciones de *frío*

Piñón: Humedece el corazón y los pulmones; armoniza el intestino grueso; útil en enfermedades causadas por *viento* y estreñimiento

Poro: Es calorífico para las vísceras; bueno para diarrea crónica

Rábano: Digestivo; es benéfico para el diafragma

Rábano encurtido en vinagre (sal): Ayuda a la digestión y a la sangre

Raíz de taro: Nutritiva; ayuda al estómago; construye la sangre

Riñón de cerdo, de oveja o de venado: Fortalece los riñones; benéfico para las rodillas y la espalda; trata la impotencia (use el riñón orgánico)

Trigo: Enfriador; se utiliza para la fiebre; desobstruye el tracto gastrointestinal; también calma y es sedativo debido al efecto nutricional que ejerce sobre el corazón

Verdolaga *(Portulaca oleracea)*: Desintoxica; recomendada para el reumatismo e inflamaciones

Yogurt y miel: Es benéfico para el corazón y los pulmones

Zanahoria: Ayuda a la digestión, elimina las flatulencias

CENTENO

Propiedades curativas: Naturaleza térmica neutral; sabor amargo; afecta al hígado, a la vesícula biliar y al bazo-páncreas; disminuye la *humedad anormal,* y edemas en el cuerpo; alivia el estancamiento del hígado; ayuda a desarrollar fuerza y resistencia; ayuda a la formación de músculos; limpia y renueva las arterias; es coadyuvante para la formación de uñas, pelo y de huesos.

Al comerse germinado, crudo, o como hojuelas remojadas nos beneficiamos de su flúor, el cual fortalece el esmalte de los dientes. El caldo o el congee de centeno es a menudo benéfico para las migrañas. Es bueno para los climas extremosos y las estaciones frías.

El centeno es un grano muy duro y lo ideal es hornearlo como pan agrio o fermentado, lo que le agrega acidez a su sabor natural amargo, haciéndolo aún más eficaz para el hígado. Para hacer pan de centeno y conocer más a fondo sobre sus cualidades curativas, véase «La generosidad del centeno», en la página 555.

CEREAL DE CENTENO CON CACAHUETES

1 taza de granos enteros de centeno
2½ tazas de agua
½ taza cacahuetes o semillas de girasol, molidos
¼ cucharadita de sal
¼ taza de pasas
1 cucharada sopera de melaza (opcional)
2 cucharadas soperas de germen de trigo o pan molido

- Se tuesta el centeno en seco y se muele en una licuadora o molino de granos.
- En una olla se pone el agua a hervir y se revuelve el centeno.
- Se añaden los cacahuetes, la sal y pasas. Baje el fuego. Se tapa la olla. Se deja cociendo a fuego lento 30 minutos.
- Se añade la melaza y germen de trigo. Se sirve caliente.
- Para 2–4 personas

CEBOLLAS RELLENAS CON CENTENO Y GARBANZOS

4 cebollas, peladas
1 taza de granos enteros de centeno, remojados
2 tazas de agua
½ taza de garbanzos cocidos, machacados
Salsa de soya al gusto
1 taza de salsa de hierbas con tomillo y salvia (p. 666)
Perejil

- Se pone en una olla el centeno y el agua. Se tapa y se deja hervir. Se deja cociendo a fuego bajo-lento por 1 hora.
- Precaliente el horno a 350°F.
- Se cuecen las cebollas parcialmente. Se dejan enfriar y se cortan de la parte superior para sacarles el centro. La cebolla que se sacó se pica finamente y se le añade el centeno, garbanzos y salsa de soya. Se mezcla todo.
- Se rellenan las cebollas con la mezcla.
- Se bañan con la salsa de hierbas y se hornean por 30 minutos.
- Se adorna con el perejil.
- Para 4 personas.

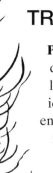

TRIGO

Propiedades curativas: Naturaleza térmica enfriadora; sabor dulce y salado; tonifica los riñones; construye el *yin;* es uno de los pocos alimentos que la medicina china le atribuye la cualidad de alimentar directamente al corazón-mente: calma y enfoca la mente y puede utilizarse cuando hay palpitaciones, insomnio, irritabilidad, menopausia difícil e inestabilidad emocional. Estimula el crecimiento físico, ayuda a aumentar el peso corporal y formación de grasas—es especialmente bueno para los niños y las personas débiles. Por otra parte, debe comerse en pequeñas cantidades por gente obesa así como personas con crecimientos anormales y tumorales. Levemente o ligeramente astringente, el trigo se utiliza para ayudar a los jóvenes a no orinarse en la cama, sudor espontáneo, transpiración nocturna y diarrea; calma la sed, humedece la boca y seca la garganta. El trigo quemado, molido como harina y mezclado con aceite de ajonjolí, se puede aplicar a las quemaduras.

El trigo provoca a veces reacciones alérgicas. Éste es particularmente el caso cuando la harina se enrancia por oxidación. Lo ideal es utilizar la harina de trigo inmediatamente después de molerse. Si no, necesita mantenerse en un envase hermético, refrigerarse y utilizarse en un plazo de dos semanas. Algunas personas son alérgicas solamente a los productos procesados de harina y pueden comer los granos enteros remojados (cocidos), trigo germinado o el germen del trigo. Si el comer trigo causa inflamación y gases, dolor de estómago, indigestión, moco excesivo o pulso arterial acelerado, es mejor evitarlo, especialmente durante el embarazo.

El trigo absorbe una gama más amplia de minerales de suelos fértiles que otros granos. Además, su perfil nutricional—la comparación de sus nutrientes con otros—es similar al del cuerpo humano. Por esta razón y porque fortalece el corazón-mente, el trigo se considera a veces un alimento ideal para el crecimiento y el desarrollo humano. El hecho de que la gente tiende a sobrealimentarse con productos de trigo refinado y rancios, los cuales han sido alterados genéticamente para hacerlos resistentes a la roya continuamente desde 1926, explica en parte las muchas alergias comunes a este alimento vital.

ESPELTA

Propiedades curativas: Naturaleza térmica calorífica; sabor dulce; fortalece el bazo-páncreas; humedece la sequedad; fortalece el líquido *yin* y el aspecto estructural del cuerpo; y beneficia a la persona frágil y *deficiente.* Se utiliza con frecuencia para tratar la diarrea, el estreñimiento (use grano entero), la digestión lenta, colitis y otros padecimientos intestinales.

Un pariente del trigo con orígenes en Asia suroriental, la espelta se llevó al Medio Oriente hace más de 9,000 años, y desde entonces se ha extendido por el continente europeo. Muy recientemente, la espelta ha gozado de reciente popularidad en Europa como resultado de las traducciones de escrituras místicas del siglo 12 del curador St. Hildegard de Bingen, que elogió la espelta como el grano que mejor se tolera por el cuerpo. Hasta hace algunos años, la espelta en los Estados Unidos se había usado para alimentar a los caballos y al ganado como un reemplazo de la avena.

Hoy se utiliza mucho en el Occidente de la misma manera que el trigo; la propiedad principal, es que la gente con alergias al trigo no reacciona con frecuencia a la espelta. Aunque éste contiene gluten, aquellos con sensibilidad al gluten—aun aquellos con enfermedad celiaca—generalmente pueden tolerarlo. Además, la espelta es muy apreciada, tanto por su sabor parecido a la nuez como por sus cualidades curativas.

El grano en sí adquiere una cascarilla excepcionalmente gruesa que lo protege en contra de agentes contaminadores y de insectos. Se almacena con su cascarilla intacta, y eso hace que se conserve más fresco. Así, a diferencia de otros granos, este grano normalmente no se fumiga con pesticidas u otros productos químicos. La cascarilla maciza, protectora puede también ser una propiedad distintiva metafórica de la capacidad de este grano de fortalecer la inmunidad.

La espelta está provista de ricos nutrientes. En general, contiene más proteína, grasa y fibra que la mayoría de las variedades de trigo. Una propiedad importante es su fibra altamente soluble en agua, que se disuelve fácilmente y permite una eficiente asimilación de nutrientes en el cuerpo. En lugar de usar trigo u otros granos, se pueden sustituir por espelta en productos horneados, cereales y otros platillos. La espelta se puede conseguir fácilmente en forma de pastas, cereales, panes, harina y como grano integral entero. Cuando se usa la espelta para curar condiciones debilitantes con frecuencia es mejor consumirlo en hojuelas finas o en un *congee* o papilla. En St. Hildegard Practice, una clínica en Konstanz, Alemania, la espelta se ha utilizado como complemento para el tratamiento de muchos padecimientos, especialmente problemas digestivos crónicos de todas clases, infecciones crónicas (herpes, SIDA), padecimientos de los nervios y de los huesos (enfermedad de Parkinson, la enfermedad de Alzheimer, artritis), cáncer y para los efectos secundarios de los antibióticos.

KAMUT

Una forma antigua de trigo relacionado con la variedad de trigo *durum* se llama «kamut» (*Triticum polonicum;* un nombre anticuado egipcio para el trigo) surgió en Egipto hace más de 5,000 años. Aunque fue sustituido por otras cepas casi 2,000 años después, no obstante se siguió cultivando continuamente hasta mediados del siglo veinte por los granjeros del área que valoraron su sabor delicioso. Sin embargo después de la Segunda Guerra Mundial, casi llegó a extinguirse cuando los cultivadores cambiaron a un trigo con un alto rendimiento—mucho menos sabroso—un trigo híbrido. (Los cultivadores a veces le dan un valor más alto a la producción de granos que al sabor y a la nutrición). Afortunadamente, algunas semillas de kamut se encontraron, según se informa, en una cripta, y fueron traídas a EEUU por casualidad en un ataúd, y gracias a esto el kamut ahora prospera en Montana.

Kamut tiene muchas de las propiedades del trigo común con mucho menos de su componente alergénico: en algunas pruebas, aproximadamente dos tercios de personas con alergias al trigo tuvieron menos alergia al kamut. Como todo el trigo, es glutinoso, y la mayoría de las personas que son sensibles al gluten pueden comerlo sin efectos secundarios adversos (los celiacos y otros con intolerancia al gluten, también como aquellos con alergias generales al trigo, deben primero experimentar si hay reacciones probándolo en porciones muy pequeñas). El grano entero tiene más del doble de tamaño que el trigo moderno; este grano de herencia es también más rico en proteína y grasas no-saturadas. Es ideal para hacer pasteles excelentes, tallarines, cereales, y productos horneados; tiene un sabor más delicado y una textura más fina que el trigo estándar, aparte de que es agradablemente rico y sustancioso. Claramente, estas cualidades explican porque este grano tiene cada vez más demanda.

GUISADO DE GRANO DE TRIGO Y NABO

2 tazas de granos de trigo, remojados
6 tazas de agua
2 nabos medianos, cortados en cuadros pequeños (p. 615)
½ cebolla, cortada en cuadros pequeños (opcional) (p. 614)
5 pulgadas de wakame, remojada y cortada
1 diente de ajo, finamente picado
1–1½ cucharaditas de ajedrea (variedad de menta)
½ cucharadita de sal de mar

- En una olla se pone a hervir el trigo y el agua. Cuando suelte el hervor, se baja el fuego.
- Se deja cociendo a fuego lento 2 horas (hasta que los granos se ablanden como papilla).
- Se añaden los nabos, cebolla, wakame y sal. Se deja cociendo a fuego lento 30 minutos.
- Se añade el ajo y la ajedrea y se cuece todo 15 minutos más.
- Para 6–8 personas.

TRIGO BULGUR

Está hecho de granos de trigo que se han hervido; después de secarlos, se trituran. Para reducir la oxidación, hágalo usted o cómprelo en un paquete sellado, y guárdelo en un envase hermético que no le entre el aire.

TABOULI

1 taza de trigo bulgur
2 tazas de agua
1 taza de perejil, picado
¼ cebolla, cortada en cuadros pequeños (opcional) (p. 614)
1 tomate, cortado en cuadros pequeños
Jugo de un 1 limón
1 cucharadita de aceite de oliva
¼ cucharadita de sal de mar
2 cucharadas soperas de menta fresca, picada o 1 cucharadita de menta seca

- Se deja hervir el agua en una olla.
- Cuando suelte el hervor añada el trigo bulgur y la sal. Baje el fuego.
- Se tapa y se cuece a fuego bajo 15 minutos. Se deja enfriar.
- Se revuelven el trigo bulgur y el resto de los ingredientes, cuidadosamente.
- Para 4 personas.

TRIGO BULGUR TOSTADO

1 taza de trigo bulgur
2½ tazas de agua hirviendo
½ cucharadita de sal de mar

- Se tuesta el trigo bulgur en seco hasta que despida un aroma parecido al de la nuez.
- Se pasa a un platón hondo. Se vierte, sobre el trigo bulgur, el agua hirviendo y la sal.
- Se tapa y se deja reposando 1 hora.
- Para 4 personas.

PILAF GRIEGO

1 taza de trigo bulgur cocido
1 taza de arroz cocido
½ cebolla, finamente picada (opcional) (p. 614)
1 diente de ajo, finamente picado
1 tallo de apio, finamente picado
¼ taza de semillas de girasol
1–2 cucharaditas de aceite de oliva (opcional)
1–2 cucharaditas de menta
Jugo de un 1 limón
¼ taza de perejil, picado
½ cucharadita de sal de mar
½ taza de salsa de mantequilla de ajonjolí y limón (p. 668)

- En una cacerola se saltean la cebolla, ajo, apio y semillas de girasol hasta que la cebolla se suavice, o se cuecen en un poco de agua.
- Se mezclan con el resto de los ingredientes.
- Se sirve este platillo poniéndole encima la salsa de limón y mantequilla de ajonjolí.
- Para 4–6 personas

HOJAS DE UVAS CON RELLENO

Use hojas importadas enlatadas o envasadas, o recolecte hojas entrando el mes de junio y úselas frescas, o presérvelas en agua salada en envases herméticamente cerrados.

- Precaliente el horno a 350°F.
- Como rellenar las hojas:
- Se aplanan las hojas.
- Se empieza a rellenar cada hoja cerca del rabillo con 1–2 cucharadas soperas de Pilaf Griego.
- Se enrollan apretadamente doblando los lados hacia dentro.
- Se hornean 20–25 minutos.
- Se sirven poniéndoles encima la Salsa de Limón y Mantequilla de Ajonjolí.

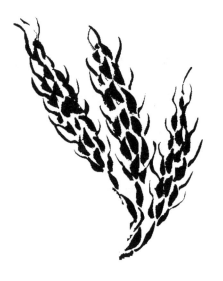

TALLARINES

Son deliciosos al paladar, fáciles de masticar y digerir, además de que su preparación es rápida. Hay tallarines japoneses *(soba)* hechos de harina de alforfón; tallarines chinos de celofán, hechos de frijoles mungo; tallarines americanos y europeos como el espagueti, la lasaña y macarrones hechos de trigo integral, espinaca, alcachofa, maíz, kamut, frijol de soya, arroz, espelta, etcétera.

Los tallarines se oxidan rápidamente y se enrancian fácilmente comparados con las semillas no-molidas. Los tallarines comprados en paquetes sellados generalmente están menos rancios. Los tallarines integrales «frescos» son mucho mejor pues generalmente se producen en la semana; éstos se pueden conseguir refrigerados en los almacenes donde hay alimentos naturales u orgánicos. Por supuesto, la mejor opción son los tallarines hechos en casa, no solamente por su valor nutritivo, sino por su sabor.

Otro problema de una dieta rica en tallarines integrales es el ácido fitico que contienen, pues éste tiende a inhibir la absorción de los minerales en el cuerpo. Por supuesto, este problema se neutraliza cuando se procesa por medio de la fermentación y los tallarines hechos en casa deben hacerse utilizando este proceso de fermentación o leudado al natural.

MÉTODO BÁSICO DE COCER TALLARINES

1 libra de tallarines
12 tazas de agua
1 cucharadita de sal

- Se pone en una olla el agua y la sal; se deja hervir hasta que burbujee. Se añaden los tallarines y el agua, se vuelve a hervir. Baje el fuego, de mediano-a-bajo. Se cuecen hasta que queden *al dente.*
- Haga la prueba: parta un tallarín por la mitad— si el color del centro y del exterior son del mismo color es que ya están cocidos.
- Se enjuagan bajo agua fría para prevenir que se peguen.
- Se añaden los tallarines al consomé o se sirven con salsa.

SOBA (TALLARINES DE ALFORFÓN) CON VERDURAS

2 tazas de soba, cocido
1 taza de champiñones, rebanados
1 taza de brócoli
½ taza de frijoles mungo germinados
1 cucharadita de aceite de maíz
1 cucharada sopera de salsa de soya

- Se saltean los champiñones 3 minutos.
- Se añade el brócoli y se saltea 3 minutos.
- Se añaden los germinados y se saltean 2 minutos.
- Se añade el soba y la salsa de soya y se mezcla todo con cuidado.

ESPAGUETI CON SALSA DE PESTO

Salsa de pesto:
3 tazas de hojas de albahaca frescas
½ taza almendras, finamente picadas
¾ taza de perejil, picado
1 diente de ajo (opcional)
¼ taza de aceite de oliva o agua
Sal al gusto
1 libra de espagueti, cocido

- Se prepara la salsa combinando todos los ingredientes con la albahaca fresca y se pone todo en la licuadora a una velocidad baja hasta que se licue todo muy bien. *Opción:* Use un procesador de alimentos; el pesto tendrá más textura y será más espeso.
- Se revuelve con el espagueti caliente.
- Para 6 personas.

Nota: Para sustituir la albahaca fresca, se remoja 1 taza de albahaca seca en aceite de oliva o agua caliente por varias horas hasta que las hojas se suavicen.

TALLARINES EN CALDO

1 libra de tallarines, cocidos
15 zanahorias cortadas en flor (véase la p. 615), ligeramente cocidas al vapor
1 taza de col rallada, ligeramente cocida al vapor
5–6 tazas de caldo caliente, con salsa de soya al gusto
Perejil

- Se ponen los tallarines en un tazón hondo. Se acomodan las zanahorias y la col atractivamente alrededor.
- Se vierte suficiente caldo hasta casi cubrir los tallarines.
- Se adorna con perejil.
- Para 6–8 personas.

TOFU DE ALMENDRAS STROGANOFF CON TALLARINES DE ESPINACA

Salsa:
1 cebolla, picada (opcional)
1 taza de champiñones, rebanados
½ paquete de tofu, cortado en cuadros de ¼ de pulgada
½ cucharadita de aceite
5 cucharadas soperas de harina
3 tazas de leche de almendras o yogurt de semillas (páginas 678 y 680)
¾ cucharadita de eneldo
1 cucharadita de sal de mar
1 libra de tallarines de espinaca, ya cocidos

- Se saltea la cebolla.
- Se añaden los champiñones y el tofu. Se saltean 5 minutos o se cuecen al vapor.
- Se disuelve la harina en la leche de almendras. A ésta se le añade el eneldo y la sal, y luego se le agrega a las verduras salteadas.
- Se deja cocinando a fuego bajo 30 minutos. Se revuelve de vez en cuando.
- Se sirve sobre los tallarines.
- Para 6–8 personas.

SEITAN

Está hecho del gluten de la harina de trigo y de una cantidad pequeña de harina de trigo integral muy alta en proteína; da fortaleza y vitalidad; algunas veces se refiere como carne de trigo; un buen sustituto de alimentos de origen animal. Puede añadirse a sopas, platillos sofritos, ensaladas, guisados, salsas, etc.

SEITAN

3 tazas de harina gluten (1 libra)
¾ taza harina de trigo integral especial
  para repostería
1½–2 tazas de agua
Salsa:
4 tazas de agua
1 taza de salsa de soya
¼ taza de jengibre, finamente picado

- Se ciernen las harinas juntas.
- Se vierte agua poco a poco hasta formar una masa manejable. Amase 15–20 minutos hasta que esté suave y tersa.
- Se forma una tortilla de 2 pulgadas de grueso. Se cuece al vapor 20 minutos. Se deja enfriar. Se corta en cuadros de 1 pulgada.
- Salsa: Se mezcla agua, salsa de soya y jengibre. Se deja hervir. Cuando suelta el hervor se agregan los cuadros de gluten. Se dejan cociendo a fuego lento 3 horas (o se cuecen en una *crockpot* [olla de cocimiento lento] 8 horas). Se revuelve de vez en cuando.

Nota: El líquido debe cubrir el gluten al principio del cocimiento.

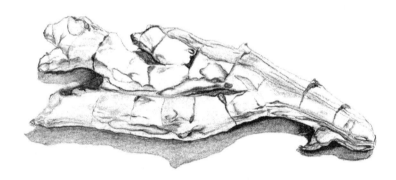

GUISO DE LENTEJAS CON SEITAN

1 taza de lentejas, remojadas
5 pulgadas de kombu, remojado
3–4 tazas de agua
½ cebolla, cortada en forma de gajos
   (opcional)
1 diente de ajo, finamente picado
2 zanahorias grandes, cortadas en forma
   de cuña (p. 615)
2 papas medianas, rebanadas
1 taza de seitan
2 hojas de laurel
½ cucharadita de tomillo
1 cucharada sopera de miso
1 cucharada sopera de aceite

- Se preparan las lentejas y se cuecen 30 minutos con el kombu.
- Se saltean la cebolla y el ajo por 2 minutos.
- Se añaden las zanahorias y las papas y se saltean 5 minutos.
- Se añaden las verduras salteadas, hojas de laurel y el seitan a las lentejas. Se tapa y se deja cociendo a fuego lento 30 minutos.
- Se añade el tomillo. Se diluye el miso en un poco de caldo y se le agrega al guiso. Se tapa y se deja cociendo a fuego lento 15 minutos.
- Para 6 personas.

CHOW MEIN CON SEITAN

1 libra de tallarines, cocidos y colados
Aceite para freir (opcional)
Salsa:
5 tazas de caldo o agua
1 cebolla, cortada en forma de gajos
   (opcional) (p. 614)
5 champiñones shiitake, remojados
   y rebanados
3 tazas de seitan, cortado en cubos
1 taza de apio, rebanado diagonalmente
   (p. 615)
1 taza de col china, rallada
2 tazas de germinados de frijol mungo
2 hojas de col rizada *kale,* rebanadas
2 cucharadas soperas de kuzu disuelto en
     ⅓ taza de agua
     Salsa de soya al gusto

Se prepara la salsa:
- Se pone a hervir el caldo.
- Se añaden la cebolla y los champiñones. Baje el fuego. Se deja cociendo a fuego lento 7 minutos.
- Se añade el seitan. Se vuelve a hervir. Baje el fuego y se deja cociendo a fuego lento 5 minutos.
- Se añade el apio, col china, germinados, col rizada *kale,* kuzu y salsa de soya. (No debe saber salado). Se deja cocinando a fuego lento hasta que espese—unos 10 minutos.
- Se rebanan los tallarines (cocidos) por la mitad. Fríalos hasta que estén dorados. Se le quita la grasa con servitoallas de papel.
- Se ponen los tallarines en platos hondos y se bañan con la salsa.
- Para 6 personas.

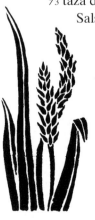

CEREALES

Los cereales son granos enteros que se han aplanado (hojuelas), se han triturado fino (polenta), se han triturado muy fino (*meal*—como la textura de la arena), se han triturado mediano *(groats)* (Ej., trigo bulgur) o se han triturado grueso *(grits).* Una vez que los granos se han triturado, el agua penetrará más fácilmente. El tiempo de cocimiento se reduce al igual que su valor nutricional. Es mejor triturar o moler sus propios cereales y usarlos inmediatamente o refrigerarlos.

RECETA BÁSICA PARA CEREAL CALIENTE

Use granos enteros triturado muy fino *(meal)* o triturado grueso *(grits)*, de arroz, de cebada, de centeno, de espelta, de trigo, de mijo, de maíz, de alforfón, de kamut o de avena; también granos enteros triturado mediano de trigo (trigo bulgur), o de avena.

1 taza de cereal (1½ taza de avena)
3 tazas de agua hirviendo
⅛–¼ cucharadita sal de mar

- Se vierte el agua hirviendo sobre el cereal.
- Se revuelve rápido para evitar que se formen grumos o se pegue.
- Baje el fuego.
- Se tapa y se cuece 20–40 minutos.
- Se añade más agua si el cereal se espesa mucho, y se continúa revolviendo hasta que se cueza bien. Si el cereal empieza a quemarse, continúe cociéndolo en baño maría.
- Para 2 personas.

Nota: El cereal se mezcla con harina de maíz con un poco de agua fría antes de cocerse para prevenir que se hagan grumos. Entre más tiempo se deje cociendo el cereal lo más sabroso que sabrá. En días calurosos, los cereales se cuecen menos tiempo, y se destapan los últimos 5 minutos de cocimiento para dispersar el calor.

Variaciones Añada germen de trigo, semillas tostadas, nueces, almendras, yogurt de semillas, mantequilla de oleaginosas (almendras, ajonjolí, nueces, etc.), leche de almendras, de nueces, etc., pasas, manzanas deshidratadas, canela.

Se tuesta el grano en seco hasta que despida un aroma parecido al de la nuez, antes de cocerse. Las hojuelas de avena son especialmente deliciosas preparadas en esta forma.

FRITURAS

El cereal que sobró o el que ya se enfrió
Aceite para freír

- Se corta el cereal en rebanadas de ¼ pulgada de grueso.
- Se fríe cada rebanada por los dos lados en aceite hasta que se doren.
- Se adorna con perejil y escalonias.
- Se sirve con salsa o con verduras salteadas.

MUESLI

2 tazas de hojuelas de avena
⅓ taza de cada uno: semillas de girasol, almendras picadas, pasas
3 tazas de agua
1 manzana

- Combine la avena, semillas de girasol, almendras y pasas.
- Se vierte el agua sobre la mezcla. Se revuelve un poco. Para personas *deficientes* o con *frío*, el agua se calienta o se hierve antes de verterla sobre el cereal.
- Se tapa. Se deja reposando toda la noche.
- En la mañana—se ralla una manzana sobre el muesli. Se mezcla todo muy bien.

Pan

El «espíritu grandioso de los granos» se simboliza por el aroma delicioso que emana de un pan recién horneado. El pan caliente acabado de hornear con delicadeza, tiene el poder misterioso de irradiar calor, crea unión familiar en el hogar y con nuestras amistades en eventos especiales. El compartir el pan juntos es un ritual que se practica en muchas culturas, lo cual simboliza la buena voluntad de compartir lo que se tiene con otros.

En el Occidente, el pan es la forma principal como se consumen los granos. Para que la gente se adapte a comer los granos en su estado original—el propio grano integral entero—sin moler, no es una realidad práctica, ni necesariamente lo más deseable. El moler el propio grano es simbólico del proceso analítico que caracteriza al Occidente. El autor ha observado que la gente que lleva una dieta a base de granos y verduras generalmente tiende a incrementar los productos hechos con harina durante procesos analíticos intensos. La ventaja de los productos tradicionalmente fermentados al natural es que también promueven una integración. Al molerse los granos se pierde algo de los nutrientes, pero al mismo tiempo, el proceso de fermentación que naturalmente ocurre unifica la harina haciéndola una sustancia viva, contribuyendo con vitaminas y enzimas a través de la acción de una fermentación benéfica.

Se escucha con frecuencia entre los profesionales que promueven la buena salud que el pan no es tan nutritivo ni se digiere tan fácilmente como los granos no-molidos. Sin embargo, el pan fermentado al natural como el «pan agrio» hecho con ingredientes de alta calidad, frescos, resulta un producto superior con un alto valor nutricional. Aun así, debe masticarse muy bien y comerse en cantidades moderadas para digerirlo correctamente. Comiendo pan con queso, con fruta, dulcificantes, con sopas ligeras y líquidos como caldos puede interferir en la digestión. Es mejor acompañar el pan con sopas guisadas sustanciosas, ensaladas, platillos con verduras y mantequilla hecha con semillas de linaza y *ghee* (mantequilla clarificada—página 202).

Las personas con condiciones muy debilitadas les va mejor si no consumen pan y les puede beneficiar consumir los granos enteros (no-molidos) o en forma de cereal. Hemos notado que mucha gente con alergias al trigo y a otros granos altos en gluten (cebada, centeno y arroz dulce) no reaccionan al consumir granos glutinosos hipoalérgicos (espelta, *kamut,* avena) o a los granos germinados. Los germinados son enfriadores; si es necesaria una calidad relativamente más calorífica, el trigo germinado u otros germinados de granos se pueden hornear como pan «esenio» como se describe más adelante en una receta en esta sección. (Estos panes también se consiguen en almacenes nutricionales en los Estados Unidos y en Canadá).

Para obtener mejores resultados horneando pan

- Utilice harina recién molida. El pan se elevará mejor y será más nutritivo.
- Utilice el trigo «rojo duro» de invierno, que es más alto en proteínas y gluten.

- El pan, hecho con granos integrales cocidos añadidos a la harina de trigo integral, es más fácil de digerir.

- Utilice poca cantidad de sal de mar.

- Los dulcificantes y aceite no son necesarios.

Las mejores horas para hornear pan

- Haga la masa del pan por la mañana (*yang* o tiempo de expansión) y hornee el pan por la noche (*yin* o tiempo de contracción).

- En días asoleados calurosos (se eleva mejor).

- Cuando se sienta vital y feliz.

Variedad de harinas y combinaciones

Harina de alforfón	Hace un buen pan de invierno, oscuro y pesado. Combínela con harinas de trigo y de arroz.
Harina de arroz integral	Produce un pan más dulce y más suave; se mezcla bien con otras harinas. Utilice el 20% de harina como combinación.
Harina de avena	Ligera en textura; se puede sustituir por harina de trigo integral especial para repostería; le da humedad a los pasteles y a los pastelillos; agregue aproximadamente 20% a la harina de maíz, a la de trigo integral o a la de arroz.
Harina de castaña	Úsela para endulzar pasteles, galletas y budines; agréguela a otras harinas o utilícela sola para obtener ligereza y una consistencia cremosa.
Harina de cebada	Hace un pan pegajoso; puede combinarse 50-50 con harina de trigo integral para hacer un pan más ligero.
Harina de centeno	Hace un pan pegajoso; puede combinarse 50-50 con harina de arroz o de trigo integral para un pan más ligero. El pan 100% de centeno mejora enormemente en sabor después de varios días.
Harina de espelta	Se puede sustituir 100% por harina de trigo en recetas de pan; por lo general se tolera bien por personas alérgicas al trigo.
Harina de garbanzo	Se puede usar sola o se mezcla con otras harinas; especialmente es buena para salsas, crepas y *hot cakes* o *waffles*.
Harina de *kamut*	Ligera en textura; se puede sustituir por harina de trigo integral especial para repostería, en cantidades iguales, cuando haga pasteles, empanadas y recetas de panquecitos o *muffins*.
Harina de maíz (no maseca, ni maicena)	Hace un pan bueno, ligero; se combina bien con cantidades pequeñas de otras harinas.

Harina de mijo	Siempre combínese con otras harinas, especialmente con trigo integral (⅓ mijo a ⅔ de trigo integral).
Harina de soya	Agregue cantidades pequeñas a otras harinas para una textura más suave y más húmeda.
Harina de trigo germinado	Una harina dulce se utiliza para postres, panes, obleas y salsas; utilícela sola o con otras harinas; es más pegajosa que las demás harinas de trigo integral.

Para hacerla:

• Véase «Germinados» (p. 629).

• Se extienden los germinados y se ponen a secar al sol sobre una malla por 2–3 días, o se secan en un deshidratador para alimentos o en un horno a baja temperatura.

• Se muelen para hacerlos como harina usando el *suribachi*, la batidora, o en un molino.

Harina de trigo integral	Hecha de trigo «rojo duro» de invierno; alto en gluten; utilícela sola o en combinaciones con otras harinas.
Harina de trigo integral especial para repostería	Hecha de trigo de granos suaves blancos; hace la pasta de los pays más hojaldrada, hace que las galletas dulces y saladas tengan una textura más crujiente y agrega ligereza a la repostería horneada.

Pan integral hecho de masa agria fermentada al natural

Los catalizadores naturales implantan levaduras vivas (provenientes del aire) en la masa del pan; hacen un pan ligero y totalmente digerible, con un sabor agridulce distintivo y delicioso. Algunos catalizadores naturales son: masa agria, miso, *rejuvelac,* granos cocidos fermentados, etc.

Siempre y cuando una mezcla de harina con agua permanezca en un lugar caliente, la fermentación ocurre de forma natural. Cuando se utilizan preparaciones fermentadas al natural, así como la masa agria, hace simplemente que se acelere el proceso de catalización y que cierto tipo de fermentación ocurra en la mezcla.

Los productos de calidad hechos con masa agria, hasta hace pocos años en Estados Unidos, fueron una rareza comercial, aunque con perseverancia casi siempre se pueden conseguir en Europa. Recientemente, sin embargo, algunas panaderías nuevas estadounidenses así como las ya establecidas están ofreciendo una variedad de productos hechos con masa agria, hechos simplemente con unos cuantos ingredientes como harina de grano integral orgánica, sal integral y agua pura.

La masa agria y la fermentación al natural, han estado con nosotros por miles de años. La levadura (comercial) que se usa para hacer pan es una innovación relativamente reciente, descubierta en un laboratorio de químicos en Francia hace aproximadamente cien años.

De acuerdo a algunos investigadores europeos, el pan naturalmente fermentado al natural es superior al que está hecho con levadura cultivada (de uso comercial). El pan hecho con levadura comercial está asociado a inflamaciones en el estómago, indigestión, sangre delgada e intestinos débiles; los productos hechos con levadura comercial parecen aumentar de forma extraña las condiciones que ocurren con síntomas de desarrollo excesivo del hongo *Candida,* incluyendo muchas enfermedades degenerativas. Así, varias clínicas europeas de la salud y más recientemente algunas estadounidenses prohíben a sus clientes consumir pan hecho con levadura cultivada y procesada (de uso comercial).

El pan comercial hecho con levadura, incluso la variedad hecha con harina integral, tiene con frecuencia otros problemas. Típicamente contiene harina blanqueada con cloro, que forma aloxana (producto de la oxidación del ácido úrico), un compuesto que se sabe causa diabetes en los animales destruyendo las células beta del páncreas (*Clinical Nutrition Newsletter,* diciembre 1982). El cloro no sólo blanquea la harina sino que produce efectos nocivos para la salud. Además de ablandar y añejar la harina, sirve para repeler los insectos.

Otros beneficios del pan naturalmente fermentado o aleudado al natural:

- El aleudar o fermentar (aumento de volumen de la masa por acción bacteriana) por un tiempo prolongado permite a los agentes fermentadores separar y dividir la estructura celulosa y liberar los nutrientes en la masa, mejorando su valor alimenticio.

- Contiene *Lactobacillus,* la cual ayuda a generar la flora intestinal esencial para la digestión y para la defecación o evacuación adecuada.

- La acción bacteriana que ocurre naturalmente y la horneada del pan neutralizan casi todo el ácido fítico que emerge del trigo y de otros granos. (El ácido fítico reduce el metabolismo de los minerales—especialmente en personas cuya dieta incluye un buen porcentaje de granos y leguminosas—y puede contribuir a anemia, a padecimientos nerviosos y raquitismo). Cerca de un 90% del ácido fítico permanece dentro del pan hecho con levadura comercial.

- El pan agrio se mantiene «en buen estado» durante semanas y es más delicioso y nutritivo después de cinco a diez días, si se almacena en un lugar fresco y seco.

El hacer «masa agria» fermentada o aleudada al natural, es un arte. Un fermento está vivo y refleja su ambiente. Cuando el pan no se eleva o no crece en volumen, ni resulta de la manera que usted quiere, continúe experimentando, porque varios factores tienen que armonizarse antes de que el pan refleje lo que se intenta lograr. Al principio quizás le gustaría que el pan agrio aleudado al natural se pareciera al hecho con levadura comercial, pero una vez que se acostumbre al pan agrio fermentado al natural más concentrado, los productos esponjados hechos con levadura comercial le parecerán carentes de carácter. Sin embargo, si sus panes naturalmente fermentados resultan algo concentrados o densos, los siguientes son buenos consejos para hacerlos más ligeros: 1) utilice más cantidad de la «fermentación base» (véase abajo) hasta una taza por cada porción; 2) añada a la harina de una a dos cucharadas soperas de harina de trigo con gluten; 3) amase más el pan; 4) no le haga ningún corte al pan antes de hornearlo o sólo hágale un corte no muy profundo en la parte superior del pan (véase el séptimo paso abajo en receta para «Pan sencillo de masa agria»); 5) utilice tazones de madera o vasijas de cerámica o cristal para fermentar la masa, los de metal disminuyen la actividad de fermentación.

«PREPARACIÓN BASE PARA MASA AGRIA» FERMENTADA AL NATURAL

1 taza de agua
1 taza de harina de trigo integral

- En una vasija de cerámica o cristal esterilizada y con una cuchara esterilizada, mezcle la harina y agua. (Se esterilizan en agua hirviendo).
- Esta mezcla se cubre con una tela de algodón. La levadura viva en el aire convertirá esta mezcla en agria o ácida.
- Se revuelve diariamente con una cuchara esterilizada para lograr una fermentación uniforme.
- Después de 3 días la mezcla se ha convertido en una «preparación base para masa agria» al natural y estará lista para usarse.
- La «preparación base para masa agria» se cubre holgadamente con una tapadera y se almacena en un lugar frío.

Para volver a hacer más cantidad de «preparación base para masa agria» siempre deje una pequeña cantidad de ésta en una vasija. Se le añade más harina y agua. Se revuelve bien y se almacena como se indica arriba.

PAN SENCILLO DE MASA AGRIA

14 tazas harina de trigo integral
5 tazas de agua
1½ cucharadita de sal
1 taza de «preparación base para masa agria» (véase la receta arriba)

- Se mezclan 7 tazas de harina con agua, sal y la «preparación base para masa agria».
- Se agrega la harina restante lentamente hasta que la masa ya no se pueda batir.
- Se amasa delicadamente hasta que esté tersa, uniforme y elástica.
- Se cubre y se deja reposando 2 horas en un tazón o vasija que no sea de metal.
- Se agrega más agua y harina al resto de la «preparación base para masa agria» para volver hacer más cantidad.

- Después de que haya aumentado de volumen se amasa de nuevo.
- Después de amasar se forman 3 o 4 hogazas o rollos. Se les hacen pequeños cortes no muy profundos a cada hogaza para evitar que se agrieten.
- Coloque las hogazas en moldes, previamente engrasados (con aceite) y enharinados. Se cubren y se dejan reposar 4–6 horas.
- Se meten en el horno frío y se coloca una olla llena de agua (que resista altas temperaturas) en el piso del horno.
- Se hornean a 425°F por 15 minutos.
- Se baja la temperatura a 350°F hasta que se doren, aproximadamente 45 minutos.
- Se sacan de los moldes para enfriarlos.
- Se cortan en rebanadas delgadas antes de servir.
- Rinden de 3–4 barras de pan.

Nota: los primeros seis pasos son básicos para preparar una masa agria base que se puede utilizar en varias recetas para hacer todos tipos de pan como bollos, pastas para pays y *bagels* (pan en forma de donas de sabor neutro) descritos en las siguientes páginas.

PAN DE MAIZ DE MASA AGRIA

½ taza de «preparación base para masa agria» (véase forma de hacer en la página 546)
2 tazas harina de maíz; o 1 taza harina de maíz y 1 taza de harina de trigo integral
1½ tazas de agua
½ cucharadita de sal
1 cucharadita de polvo de kelp

- En un tazón de cerámica se combina la «preparación base para masa agria», la harina y el agua.
- Se deja reposando 6–8 horas hasta que esté burbujeante con un aroma ácido.
- Precaliente el horno a 375°F.
- Se incorporan la sal y kelp a la masa.
- Se coloca la masa en un recipiente precalentado y engrasado (con aceite).
- Se hornea 45 minutos hasta que el pan esté ligeramente dorado.
- Rinde 1 barra de pan o 12 *muffins*.

PASTEL DE TRIGO DE MASA AGRIA

½ taza de «preparación base para masa agria» (véase forma de hacer en la página 546)
1½ tazas de harina de trigo integral
½ taza de harina de trigo germinado
1–1½ tazas de jugo de manzana
½ cucharadita de sal de mar
1 cucharada sopera de jugo de limón
1 cucharada sopera de ralladura de naranja o limón

- En un recipiente, combine la «preparación base para masa agria», harinas y jugo de manzana.
- Se deja reposando 6–8 horas hasta que esté muy burbujeante.
- Precaliente el horno a 350°F.
- Se incorpora la sal, jugo de limón y ralladura de limón a la masa.
- Se coloca en un molde para pastel previamente engrasado con aceite o lecitina (véase la página 207: moldes sin aceite).
- Se hornea 45 minutos hasta que el pan se dore. También se puede cocer al vapor (p. 551).
- Rinde 1 pastel.

Variaciones Reemplace la harina de trigo germinado por una de arroz, de castaña, de mijo o harina de avena. Agregue dulcificantes, fruta deshidratada, especias, extractos, oleaginosas (nueces de Castilla, nueces lisas, almendras, piñones, etc).

PALILLOS DE PAN DE MASA AGRIA

- Se sigue la receta del pan sencillo de masa agria (p. 546) y se deja reposando 2 horas.
- Se hacen bolitas con la masa y se enrollan con las manos en forma de palillos.
- Se colocan en una charola para hornear previamente engrasada con aceite o lecitina (véase la página 207: moldes sin aceite).
- Se les hacen cortes diagonales en la superficie. Se dejan reposando hasta que aumenten al doble de su tamaño.
- Se hornean 20 minutos a 350°F

BOLLOS DE MASA AGRIA

- Se siguen las instrucciones de la receta anterior. Forme bollos con la masa.
- Se hornean 30 minutos a 350°F.

PASTA BASE DE MASA AGRIA PARA PIZZA Y PARA PAY

- Se sigue la receta del pan sencillo de masa agria (p. 546) y se deja reposando hasta que aumente al doble de su tamaño (4–6 horas).
- Se extiende con el rodillo hasta que la masa quede muy delgada.
- Se coloca en un molde para pay o pizza previamente engrasado con aceite o se le unta lecitina (véase la página 207: moldes sin aceite). Se recortan y se acanalan las orillas.
- Se deja reposando 30 minutos.
- Se agrega el relleno a la pizza o pay. Se hornea.
- 1½ taza de harina rinde una pasta base de 9 pulgadas.

ROLLO DE MASA AGRIA CON FRUTAS O VERDURAS

- Se sigue la receta del pan sencillo de masa agria (p. 546) y se deja reposando hasta que aumente al doble de su tamaño (4–6 horas).
- Divida la masa en 4 partes y cada parte se extiende con el rodillo, en forma de rectángulo, hasta que la masa quede delgada.
- Se esparcen las verduras o puré de fruta o mermelada sobre la superficie y se enrollan en cilindros. Se sellan las orillas con un poco de agua.
- Se dejan reposando 1–2 horas.
- Se hornean a 350°F por 30 minutos o hasta que estén dorados.
- Se cortan en rebanadas y se sirven sobre hojas de crisantemos.

BAGELS DE MASA AGRIA

- Se sigue la receta del pan sencillo de masa agria (p. 546). Se amasa bien y se deja reposando 4–6 horas.
- Se golpea la masa con los puños, se divide y se forman rosquillas o donas. Con el dedo pulgar forme el centro y haga el agujero.
- Se dejan caer los *bagels* en agua hirviendo 30–60 segundos. Cuando floten a la superficie se sacan.
- Se espolvorean cada uno con semillas de amapola o de ajonjolí.
- Se hornean en una charola previamente engrasada con aceite a 425°F por 20 minutos o a 350°F por 30 minutos.

MUFFINS DE MASA AGRIA

- Se sigue la receta de pan de maíz de masa agria en la página 547.
- Se vierte la mezcla en moldes para *muffins* engrasados con aceite o se le unta lecitina (véase la página 207: moldes sin aceite).
- Se hornean a 350°F por 30 minutos.

Variaciones Se puede agregar arroz cocido, granos de elote cocido, semillas de girasol, etc.

MUFFINS DULCES

Se substituye el agua por jugo de manzana. Se les agrega pasas, manzanas en pedacitos y canela, moras azules, etc.

MUFFINS DE ALFORFÓN

Use harina de trigo integral y alforfón cocido.

MUFFINS DE CENTENO

Agregue una taza de centeno cocido por cada 2 tazas de harina de trigo integral.

PITA DE MASA AGRIA (pan árabe de bolsillo)

- Se sigue la receta de pan sencillo de masa agria (p. 546) y se deja reposando hasta que aumente al doble de su tamaño (4–6 horas).
- Se golpea la masa con los puños y luego se divide en pedazos de igual tamaño.
- Se forman bolitas y se dejan reposando 10 minutos.
- Precaliente el horno a 350°F.
- Luego se espolvorean con harina. Se extienden hasta ¼ pulgada de grueso.
- Se hornean en una charola sin engrasar en la parrilla más baja del horno 5 minutos (hasta que se inflen).
- Se rebanan por la mitad y se rellenan con *falafel* (bolitas de garbanzo fritas) y condimentos.

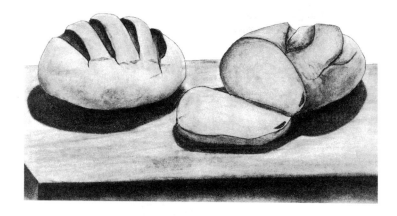

PAN BATIDO

2½ tazas de harina de trigo integral
1½ tazas de harina de mijo
1 taza de harina de arroz
½ cucharadita de sal de mar
1 cucharada sopera de aceite (opcional)
3 tazas de agua

- Precaliente el horno a 325°F.
- Combine las harinas y la sal.
- Frote con aceite generosamente las palmas de sus manos.
- Agregue el agua y mezcle la masa con las manos hasta que esté densa y pegajosa.
- Se deja reposando 8 horas o toda la noche en un lugar caliente; se coloca en un molde precalentado y engrasado con aceite.
- Se hornea 1 hora o hasta que el pan se dore.
- Se saca el pan del molde y se deja enfriar sobre una rejilla.
- Se rebana antes de servir.
- Rinde una barra de pan.

Nota: Para probar si el pan está listo, inserte un cuchillo delgado en el pan; si sale seco, el pan está listo.

Variaciones

- 2½ tazas de harina de trigo integral, 1½ tazas de harina de trigo integral especial para repostería, 1 taza de harina de alforfón
- 3 tazas de harina de centeno, 2 tazas de harina de arroz
- 2 tazas de harina de trigo integral, 2 tazas de harina de arroz, 1 taza de harina de avena
- Masa agria: Agregue ½ taza de «preparación base para masa agria» (véase forma de hacer en la página 546) y se deja reposando toda la noche.

PAN BATIDO CON VERDURAS

Añada a la masa cualquier grano sobrante o verduras recién cocidas.

PAN BATIDO DULCE

Añada a la masa puré de calabaza de invierno, de camote, manzanas u otra fruta. Agréguele sabor con pasas y oleaginosas, canela, cardamomo, vainilla, anís o jengibre; agregue ralladura de naranja o de limón.

PAN BATIDO AL VAPOR

Ponga la masa en una platón de cerámica o en un recipiente que se pueda colocar dentro de otra olla más grande. Tape el platón con un plato. Llene la olla de mayor tamaño con 3–4 pulgadas de agua. Coloque una rejilla o palillos chinos al fondo de la olla. Ponga el recipiente o vasija sobre la rejilla (como si fuera baño maría). Mantenga la olla tapada sobre fuego medio-bajo 3–4 horas. Siga agregando el agua necesaria a la olla según se vaya consumiendo. Déjelo enfriar. Se pasa un cuchillo alrededor del recipiente para despegar el pan. Voltéelo boca abajo sobre un plato y déle golpes para desmoldar el pan. Para usar la olla de presión: Siga las instrucciones anteriormente mencionadas. Se deja cociendo por una hora.

PAN DE CEBADA TASSAJARA

2 tazas de harina de cebada
4 tazas de harina de trigo integral
1 cucharadita de polvo kelp
3 cucharadas soperas de semillas de ajonjolí
3 tazas de agua hirviendo
1–1½ cucharaditas de sal de mar

- Se tuesta la harina de cebada en seco hasta que se dore.
- Se mezclan las harinas, sal, kelp y semillas de ajonjolí.
- Se le añade agua hirviendo y se amasan todos los ingredientes muy bien.
- Se cubre la masa con una tela húmeda y se deja reposando por unos minutos.
- Se divide la masa en dos partes y se forman dos hogazas. Se colocan en una charola o en moldes para pan. Se cubren y se dejan reposando 4–8 horas.
- Precaliente el horno a 350°F.
- Se humedece primero la superficie de cada hogaza con agua; luego hágales unos cuantos cortes diagonales no muy profundos.
- Se hornean 1½–2 horas.
- Rinde 2 barras.

Variación Masa agria: Añada ½ taza de «preparación base para masa agria» (véase forma de hacer en la página 546).

PAN ESENIO GERMINADO

4–6 tazas de trigo germinado
  (El germinado debe de tener la misma longitud que el grano).
- Se muelen los germinados en un moledor de alimentos.
- Se amasan, luego se forman hogazas o bollos. Se colocan en moldes para pan o en una charola.
- Se cubren (con platos hondos de cerámica) y se hornean a 225–250°F aproximadamente 2 horas. Se dejan enfriar.

Variación Use germinados de «trigo integral especial para repostería», centeno o cebada. Los germinados de «trigo integral especial para repostería» producen un pan más dulce.

CHAPATIS

3 tazas harina de trigo integral especial
   para repostería
1 cucharadita de aceite
½–¾ cucharadita de sal de mar
1 taza de agua

- Se combinan los ingredientes en un tazón.
- Se mezclan con el agua hasta formar una masa. (Debe tener la consistencia como el lóbulo de la oreja y ligeramente pegajoso).
- Se deja la masa reposando por lo menos una hora o toda la noche. Después se forman bolas pequeñas.
- Se extiende cada bola con el rodillo hasta que la masa quede delgada. (Entre más delgadas las chapatis, más crujientes).
- Caliente una cacerola o comal de hierro fundido.
- Se les unta aceite por ambos lados (opcional), pero no le ponga aceite a la cacerola o al comal.
- Se ponen las chapatis en el comal a cocer por un minuto de cada lado, hasta que se doren un poco. También se pueden hornear a 350°F por 15 minutos, hasta que se doren.
- Se doblan por la mitad para que se mantengan suaves y calientitas.

CREPAS

2 tazas harina de trigo integral
   o harina de arroz
6 tazas de agua
¼–½ cucharadita de sal de mar
Aceite para engrasar el molde
Rellenos: Verduras salteadas
       Mantequillas de oleaginosas
       (nuez, almendras, etc.)
       Compotas de frutas

- Se combinan los ingredientes en un tazón. Se bate la mezcla con la mano.
- Se deja reposando 2 horas o toda la noche.
- Use un comal de hierro fundido.
- Se caliente el comal muy bien y se engrasa ligeramente con aceite. Baje el fuego hasta un ⅓ máximo.
- Se vierte la mezcla en el comal, tratando de cubrir toda la superficie. (Debe quedar delgada).
- Tiempo de cocimiento: 7–10 minutos de un lado; 3–5 minutes del otro lado.
- Se rellenan las crepas. Se enrollan y se sirven.
- Para 4 personas

HOT CAKES

2 tazas de harina de trigo integral
2 tazas de agua
¼–½ cucharadita de sal de mar
½ cucharadita de aceite

- Se combinan los ingredientes en un tazón. Se bate la mezcla con la mano.
- Se deja reposando por una hora o toda la noche.
- Use una cacerola o comal de hierro fundido.
- Se caliente la cacerola y se engrasa ligeramente con aceite.
- Se vierte ¼ de pulgada de la mezcla en el comal.
- Se tapa y se cuece a fuego bajo 5 minutos.
- Se voltea y se cuece del otro lado 5 minutos más.
- Se sirven con miso, compotas de frutas y verduras salteadas.

WAFFLES

Se usa la receta de hot cakes. Se calienta la plancha de *waffles* y se unta con aceite. Se vierte la mezcla. Se cuecen hasta que se doren.

Variaciones Las siguientes sugerencias pueden usarse en las recetas de crepas, hot cakes y waffles.

Masa agria
Añada ½ taza de «preparación base para masa agria» (véase la página 546).
Se deja reposando toda la noche.

Pastelillos de maíz
1 taza de harina de maíz
1 taza de harina de trigo integral

Alforfón
1½ tazas harina de alforfón
½ taza harina de trigo integral

Hechos con granos cocidos
1½ tazas harina de trigo integral
½ taza harina de trigo integral especial para repostería
½ taza de granos cocidos

PASTA HOJALDRADA PARA PAY—buena para pays cubiertos y repostería

3 tazas harina de trigo integral especial para repostería
⅓ taza de aceite o harina de semilla de girasol
1 cucharadita de lecitina líquida
½ cucharadita de sal de mar
⅔ taza de agua caliente

- Precaliente el horno a 375°F.
- Se combinan los ingredientes secos; luego se mezclan con aceite y lecitina con los dedos.
- Se añade agua caliente lentamente. No la amase tanto, que quede lo menos batida posible.
- Se forma una bola. Se divide por la mitad y se extiende con el rodillo.
- Se coloca la pasta base para el pay y se añade el relleno. Se cubre con la otra mitad de la pasta. Se pica la cubierta con el tenedor, y se recortan y se acanalan las orillas.
- Se hornea 40–50 minutos, hasta que la pasta se dore.
- Rinde para 2 pastas.

PASTA DESMORONADA PARA PAY

½ taza de harina de alforfón
½ taza de harina de arroz integral
½ taza de harina de trigo integral especial
para repostería
2 cucharadas soperas de semillas u
oleaginosas finamente picadas
¼–⅓ taza de aceite (opcional)
½ cucharadita de lecitina líquida
¼ cucharadita de sal de mar
1 cucharadita de canela
Unas cuantas cucharadas soperas de agua

- Precaliente el horno a 350°F.
- Se combinan los ingredientes secos; luego se mezclan con los dedos con aceite y lecitina.
- Se añade el agua suficiente hasta que se forma una masa compacta, pero que también se desmorona.
- Se va presionando la pasta con los dedos y se cubre un molde de pay de 9 pulgadas y se hornea 10–15 minutos. O se le pone el relleno y se hornea.
- Se puede agregar extra pasta (desmoronada) encima del pay antes de hornearlo.
- Rinde 1 pasta.

Nota: Entre más aceite le añada, más crujiente será la pasta.

PASTA LIGERA PARA PAY

¾ taza de harina de avena u hojuelas
de avena
¾ taza de harina de arroz integral
¼ cucharadita de sal de mar
¼–⅓ taza de aceite o de harina de ajonjolí
2–2½ cucharadas soperas de agua helada

- Precaliente el horno a 400°F.
- Las hojuelas de avena se pueden moler en una licuadora para hacerlas harina.
- Se combinan los ingredientes secos; luego se mezclan con aceite o harina de ajonjolí con los dedos.
- Se añade el agua suficiente hasta que se forme una masa compacta pero que también se desmorona.
- Se va presionando la pasta con los dedos para cubrir un molde ligeramente enharinado de pay y luego se acanalan las orillas.
- Se pica la pasta con un tenedor.
- Se hornea 10–12 minutos. O se le pone el relleno y se hornea.
- Se puede agregar extra pasta (desmoronada) encima del pay antes de hornearlo.
- Rinde 1 pasta.

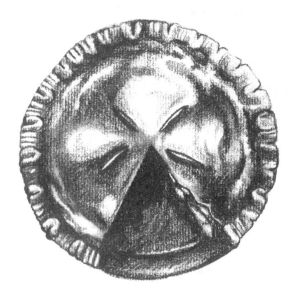

LA GENEROSIDAD DEL CENTENO

de Jacques de Langre

El centeno es uno de los granos casi en el abandono y en el olvido, no obstante éste nos ofrece beneficios inigualables para nuestra salud; por lo tanto debemos apreciar su generosidad o simplemente su increíble sabor concentrado de pan.

Las enfermedades tales como placas grasas (compuestas principalmente de colesterol oxidado) en los vasos sanguíneos, y depósitos de calcio (esclerosis) en las arterias más pequeñas o arteriolas—y la resultante pérdida de elasticidad junto con la presión arterial alta—todo afecta al sistema coronario. Muchas incidencias de visión borrosa y progresiva o la pérdida gradual de ésta misma también pueden asociarse con arteriosclerosis, al igual que estar lisiado de las extremidades inferiores (piernas), los accidentes vasculares cerebrales (infarto cerebral) y el malfuncionamiento de una actividad cerebral.

El remedio natural para todos estos padecimientos es el centeno en forma de pan. Este grano en su forma integral conserva intacto todo su salvado y su germen al molerlo en frío en piedra y tiene la capacidad de reducir y de eliminar totalmente la calcificación en los vasos sanguíneos y en las placas. El centeno también posee el poder de reenergetizar cuerpos anémicos y de reconstruir el aparato digestivo en su totalidad. Esto es posible por el alto contenido de carbohidratos en el centeno y por su riqueza de materia nitrogenada.

Esta capacidad de restaurar la flexibilidad y de provocar una mejor fluidez en los vasos sanguíneos hace del centeno un elemento invaluable para la elaboración de pan.

La harina de centeno es invariablemente difícil de conseguir en su estado integral, pues muy pocos panaderos quieren usarla para elaborar pan; la harina que se obtiene en los molinos es vieja y añeja y de ésta se obtiene un pan de muy baja calidad y sabor. Es verdad que se requiere de destreza para lograr hacer la masa y amasarla bien, pero una vez que se le ha mostrado a un panadero interesado los resultados sorprendentes de un pan 100% hecho de centeno fermentado al natural (leudado sin levadura comercial), el panadero aprendiz perseverará para continuar elaborando un producto de calidad excepcional.

La elaboración del pan 100% de centeno lo que llamamos «pan negro» por medio del proceso de aleudamiento o fermentación al natural es un reto, pero la recompensa es digna del esfuerzo que se hace. Todo el pan de centeno judío en los Estados Unidos se hace con levadura comercial, y por lo tanto es de poco beneficio—y puede incluso ser hasta dañino—para el consumidor.

La condición esencial para que un pan de centeno sea totalmente curativo comienza con la elección de granos de centeno de buena calidad. Puesto que el centeno crece en un suelo relativamente poco fértil y en climas fríos, principalmente la cosecha de invierno, el centeno que crece a gran altitud es el que tiene mayor resistencia al invierno que cualquier o ningún otro grano de cereal. Incluso se ha encontrado tan lejos como en el círculo polar ártico. La característica de los granos verde y rojo entremezclados es muestra de una buena cepa—pero también es muy importante de asegurarnos de que el centeno provenga de un distribuidor bien informado y con la seguridad de que el centeno esté libre del cornezuelo de centeno.

El cornezuelo de centeno es un hongo o un escleroto que se desarrolla en hierbas y especialmente en el centeno. Entre los productos químicos potencialmente nocivos del cornezuelo de centeno, está el ácido lisérgico, el ingrediente activo de LSD-25, y la causa del «Fuego de San Antonio», una enfermedad que era frecuente en áreas del norte de Europa en la Edad Media donde se consumía el pan de centeno en grandes cantidades. Aunque es cierto que la fermentación al natural neutraliza totalmente las sustancias alcaloides del cornezuelo de centeno, puede aun presentarse algo de peligro para el consumidor cuando, como es el caso del estilo moderno del pan de centeno judío, se fabrica incorrectamente con levadura comercial o con un sustituto de algún cultivo deshidratado; éstos se venden a panaderos comerciales para la conveniencia de elaboración de pan.

Se debe al ergotismo que el centeno no se ha tomado en cuenta como ingrediente para hacer pan, pero gracias a la reputación esmerada de los distribuidores y a la limpieza moderna del grano, se ha eliminado casi totalmente el peligro. Cuando inspecciona usted mismo los granos enteros del centeno antes de molerlo se nota fácilmente la presencia de estructuras micóticas duras—siendo éstas los cornezuelos del centeno—las cuales se parecen al centeno; sólo quitándoselas, servirá como un ingrediente seguro para hacer pan. En realidad el cornezuelo es un seudo-centeno con igual forma pero mucho más grande y más oscuro. Los cornezuelos contienen varios compuestos orgánicos venenosos llamados alcaloides y no deben molerse. Lo primero, antes de moler los granos de centeno, es hacer una limpieza profunda quitándoles con mucho cuidado la infestación de hongos (estructuras micóticas).

La gran ventaja de limpiar y el moler completamente sus propios granos de centeno, es que una vez que están limpios y molidos se puede elaborar un pan que realmente amerite la atención del panadero.

Los beneficios del pan de centeno o pan negro son totalmente evidentes cuando la masa se ha inoculado con una «preparación base para masa agria» al natural (véase «Pan sencillo de masa agria» en la página 546) exclusivamente hecha con centeno fermentado. Una masa fermentada robusta de centeno adquiere una característica muy especial y demuestra un aroma diferente, un patrón de burbujas y una fermentación única que inclusive la masa agria base para hacer pan agrio hecha completamente de trigo integral. (Véase «Preparación base para masa agria» para el pan de centeno negro, más adelante).

El centeno era el ingrediente principal para hacer pan que consumían los pobres en la Europa medieval; por razones económicas con frecuencia se diluía con harina de bellotas (*Quercus* spp.), castañas de agua *(Trapa natans)* o castañas de India *(Aesculus hypocastanum).*

Para llegar a familiarizarse de cómo se hornean los productos fermentados de centeno, es aconsejable que intente seguir una fórmula del principio de la Edad Media para *Nieules* o *Nielles.* El nombre se traduce como «plaga», el cual nos dice que en la antigüedad la gente pobre tuvo que conformarse con el peligro inminente del hambre, y con frecuencia, fue forzada a comer centeno con cornezuelos. El centeno siendo el único grano que se conseguía entonces, la gente sabía muy bien como limpiar y reducir al mínimo la amenaza verdadera del cornezuelo. La gente bromeaba cuando se hablaba de los pastelillos pequeños hechos con centeno llamándolos «royas».

NIELLES DE CENTENO (PASTELILLOS ARROLLADORES)—para 250 pastelillos

6 tazas de centeno integral molido

2 cucharadas soperas de malta de cebada o jarabe o miel de malta de cebada

2 cucharadas soperas de aceite de ajonjolí

2–5 huevos enteros* (opcional)

2 gajos aprox. cantidad de ralladura de naranja (rallados finamente para reproducir el sabor amargo de los castaños de India)

1½ cucharaditas de sal de mar en grano (de color gris, sin procesar)

½ taza de «preparación base para masa agria» de centeno; agregue más si se desea una masa más húmeda (use la fórmula para «preparación base para masa agria» de centeno descrita en la sección «Centeno negro»)

4 cucharadas soperas de almendras o nueces de Castilla, ambas tostadas y finamente picadas o castañas finamente molidas (para espolvorearlas en los pastelillos suaves antes de hornearlos)

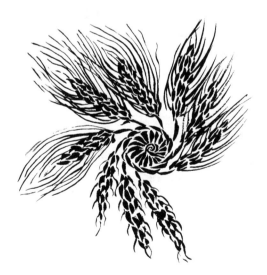

- Mezcle todos los ingredientes, excepto la sal, almendras, nueces de Castilla o castañas. Cuando esté formando la masa, añádale la sal y empiece a amasar vigorosamente hasta que se obtenga una masa suave. Ponga la masa en un tazón hondo y cúbrala y déjela reposar en un lugar medio frío donde no existan corrientes de aire, de 1 a 2 horas (más tiempo en el invierno). Amase de nuevo por unos minutos más y ponga de nuevo la masa en el tazón, cúbrala con una toalla húmeda y déjela reposar en un lugar medio frío (para que aumente de tamaño) por otras dos horas.

- Sobre una tabla enharinada extienda la masa con el palote y procure que quede uniforme. Se enharina de vez en cuando para prevenir que la masa se pegue a la tabla y al palote. El grosor de la masa debe ser menos de un cuarto de pulgada de grueso. Conforme vaya extendiendo la masa enharínela muy ligeramente por ambos lados con harina de centeno.

- Córtela dándole varias formas y con un tamaño de 1 a 2 pulgadas de ancho; use un molde cortador para galletas, o moldes de madera o un cuchillo. Pique la masa con un tenedor. Espolvoree los pastelillos ligeramente con harina y deje que reposen un rato hasta que aumenten ligeramente de tamaño.

- En una olla con agua hirviendo se van sumergiendo los pastelillos, y tan pronto vayan surgiendo a la superficie se van sacando con una coladera. Deje que se enfríen un poco y rápidamente páselos por un chorro de agua fría, luego déjelos escurriendo en una toalla. Póngalos en unas charolas para hornear y mientras sigan húmedos espolvoréelos con las castañas, almendras o nueces de Castilla. Se hornean a 325°F por 10–20 minutos, o hasta que estén dorados. Se dejan enfriar y se guardan en recipientes con tapaderas bien selladas.

*Nota: Una cualidad de los huevos es de amalgamar varios ingredientes y sabores; éstos se pueden reemplazar usando lecitina. Dos cucharadas soperas de lecitina granulada mezclada muy bien en un poco de agua tibia puede reemplazar tres huevos. La proporción de lecitina que sustituye a un huevo es de 2 cucharaditas de lecitina mezcladas con 4 cucharaditas de agua.

PAN NEGRO DE CENTENO

El hacer pan negro de centeno es difícil pero vale la pena adquirir la destreza y el lograr hacerlo bien. Aquí describiremos el método más simple y una vez que lo logre, será un experto en el arte de hacer pan de centeno y tendrá la destreza para hacer el pan tradicional *pumpernickel* de siete días. (Este método complicado para hornear el *pumpernickel* a la antigua toma siete días consecutivos para mezclarse y hornearse hasta terminarlo).

El tener éxito la primera vez que se haga pan de centeno puede lograrse siguiendo un método fácil que se describirá aquí más adelante. Si sus esfuerzos fallan, y lo que saca del horno parece incomible, tenga piedad y permita que la masa pegajosa se añeje y así adquirirá cierta reputación. Con paciencia y en algunos días, incluso la mezcolanza poco prometedora se puede transformar mágicamente en un delicioso pan, o quizás se vuelva una piedra de centeno integral verde rosada, echado a perder. De una forma u otra habrá adquirido noto-riedad por su arte, pues los asombrosos colores naturales verdes y rojos de las esporas resaltan a la vista en contraste con el fondo oscuro característico del pan negro.

El pan negro no sabe muy rico ni tampoco tiene una textura ideal al sacarlo del horno; de hecho, al crearse, su propia textura viscosa asegura su sobrevivencia. Mientras que a otros panes se les devora al momento de sacarlos del horno, el pan de centeno queda amorfo y en el olvido. ¡Pero después de dos o tres días, la sorpresa que nos llevamos! La apariencia y el sabor del pan de centeno negro en sólo un abrir y cerrar de ojos nos engalana con su aroma, y con sus propiedades curativas. Cuando el pan de centeno está bien hecho y se le cuida, al comerlo se compensa grandemente la tortura que se experi-mentó al elaborarlo y hornearlo.

Sin ninguna otra variedad de granos, el centeno hace que el panadero se luzca. Ante-riormente le advertimos que el hornear un pan de centeno negro era un proceso compli-cado. Y de verdad nuevamente le advertimos y dése por enterado: si su éxito perdura con el tiempo al lograr hornear un buen pan agrio de centeno, las multitudes vendrán a tocarle a su puerta.

«PREPARACIÓN BASE PARA MASA AGRIA» DE CENTENO

½ taza de harina de centeno, recién molida
1 taza de agua

- Se mezcla todo en un recipiente de vidrio; se cubre con una tela de algodón o se cubre holgadamente con una tapadera.
- Se deja reposar en un lugar tibio por tres días. Cuando esté lista la «preparación base para masa agria» ésta debe oler media agria y debe tener una textura con burbujas.

MASA AGRIA BASE DE CENTENO

3 tazas de harina de centeno, recién molida
2 tazas de agua
1 taza de «preparación base para masa
agria» de centeno

- En un platón hondo de cerámica o de cristal se revuelve la harina, agua y la «preparación base para masa agria» de centeno.
- Se deja reposar 8 horas o toda la noche hasta que haga burbujas y huela a agrio.
- Rinde 6 tazas.

PAN NEGRO DE CENTENO—para hacer 4 hogazas en moldes de 3 por 6 pulgadas

6 tazas de «preparación base para masa
agria» de centeno
2 tazas de agua fría
8–9 tazas de harina de centeno (recién molida)
2 cucharaditas de sal de mar en grano
(de color gris, sin procesar)

- Se vacía la «preparación base para masa agria» en un tazón hondo para amasar. La mezcla debe tener una consistencia como de batido y un aroma pungente y agrio pero agradable. Mezcle toda el agua con la «preparación base para masa agria»; luego gradualmente añada la harina hasta que la mezcla se vuelva tersa; añada la sal y empiece a amasarla. Si su consistencia está muy apelmazada, agréguele 25 a 75 gramos—⅛ a ⅜ de taza—más de agua. La masa debe estar muy húmeda, casi mojada y pegajosa. No se desespere si la masa se le pega en las manos; ésta es la consistencia correcta; no la amase demasiado en un intento de corregir esta masa saturada de agua.
- Raspe lo pegajoso de sus manos tanto como el proceso le permita, y aléjese de la mezcolanza con dignidad … pero no de su finalidad. Aquí es donde la persistencia nos deleita y nos recompensa, pues al ver de nuevo la pasta de centeno, una hora o dos después, ésta habrá cambiado drásticamente de textura y de apariencia. (Si esto

no sucede, recuerde el sobrenombre de la receta precedente. Si la receta anterior fue llamada «Pastelillos arrolladores» el sobrenombre de esta receta sería «Pan implacable»). Tan sólo el intentar hacer este pan una sola vez, comprenderá el porqué el centeno no es tan popular entre los panaderos, pero también al comerlo se dará cuenta de porque en la Edad Media se le atesoraba pues éste proporciona la energía para fortalecer el carácter humano.

- Después de que se haya tardado un buen tiempo leyendo la historia precedente, la pasta del centeno de seguro ya estará lista para dividirse y para darle forma en hogazas o panes individuales. Deje reposar las hogazas en los moldes o en las canastas forradas con tela de algodón, una a dos horas para que aumenten de tamaño. El molde o recipiente debe proporcionar humedad y, casi al final del período de reposo debe proporcionarse un poco de calor.
- La horneada del pan: una vez que el horno esté caliente a 450°F, las hogazas se ponen preferentemente en moldes de arcilla o de cerámica. Baje la temperatura a 350°F después de 10 minutos, y no abra para nada el horno durante la horneada. Saque un pan del horno al término de una hora para ver si está listo golpeteándolo con los nudillos de la mano.
- La horneada ha concluido cuando al momento de golpetear el fondo del pan con los nudillos de la mano se escucha un sonido agudo, seco. Los panes ahora se pueden colocar en una rejilla para dejarlos que se enfríen.

(Se ha obtenido y adaptado del libro *The New Bread's Biological Transmutations,* The Grain and Salt Society, 273 Fairway Dr., Asheville, NC 28805).

Leguminosas: frijoles, chícharos y lentejas

Debido a su alto contenido proteico, en cierto modo se cree que las leguminosas reemplazan parcialmente la proteína proveniente de los productos de origen animal. Más sin embargo la idea de complementar la proteína de las leguminosas con otros alimentos para hacerla más «completa», así como se acostumbra con la proteína de origen animal, se acepta sin cuestión alguna en una sociedad obsesionada con la proteína. Muchas de las recetas de este libro siguen parcialmente esta manera de pensar pues los alimentos al prepararlos dándoles más sabor serán más apropiados para la transición de una dieta compleja de sabores extremos a otra de sabores más simples.

Con esto y con todo, hay mucha gente que no digiere bien las leguminosas y experimentan problemas de flatulencia y alergias. En muchos de estos casos el problema puede yacer en la preparación y elección incorrecta de las leguminosas y la inadecuada combinación de alimentos; es por esto que en las páginas siguientes tratamos el tema.

La proteína de las leguminosas puede ayudar a regular el azúcar, el agua y otros aspectos del metabolismo, así como también promueve una actividad sexual equilibrada y un desarrollo apropiado del cuerpo, incluyendo el cerebro. Estas mismas actividades están bajo el dominio de las funciones de las suprarrenales de acuerdo a la medicina china, pues se considera al frijol como un alimento que fortalece a los riñones.

En general, las leguminosas tienen propiedades secantes y diuréticas. De esta manera, a excepción de los productos de soya, éstos no son los alimentos ideales para personas delgadas, secas, frágiles o por lo regular *deficientes.* Para los que deseen contrarrestar esta tendencia de las leguminosas, la filosofía Ayurvédica sugiere combinarlas con alimentos aceitosos o grasosos. En culturas donde hay un alto consumo de leguminosas, tal práctica es lo más común. Por ejemplo, los mexicanos acostumbran a freír sus frijoles con manteca de cerdo o con aceite, y en áreas del Oriente Medio donde los garbanzos se consumen a diario, se preparan regularmente como *hummus,* el cual contiene cantidades substanciales de mantequilla hecha de semilla de ajonjolí. Al añadir algas marinas y suficiente sal se logra un efecto humedecedor y más ligero que añadiendo alimentos grasosos.

Por otra parte, las leguminosas balancean a la persona *excesiva,* fuerte y robusta, incluyendo aquellos con señales de exceso de peso, de *calor* o con condiciones de *humedad anormal* tales como levaduras o edemas. De nuevo, el frijol de soya es una excepción puesto que reduce el *calor,* sin embargo no es bueno cuando se sufre de condiciones por hongos o exceso de peso.

Además de reconocer el efecto generalmente benéfico para los riñones, hay otra práctica tradicional que existe en China, en la cual a las leguminosas se les asigna un valor curativo basado en su color de acuerdo a los Cinco Elementos. Por ejemplo, las leguminosas de color rojo como los frijoles *aduki,* lentejas rojas y los frijoles *kidney,* influyen al Elemento Fuego, que viene siendo el corazón y el intestino delgado; las leguminosas de color amarillo como el garbanzo, chícharo amarillo y frijoles de soya influyen al Elemento Tierra, que viene siendo el bazo-páncreas y el estómago; las leguminosas blancas como los frijoles *lima,* frijol *navy* y frijol *great northern* influyen al Elemento Metal, que viene siendo los pulmones y el intestino grueso; las leguminosas de colores oscuros, negros y marrones como los frijoles negros, frijoles de soya negros y las lentejas influyen al Elemento Agua, que viene siendo los riñones y la vejiga; y las leguminosas verdes como los frijoles mungo, los chícharo verdes y los ejotes influyen al Elemento Madera, que viene siendo el hígado y la vesícula biliar.

Nutrientes

Las leguminosas no sólo son altas en proteína, pero también en grasas y carbohidratos. Son fuentes ricas de potasio, calcio, hierro y varias vitaminas B. Las leguminosas germinadas son fuente excelente de vitamina C y enzimas.

En la sección siguiente se dan las propiedades únicas de cada leguminosa.

Propiedades curativas de las leguminosas

Bolita o frijol rosado

Pariente del frijol *pinto,* es una semilla que hemos heredado y que se ha escapado de la hibridación. Se utiliza extensivamente en culturas hispánicas o nativas norteamericanas; se adapta y crece en medios de ambiente diversos que por ende tiende a variar algo en tamaño y en color. Contiene más calcio y sodio que la mayoría de otros frijoles. Utilice el frijol bolita alternadamente en recetas de frijol *pinto* y/o de *kidney.*

Chícharo: el fresco y el seco

Naturaleza térmica neutral; sabor dulce; tonifica el bazo-páncreas y el estómago; armoniza la digestión y reduce el efecto de un hígado extenuado, excesivo que le afecta al estómago y al bazo-páncreas; reduce la contracorriente *qi* (por ejemplo, el vomitar, el tener hipo, eructar, toser); es diurético; ligeramente laxante. También se usa para los espasmos, el edema, el estreñimiento y las erupciones de la piel tales como carbúnculos y forúnculos.

Ejote

Naturaleza térmica neutral; sabor dulce; fortalece el bazo-páncreas y los riñones; aumenta los fluidos *yin.* Se usa para la diabetes y la micción y sed frecuentes que acompañan esta condición. También trata la emisión seminal involuntaria, la diarrea y la leucorrea. *Precaución:* El ejote puede empeorar el estreñimiento.

Frijol aduki

La naturaleza térmica del frijol *aduki* es neutral, es de sabor agridulce; influye al corazón y al intestino delgado; tonifica la función de las suprarrenales; desintoxica el cuerpo; alivia condiciones de *calor;* dispersa sangre estancada; reduce inflamaciones; es diurético y secante. Se utiliza para condiciones de *humedad anormal* y de exceso de agua, en casos de leucorrea, ictericia, ascitis, diarrea, edema y forúnculos; también ayuda a bajar de peso. Para una menstruación prolongada, mastique diariamente muy bien cinco frijoles *aduki* crudos hasta que la menstruación cese.

El «jugo de *aduki*» se prepara cociendo a fuego lento una taza de frijoles en cinco tazas de agua, por una hora (cuele el jugo y continúe cociendo los frijoles). Tome ½ taza de jugo media hora antes de las comidas como remedio para la nefritis y la mayoría de otras quejas de los riñones. El uso frecuente del jugo con las comidas aumenta la leche materna.

La pasta de *aduki* se puede aplicar externamente cuando se tiene paperas y forúnculos. Se muelen los frijoles *aduki* crudos hasta hacerlos polvo y se mezclan con agua tibia y suficiente miel para formar una pasta. Aplíquese directamente sobre la piel en las áreas afectadas y mantenga la pasta ahí fija por el tiempo requerido utilizando un paño de algodón y cinta adhesiva. La pasta es eficaz por cinco horas y se puede aplicar tan frecuente como se desee. Usando el jugo o los frijoles *aduki* en la dieta también es benéfico para estos padecimientos.

Precauciones: La gente delgada, *seca* debe utilizar este frijol en pequeñas cantidades (combine los *adukis* con algas marinas y suficiente sal para mejorar el efecto humedecedor).

El frijol *anasazi*

En Navajo *anasazi* significa el «antiguo»; este frijol no-híbrido, nativo de Norteamérica, se ha cultivado desde 1100 DC. Considerado de sabor dulce, sólo tiene una cuarta parte de los azúcares causantes de flatulencia comparado con otros frijoles y cerca de una tercera parte más de sodio; estos frijoles moteados de color café y blanco son similares en tamaño a los frijoles *pintos* y se utilizan con frecuencia alternadamente en recetas.

Frijol *kidney*

Naturaleza térmica enfriadora; sabor dulce; diurético; aumenta los fluidos *yin;* se usa para tratar edema e inflamaciones. Los frijoles *kidney* (grandes y de color rojo obscuro, de forma de riñón) son parte de una familia grande de leguminosas incluyendo *pinto,* la variedad *green wax,* bolita, mungo y las variedades *great northern.* Muchos de éstos se han cultivado en las Américas desde épocas prehistóricas.

Frijol *lima*

Naturaleza térmica enfriadora; sabor dulce; benéfico al hígado y a los pulmones; embellece la piel; aumenta los fluidos *yin;* altamente alcalinizante (igual que los frijoles de soya en alcalinidad); neutraliza condiciones ácidas, como a menudo se presentan cuando la carne y los alimentos refinados se consumen en exceso. Es uno de los mejores frijoles para la mayoría de los estadounidenses.

También se conoce como frijol «mantequilla» o *sieva,* es relativamente un nuevo miembro de la familia de los frijoles *kidney.* Los frijoles *lima* crecen en climas calientes, son favoritos en Sudamérica; tienen más almidón y menos grasa que la mayoría de los otros frijoles.

Frijol mungo

Naturaleza térmica enfriadora; sabor dulce; desintoxica el cuerpo; beneficia al hígado y a la vesícula biliar; produce fluidos *yin* en general así como los fluidos *yin* para el hígado; alivia la *humedad anormal* acompañada con *calor* en el cuerpo; es diurético; reduce inflamaciones. Se usa como un remedio para el envenenamiento por alimentos (beba el líquido de la sopa de mungo), disentería (cuézalo con ajo), diarrea, micción dolorosa, paperas, quemaduras, envenenamiento por plomo y por pesticidas, forúnculos, insolación, conjuntivitis y edema—especialmente edema en las extremidades inferiores.

También útil para el tratamiento de presión arterial alta, acidosis y úlceras gastrointestinales denotadas por señales de *calor.* Consuma la sopa de mungo para tratar erupciones cutáneas (rojas), *calor de verano,* sed, agitación nerviosa, impaciencia y dificultad para orinar acompañada por señales de *calor.*

Es un miembro de la familia del frijol *kidney* y originalmente de la India, los frijoles mungo han formado parte de la cocina tradicional en China. Es uno de los frijoles terapéuticos más importantes; es particularmente útil debido a su capacidad de limpiar el corazón y el sistema vascular y de reducir toxicidad (según el autor Hong-Yen Hsu, remueve todas las toxinas).

Los germinados de los frijoles mungo se consiguen fácilmente en almacenes de tiendas de comestibles. Son muy enfriadores con un sabor dulce, se usan para desintoxicar el cuerpo, para tratar el alcoholismo, también para construir los fluidos *yin* y para mejorar la función del «triple calentador» de la medicina china.

Precauciones: Utilice el frijol mungo en cantidades pequeñas, si es que se consume, sobretodo en condiciones de *frío.* El consumo en exceso de germinados de mungo pueden exacerbar condiciones de deficiencia de fuego digestivo (heces fecales pastosas y líquidas, baja energía y señales de *frío*).

Frijol negro

Naturaleza térmica calorífica; sabor dulce; beneficia a los riñones y a las funciones reproductoras; reconstruye los fluidos *yin* y la sangre; es diurético. Se utiliza para el dolor de espalda bajo, el dolor de rodillas, la emisión seminal involuntaria y la infertilidad.

El jugo de frijol negro es eficaz para cuando se está ronco, afónico, laringitis, piedras en el riñón, enuresis diurna o nocturna, dificultad para orinar y bochornos en la menopausia.

La preparación y la dosis es igual que el «jugo de *aduki*» en la página 562.

Es un frijol robusto y resistente, miembro de la familia de los frijoles *kidney;* el frijol negro es nativo de México.

Frijol de ojo negro

También llamado *cowpea* o «frijol de China»; originalmente de África, en donde crece silvestre. En los Estados Unidos los frijoles de ojo negro *(Vigna unguiculata)* se asocian con la cocina del sur. Son frijoles suaves, se cuecen rápidamente; también se pueden comer frescos de la vaina.

Frijol de soya

Naturaleza térmica enfriadora; sabor dulce; fortalece el bazo-páncreas; influye en el intestino grueso; humedece condiciones de *sequedad;* complementa a los riñones; limpia los vasos sanguíneos y el corazón, mejora la circulación; ayuda a restaurar el funcionamiento pancreático (especialmente en condiciones diabéticas); promueve visión clara; es diurético; baja la fiebre; altamente alcalinizante y elimina las toxinas del cuerpo; aumenta la secreción de la leche materna. También se usa como remedio para los mareos, desnutrición en la niñez (especialmente en la forma de tempeh y leche de soya), erupciones en la piel, estreñimiento, edema, retención de fluidos y toxemia durante el embarazo, y para intoxicación por alimentos. Para desequilibrios durante el embarazo y para intoxicación por alimentos, tome el jugo de soya (prepárese como «jugo de *aduki*» arriba). Los frijoles de soya son una fuente natural de lecitina—un alimento para el cerebro.

Los frijoles de soya al no cocerlos bien inhiben la enzima digestiva tripsina, haciéndolos difíciles de digerir. Por eso hay que cocerlos muy bien pues de esta manera se elimina el efecto de inhibir la tripsina. En su proceso de fermentación, tal como es el caso de productos como tempeh, tofu, miso y salsa de soya, también se elimina este efecto de inhibir la tripsina y se podrá digerirlos mejor.

Los germinados de frijoles de soya son de naturaleza enfriadora con un sabor dulce. Son diuréticos y se usan para tratar espasmos, artritis, estancamiento por alimentos, tos del tipo-*calor* y otras condiciones de *calor* marcadas por algunas o más señales como capa amarilla en la lengua, moco amarillo y orina amarilla oscura, escasa.

Se describieron primero en manuscritos chinos en el 2800 AC, a los frijoles de soya se les ha dado el nombre de «carne de res» de China debido a su extenso uso y alto contenido proteico (el 38%). Tienen una concentración de ácidos grasos esenciales (incluyendo omega-3) y contienen más proteína que la leche sin la grasa saturada ó el colesterol.

Las investigaciones recientes sugieren que los productos de soya nos pueden proteger contra la aterosclerosis, PMS, pérdida de masa ósea y dificultad en la menopausia. La mayoría de las investigaciones que indican un efecto positivo del frijol de soya han utilizado productos fermentados de soya como *natto* japonés. *Natto* es un producto absolutamente similar al tempeh (véase las páginas 579–583). Los germinados de soya y prácticamente todas las variedades de frijoles también ofrecen las cualidades protectoras anteriormente citadas. La leche de soya, las fórmulas infantiles de soya, polvos de proteína de soya, concentrados de soya y sustancias que se han aislado del frijol de soya entero contienen con frecuencia proteínas desnaturalizadas y/o proteínas aisladas sin los cofactores nutritivos necesarios para la digestión y para el metabolismo; de esta manera generalmente no promueven una salud duradera.

Frijol de soya negro

Naturaleza térmica neutral; sabor dulce; influye en el bazo-páncreas y en los riñones; mejora la circulación de la sangre y el metabolismo del agua; es diurético; quita las toxinas del cuerpo; calma condiciones de *viento*. Trata el reumatismo, enfermedad de los riñones y condiciones relacionadas con los riñones como dolor de espalda bajo, huesos débiles y dolor de rodillas. Tome el jugo (prepárese como el «jugo de *aduki*» en la página 562) para aliviar espasmos y calambres, inflamaciones y tos crónica resultantes de riñones débiles.

Frijoles de la variedad *great northern* y *navy*

Naturaleza térmica enfriadora; sabor dulce; benéfico para los pulmones; promueven la piel hermosa. Pueden comerse frescos en su vaina.

Garbanzo

De sabor dulce; benéfico para el páncreas, estómago y corazón (tiene forma de corazón); contiene más hierro que otras leguminosas y es también una fuente buena de grasas no-saturadas. Hay muchas variedades de diferentes tamaños y colores (rojo, blanco, negro, marrón).

Haba

Naturaleza térmica neutral; sabor dulce agradable; es diurética; fortalece el bazo-páncreas. Trata el edema y la inflamación. El jugo de la haba (siga la receta para el «jugo de *aduki*» en la página 562) se utiliza comúnmente para ayudar a curar diarrea. Además de su vaina, el haba está envuelta con una piel o cascarilla amarga resistente que se puede desprender después de remojarse durante la noche. Al haba también se le llama «caballo»; antigua y sustanciosa, crece con facilidad en la mayor parte de los continentes, aunque no es bien conocida en Norteamérica.

Lenteja

Naturaleza térmica neutral; sabor blando; es diurética; benéfica al corazón y a la circulación; estimula el sistema suprarrenal; aumenta la vitalidad («esencia *jing*») de los riñones. Las lentejas se cuecen más rápidamente que los frijoles.

Fue una de las primeras cosechas que se cultivaron. Las lentejas hoy en día se cultivan y se comen en todo el planeta. La India produce más de cincuenta variedades de diversos colores y tamaños, cocidos en su *dahl* tradicional.

Cómo preparar las leguminosas para hacerlas más digeribles

A algunas personas se les dificulta digerir los frijoles y otras leguminosas y desarrollan meteorismo (gas en exceso en el intestino), problemas intestinales, irritabilidad y un pensamiento confuso. El gas de las leguminosas es generado por los tres sacáridos que contienen. Las enzimas presentes en los intestinos saludables desdoblan los tres sacáridos en azúcares simples. El comer cantidades pequeñas de leguminosas estimula a que se formen las enzimas necesarias. Sin embargo, antes de que ocurra una digestión excelente, hay técnicas para preparar y comer las leguminosas que ayudan a aliviar la mayoría de los malestares.

- Mastíquelas a fondo. Tome en cuenta que pequeñas cantidades—unas cuantas cucharadas soperas de leguminosas—tienen un valor nutritivo y curativo.

- Evite darle leguminosas a niños pequeños (menores de 18 meses de edad) ya que no han desarrollado las enzimas gástricas necesarias para digerirlas correctamente. También el ingerir muchas leguminosas puede causar piernas débiles, un estómago inflamado y dolor por gases. Por lo regular—excepto cuando se tiene alergia a los frijoles de soya—los productos de soya como tempeh, tofu y leche de soya se digieren más fácilmente por infantes y niños que otros tipos de preparaciones de leguminosas secas. Los chícharos y ejotes frescos también por lo general se toleran mejor.

- Elija la leguminosa correcta.
  1. Los frijoles *aduki*, lentejas, frijoles mungo y chícharos frescos y secos, se digieren más fácilmente y pueden comerse con regularidad.
  2. Los frijoles *pinto, kidney, navy, lima,* frijoles negros, frijoles de ojo negro y los garbanzos son más difíciles de digerir y deben comerse de vez en cuando.
  3. Los frijoles de soya amarillos y negros son los más difíciles de digerir. Sin embargo, los productos de soya (tofu, tempeh, germinados de soya, leche de soya, miso y salsa de soya) se digieren fácilmente. Demasiada soya, especialmente en la forma de tempeh, tofu y germinados de soya, pueden debilitar la digestión y las funciones de los riñones-suprarrenales. Para reducir estos efectos, cueza ligeramente los germinados de soya; el tofu y el tempeh deben estar bien cocidos.

- Use las combinaciones, los ingredientes y los condimentos apropiados.
  1. Las leguminosas se combinan mejor con las verduras no-amiláceas (incluyendo las de hojas verdes) y con algas marinas; las combinaciones con granos o con frutas cocidas en postres son aceptables para aquellos con una buena digestión. De lo contrario, cuando las leguminosas causen problemas digestivos, siga el plan A, o en casos graves, siga el plan B citado en el capítulo *La combinación de alimentos.*
  2. Sazone con sal de mar, miso o salsa de soya. Agregue estos productos salados al final del cocimiento. Si se agregan al principio, los frijoles no se cocerán totalmente y sus cascarillas no se ablandarán.

Sal sugerida: ¼ cucharadita de sal no-refinada o 1 cucharadita de salsa de soya por una 1 taza de leguminosas secas. La recomendación anterior de sal es moderada y puede aumentarse si se utiliza poca sal en otros alimentos. Se puede usar más sal en las leguminosas que en otros alimentos puesto que la sal es un coadyuvante para la digestión cuando se consumen productos de alto valor proteico; el uso del sabor salado en leguminosas se puede también deducir a partir de la teoría de los Cinco Elementos (el sabor salado entra en los riñones, y los frijoles son el «grano» benéfico para los riñones). Así podemos imaginar a la sal dirigiendo los productos del metabolismo de las leguminosas hacia los riñones.

3. Cueza las leguminosas con hinojo o comino para prevenir la producción de gases. Los mexicanos aprecian la hierba epazote o la hoja *wormseed* para disipar el gas asociado con el consumo de frijoles. El epazote *(Chenopodium ambrosioides),* relacionado con la hierba mala común «hierba del cochino», se consigue hoy en día en EEUU a través de varios distribuidores de esta hierba. Es más benéfica fresca recién cosechada, luego se agrega a las leguminosas cuando ya casi están cocidas. Ésta crece con facilidad en la mayor parte de suelos (véase el índice de los Recursos bajo «hierbas» para ver donde se consigue la semilla del epazote). El epazote también ayuda al cuerpo a eliminar lombrices.

4. Para mejorar el sabor y la digestión, para agregar más nutrientes, y acelerar el cocimiento, se les añade alga marina kombu o kelp remojada, al fondo de la cacerola. Agregue 1 porción de alga marina por 6 ó más porciones de leguminosas. Use el agua donde se remojó el alga marina para cocer granos y verduras.

5. Remoje las leguminosas unas 12 horas o durante toda la noche en cuatro porciones de agua por una porción de leguminosas. Para mejores resultados, cambie el agua una vez o dos veces. Las lentejas y los chícharos enteros secos necesitan remojarse menos tiempo, mientras que los frijoles de soya y los garbanzos necesitan remojarse más tiempo. El remojo ablanda las cascarillas y se inicia el proceso del germinado lo cual elimina el ácido fítico de tal modo que más minerales están disponibles. Al remojarlas hace que se cuezan más rápido y se digieran mejor porque las enzimas, causantes de gases y de los tres sacáridos en las leguminosas, se liberan y se quedan en el agua. Asegúrese de desechar el agua donde remojó las leguminosas.

6. Después de dejar que las leguminosas hiervan, saque y tire la espuma que se forma en la superficie; continúe hirviéndolas 20 minutos más. Al inicio del cocimiento no las tape para dejar que el vapor se escape (esto separa y dispersa las enzimas que no se digieren).

7. Si persisten los problemas con gases, este paso y el número 8 abajo son muy útiles. Vierta un poco de vinagre de sidra de manzana, o de vinagre de arroz integral o de vinagre de vino blanco en el agua casi al final del cocimiento de las leguminosas. Para los frijoles que se sirven en ensaladas, se marinan los frijoles ya cocidos en una solución de dos tercios de vinagre por una mitad de aceite de oliva por lo menos media hora antes de servirlos. El combinar el vinagre con las leguminosas provoca que se ablanden y se desdoblen las cadenas proteicas y compuestos de la proteína ayudando a que se digieran mejor; muchas

veces este es un remedio eficaz para las personas que sufren malestares después de comerlas.

8. Germine las leguminosas para desdoblar o separar su proteína en aminoácidos, para separar los almidones y los tres sacáridos en azúcares simples y para crear enzimas y vitaminas valiosas. El germinar las leguminosas hasta que les salen raicillas las hace mucho más digeribles. Las lentejas, los frijoles mungo y los frijoles *aduki* germinan con más facilidad. Sin embargo estos germinados son algo enfriadores y por lo tanto son más útiles en la primavera y en el verano; no fortalecen ni calientan la energía *yang* del cuerpo lo suficiente para las personas muy débiles y con *frío*. Para agregarles una calidad calorífica a los germinados de frijoles y a otros, se pueden cocer al vapor, saltearse o se cuecen a fuego lento ligeramente. En contraste, para la gente que es competitiva, apasionada y acalorada le irá bien consumir los germinados con regularidad; para otras personas es mejor que los consuman con moderación.

Técnicas para cocer leguminosas (frijoles, chícharos y lentejas)

Agua y tiempo de cocción				
Leguminosas secas (1 taza)	**Cocimiento a fuego lento**		**Olla de presión**	
	tazas de agua	tiempo	tazas de agua	tiempo
Frijol *aduki*	2–3	1½ hs.	2–3	45 min.
Frijol negro	2–3	2½ hs.	2–3	1¼ hs.
Lenteja	3–4	1 h.	3	20 min.
Chícharo seco partido	3–4	1 h.	3	20 min.
Chícharo seco entero	3–4	3 hs.	3	1 h.
Frijol *pinto-kidney*	2–3	2–3 hs.	2–3	1 h.
Garbanzo	3–4	4–5 hs.	3	2–3 hs.
Frijol *lima* y de ojo negro	2–3	1 h.	2–3	35 min.
Frijol mungo	3–4	1 h.	3	20 min.
Frijol de soya amarillo y negro	4	4–6 hs.	3	2 hs.

Nota: Las guías citadas representan tiempos de cocción mínimos. En muchas culturas tradicionales, el cocer las leguminosas lentamente, durante todo el día, a fuego lento por un tiempo prolongado, especialmente los frijoles más grandes, nos da la seguridad de poder digerirlos con mayor facilidad.

Combinaciones de hierbas y condimentos para cocer las leguminosas

- Cilantro (semilla y hierba), comino, jengibre (lenteja, mungo, negro, *aduki*)
- Salvia, tomillo, orégano (negro, *pinto,* lenteja, *kidney*)
- Eneldo, albahaca (lenteja, garbanzo, chícharo seco partido)
- Hinojo o comino *(pinto, kidney)*
- Menta, ajo (garbanzo, lenteja)

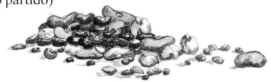

Todos los métodos

Límpielas del polvo y quíteles las piedras. Luego lávelas y enjuáguelas muy bien.

Método básico

1. En el fondo de una olla honda se coloca el kombu remojado. Luego se agregan las leguminosas remojadas, escurridas y agua limpia fría.
2. Se deja todo hervir. Cuando suelte el hervor, baje el fuego al mínimo.
3. Se tapa la olla y se dejan cociendo a fuego lento hasta que estén casi cocidas.
4. Se les agregan los condimentos y la sal.
5. Continúe cociéndolas más o menos unos 15 minutos más, hasta que se suavicen.
6. Se destapa la olla. Suba el fuego y se dejan cociendo a fuego mediano si se desea reducir el exceso de líquido.

Método de cocimiento en olla de presión

Se requiere menos tiempo de cocción, de agua y de remojo.

1. En el fondo de la olla de presión se coloca el kombu remojado. Luego se agregan las leguminosas remojadas, escurridas y el agua limpia fría.
2. Se tapa y se deja que suba la presión. Baje el fuego al mínimo y cueza las leguminosas el tiempo requerido.
3. Se deja que la presión baje.
4. Se destapa la olla. Se sazonan y se dejan cociendo a fuego lento 15 minutos más o menos o hasta que se reduzca el exceso de líquido.

Método de cazuela de cerámica

1. En el fondo de una cazuela de cerámica se coloca el kombu remojado. Luego se agregan las leguminosas remojadas, escurridas y el agua limpia fría. Se tapa la cazuela.

2. Se coloca la cazuela dentro de la olla de presión. Se le agrega agua a la olla de presión hasta que cubra la mitad de la cazuela. Enrosque bien la tapa de la olla de presión.

3. Se cuecen por el método básico o el método de olla de presión.

4. Se agregan los condimentos (sazonar) y se dejan cociendo a fuego lento 15–20 minutos.

Método de horneado

1. En el fondo de una olla se coloca el kombu remojado. Luego se agregan las leguminosas remojadas, escurridas y el agua limpia fría.

2. Se agregan 4–5 tazas de agua por cada 1 taza de frijoles.

3. Se pone la olla en la estufa. Se dejan hirviendo 15 minutos para que se suelten el hollejo o cascarillas.

4. Luego se transfieren las leguminosas a otro recipiente para hornearlas.

5. Se tapa el recipiente y se coloca en el horno a 350°F por 3–4 horas.

6. Se les agrega más agua, si se necesita.

7. Se hornean hasta que estén cocidas un 80%.

8. Se les agrega la sal y los condimentos (sazonar). Se cuecen hasta que se suavicen.

9. Se destapa el recipiente para que se acaben de cocer.

Variación Se les añade cebolla picada, col rizada kale u otras verduras finamente cortadas al momento cuando las leguminosas ya estén un 50% cocidas.

CROQUETAS Y HAMBURGUESAS DE FRIJOLES

2 tazas de frijoles cocidos
1 zanahoria, cortada en cubos pequeños (p. 615)
¼ cebolla, cortada en cuadros pequeños (p. 614) (opcional)
1 cucharada sopera de hierbas (véase Combinación de hierbas en la p. 569)
½ taza de pan molido, harina de trigo integral o de granos cocidos
Sal de mar al gusto
Oleaginosas o semillas tostadas

• Se machacan los frijoles.
• Se mezclan todos los ingredientes y se forman hamburguesas o bolas pequeñas.
• Se fríen o se hornean a 350°F hasta que se doren (aproximadamente 30 minutos).

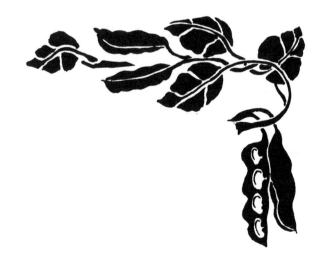

CROQUETAS DE LENTEJAS

2 tazas de lentejas cocidas
4 cucharadas soperas de harina de
  trigo integral
¼ cebolla, finamente picada (opcional)
1 cucharada sopera de perejil
Salsa de soya al gusto

• Se hacen como en la receta de Hamburguesas de frijoles, arriba.

CROQUETAS DE GARBANZOS O CHÍCHAROS

2 tazas de garbanzos cocidos o
  chícharos frescos
4 cucharadas soperas de harina de
  trigo integral
½ diente de ajo, finamente picado
  (opcional)
1 cucharada sopera de perejil
1 cucharada sopera de jugo de limón
½ cucharadita de cada uno, cardamomo,
  cilantro (en polvo, hierba seca o fresca)

• Se hacen como en la receta de Hamburguesas de frijoles, arriba.

DOSA (*hot cakes* de la India)

1½ tazas de arroz integral
⅔ taza de frijoles mungo
2 tazas de agua
¼ cucharadita de sal de mar

• Se lavan y se remojan 12 horas o toda la noche. El arroz se remoja en 1½ tazas de agua y los frijoles en ½ taza.
• Se muelen los frijoles mungo muy bien y el arroz menos, usando el mortero y la maja o molcajete, licuadora o procesador de alimentos.
• Se combinan con la sal. Se dejan reposando toda la noche u 8 horas en un lugar que esté más bien caliente, para que las levaduras transformen la mezcla en ligera y esponjosa.
• Se vacía la mezcla, la cual debe tener una consistencia corriosa, sobre el comal caliente.
• Se cuecen como los *hot cakes* o crepas (se tapa el comal sin necesidad de voltearlos).
• Para 4 personas.

FRIJOLES REFRITOS

2 tazas de frijoles cocidos (aduki,
   negros, pintos)
½ taza de jugo de frijol o agua
½ cebolla, picada (opcional)
¼ cucharadita de cilantro (en polvo,
   hierba seca o fresca)
¼ cucharadita de comino
1 cucharada sopera de aceite (opcional)
Sal de mar, si se necesita

• Se saltea la cebolla.
• Se añaden los condimentos. Se saltean 1 minuto.
• Se agrega y se machaca ½ taza de frijoles
   cada vez.
• Se machacan con el reverso de una cuchara de
   madera o con un machacador de papas.
• Se añade el jugo de frijol. Se deja cociendo a
   fuego lento hasta que se reduzca el líquido.
• Para 4–6 personas.

Variaciones Tostadas—Se les pone primero los frijoles refritos, luego rebanadas de
   aguacate, al final la lechuga y la salsa.
   Tacos—Se rellenan con frijoles refritos, guacamole, salsa y col rallada.
   Se enrollan.

FRIJOLES DULCES HORNEADOS

2 tazas de frijoles remojados *(aduki, lima,
   navy, kidney)*
8–10 tazas de agua
½ cebolla, picada (opcional)
1 cucharada sopera de melaza
1 cucharadita de mostaza en polvo
¼–½ cucharadita de sal de mar

• Use el método de horneado (p. 570).
• Se añaden los ingredientes cuando los frijoles
   estén un 80% cocidos.
• Continúe cociéndolos siguiendo las
   instrucciones del método de horneado.
• Para 6–8 personas.

GARBANZOS Y SALSA BÉCHAMEL

2 tazas de garbanzos cocidos
Salsa:
2 cucharadas soperas de harina de trigo
   integral
1 cucharada sopera de mantequilla
   de ajonjolí
½ cucharadita de sal de mar
½ cebolla, picada (opcional)
1 cucharadita de aceite (opcional)
1½ tazas de agua
1 cucharadita de menta fresca o un poco
   más si es seca

• Se saltea la cebolla.
• Se le añade la harina, mantequilla de ajonjolí
   y la sal diluida en agua.
• Se deja hervir, se deja cociendo a fuego lento
   15 minutos.
• Se combina todo con los garbanzos y la menta al
   final del cocimiento.
• Se bañan los garbanzos con la salsa. Se sirve con
   cualquier grano.
• Para 4–6 personas.

FRIJOLES CON ZANAHORIAS Y CEBOLLAS

5 pulgadas de kombu, remojado
2 tazas de frijoles, remojados
¼ cebolla, cortada en cuadros pequeños
  (p. 614) (opcional)
1 zanahoria, cortada en cubos pequeños
  (p. 615)
6–8 tazas de agua
½ cucharadita de sal de mar

- En el fondo de una olla honda se coloca el kombu.
- Se colocan las verduras por encima del kombu (hace que los sabores se combinen con los frijoles).
- Se añaden los frijoles y el agua.
- Use el método básico, con un *crock pot* (olla de cocimiento lento) o de horneado (p. 570).
- Se revuelve todo antes de servir.
- Para 6–8 personas.

ADUKI, PASITAS Y MANZANAS

5 pulgadas de kombu, remojado
2 tazas de frijoles aduki, remojados
1 taza de manzanas deshidratadas, remojadas
1 taza de pasitas, remojadas
5–6 tazas de agua (incluya el agua donde se remojaron las pasas y las manzanas)
¼–½ cucharadita de sal de mar

- Se hacen como en la receta de los Frijoles con zanahorias y cebollas, arriba.

MOLDE DE LENTEJAS Y NUEZ DE CASTILLA

2 tazas de lentejas, cocidas y escurridas
¼ cebolla, cortada en cuadros pequeños
  (p. 614) (opcional)
½ cucharadita de aceite (opcional)
½ taza de germen de trigo
½ taza de pan de trigo integral molido
½ taza de nueces de Castilla, picadas, o semillas de girasol
½ cucharadita de salvia o tomillo
½ taza de caldo de verduras o de lentejas
1 cucharada sopera de vinagre
Sal de mar al gusto

- Se calienta el horno a 350°F.
- Se saltea la cebolla hasta que se vuelva transparente.
- Se mezclan todos los ingredientes. Se pone todo junto en un recipiente engrasado con aceite.
- Se tapa. Se hornea 30 minutos.
- Se destapa y se deja horneando 10 minutos más.
- Para 6–8 personas.

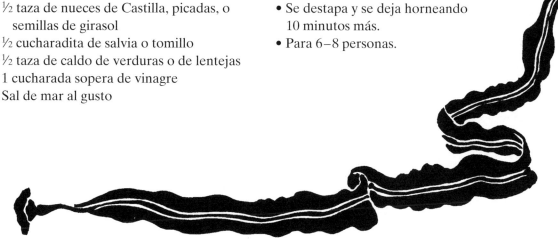

CURRY DE LENTEJAS *(DAHL)*

1 taza de lentejas, remojadas
4 tazas de agua
1 cucharada sopera de polvo de curry
   o ¼ cucharadita de cada uno: cilantro
   (en polvo, hierba seca o fresca), cayena,
   jengibre, canela y cúrcuma
¼ cucharadita de sal

- En una cacerola se cuecen las lentejas hasta que se suavicen.
- Se les añade la sal y los condimentos.
- Se tapan y se dejan cociendo 5–10 minutos.
- Se sirve todo caliente sobre el arroz.
- Para 4 personas.

HUMMUS

2 tazas de garbanzos cocidos
¼ taza de mantequilla ajonjolí o ajonjolí
   bien molido
1 diente de ajo, finamente picado
   (opcional)
6–8 cucharadas soperas de jugo de limón
Una pizca de picante (chile en polvo)
1 cucharada sopera de aceite de oliva
   (opcional)
Sal de mar al gusto

- Se machacan o se hacen puré los garbanzos con el resto de los ingredientes.
- Se coloca en un plato y se decora con perejil y se le rocían gotas de aceite de oliva.
- Se sirve como *dip* con pan de *pita*.

FALAFEL

2 tazas de garbanzos cocidos
½ taza de pan molido
½ taza de harina de trigo integral
1 diente de ajo, finamente picado
   (opcional)
2 cucharadas soperas de perejil
¼ cucharadita de cada uno: comino,
   albahaca, mejorana, cayena
1 cucharada sopera de mantequilla
   de ajonjolí

- Se machacan los garbanzos o se hacen puré (se añade suficiente agua si se licuan).
- Se combinan con el resto de los ingredientes.
- Se forman bolas de una pulgada o se forman como galletas.
- Se fríen en una freidora o se hornean a 350°F hasta que se doren y estén crujientes.
- Se sirven con pan de *pita,* se decoran con tomate, lechuga, aceitunas y salsa de mantequilla de ajonjolí y limón (p. 668).

FRIJOLES NEGROS SUSTANCIOSOS

2 tazas de frijoles negros, remojados
3½ tazas de agua
¼ cebolla, picada (opcional)
1 diente de ajo, finamente picado
  (opcional)
1 cucharadita de cilantro (en polvo, hierba
  seca o fresca)
1½ cucharaditas de comino en polvo
1 cucharadita de aceite (opcional)
½ cucharadita de sal de mar
Una pizca de cayena
Jugo de ½ limón

- En una cacerola se ponen los frijoles con agua. Se deja hervir. Se tapa.
- Se baja el fuego y se deja cociendo a fuego lento 1 hora.
- Se saltea la cebolla, ajo, el cilantro y el comino.
- Se añade todo a los frijoles.
- Se añade luego la sal, cayena y el jugo de limón
- Continúe cociendo hasta que los frijoles estén bien cocidos.
- Para 4 personas.

MISO

El miso es una pasta de frijol de soya fermentado, se cree es originario de China desde hace unos 2,500 años. Está hecho de una combinación de frijoles de soya cocidos, el moho *Rhizopus (koji),* sal y varios granos, luego se fermenta de seis meses a dos años o quizás más. Hay tres tipos básicos de miso: soya *(hatcho),* cebada *(mugi)* y arroz *(kome),* y también hay de cuarenta a cincuenta variedades más. Las gamas de color del miso oscilan entre bronceados, tierras, ocres oscuros y magentas, rojos canela, café chocolate y los negros margosos; también algunas de las variedades modernas son de color amarillo sol y beige crema. Cada tipo de miso tiene su propio sabor y textura, únicos que varían desde sustanciosos y desde sabores fuertes a dulces y delicados. Muchos misos de buena calidad ahora se producen en los Estados Unidos.

Recomendaciones

- El miso de color más oscuro y fermentado por más tiempo se usa para climas y temporadas de frío.

- El miso de color más claro y fermentado por menos tiempo se usa para climas y temporadas de calor.

- El miso rojo y moderadamente fermentado se usa para climas moderados o para todo el año.

Para aquellos que han crecido con una dieta alta en sal y basada en alimentos de origen animal es mejor consumir las variedades menos saladas, de colores más claros y rojos. Sin embargo, los que crecieron como vegetarianos pueden tolerar el miso más salado y más oscuro.

Propiedades curativas

Tiene de un 13% a un 20% de proteína; contiene un patrón de aminoácido similar al de la carne junto con residuos de vitamina B_{12}; es un alimento vivo que contiene lactobacillus (igual que el yogurt), coadyuvantes en la digestión y para la asimilación de nutrientes; le da sabor a las comidas y así ayuda a usar menos cantidad de grasas y de aceites que con frecuencia se usan para condimentar; crea una condición alcalina en el cuerpo que estimula la resistencia en contra de enfermedades. Según la tradición, el miso fomenta una buena salud y una larga vida; nos previene de las enfermedades por radiación; se ha utilizado para tratar ciertos tipos de enfermedades del corazón y cáncer; neutraliza algunos de los efectos causados por fumar y por contaminación atmosférica.

El miso se puede utilizar como condimento en lugar de sal y de salsa de soya. La misma salinidad se puede obtener con las medidas siguientes: $\frac{1}{2}$ cucharadita de sal = (equivale a) 2 cucharadas soperas de salsa de soya y (equivale a) = 1 cucharada sopera de miso salado (equivale a) = $1\frac{1}{2}$ cucharada sopera de miso moderado (equivale a) = $2\frac{1}{2}$–3 cucharadas soperas de miso dulce.

Obtenga siempre el miso sin procesar (no-pausterizado). Este miso es un alimento vivo, y al cocinarlo prolongadamente mata los microorganismos benéficos que contiene. Agregue el miso sin procesar (no-pausterizado) a sus platillos momentos antes de que los retire del fuego. Como sucede con la sal, el miso al combinarse con los alimentos se asimila mejor debido a su naturaleza concentrada.

El miso tiene la capacidad de absorber las toxinas de los envases plásticos y debe guardarse en envases de cristal, de madera o de esmalte para que así perduren sus beneficios y prolonguen su almacenamiento. Se recomienda lo mismo para otros alimentos fermentados y para todos los aceites. Deseche el miso que se pega al plástico. Almacénelo en un lugar fresco.

Precauciones que se deben tener

Cuando se inicia la transición de una dieta basada en carne a otra de alimentos de origen vegetal, mucha gente comienza a utilizar miso en grandes cantidades. Esto se debe parcialmente al sabor sustancioso y concentrado del miso que se asemeja al sabor de la carne. De alguna forma, sin embargo, debido al añejamiento y al alto contenido de sal, el miso es un alimento de mayor potencia que la carne. El uso en exceso traerá los mismos problemas que cuando se usa la sal en exceso incluso hasta puede causar debilitamiento del corazón y del sistema nervioso. Además, algunas personas que tienen un desarrollo excesivo de *Candida albicans* y padecen similares micosis deben utilizar el miso con moderación y cautela puesto que su fermento puede fomentar el desarrollo de hongos. (De igual manera se puede decir del consumo excesivo de salsa de soya). Cuando el miso se utiliza con moderación por la mayoría de la gente, éste proporciona una nutrición excelente.

Usos

Se puede utilizar para darle sabor concentrado a los caldos; se puede usar en vez de salsa de soya, y como salsa *Worcestershire;* para darle sabor fuerte a los guisados, a sopas, salsas, aderezos, y a los rellenos, *dips,* platillos horneados y se puede usar también como sazonador poniéndoselo encima a varios platillos: hechos con granos, tofu, verduras, cereales calientes, camotes, papas irlandesas, pan tostado, *hot cakes* y crepas, y otros varios.

MISO DULCE

3 cucharadas soperas de miso
2 cucharaditas de miel de arroz
½ taza de agua, o
1 taza de puré de manzana

- Se combinan todos los ingredientes en una olla de barro o en una cacerola.
- Se cuece a fuego lento 2–3 minutos; se revuelve constantemente con una cuchara de madera hasta que la mezcla espese.
- Se sirve en pequeñas cantidades; se unta en el pan ó se usa como mantequilla.

Variaciones Al reducir u omitir los dulcificantes lo hace más sabroso. Se le añade jengibre rallado, pasas con ralladura de limón o de naranja, rábano *daikon* rallado, zanahorias ralladas o varíe sus propias combinaciones de hierbas entre tomillo, perejil, romero, semillas de cilantro, comino, albahaca, orégano, menta, canela, ajo y cebolla. Para hacer una salsa, un *dip* o si se va a untar, sólo agréguele suficiente agua para que tenga la consistencia adecuada.

SALTEADO DE LIMÓN Y NUECES DE CASTILLA

10 champiñones (o 5 champiñones shiitake remojados), finamente rebanados
1 cucharada sopera de ralladura de limón
¼ taza de nueces de Castilla, picadas
1 cucharadita de aceite
1 cucharada sopera de miso
3 cucharadas soperas de agua
1 cucharadita de dulcificante (opcional)

- Se saltean a fuego medio, los champiñones, la ralladura de limón y las nueces de Castilla hasta que se suavicen.
- Se baja el fuego.
- Se disuelve el miso en agua.
- Se añade el miso y el dulcificante a los ingredientes salteados; se cuece todo revolviendo constantemente hasta que todos los ingredientes se cubran completamente con el miso.
- Se deja enfriar antes de servirse.

GUACAMOLE CON MISO

1 aguacate
¼ de tomate, picado
1 diente de ajo, finamente picado (opcional)
1 cucharadita de miso
1 cucharada sopera de cebolla, finamente picada (opcional)
1 chile, finamente picado
Una pizca de cayena

- Se combinan los ingredientes y se machacan con un tenedor muy bien.

ESPINACA CON SALSA DE MISO

1 libra de espinaca, cocida y escurrida
1 cucharada sopera de miso blanco
1 cucharada sopera de mantequilla
  de ajonjolí
Agua

• Se combinan los ingredientes en una licuadora
  con suficiente agua para hacer una salsa cremosa.

> *Variación* Use zanahorias, calabazas de invierno, brócoli, coliflor, etc., con, o en vez
> de, espinaca.

DIP O SALSA DE MISO Y MANTEQUILLA DE AJONJOLÍ

1 cucharada sopera de miso
1 cucharada sopera de mantequilla de
  ajonjolí
¼ taza de jugo de limón
¼ taza de agua

• Use el mortero y maja o molcajete para hacerlo
  puré.
• Se sirve como *dip*. Se añade ¼ taza más de agua
  para hacerlo salsa.

SOPA DE MISO BÁSICA

½ taza de algas marinas wakame o kombu,
  cocidas y cortadas en pedazos pequeños
2–3 cucharadas soperas de miso
1½ taza de verduras, picadas
4 tazas de agua (consomé o el agua donde
  se remojó el alga marina)
1 cucharadita de aceite de ajonjolí

• En una cacerola se saltean el alga y las verduras.
• Se añade el agua y se deja escaldar.
• Baje el fuego, se tapa y se deja cociendo a fuego
  lento 15 minutos.
• Se diluye el miso con un poco de caldo, y se
  agrega a la sopa.
• Se deja escaldar la sopa y se retira del fuego,
  luego se adorna y se condimenta.
• Para 4–6 personas.

Verduras

> Rábano *daikon,* poro, cebolla, raíz de bardana, berenjena, champiñones, nabos, zanaho-
> rias, col, papas, espinaca, raíz de loto *(Nelumbo nucifera),* camotes, germinados de fri-
> joles, vegetales silvestres, crisantemos, tofu, gluten de trigo y algas marinas.

Decoraciones y condimentos

> Use mantequillas hechas de oleaginosas, semillas y oleaginosas enteras o picadas, nori y
> dulse tostadas, pedazos de tofu frito, crutones, vino blanco, *sake,* espesador de arrurruz
> *(Maranta arundinacea),* jengibre, ajo, el condimento *seven-spice,* mostaza, perejil, cebollines,
> pimienta, menta y ralladura de limón.

NATTO MISO

Es el tradicional chutney del Japón, hecho con frijoles de soya, cebada, malta de cebada, kombu, jengibre y sal de mar; ahora es más fácil de conseguirlo en el Occidente. Es delicioso como condimento o como chutney en las sopas, en salsas agridulces, platillos salteados o como relleno para las bolas de arroz. Utilícelo o prepárelo igual que el miso normal.

TEMPEH

Tempeh es un alimento de Indonesia hecho con frijoles de soya cocidos fermentados amalgamados con un moho *(Rhizopus)* y se vende en bloques rectangulares, cuadrados o redondos de tamaños variados. Existen diversas variedades de tempeh las cuales se obtienen al combinar frijoles de soya con trigo, arroz, mijo, cacahuetes o coco y su fermentación se da en diferentes tiempos. (Existen hasta treinta variedades disponibles).

Propiedades curativas

Altamente nutritivo; puede utilizarse para beneficio de la persona frágil *deficiente;* 19.5% de proteína; bajo en grasas saturadas, rico en grasas no-saturadas y contiene aceites substanciales omega-3; el moho *Rhizopus* produce un antibiótico medicinal que aumenta la resistencia del cuerpo a las infecciones; está libre de toxinas químicas.

El tempeh asiático es una fuente excepcional de vitamina B_{12}. Desafortunadamente, el tempeh que se produce en Occidente se fermenta en un ambiente demasiado limpio para producir la B_{12}, y por lo tanto está prácticamente desprovisto de este nutriente necesario. Algunos fabricantes de tempeh, sin embargo, ahora han inoculado su producto con los microorganismos productores de B_{12}.

En recetas con carne, aves de corral o pescado, el tempeh es un substituto excelente para estos productos de origen animal. Con frecuencia el sabor del tempeh le recuerda a la gente los varios platillos de pollo y de pescado.

Para mejores resultados en la preparación

- Tempeh se consigue fresco, congelado, seco o precocido. Puede cocerse al vapor, al horno, freírse, o asarse o tostarse. (Igual que el tofu).
- Para un tempeh crujiente con un sabor sabroso, rebánelo delgadito y fríalo en aceite.
- Sírvase en cantidades pequeñas cuando lo fría. Se digiere mejor.
- Almacénelo en un lugar fresco o congélelo. No se preocupe si se vuelve grisáceo o tiene un olor a amoníaco (debido a la esporulación). Sin embargo, deséchelo cuando el olor llegue a ser desagradable.
- No coma el tempeh crudo; necesita estar bien cocido.

TEMPEH SAZONADO (frito)

8 onzas de tempeh, rebanado o cortado en cubos

½ taza de agua y una cucharada sopera de sal

o

½ taza de jugo de limón y ½ cucharadita de sal

Hierbas (véase las sugerencias abajo)

- Se remoja en líquido, sal y hierbas 15–20 minutos.
- Se escurre bien.
- Se fríe hasta que se dore.

TEMPEH SAZONADO (hervido)

8 onzas de tempeh, rebanado o cortado en cubos

¼–½ taza de agua

½ cucharada sopera de salsa de soya

Hierbas

- Se pone el tempeh en agua con la salsa de soya y las hierbas. Se deja hervir.
- Cuando suelte el hervor, se baja el fuego y se deja cociendo sin taparse hasta que el líquido se absorba.
- Se escurre.

Condimentos sugeridos

- 1 cucharadita de comino en polvo
- 1 cucharadita de polvo de curry
- ½ cucharadita de cada uno cilantro, comino y jengibre en polvo
- ½ cucharadita de jengibre rallado

Variaciones Papas fritas a la francesa hechas de tempeh: Corte el tempeh como las papas francesas y luego se fríen en aceite. Se sirven con hamburguesas (hechas de granos) y ensalada.

Tempeh en brochetas: Corte cubos de 1 pulgada y ensártelos en la brocheta con verduras marinadas.

Hot cakes de tempeh: Se sirven con puré de manzana.

TEMPEH CON ARROZ SOFRITO

1 cucharadita de aceite

1 diente de ajo, finamente picado (opcional)

1 zanahoria, cortada en cubos pequeños (p. 615)

2 tazas de arroz cocido

1 taza de chícharos frescos, cocidos

8 onzas de tempeh, cortado en cubos, cocido y sazonado

2 cucharadas soperas de salsa de soya

- En una cacerola se saltea en aceite la zanahoria por 3 minutos; casi al final agregue el ajo.
- Se añade el arroz y se saltea 2 minutos más.
- Se añaden los chícharos, tempeh y salsa de soya. Se mezclan bien. Se cuece todo 5 minutos.
- Se sirve inmediatamente

TALLARINES CON TEMPEH

1 cucharadita de aceite
½ cebolla (opcional)
½ taza de zanahorias, rebanadas (p. 615)
1 taza de col, picada
1 taza de chícharos frescos
4 onzas de tallarines, cocidos y escurridos
  (p. 537)
¼ cucharadita de polvo curry
2 cucharadas soperas de salsa de soya
¼ cucharadita de sal
8 onzas de tempeh, cortado en cubos,
  sazonado y frito

- En una sartén se sofríen (a fuego alto revolviendo sin cesar) las cebollas y las zanahorias 3 minutos.
- Se añade la col y los chícharos siguiendo el mismo método 2 minutos más.
- Se añade los condimentos siguiendo el mismo método 1 minuto más.
- Se mezcla todo con el tempeh y los tallarines.
- Se sirve caliente o frío.
- Para 4 personas.

TEMPEH CON SALSA

8 onzas de tempeh, cortado en cubos de
  ¾ de pulgada y cocido
3–4 tazas de salsa:
Mantequilla de miso y ajonjolí (p. 578)
Salsa de champiñones (p. 667)
Salsa agridulce (p. 669)

- Prepare la salsa.
- Al final del cocimiento, revuélvase con el tempeh.
- Se sirve como platillo principal o se vierte sobre tallarines o granos, cocidos.

HAMBURGUESAS DE TEMPEH

1 diente de ajo, finamente picado
  (opcional)
2 chiles rojos, finamente picados
1 cucharadita de semillas de cilantro
½ cucharadita de ralladura de limón
1 cucharada sopera de miso o 2 cucharadas
  soperas de salsa de soya
8 onzas de tempeh (pedazos muy pequeños)

- Se combinan todos los condimentos.
- Se muelen muy bien en el molcajete o mortero.
- Se añaden los pedazos de tempeh y se muelen hasta que se mezclen bien.
- Se forman las hamburguesas.
- Se fríen o se hornean a 350°F hasta que se doren.
- Se adornan y se sirven con pan para hamburguesas.

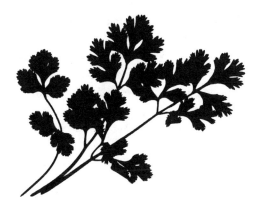

TEMPEH EMPANIZADO

8 onzas de tempeh, en rebanadas del tamaño de 1½ x 2 x ½ de pulgada

2 cucharaditas de sal en ½ taza de agua

¼ taza de harina de trigo integral

7 cucharadas soperas de pan molido de trigo integral o harina de maíz

Se cubre con lo siguiente:

Salsa china de jengibre (véase «Salsas» en la página 669)

Salsa Béchamel

Salsa de miso

- Se remoja el tempeh en el agua salada 15–20 minutos.
- Se escurre bien.
- Se cubre muy bien con la harina y el pan.
- Se coloca en una rejilla para que se seque.
- Se fríe o se hornea a 350°F hasta que se dore.
- Se sirve con cualquiera de las salsas.

Variaciones Lo mismo que Tempeh sazonado, véase la receta.

TEMPEH ASADO EN BROCHETAS

½ cucharadita de semillas de cilantro

1 diente de ajo, finamente picado

1 cucharada sopera de melaza

2 cucharadas soperas de miso

8 onzas de tempeh, cortado en cubos de ½ de pulgada

Salsa para *dipping:*

4 cucharadas soperas de salsa de soya

1 cucharadita de jugo de limón

½ cucharadita de chiles

1 cucharadita de jengibre rallado

½ taza de agua

- Se muelen los primeros dos ingredientes en un molcajete o mortero muy bien.
- Se mezclan con la melaza y el miso.
- Se cubren muy bien con la mezcla y se marinan toda la noche.
- El día siguiente, se prepara la salsa para *dipping*.
- Se ensartan los cubos de tempeh en la brocheta y se asan en la parilla 7–8 minutos sin cubrirlos o en el asador del horno.
- Se sirven con la salsa para *dipping*.

TEMPEH CON TORTILLAS Y GUACAMOLE

8 tortillas de maíz

1½ tazas de guacamole con miso (p. 557)

8 onzas de tempeh, en cubos, cocidos y sazonados

5 hojas de lechuga, cortada en tiras finas

1 tomate, cortado en pedazos pequeños (p. 614)

1 taza de germinados de alfalfa

Salsa mexicana (p. 668)

- Se calientan las tortillas en el comal. Primero se pone a calentar una y se van empalmando hasta hacer una pila así se mantienen calientes—o— caliente el aceite y fríalas por los dos lados y se sirven calientes.
- Se le agrega a la tortilla guacamole al gusto.
- Luego se le agrega los cubos de tempeh.
- Encima se le pone la lechuga, el tomate y los germinados.
- Al final se vierte la salsa encima de cada tortilla al gusto.

TEMPEH CON SABOR A ATÚN

8 onzas de tempeh
1 cucharada sopera de agua
¼ taza de mayonesa de tofu (p. 641)
1 cucharada sopera de cebolla, finamente picada (opcional)
½ cucharadita de sal
2 cucharadas soperas de perejil o apio, finamente picados

• Se cuece el tempeh al vapor.
• Se le añade agua y se machaca bien.
• Se deja enfriar.
• Se le añade los demás ingredientes y se mezcla todo muy bien.
• Se sirve en sándwiches, o en ensaladas o para untarse.

TOFU

El tofu es la leche del frijol de soya, que se ha cuajado. Se originó hace miles de años en China para poder digerir mejor el frijol de soya, el cual es altamente valorado. La elaboración de tofu es un proceso que implica remojar, mezclar y cocer los frijoles de soya y amalgamarlos con un solidificador natural (jugo de nigari o jugo de limón). Algún tofu está hecho comercialmente con nigari químico, alumbre o vinagre y su calidad es inferior.

Nutrientes

Contiene proteína que se digiere fácilmente; vitaminas B y minerales incluyendo calcio, fósforo, hierro, sodio y potasio; es barato; bajo en calorías (dieciocho por onza). Dependiendo de cómo se hace, la cantidad de calcio en el tofu puede igualarse al de la leche.

Propiedades curativas

Naturaleza térmica enfriadora; beneficia el Elemento Metal incluyendo los pulmones y el intestino grueso; humedece condiciones *secas* en el cuerpo; alivia inflamaciones del estómago; neutraliza las toxinas—se usa en casos de alcoholismo, disentería amibiana crónica, reacciones a curaciones, cambios dietéticos, etc.; también se usa tradicionalmente para las contusiones cerebrales aplicándose como un cataplasma grueso de tofu.

El tofu es una proteína concentrada y puede ser benéfica cuando se come en cantidades moderadas, especialmente en temporadas más calientes y para aquellos con señales de *calor* (lengua roja, cara rojiza, aversión al calor, o sensación de estar demasiado caliente o con mucho calor); se utiliza a veces para reducir señales de *calor* que acompañan enfermedades del corazón y presión arterial alta. Para la mayoría de la gente, la cualidad enfriadora *yin* del tofu necesita alterarse cociéndolo muy bien; el agregar especias caloríficas como jengibre es especialmente benéfico para las personas con señales de *frío*.

El tofu es bastante versátil. Su naturaleza suave sutil balancea los sabores extremos y agrega un contraste a los alimentos salados y acres o pungentes. Puede cocinarse al horno, al vapor, asarse, freírse, saltearse, hervirse; o aún se puede comer hasta crudo—preferentemente sólo cuando la persona tiene calor y se siente seca.

Almacene el tofu en un lugar fresco, en un envase hermético o en un tarro sellado, cubierto con agua. Cambie el agua diariamente.

Precaución: El comer con regularidad cantidades masivas de tofu (como lo hacen algunos estadounidenses) puede contribuir a una debilidad de los riñones-suprarrenales, a volverse canoso y caérsele el pelo, a padecer impotencia, frigidez y disminución de sensibilidad sexual.

TOFU HORNEADO CON SALSA DE LIMÓN

1 barra de tofu, en rebanadas de ¼ pulgada de grueso
Salsa cremosa:
1 cucharada sopera de miso
2 cucharaditas de jugo de limón
1 cucharadita de mantequilla de ajonjolí
⅓ taza de agua
Perejil

- Precaliente el horno a 350°F.
- En un refractario no muy hondo, se acomoda cada rebanada de tofu una después de otra ligeramente inclinadas (//////).
- Se combinan los ingredientes para hacer una salsa cremosa.
- Se baña el tofu con la salsa.
- Se hornea tapado 15–20 minutos.
- Se adorna con perejil.
- Para 4 personas.

TOFU ASADO

1 barra de tofu, rebanado
2 cucharadas soperas de salsa de soya
1 cucharadita de jengibre, rallado
Perejil, picado

- Se enciende el asador del horno.
- Se mezclan la salsa de soya y el jengibre.
- Se coloca el tofu en un refractario.
- Se le vierte la salsa encima.
- Se asa hasta que esté ligeramente dorado por ambos lados. (El tofu se dora rapidísimo; tenga cuidado de no quemarlo).
- Se adorna con perejil.
- Para 4 personas.

ALBÓNDIGAS DE TOFU (SIN CARNE)

1 barra de tofu
¼ taza de nuez de Castilla, picada
¼ taza de pan molido o de germen de trigo
⅛ taza de harina de trigo integral
1 cucharada sopera de perejil, picado
½ cucharadita de cada uno orégano y albahaca
½ cebolla, finamente picada
1 cucharada sopera de salsa de soya

- Se mezclan todos los ingredientes muy bien.
- Se forman bolas de dos pulgadas approx.
- Se fríen o se hornean a 350°F hasta que queden doradas.
- Se sirven como entremés con un *dip*, o se colocan en un refractario y se bañan con la salsa. Se tapan y se hornean unos 20 minutos más. Se sirven con granos o tallarines.
- Para 4 personas.

ROLLOS DE TOFU AL VAPOR

2 barras de tofu
½ taza de zanahoria, rallada
½ cebolla, finamente picada (opcional)
¼ taza de perejil fresco, picado
2–3 cucharadas soperas de salsa de soya
4 hojas de nori
½ cucharadita de aceite (opcional)

- Se saltean la cebolla y la zanahoria.
- Se desmorona el tofu y se mezcla con la zanahoria, cebolla, perejil y salsa de soya.
- Se unta la mezcla de tofu ¼ de pulgada de grueso encima de las hojas de nori. Se deja 1½ pulgadas sin untar a un extremo.
- Se enrollan las hojas de nori.
- Con cuidado se colocan las hojas de nori con la parte donde se termina el rollo, boca abajo. Se cuecen al vapor unos 15 minutos.
- Se dejan enfriar y luego se rebanan de ½ pulgada de grueso. (Si se rebanan mientras están calientes se deshacen).
- Para 6–8 personas.

GUISADO DE TOFU

1 barra de tofu, desmoronada
1 taza de pan molido
1½ tazas de salsa Béchamel de almendras
  (véase la página 666)
¼ cebolla, finamente picada (opcional)
¼–½ cucharadita de sal
¼ cucharadita de aceite (opcional)

- Se saltea la cebolla.
- Se mezclan todos los ingredientes.
- Se aplanan en un refractario engrasado con aceite.
- El refractario se coloca dentro de un recipiente con agua (como baño maria) y se hornea a 375°F por 45 minutos.
- Para 4 personas.

TOFU CON CHAMPIÑONES SHIITAKE

3 champiñones shiitake
1 taza de agua
1 taza de chícharos frescos
1 zanahoria, finamente picada
1 cucharadita de aceite de ajonjolí
  (opcional)
1 barra de tofu
¼–½ cucharadita de sal
1 cucharadita de salsa de soya

- Se remojan los champiñones en agua 20 minutos. Se escurren. Se conserva el agua. Se pican finamente. (Guarde los troncos pequeños de los champiñones para el caldo).
- En una cacerola se saltean los champiñones 2 minutos, se les añade los chícharos y la zanahoria y se saltean 2 minutos más.
- Se les añade ⅓ taza del agua conservada y sal. Se tapa y se cuecen 20 minutos.
- Se les añade la salsa de soya.
- Se licua el tofu en la licuadora con ⅓ taza del agua conservada, queda como puré.
- Se le añade el puré de tofu a las verduras cocidas y se revuelve todo con palillos chinos. Se cuece todo 5 minutos.
- Para 4 personas.

TOFU FRITO

1 barra de tofu
harina de arrurruz
aceite de ajonjolí

- Se pone el tofu en una tabla para cortar. La tabla debe estar inclinada para que el líquido del tofu se escurra. Se coloca debajo de la tabla un plato en un extremo de la tabla, esto va a mantener a la tabla inclinada. Luego se coloca encima del tofu una pesa o plato y se deja ahí por una hora—o use otro método: ponga el tofu en una tela de algodón cuadrada o rectangular, se unen las cuatro esquinas y se amarra. El tofu ya amarrado se deja escurriendo 1½–2 horas o toda la noche para extraer el exceso de líquido. Después de que se escurre:
- Se corta el tofu en cubos de un ⅓ ó ½ de pulgada.
- Cubra ligeramente cada cubo de tofu con harina de arrurruz *(Maranta arundinacea)*.
- Se fríen hasta que queden dorados. (Al freír una cantidad grande de tofu al mismo tiempo hará que la temperatura del aceite se baje y el tofu no quedará bien cocido).
- Se escurren con servitoallas o se ponen en agua hirviendo para quitarles el exceso de aceite.
- Se añaden a sopas, salsas, guisados, sándwiches, salsas, etc.

TOFU REVUELTO

1 barra de tofu
2 tazas de mijo o arroz cocido
1 cebolla, picada (opcional)
1 diente de ajo, finamente picado
   (opcional)
1 cucharada sopera de polvo de curry
1 cucharadita de aceite
¼–½ cucharadita de sal

- Se saltea en aceite la cebolla y el ajo hasta que la cebolla se vuelva transparente.
- Se le añade el curry y la sal. Se saltea 1 minuto.
- Se desmorona el tofu y se mezcla bien con arroz ó mijo.
- Se le añade a la mezcla de curry y se saltea todo 10 minutos.
- Para 4 personas.

ENSALADA DE TOFU SIN HUEVO

2 barras de tofu
½ taza de pepinillos encurtidos eneldo
2 cucharadas soperas de levadura
   nutricional (opcional)
⅛ taza de mostaza
½ cucharadita de sal
½ taza de mayonesa o aderezo de ensalada
Pizca de cúrcuma (añade color)
1 cebollita de rabo, picada (opcional)

- Opción: El tofu se deja cociendo a fuego lento en agua 5 minutos para hacerlo más digerible y para que los demás ingredientes le den más sazón al tofu y se combine todo muy bien.
- Se desmorona el tofu en un platón hondo.
- Se le añaden todos los ingredientes.
- Se machacan todos los ingredientes y se mezclan muy bien.
- Se pone a enfriar el platillo antes de servirlo ya sea como una ensalada o se unta en sándwiches.
- Para 6–8 personas.

Oleaginosas y semillas

En esta sección consideraremos las propiedades y cómo podemos beneficiarnos de las oleaginosas y de las semillas ambas ricas en aceite. Estos alimentos grasos son típicamente las mejores fuentes de vitamina E, la cual actúa como protectora de los nervios y también actúa como un antioxidante inmunoestimulante; las oleaginosas y las semillas comunes contienen también la mayor cantidad de grasas de todos los alimentos no-procesados—la mayor parte de estas grasas están formadas de ácidos grasos esenciales. Las grasas junto con la vitamina E que es un nutriente soluble en grasa, ambas desempeñan un papel crucial en las funciones del hígado y en las emociones asociadas con este órgano como son la ira, la depresión y la impaciencia. La gente que come grasas aisladas en forma de aceites extraídos de semillas refinados, tiene una mayor necesidad de vitamina E, la cual actúa como un antioxidante para proteger a estos aceites contra la oxidación. Por otra parte, si se ingieren grandes cantidades de vitamina E aislada, se antojan aun más las grasas. Un componente inherente de los aceites es la vitamina E. Cuando la vitamina E que ocurre en forma natural en las oleaginosas, en las semillas, en los aceites no-refinados y en los granos integrales se ingiere como tal habrá menos necesidad de preocuparse de tomar un complemento de la vitamina E como protección contra la oxidación.

La vitamina E y los ácidos grasos esenciales son sólo una muestra de la energía nutricional de las semillas. (Las oleaginosas, los granos y las leguminosas son también semillas). Ciertamente muchos de los nutrientes adicionales que tienen las semillas, incluyendo una abundancia de vitaminas, minerales, aminoácidos, carbohidratos, minerales y otros, desempeñan papeles sinérgicos en la formación de sus propiedades notables. Al contemplar todo en su totalidad, las semillas son la chispa de la vida, son un alimento vivo y perfecto y contienen todos los elementos necesarios para darnos vitalidad.

El problema de semillas y de oleaginosas rancias

- Las oleaginosas y las semillas se enrancian y pierden sus nutrientes cuando se descascaran o se pelan. Su deterioro se inicia inmediatamente y continúa, de alguna manera, incluso cuando son empaquetadas al vacío sin oxígeno.

- Lo rancio causa irritación en las paredes del estómago y de los intestinos.

- Las enzimas pancreáticas que ayudan a digerir los aceites de estos alimentos se retardan. Así los aceites no se pueden digerir o asimilar eficazmente.

- Pueden contribuir a una inmunidad deficiente, cáncer y a otras enfermedades crónicas.

- Destruyen las vitaminas A, E y F de los alimentos, de igual manera que destruyen las que están almacenadas en el cuerpo.

- Es una causa del porqué hay problemas en la vesícula biliar y en el hígado. (Son el resultado de estados emocionales de ira y de indecisión).

Es mejor que no se coman ningunas oleaginosas ni tampoco ningunas semillas que comer las que están rancias.

Como seleccionarlas y almacenarlas

- Compre oleaginosas únicamente en su cáscara. Durarán hasta un año.

- Almacene las semillas que no tienen cáscara en recipientes totalmente oscuros en un lugar frío. El calor y la luz aceleran la oxidación. No las almacene en plástico. Los alimentos ricos en aceite se combinan con el plástico para formar plasticidas (sustancias tóxicas que se liberan del plástico).

- Pruebe las semillas y oleaginosas antes de comprarlas.

- Venenos y toxinas tienden a acumularse en todas las semillas, así que es importante comprar las orgánicas, no las que se han fumigado con químicos.

Como preparar y comer las oleaginosas y las semillas ricas en aceite

- La mejor manera de comer las semillas o las oleaginosas es remojándolas—descascaradas o sin cáscara—durante toda la noche para iniciar el proceso del germinado, lo que hace que las grasas y las proteínas se digieran mejor. Después séquelas y cómaselas crudas, tuéstelas o cuézalas. Pueden también cocerse junto con cereales y caldos, se pueden triturar, moler finamente o hacerse como tipo mantequilla, o se preparan en forma de líquidos (véase «Leche de granos y semillas» y las recetas de «Rejuvelac y yogurt»).

- Al tostarlas se reduce el efecto de la rancidez como también lo aceitoso, haciendo que las oleaginosas y las semillas sean más fáciles de digerir. Tuéstelas ligeramente—el tostarlas demasiado hace que los aceites sean nocivos.

- Las personas con digestión sensible deben seguir los principios de combinación simple de alimentos, es decir, sólo ingiera oleaginosas y semillas por sí solas o con fruta ácida o con verduras no-amiláceas (incluyendo las de hojas verdes). (Véase el capítulo *La combinación de alimentos*).

- Es mejor comer las oleaginosas y las semillas que crecen en su región climática.

- Al tostarlas aumenta su cualidad calorífica para las temporadas de otoño y de invierno y para la persona *fría* o *deficiente;* al germinarlas mejora su cualidad enfriadora para la primavera y el verano y para la persona *calurosa* o con señales de *exceso.*

- El valor medicinal aumenta considerablemente cuando se mastican minuciosamente.

- Al comerse en grandes cantidades, pueden causar problemas en la digestión, salen granos y espinillas, y son notorias por producir flatulencia fétida.

Guías para usar las oleaginosas y las semillas

La mayoría de las oleaginosas y las semillas (especialmente las semillas ricas en aceite) tonifican el cuerpo, dan fuerza y añaden peso corporal. Son fuentes ricas de proteínas y grasas, y es mejor consumirlas en pequeñas cantidades. Las personas delgadas, secas, inestables, nerviosas y generalmente *deficientes* son las que se benefician más de estos alimentos de naturaleza pesada los cuales nos ayudan a asentarnos o aterrizarnos. Desafortunadamente, este tipo de persona no puede metabolizar cantidades sustanciales de un alimento tan pesado; así que debe comer oleaginosas y semillas en cantidades moderadas.

Por otra parte, la persona con señales de *exceso* (cuerpo y personalidad robusta, tez rojiza, voz y pulso fuerte, capa gruesa en la lengua) debe consumir oleaginosas y semillas muy de vez en cuando, si es que las consume.

La persona con *humedad anormal,* inactiva con condiciones tales como edema, moco, exceso de peso, desarrollo excesivo de *Candida,* tumores o quistes, deben evitar oleaginosas y semillas ricas en aceite. Una excepción son ciertas semillas concentradas en ácidos grasos omega-3, que incrementan el índice metabólico, ayudando a superar el aletargamiento. Los ejemplos comunes incluyen las semillas de linaza, semillas de chía, semillas de calabaza (pepitas) y los pistachos sin sal. Si se usan con moderación, estas semillas también son mejores para la persona tipo-*exceso* descrita arriba.

Debido a que sus propiedades curativas específicas no están claramente definidas, o en algunos casos, no se conocen, varias oleaginosas populares se omiten de la siguiente lista de propiedades: nueces de la India, avellanas, nueces de cáscara lisa, y nueces del Brasil. En general, todas estas oleaginosas siguen un patrón de ser ricas en grasas y proteínas y por lo tanto deben utilizarse según las guías generales anteriormente citadas para tonificar a la persona *deficiente;* evítelas en casos de *exceso* y *humedad anormal.*

Propiedades curativas de oleaginosas y de semillas

Almendra

Naturaleza térmica ligeramente calorífica; de sabor dulce; alivia energía estancada del *qi* de los pulmones; transforma las flemas; alivia la tos; lubrica los intestinos. Se utiliza para condiciones de los pulmones incluyendo tos y asma; también ayuda en casos de estreñimiento tipo-seco por deficiencia de fluidos. Para condiciones que impliquen los pulmones, tome bebidas hechas de almendras; se preparan pulverizándolas y se mezclan con agua después.

De todas las oleaginosas, Ayurveda considera a las almendras como una de las mejores; son útiles para reconstruir *ojas* una esencia que revitaliza el intelecto y el espíritu así como la capacidad reproductora y regeneradora del cuerpo. Ayurveda aconseja no comer la piel o cascarilla de la almendra porque puede irritar la pared intestinal, y también recomienda evitar las almendras que se blanquean en agua caliente. Para poder quitarles la cascarilla que las envuelve y para que comience el proceso de su germinación (el cual mejora la digestión y añade nutrientes), remójelas durante la noche y pélelas por la mañana. Sin embargo, la cascarilla de la almendra contiene una esencia amarga, que aunque no es muy deseable para las personas sanas, es realmente benéfica para resolver condiciones de humedad en los pulmones. La almendra es la única oleaginosa que alcaliniza la sangre; todas las otras la acidifican.

Precaución: Las almendras pueden exacerbar flema y esputo si la persona tiene señales de *humedad anormal* como aletargamiento, capa gruesa y grasienta en la lengua, y edema.

Cacahuete

Naturaleza térmica calorífica; de sabor dulce; afecta los pulmones y el bazo-páncreas; lubrica los intestinos; armoniza el estómago. Se usa para aumentar la fuente de leche materna (agregue cacahuetes asados a la sopa de arroz ó de mijo), para detener el sangrado incluyendo hemofilia y sangre en la orina (coma cacahuetes crudos), para tratar la sordera (coma cacahuetes crudos) y para bajar la presión arterial (beba té hecho con las cáscaras externas).

Nota: En los remedios anteriormente mencionados, use el cacahuete entero, incluyendo la piel o cascarilla de color café.

Precaución: Los cacahuetes pueden causar espinillas en la piel. También retardan en gran medida el índice metabólico del hígado. Por lo tanto deben evitarse por personas con exceso de peso, *humedad anormal,* inactivas, con infecciones por hongos (micosis) o con cáncer. Si se comen moderadamente los cacahuetes pueden beneficiar a la persona con un metabolismo rápido como sucede en la persona delgada, nerviosa que digiere rápidamente cantidades grandes de alimentos. Los cacahuetes con frecuencia se fumigan desmesuradamente con productos químicos y se cultivan en suelos saturados con fertilizantes sintéticos. Además, están expuestos a aflatoxinas fungicas que son agentes carcinogénicos. Por lo tanto, los cacahuetes orgánicos son los que deben utilizarse—contienen pocos residuos químicos, y están expuestos en menor grado a las aflatoxinas.

Coco

Naturaleza térmica calorífica; de sabor dulce; ayuda a fortalecer; calma el *viento;* es hemostático; tonifica el corazón. Se usa para la debilidad, la escualidez o emaciación (adelgazamiento extremo), sangrado de nariz y desnutrición infantil.

El coco es una buena fuente de grasa saturada para los vegetarianos; sin embargo, puede ser peligroso cuando se utiliza por personas con exceso de colesterol y de grasa saturada en la dieta (por ejemplo, una dieta concentrada en carnes rojas, huevos y lácteos).

La leche de coco es calorífica, dulce, aclara los efectos del *calor-verano,* sacia la sed, aumenta el semen y reconstruye los fluidos *yin.* Es con frecuencia benéfica para tratar edema resultado por debilidad del corazón y por diabetes.

Como dato curioso el agua de coco se utiliza en casos extremos para transfusiones sanguíneas ya que contiene las mismas cualidades que el plasma (en la guerra del golfo Pérsico se utilizó).

Nuez de Castilla

Naturaleza térmica calorífica; sabor dulce; las nueces de Castilla pueden reducir la inflamación y alivian el dolor. Este efecto puede ser debido a su contenido de aceites omega-3 (el 5% de su aceite total). También humedecen los pulmones y los intestinos, y ayudan a aliviar la tos y jadeo acompañado por señales de frío (Ej., escalofríos y moco acuoso), nutre las suprarrenales y el cerebro y enriquece el esperma. Trata la emisión seminal involuntaria y la impotencia, dolor y frío en la espalda y rodillas, y otras deficiencias *yang* de los riñones (p. 396) y el estreñimiento por sequedad en los ancianos. Evite comer nueces de Castilla en casos de heces pastosas y señales de calor (Ej., cara roja, ira, tendencia a fuegos o aftas, moco amarillo o mucha sed). Las nueces de Castilla pueden albergar parásitos; tostándolas o usando otros métodos de cocimiento las hacen más seguras para comerlas.

Piñón

Naturaleza térmica calorífica; de sabor dulce; influye en los pulmones, el colón y el hígado; lubrica los pulmones y los intestinos; aumenta los fluidos del cuerpo; ligeramente laxante; calma condiciones de *viento.* Es útil para tratar mareos, para tos seca, flema con sangre, obstrucción por *viento* (reumatismo) y estreñimiento. Los piñones son muy susceptibles a enranciarse y deben refrigerarse en un envase sellado después de pelarlos.

Pistacho

Naturaleza térmica neutral; de sabor dulce, amargo y ligeramente agrio; influye en el hígado y en los riñones; purifica la sangre; lubrica los intestinos. Los pistachos se utilizan para el estreñimiento; Ayurveda los considera un tónico importante para el cuerpo entero. Se venden más comúnmente salados. Sin embargo, en esta forma, no deben utilizarse por aquellos con condiciones de *humedad anormal.*

Semilla de ajonjolí negra

Naturaleza térmica neutral; de sabor dulce; tonifica los fluidos *yin* y la sangre; fortalece el hígado y riñones; tiene propiedades generales emolientes—lubrica los intestinos y los cinco órganos *yin* (corazón, hígado, riñones, bazo-páncreas y pulmones); funciona como tónico en general. Se usa para aliviar reumatismo (reduce la obstrucción por *viento*), estreñimiento, tos seca, visión borrosa, tinnitus (zumbido en los oídos), sangre en la orina, dolor bajo de espalda, rodillas débiles, articulaciones rígidas, espasmos nerviosos, dolor de cabeza, insuficiencia de leche materna, y mareos, entumecimiento o parálisis causada por deficiencia de sangre o *yin*. También es útil para obscurecer el pelo blanco prematuro. Muy provechosa en condiciones de ancianidad así como enfermedades crónicas desgastantes donde hay estreñimiento y deficiencia de fluidos en el cuerpo. En la India, se usa como alimento especial para la temporada de frío y cuando hay humedad fuera de lo normal en el medio ambiente.

Precaución: Evítese en casos de bazo-páncreas deficiente marcados por diarrea o heces fecales líquidas.

Nota: Las semillas de ajonjolí comunes muestran las mismas propiedades que las semillas negras pero actúan más moderadamente. Las semillas de ajonjolí deben molerse antes de comerse o cocerse para hacerlas más digeribles. Se vuelven aún más digeribles cuando se remojan durante la noche, luego se tuestan ligeramente antes de molerlas. Esto ayuda a reducir los efectos de su alto contenido de ácido oxálico, que inhibe la absorción del calcio y otros minerales. La «mantequilla de ajonjolí» que se vende en tiendas de comestibles está hecha de semillas enteras de ajonjolí molidas como mantequilla; el «tahini de ajonjolí» se hace con semillas de ajonjolí sin su cascarilla y luego se muelen. El tahini en esta forma es un alimento refinado y se debe evitar; carece de fibra y de muchos minerales y cofactores metabólicos necesarios para digerirse completamente. En nuestra experiencia clínica, el tahini contribuye a los problemas de estancamiento del hígado acompañado con desequilibrios emocionales, a saber, ira, depresión e irritabilidad.

Semilla de calabaza y de calabaza de invierno (pepitas)

Naturaleza térmica neutral; de sabor dulce y amargo; influye en el colon (intestino grueso) y en el bazo-páncreas; es diurética; es vermífuga (expele las lombrices—es especialmente eficaz para la solitaria y las lombrices redondas del género *Ascaris*). Se utilizan cuando se tienen mareos, náuseas, impotencia e inflamación de la próstata, con señales de dificultad para orinar o de goteo. Son fuentes valiosas de zinc y de ácidos grasos omega-3. Se pueden tomar como una decocción de té o un caldo (se mezclan con agua y se cuelan), o se comen crudas o asadas. Se asan ligeramente en el comal o en una cacerola o en el horno para quitarles el nocivo *Elicobacter coli* de su superficie. La dosis es de 1–2 onzas diarias.

Semilla de chía

Es un tónico energético que lubrica la sequedad. Después de la linaza, es la fuente más alta de ácidos grasos omega-3. El indio nativo norteamericano del sudoeste comía chía para mantenerse nutrido durante competencias de resistencia. Los latinoamericanos la utilizan para tratar el estreñimiento.

Semilla de girasol

Naturaleza térmica calorífica; sabor dulce; influye en el bazo-páncreas; actúa como tónico de energía del *qi;* lubrica los intestinos; acelera la erupción del sarampión (prepárese como decocción de té). Trata el estreñimiento del tipo-*seco.* Debido a su alto contenido de ácidos grasos poliinsaturados, estas semillas se enrancian rápidamente una vez que se les quita su cáscara protectora—es mejor pelarlas momentos antes de comerlas.

Semilla de linaza

Naturaleza térmica neutral; de sabor dulce; laxante; mucilaginosa; alivia el dolor e inflamaciones; influye en el bazo-páncreas y en el intestino grueso. Es la fuente más rica de los ácidos grasos omega-3, los cuales tienen propiedades vitales importantes para fortalecer la inmunidad y limpiar el corazón y las arterias. Es útil en muchas enfermedades degenerativas (véase el capítulo de los *Aceites y grasas*).

Verduras

as verduras son una parte vital de la dieta diaria y se le sugiere que elija las que se consiguen en su localidad y según sus necesidades. Algunas se recomiendan más que otras porque son más nutritivas y más fáciles de cocer o cocinar y de digerir.

- Sirva las verduras con granos para una nutrición más completa. En general, los granos reconstruyen, mientras que las verduras limpian el cuerpo de toxinas purificando y renovando la sangre. La combinación de ambas es curativa y calmante.

- Las verduras contienen enzimas especiales que son coadyuvantes en el proceso de limpieza. Las verduras que se ingieren en su estado crudo y que crecen en climas más calientes tienen la tendencia de limpiar nuestro organismo con más potencia y son especialmente benéficas para aquellas personas que incluyen alimentos de origen animal en su dieta. Entre éstas se incluyen champiñones, chícharos verdes, pepinos, camote amarillo oscuro, quimbombó, chiles picantes, calabazas de verano, lechuga (que tiene algunos efectos sedantes), las solanáceas y las verduras que contienen ácido oxálico—espinacas, acelgas, hojas verdes del betabel, etc. Otras verduras son: los betabeles, que purifican la sangre; las alcachofas, que son benéficas para el hígado; y los espárragos, que tienen un efecto diurético en los riñones.

Aunque una característica propia de la naturaleza de estas verduras es la de tener algo de potencia, por lo regular esto no causa ningún problema siempre y cuando las personas consuman las verduras que están en temporada, y también que éstas se hayan cultivado y cosechado en la misma región donde las personas viven. Sin embargo, algunas de estas verduras son muy purificadoras depuradores y necesitan utilizarse con precaución por algunas personas. Por ejemplo, la gente con padecimientos cálcicos (artritis, enfermedades del corazón, descalcificación dental, etc.) deberán evitar las verduras con ácido oxálico o solanina pues estos químicos inhiben la absorción del calcio (véase la «Familia de las solanáceas», abajo). La gente con un aparato digestivo débil y con heces fecales líquidas pueden elegir inteligentemente el comer menos pepinos, calabazas de verano y quimbombó pues estas verduras estimulan la *humedad anormal* en el aparato digestivo y/o en la evacuación ó defecación.

- Las verduras tales como zanahoria, pastinaca, nabo, *rutabaga,* berro, perejil, la familia de la col (coliflor, brócoli, *bok choy,* etc), calabaza de invierno, col rizada *kale* y otras verduras de hojas verdes oscuras tienen propiedades de menor potencia. Crecen en climas variados desde templados hasta fríos, y contienen minerales y otros elementos que hacen que algunas de ellas puedan sobrevivir en climas extremos e incluso hasta vivir debajo de la nieve durante la temporada de invierno. Al ingerirlas con regularidad, asimilamos sus cualidades como también adquirimos la resistencia a climas fríos y a las enfermedades. Almacenadas, algunas conservan su vitalidad por largo tiempo. La col contiene altas cantidades de vitamina C concentrada sobre todo en la base de la planta, la cual no se destruye ni cuando la col está almacenada, ni tampoco cociéndola moderadamente ni en forma de *sauerkraut* (col encurtida).

- Las cebollas, las escalonias, las cebollitas de rabo, los cebollines, los poros etc. y el ajo tienen un valor medicinal y son de alta potencia para usarse diariamente. Cuando están cocidas estimulan un exceso de deseos; cuando están crudas, dan lugar a la ira, de acuerdo a las principales enseñanzas del Asia Oriental que promueven un desarrollo espiritual.

- El ajo, las zanahorias, la familia de la col y algunas otras verduras contienen sulfuro, el cual elimina las lombrices y parásitos intestinales.

Las propiedades curativas de las verduras

Es importante recordar que el valor curativo de los alimentos está influenciado por sus sabores y propiedades térmicas. Ejemplos: Los alimentos amargos secan condiciones de *humedad anormal* en el cuerpo incluyendo edema, moco, quistes y hongos. Los alimentos con una naturaleza enfriadora disminuyen condiciones de *calor* con señales como moco amarillo, capa amarilla en la lengua, ojos rojos, garganta inflamada o la sensación de sentirse demasiado caliente, mientras que los alimentos caloríficos estimulan la circulación de la energía e influyen cuando existe la sensación de tener mucho frío. Algunas verduras no tienen ni propiedades caloríficas ni enfriadoras, y en estos casos, su naturaleza térmica se considera neutral.

A menos de que se especifique de otra manera, la cantidad de verduras que vaya a elegir y a usar por su valor terapéutico para las enfermedades crónicas debe ser, ante todo, una cantidad moderada y que satisfaga; esa porción entonces se consume con regularidad, quizás unas cuatro a seis veces durante la semana. Si se utiliza más de una verdura, pueden combinarse en una comida o alternarse diariamente. Por ejemplo, podrían alternarse los betabeles, las cebollas y los champiñones *shiitake* como parte de un programa para tratar el endurecimiento de las arterias y el exceso de colesterol. Es esencial apoyar este programa con una dieta de granos y verduras altas en fibra/bajas en grasa.

En padecimientos agudos, las verduras pueden usarse con más frecuencia de acuerdo a las necesidades. Así, como un remedio, si se tiene dolor e irritación de garganta, podría ser el de consumir sopa de pepino o de espinaca dos o tres veces al día hasta que los síntomas disminuyan.

En la siguiente lista de verduras comunes se destacan las que tienen cualidades notables y un valor curativo en especial. Las verduras que se enlistan altas en silicio tienen la capacidad de aumentar la absorción del calcio y de renovar las arterias y el resto de los tejidos conectivos (véase el capítulo del *Calcio*). Las solanáceas se agrupan debido a las propiedades de alta potencia que comparten. Asimismo, la familia de las cebollas se discute como parte de un grupo.

Alcachofa de Jerusalén

La alcachofa de Jerusalén *(Helianthus tuberosus)* de sabor dulce; nutre a los pulmones aliviando las condiciones asmáticas; trata el estreñimiento; estimula la producción de insulina y contiene inulina, de tal modo que reduce las necesidades de insulina (es bueno para las condiciones diabéticas). También conocido como *sunchoke,* estos tubérculos relacionados con el girasol son nativos de Norteamérica y eran el alimento principal en la dieta de los nativos norteamericanos. Es una verdura de otoño y de invierno, de pulpa blanca y textura crujiente como la jícama; es excelente crudo o ligeramente cocido (se vuelven blandos si se cuecen más de 10–15 minutos).

Apio

Naturaleza térmica enfriadora; sabor dulce y amargo; es benéfico para el estómago y el bazo-páncreas y ayuda cuando se padece de un hígado exacerbado; mejora la digestión; seca los excesos de *humedad anormal;* purifica la sangre; reduce condiciones de *viento* como vértigo y nerviosismo; y estimula la transpiración. También se utiliza para los excesos de *calor* como inflamaciones de los ojos, ardor en la orina, sangre en la orina, acné, y aftas y enfría el *calor* interno del hígado y del estómago, que contribuyen con frecuencia a los dolores de cabeza y a tener apetito en exceso, entre otros males.

Para el control del apetito, el apio crudo puede comerse entre y durante las comidas (véase «El comer en exceso y el envejecimiento» en la página 277). Para comer más despacio y estimular una masticación más minuciosa de los alimentos, coma apio con la comida. El apio es una de las pocas verduras (la lechuga es otra) que se combina bien con la fruta, pues tiene la capacidad de secar condiciones de *humedad anormal,* incluyendo las que se asocian con el consumo de fruta y también de dulcificantes concentrados.

El jugo del apio combinado con un poco de jugo de limón es un remedio para el catarro o resfriado común cuando se tiene más fiebre que escalofríos. Esta combinación también ayuda en los dolores de cabeza causados por presión arterial alta o por condiciones de *calor* (cara rojiza, la cabeza se siente caliente, lengua roja e irritabilidad). El jugo del apio sólo o en combinación con el jugo del limón es útil para la diabetes y ayuda mucho a la acidosis causada comúnmente por la diabetes. Para éste propósito, tome 2–4 tazas de jugo diariamente.

Contiene gran cantidad de silicio, el apio ayuda a renovar las articulaciones, los huesos, las arterias y todos los tejidos conectivos. Debido a estos efectos y a la capacidad del apio para disminuir la fermentación en la digestión *(humedad anormal)* y la sangre ácida que con frecuencia viene acompañada de inflamaciones en los tejidos, es útil en el tratamiento del reumatismo, de la artritis, de la gota y de las inflamaciones de los nervios. Los tallos y las raíces se utilizan en el Oriente y el Occidente para tratar la presión arterial alta siendo un remedio seguro para las mujeres con presión arterial alta durante el embarazo.

Betabel

Naturaleza térmica neutral; de sabor dulce; fortalece el corazón, es un sedativo para el espíritu, mejora la circulación, purifica la sangre, es benéfico para el hígado, humedece los intestinos y estimula la menstruación. Se utiliza junto con las zanahorias para la regulación hormonal durante la menopausia; actúa en el estancamiento del hígado o cuando el hígado está extenuado y otros padecimientos del hígado en general, así como en el estreñimiento—especialmente del tipo que resulta por *sequedad* de fluidos; también trata el nerviosismo y congestiones en el sistema vascular. Una verdura rica en silicio.

Precaución: Las hojas verdes del betabel contienen abundante ácido oxálico, y si se comen en exceso, inhiben la absorción del calcio.

Brócoli

Naturaleza térmica enfriadora; de sabor acre o pungente, ligeramente amargo; diurético; abrillanta los ojos; trata condiciones de *calor de verano.* Se utiliza para la inflamación de los ojos y la miopía. Contiene abundante ácido pantoténico y vitamina A, que ayuda a la piel áspera; tiene más vitamina C que la fruta cítrica; es una fuente natural alta en sulfuro, hierro y vitaminas B. Si está ligeramente cocido, el brócoli conservará su contenido rico de clorofila, la cual contrarrestaría la formación de gases resultado de su sulfuro.

Precaución: El brócoli tiene cinco productos químicos bociogénicos que interrumpen la capacidad del cuerpo para utilizar el iodo. Evítese en casos cuando se tiene condiciones de deficiencia de tiroides y de baja cantidad de iodo.

Champiñón: variedad común de botón

Naturaleza térmica enfriadora; sabor dulce; disminuye el nivel de grasa en la sangre; ayuda al sistema respiratorio a librarse del exceso de moco; tiene propiedades antibióticas y puede utilizarse para tratar hepatitis contagiosa; incrementa el número de glóbulos blancos en la sangre de tal modo que aumenta la inmunidad en contra de microorganismos productores de enfermedades; tiene propiedades antitumorales y puede ayudar a detener la metástasis cancerosa postoperatoria; promueve el apetito; mejora la recuperación del sarampión ayudando a que se sequen sus ámpulas. La mayoría de los champiñones, incluyendo la variedad de botón, tienen la capacidad de reducir las «toxinas por *calor*» por comer carne (las reacciones tóxicas con señales de *calor*).

Col

Variedades de color verde y morada: naturaleza térmica ligeramente calorífica; sabor dulce y acre o pungente; mucilaginosa; humedece los intestinos; es benéfica para el estómago; mejora la digestión; y se utiliza en muchas culturas para embellecer la piel. También se utiliza para tratar el estreñimiento, el catarro común, la tosferina (sopa de col o té), quemadura de los tejidos por frío (lavado a temperatura del cuerpo con té de col), ayuda a la depresión mental y a la irritabilidad; también ayuda a eliminar las lombrices del aparato digestivo (coma col con ajo para que sea más eficaz en contra de parásitos). Contiene vitamina U, un remedio para las úlceras. Para el estómago o úlceras duodenales, tome media taza de jugo recién hecho de col dos o tres veces al día entre las comidas. Continúe por lo menos unas dos semanas más aunque ya no tenga síntomas. Si tiene un sabor pungente fuerte mézclese con jugo de apio.

La col debe muchas de sus propiedades curativas a su contenido abundante de sulfuro (el sulfuro es calorífico, destruye parásitos y purifica la sangre).

Al consumirse y al aplicarse simultáneamente como cataplasma, la col trata erupciones de la piel, úlceras en las piernas, venas varicosas, artritis y heridas; al comerse con regularidad ayuda a superar la condición crónica de pies fríos. Para hacer una cataplasma, ralle la col, mézclela con agua, y envuélvala en un paño y aplíquese en el área afectada. Otro método es machacar las hojas y aplicarlas directamente. Este método de uso fue utilizado por una instructora de yoga que conocemos en Suiza quien tuvo un accidente de esquí y cuya pierna sufrió una cortada muy grave; la gangrena penetró y sus doctores le recomendaron amputar su pierna. En lugar de esto ella se aplicó cataplasmas continuos de col y comió a diario mucha col cruda. La herida se le curó rápidamente.

La col contiene iodo y es una fuente rica de vitamina C (más vitamina C que las naranjas); las hojas externas están concentradas de vitamina E y contienen por lo menos una tercera parte más de calcio que las hojas internas. La col en forma de col agria *sauerkraut* cruda es excelente para limpiar y regenerar el aparato digestivo, mejorando la flora intestinal y también trata casos de estreñimiento difíciles (véase la receta de col agria «Sauerkraut»).

Comparada con la col de bola, la col china (Napa) no tiene ni una naturaleza térmica pungente ni tampoco calorífica; es enfriadora con un sabor dulce y es útil para muchas clases de inflamaciones, para secreciones de moco color amarillo y para el resto de padecimientos que tengan síntomas de *calor*. También humedece los intestinos y trata el estreñimiento. La col china sólo contiene un 20% del sulfuro que contiene la col de bola. Los estudios hechos, indican que varias de las verduras crucíferas (col, brócoli y coles de Bruselas) inhiben el crecimiento de cáncer en el intestino grueso.

Precaución: La col china debe ingerirse con moderación cuando se tenga náuseas y por aquellas personas con una condición de debilidad crónica (deficiencia *qi*).

Col rizada *kale*

La col rizada *kale (Brassica oleracea* var. *acephala)* de naturaleza térmica calorífica; sabor dulce y ligeramente amarga y pungente; alivia la congestión pulmonar; es benéfica para el estómago. Es un miembro antiguo de la familia de la col, también tiene abundante sulfuro y su jugo se puede utilizar para tratar el estómago y úlceras duodenales. La col rizada *kale* es una verdura verde robusta de clima frío cuyo sabor se vuelve más dulce después de una helada. Es una fuente excepcional de clorofila, de calcio, de hierro y de vitamina A cuando proviene de la cosecha del otoño, del invierno y al principio de la primavera.

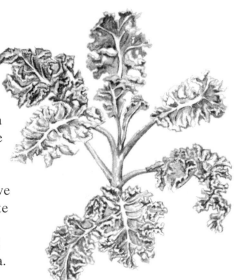

Colinabo

El colinabo *(Brassica oleracea* var. *gongyloides)* de naturaleza térmica neutral; sabor pungente, dulce y amargo; mejora la circulación de la energía del *qi* y disminuye la coagulación y estancamientos de sangre; reduce las condiciones de *humedad anormal* en el cuerpo. Trata la indigestión y el desequilibrio de la sangre—se utiliza para la hipoglucemia y la diabetes; alivia la micción difícil y dolorosa; detiene el sangrado del colon; reduce la hinchazón del escroto; alivia los efectos intoxicantes de las drogas o del alcohol. Se toma el jugo como un remedio para el sangrado de la nariz.

Espárrago

Naturaleza térmica ligeramente calorífica; sabor amargo y ligeramente acre o pungente. Contiene la asparagina diurética, que explica su capacidad de eliminar el agua a través de los riñones. Trata muchos tipos de problemas de los riñones pero no debe utilizarse cuando hay inflamación. Ayuda a limpiar las arterias del colesterol y es útil en problemas vasculares tales como hipertensión y arteriosclerosis.

Precaución: Demasiados espárragos pueden irritar a los riñones.

Los tubérculos subterráneos del espárrago que se usan en la herbolaria china tonifican los fluidos *yin* de los riñones y humedecen los pulmones; es un remedio enfriador que se usa para tratar la congestión de los pulmones, la hemoptisis (escupir sangre), tos con esputo sanguinolento, bronquitis crónica y en la etapa debilitante de enfermedades como la diabetes y la tuberculosis. También mejora la parte femenina de las personas, especialmente en la persona con señales de agresividad, y se utiliza para suavizar dificultades en la menstruación, promover fertilidad y para aumentar nuestra naturaleza receptiva y compasiva. La raíz del espárrago común puede sustituirse.

Precaución: evítese en la diarrea tipo-*fría* (heces fecales líquidas) y en la congestión de los pulmones cuando predominan los escalofríos.

Hojas verdes de la mostaza

Las hojas verdes de la mostaza *(Brassica juncea)* de naturaleza térmica calorífica; sabor pungente; influye en los pulmones; tonifica y humedece los intestinos; despeja la congestión del pecho; mejora la circulación de la energía y disuelve sangre estancada o coagulada. Reduce el moco *frío* (moco que es incoloro o blanco y copioso) asociado a infecciones pulmonares. Para los resfriados o catarros y la tos, utilice las hojas verdes de la mostaza en té.

Precauciones: No se utilice por aquellas personas con enfermedades de ojos inflamados, hemorroides u otras señales de *calor.*

Hongo comestible *shiitake*

El hongo *shiitake (Lentinus edodes)* de naturaleza térmica neutral; sabor dulce; benéfico para el estómago; se dice que es una fuente natural de interferón, una proteína que parece inducir una respuesta inmunológica contra el cáncer y enfermedades virales. Se utiliza en el tratamiento del cáncer, especialmente de los cánceres del estómago y del cuello uterino. Disminuye la grasa y el colesterol en la sangre y ayuda a descargar el exceso de residuos de proteína animal acumulada.

Los champiñones y los hongos comestibles son una buena fuente de germanio, un elemento que mejora la oxigenación celular y mejora la inmunidad. Se cree que el hongo comestible chino de *Ganoderma (ling zhi)* fortalece la inmunidad y parece tener un efecto de alta potencia antitumoral y en contra del cáncer.

Precauciones: Los que llevan mucho tiempo de ser vegetarianos deben utilizar todos los champiñones y hongos comestibles con moderación sólo y al menos que un hongo específico sea necesario para tratar un proceso de enfermedad. El consumo de hongos puede ser muy purificante durante la convalecencia.

Lechuga

Naturaleza térmica enfriadora; sabor amargo y dulce; diurética; sedativa, calmante; seca condiciones de *humedad anormal* incluyendo edema y la fermentación en la digestión y por hongos; contiene la mayor cantidad de silicio de las verduras comunes. Se utiliza para estimular o aumentar la producción de leche materna; también es útil en el tratamiento de hemorroides. Su naturaleza diurética, enfriadora trata la orina escasa y la sangre en orina. Se combina bien con fruta en la misma comida. La lechuga contiene lactucarium que es sedativo, el cual relaja los nervios sin perjudicar la digestión.

La lechuga de hoja es mucho más rica en nutrientes que la lechuga redonda o de bola, especialmente en clorofila, hierro y vitaminas A y C.

Precauciones: No debe usarse si existen enfermedades de los ojos. Exceso de lechuga en la dieta puede causar mareos.

Pepino

Naturaleza térmica enfriadora; sabor dulce; diurético; contrarresta las toxinas y alivia la depresión; limpia la sangre; influye en el corazón, en el bazo-páncreas, en el estómago y en el intestino grueso; calma la sed, humedece los pulmones, purifica la piel; actúa como coadyuvante en la digestión, especialmente cuando está encurtido (Ej., los pepinillos encurtidos). Provechoso durante las temporadas calientes o secas del año—trata los efectos del *calor de verano.* Aplique el jugo de los pepinos para aliviar todas las quemaduras, especialmente las quemaduras por el sol; tome el jugo para ayudar a tratar infecciones de los riñones y de la vejiga. Al consumirse el pepino entero o en su jugo enfría la mayoría de otras condiciones inflamatorias, incluyendo inflamaciones del estómago, conjuntivitis, garganta inflamada, acné, enfermedades inflamatorias y excreciones de la piel o erupciones en la piel. Su propiedad enfriadora es actuante incluso cuando está cocido. En Asia Oriental, los pepinos se agregan muchas veces a las sopas.

Un emplasto de pepino rallado sobre la cara embellece la piel. Si se coloca en los ojos, alivia los ojos calientes, inflamados, hinchados, secos o irritados.

El pepino contiene erepsis, una enzima digestiva que desdobla la proteína y limpia los intestinos. Esta propiedad también permite al pepino destruir las lombrices, especialmente la solitaria. (Véase la fórmula «Eliminación de parásitos» y agregue pepino si se sospecha de tener solitaria).

Precaución: El pepino no se recomienda para aquellos con moco líquido o diarrea.

Dosis: 6 onzas de pepino con todo y cáscara o una taza diaria de jugo.

La cáscara del pepino es rica en silicio, clorofila y es amarga. El comer pepino con su cáscara realza su virtud medicinal de sus usos citados anteriormente.
Un té sólo hecho con su cáscara se utiliza para la hinchazón
o inflamación de manos y pies.

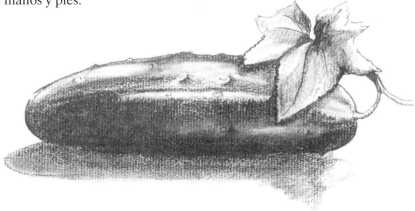

Zanahoria

Naturaleza térmica neutral; sabor dulce; beneficia a los pulmones; fortalece el bazo-páncreas; mejora las funciones hepáticas o del hígado; estimula la eliminación de desechos; es diurética; disuelve piedras y tumores; trata la indigestión incluyendo exceso de acidez gástrica, agruras; elimina bacterias putrefactas en los intestinos que causan una asimilación deficiente de nutrientes; se utiliza para la diarrea y la disentería crónica; contiene un aceite esencial que destruye los oxiuros y las lombrices redondas del género *Ascaris.*

Las zanahorias generan alcalinidad y aclaran condiciones ácidas en la sangre incluyendo acné, tonsilitis y reumatismo; son también una de las fuentes más ricas del antioxidante beta caroteno (el precursor de la vitamina A), que protege contra el cáncer (las zanahorias son un remedio popular tradicional para el cáncer en el Occidente) así como trata la ceguera de noche, infecciones y dolor del oído y la sordera. El beta caroteno/vitamina A beneficia la piel y es un antiinflamatorio para las membranas mucosas. Por lo tanto las zanahorias son útiles en lesiones de la piel y para los pulmones, para el aparato digestivo y las infecciones de las vías urinarias. Calman la tosferina y la tos en general. El jugo cura quemaduras cuando se aplica directamente. Las zanahorias aumentan la producción de leche materna y ayudan a regular todas las hormonas. Ayudan a secar las erupciones del sarampión y de la rubéola. También contienen cantidades considerables de silicio y por lo tanto fortalecen los tejidos conectivos y coadyuvan en la absorción del calcio. Su fibra silícica y su capacidad de licuar la bilis la hace útil para el tratamiento del estreñimiento.

Para las condiciones anteriormente citadas, coma por lo menos 6 onzas de zanahorias al día o beba de una a dos tazas de jugo. El comer palitos de zanahoria diariamente ayuda a fortalecer los dientes de los niños, y en algunos casos, reduce el amontonamiento de los dientes estimulando el crecimiento de la mandíbula inferior. Las zanahorias ralladas son las mejores para los parásitos y la disentería y se han utilizado como cataplasmas en crecimientos cancerosos para reducir inflamaciones y el mal olor. Las zanahorias cocidas son mejores en casos de diarrea; cuando están cocidas y hechas puré o cocidas en sopa, benefician a los niños que tienen una digestión débil. Para una concentración de vitamina A y de otros nutrientes, el jugo es ideal—se debe tomar solamente con el estómago vacío y se debe diluir con agua para los niños. Las zanahorias sirven como una base para agregárselas a otros jugos.

Precaución: El jugo de zanahoria es muy dulce, y el consumo en exceso puede provocar riñones débiles con síntomas como la caída de pelo. Más de cuatro tazas diarias no es recomendable.

La parte superior ancha (tapas) de las zanahorias es amarga. Sirve como una adición rica de minerales para las sopas y los caldos. Las tapas se pueden quitar antes de servirse. La adición de unas cuantas tapas, cuando se hace jugo de zanahorias, hace que tenga un sabor menos dulce y es uno de los mejores remedios para la prevención del cáncer, para el estancamiento del hígado y las condiciones de *humedad anormal.*

La familia de las solanáceas

La papa, es la más popular, tomate, berenjena, los pimientos morrones y los chiles picantes frescos y secos de tamaño y de sabor picante variado (tales como el serrano, jalapeño, poblano, ancho, habanero, de árbol, piquín y rocoto) pertenecen a la familia de las solanáceas cuya toxina primaria es la solanina, un alcaloide que se conoce por producir diarrea, insuficiencia cardiaca, dolor de cabeza y vómito. Las reacciones extremas son raras pero ocurren en casos cuando la persona se sobrepasa en la cantidad del consumo, es alérgica o muy sensible a las solanáceas. Las personas que son sensibles pueden sentirse dispersas y ligeras por varias horas después de comer las solanáceas; pueden también experimentar mucha dificultad para enfocarse mentalmente. El sentirse disperso o sentirse expansivo puede ser benéfico para los que lleguen a sentirse tensos en el trabajo, estresados o con muchas actividades que requieren gran concentración, siempre y cuando no se tenga ninguna otra reacción a estas plantas. El efecto más leve proviene de la papa, especialmente de la papa roja.

Parece ser que los estadounidenses son muy antojadizos de las solanáceas. De las tres cosechas más grandes de verduras más provechosas, las papas se encuentran en primera fila y los tomates en tercera. Parece ser que estas plantas nativas sudamericanas proporcionan el balance para una dieta basada en carne. El tomate y la berenjena pueden aliviar el estancamiento del hígado y de la sangre inducido por el consumo de carne. Las papas también desempeñan un papel nutricional único en la dieta de «carne y papas» descrita más adelante.

Para aquellos con sensibilidad (incluyendo muchos vegetarianos), la solanina y otros componentes de alta potencia de las solanáceas pueden neutralizarse un poco cociéndolas al horno, asándolas, friéndolas o cocinando estas verduras con sal o miso. Se sirven con perejil o algas marinas.

Cada solanácea tiene propiedades específicas:

Berenjena

Naturaleza térmica enfriadora; sabor dulce; reduce inflamaciones; diluye la sangre estancada disolviendo sangre coagulada y tumores resultado de sangre estancada; específicamente trata la sangre coagulada que afecta el útero; también tiene acción hemostática (reduce el sangrado). Se utiliza para las hemorroides con sangre, sangre en la orina y el sangrado en general; una fuente rica de bioflavonoides que renuevan arterias y previenen accidentes vasculares cerebrales y otras hemorragias. Trata la disentería, la diarrea acompañada por señales de *calor* por ejemplo capa amarilla en la lengua, aftas (aplique el polvo de berenjena, el cuál se obtiene después de poner la berenjena en la lumbre hasta quemarla completamente y que quede hecha polvo o cenizas o utilice polvo de berenjena dental), para piquetes de víboras y de escorpiones (aplique una cataplasma de berenjena cruda); y cuando hay quemadura de los tejidos por frío (utilice una compresa de té de berenjena a la temperatura ambiental). Influye en el hígado y en el útero y es particularmente benéfica para resolver emociones reprimidas y sus efectos dañinos que influyen en estos órganos.

Precaución: La berenjena se debe comer en cantidades moderadas por mujeres embarazadas. En Japón, les aconsejan a las mujeres no comer la berenjena durante el embarazo porque puede causar aborto.

Realmente es una fruta, la berenjena se combina con otros alimentos como una verdura no-amilácea (sin almidón).

Papa

Naturaleza térmica neutral; sabor dulce; ligeramente diurética; tonifica el bazo-páncreas y la energía *qi;* armoniza el estómago; lubrica los intestinos; fortalece el aspecto *yin* de los riñones; contiene una abundancia de carbohidratos que ya están en forma de azúcares. Este sabor dulce influye favorablemente al bazo-páncreas, particularmente en aquellas personas que no mastican otros carbohidratos lo suficientemente bien para obtener una cantidad satisfactoria de azúcares. La papa neutraliza los ácidos del cuerpo, los cuales ayudan a aliviar la artritis y el reumatismo; y su contenido rico de potasio es bueno para aquellos que han utilizado demasiada sal y alimentos altos en sodio, incluyendo la carne.

La papa reduce todas las inflamaciones. Su jugo se aplica externamente para curar quemaduras, y se toma para bajar la presión arterial y para tratar el estómago y las úlceras duodenales. Para tratar las úlceras, siga la misma dosis según lo anteriormente citado para el jugo de la col. La papa se puede hacer jugo más fácilmente con un extractor de jugos; también se puede exprimir; se ralla la papa luego se coloca en una manta de cielo y al final se tuerce para obtener el jugo. El jugo fresco se considera que tiene propiedades antibióticas. También ayuda a establecer una flora intestinal adecuada y es una fuente rica de vitamina C, de enzimas y de minerales.

En el siglo 19 y a principios del 20 en EEUU, una cataplasma de papa cruda rallada era un remedio común para extraer los abscesos, carbúnculos, y eczema y para aliviar la hinchazón y el dolor de ojos. Hoy en día esta clase de cataplasmas aun se utilizan como un remedio popular boliviano para los dolores de cabeza.

La papa se considera uno de los alimentos más nutritivos y completos si se come con su cáscara. Como un experimento para comprobar el valor alimenticio de la papa, dos científicos daneses especializados en alimentos vivieron saludablemente consumiendo solamente papas por tres años durante la Segunda Guerra Mundial.

Debido a que la papa aumenta el aspecto *yin* del cuerpo, mejora nuestra naturaleza receptiva, protectora y compasiva. En el *yin* también se incluye la estructura del cuerpo, y así las papas pueden utilizarse para ayudar a reconstruir y a mantener los tejidos del cuerpo. Además de la sensación de dispersión mencionada anteriormente producida por las solanáceas, el *yin* de la papa, de naturaleza aterrizada se les antoja con frecuencia a personas con *jet lag* y a las que están tensionadas o estresadas debido a la tecnología de este mundo moderno.

Precauciones: Tanto las papas verdes como sus brotes o germinados suelen ser tóxicos, asegúrese de quitarle los nudos de los brotes. El filósofo austriaco renombrado Rudolf Steiner observó que si se comen muchas papas puede causar holgazanería. Esto es una argumentación razonable puesto que un exceso de papas creará un exceso de *yin,* principio receptivo en el cuerpo (la receptividad llevada al extremo puede causar holgazanería).

Tomate

Naturaleza térmica muy enfriadora; sabor dulce y agrio; reconstruye los fluidos *yin* y alivia la sequedad y calma la sed; tonifica el estómago y limpia el hígado; purifica la sangre y desintoxica el cuerpo en general; estimula la digestión y por eso se utiliza en casos de poco apetito, indigestión o cuando se tiene dificultad para retener los alimentos, anorexia y estreñimiento.

El tomate alivia el *calor* del hígado y los síntomas que lo acompañan como presión arterial alta, ojos rojos y dolor de cabeza. Para tratar áreas de sangre estancada en el cuerpo, el tomate se puede utilizar como alimento y aplicarse externamente como emplaste usando la fruta cruda rebanada sobre la parte afectada de estancamiento.

Aunque es una fruta ácida, después de la digestión el tomate alcaliniza la sangre y así es útil para la reducción de sangre ácida del reumatismo y de la gota.

Los tomates maduros en su vaina son los mejores; los tomates que se cosechan verdes que luego se maduran más adelante pueden debilitar la función de los riñones-suprarrenales.

Precauciones: El tomate inhibe la absorción del calcio y debe evitarse en casos de artritis. El comer una gran cantidad de tomates debilita a cualquier persona.

Dosis: 1–2 tomates dos veces al día.

La familia de la cebolla: las propiedades esenciales curativas

Todos los miembros de la familia de la cebolla comparten ciertas cualidades dominantes: son de sabor pungente o punzopicante e influyen en los pulmones (el sabor pungente «entra» a los pulmones); y generan calor y así mueven la energía en el cuerpo, desobstruyen el estancamiento de la sangre, reducen coagulaciones y quitan el *frío.* Son quizás los comestibles más ricos de sulfuro, un elemento calorífico que purifica el cuerpo, ayuda a eliminar los metales pesados y los parásitos y facilita el metabolismo de las proteínas/amino ácidos. Así, aquellas personas que llevan una dieta alta en proteínas pueden beneficiarse consumiendo los miembros de la familia de la cebolla. Estas plantas también limpian las arterias y retardan el desarrollo de virus, de hongos, de fermentos y de otros organismos patógenos que proliferan con frecuencia en personas con una dieta desbalanceada. A pesar de sus virtudes medicinales, estas plantas se cree estimulan excesivamente deseos emocionales y por lo tanto éstas no se recomiendan por las principales tradiciones del Asia Oriental para las personas que buscan un refinamiento mental y espiritual.

Otras propiedades específicas de cada miembro de la cebolla: Ajo

Es el miembro que tiene el sabor más acre, pungente o punzopicante de la familia de la cebolla (para otras propiedades curativas básicas, véase la página anterior); estimula la circulación y la transpiración; elimina obstrucciones abdominales y alimentos estancados; inhibe el virus del resfriado común así como otros virus, amibas y otros microorganismos asociados con enfermedades degenerativas como el cáncer. Elimina lombrices, bacterias indeseables y los hongos incluyendo *Candida albicans;* estimula el desarrollo sano de la flora intestinal; se utiliza para la disentería, la pulmonía, la tuberculosis, el asma, la fiebre del heno, la diarrea, las picaduras de víboras, la enfermedad de Lyme, la infección del ántrax, las verrugas, los abscesos y la hepatitis. En condiciones crónicas, el ajo se debe tomar con regularidad por varias semanas para que se inicie una mejoría considerable.

El ajo elimina las toxinas del cuerpo (incluyendo metales venenosos como el plomo y cadmio). Cataplasmas hechos con ajo picado reducen la inflamación de los forúnculos; el té de ajo aplicado en frío con un paño de algodón al igual que tomado aliviará el veneno de la hiedra, el veneno del roble y los piquetes de la ortiguilla (ponga a calentar en una cacerola a fuego lento cuatro dientes de ajo picados en una taza de agua por veinte minutos). Para protegerse contra la disentería cuando se viaja a países extranjeros, mastique un diente de ajo antes de consumir los alimentos o cuando tome agua de dudosa procedencia. Para las amibas u otras formas de disentería, coma ½ diente de ajo tres o cuatro veces al día mientras lo padece.

Para un resfriado común, garganta inflamada y dolores de cabeza por senos nasales, sostenga un diente de ajo en la boca por lo menos 15 minutos, y después cómaselo. Para repeler los mosquitos, coma ajo por lo menos una vez al día. El ajo también ayuda a repeler las pulgas de perros y de otros animales domésticos si se combina con sus alimentos.

Como un remedio para el pie del atleta, espolvoree ajo pulverizado diariamente en los pies mojados y déjelos secar. Se puede poner calcetines.

Una gota de aceite de ajo en el canal auditivo una vez al día ayuda a aliviar las infecciones del oído. El aceite suaviza la cualidad acre o punzopicante del ajo, haciendo que éste sea un remedio seguro aún para los niños. Para preparar el aceite, machaque varios dientes de ajo y macérelos en tres onzas de aceite de oliva por lo menos tres días. Luego filtre el aceite a través de un paño.

Para quitarle un poco el sabor y el aroma fuerte, el ajo puede cocerse al vapor. Desafortunadamente, cierto grado de potencia se pierde con cualquier clase de cocimiento. Consuma unas ramitas frescas de perejil o mastique tabletas de pasto de cereal o hágase una bebida de estas hierbas después de comer el ajo crudo para ayudar a neutralizar su olor y a reducir la sensación ardiente en las paredes del aparato digestivo. Para hacer que los niños acepten el ajo y para otras personas que son sensibles a su naturaleza punzopicante, ponga una rebanada de ajo entre dos rebanadas delgadas de manzana, o se pica muy finito y se mezcla con la comida. El ajo comido de esta manera no es tan acre ni tan pungente o punzopicante. También véase la receta de pan tostado con ajo en la página 126. Cabe mencionar que el ajo añejo y fermentado menos efectivo que el crudo que tiene un olor menos penetrante se puede conseguir comercialmente. Se puede conseguir también en cápsulas y píldoras de alta potencia y que se disuelven en la parte más inferior del aparato digestivo y en esta forma no producen un olor tan penetrante.

Precauciones: El ajo se contraindica en condiciones de *calor* (cara y ojos rojos, sensación de tener demasiado *calor,* aversión al calor, aftas y antojo de cantidades enormes de bebidas frías) y cuando hay síntomas de *calor* relacionados con *deficiencia yin* de fluidos (boca seca, fiebre recurrente, mejillas repentinamente enrojecidas, transpiración nocturna, frecuente sed pero poca, pulso débil pero rápido, etc.). Esté al pendiente de la cantidad que se ingiera y la duración de su uso—la herbolaria china afirma que demasiado ajo daña el estómago y el hígado.

Dosis: Algunas personas tienen éxito al usar grandes cantidades de ajo—seis dientes de ajo o más repartidos en el transcurso del día. Estas cantidades se toleran ciertamente mejor cuando se ingieren con productos de pasto de cereal/cebada u otros alimentos que son enfriadores, o cuando se comen durante las comidas. Una dosis mínima sin embargo muy eficaz en la mayoría de los casos, es aproximadamente un ⅓ de diente de ajo dos o tres veces al día. Para el resfrío común, sostenga el ajo entre los dientes y las mejillas 20 minutos antes de comérselo.

Cebolla*

Baja la presión arterial y el colesterol; alivia el catarro (flema e inflamación de nariz y garganta); trata disentería; inhibe reacciones alérgicas; induce la transpiración; y es una cura para el resfrío común. Un remedio tradicional para la tos consiste en cebollas cocidas a fuego lento en agua con un poco de miel hasta que estén suaves; se come una cebolla cada cuatro horas. Emplastes de cebolla en el pecho son un remedio para inflamación de los bronquios y otras congestiones. Compresas de jugo o emplastes de cebolla cruda también se aplican externamente en piquetes de insectos para reducir la inflamación y el dolor. El té de cebolla calma la mente y actúa como sedante en general.

Cebollín

El cebollín *(Allium schoenoprasum)* influye en los riñones, hígado y estómago; seca condiciones de *humedad anormal;* aumenta la circulación de energía *qi;* notable para tratar la coagulación de sangre, moretones e inflamaciones, especialmente cuando éstos son producidos por lesiones. Los cebollines son también buenos para tratar el dolor artrítico (tipo *frío*). El jugo ya sea de toda la planta machacada o de sus hojas se puede aplicar sobre el área afectada o donde existe artritis. Para mejores resultados, también consuma cebollines frescos o ligeramente cocidos o beba té de cebollines.

Además, los cebollines fortalecen una digestión débil, *fría* marcada por heces fecales líquidas; también fortalecen el *yang* de los riñones y la capacidad sexual, y así pueden ser útiles para tratar leucorrea, incontinencia urinaria y espermatorrea cuando tales condi-

---

*Para propiedades básicas curativas comunes para toda la familia de la cebollas, véase la página 604.

ciones resultan por *frío* (las señales típicas pueden incluir orina incolora y abundante, la descarga abundante de moco incoloro, tez pálida, calosfríos y una aversión al frío).

Precauciones: Evite consumirlos cuando se presenten enfermedades de los ojos, excreciones de la piel o erupciones en la piel y señales de *calor.*

Dosis: 2–3 tazas de té de cebollines o consúmase cerca de 2 onzas de cebollines diarios.

Escalonia*

La escalonia *(Allium ascalonicum)* además de su sabor punzopicante, la escalonia también tiene un sabor amargo, el cual se asocia con el corazón: se usa en casos de dolor de pecho y de corazón. Promueve la micción y transpiración; alivia condiciones *exteriores* como el resfrío común o gripe si se toma en las primeras etapas, especialmente cuando el resfriado es «influenciado por *viento-frío*» (escalofríos que predominan sobre la fiebre). Es preferido en China inclusive más que el ajo para estos padecimientos porque su sabor es más suave. Así como el ajo, tiene efectos antimicóticos y antimicrobianos, pero en menos grado. Puede usarse como una decocción de té para el tratamiento del sarampión. Alivia la *humedad anormal* y acumulaciones acuosas como edema. Las escalonias pueden ser también un remedio para la diarrea, inflamación intestinal y dolor de artritis cuando este padecimiento resulta por *frío* (escalofríos, palidez, aversión al frío).

Precaución: Evítela cuando prevalezcan señales de *calor,* incluyendo capa amarilla en la lengua, moco amarillo, fiebre, aversión al calor y mucha sed.

Dosis: 3 o más tazas diarias de té de escalonia (ponga cerca de 8 escalonias enteras finamente picadas en una pinta [⅛ de galón] de agua).

Poro*

Además de sabor pungente o punzopicante, el poro tiene un sabor agrio, que es astringente y está asociado con el hígado. El poro se puede utilizar para tratar la disfagia (dificultad para tragar). La propiedad astringente del poro contrarresta el sangrado y la diarrea.

*   *   *

Berro

Naturaleza térmica enfriadora; sabor pungente, amargo y dulce; es diurético; influye en los pulmones, el estómago, la vejiga, y los riñones; regula y fortalece la energía *qi;* purifica y reconstruye la sangre; despeja la sangre estancada; humedece los pulmones y garganta; ayuda a reducir crecimientos anormales cancerosos; beneficia la visión nocturna; limpia la tez de espinillas, granos y otros; estimula la formación de bilis y otras secreciones glandulares; una fuente rica de vitamina A, clorofila, sulfuro y calcio. Se utiliza como remedio para tratar la ictericia, dificultad para orinar, flemas en los pulmones «calientes» (de color amarillo), garganta irritada, inflamada o seca, paperas, gases intestinales y mal aliento. Una de las maneras más eficaces de utilizar el berro es en jugos de verduras. También es útil en tés de hierbas o crudo, cocido al vapor o cocido ligeramente en sopas. Es una hierba con hojas muy robustas, aun crece durante los meses fríos de invierno en lugares donde hay fuentes de agua.

Precaución: El berro puede exacerbar casos de micción frecuente.

Calabaza (color naranja)

Naturaleza térmica enfriadora; de sabor dulce y ligeramente amargo; alivia condiciones de *humedad anormal* incluyendo disentería, eczema y edema; ayuda a regular el balance de azúcar en sangre y es benéfica para el páncreas—se usa para la diabetes y la hipoglucemia. Ayuda a despejar el moco de los pulmones, de los bronquios y de la garganta; se ha demostrado que si se consume con regularidad es benéfica para el asma bronquial. La calabaza cocida destruye lombrices intestinales, pero no con tanta eficacia como lo hacen las semillas (pepitas) de calabaza (véase «Calabaza de invierno» abajo para dosis).

Calabaza de invierno

Naturaleza térmica calorífica; sabor dulce; influye en el bazo-páncreas y en el estómago; reduce la inflamación y quemaduras (el jugo exprimido fresco de la calabaza se aplica para aliviar quemaduras); mejora la circulación de la energía *qi;* alivia el dolor. La calabaza y sus semillas destruyen lombrices, aunque las semillas son más eficaces. Comparado con la calabaza del verano, la calabaza de invierno en sí contiene mayores cantidades de azúcares, de carbohidratos y de vitamina A en forma natural.

Las calabazas de verano contienen mucha agua tanto la de color amarillo como la de color verde (la calabacita) y tienen una propiedad *yin,* enfriadora y refrescante; alivian el *calor de verano* y son también diuréticas. Para superar el edema o dificultad para orinar, coma calabazas de verano amarillas o calabacitas cocidas al vapor con su cáscara.

Precauciones: Si come muchas calabazas de verano, especialmente las calabacitas, puede disminuir la energía y el calor del «calentador medio» necesarios para una buena digestión.

Dosis: Para las lombrices parasíticas, coma un puñado pequeño de semillas (pepitas) de calabaza de invierno o de calabaza normal (la variedad de calabaza de color naranja) una o dos veces al día por tres semanas. Para contrarrestar el *calor de verano,* consuma calabaza de verano amarilla o calabacita ligeramente cocidas o crudas.

Camote

El camote (*Ipomoea batatas* subspp.) es de naturaleza térmica enfriadora; sabor dulce; fortalece el bazo-páncreas; estimula la energía *qi;* aumenta la producción de leche materna en mujeres lactantes; quita las toxinas del cuerpo; reconstruye la capacidad de fluidos *yin* de los riñones, lo cual alternadamente beneficia las condiciones secas e inflamadas del cuerpo. También se utiliza para tratar el adelgazamiento y la diarrea.

El camote es muy rico en vitamina A y es por lo tanto útil para la ceguera nocturna; el añadir espirulina, y en otros casos extremos, hígado de animal orgánico, a la sopa de camote es una fórmula especialmente eficaz para la ceguera nocturna. Si un niño se traga un objeto metálico como una moneda, aliméntelo con una gran cantidad de camote, se le pegará al objeto y permitirá que se excrete con las heces fecales con más facilidad. *Nota:* Casi todo el «ñame» que se vende en los EEUU es realmente el camote amarillo oscuro.

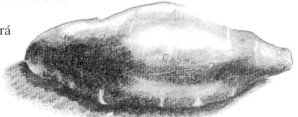

Precauciones: El comer demasiado camote causará indigestión e inflamación abdominal; las variedades de camote de color amarillo oscuro son excepcionalmente dulces y pueden causar debilidad si se comen en demasía.

Espinaca

Naturaleza térmica enfriadora; sabor dulce; reconstruye la sangre y detiene el sangrado—es un remedio específico para el sangrado de nariz; es diurética; laxante; humedece la *sequedad* del cuerpo, calma la sed y es particularmente útil en el tratamiento de la sequedad por diabetes y para la sed. Su naturaleza enfriadora limpia la sangre de las toxinas que causan enfermedades en la piel y erupciones cutáneas o epidérmicas marcadas por irritaciones o enrojecimiento e inflamación.

De acuerdo a la teoría dietética china, la espinaca tiene una naturaleza «resbaladiza» la que facilita los movimientos internos del cuerpo como defecación o evacuación y micción y por lo tanto es un tratamiento para el estreñimiento y dificultad para orinar.

El contenido rico de hierro y de clorofila de la espinaca reconstruye la sangre. Su contenido de sulfuro ayuda a aliviar irritaciones de herpes. También tiene abundante vitamina A, la cual la hace valiosa en el tratamiento de ceguera nocturna. La utilización de la cantidad excepcional de calcio que tiene la espinaca tiende a neutralizarse por su contenido de ácido oxálico.

Precauciones: La gente que tiene la tendencia de desarrollar piedras en el riñón debe comer espinacas en pequeñas cantidades. Debido a su naturaleza resbaladiza la espinaca no es buena para aquellos con heces fecales pastosas, incontinencia urinaria o emisión seminal involuntaria.

Nabo

El nabo *(Brassica napus)* de naturaleza térmica neutral; de sabor acre, pungente, dulce y amargo; mejora la circulación de la energía *qi* y ayuda a eliminar la sangre estancada; reconstruye la sangre; provoca la transpiración; despeja el moco y otras condiciones de *humedad anormal;* alivia la tos; ayuda a desobstruir el estancamiento por alimentos y mejora el apetito. El nabo es miembro de la familia de la mostaza, es una buena fuente de sulfuro que es un elemento calorífico y purificante; debido a su naturaleza alcalinizante, por su contenido de sulfuro y otros factores, el nabo desintoxica el cuerpo. Generalmente también ayuda cuando se está ronco, para la indigestión, la diabetes, y la ictericia y se utiliza comúnmente en el Occidente y en el Oriente para tratar varios desequilibrios relacionados con los pulmones incluyendo padecimientos bronquiales, asma y problemas de los senos nasales. La cualidad ligeramente pungente del nabo se destruye fácilmente al cocerlo. El nabo crudo rebanado es mejor cuando su naturaleza pungente es necesaria para dispersar la congestión de los pulmones.

Las hojas verdes de los nabos son excepcionalmente ricas en vitamina A.

Pastinaca

La pastinaca *(Pastinaca sativa)* de naturaleza térmica calorífica; sabor dulce (este sabor aumenta si las pastinacas se cosechan después de unas semanas de clima frío con escarcha); es benéfico para el bazo-páncreas y el estómago; ayuda a desobstruir el hígado y la vesícula biliar; estimula la transpiración; es ligeramente diurética; lubrica los intestinos; reduce condiciones de *viento* y de *humedad anormal;* analgésico (alivia dolor); concentrado en silicio. Se utiliza en sopas o tés para la tos, para resfriados y falta de respiración; también trata los dolores de cabeza, mareos, reumatismo y artritis.

Precaución: Las hojas de la pastinaca son venenosas.

Perejil

Naturaleza térmica ligeramente calorífica; sabor acre o pungente, amargo y salado; mejora la digestión; desintoxica el envenenamiento por carne o pescado; ayuda a acelerar la recuperación del sarampión. El perejil es una fuente nutritiva notable: contiene mucha más vitamina C que la fruta cítrica y es una de las fuentes más altas del precursor de la vitamina A, de clorofila, de calcio, de sodio, de magnesio y de hierro. Estimula la micción y seca los padecimientos mucoacuosos; es bueno para el tratamiento de la obesidad, moco en la vejiga, glándulas y pechos inflamados, y piedras en la vejiga, en los riñones y en la vesícula biliar. El perejil es útil para casi todas las dificultades renales y urinarias, aunque no para los casos de inflamaciones serias de los riñones (puesto que es calorífico). El perejil fortalece las glándulas suprarrenales y es benéfico para los nervios ópticos y el cerebro; es también útil en el tratamiento de infecciones, para el dolor de oído y para la sordera. Se toma a menudo como preventivo del cáncer. El perejil contrarresta halitosis (mal aliento) y la indigestión, y tiene un color verde refrescante, el cual puede utilizarse como un adorno excepcional para platillos culinarios. El té de perejil fortalece los dientes y se puede hacer una loción para la cara para aumentar la circulación y para que aflore el color de la piel.

Precaución: El perejil no debe utilizarse cuando las mamás estén en lactación puesto que seca la leche.

Dosis: Para los usos internos citados arriba, beba diariamente 2–3 tazas de té hecho de perejil fresco o seco o coma diariamente 1–2 onzas de perejil fresco o ligeramente cocido.

Rábano

Naturaleza térmica enfriadora; sabor acre, pungente o punzopicante y dulce; humedece los pulmones; despeja el moco; desobstruye el estancamiento por alimentos; y es desintoxicante.

El consumo con regularidad ayudará a prevenir infecciones virales como el resfrío común y la influenza. El rábano transforma condiciones mucosas espesas (a menudo es el resultado del consumo excesivo de productos de origen animal ya sea de hace tiempo o actuales) así como el moco asociado con *calor* (moco relacionado con *calor* es amarillo o verde). Es especialmente bueno para despejar los senos nasales, aclara flemas, y para la irritación y dolor de garganta, y también cuando se está ronco. El rábano también alivia la indigestión y la inflamación abdominal.

La naturaleza enfriadora de los rábanos es benéfica para condiciones comúnmente inducidas por *calor:* sangrado de la nariz, hemoptisis (escupir sangre), disentería y cefalea occipital (dolor dc cabcza).

Además de despejar el moco, la propiedad desintoxicante o depuradora del rábano elimina viejos residuos de toxinas arraigados en el cuerpo cuando se mejora la dieta.

Un remedio tradicional del Occidente para los cálculos biliares y las piedras del riñón y de vejiga consiste en consumir diariamente una cucharada sopera de rábano rallado por varias semanas.

Precaución: La gente con condiciones de *deficiencia* y *frío* deben evitar los rábanos.

Dosis: Varios rábanos 2–3 veces al día o ½ taza de jugo de rábano dos veces al día.

Cómo se cuecen las verduras

Las verduras en su estado natural, crudas, son invaluables por su nutrición; no obstante, es bueno seguir métodos apropiados para su cocimiento (no deben cocerse demasiado) así pueden conservar más del 90% de sus nutrientes. Aunque algo de la vitamina C se destruye por el calor, al cocerlas se separa su estructura celulosa, logrando que otros nutrientes se hagan más accesibles que de otra forma no lo estarían.

Los alimentos que han sido procesados químicamente o las verduras que se consiguen después de mucho tiempo de haberse cosechado, pierden su sabor y su lozanía. Al cocerlas correctamente, se reduce su volumen; al ingerirlas, sus nutrientes se extraen más fácilmente, y así su sabor se concentra más y por lo tanto son mejores.

El cocimiento destruye los parásitos y las amibas que entran en el aparato digestivo a través de verduras crudas. El cocimiento también reduce sus propiedades purificadoras y por ende se vuelven más fortalecedoras, y de esta manera las personas pueden digerirlas mucho mejor—lo cual es ideal cuando se tiene *deficiencias.*

Una vez que las verduras están cocidas, si sobran algunas, se deben comer luego en la siguiente comida, o por lo menos dentro de las primeras veinticuatro horas; la refrigeración de las verduras sobrantes reduce su sabor, el aroma y por lo tanto su energía vital, pero sin embargo será necesario refrigerarlas si se diera el caso de que tengan que permanecer más de seis horas expuestas a un clima caliente.

Maneras de conservar el color, el sabor y los nutrientes en las verduras

- Si se cuecen por un tiempo breve a fuego directo con un poco o nada de agua ayuda a conservar las vitaminas y su lozanía. Al cocerlas por un tiempo prolongado a fuego bajo les da a las verduras un sabor más dulce y las hace relativamente más caloríficas.

- Se pueden cocer las verduras sin pelar; y también se pueden cocer enteras. Cuando se va a cocer una verdura de raíz (el betabel por ejemplo) se les cortan sus hojas (las acelgas) o si es otra planta sus tallos verdes ramosos. Se cuece primero la verdura de raíz pues ésta tarda más tiempo en cocerse. Sirva las hojas y raíces en la misma comida para proporcionar un buen balance. (El quitarle cualquier parte a la planta destruye su balance energético natural). Al almacenar las verduras de raíz de varias plantas, primero corte sus hojas o tallos verdes ramosos y séquelos y almacénelos en frascos.

- Adorne las verduras cocidas con perejil fresco o escalonias para agregarles vitamina C y lozanía.

- Evite cocerlas demasiado o hervirlas por mucho tiempo. Los nutrientes y los aceites aromáticos que les dan el sabor se pierden y es más difícil digerirlas.

- Al cocerlas en líquido, algunos nutrientes se filtran en el agua. Asegúrese de servir el líquido donde las coció junto con las verduras o utilícelo en sopas, panes, granos, etc. Mantenga las verduras tapadas mientras se cuecen.

- El tiempo y el método de cocción variará con cada verdura y también la forma cómo están cortadas (rebanadas, picadas, etc.). Las verduras de raíz son más densas y secas, y necesitan más tiempo para cocerse.

- Las verduras de raíz, los tubérculos y las calabazas ya están listas cuando al picarlas con un tenedor éste penetra sin dificultad. Las hojas verdes se cuecen al momento su color lozano cambia a un verde intenso.

- Lave las verduras en agua fría. Cepille ligeramente las verduras de raíz. Las vitaminas y los minerales se encuentran en la cáscara. Antes de comer verduras crudas (incluyendo las de hojas verdes), remójelas en una solución que elimine los parásitos (véase la página 633 para los métodos).

- El cocer más verduras de lo necesario en una comida es un desperdicio. Las verduras sobrantes pierden su energía vital.

- Corte el tallo central del brócoli, de la col rizada *kale,* etc., y las partes duras. Estas partes se cortan finamente y se cuecen un tiempo antes de agregárselas a las partes más delicadas.

- Cuando cueza espárragos utilice un recipiente angosto, como la forma que tiene una cafetera, angosta y alta. Coloque la parte más ancha y dura de los tallos en posición vertical que toquen el fondo del recipiente con un poco de agua pues éstos necesitan cocerse por más tiempo.

- Para conservar el color rojo de los betabeles, cuézalos enteros con una hoja de betabel (acelga) o deje la colita de la raíz y una pulgada del tallo de la hoja. Cueza los betabeles por separado a menos que prefiera que los alimentos cocidos con ellos se tornen color rojo betabel.

- Corte las hojas verdes de los nabos y las *rutabagas;* cuézalas por separado, pero déjeles los tallos. El sabor amargo, es una parte nutritiva de la hoja, se encuentra en la línea fina de color donde el tallo se junta con el nabo, debajo de la cáscara. Para disminuir su sabor amargo, agrégueles sal al final del cocimiento.

- Al cocer verduras con salsa de soya o miso, diluya con agua estos condimentos salados y agréguelos al final del cocimiento. Éstos se distribuirán más uniformemente.

Cómo se seleccionan las verduras

- Disfrute la compra de sus comestibles; tenga una buena relación con los granjeros locales—ofrecen un producto más nutritivo y más económico.

- Seleccione las frutas y las verduras de temporada, orgánicas, frescas, de la localidad, con hojas frescas, robustas y lozanas y con una consistencia compacta, densa y firme al tocarlas. Las verduras recién cosechadas tienen un sabor más fresco y nos proporcionan mejores propiedades curativas.

- No evite las verduras y las frutas pequeñas; son tan nutritivas como sabrosas. También nos ayudan a adquirir paciencia al momento de lavarlas, cortarlas, etc.

Cómo se almacenan las verduras

- Las verduras de hojas verdes: No las exponga al sol ni las mantenga en lugares calientes. Almacénelas en el refrigerador o en un lugar fresco. Desate el manojo y séquelas en un lugar oscuro por 3–4 horas. Almacénelas en bolsas de plástico o de papel es mejor para que absorba la humedad que provoca el desarrollo de moho o que también las pudiera marchitar.

- Las verduras de raíz, los tubérculos y los rizomas deben almacenarse en un lugar fresco y húmedo, a la temperatura como si estuvieran enterradas debajo de una capa de hielo en la tierra. Si hay una cava, pueden ponerse en una caja con arena, o en un saco de cañamazo o bolsa de plástico con agujeros de ventilación. Así se conservan por meses.

- Es preferible guardar la calabaza de invierno en un lugar fresco, seco y ventilado.

Cómo cortar las verduras

Al cortar las verduras, sus canales de energía sutilmente se reacomodan para lograr que sea más fácil su cocimiento. Las verduras en esta forma se vuelven más digeribles, son más atractivas a la vista y adquieren un mejor sabor; por consiguiente se obtiene una variedad de presentaciones y de sabores a partir de un sólo ingrediente.

Deje que lo inesperado avive su mesa cortando cualquier verdura en una variedad de formas. Todas las verduras pueden cortarse de muchas maneras. Cada forma producirá un sabor único y energía diferente, y cada forma requerirá de un método de cocimiento diferente.

Diferentes formas de cortar las verduras

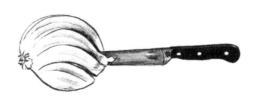

Picada: Corte la raíz o el rabo primero. Ahora corte sobre la superficie plana de la verdura una cuadrícula del tamaño que desee y luego corte rebanadas en sentido contrario.

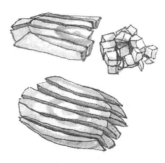

Cortada en cuadros: Corte la verdura por la mitad paralelamente a la raíz. Tome una mitad y empiece a cortar próximo a la raíz rebanadas delgadas y después corte las rebanadas en dirección opuesta.

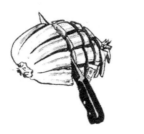

Cortada en cubos pequeños: Corte primero la verdura en palillos o palitos y después éstos se cortan en dirección opuesta.

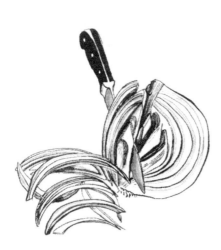

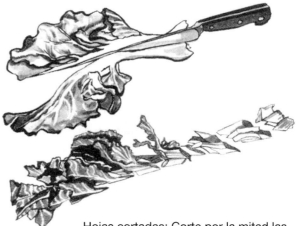

Cortada en rebanadas en forma de gajos

Hojas cortadas: Corte por la mitad las hojas enteras, empálmelas. Haga cortes a lo largo o a lo ancho en forma de tiras.

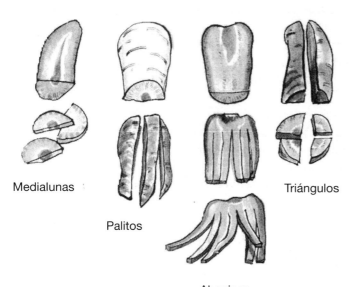

Medialunas

Palitos

Abanicos

Triángulos

Cortada en forma de flor: Corte una rebanada gruesa, coloque su parte plana sobre la tabla, corte una cuadrícula en su superficie hasta ¾ de profundidad, póngala a remojar en agua helada para que se abra.

Cortada en forma diagonal

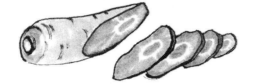

Cortada en forma de cuña: Haga un corte de 45° y el siguiente a 135° y así sucesivamente como indica el dibujo.

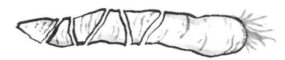

Cortada en forma de cuadrado, de triángulo, de bloque

Cortada en rebanadas en forma de flor: Haga 4 ó 5 cortes en forma de cuña a lo largo de la verdura, alrededor de su superficie. Corte rebanadas perpendicularmente a la raíz; las rebanadas quedarán en forma de flor. Las cuñas que queden se pueden cortar en pedazos pequeños o usarse como palillos.

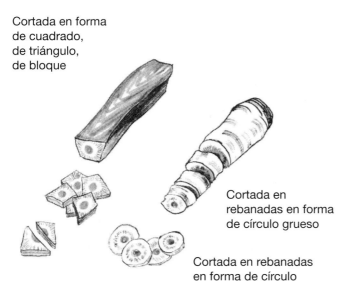

Cortada en rebanadas en forma de círculo grueso

Cortada en rebanadas en forma de círculo delgado

1. Se requiere de más tiempo y de más energía para cortar las verduras en rebanadas más delgadas y pedazos más pequeños. Las verduras así relativamente obtendrán una naturaleza térmica más calorífica y serán más fortalecedoras.

   • Se pueden cocer por un tiempo más corto.

   • Se pueden cocer siguiendo los métodos: salteado, cocimiento al vapor y cocimiento sin agua.

   • Las verduras que están viejas, marchitas o congeladas, al cortarlas en pedazos pequeños se energetizan. Este método de corte es benéfico en tiempo de frío, también para las personas débiles o ancianas y para las personas hipoglicémicas (los niveles de azúcar en sangre tienden a elevarse simplemente con el impacto visual de las verduras finamente cortadas). Las personas altas y delgadas quizás prefieran sus verduras cortadas en pedazos pequeños o redondos; mientras que las chaparras o fornidas a menudo las prefieren cortadas en pedazos finos y más largos.

2. Las verduras que están crudas déjelas enteras o córtelas en pedazos grandes para que así mantengan su vitalidad y su dulzor natural.

   • Las verduras enteras requieren de más tiempo para su cocimiento.

   • Las verduras en pedazos grandes son excelentes para guisados y platillos horneados.

Cómo crear unidad Muchas de las siguientes sugerencias reconocen que la energía vital de una comida y la claridad mental del cocinero están estrechamente vinculadas. Por ejemplo, el almacenar las verduras crudas cada una por separado, el lavar la tabla y el cuchillo después de cortar cada verdura contribuye a tener una cualidad única e individual, dos cualidades que deben conservarse para que se crea unidad.

Aprenda métodos para cortar las verduras creando armonía

• Se inicia el proceso con una tabla y un cuchillo limpios que usted sepa utilizar bien.

• Cada verdura por separado tiene un equilibrio químico. Limpie la tabla y el cuchillo después de que corte cada verdura.

• Vaya utilizando las verduras conforme las vaya cortando, o manténgalas separadas en sus platos respectivos.

• Corte las verduras que se van a cocer juntas, más o menos del mismo tamaño.

• Corte las verduras con una intención específica. Por ejemplo: 1) El cortar paralelamente y perpendicularmente a la raíz o cortar rebanadas en diagonal es una manera armoniosa de darle a cada comensal diversas partes de la verdura. También en esta forma se conservan los nutrientes en las verduras mientras se cuecen; 2) Si las verduras se cortan horizontalmente, algunas personas reciben únicamente la parte superior o la parte inferior. Sin embargo, este método es útil para liberar los nutrientes rápidamente en las sopas que se cuecen solamente un poco.

• Vuélvase uno con su cuchillo y con las verduras. Deje que le digan cómo deben cortarse.

• Practique paciencia y goce elaborando platillos con sus verduras, la comida será más satisfactoria y energética.

VERDURAS SALTEADAS, COCIDAS AL VAPOR Y COCIDAS SIN AGUA

La mayoría de las verduras es mejor servirlas por sí solas, sin embargo, algunas combinaciones crean armonía y dan color a los platillos. Haga la prueba con algunas de las combinaciones mencionadas aquí. Cada verdura debe irse añadiendo de acuerdo al tiempo requerido para su cocimiento y dependiendo de su corte.

- Rábanos, corte rebanadas en círculo
Zanahorias y ejotes, corte rebanadas en forma diagonal, quedan ovaladas
- Apio, corte rebanadas en forma diagonal
Granos de maíz
Germinados
- Papas y nabos, corte en secciones de un cuarto
Col, córtela y píquela
- *Rutabagas,* cortadas en cubos pequeños
Camote, corte en rebanadas en forma de medialuna
Perejil, finamente picado
- Zanahorias, corte en forma de flor
Chícharos frescos
- Zanahorias y nabos, corte en forma de palillos

- Pastinacas y zanahorias, corte rebanadas en forma de cuña
Perifollo, finamente picado
- Cebollas y calabaza, corte en cubos pequeños
Bok choy o acelgas, corte en cubos de 1 pulgada
- Col rallada
Zanahoria rallada
Germinados de mungo
- Zanahoria y brócoli, corte rebanadas en forma diagonal, quedan ovaladas
Brócoli en racimos
Perejil, finamente picado
- Brócoli y coliflor en racimos

- Elabore o confeccione una variedad de platillos especiales añadiendo salsas y aderezos. Ejemplos: salsas tales como agridulce, mantequilla de ajonjolí y limón y arrurruz; con tofu, con nueces, piñones, almendras, etc; salsas chinas y mexicanas. (Véase las páginas 666–670).

CHÍCHAROS JAPONESES

2 tazas de chícharos en su vaina o sin vaina
½ taza de caldo
1 cucharadita de *mirin*
2 cucharaditas de salsa de soya

- Se pone a fuego lento en una olla un ¼ taza de caldo.
- Se añaden los chícharos y se cuecen 1 minuto hasta que se ablanden.
- Se sacan los chícharos con una cuchara-coladera y se colocan en un platón.
- Se añade la salsa de soya, *mirin* y el resto del caldo a la olla. Se deja cociendo a fuego lento sin tapar por unos minutos.
- Se vierte sobre los chícharos.
- Para 4 personas.

BETABELES CREMOSOS

2 betabeles enteros, cocidos
1 taza de salsa Béchamel (p. 666)
½ cucharadita de estragón
1 cucharadita de jugo de limón

- Se rebanan los betabeles en rodajas.
- Se mezclan con la salsa Béchamel, estragón y jugo de limón.
- Se calienta todo completamente antes de servir.
- Para 4 personas.

CEBOLLAS CRISANTEMO

4–6 cebollas medianas
1 taza de caldo
Sal de mar al gusto
¾ taza de zanahoria rallada
1 cucharada sopera de arrurruz disuelto en
   2 cucharadas soperas de agua
1 cucharadita de *mirin*
¼ cucharadita de pasta de ciruelo *umeboshi*

- Se cortan perpendicularmente a la raíz hasta tres cuartas partes 8 gajos en cada cebolla, sin cortar la base que mantiene a los gajos en su lugar.
- Se colocan juntas en una cacerola con el caldo y la sal.
- Se dejan cociendo a fuego lento 20 minutos hasta que estén tiernas.
- Se sacan y se escurren.
- Se separan los gajos de cada cebolla haciéndolas como flores.
- Llene cada centro con la zanahoria rallada.
- Se prepara la salsa añadiendo la mezcla de arrurruz, *mirin* y *umeboshi* al caldo.
- Se calienta hasta que espese, luego se sirve junto a cada cebolla.
- Para 4–6 personas.

ROLLOS DE NORI CON COL

1 col mediana
6–8 hojas de nori
Perejil picado

- Se corta la col en cuartos y luego en secciones como gajos.
- Se cuece al vapor 3–5 minutos.
- Se tuestan las hojas de nori sobre la flama hasta que se tornen color verde jade.
- Se enrollan los gajos de col en estera de bambú apriete hasta sacar todo el exceso de agua.
- Se rellenan las hojas de nori con los gajos de col y se enrollan como cilindros o tacos usando la estera de bambú o con la mano. (Véase las instrucciones en la página 656).
- Se dejan reposando unos minutos. Se cortan en secciones de 1½ pulgada.
- Se decoran con perejil.

Variación Se enrollan palitos de zanahoria con los gajos de col.

COL ESTILO INDIA DEL ESTE

1 col mediana, picada
1 cucharadita de aceite de ajonjolí
  (opcional)
½ cucharadita de semillas de mostaza
1 cucharadita de cada uno cilantro y
  comino en polvo, jengibre rallado
¼ cucharadita de cúrcuma
¼ taza de leche de almendras (p. 678)

- Se calienta el aceite. Se le añaden las semillas de mostaza y se tapa. Se deja que se inflen y salten dentro de la olla como palomitas de maíz por unos minutos.
- Espolvoree el resto de las especias y revuelva una vez más.
- Se añade la col. Se saltea 8 minutos.
- Se añade la leche y se tapa.
- Se deja cociendo a fuego lento en lo más bajo 30 minutos hasta que esté tierna y se torne verde claro brillante.

COL ACRE

1 col, finamente rallada
2–3 cucharadas soperas de agua
½ cucharadita de aceite de ajonjolí
½ cucharadita de pasta de ciruelo *umeboshi*

- Se calienta el agua en una sartén, luego se añade el aceite y se calienta.
- Se fríe la col a fuego alto revolviendo sin cesar 3–4 minutos hasta que se ablande y justo al punto.
- Se le añade *umeboshi.* Se revuelve y se mezcla bien.
- Para personas 4–6.

Variación Col agridulce—Se añade 1 cucharada sopera de *mirin* al final.

ZANAHORIAS CON JENGIBRE

4 zanahorias cortadas diagonalmente
  (p. 615)
1 cucharadita rallada de jengibre
1 cucharadita de aceite de ajonjolí
  (opcional)
Sal de mar al gusto

- Se saltean las zanahorias 3 minutos.
- Se les añade el jengibre y la sal.
- Se tapa y se le da vueltas a la sartén en contra de las manecillas del reloj.
- Se cuece todo 30 minutos a fuego bajo hasta que se ablande.

Variación Zanahorias glaseadas—Se les añade 1 cucharada sopera de arrurruz diluida en ½ taza de agua. Se revuelve todo y se deja cociendo a fuego lento 1–2 minutos más.

BOUQUET DE COLIFLOR CON SALSA BÉCHAMEL

1 coliflor entera
1 taza de salsa Béchamel con jugo de limón
 (p. 666)
Pan molido

- Se limpia la coliflor y se cuece al vapor entera 7–10 minutos.
- Precaliente el horno a 350°F.
- Se coloca en un refractario o molde.
- Se tapa con la salsa Béchamel y se le espolvorea pan molido.
- Se hornea 20 minutos hasta que se dore el pan.
- Para 4–6 personas

ROLLOS DE *DUMPLINGS* EN HOJAS VERDES

Dumplings:
½ taza de harina de arroz dulce
½ taza de harina de arroz integral
¼ cucharadita de sal de mar
½ cucharadita de perejil, finamente picado
½ cucharadita de ralladura de limón
¼–½ taza de agua hirviendo
5 –10 hojas grandes de col, de col de
 collard, acelgas, etc.
1 pedazo de kombu de 5 pulgadas
2 tazas de agua
1 cucharadita de miso y 2 cucharaditas
 de kuzu diluido en 2 cucharadas soperas
 de agua

- Se combinan las harinas, la sal, el perejil y ralladura de limón
- Se les añade ¼ taza de agua hirviendo y se amasa todo 5 minutos.
- Se forman los *dumplings* de 2 pulgadas de largo por 1 pulgada de ancho.
- Se dejan las hojas cociendo a fuego lento en poca agua hasta que se ablanden y se tornen un verde intenso.
- Se les exprime el exceso de agua y se cortan los tallos duros. (Éstos se usan en la sopa).
- Se colocan los *dumplings* al centro de cada hoja, se doblan las orillas, y se enrollan como tamal. (Si las hojas son pequeñas, se coloca una hoja encima de otra con sus tallitos en dirección opuesta). Se sujetan con palillos.
- Se coloca kombu al fondo de la olla.
- Se van colocando los rollos verticalmente encima del kombu con el doblez sellado de la hoja hacia abajo procurando que quede un hueco al centro.
- Se añade el resto del agua. Se tapa y se cuecen a fuego medio o moderado 20–30 minutos.
- Se sacan los rollos y el kombu de la olla. (Conserve el kombu para otro platillo).
- Se añade el miso y la mezcla del kuzu al caldo. Se cuece hasta que el kuzu esté transparente.
- Se vierte la salsa encima justo antes de servirse.
- Para 4–6 personas.

Variación Use ½ taza de granos cocidos en vez de harina de arroz dulce.

COL DE BRUSELAS CON PIÑONES Y CHAMPIÑONES

1 libra de col de Bruselas
4 champiñones shiitake, remojados y
  rebanados
½ taza de piñones o semillas de girasol
1 cucharadita de tomillo
½ cucharadita de jengibre
½ cucharadita de sal de mar
1 taza de agua

- Se cuecen los coles de Bruselas por el método de cocimiento sin agua o se cuecen al vapor hasta que se ablanden.
- Se cuecen los champiñones, piñones y condimentos en agua hasta que los champiñones se ablanden.
- Se ponen los coles de Bruselas en un platón y se vierte la mezcla de champiñones encima.
- Para 4 personas.

TAMALES DE MAÍZ

5–7 elotes sin pelar
½ cucharadita de sal de mar

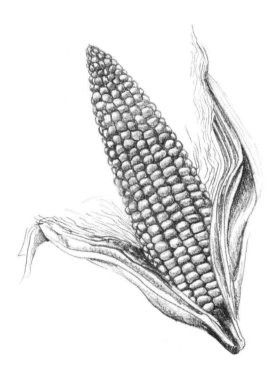

- Se pelan los elotes y se guardan las hojas.
- Se desgrana cada mazorca. Se raspa cada mazorca muy bien para extraerles toda la pulpa.
- Se muelen los granos de maíz en un procesador de alimentos o en el metate o en un mortero con maja.
- Se mezclan con sal.
- Se ponen de 2–3 cucharadas soperas del relleno de maíz al centro de cada hoja (ó 2 hojas pequeñas traslapadas). Se doblan las orillas y se enrollan los tamales.
- Se llena con agua la vaporera hasta 4 pulgadas de altura; sobre el nivel del agua se coloca una parilla cubierta con una cama de hojas de maíz sobre la que se van colocando los tamales verticalmente alrededor con el doblez sellado de la hoja hacia abajo procurando que quede un hueco al centro. Encima se cubren con más hojas de maíz. Se tapa la vaporera.
- Se cuecen al vapor por una hora. Estarán listos cuando al desenvolver un tamal, la hoja se desprende de la masa.
- Se sirven y cada persona los desenvuelve y les vierte la Salsa de la sierra (p. 669).

Variación Tamales dulces—Se añaden ¼ taza pasas, ½ cucharadita de canela.

VERDURAS PARA PICAR

1 cebolla grande, cortada en 4 secciones
(opcional)

2 plátanos machos, cortados en
rodajas anchas

2 camotes, cortados en rodajas anchas

1 hoja de laurel

¾ cucharadita de comino

Sal de mar al gusto

1 cucharadita de polvo de kelp

1 cabeza de col, cortada verticalmente
en 8 gajos grandes

3 calabazas de invierno *crookneck*
pequeñas, partidas por la mitad a lo largo

2 calabacitas, cortadas en rodajas anchas

1–2 tazas de caldo

1 cucharada sopera de vinagre de arroz

Limón partido en gajos

- En una olla grande se cuecen la cebolla, los
plátanos machos, papas, hoja de laurel, comino,
sal y kelp, usando el método de cocimiento
sin agua o se dejan cociendo a fuego lento
en un poco de caldo hasta que se ablanden.
- Se añade la col, las calabazas de invierno
crookneck y las calabacitas. Se dejan cociendo
a fuego lento 7–9 minutos hasta que los colores
se tornen vivos.
- Se sacan las verduras y se colocan en
un platón grande.
- Se añade el vinagre al caldo. Se calienta muy
bien y se vierte encima de las verduras.
- Se sirve con los gajos de limón.
- Para 10–15 personas.

EJOTES CON ALMENDRAS

2½ libras de ejotes, cortados en secciones
de 1 pulgada

½ cucharadita de sal de mar

1 cucharadita de jengibre, rallado

1 cucharada sopera de jugo de limón

3 cucharadas soperas de almendras
rebanadas como hojuelas, tostadas

4 cucharadas soperas de perejil o cilantro,
finamente picado

- Se combinan los ejotes con la sal y el jengibre.
Se cuecen al vapor o por el método de
cocimiento sin agua.
- Se envuelven en el jugo de limón.
- Se les espolvorean almendras y perejil.
- Para 4–6 personas.

RAÍZ DE BARDANA CON ZANAHORIA

1 cebolla, cortada en gajos (p. 614)
(opcional)

1 taza de raíz de bardana finamente
rebanada

1 taza de zanahoria finamente rebanada

1 cucharadita de aceite (opcional)

1 cucharada sopera de miso diluido
en un ¼ taza de agua

Ralladura de limón

- Se saltean o se cuecen al vapor la cebolla, raíz de
bardana y la zanahoria cerca de 8 minutos.
- Se les añade la mezcla del miso y la ralladura
de limón.
- Se deja cociendo todo a fuego lento en lo más
bajo por 10 minutos.
- Para 4 personas.

ESPÁRRAGOS SOFRITOS

5 tazas de espárragos
1 cucharada sopera de agua
1 cucharadita de aceite de ajonjolí
½ cucharadita de sal de mar
2 cucharadas soperas de agua

- Se cortan las partes duras de los tallos de los espárragos. Se corta cada espárrago de 2 pulgadas de largo diagonalmente (p. 615).
- En una olla se añade 1 cucharada sopera de agua y se calienta.
- Se añade el aceite.
- Se fríen los espárragos a fuego alto revolviendo sin cesar por 1 minuto.
- Se les añade la sal y 2 cucharadas soperas de agua. Se dejan cociendo a fuego lento rápido. Se tapa y se baja el fuego a moderado-bajo. Se cuecen 2–4 minutos hasta que estén crujientes y color verde brillante.
- Para 4–6 personas.

HOJAS VERDES DE MOSTAZA SILVESTRE, ORTIGUILLAS, DIENTE DE LEÓN, QUELITES Y OTRAS VERDURAS O HIERBAS SILVESTRES

Se pueden cocer al vapor, se saltean o se cuecen por el método de cocimiento sin agua como se cuecen las verduras. Se les añaden a las sopas o se usan crudas en ensaladas.

Consejos importantes

—Recolecte las ortiguillas con guantes.
—Para las verduras amargas:

- Se les vierte agua hirviendo encima varias veces y se tira el agua.

- Se deja el agua hervir primero antes de añadir cualquier verdura a la olla. (El agua fría hace que el sabor amargo se fije).

- Se mezclan con verduras de sabor sutil y miso para neutralizar el sabor fuerte natural de las hierbas y verduras silvestres.

Las verduras silvestres nos fortalecen y nos dan vitalidad, especialmente cuando nosotros las recolectamos.

CURRY DE VERDURAS DE NEPAL

1 cebolla, picada (opcional)

1 cucharada sopera de aceite (opcional)

1 hoja de laurel, en pedazos

1 chile verde, picado

1 diente de ajo, finamente picado

1 pulgada de jengibre, rallado

¼ cucharadita de cúrcuma

Sal de mar al gusto

1 libra de papas o zanahorias, cortadas
   en cubos (p. 614)

½ coliflor, cortada en racimos

1 taza de chícharos verdes

1 cucharadita de cada una semillas
   de cilantro y de comino

1 taza de agua caliente o leche
   de almendras

- Se saltea la cebolla hasta que se dore.
- Se le añade la hoja de laurel, el chile, el ajo, jengibre, cúrcuma y sal. Se revuelven con las papas y se saltean hasta dorarse.
- Se les añade el resto de los ingredientes y el agua caliente.
- Se cuecen con cuidado a fuego medio hasta que las verduras estén tiernas.
- Para 4–6 personas.

VERDURAS HORNEADAS

Precaliente el horno a 350–400°F.

Las verduras se lavan y se cepillan cuidadosamente. Se les deja la raíz y ½ pulgada de sus tallos. Se hornean con todo y cáscara. Se adornan en un refractario y se hornean hasta que al insertarles un tenedor estén tiernas. Las verduras grandes y con cáscaras gruesas tomarán más tiempo en cocerse. Las verduras pueden cocerse enteras o cortadas. Para retener la humedad, se vierte una pequeña cantidad de agua en el refractario.

Tiempos de horneado

Betabeles, *rutabagas*	1½ horas	Tapadas o destapadas
Zanahoria, nabo, pastinaca	40 minutos	Tapadas o destapadas
Berenjena	40 minutos	Destapadas
Papas	1 hora	Destapadas
Calabaza de verano	20–30 minutos	Tapadas o destapadas
Calabaza de invierno	1 hora	Destapadas

Se cortan las verduras Se cortan por la mitad y la parte plana se coloca tocando el refractario. O se les frota aceite, lecitina (véase la página 207, moldes sin aceite) o salsa, así se sellan los jugos y sabores, y se voltea la parte plana hacia arriba.

Método de cocimiento lento Se hornea a 250°F por 4–8 horas dependiendo del tipo y el tamaño de las verduras.

ELOTE TOSTADO

- Se les dejan las hojas. Se hornean a 350°F por 30 minutos.
- Se remojan los elotes más secos en agua antes de tostarlos.

VERDURAS HORNEADAS EN SALSA DE ALMENDRAS

¼ cebolla, finamente picada (opcional)

1 diente de ajo, finamente picado (opcional)

1 cucharadita de aceite (opcional)

2 *rutabagas,* cortadas en cuadros

4 pastinacas, cortadas en cuadros

2–3 cucharadas soperas de almendras u otras oleaginosas o semillas molidas

½ cucharadita de polvo de kelp

1 cucharadita de canela

1 cucharada sopera de salsa de soya

½ taza de agua

- Precaliente el horno a 350°F.
- Se saltean la cebolla y el ajo 1 minuto.
- Se añaden las *rutabagas* y pastinacas. Se saltean 5 minutos más (opcional).
- Se combina las almendras, kelp, canela, y salsa de soya con agua.
- Se pasan las verduras a un recipiente que se ha engrasado con aceite o con lecitina (véase la página 207, moldes sin aceite).
- Se baña con la salsa.
- Se tapa y se hornea 30–40 minutos.
- Para 4 personas.

VERDURAS RELLENAS HORNEADAS

El relleno:

1 cebolla pequeña, finamente picada (opcional)

1 diente de ajo, finamente picado (opcional)

1 cucharadita de aceite (opcional)

2 tallos de apio, finamente picados

2 cucharadas soperas de perejil, picado

1 taza de pan molido o granos cocidos

Sal al gusto

- Se saltea la cebolla y el ajo 1 minuto.
- Se añade el apio y se saltea 3 minutos.
- Se mezclan con el resto de los ingredientes. Se le añade agua o caldo si es necesario.
- Para 4 personas.

Variaciones Hierbas, jengibre, pasas, menta, oleaginosas tostadas, alcaparras, aceitunas, granos de maíz, mantequilla de ajonjolí, mostaza, zanahoria rallada, hojas verdes cocidas cortadas.

Como se preparan las verduras

- Se hornean o se cuecen al vapor hasta que queden tiernas.
- Precaliente el horno a 350°F.
- Se cortan por la mitad y se les extrae la pulpa. Se pican finamente y se usan como relleno.
- Se cortan por la mitad y se rellenan.
- Se les espolvorea pan molido u oleaginosas o semillas finamente picadas.
- Para betabeles, papas y calabaza de invierno: Se calientan completamente en el horno.
- Berenjenas, calabacitas, calabazas de verano y pimientos morrones: Se colocan en una refractario con ⅛ pulgada de líquido caliente y se calienta todo completamente en el horno.

TOMATES HORNEADOS

- Se les corta sólo la base del tallo.
- Se hornean 30 minutos a 350°F.
- Se les espolvorea estragón, perejil y cilantro los últimos 5 minutos del cocimiento.

COLIFLOR Y ZANAHORIAS EN PASTA DE AJONJOLÍ

1 coliflor, cortada en racimos
2 zanahorias, cortadas en flor (p. 615)
½ taza de semillas de ajonjolí tostadas
⅔ taza de agua
1 cucharadita de semillas de mostaza
1 cucharadita de aceite (opcional)
½ cucharadita de sal de mar
1 cucharada sopera de jugo de limón
1 taza de agua

- Se combinan las semillas de ajonjolí y ⅔ taza de agua para hacer una pasta.
- Se calienta una sartén. Se le añade el aceite y las semillas de mostaza. Tan pronto empiecen a inflarse, se les añade la coliflor y la zanahoria.
- Se tapa y se sacude la sartén con cuidado por 1–2 minutos.
- Se le añade la pasta de ajonjolí, sal, jugo de limón y una 1 taza de agua.
- Se tapa y se deja cociendo a fuego lento 15 minutos o hasta que las verduras estén tiernas.

PAY DE ZANAHORIA Y CALABAZA

2 tazas de zanahoria, rallada
3 tazas de puré de calabaza de invierno
¼ cebolla, finamente picada (opcional)
1 cucharadita de jengibre rallado
½ cucharadita de cada uno, cilantro y comino en polvo
1 cucharadita de mostaza Dijon
1 cucharadita de sal de mar
¼ taza de almendras molidas
1 pasta desmoronada para pay (p. 554)

- Precaliente el horno a 350°F.
- Se saltea la cebolla y el jengibre (opcional).
- Se mezclan todos los ingredientes juntos.
- Se rellena el pay.
- Se le espolvorea las almendras.
- Se hornea 35 minutos.
- Rinde un pay de 9 pulgadas.

CAMOTE ASADO A LA PARRILLA

4 camotes, cortados en rodajas de 1 pulgada
1 taza de salsa de miso y nuez de Castilla (Escoja las opciones de miso y nuez de Castilla en la Salsa básica, en la página 666)

- Se cuecen los camotes al vapor hasta que estén tiernas.
- Se ensartan los pedazos de verduras en las brochetas. Se les cubre con la salsa.
- Se asan 1–2 minutos.
- Se les cubre de nuevo con la salsa y se les voltea. Se asan 1–2 minutos más.
- Para 4–6 personas.

VERDURAS EN BROCHETAS

6 champiñones
5 cubos de tofu, tempeh o seitan de
  1 pulgada
6 cebollas blancas pequeñas (opcional)
6 racimos de brócoli
6 rebanadas gruesas de zanahoria
Salsa para cubrir:
½ taza de salsa de soya
1 cucharadita de arrurruz
½ cucharadita de jengibre rallado
  o jugo de limón
Un poco de agua o *mirin*

- Se cuecen al vapor ligeramente todos los ingredientes.
- Se marinan con la salsa 30 minutos.
- Se ensartan los pedazos de verduras en las brochetas.
- Se colocan bajo el asador 1–2 minutos.
- Se les cubre con la salsa y se les voltea. Se les va cubriendo con la salsa cuando sea necesario y se asan hasta que estén cocidas.
- Para 6 personas.

PAY DE VERDURAS

1 pasta base de masa agria para pay
  (p. 548)
¼ cebolla, picada (opcional)
1 zanahoria, picada
1 nabo, picado
¼ cabeza de col, picada
1 cucharadita de aceite (opcional)
1 diente de ajo, finamente picado
1 cucharadita de estragón
¼ cucharadita de sal de mar
1 taza de salsa Béchamel (p. 666)
1 hoja de nori, tostada

- Precaliente el horno a 350°F.
- Se hornea la pasta del pay 20 minutos.
- Se saltea la cebolla, luego la zanahoria y el nabo. Se le añade un poco de agua. Se tapa y se cuece al vapor 5 minutos.
- Se añade la col y los condimentos. Se cuece al vapor 5 minutos o más o hasta que queden tiernas.
- Se combinan las verduras con la salsa y se rellena el pay.
- Se hornea el pay 10–15 minutos.
- Se le espolvorea con nori tostado.
- Rinde un pay.

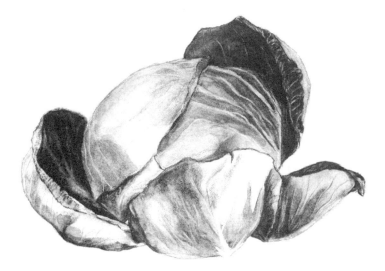

PAY DEL PASTOR

1½ taza de cada uno, nabo, zanahoria,
  papa, picados
1½ taza de col, rallada
Sal de mar al gusto
1 cucharada sopera de miso en 1 taza
  de agua
1 pasta base de masa agria para pay
  (p. 548)

- Precaliente el horno a 350°F.
- Se cuecen y se machacan las verduras por
  separado con sal.
- Use un recipiente de 3 pulgadas de hondo.
- Se van acomodando las verduras en la pasta del
  pay en capas. Se les espolvorea la mezcla del
  miso en cada capa.
- Se hornea 30 minutos.
- Rinde un pay.

EMPANADAS DE VERDURAS

Sugerencias de relleno:
- Col agria *sauerkraut*
- Chícharos verdes
- Se saltea cebolla, col y papas
1 pasta base de masa agria (p. 548)

- Precaliente el horno a 350°F.
- Se extiende la pasta con el rodillo, que quede
  uniforme y muy delgada.
- Se corta en cuatro círculos de 5 pulgadas
  de diámetro.
- Se coloca una cucharada copeteada de relleno
  al centro de cada círculo. Se doblan a la mitad
  y se sellan las empanadas.
- Se acanalan las orillas de las empanadas.
- Se colocan sobre una charola y se les pica con
  un tenedor.
- Se hornean 30–40 minutos hasta que las orillas
  se doren.

PIZZA DE VERDURAS

1 pasta base de masa agria para pizza (p. 548)
¼ cebolla, picada (opcional)
2 zanahorias, picadas
½ pimiento morrón, picado
1 cucharadita de aceite (opcional)
1½ taza de salsa Béchamel con miso (p. 666)
1 taza de seitan, tofu o tempeh,
  desmoronado y sazonado con salsa
  de soya
1 cucharadita de cada uno orégano
  y tomillo
6 aceitunas negras deshuesadas, cortadas
  en rodajas

- Precaliente el horno a 375°F.
- Se saltean o se cuecen al vapor la cebolla,
  zanahoria y pimiento morrón.
- Se les añade la salsa Béchamel y se dejan
  cociendo a fuego lento 10 minutos.
- Se vierten los ingredientes cubriendo
  toda la pasta.
- Se le espolvorea seitan, tofu o tempeh.
- Se hornea 20 minutos.
- Se le espolvorea orégano y tomillo. Se reparten
  las rodajas de aceitunas sobre la pizza.
- Se hornea 10 minutos más.
- Rinde una pizza de 12 pulgadas

Variación Use Salsa para pasta (p. 670)

GERMINADOS

Los germinados representan el punto de mayor vitalidad en la vida de la planta. Esta vitalidad se experimenta claramente al consumir germinados consistentemente. Durante el germinado, la cantidad de vitaminas y de enzimas aumenta drásticamente. Al mismo tiempo los almidones se convierten en azúcares simples, las proteínas se convierten en aminoácidos y peptonas y las grasas se separan en ácidos grasos libres. Por lo tanto, el proceso del germinado predigiere los nutrientes de la semilla, haciéndola más fácil de asimilar y metabolizar. Esto explica el porqué los granos y las leguminosas, muchos de las cuales son alergénicos comunes, generalmente no causan alergias cuando se han germinado.

Sin embargo, en el proceso del germinado se aumentan las cualidades enfriadoras de la semilla, lo cual puede enfriar demasiado a la persona *fría* y disminuir la digestión en aquellas personas con una deficiencia de fuego digestivo (véase la página 378). Por lo regular, si la persona es frágil, con frecuencia siente frío y/o tiende a obrar heces fecales pastosas entonces los germinados deben comerse en menor cantidad. Los germinados ligeramente cocidos son más apropiados para estas personas. Por otra parte, la persona *excesiva* (cuerpo y personalidad robusta, capa gruesa en la lengua, tez rojiza, pulso radial y voz fuerte) se benefician al comer los germinados en abundancia tanto crudos como ligeramente cocidos.

Los germinados son un remedio específico para casos de *qi* estancado del hígado (con señales como tumoraciones, depresión mental, frustración, abdomen y pecho inflamados, lengua teñida púrpura u oscura y/o verdosa. Durante las estaciones frías, los germinados pueden actuar como verduras frescas. Si se cuecen en esta época del año se balancea su naturaleza enfriadora. De hecho, en China en donde los germinados tienen un uso tradicional milenario, se acostumbra más que nada a cocerlos. Los germinados crudos se consumen en el Occidente porque reducen mas eficazmente los excesos masivos que ocurren en la población en general. Para una mejor digestión para cada tipo de persona, los germinados de grano y de leguminosa de tamaño grande, como por ejemplo el aduki, el mungo, lenteja, maíz, chícharos frescos, soya, garbanzo y trigo, se pueden cocer al vapor ligeramente y aun así siguen conservando su energía vital. Necesitan cocerse a fuego lento, saltearse o cocerse al vapor más tiempo para la gente *fría* o *deficiente*.

Entre más se deja que los germinados crezcan éstos adquieren propiedades más apropiadas para ayudarnos a adaptarnos a las necesidades energéticas que surgen durante la primavera y el verano.

ALFALFA

La alfalfa es el germinado preferido en los EEUU y se considera el germinado con más concentración de nutrientes que otros germinados, sobre todo esto se debe a su rica mineralización. La semilla minúscula de la alfalfa produce una raíz que puede alcanzar hasta 100 pies debajo de la tierra, donde tiene acceso a los minerales y a los elementos traza que otras plantas no alcanzan. La alfalfa sigue la doctrina de las signaturas: con una capacidad de producir raíces excepcionales, lo cual beneficia a nuestras propias «raíces», las cuales se identifican como las funciones fisiológicas de nuestros intestinos y riñones/vejiga.

Los árabes fueron los primeros en descubrir la alfalfa y se dieron cuenta que era un alimento altamente fortalecedor, tanto para sí mismos como para sus caballos de carreras.

Las propiedades curativas de la alfalfa

Naturaleza térmica neutral; de sabor amargo; seca la *humedad anormal;* se usa como aperitivo; es diurética; es benéfica para el sistema urinario y los intestinos; desintoxica el cuerpo. La alfalfa limpia y tonifica los intestinos y extrae de la sangre los ácidos perjudiciales. También se utiliza para la artritis, el edema, para bajar de peso, piedras en la vejiga, verrugas en los pies, dolor crónico de garganta, fiebre, dolores causados por gases, úlceras pépticas, para el restablecimiento del organismo debido al consumo habitual de drogas y alcohol.

La alfalfa contiene ocho enzimas que ayudan a asimilar a las proteínas, las grasas y los carbohidratos. Es un alimento seguro incluso para los niños y ayuda a las madres lactantes a producir más leche. Una muestra de sus nutrientes importantes son: proteína (del 16–31% de peso seco), caroteno (igual que las zanahorias), calcio, hierro, magnesio, potasio, fósforo, sodio, sulfuro, silicio, cloro, cobalto y zinc. La alfalfa también contiene vitaminas K y P (bioflavonoides) y abundante clorofila.

Además de los germinados de alfalfa encontrados en la mayoría de los supermercados, la alfalfa se consigue como hierba de hoja seca, en tabletas, cápsulas y en polvo. Para hacer té, remoje 1 cucharada sopera de la semilla o 2 onzas de hojas secas en un cuarto de galón de agua hirviendo. En forma de polvo, el sabor delicioso de la alfalfa se puede agregar a sopas y ensaladas.

Dosis diaria: 2–3 tazas de té; 2–4 gramos (2,000–4,000 mg.) en cápsulas o en píldoras 3 veces al día; 6–12 gramos en polvo; 3 onzas de germinados.

Precaución: Los germinados de alfalfa y sus semillas, fuentes ricas del aminoácido canavanina, deben evitarse en enfermedades reumatoides tales como artritis reumatoide y lupus sistémico eritematoso. Canavanina puede ocasionar el surgimiento de inflamaciones. La hoja de alfalfa, sin embargo, no es una fuente de canavanina y se puede utilizar en este tipo de enfermedades.

CÓMO HACER LOS GERMINADOS

Use una parte de semillas por tres partes de agua. Se remojan en un tarro de boca ancha. Todas las medidas que se indican a continuación hacen rendir un cuarto de galón de germinados. Los tarros de medio galón o más grandes son más convenientes.

Semilla	Tiempo de remojado	Días para germinar
2 cucharadas soperas de alfalfa o trébol rojo	6 horas	5–6 días
¼ taza de rábano o mostaza	6 horas	5–6 días
½ taza lentejas o fenogreco	8 horas	3 días
½ taza frijoles mungo	8 horas	3–5 días
1 taza de trigo o centeno	12 horas	3 días
1 taza frijoles *aduki,* garbanzos, de soya u otras leguminosas o granos	12 horas	3–5 días
2 tazas de semillas de girasol	12 horas	2 días

- El recipiente o bote donde se germinen tiene que cubrirse con una malla de acero inoxidable o con una manta de cielo, se sujeta luego con una liga (hay recipientes, bolsas y máquinas automáticas para hacer germinados que también se consiguen—véase el Índice de recursos). Después de remojar las semillas, escúrralas bien y manténgalas en un lugar tibio (65°F) y oscuro—también se pueden cubrir con una tela o una bolsa obscura. El proceso de germinado se acelera con más luz y condiciones más frías.

- Enjuague las semillas dos veces al día, preferentemente por la mañana y en la noche. Una excepción son los frijoles de soya, los cuales se pueden echar a perder si no se enjuagan 4 veces al día. Coloque el recipiente inclinado boca abajo para que drene mejor. Colocar un plato donde vaya cayendo el agua funciona bien. Al enjuagarse los germinados bien y al escurrirse completamente mejoran su sabor.

- Después de tres días coloque las semillas germinadas de alfalfa, trébol rojo, rábano y mostaza en un lugar fresco con luz indirecta para inducir la clorofila. Continúe enjuagando dos veces diarias hasta que el germinado esté listo.

- Los germinados de semillas de rábano y de mostaza tienen un sabor pungente o punzopicante, lo cual le da una cualidad vigorizante cuando se mezclan con otros germinados o con otros platillos. Durante el proceso del germinado, las cascarillas de algunas semillas se desprenden. Es importante que les quite las cascarillas a los germinados de alfalfa y del rábano porque se descomponen muy fácilmente. Las cascarillas de frijol mungo, aduki y las semillas de fenogreco con frecuencia se les quitan para que tengan un sabor más ligero o suave, aunque se pueden comer también pues proporcionan fibra.

- Para remover las cascarillas sueltas de los germinados, ponga los germinados en un recipiente grande lleno de agua y agítelos; de esta manera las cascarillas se desprenden y así puede deshacerse de ellas más fácilmente. Saque del fondo del recipiente los germinados con cuidado sin revolverlos con las cascarillas, después tire las cascarillas. Escurra bien los germinados. Si se refrigeran, pueden durar hasta una semana en una bolsa de plástico o en un recipiente de vidrio o de cristal.

Nota: La alfalfa no puede germinar en agua de grifo contaminada. Use agua destilada o agua mineral y germínela con otras semillas (mungo, lenteja, fenogreco) en el mismo recipiente. Tendrá una ensalada deliciosa. Guarde el agua donde enjuagó los germinados para dársela a los animales o las plantas o úsela para cocinar.

ENSALADAS

El arte de elaborar ensaladas consiste en el arreglo de colores y formas. Una ensalada bien combinada o confeccionada puede transformar las comidas más simples.

Confecciones de ensaladas

- Una cantidad minúscula de color (una zanahoria o un betabel rallado) puede dramatizar a un platillo confeccionado con hojas verdes grandes.

- Una simple guarnición (aceitunas o semillas tostadas) pueden agregarle a cualquier platillo un sabor distinguido.

- Un arreglo sencillo de verduras y de fruta formando un arco iris de colores distintos puede darle un toque especial a la comida.

- Las verduras que se dejan enteras añaden un estilo interesante a las comidas más complicadas.

- Corte las verduras o la fruta de formas inusuales y arréglelas en platos con formas fuera de lo común y colores contrastantes.
  Ejemplos:
  —Arregle un puñado de zanahorias rebanadas súper delgaditas, rocíele nueces, cacahuetes u otras oleaginosas sobre una hoja de árbol de roble.
  —En un plato blanco cuadrado, arregle los betabeles rallados y adórnelos con una flor de zanahoria (p. 615) y una hoja de menta.

- Deje que las hojas grandes formen una base para la ensalada. Para que las hojas se aplanen parta la hoja por la mitad haciendo un corte al centro y así se aplanan y quedan horizontales sobre el plato.

- Arregle las hojas para que formen un círculo o un abanico.

- Arregle las verduras o frutas más pequeñas traslapándolas formando una espiral hasta llegar al centro.

- Corte las verduras de tamaño un poco más grande que el tamaño de los frijoles para confeccionar una ensalada de frijoles que nos brinde armonía.

- La calabacita o la calabaza amarilla de verano ralladas en crudo pueden formar una base hermosa para las verduras cocidas.

- Use un utensilio para hacer bolitas (como el del melón) o use dos cucharas para hacer formas redondas y ovaladas.
  —Use el mismo utensilio para hacer una ensalada hermosa de melón multicolor.

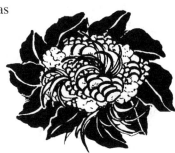

—Úselo para hacer bolitas con las verduras ya cocidas por ejemplo: nabos, calabaza, calabacitas, papas y camotes.

—Use una cuchara normal de varios tamaños para formar óvalos elegantes con purés como aditamento a las ensaladas.

• Utilice un cortador de galletas (más pequeño que el tamaño de las rebanadas de la verdura) para cortar diferentes formas en las rebanadas de pepino, nabo y pan.

COMBINACIONES DE ENSALADAS

• Utilice una o más variedades de verduras de hojas verdes de temporada. Córtelas o déjelas enteras.

• Añada a sus ensaladas rebanadas o flores de rábano, cebolla rallada, granos de elote, racimos de coliflor o de brócoli y variación de raíces finamente rebanadas.

• Primero frote un diente de ajo pelado y machacado en un platón de madera para ensaladas.

• Si utiliza aceite, primero rocíe las verduras con éste. Enseguida añada el jugo de limón, vinagre y hierbas aromáticas. De esta manera las hierbas se adherirán a las hojas y éstas se impregnarán de su aroma.

• Si utiliza aderezos, viértalos al fondo del platón y revuelva todo justo al momento de servirse. Esto prevendrá que las hojas verdes se marchiten y pierdan su firmeza.

Notas sobre parásitos y venenos

Las ensaladas con frecuencia incluyen verduras crudas y frutas frescas que pueden contener anfitriones en forma de parásitos y otros microorganismos indeseables. Para quitarles éstos, remoje todas las verduras crudas (incluyendo las de hojas verdes) las raíces, frutas y otros comestibles que se van a comer crudos, en una solución sutil de vinagre de sidra de manzana 15 minutos. Diluya una cucharada sopera de vinagre en un galón de agua ó $\frac{1}{4}$ de taza de vinagre para un recipiente mucho más grande donde se remojarán las verduras.

El peróxido de hidrógeno elimina también los parásitos, y desnaturaliza o sustrae los químicos venenosos de la fumigación que se encuentran en los comestibles no-orgánicos con mucho más eficacia que el vinagre. Aunque es más costoso que el baño con cloro (abajo), es ideal debido a su eficacia y pureza. Se puede utilizar el peróxido de hidrógeno normal de farmacia; tamaños convenientes de un cuarto de galón o de un galón se pueden conseguir en las farmacias. Véase la página 92 para las instrucciones.

Otro método para remover los químicos y parásitos, es el baño de cloro, método recomendado por el Departamento de Estado de los EEUU para las familias de los militares que residen en el extranjero. Así como el peróxido de hidrógeno, el baño de cloro es extremadamente rico en oxígeno y actúa como un oxidante de gran alcance que destruye todos los hongos, virus, bacterias y parásitos. Las verduras remojadas en él tendrán un sabor más fresco y se conservarán así por más tiempo. Instrucciones: añada $\frac{1}{2}$ cucharadita de la marca de cloro Clorox™ por cada galón de agua. Remoje los comestibles unos 10 minutos, después colóquelos en agua purificada por 10 minutos. *Nota:* Utilice únicamente la marca de cloro Clorox—otros cloros pueden producir resultados inadecuados.

*   *   *

De todas las verduras verdes (incluyendo las de hojas verdes) para ensaladas, la col es quizás la única verdura cruda que nunca alberga parásitos que infestan a los seres humanos. De hecho, la col es la única verdura cruda que se usa más comúnmente en ensaladas en la India y en otras partes de Asia del sureste. En la mayor parte del mundo, la ensalada cruda es una rareza. Sin embargo, la ensalada cruda beneficia sin lugar a dudas a la persona excesiva y robusta acostumbrada a una dieta pesada, grasosa, cremosa. Puesto que la gran mayoría de la gente se infecta con parásitos, es importante que en un programa de sanación o curativo detenga la invasión de nuevos parásitos provenientes de cualquier fuente, incluyendo a través de los comestibles que se ingieren crudos. Una vez que la persona haya desarrollado un nivel alto de vitalidad, los parásitos por lo regular no proliferarán más en su organismo sino que se destruirán en la digestión con secreciones concentradas.

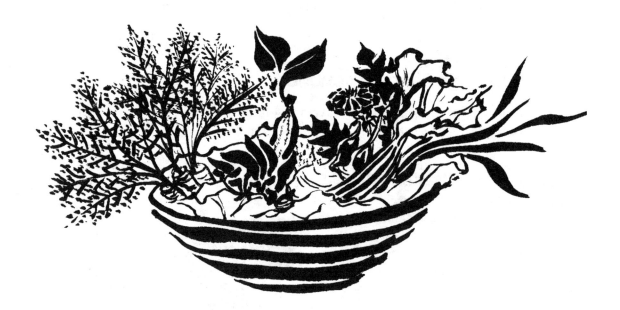

ENSALADAS DE PRIMAVERA

ENSALADA DE DIENTE DE LEÓN

½ libra de hojas de la hierba diente de león
Aderezo:
1 diente de ajo (opcional)
2 cucharaditas de jugo de limón
½ cucharadita de pasta de ciruelo *umeboshi*
1 cucharadita de aceite (opcional)

- Se combinan los ingredientes del aderezo en un mortero y maja o molcajete hasta cremosos.
- Se mezcla el aderezo con las hojas verdes.

ENSALADA CHINA AGRIPICANTE

2 tazas de chícharos chinos o chícharos tiernos en su vaina, cocidos ligeramente
4 tazas de tallarines, cocidos, escurridos y cortados de 2 pulgadas de longitud
Aderezo:
1 cebollita de rabo, picada (opcional)
1 cucharada sopera de pasta de ciruelo *umeboshi*
2–3 cucharaditas de mostaza
El jugo de 1–2 limones

- Se combinan con delicadeza los chícharos con los tallarines.
- Se combinan los ingredientes del aderezo con mortero y maja o molcajete o en una licuadora.
- Se le añade el aderezo a la combinación de los tallarines.
- Se mezclan muy poco y se sirve el platillo antes de que los tallarines se aguaden.

ESPÁRRAGOS MARINADOS

1 manojo de espárragos
1–1½ taza de aderezo con *umeboshi* (p. 639)

- Se ponen 2 pulgadas de agua hirviendo en un recipiente alto.
- Se colocan los espárragos parados con los extremos más duros tocando el agua. Se tapan y se dejan cociendo a fuego lento 10 minutos hasta que tengan un color verde brillante.
- Se combinan con el aderezo y se marinan por varias horas.
- Para 4–6 personas.

ENSALADA SENCILLA DE GERMINADOS

2 tazas de germinados de semillas de alfalfa
2 tazas de germinados de frijol mungo
1 taza de germinados de semillas de girasol

- Se decora un plato formando alrededor un círculo con los germinados de alfalfa.
- Enseguida forme un círculo con los germinados de mungo.
- Se colocan los germinados de girasol en el centro.
- Se sirve con su aderezo de ensalada favorito.

ENSALADAS DE VERANO

ENSALADA DE EJOTES A LA FRANCESA

4 tazas de ejotes enteros, cocidos ligeramente
1 taza de yogurt de semillas (p. 680)
½ de cabeza de lechuga, finamente picada
    o rallada
4 cucharadas soperas de perifollo o ajedrea,
    finamente picadas
1 cucharada sopera de almendras, en
    rebanadas muy delgadas como del grosor
    del papel

- Se acomodan los ejotes sobre la lechuga y se vierte encima el aderezo del yogurt de semillas.
- Se le espolverea el perifollo y las almendras.

ENSALADA DE PEPINOS PRENSADOS

Pepinos, cortados en rebanadas muy
    delgadas como del grosor del papel
½ cucharadita de sal en 1 taza de agua
Una pizca de eneldo

- Se remojan los pepinos en la solución de agua y sal por 30 minutos.
- Se escurren y se secan ligeramente con servitoallas de papel.
- Se les espolvorea eneldo y se sirven.

ENSALADA DE ARROZ

4 tazas de arroz integral cocido
1 cebollita de rabo picada (opcional)
2 cucharadas soperas de perejil,
    finamente picado
1 taza de chícharos, cocidos ligeramente
Aderezo:
2 cucharadas soperas de vinagre
    de *umeboshi*
1 cucharada sopera de salsa de soya
1 cucharadita de aceite de oliva (opcional)
1 cucharada sopera de semillas de ajonjolí
    o piñones, tostados

- Se mezclan los ingredientes.
- Se combinan con el aderezo.
- Deje marinar todo por varias horas.
- Para 4 personas.

ENSALADA DE COLINABO CON CILANTRO

2 colinabos, pelados y rallados
1 taza de col de China, finamente picada
    o rallada
1 zanahoria, cortada en palillos (p. 614)
¼ taza de cilantro o perejil fresco, picado
Aderezo de jengibre y ajonjolí (p. 640)

- Se combina el aderezo ligeramente con cada grupo de verduras.
- Se acomodan en un platón las verduras alternando sus colores.

Variación Se substituyen los colinabos por calabacitas en rodajas.

ENSALADAS DE OTOÑO

ENSALADA DE *RUTABAGA* Y PEREJIL

1 taza de agua hirviendo con sal
½ manojo de perejil
1–2 *rutabagas* o nabos grandes
½–1 cucharadita de sal
2 cucharadas soperas de mayonesa de tofu
 (p. 641)
¼ taza de *sauerkraut* (pp. 649 y 674)

- Se sumerje el perejil en el agua hirviendo con sal 2–3 minutos. Se saca y se pica finamente.
- Se cortan las *rutabagas* en rebanadas y se cuecen en un poco de agua de perejil hasta que se suavicen.
- Se le unta a cada rebanada de *rutabaga* mayonesa de tofu, y se colocan sobre una base o cama de perejil mezclado con el sauerkraut.

ENSALADA DE PORO

6 poros, cortados longitudinalmente
Aderezo:
½ taza de yogurt de avena (p. 680)
2 cucharadas soperas de jugo de limón
1 cucharadita de rábano picante
Salsa de soya al gusto

- Se lavan los poros muy bien.
- Se cuecen en un poco de agua hasta que se suavicen.
- Se mezclan los ingredientes para el aderezo. Si queda muy espeso, se le añade un poco de caldo de poro.
- Se bañan los poros con el aderezo y se enfrían.

COL RALLADA CON ALCARAVEA

1 cabeza de col, rallada
1 zanahoria grande, rallada
2 cucharadas soperas de semillas girasol, tostadas
2 cucharadas soperas de cebollines frescos, picados
Aderezo:
2 cucharadas soperas de cebolla rallada (opcional)
1 cucharada sopera de pasta de *umeboshi* diluida en 1 cucharada sopera de agua
1 cucharada sopera de aceite (opcional)
1–2 cucharaditas de semillas de alcaravea

- Se prepara el aderezo usando el mortero y maja o el molcajete.
- Se combinan todos los ingredientes.
- Se bañan ligeramente con el aderezo.

ENSALADAS DE INVIERNO

Salar y luego exprimir las verduras crudas para ensaladas, o simplemente el sólo exprimir las verduras cocidas extrayendo el exceso de líquido hace que se dividan las estructuras de sus células y se vuelvan relativamente más caloríficas. Las ensaladas de verduras crudas son ideales para un invierno no muy extremoso. Las ensaladas de verduras cocidas exprimidas son más ideales para climas invernales más extremosos. Use una o más verduras de hojas verdes: col rizada *kale, bok choy,* acelgas, berros, col o perejil. Use verduras de raíz: *rutabagas,* nabos, zanahorias.

ENSALADAS DE VERDURAS CRUDAS EXPRIMIDAS

- Se cortan verduras de raíz en rebanadas muy delgadas o en rodajas como el grosor de un papel.
- Se pican las hojas verdes o se cortan en secciones de una pulgada.
- Se colocan las verduras en un platón hondo grande. Se les rocía con sal y se tapan con un plato plano. Encima del plato se coloca una pesa o use una prensa para encurtidos.
- Se exprimen 30 minutos o se puede prolongar este proceso hasta 3 días, tirando el agua conforme se vayan exprimiendo.
- Entre más se expriman las verduras, más se encurten.
- Se sirven de 1–2 cucharadas soperas por persona.

ENSALADAS DE VERDURAS COCIDAS EXPRIMIDAS

- Se sumergen las hojas enteras en agua escaldada y se cuecen 2–3 minutos.

  Método 1: Se enrollan las hojas en una estera de bambú y se les exprime todo el exceso de agua.

  Método 2: Se colocan las hojas sobre un plato. Se tapa con otro plato, procure que tengan presión. Se le coloca una pesa encima del plato. Se dejan reposando 30 minutos. Se tira el exceso de agua.

- Se pican finamente.
- Se les añade miso, oleaginosas o semillas tostadas o un aderezo de ensalada.

ENSALADA RUSA CON SAUERKRAUT

1 taza de betabeles, cocidos y cortados en rebanadas o se cortan en cubos pequeños

1 taza de zanahorias, cocidas y cortadas en rebanadas o se cortan en cubos pequeños

1 taza de nabos, cocidos y cortados en rebanadas o se cortan en cubos pequeños

1 taza de garbanzos, cocidos y escurridos

1 taza de col agria *sauerkraut*

3 cebollitas de rabo, finamente picadas

Aderezo:

½ taza de vinagre *umeboshi*

1–2 cucharaditas de mantequilla de ajonjolí o ajonjolí molido

• Se mezclan todos los ingredientes juntos y se revuelven ligeramente con el aderezo.

ADEREZOS

ADEREZO BASE PARA ENSALADA (Vinagreta)

• Se mezclan 1–3 partes de aceite no-refinado por una parte de vinagre o jugo de cítricos.

• Se añaden los condimentos y las hierbas o especias a su gusto hasta que los sabores se impregnen muy bien.

• Se agita o se revuelve bien y se deja reposando 10 minutos antes de servirlo.

Aceites no-refinados	Vinagres	Jugos	Condimentos
Ajonjolí	Arroz	Limón	Sal de mar
Oliva	Ciruelo *umeboshi*	Naranja	Salsa de soya
Linaza prensado en frío	Sidra de manzana	Toronja	Miso
Oleico de girasol	Mandarina	Mostaza en polvo	
Oleico de cártamo	Limón verde	Miel de abeja	
Almendra		Ciruelo *umeboshi*	
Aguacate			

Hierbas: Albahaca, tomillo, romero, estragón, mejorana, oregano, eneldo, salvia, menta, jengibre, cebollines, cebolla, ajo.

Especias: Anís, curry, chile, canela, cilantro (semillas en polvo), clavos, nuez moscada, comino.

Nota: Los aceites citados arriba deben ser no-refinados con el propósito de evitar resultados sin beneficio alguno. Además, los aceites de linaza y los poliinsaturados que elija deben ser frescos—recién prensados en frío, manteniéndolos siempre en un lugar fresco y protegidos de la luz. Un aderezo hecho con aceite y vinagre no es recomendable para aquellos que tienen condiciones débiles y *deficientes,* y en general debe usarse ocasionalmente por todas las personas.

ADEREZO CREMOSO PARA ENSALADA

Se le añade al aderezo base para ensalada, mantequilla de oleaginosas, verduras crudas o cocidas, tofu, granos cocidos y se combina todo.

ADEREZO DE AGUACATE

1 aguacate
Jugo de ½ limón
½ taza de agua o caldo
½ cucharadita de eneldo
¼ cucharadita de sal de mar

- Se combinan todos los ingredientes y se mezclan hasta se hagan cremosos.
- Rinde 1½ tazas.

Para aumentar la cantidad para grupos grandes o hacerlo menos concentrado de aguacate para las personas que tienden a tener frío, la siguiente variación lo hace cremoso y sabroso.

Variaciones Se tuesta en seco 2 cucharadas soperas de harina de arroz en una sartén hasta que se dore. Se le añade 1½ taza agua, se revuelve rapidísimo para prevenir grumos. Se deja cociendo a fuego lento como ½ minuto hasta que se haga una salsa espesa. Se coloca la salsa y todos los ingredientes del aderezo (excepto la ½ taza de agua) en una licuadora; se mezcla todo hasta que tenga una consistencia cremosa. Para aumentar la cantidad de aderezo, puede incrementarse la harina de arroz y el agua de la salsa así como la sal hasta el doble. Los sabores de aguacate, limón y eneldo aun siguen prevaleciendo.

MAYONESA DE BETABELES

4 betabeles, partidos en cuartos
¼ taza de betabeles cocidos en agua
2 cucharadas soperas de vinagre
1 cucharada sopera de cebolla,
    finamente picada
5–6 cucharadas soperas de mayonesa
    de tofu (p. 641)

- Se combinan los ingredientes y se revuelven muy bien hasta que se cuezan y se hagan cremosos.
- Rinde 2 tazas.

ADEREZO DE JENGIBRE Y AJONJOLÍ

1 cucharada sopera de jugo de
    jengibre rallado
1 cucharada sopera de vinagre *umeboshi*
1 cucharadita de aceite de ajonjolí tostado

- Se combinan los ingredientes y se revuelven muy bien hasta que se tenga una consistencia cremosa.
- Se le vierte a la ensalada o verduras.

MAYONESA DE TOFU

1 barra de tofu
1 taza de agua
2 cucharadas soperas de vinagre *umeboshi* o vinagre de arroz integral
2 cucharadas soperas de jugo limón
½ cucharadita de sal de mar
¼ cucharadita de semillas de cilantro en polvo
1 cucharada sopera de aceite de ajonjolí (opcional)

- Se combinan los ingredientes y se revuelven muy bien hasta que se tenga una consistencia cremosa.
- Si se refrigera se conservará en buenas condiciones por varios días.
- Si la mezcla se separa, se revuelve muy bien antes de servirse.

ADEREZO DE SALSA DE SOYA Y LIMÓN

1–2 cucharadas soperas de salsa de soya
5–6 gotas de jugo de limón

- Se mezclan los ingredientes muy bien.
- Se le vierte a la ensalada o se usa para marinar.
- Para 4 personas.

ADEREZO VERDE DE GRANOS

2 cucharaditas de pasta de *umeboshi*
¼ de cebolla (opcional)
1 taza de agua
½ taza de perejil, picado
1 taza de arroz integral cocido
2 cucharadas soperas de mantequilla de ajonjolí (opcional)
1 cucharadita de miso

- Se combinan los ingredientes y se mezclan hasta que se tenga una consistencia cremosa.

ADEREZO DE YOGURT

1 taza de yogurt de avena o de semillas (página 680)
1 betabel, cocido o crudo, cortado en cubos pequeños
1 diente de ajo (opcional)
Jugo de 1 limón
Salsa de miso o soya al gusto

- Se combinan los ingredientes y se mezclan hasta que se tenga una consistencia cremosa.

Algas marinas

Los poderes que se derivan de las verduras del mar (algas marinas) nos han servido por miles de años debido a su habilidad de prolongar la vida, prevenir enfermedades, impartir belleza y salud y así obtener una vida más feliz, más sana y más duradera.* En mito (así como biológicamente), el mar es la fuente donde todas las cosas surgen y retornan. El cuerpo humano comienza su desarrollo en la matriz en una solución salina, y es alimentado y limpiado por la sangre, la cual casi tiene la misma composición que el agua del mar.

Las verduras del mar se clasifican por colores: rojos, marrones, verdes, verdeazules y verdeamarillos. El color en particular se relaciona con el espectro de luz disponible para que las plantas realicen la fotosíntesis. La pigmentación, la exposición a la luz, la profundidad, la temperatura, las mareas y las costas del mar todos crean ambientes diversos que corresponden a la distribución de nutrientes y a la variedad que existe entre las plantas del mar.

Las plantas del mar contienen de diez a veinte veces más minerales que las plantas de la tierra y una abundancia de vitaminas y de otros elementos necesarios para el metabolismo humano, haciéndolas que sean una fuente alimenticia y medicinal excelente. Algunas hasta extraen del cuerpo desechos radioactivos y tóxicos metálicos.

Las propiedades de las algas marinas

Las algas marinas comparten el océano como un medio en común. Por eso, la mayoría de las algas marinas tienen un número de propiedades en común. Además, cada alga marina muestra un perfil nutricional distinto, aunque el estudio científico de sus cualidades nutricionales sólo se haya realizado recientemente.

Propiedades generales de algas marinas: De naturaleza térmica enfriadora; sabor salado; ablandan las áreas y masas endurecidas del cuerpo; desintoxican; humedecen la *sequedad;* transforman la flema; son diuréticas; eliminan los residuos de radiación del cuerpo; reconstruyen los fluidos *yin* y mejoran el metabolismo del agua; actúan como limpiadoras linfáticas; alcalinizan la sangre; desobstruyen el estancamiento del hígado (activan el *qi* del hígado); son benéficas para la tiroides. Las algas marinas son útiles en los programas para bajar de peso corporal y para bajar el colesterol y grasas en sangre. Las plantas marinas tienen una cualidad «penetrante» y por lo tanto dirigen la energía hacia las partes inferiores y más internas del cuerpo. Contienen geles mucilaginosos tales como algina, carragenano y agar, los cuales específicamente rejuvenecen los pulmones y el tracto gastrointestinal.

---

*El libro *Las verduras del mar (Vegetables from the Sea)* de Arasaki (Japan Publ., 1983) es una buena fuente de información adicional sobre el potencial curativo de las algas marinas.

Las algas marinas en general se utilizan para tratar inflamaciones, nódulos, protuberancias, bocio, glándulas linfáticas inflamadas, edema, tos crónica con señales de *calor*
como flema amarilla o verde, todas las enfermedades de la piel marcadas con coloración roja
y tumores. Son también útiles en la curación de tumores cancerosos y fibroides. De acuerdo
a los textos antiguos chinos, «no hay inflamación que no se alivia con las algas marinas».

Considere que nuestra sangre contiene todos los cien o más minerales y elementos
traza del océano. Las algas marinas los contienen en la forma más asimilable porque sus
minerales y elementos traza están integrados en el tejido viviente de la planta. De hecho,
como grupo contienen la cantidad más grande y el espectro más extenso de minerales de
cualquier organismo, y por lo tanto son un alimento magnífico enriquecido de minerales.
Por su excelente contenido inigualable de minerales, son eficaces incluso hasta en cantidades relativamente pequeñas; tan sólo el ingerir unas cuantas tabletas de kelp suple-
mentario es benéfico. Normalmente, la manera ideal para utilizar las algas marinas es
consumirlas con regularidad como ingrediente en las comidas. Cuando se ingieren con
otros alimentos de esta manera, la dosis diaria en estado seco (antes de remojarlas o de
cocerlas con los alimentos) es ⅙–½ de onza (5–15 gramos).

Así como con las plantas de la tierra, es importante saber de donde provienen las algas
marinas, debido a que algunas áreas de los océanos se encuentran contaminadas, particularmente con metales pesados. Puesto que actualmente ninguna masa de agua se puede
considerar prístina, es importante saber en que lugares del océano las algas marinas crecen para que no absorban ni lleguen a concentrarse de toxinas. Más bien las algas marinas desintoxican y transforman cierta cantidad de metales tóxicos, convirtiéndolos en
sales inofensivas, que el cuerpo excreta a través de los intestinos.

Además de una cantidad abundante de minerales, de vitaminas y de aminoácidos, las
algas marinas son especialmente fuentes excelentes de iodo, de calcio y de hierro.
Enseguida se hace una comparación de algunas algas marinas seleccionadas en su estado
seco convencional; se comparan de esta manera con otras fuentes con un alto grado de
estos nutrientes: Hijiki, árame y wakame cada una contiene más de diez veces la cantidad de calcio que la leche; el alga lechuga del mar contiene veinticinco veces más hierro,
hijiki contiene ocho veces más hierro y wakame y kelp cerca de cuatro veces más hierro
que la carne de vaca; dependiendo de cuando se cosechen, kelp, kombu y árame contienen de cien a quinientas veces más iodo que los crustáceos, y seiscientas a tres mil veces
el promedio de iodo que otros peces marinos. Las algas marinas son también una de las
pocas fuentes de flúor, un halógeno que incrementa las defensas del cuerpo y fortifica los
dientes y huesos. Puesto que el flúor se pierde aún con un mínimo de cocimiento, las algas
marinas se deben comer crudas secas (después de remojarlas) para aprovechar cualquier
beneficio del flúor.

Una prueba bacteriológica indica que las algas marinas son abundantes en vitamina B_{12}.
Sin embargo, mucho de lo que se indica que es B_{12}, es realmente un B_{12} «análogo», que
no es una forma efectiva de la vitamina. Por lo tanto, las algas marinas no son una fuente
viable de B_{12}.

Este capítulo le presenta las algas marinas más comunes que se consiguen comercialmente por todo EEUU, la mayoría son las variedades japonesas populares. Sin embargo,
este cuadro está cambiando rápidamente y un número más extenso de algas marinas de

excelente calidad se está cultivando en un ambiente natural en las costas del mar de los EEUU y de Europa. Los ejemplos que no se han incluido en esta sección pero que cada vez están a nuestra disposición son: lechuga del mar (*Ulva* spp.), palma del mar *(Postelsia palmaeformis),* sargazo vesiculoso (*Fucus* spp.) y listones del océano *(Lessionopsis littoralis).* (Para obtenerlas, véase el Índice de recursos). Las propiedades de estas plantas del mar generalmente son las mismas que hemos citado anteriormente. El sargazo vesiculoso es excepcional en el sentido que se considera la más efectiva de todas las algas marinas para el tratamiento de la disfunción de la glándula tiroides, la obesidad, la presión arterial alta, para los coágulos de sangre y el edema. También tiene el efecto anticoagulante de más alta potencia en la sangre.

Cómo cocinar con verduras del mar

- Si tiene sensibilidad a la sal, enjuague las plantas de mar antes de usarlas.
- Incorpórelas gradualmente a su dieta. Tarda más o menos una semana para que el sistema enzimático de nuestro cuerpo se adapte y pueda digerir las verduras del mar. También tardamos un tiempo en adaptarnos a su sabor y a sus efectos en el cuerpo.

Cómo preparar las verduras del mar

- Las verduras frescas del mar necesitan solamente recolectarse, lavarse y utilizarse tal cual; o guárdelas en el refrigerador.
- Guarde las que están secas en tarros de cristal oscuros o consérvelas en un cuarto oscuro, seco (duran años).
- Prepare las que están secas remojándolas en agua. Entre más tiempo se remojen, serán más fáciles de digerir. Manténgalas en el refrigerador con su agua o guárdelas sin el agua, ya escurridas. Guarde el líquido para cocinar granos, sopas o para alimentar a los animales o a las plantas.
- Las verduras del mar se cocinan mejor en recipientes de cerámica, cristal o de acero inoxidable.
- Experimente con las verduras del mar añadiéndolas a sus recetas preferidas.

AGAR-AGAR

Agar-agar (también conocida como agar solamente, y en Japón, como *kanten*) es un producto mucílago de varias especies de algas marinas, colectivamente clasificadas como «agarofitas». Tres o más agarofitas generalmente se combinan en una fórmula de agar-agar. La mayor parte de agar-agar se compone generalmente de algas marinas de la especie *Gelidium.* Las agarofitas crecen en profundidades que varían de 15–200 pies en frondas parecidas a los helechos, ondean en el océano con colores desde marrones, rojos y púrpuras o parecidas a plumas rojas y miden hasta tres pies de largo. Hace centenares de años, los chinos y los japoneses descubrieron cómo liofilizar (deshidratar por congelación) y deshidratar las frondas hasta que se volvieron transparentes y se pudieron formar en barras *kanten* y así se podían utilizar más fácilmente como gelatina. Sin embargo, agar-agar es superior a la gelatina; en algunos aspectos no se ablanda tan fácilmente y también tiene una textura más firme. Además, para los que valoran alimentos bajos en calorías, agar-agar no contiene calorías.

Propiedades curativas

Naturaleza térmica muy enfriadora, sabor ligeramente dulce; beneficia a los pulmones; influye en el hígado; reduce inflamaciones y otras condiciones de *calor* que afectan al corazón y a los pulmones; es ligeramente laxante.

Este producto hecho de algas marinas se utiliza para estimular la digestión y bajar de peso, trata hemorroides y extrae desechos tóxicos y radioactivos fuera del cuerpo. Es una fuente dietética valiosa de calcio y de hierro.

Precauciones: Las personas con señales de *frío* y/o digestión débil con heces fecales pastosas o líquidas deben utilizar agar-agar cautelosamente.

Preparación

Agar-agar se consigue en hojuelas, en polvo o en barras *kanten*.

- Se remoja: Se rompe la barra *kanten* en pedazos. Se lava y se exprime. Se remoja en líquido por 30 minutos. Fíltrela a través de una tela de manta de cielo.

- Se ablanda su textura: Ponga las hojuelas o el polvo en un líquido.

- Se disuelve: Se pone en agua, jugo o caldo a calentar; no deje que el líquido alcance el hervor. Se revuelve constantemente hasta que el agar se disuelva. Agregue los ingredientes.

- Se moldea: Vacíe la mezcla en un molde o recipiente de cristal previamente remojado. Permita que se cuaje a la temperatura ambiente o en el refrigerador.

- Se sirve: Se saca del molde y se pasa a un tazón de cristal; se corta en cuadros pequeños o en rebanadas. Arréglela atractivamente.

- Se usa: En empanadas, postres de fruta, mermeladas, moldes de gelatina y moldes de verduras.

Notas: El agar-agar no se cuajará en vinagre destilado ni en vinagres de vino ni con alimentos con grandes cantidades de ácido oxálico (espinaca, chocolate, ruibarbo). Substitúyala por el alga musgo irlandés.

1 barra kanten = $\frac{1}{4}$ cucharadita de polvo = 3 cucharadas soperas de hojuelas = 5 cucharadas soperas de hojuelas de color oscuro. 1 barra de *kanten* cuajará dos tazas de líquido.

GEL DE FRUTA Y AGAR-AGAR

3–4 cucharadas soperas de hojuelas
   de agar-agar
4 tazas de jugo de manzana
½ taza de pasas
2 tazas de fruta fresca, picada o en puré
1 cucharadita de vanilla o de esencia de
   almendra o el jugo de un limón

- Se ablanda el agar en jugo.
- Se pone a hervir la mezcla con las pasas.
- Se deja cociendo a fuego lento 5 minutos.
- Se revuelve en la fruta y la esencia.
- Se vierte en el moldee y se deja cuajar.
- Para 6–8 personas.

COMPOTAS Y MERMELADAS DE FRUTA CON AGAR-AGAR

3 cucharadas soperas de hojuelas agar-agar
⅓ taza de jugo de fruta
2 tazas de fruta machacada o picada
½ taza de dulcificante (opcional)
¼ cucharadita de cada uno en polvo:
   pimienta inglesa, canela, clavos
1 cucharadita de jugo de limón

- Se disuelve el agar-agar en jugo. Se pone a calentar hasta que apenas empiece a hervir.
- Se revuelve con la fruta, con el dulcificante y otros ingredientes.
- Se deja hervir de nuevo. Se cuece 1 minuto.
- Para 4–6 personas.

Mermelada: Se vierte en un bote esterilizado y se sella.

Compota: Se deja enfriar un poco y se vierte sobre los pasteles y los pays.

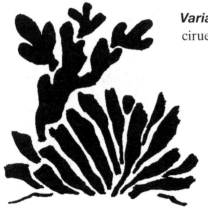

Variaciones Use manzanas, fresas, moras azules, piña, peras, ciruelas, chabacanos

MOLDE DE AGAR-AGAR Y VERDURAS CON AGUACATE

2–3 cucharadas soperas de hojuelas de agar-agar

3 tazas de agua

1 cucharadita de jugo de limón

Pizca de polvo de kelp

2 zanahorias, ralladas

½ taza de hojas verdes o germinados

1 aguacate

1 cucharada sopera de cebolla finamente picada o rallada (opcional)

⅓ taza de semillas de girasol o de calabaza

½ cucharadita de comino en polvo

1 taza de aderezo para ensaladas (p. 639)

Lechuga u hojas de crisantemo

- Se prepara el agar-agar (p. 645). Se retira del fuego.
- Se añade el jugo de limón y el kelp. Se deja enfriar un poco.
- Se colocan las zanahorias en un molde previamente remojado o un tazón de cristal. Se cubren con el líquido del agar-agar. Se deja cuajar parcialmente.
- Se van acomodando capas de hojas verdes o germinados sobre las zanahorias y luego casi se cubre con el líquido.
- Se machaca el aguacate y se combina con la cebolla y el resto del líquido. Se vierte la mezcla sobre las hojas verdes o germinados.
- Se deja cuajar.
- Antes de servir, las semillas y el comino se tuestan en seco. Se revuelven con el aderezo para ensaladas.
- Se saca del molde y se coloca sobre una cama de lechuga partida o sobre las hojas de crisantemo. Se baña encima con el aderezo para ensaladas.
- Para 4 personas.

Variaciones Use combinaciones de verduras cocidas y su aderezo favorito para ensaladas hecho en casa.

DULSE

Dulse *(Palmaria palmata)* tiene una pigmentación roja y azul y crece con otras algas marinas; tiene frondas planas, lisas en forma de mitones (guantes sin dedos) y miden de seis a doce pulgadas de largo y hasta seis pulgadas de ancho.

Propiedades curativas

Naturaleza térmica muy enfriadora; sabor salado; excepcionalmente concentrada en iodo; rica en manganeso, mineral que activa los sistemas enzimáticos; previene el escorbuto; induce la transpiración; remedio para mareos y el virus del herpes; un buen substituto para la sal.

Se utiliza tradicionalmente en sopas y como condimento en Europa.

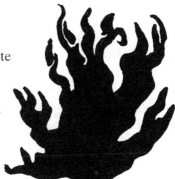

Preparación

- Refrésquela con agua y escúrrala. Busque y quítele los pedacitos de conchas.
- Úsela como espinaca o como cualquier otra verdura de hoja verde.
- Tuéstela en el horno o en el comal a fuego bajo (no la remoje). Cómasela como totopos.
- Saltéela en aceite y úsela como condimento.
- Úsela para espesar salsas guisadas y salsas aderezadas.
- Acomódela en capas en platillos horneados y en sándwiches.
- Mézclela con puré de papas, sopas, croquetas, combínela con untables para el pan, con hamburguesas vegetarianas, granos, ensaladas y postres.

VERDURAS CON DULSE

1 taza de dulse, remojada y rebanada
1 zanahoria, cortada en palillos (p. 614)
1 taza de rábano *daikon,* nabo o pastinaca, cortados en palillos
1 cucharadita de aceite de ajonjolí (opcional)
¼ cucharadita de sal de mar (opcional)

- En una cacerola se saltean (en aceite) las verduras 5–7 minutos a fuego medio, o se dejan cociendo a fuego lento hasta que se suavicen en ¼ pulgada de agua.
- Se les añade la dulse y la sal.
- Se tapa y se deja cociendo a fuego bajo 10 minutos.
- Se destapa y se deja cociendo hasta reducir el exceso de líquido.
- Para 4 personas.

POTAJE DE DULSE

¼ cebolla, cortada en cuadros pequeños (p. 614)
1 diente de ajo, finamente picado
1 cucharadita de aceite de ajonjolí
½ taza de apio, cortado en cubos pequeños
2 papas pequeñas, rebanadas
2 tazas de granos de elote
2 zanahorias, cortadas en flor (p. 615)
1 hoja de laurel
4 tazas de agua
2 tazas de almendras, o nueces de la India o leche de soya
½ taza de dulse, remojada y picada
¼ cucharadita de cada uno: tomillo, perejil
½ cucharadita de sal de mar
Pizca de pimienta

- En una cacerola se saltea la cebolla y el ajo en aceite hasta que la cebolla esté transparente.
- Se le añade el apio y las papas. Se saltea 10 minutos.
- Se le añade 1 taza de granos de elote, las zanahorias, las hojas de laurel, sal y 2 tazas de agua. Se tapa. Se deja cociendo a fuego lento 20 minutos.
- Se licúa 1 taza de granos de elote con 2 tazas de agua. Se le añade al potaje el elote licuado, las almendras o nueces de la India o la leche de soya, dulse, tomillo y pimienta. Se deja cociendo a fuego lento 10 minutos. No deje que hierva.
- Se sirve con una ramita de perejil.
- Para 6–8 personas.

SÁNDWICH DE GERMINADOS, DULSE Y TOFU

2 rebanadas de pan de trigo integral
½ taza de germinados
½ taza de dulse, remojada o tostada
2 rebanadas delgadas de tofu
Lechuga u otras hojas verdes
Aderezo:
1 cucharadita de jugo de limón
1 cucharadita de mantequilla de ajonjolí

• Se mezcla el aderezo. Se unta sobre el pan.
• Se van formando capas con los ingredientes.

VERDURAS ENCURTIDAS CON DULSE

Para marinar:
½ taza de arroz o vinagre umeboshi
½ cucharadita de aceite de oliva
2 hojas de laurel
1 cucharadita de albahaca
½ cucharadita de polvo de kelp
1 pinta de verduras, cortada en cubos
  pequeños (p. 614) (apio, zanahoria, col,
  col morada, betabel, pepino, rábano
  daikon, cebollitas de cambray, calabacita
  y/o calabaza de verano)
¾ taza de dulse
3–4 tazas de agua hirviendo

• Prepare la marinada y se pone a un lado.
• Se ponen las verduras en el agua hirviendo.
  Se apaga el fuego.
• Se tapan. Se dejan sin tocarse 3–4 minutos.
• Se escurren las verduras.
• Se combinan con dulse en un bote esterilizado.
• Se les vierte la marinada. Deben cubrirse las
  verduras completamente.
• Se sella o se refrigera. Se conserva por varias
  semanas en el refrigerador.

COL AGRIA *SAUERKRAUT* CON DULSE

1 col, rallada o finamente picada
½ taza de dulse, remojada y rebanada

• Se conservan las hojas externas de la col.
• Se mezcla la col y dulse. Se golpean con un mazo
  de madera para macerarlas y que suelten el
  jugo. Se colocan en una olla de cerámica
  o recipiente de cristal.
• Se tapa la mezcla con las hojas externas, y luego
  se cubre con un plato que esté en contacto
  directo con la col.
• Se coloca una pesa de 3 a 5 libras de peso sobre
  el plato; luego se tapa el recipiente con una tela
  manta de cielo y luego encima se le coloca una
  tapadera suelta.
• Se deja en un lugar frío 1–2 semanas.
• Se descartan las hojas. Se guarda la col agria en
  el refrigerador en un recipiente de cristal o de
  vidrio. Dura muchas semanas.

HIJIKI Y ÁRAME

Hijiki tiene ramas color café y crece sobre las rocas en el fondo del mar; parece una alfombra formada de raíces y tallos, o se erige como un arbusto hasta alcanzar seis pies de altura. Las plantas cosechadas se cortan y se secan al sol, se hierven hasta suavizarlas o ablandarlas y se secan otra vez hasta que se tornen negras.

Propiedades curativas de hijiki

Naturaleza térmica muy enfriadora; de sabor salado; es diurética; despeja flemas inducidas por *calor* (de color amarillo o verde); desintoxica el cuerpo; ablanda áreas y masas endurecidas de los tejidos; es benéfica para la tiroides; humedece la *sequedad*. Fuente excelente de calcio, hierro, y iodo; muy rica en vitamina B_2 y niacina; ayuda a normalizar el nivel de azúcar en sangre; ayuda a bajar de peso; fortifica huesos y dientes; calma los nervios; apoya las funciones hormonales.

Árame tiene una pigmentación amarilla-café-oscura. Crece en frondas enramadas con otras algas marinas, especialmente con hijiki. Es tan resistente que se corta en tiras parecidas a los listones del hijiki y también se hierve y se seca hasta que se torna color negro carbón.

Propiedades curativas del árame

Naturaleza térmica enfriadora; sabor salado; humedece *sequedad;* ablanda áreas y masas endurecidas del cuerpo; benéfica para la tiroides.

Una de las fuentes más ricas de iodo; concentrada altamente en hierro y calcio; excelente para aliviar la presión arterial alta; fortifica huesos y dientes; tradicionalmente se usaba para tratar padecimientos femeninos y enfermedades de la boca. Hijiki, árame, wakame o cualquier otro miembro de la familia kelp, cuando se consumen diariamente, pueden promover el crecimiento de pelo brillante y previenen que se caiga. También ayudan a proporcionar un cutis rozagante y una piel suave sin arrugas.

Preparación

- Remójela 5–15 minutos; se expande el doble de su volumen original.
- Tritúrela y cuézala con granos, sopas, panes, combínela en rellenos, en ensaladas, con papas cocidas al horno, con curry, tofu y platillos con verduras.
- Salteándola en aceite facilita la digestión de vitaminas solubles en aceite y le quita el sabor a pescado.
- Árame no tiene un sabor tan fuerte como hijiki y es por lo tanto más versátil.

Todas las siguientes recetas pueden prepararse con hijiki o árame.

TOFU CHINO PICANTE CON HIJIKI

1 cucharadita de aceite
1 diente de ajo, finamente picado
1 cucharada sopera de jengibre, picado
¼ taza de hijiki, remojada y picada
1 barra de tofu, escurrido y cortado
   en cubos
1 escalonia, picada
Una pizca de cayena
Salsa:
1 taza de agua
1 cucharada sopera de kuzu o arrurruz
2 cucharadas soperas de salsa de soya
½ cucharadita de semilla de anís o *seven-spice powder* (polvo de siete especias)

- Se prepara la salsa y se deja a un lado.
- En una cacerola se saltea el ajo y el jengibre en aceite 1 minuto.
- Se le añade el hijiki y se saltea 1 minuto, hasta que casi todo el aceite se absorba.
- Se le añade el tofu y la salsa. Se revuelve constantemente hasta que se espese.
- Se le añade la escalonia, se sazona con pimienta.
- Se sirve sobre el arroz.
- Para 4 personas.

COL EN SALSA DE MOSTAZA

1 cucharada sopera de aceite de ajonjolí
1 cabeza de col, finamente rebanada
⅔ taza de árame, remojada y cortada
Salsa:
½ cucharada sopera de mostaza en polvo
2 cucharadas soperas de salsa de soya
1 cucharada sopera de sake o mirin

- Se combinan los ingredientes para la salsa y se dejan a un lado.
- En una cacerola se saltea la col en aceite 1 minuto.
- Se le añade el árame y se saltea hasta ablandarse.
- Se le añade la salsa. Se deja cociendo a fuego lento 2–3 minutos.
- Se sirve caliente o se deja que los sabores se impregnen y se sirve como ensalada.
- Para 4–6 personas.

ENSALADA DE HIJIKI

1 taza de hijiki, remojada y cortada
1 cucharadita de aceite ó ½ taza de agua
2 cucharadas soperas de vinagre umeboshi
   o de arroz o jugo de limón
1 zanahoria, rallada
¼ cebolla, picada (opcional)
Sal de mar al gusto

- En una cacerola se saltea el hijiki en aceite 20–30 minutos o se cuece en agua.
- Se deja enfriar.
- Se mezclan todos los ingredientes y se sirven sobre las hojas verdes finamente cortadas.
- Para 4 personas.

SOFRITO JAPONÉS DE HONGOS SHIITAKE

6 hongos shiitake

1 cucharada sopera de aceite

⅓ taza de árame, remojada y cortada

1 taza de zanahorias, rebanadas diagonalmente (p. 615)

1 taza de retoños de bambú, en rebanadas muy delgadas casi como el grosor de hoja de papel

¼ libra de chícharos chinos, en rebanadas muy delgadas casi como el grosor de hoja de papel ¼ cucharadita de kelp en polvo

2 cucharadas soperas de vinagre de arroz o de umeboshi

¼ cucharadita de sal de mar

- Se remojan los shiitakes en agua caliente 15 minutos, hasta que se suavicen. Se rebanan (se guardan los tronquitos para la salsa) y se dejan a un lado.
- Se sofríe el árame y las zanahorias en aceite hasta que queden crujientes.
- Se les añade los hongos shiitakes, retoños de bambú, y los chícharos chinos, más la sal y se sofríe 2 minutos.
- Se le añade kelp en polvo y vinagre.
- Para 4 personas.

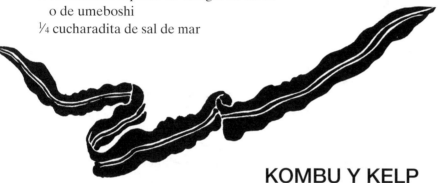

KOMBU Y KELP

Kombu es un miembro de la familia kelp (género *Laminaria*). Las algas marinas kelp tienen una pigmentación amarilla-café y son las más largas y grandes de todas las plantas del mar (hasta 1,500 pies). Prefieren vivir en climas fríos.

Propiedades curativas

De naturaleza térmica muy enfriadora; de sabor salado; humedecen la *sequedad;* aumentan los fluidos *yin;* ablandan áreas y masas endurecidas en el cuerpo; ayudan a transformar flemas inducidas por *calor* (de color amarillo o verde); son benéficas para los riñones; son diuréticas; tienen un efecto anticoagulante de la sangre; con propiedades fungicidas naturales; alivia los desequilibrios hormonales y especialmente actúan en la tiroides.

Se usan para tratar el bocio, artritis, reumatismo, presión arterial alta, próstata y problemas de ovarios, inflamaciones linfáticas y testículos adoloridos, edema, leucorrea, diabetes, esterilidad en varones, daños por fiebre reumática, dolor del corazón, coágulos de sangre, dificultad para tragar y anemia. Reducen tumores y otros crecimientos anormales; enfrían y calman los pulmones y la garganta; alivian la tos y asma; ayudan a bajar de peso; protegen el corazón en altitudes altas; aumentan la profundidad de la respiración y restauran los músculos cansados; erradican el desarrollo excesivo de *Candida* y de otros hongos; se utilizan en ungüentos para las heridas y en cosméticos para embellecer la cara.

Aumentan considerablemente el valor alimenticio de todos los alimentos cuando éstos se preparan con kombu y kelp, pues se consideran como los nutrientes que tiene más minerales.

El kelp se toma a menudo como suplemento, y se consigue comúnmente en polvo, tabletas, píldoras o formas granulares (dosis: 3 gramos o más diarios). Actualmente el kelp se recolecta de las costas oceánicas estadounidenses y puede conseguirse tal cual como se consigue el kombu, en frondas secas. El kelp es un buen sustituto de la sal debido a su alto contenido mineral y se puede poner en un salero para su uso en la mesa.

El kombu y el kelp son excelentes cuando se agregan a los frijoles, puesto que sus minerales ayudan a balancear la proteína y los aceites en ellos y ayudan a que se digieran mejor. También ablandan y separan las fibras resistentes de los frijoles y de otros alimentos cocinados con estas algas marinas

Precauciones: Utilícelas en pequeñas cantidades, si es que se usan, durante el embarazo; evite si hay señales de deficiencia de fuego digestivo (véase la página 378) (heces pastosas, líquidas y señales de *frío*.

Preparación

- Rómpalas o córtelas con tijeras.
- Para ablandarlas, remójelas 20–30 minutos en agua caliente. Cuézalas 1–2 horas cubiertas con agua o hasta que se ablanden.
- Dórelas y muélalas en polvo para utilizarlas como condimento.
- Úselas en sopas, ensaladas, platillos de frijoles, encurtidos de pepinos.
- Wakame se puede sustituir por kombu.

SAZONADOR O CALDO DE KOMBU

3 pulgadas de kombu
5–6 tazas de agua

- Se limpia el kombu con un paño humedecido.
- Se añade el kombu al agua o al platillo que se vaya a hacer (frijoles, guisados, sopas).
- Se deja cociendo a fuego lento 10–15 minutos.
- Se le quita el kombu, y se deja secando en una estera de bambú o sobre una rejilla.
- Se guarda cuando esté seco para usarse en otros platillos después.

KOMBU DULCE

1 taza de kombu cocido, y cortado en pedazos de ½ pulgada
5 cucharadas soperas de malta de cebada

- Se mezcla todo junto.
- Se deja enfriar. Se refrigera.

Este es un platillo muy dulce y puede satisfacer los antojos de dulce cuando se come en pequeñas cantidades.

ASPIC DE CALDO DE KOMBU

2 barras de kanten (agar-agar)
4–5 tazas de caldo de kombu
2 cucharadas soperas de salsa de soya
1 escalonia, picada (opcional)
1 cucharada sopera perejil, picado

- Rompa el agar-agar y déjelo remojando 1 hora. Se escurre hasta que se drene el exceso de agua.
- Se añade el agar-agar al caldo junto con la salsa de soya.
- Se deja hervir. Se deja cociendo a fuego lento 10–15 minutos, revolviéndose.
- Se le añade la escalonia y el perejil. Se retira del fuego.
- Se vierte en un molde previamente remojado. Se deja cuajar.
- Para 6 personas.

PLATILLO HORNEADO DE VERDURAS Y KOMBU

20 pulgadas de kombu, cocidas y cortadas en cuadros
2 zanahorias, rebanadas diagonalmente (p. 615)
2 tazas de nabo, cortados en cubos pequeños
2 tazas de col, rallada
Salsa:
½ taza de agua
1 cucharada sopera de jengibre, finamente picado
3 cucharadas soperas de salsa de soya

- Precaliente el horno a 300°F.
- Se prepara la salsa y se deja a un lado.
- Se van poniendo en capas las verduras en un refractario en el orden indicado, empezando con el kombu. Se le vierte un poco de salsa en cada capa.
- Se tapa y se hornea 45 minutos.
- Para 6 personas.

NUDOS DE KOMBU

1–2 pulgadas de kombu
Aceite

- Se limpia el kombu con una toalla mojada para ablandarlo.
- Se corta con las tijeras en tiras de ⅛ de pulgada de ancho y 3 pulgadas de largo.
- Se hacen nudos.
- Se fríen en aceite hasta que queden crujientes, cerca de 1 minuto.
- Se sirven como tostitos.

NORI

Nori (*Porphyra tenera* y especies relacionada) es de color jade medio oscuro. Las frondas se parecen a tubos huecos que aletean en el agua—algunas parecen como abanicos enredados, mientras que otras son grandes y planas. Las fibras del nori son más blandas que en otras algas marinas. En Irlanda, el nori se llama *sloke;* los escoceses la llaman *laver.*

Propiedades curativas

Naturaleza térmica muy enfriadora; sabor dulce y salado; aumenta los fluidos *yin;* es diurética; ablanda las áreas endurecidas del cuerpo (como nódulos); transforma y despeja flemas inducidas por *calor* (de color amarillo o verde).

Tiene el contenido proteico más alto (el 48% de peso seco) y es la más fácil de digerir de las algas marinas; rica en vitaminas A, B_1 y niacina; disminuye el colesterol; trata dificultad para orinar incluyendo el dolor al orinar, bocio, edema, presión arterial alta, tos con moco amarillo, beriberi, quistes grasos debajo de la piel, verrugas y raquitismo; es coadyuvante para la digestión, especialmente cuando se consumen alimentos fritos.

Preparación

- Se vende como hojas planas y puede utilizarse tal cual.

- Se puede tostar en el comal a fuego bajo o en un horno a 300°F, hasta que cambia de color.

- Se puede cortar con tijeras en tiras o quebrar en pedazos pequeños para combinarla con ensaladas, guisados, platillos horneados, aderezos, se mezcla con untables para pan o se usa en los postres.

- También se consigue en frondas secas recolectadas de las costas estadounidenses. En esta forma, nori se agrega típicamente a las sopas y a los guisados, o se utiliza como condimento: hornéela o tuéstela hasta que esté crujiente, y luego frótela entre las manos para desmoronarla. Espolvoréela en granos, ensaladas, sopas, etc.

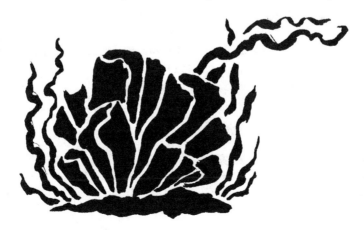

ROLLOS DE NORI

2 tazas de arroz cocido, caliente

2 cucharadas soperas de vinagre de arroz
o umeboshi

½ cucharadita de kelp en polvo

4 hojas de nori, tostadas

Relleno:

¼ taza de pepino rallado

Una pizca de salsa de soya

1 cucharadita de semillas de ajonjolí,
tostadas

- Se mezcla el relleno y se deja a un lado.
- Se mezcla el vinagre y el kelp con el arroz.
- Se coloca una hoja de nori en una estera de bambú pequeña o un paño de tela grueso.
- Se unta ½ taza de arroz sobre la hoja, dejando un espacio de 2 pulgadas sin untar al final de la hoja.
- Se le pone un ¼ del relleno en línea al centro del arroz. Se enrolla la hoja del nori con la estera de bambú.
- Se pone un extremo del rollo boca abajo para sellarlo.
- Se corta en rebanadas de 1 pulgada de grueso.

Variación Use una combinación de cualquier grano o de verdura cocida. Se mezcla con el grano pulpa o pasta de umeboshi, miso o *natto* miso.

El umeboshi y el vinagre ambos ayudan a conservar el grano. Los rollos de nori que contienen cualquiera de estos ingredientes es un alimento excelente para viajar. Una variación simple y conveniente para viajar son las bolas de arroz—descritas en la página 528. Use las proporciones de vinagre dadas arriba para los rollos de nori.

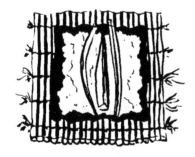 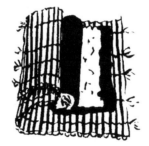 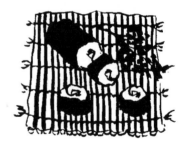

WAKAME

Wakame *(Undaria pinnatifida)* es de color olivo y crece en frondas que tienen la forma de alas; miden hasta veinte pulgadas de largo cuando crecen en aguas poco profundas o miden hasta veinte pies de largo en aguas profundas.

Propiedades inherentes

Naturaleza térmica muy enfriadora; sabor salado; diurética; humedece la *sequedad;* ablanda los tejidos y masas endurecidos; tonifica los fluidos *yin;* transforma y despeja flemas (se usa para la tos con moco de color amarillo o verde); contrarresta crecimientos anormales y tumores.

Una de las algas marinas con más contenido de calcio (primero hijiki); rica en niacina y tiamina; nutritiva para tener un pelo y piel sanos. Se utiliza en la tradición japonesa para purificar la sangre de la madre después del parto.

Ablanda los frijoles y las fibras duras de los alimentos cuando se cocinan con ella.

Alaria *(Alaria marginata)* se cosecha en aguas costeñas estadounidenses y tiene propiedades y un aspecto algo parecido al wakame. Su preparación puede ser igual a la de wakame.

Preparación

- Remójela 3–4 minutos. Escúrrala y guarde el líquido para luego cocinar con él.

- Córtela en tiras y quítele la parte resistente central para usarla en platillos que requieran más tiempo de cocimiento. Cuézala 45 minutos.

- Utilícela como una verdura de hoja verde; excelente en sopas, ensaladas, guisados, emparedados; cuézala en el horno con platillos de verdura y comidas sofritas, se mezcla con untables para pan y agréguela a platillos de granos.

CHÍCHAROS CHINOS CON ADEREZO CREMOSO DE WAKAME

2 tazas de chícharos chinos
1 cucharadita de aceite (opcional)
1 barra de tofu
1 cucharada sopera de mantequilla de ajonjolí
1 cucharada sopera de miso
½ taza de wakame cocido, cortado en pedazos pequeños
Una pizca de nuez moscada y cayena
Hojas verdes

- Se hierven los chícharos chinos parcialmente o se saltean en aceite hasta que queden verde oscuro.
- Se sumerge el tofu en agua hirviendo 30 segundos. Se escurre y se deja enfriar.
- Se prepara el aderezo de tofu machacando el tofu con la mantequilla de ajonjolí, miso, wakame y especias.
- Se acomodan los chícharos chinos en una cama de hojas verdes finamente cortadas.
- Se bañan con el aderezo.
- Para 4 personas.

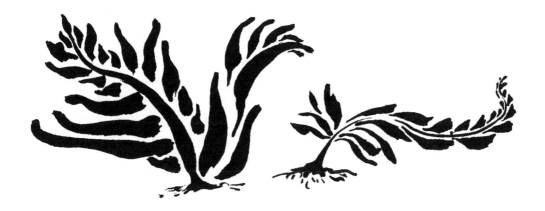

WAKAME VERANIEGO CON HOJAS VERDES

½ taza de wakame, remojada y picada
1 manojo de hojas verdes, picadas
1 cucharadita de aceite (opcional)
Una pizca de sal de mar
½ cucharadita de jugo de limón

- Se saltea el wakame en aceite 20 minutos (se le añade un poco de agua). O se cuece el wakame hasta que se suavice con una poca de agua.
- Se le añaden las hojas verdes, sal y limón. Se baja el fuego, se tapa y se deja cociendo a fuego lento 5 minutos o hasta que las hojas tengan un color verde brillante.
- Para 4 personas.

GUISO DE WAKAME Y VERDURAS

3 cucharadas soperas de harina integral
½ cucharadita de kelp en polvo
⅓ cucharadita de cada uno tomillo
  y orégano
1 cebolla, cortada en anillos o círculos
½ taza remojada de wakame, cortada
  en pedazos
1 cucharada sopera de aceite
2 raíces de bardana, rebanadas
4 papas pequeñas, picadas
1 taza de brócoli, picado
2 tazas de agua
Sal de mar al gusto

- Se mezcla la harina, kelp y hierbas. Se cubre ligeramente la cebolla y el wakame con esta mezcla. Se saltea en aceite 2 minutos.
- Se le añade las raíces de bardana rebanadas, se saltean 2 minutos.
- Se les añade la papa, se saltea todo 2 minutos más.
- Se le añade el agua y se deja cociendo a fuego lento 20 minutos.
- Mientras se hierve el brócoli con un poco de agua salada hasta que se torne verde brillante. Se añade el brócoli más el agua al guiso en los últimos 5 minutos de cocimiento.
- Se le agrega sal de mar al gusto. Se deja cociendo a fuego lento 2 minutos más.
- Para 4 personas.

GUISADO HORNEADO DE WAKAME

2 tazas de wakame, picado y cocido
½ cebolla, cortada en gajos (p. 614)
  (opcional)
2 tazas de salsa Béchamel (p. 666)
¼ taza de semillas de ajonjolí tostadas
¼ cucharadita de sal de mar

- Precaliente el horno a 350°F.
- Se deja cociendo la cebolla a fuego lento en un poco de agua por 5 minutos.
- Se prepara la salsa Béchamel.
- Se mezcla con el wakame, cebolla y la sal.
- Se pasa a un refractario.
- Se le espolvorea con semillas de ajonjolí.
- Se tapa y se hornea 30 minutos.
- Se destapa y se dora unos 10 minutos.
- Para 6 personas.

El MUSGO IRLANDÉS Y CORSICAN

Musgo irlandés *(Chondrus crispus)* crece con frondas como abanicos bifurcados de colores medio rojosmorados y rojoverdes.

Propiedades curativas

Naturaleza térmica enfriadora; sabor salado; despeja las flemas (flema especialmente de color amarillo o verde); calma y humedece los pulmones; contiene el carragenano, una sustancia gelatinosa que trata úlceras pépticas duodenales, inhibe arteriosclerosis, protege contra la acumulación de grasas y colesterol y tiene un ligero efecto anticoagulante en la sangre; contiene cloruro de calcio, que actúa como un tónico del corazón y balance glandular; trata enfermedades del pulmón, disentería, diarrea y padecimientos crónicos de riñones y de vejiga.

El habitante irlandés tradicional la utilizó como alimento; también le extrajeron al alga el carragenano como remedio para las enfermedades respiratorias. El musgo irlandés hoy en día se cosecha a lo largo de las costas del este de los EEUU.

Preparación

- Disuélvala: Enjuáguela dos veces, remójela 10 minutos. Colóquela en una cacerola con líquido. Cuézala a fuego mediano hasta que se disuelva. Agregue los ingredientes. Colóquela en un molde. Permita que se cuaje a la temperatura ambiental o en el refrigerador.

- ½ taza cuajará 4 tazas de líquido diluido ó 3 tazas de líquido pesado.

- Úsela para espesar guisados, salsas, aderezos para ensalada, *aspics,* empanadas, gelatinas. Es un substituto de agar-agar.

Corsican *(Alsidium helminthocorton)* se vende como té. Expulsa lombrices—especialmente los lombrices intestinales *(Trichuris trichura)* y los ascárides, un tipo de gusano redondo—del cuerpo. Se cosecha en las aguas mediterráneas de la isla de Córcega, tiene una propiedad laxante y también ha sido un remedio para los tumores fibroides.

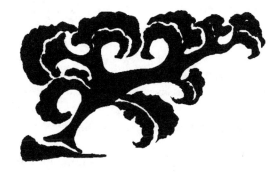

Sopas

La sopa es un platillo que es parte de la dieta de cada cultura. Puede contener cualquier alimento como ingrediente en su componente líquido. La naturaleza del agua es yin y se amolda o adquiere la forma de su envase. Al consumir alimentos que están saturados de agua, fortalecemos los fluidos de nuestro cuerpo. Con frecuencia la base de las sopas consiste en agua e ingredientes que necesitan o atraen el agua: la sal, las algas marinas, el miso, al igual que las carnes son ejemplos de ingredientes que por su naturaleza concentrada y sabor fuerte requieren más agua para su metabolismo que la mayoría de otros alimentos.

Las sopas más ligeras (las que no tienen ni un sabor fuerte ni consistencia concentrada) generalmente ayudan a equilibrar los otros ingredientes concentrados de la comida; también proporcionan una relajación y una cualidad humidificante para nutrir a aquellos que tienden a sobrecalentarse ya sea por el clima o por desempeñar trabajos estrenuos o por ejercer actividades energéticas. El lugar que toma la sopa en la dieta vegetariana varía dependiendo de cuánta sal, pan, granos, semillas, oleaginosas y otros alimentos concentrados se utilicen y también según el nivel metabólico de la persona. Aquellos que llevan dietas concentradas y tienen fisiologías más caloríficas les hace bien incluir más líquidos en su dieta así como sopas también.

En una dieta basada en carne, la sopa será lo ideal como complemento principal. De hecho, para los que elijan comer carne, sugerimos consumir sopas como la mejor manera para modificar su naturaleza extrema. El agua de la sopa en combinación con verduras y hierbas son actuantes para diluir y predigerir las proteínas y las grasas de la carne.

En muchos casos cuando hay una necesidad nutricional de agregar carne al caldo o a la sopa, al añadir miso o salsa de soya, no solamente ayudará a que las sopas sean más nutritivas sino que también tendrán mejor sabor. Posteriormente describiremos algunos ejemplos para las opciones de sopas sin carne.

Las sopas se pueden hacer con muchos ingredientes, se les puede agregar varios condimentos para darles un toque distinto, adornándolas o haciéndolas más sustanciosas.

Ejemplos:

Ingredientes principales: granos, frijoles, tallarines, verduras, tofu, seitan, tempeh.

Condimentos: miso, sal de mar, algas marinas, jengibre, hierbas, vinagre, mostaza, ajo, cebollas, mantequillas de oleaginosas.

Adornos: escalonias, perejil, oleaginosas tostadas, crutones, germinados, las algas nori o dulse tostadas.

Espesantes: harinas, kuzu (kudzu), arrurruz, puré de verduras, cuscús, harina de avena, amaranto y el alga musgo irlandés.

Las sopas se pueden adaptar a las estaciones si se cambia su textura y métodos de cocimiento. Las sopas sustanciosas para el invierno son espesas, cremosas. Su cocimiento es de tiempo prolongado más tiempo y esto ayuda a generar calor para los meses mas fríos. Los caldos en el verano son más ligeros, cristalinos, enfriadores y se cuecen rápidamente. Las sopas representan una buena manera de combinar varios ingredientes y propiedades de alimentos para ciertas enfermedades y temperamentos. Pueden ser nutritivas, calmantes, refrescantes, y revitalizadoras. Algunas plantas silvestres y hierbas medicinales se pueden agregar a las sopas.

El miso—salado y rico en enzimas—agregado a las sopas, si se ingiere al principio de la comida nos ayuda a relajarnos y también a preparar al aparato digestivo para digerir el resto de la comida. Las sopas con poco o sin ningún sabor salado quitan la sed y se pueden comer como un sólo platillo o en pequeñas cantidades al final de una comida para no diluir excesivamente los jugos gástricos.

Sea creativo y varíe sus sopas diariamente para estimular los sentidos.

- Utilice varios concentrados hechos en casa para darle a las sopas un sabor robusto.
  1. Cueza los sobrantes de las verduras lentamente por una hora. Escurra y exprima las verduras y guarde el caldo.
  2. Use el caldo de frijoles, caldo de algas marinas o tés herbolarios.
  3. Use el agua sobrante donde se remojaron las algas marinas o germinados.

- Tueste los granos antes de agregarlos a las sopas.

- Las sopas sencillas pueden ser más interesantes. Utilice solamente un tipo de verdura o combinaciones simples.

- Saltee o cueza las verduras en poca cantidad de concentrado de caldo. Luego agregue agua caliente para que se cuezan a fuego lento. Las verduras se cocerán más rápido y conservarán su color, sabor y vitalidad.

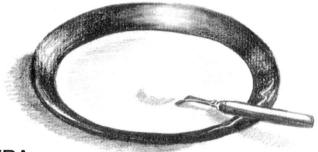

SOPAS DE PRIMAVERA

SOPA CHINA DE TALLARINES

2 tazas de tallarines, cocidos y escurridos
4 tazas de caldo de verduras
1 zanahoria, cortada en flor (p. 615)
1 cebollita de rabo, picada (opcional)
2 tazas de hojas verdes frescas, finamente cortadas
½ taza de germinados
Sal de mar al gusto

- Se calienta el caldo.
- Se añade la zanahoria, la cebolla y la sal.
- Se dejan cociendo a fuego lento 10 minutos, hasta que se ablanden un poco.
- Se añaden las hojas verdes y se cuecen hasta que se tornen color verde brillante.
- Para 4–6 personas.

Variaciones Sopa caliente y agria—se le añade jugo de limón o vinagre con salsa picante.

SOPA DE CHÍCHAROS

2 tazas de chícharos enteros o secos, remojados
¼ cebolla picada (opcional)
1 taza de apio, picado
1 taza de zanahoria, picada
1 hoja de laurel
5–6 tazas de agua
½ taza de dulse
¼ cucharadita de mostaza en polvo
1 cucharadita de sal de mar
2 cucharadas soperas de vinagre (opcional)

- Se colocan las verduras en capas en el orden en que se dan.
- Se añaden los chícharos, el agua y hoja de laurel.
- Se deja hervir. Se baja el fuego y se deja cociendo a fuego lento 1 hora. (Los chícharos enteros requieren de más tiempo para cocerse).
- Se le añade la alga dulse, la mostaza y la sal. Se deja cociendo a fuego lento 10 minutos más.
- Se le añade el vinagre antes de servirse.
- Para 6 personas.

SOPA VERDE DE PRIMAVERA

6 tazas de agua o caldo
4 papas medianas, picadas
¼ de cebolla mediana o poro, picado (opcional)
2–3 tazas de col rizada *kale* (o hojas verdes tiernas), picada
2 dientes de ajo
1 cucharadita de sal de mar
1 cucharadita de aceite de oliva (opcional)

- Se deja hervir el líquido
- Se añaden las papas, la cebolla y la sal. Se tapa.
- Se baja el fuego. Se deja cociendo a fuego lento hasta que se ablanden las verduras.
- Se añade el *kale* y el ajo. Se deja cociendo a fuego lento hasta que el *kale* se ablande y se torne verde brillante.
- Se hacen puré todos los ingredientes.
- Se añade el aceite de oliva antes de servirse.
- Para 6 personas.

SOPAS DE VERANO

SOPA DE MAÍZ

¼ de cebolla, finamente picada (opcional)
½ cucharadita de jengibre, rallado
1 cucharadita de aceite de ajonjolí (opcional)
1 pedazo de kombu de 3 pulgadas
Los granos de maíz de 6 elotes
6 tazas de agua
1 cucharadita de sal de mar
½ taza de avena hecha puré con ½ taza de agua
2 cucharadas soperas de mantequilla de ajonjolí
2 cucharadas soperas de crutones

- Se saltea la cebolla y el jengibre 5 minutos.
- Se añade el kombu, el maíz, el agua y la sal.
- Se deja escaldar. Se baja el fuego. Se deja cociendo a fuego lento 20 minutos.
- Se añade la mezcla de avena y la sal. Se deja cociendo a fuego lento 15 minutos más.
- Se añade la mantequilla de ajonjolí al final del cocimiento.
- Se le quita el kombu.
- Se decora con los crutones.
- Para 6 personas.

SOPA FRÍA DE PEPINO

4 tazas de pepino, picado
2 tazas de agua o de caldo
1 taza de yogurt de avena (p. 680)
1 diente de ajo (opcional)
Hojas de menta frescas
½ cucharadita de sal de mar
¼ cucharadita de hierba eneldo

• Se hace todo puré en la licuadora.
• Se sirve fría.
• Para 4–6 personas.

SOPA VERDE JADE

½ taza de tofu, cortado en cubos pequeños
2 tazas de hojas verdes, picadas
¼ cucharadita de sal de mar
½ cucharadita de aceite (opcional)
3 tazas de caldo
½ cucharada sopera de kuzu disuelto en
   2 cucharadas soperas de agua

• Se saltea el tofu o se cuece al vapor 5 minutos. Se le añade la sal.
• Se le añaden las hojas verdes. Se saltean 2 minutos.
• Se le añade el caldo y se deja cociendo a fuego lento hasta que las hojas verdes se tornen un color verde brillante.
• Se le añade la mezcla del kuzu y se deja cociendo a fuego lento hasta que se espese.
• Para 3–4 personas.

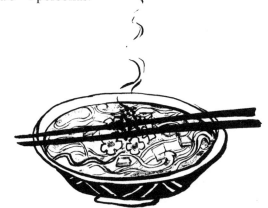

SOPAS DE OTOÑO

SOPA DE CEBADA DEL PASTOR

¼ de cebolla, picada (opcional)
4 zanahorias, ralladas
2 pastinacas, cortadas en cubos pequeños
1 cucharada sopera de aceite
2 cuartos de galón de agua
1 taza de cebada
⅓ cucharadita de jengibre, rallado
1 cucharadita de sal de mar ó 1 cucharada
   sopera de natto miso
Perejil

• Se saltean en una olla la cebolla, la zanahoria y las pastinacas en aceite (opcional).
• Se les añade el agua, la cebada y el jengibre. La sopa se deja cociendo a fuego lento 1½ horas.
• Se le añade la sal o el miso y se deja cociendo a fuego lento 15 minutos más.
• Se decora la sopa con perejil.
• Para 8 personas.

SOPA DE FRIJOL *LIMA* Y NABO

5 pulgadas de wakame, en pedazos y luego se remoja
1 taza de frijoles *lima,* remojados
¼ de cebolla, picada (opcional)
2 zanahorias, cortadas en pedazos grandes (p. 615)
4 nabos pequeños, cortados en cuartos
1 taza de col, rallada
5–6 tazas de agua
1 cucharada sopera de miso

- Se pone en una olla el wakame, los frijoles y el agua. Se deja hervir.
- Se baja el fuego y se deja cociendo a fuego lento 45–60 minutos.
- Se le añade la cebolla, la zanahoria, el nabo y la col.
- Se deja cociendo a fuego lento cerca de 20 minutos, hasta que los frijoles y las verduras se suavicen.
- Se le añade el miso y se deja cociendo a fuego lento 5–7 minutos más.
- Para 6 personas.

SOPA DE COLIFLOR

1 coliflor
¼ de cebolla, finamente picada (opcional)
6 tazas de caldo
Sal de mar al gusto
½ taza de hojuelas o harina de avena
2 cucharadas soperas de mantequilla de ajonjolí

- Se separan los racimos de la coliflor. Se les corta los tallos y éstos se cortan en pequeños pedazos. Los racimos se dejan a un lado.
- Se dejan hervir 4 tazas del caldo.
- Se le añade los tallos cortados, la cebolla, la avena y la sal. Se tapa. Se baja el fuego y se deja cociendo a fuego lento 10 minutos hasta que los ingredientes se ablanden.
- Mientras se está cociendo la sopa, se ponen a hervir las otras 2 tazas de caldo. Se le añaden los racimos de la col y se deja cociendo todo a fuego lento 5 minutos. Se sacan los racimos con una cuchara-coladera y se dejan a un lado.
- Se le añade a la sopa, el caldo y la mantequilla de ajonjolí.
- Se retira la sopa del fuego y se hacen puré todos los ingredientes en la licuadora.
- Se adorna con las flores.
- Para 6 personas.

SOPAS DE INVIERNO

SOPA INVERNAL DE RAÍCES

½ taza de avena integral, triturada mediano
(véase «Cereales» en la p. 540), cocida
5–6 tazas de agua
1 poro, rebanado en rodajas
1 taza de rutabaga, rebanada
1 zanahoria, cortada en forma de cuña
(p. 615)
½–1 cucharadita de sal de mar

- Se combina la avena con el agua hasta que obtenga una consistencia cremosa.
- En una olla se saltean el poro, la rutabaga y la zanahoria 8 minutos.
- Se les añaden a la mezcla de la avena y la sal. Se deja cociendo la sopa a fuego lento 15 minutos hasta que las verduras se ablanden.
- Para 6 personas.

SOPA DE CREMA DE ZANAHORIA

1 cucharada sopera de aceite de ajonjolí
6 cucharadas soperas de harina
5–6 tazas de caldo caliente
2 zanahorias medianas, cortadas en forma
de cuña (p. 615)
Sal de mar al gusto
Perejil

- En una olla se cuece la harina en aceite 3–5 minutos.
- Se retira del fuego y poco a poco se le añade el caldo, revolviendo constantemente.
- Se le añaden las zanahorias y la sal. Se dejan cociendo a fuego lento hasta que se ablanden las zanahorias. Se revuelve constantemente para prevenir que se queme.
- Se decora con perejil.
- Para 6 personas.

SOPA GITANA

1 poro, cortado en cubos pequeños
(opcional)
2 zanahorias, rebanadas
1 taza de col, picada
2 tazas de calabaza de invierno o calabaza
naranja, cortada en cubos pequeños
2 cuartos de galón de agua caliente
½ cucharadita de sal de mar
1 cucharadita de aceite

- Se saltean el poro, la zanahoria, la col y la calabaza 10 minutos.
- Se les añade el agua y la sal.
- Se baja el fuego. Se deja cociendo la sopa a fuego lento 35 minutos.
- Para 8 personas.

SOPA INVERNAL DE RAYO DE SOL—Esta es una sopa que alegra un día oscuro de invierno.

1 taza de chícharos amarillos secos
  partidos, remojados
2 cuartos de galón de agua
1 pedazo de kombu de 5 pulgadas,
  remojado
½ cebolla, se corta en gajos (p. 614)
  (opcional)
2 zanahorias, se cortan en forma de flor
  (p. 615)
1 taza de calabaza de invierno, cortada en
  cubos pequeños
½ taza de perejil, picado
¼ cucharadita de sal
Miso al gusto

- Se coloca el kombu y los chícharos en una olla con agua.
- Se deja escaldar. Se baja el fuego y se deja cociendo la sopa a fuego lento 30 minutos.
- Se le añaden la cebolla, la zanahoria, la calabaza y la sal. Se deja cociendo todo a fuego lento hasta que los chícharos y las verduras se ablanden.
- Se le añade el miso previamente diluido en el caldo y se deja cociendo a fuego lento 5 minutos más.
- Para 8 personas.

SALSAS

SALSA BASE (BÉCHAMEL)

1 cucharada sopera de aceite
2 cucharadas soperas de harina
1 taza de agua, caldo o leche de almendras
  u otra leche de oleaginosas (p. 678),
  caliente
Condimentos: sal de mar, miso o salsa
  de soya
Pizca de nuez moscada
Harinas sugeridas:
  Trigo integral
  Arroz
  Garbanzo
  Cebada
  Maíz
  Amaranto

- Se calienta el aceite en una sartén gruesa.
- Se le agrega la harina y se revuelve. Se bate 1–2 minutos a fuego bajo.
- Se retira del fuego. Se le añade el líquido caliente y se revuelve vigorosamente hasta que se incorpore bien la harina.
- Se vuelve a calentar. Se le añaden los condimentos. Se deja casi hervir. Se baja el fuego al mínimo y se deja cociendo a fuego lento hasta que se espese.
- Rinde 1 taza.

Notas: El aceite se puede omitir: la harina se tuesta en seco y se diluye en una poca cantidad de líquido; se le añade el resto del líquido lentamente. Para una salsa más oscura, la harina se tuesta en el horno o en el comal hasta que se dore.

SALSA ESPESA

- Después de saltear las verduras, se le añade harina al jugo que quedó de las verduras.
- Se termina de hacer siguiendo las instrucciones para la Salsa base.

SALSA DE CHAMPIÑONES

- Se le añade a una 1 taza de Salsa base ¼ de libra de champiñones rebanados.
- Se deja cociendo a fuego lento 10–15 minutos.

SALSA DE VERDURAS

- Se le añade a 1 taza de Salsa base ½ taza de verduras cortadas en cubos pequeños, ya cocidas y se deja cociendo a fuego lento 5 minutos.

SALSA DE HIERBAS

- Se le añade a 1 taza de Salsa base 1–2 cucharaditas de hierbas y se deja cociendo a fuego lento 5 minutos.
- Combinaciones sugeridas:
  Tomillo, nuez moscada, ajo
  Tomillo, salvia, perejil
  cilantro, comino, jengibre

SALSA DE OLEAGINOSAS

1 cucharada sopera de mantequilla de oleaginosas: cacahuete, ajonjolí, nuez de Castilla, almendras, girasol, nuez de la India
1 cebolla, finamente picada
1 cucharada sopera de jugo de limón o vinagre ó ¼ taza de jugo de naranja

- Se diluye cualquier mantequilla con el líquido.
- Se combinan todos los ingredientes y se les añade a 1 taza de Salsa base, se omite el aceite.
- Se deja cociendo a fuego lento 5–8 minutos.

SALSA DE TOFU Y ALMENDRAS

½ barra de tofu, cortado en cubos
½–1 taza de agua
¼ taza de almendras, trituradas
2 cucharadas soperas de germen de trigo
1 cucharadita de miso
Escalonias picadas (opcional)

- Se deja cociendo el tofu a fuego lento en agua 20 minutos.
- Se combinan todos los ingredientes hasta incorporarlos muy bien, se les añade agua poco a poco hasta que tenga la consistencia deseada.
- Rinde 1–1½ tazas.

SALSA DE TOFU Y MANTEQUILLA DE AJONJOLÍ

- Se le añade 2 cucharadas soperas de mantequilla de ajonjolí en vez de almendras en la receta de arriba.

SALSA DE TOFU Y AGUACATE

- Se le añade ½ aguacate en vez de almendras en la receta de arriba.

SALSA DE KUZU O ARRURRUZ

1–1½ cucharada sopera de kuzu o arrurruz
1 taza de agua o caldo
Sal de mar o salsa de soya al gusto

- Se diluye el kuzu o el arrurruz en un poco de líquido.
- Se le añade el resto del líquido y se deja cociendo a fuego lento hasta que se espese.
- Se le agrega a las sopas o platillos de verduras.

SALSA DE MANTEQUILLA DE AJONJOLÍ Y LIMÓN

¼–½ taza de mantequilla de ajonjolí
½ taza de agua o caldo
1 diente de ajo, machacado (opcional)
½ taza de jugo de limón
1 escalonia, finamente picada (opcional)
¼ taza de perejil, finamente picado
½ cucharadita de comino
Sal de mar o salsa de soya al gusto

- Se combinan todos los ingredientes.
- Se baten bien con un batidor de mano, o en la licuadora. Se vuelve más espesa cuando se bate más.
- Rinde 3–4 tazas.

SALSA MEXICANA

1 tomate mediano, picado
3 chiles verdes, finamente picados
6 ramitas de hojas de cilantro, finamente picado
Sal de mar al gusto
⅓–½ taza de agua
¼ cebolla, finamente picada (opcional)

- Se mezcla todo junto y se sirve.
- Rinde 1½ tazas.

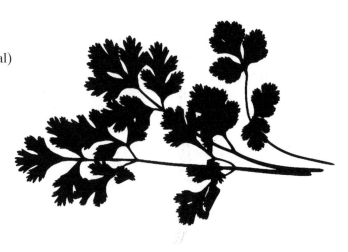

SALSA DE LA SIERRA

1 tomate, entero
3 chiles verdes, enteros
1 diente de ajo (opcional)
pizca de sal de mar

- Se ponen el tomate y los chiles en una sartén o en un comal en seco.
- Se dejan calentar lo suficiente hasta que se asen ligeramente, volteándolos de vez en cuando.
- En un mortero o molcajete, se machacan la sal y el ajo hasta formar una pasta.
- Se le añaden el tomate y los chiles y se machacan juntos hasta hacer una salsa de consitencia espesa.
- Rinde 1 taza.

SALSA CHINA DE JENGIBRE

1 diente de ajo, machacado (opcional)
3 rebanadas de rizoma de jengibre
$\frac{1}{4}$ cucharadita de aceite de ajonjolí (opcional)
Un tallo de apio, rebanado diagonalmente
$\frac{1}{2}$ pimiento morrón, cortado en cuadros pequeños
$\frac{1}{4}$ cebolla, picada (opcional)
2 cucharadas soperas de salsa de soya
1 cucharadita de melaza
1 taza de agua o caldo
1 cucharada sopera de kuzu disuelto en un $\frac{1}{4}$ taza de agua

- Se saltea el ajo y el jengibre.
- Se le añaden el resto de los ingredientes excepto el kuzu y se deja calentando casi al punto de hervir.
- Se cuece la salsa 5 minutos.
- Se le añade el kuzu y se deja cociendo a fuego lento 5 minutos más.
- Rinde 1$\frac{1}{2}$ tazas.

SALSA AGRIDULCE

1 taza de agua o caldo
$\frac{1}{4}$ taza de miel hecha de granos (maíz, arroz, etc) o melaza
$\frac{1}{4}$ taza de vinagre de sidra de manzana o de arroz
1 cucharada sopera de kuzu disuelto en una $\frac{1}{4}$ taza de agua
Sal de mar o salsa de soya al gusto

- Se calienta el líquido con el dulcificante y el vinagre. Se deja hervir.
- Se revuelve con el kuzu diluido y la sal o salsa de soya.
- Se deja cociendo a fuego lento 5–10 minutos.
- Rinde 2 tazas.

SALSA PARA PASTA

1 cebolla mediana, finamente picada
(opcional)
1 taza de zanahoria, finamente picada
1 tallo de apio, finamente picado
1 cucharada sopera de aceite de oliva
(opcional)
4 betabeles medianos, cocidos
y hechos puré
2 cucharadas soperas de harina de arroz
1 cucharada sopera de salsa de soya
1 pizca de orégano
1 diente de ajo, finamente picado
(opcional)
3 tazas de agua
Perejil picado

- Se saltea la cebolla (en aceite) 2 minutos.
- Se le añade la zanahoria. Se saltea 2 minutos.
- Se le añade el apio. Se saltea 2 minutos.
- Se le añade el puré de betabeles. Se deja cociendo a fuego lento 5 minutos.
- Se le añade 1 taza de agua. Se deja escaldar. Se tapa y se deja cociendo a fuego lento 20 minutos.
- Se diluye la harina de arroz en 2 tazas de agua. Se le añade a la mezcla de betabeles junto con la salsa de soya. Se deja cociendo a fuego lento 10 minutos.
- Se le añade el ajo, orégano y el perejil. Se deja cociendo a fuego lento 5–10 minutos más.
- Se sirve sobre la pasta, polenta, hamburguesas o pizza.
- Rinde 1 cuarto de galón.

SALSA DE TOMATE

- Se utilizan tomates verdes o rojos, finamente picados, en vez de betabeles en la Salsa para pasta.

SALSA DE CALABAZA DE INVIERNO

- Se utiliza el puré de calabaza en vez de betabeles en la Salsa para pasta. Queda una salsa de color amarillo dorado.

CATSUP

- Se siguen las instrucciones para la Salsa para pasta. Se le añade vinagre y se hace un puré con todos los ingredientes.

Condimentos

Los condimentos son coadyuvantes en la digestión y añaden más vitaminas y minerales a las comidas. Pueden utilizarse en lugar de sal para darle sabor a sus sopas y platillos. Espolvoréelos en granos y cereales. Los métodos usados aquí para preparar *gomasio* y las mezclas de semillas tienen un contenido muy bajo de sal comparado con los productos comerciales. También, el ácido oxálico en las semillas de ajonjolí se neutraliza al remojarlas y al tostarlas.

GOMASIO (sal de ajonjolí)—alto contenido de calcio, hierro y vitaminas A y B

1 taza de semillas de ajonjolí
½ cucharada sopera de sal de mar

- Se lavan y se remojan las semillas con sal 6–8 horas. Se escurren.
- Se tuestan las semillas en una cacerola a fuego mediano hasta que suelten un aroma como de nuez, tengan un color dorado y empiecen a abrirse.
- Se muelen las semillas de ajonjolí en el mortero y con maja o en el molcajete o suribachi presionando delicadamente con un movimiento circular hasta que cada semilla esté más o menos machacada.
- Se guarda en un bote de vidrio bien cerrado.

MEZCLA DE SEMILLAS DE AJONJOLÍ CON WAKAME—mejora el balance mineral; hierro y iodo

1 onza de wakame
¼ taza de semillas de ajonjolí, remojadas y escurridas

- Se tuesta el wakame en el horno a 350°F por 10–15 minutos hasta que se dore color oscuro y esté crujiente.
- Se muele hasta que quede como un polvo muy fino.
- Se tuestan en seco las semillas de ajonjolí hasta que suelten un aroma como de nuez, y empiecen a abrirse.
- Se le añaden las semillas de ajonjolí al alga wakame y se muelen hasta que estén un 90% molidas.

MEZCLA DE SEMILLAS DE AJONJOLÍ CON DULSE—alto contenido de hierro

1 onza de alga dulse
½ taza de semillas de ajonjolí, remojadas y escurridas

- Se tuesta en seco la alga dulse en una sartén o comal hasta que quede crujiente.
- Se prepara como la receta de arriba.

RÁBANO *DAIKON*—disminuye el apetito; ayuda a digerir los alimentos fritos y los frijoles

- Se ralla el rábano *daikon* y se sirve en pequeñas porciones (demasiado causa fatiga).
- Se puede añadir zanahoria y jengibre, rallado.

CHUTNEYS Y *RELISHES*

Estas preparaciones a base de condimentos refrescan y mejoran los sabores para darles variedad y color a los platillos sencillos de granos y de verduras. Pueden hacer que cada bocado de la comida tenga un sabor diferente, y ayudan en la digestión y la absorción de más nutrientes. Las combinaciones más condimentadas o que tienen más picante deben balancearse con sabores más insípidos. Úselos en pequeñas cantidades.

CHUTNEY DE FRUTA VARIADA

4 manzanas
4 peras
6 chabacanos deshidratados
Jugo de 2 limones
2 cucharadas soperas de ralladura de limón
1 taza de pasas
2 cucharadas soperas de canela
2 cucharadas soperas de jengibre, rallado
1 cucharadita de cardamomo
1 cucharadita de semillas de alcaravea
  o de comino
1/8 cucharadita de cayena
1/2 cucharadita de sal

- Se corta la fruta en pedazos pequeños.
- Se mezclan todos los ingredientes.
- Se cuecen ligeramente 40 minutos.
- El chutney se enfría y se embotella. Se guarda en el refrigerador.
- Rinde 2 cuartos de galón.

CHUTNEY DE ZANAHORIA

6–8 zanahorias, picadas
1 cucharadita de sal de mar
2 cucharadas soperas de semillas de mostaza
2 cucharaditas de semillas de comino
2 cucharaditas de jengibre, finamente
  picado
1 cucharadita de pimienta entera negra
2–3 cucharaditas de miel de abeja
  (opcional)
3 cucharadas soperas de vinagre de arroz
Jugo de 1 limón
Un poco de agua

- Se mezclan los ingredientes y se deja cociendo a fuego lento hasta que las zanahorias se ablanden.
- Se enfría y se embotella. Se guarda en el refrigerador.
- Rinde 1 cuarto de galón.

RELISH DE PEREJIL Y MENTA

1 taza de perejil o perejil chino (hojas
de cilantro)

½ taza de hojas de menta

1 chile verde

1 diente de ajo (opcional)

2 chabacanos deshidratados (remojados y
finamente picados) o jugo de 1 limón

½ cucharadita de sal de mar

- Se lavan las hojas verdes.
- Se pican y se muelen junto con el chile.
- Se mezcla todo con el resto de los ingredientes.
- Rinde 1½ tazas.

Untables *(Spreads)* y *Pâtés*

PÂTÉ DE VERDURAS Y NUEZ DE CASTILLA

1½ taza de ejotes, cocidos

¼ taza de nuez de Castilla, tostadas

½ cebolla, finamente picada y salteada
(opcional)

1–2 cucharadas soperas de mayonesa de
tofu (véase la página 641)

¼ cucharadita de sal de mar

Pizca de nuez moscada

- Se mezclan todos los ingredientes en un
procesador o licuadora y se hace una pasta.
- Se usa para untar en sándwiches o como dip.
- Rinde 2 tazas.

BABAGANOUJ (Pâté griego de berenjena)

2 berenjenas

Jugo de 1 limón

¼ taza de mantequilla de ajonjolí

½ taza de perejil fresco, picado

¼ cucharadita de sal de mar

1 cucharadita de aceite de oliva (opcional)

- Se precalienta el horno a 400°F.
- Se pican las berenjenas con un tenedor.
- Se asan ligeramente hasta tostarlas un poco y
que se inflen (45 minutos). Se dejan enfriar.
- Se les saca la pulpa y se hace un puré.
- Se combinan con todos los ingredientes excepto
el aceite de oliva.
- Se le rocía aceite antes de servirse.
- Se sirve con verduras o con pan *pita*.

UNTABLE *(SPREAD)* DE VERDURAS O DE FRIJOL

1 taza de verduras o frijoles, cocidos
1 cucharadita de miso
1 cucharada sopera de mantequilla
   de ajonjolí
¼ cebolla, picada (opcional)
1 cucharada sopera de perejil, picado
Pizca de polvo de semillas de cilantro

- Se machacan las verduras o frijoles con un tenedor.
- Se combinan con el resto de los ingredientes.
- Se sirve en sándwiches o como dip; sirve como relleno para crepas y repostería.
- Rinde 1 taza.

Encurtidos

Una pequeña porción de encurtidos después de las comidas sirve como coadyuvante en la digestión. Todos los encurtidos se pueden hacer con zanahorias, rábano *daikon,* brócoli, pepinos, col, coliflor, verduras verdes (incluyendo las de hojas verdes), nabos, etc.

Los encurtidos en estas recetas pueden ser benéficos para restablecer la flora intestinal estimulando el desarrollo de *Lactobacillus acidophilus* saludables. Para aquellas personas con desarrollo excesivo de Cándida, cáncer y otras condiciones degenerativas debidas a una inmunidad afectada, se restringe la sal, y se recomienda en estos casos la col agria *(sauerkraut)* cruda sin sal. Además, la col en sí tiene propiedades importantes inmuno-estimulantes (véase el capítulo «Verduras»). La col agria *(sauerkraut)* cruda sin sal también se recomienda en el tratamiento de úlceras.

COL AGRIA *(SAUERKRAUT)* CRUDA SIN SAL* (con la opción de sal)

Un mínimo de 25 libras de verduras. Utilice principalmente col con betabeles y zanahorias. Si desea: agregue apio, ajo, hierbas y algas marinas (remojadas y picadas) como dulse, wakame y kelp. Cualquier otra verdura se puede utilizar también. Opción: agregue sal (½% a 1¼% de peso de las verduras).

- Utilice una olla de acero inoxidable o una olla de cerámica llamada *crock* (un recipiente de 5 galones puede contener aproximadamente 35 libras de verduras) o utilice el recipiente de cerámica de la olla *crock pot* especial para cocimiento lento.

- Muela las verduras en un procesador de alimentos, o en un extractor de jugos como el *Champion Juicer* (quítele la malla), o en un rallador estándar; o córtelas a mano.

- Si no utiliza sal, las verduras deben hacerse más jugosas: póngalas en un tazón de acero inoxidable o en otro recipiente irrompible y magúllelas con un mazo hasta que les salga jugo—entre más jugo mejor. También puede magullarlas con un metate.

---

*La técnica para hacer la col agria *cruda (sauerkraut)* se ha adaptado del libro *Raw Cultured Vegetables* por Evan Richards. Nota: La mayoría de la col agria *(sauerkraut)* comercial está pausterizada. Para una fuente de col agria *(sauerkraut)* cruda, véase el índice de Recursos en la página 774.

- Coloque las verduras en el recipiente designado. No lo llene hasta el tope (las verduras fermentadas se expandirán). Si se utiliza sal, es ahora cuando se le agrega.

- Ponga muchas hojas frescas de col encima de las verduras.

- Con cuidado, comprima las hojas firmemente y uniformemente usando sus manos y presione con todo el peso de su cuerpo.

- Ponga un plato tan ancho como sea posible sobre el recipiente de cerámica *crock*.

- Ponga un peso sobre el plato (piedras, canicas, etc). No ponga tanto peso porque el jugo se verá forzado a salir por encima de las verduras fermentadas. Verifique que el peso sea el correcto y el plato esté horizontal y bien nivelado por las próximas 24–36 horas.

- Deje reposar las verduras en una área bien ventilada a la temperatura ambiente (entre 60–72°F). Después de 5 a 7 días (6–7 días a 62°F y 5–6 días a 70°F), tire o descarte las viejas hojas de la col y las verduras descoloridas y con moho.

- Ponga la col agria *(sauerkraut)* restante en los tarros de cristal y refrigérela. Se mantendrá en buenas condiciones de 4 a 8 meses conservándola a una temperatura de 34°F y déjela holgadamente tapada o ligeramente abierta. No la congele. Si se utiliza sal, la col agria *(sauerkraut)* se puede guardar a temperaturas tan altas como 40°F.

Nota: La mejor fermentación ocurre cuando por lo menos 25 libras de verduras se utilizan; sin embargo, cantidades más pequeñas de col agria *(sauerkraut)* se pueden hacer con resultados aceptables. Por ejemplo, en la primera tentativa para hacer col agria, utilice dos cabezas grandes de col en esta receta, o haga la prueba de hacer la «Col agria con dulse» en la página 649, la cual utiliza una cabeza de col.

COL KIMCHI (encurtido coreano)

1 cabeza de col, se corta en pedazos de 2 pulgadas
1 libra de rábano blanco, se corta en medias lunas
5 tazas de agua
2 cucharadas soperas de sal de mar
2 cucharadas soperas de jengibre, finamente picado
1 diente ajo, finamente picado (opcional)
1 cebollita de rabo, picada
½ cucharadita de cayena
2 cucharaditas de dulcificante (opcional)

- En un tazón grande se combina el agua, 1½ cucharadas soperas de sal, col y el rábano. Se remojan 12 horas.
- Se sacan la col y el rábano del líquido y se combinan con el jengibre, ajo, cebollita de rabo, cayena y ½ cucharadita de sal.
- Se ponen en un recipiente de cerámica o una olla *crock*. Se revuelve el dulcificante en el líquido y se vierte sobre las verduras sin llenar la olla hasta el tope, deje una pulgada de espacio.
- Se tapa holgadamente con una tela de algodón y se deja reposar 3–7 días.
- Rinden 2 cuartos de galón.
- 1 taza es para 6–8 personas.

ENCURTIDO AGRIDULCE DE LIMÓN (de la India)

6 limones
Cardamomo de 4 vainas
2 cucharadas soperas de semillas enteras
  de comino
Canela, una varita (2 pulgadas)
12 clavos enteros
1 cucharada sopera de sal de mar
6 cucharadas soperas de jugo de limón
1 cucharadita de polvo de chile (opcional)

- Se cortan los limones en pedazos pequeños.
- Se rocían con sal y especias. Se ponen en un recipiente de vidrio o cerámica con una tapadera que quede ajustada.
- Se le vierte el jugo.
- Se cierra con la tapadera; tiene que estar bien ajustada. Se conserva en un lugar medio caliente por una semana hasta que sus cáscaras se ablanden.
- Se agita el recipiente de vidrio o de cerámica diariamente.
- Rinde 1 cuarto de galón.

ENCURTIDO UMEBOSHI

3–4 ciruelas umeboshi (chamoys)
1 cuarto de galón de agua
4 tazas de verduras en rebanadas

- Se machacan las ciruelas y se ponen en un recipiente de cerámica grande con agua y verduras. Se tapa con una tela manta de cielo. Se pone en un lugar frío.
- Listo para servirse en 4–6 días.
- Rinde 1½–2 cuartos de galón.

ENCURTIDO «KÓSHER» DE PEPINO CON ENELDO

1 cuarto de galón de pepinos, se cepillan
  muy bien
1 pinta de agua hirviendo
1 cucharada sopera de sal de mar
1 diente de ajo, entero (opcional)
1 hoja de laurel
⅛ cucharadita de cayena
2 ramitas de eneldo fresco o 1 cucharada
  sopera de semillas de eneldo

- Se esteriliza el bote de cristal o de vidrio y su tapa.
- Se le ponen las especias al fondo del bote de vidrio y se llena de pepinos.
- Se vierte en el bote el agua hirviendo y la sal sin llenarlo hasta el tope, deje una pulgada de espacio.
- Se cierra con la tapadera, tiene que estar bien ajustada. Se almacena 2 semanas o todo el invierno.
- Rinde 1 cuarto de galón.

ENCURTIDO JAPONÉS RÁPIDO

3–4 tazas de raíces o de verduras redondas
  en rebanadas
¼ pinta de salsa de soya
¾ pinta de agua
1 cucharada sopera de jengibre, rallado

- Se combinan todos los ingredientes.
- Se deja a un lado 1–3 horas.

ENCURTIDO DE ARROZ CON SAL (Encurtido *nuka*)

5 libras de arroz integral orgánico,
  triturado grueso (véase «Cereales»
  en la página 540)
10 tazas de agua
1 taza de sal de mar
1 taza de miso (opcional)
Verduras

- Se deja hervir el agua y la sal. Se deja enfriar.
- Se disuelve el miso completamente en agua.
- En una sartén se tuesta en seco la harina ligeramente para esterilizarla contra microorganismos. Se deja enfriar.
- Haga una pasta espesa mezclando la harina y el agua salada.
- Se revuelve muy bien y se pasa a una olla *crock* o a un recipiente de vidrio o cristal.
- Se colocan las verduras entre la pasta salada preparada. Las verduras no deben tocarse una con la otra.
- Se tapa la olla *crock* holgadamente. Se almacena en un lugar frío. (Se refrigera en un clima caliente).
- Las verduras se dejan encurtir de 3 días hasta 1 semana.
- Se voltean las verduras diariamente.
- Para comer: Las verduras encurtidas se enjuagan en agua y se cortan en pedazos. Se consumen con moderación.

Notas: Las verduras firmes son preferibles (rábano, zanahoria, nabo, coliflor). Los pedazos pequeños se encurten más rápido. Si las verduras son pequeñas déjelas enteras. Si sale de vacaciones, saque todas las verduras de la pasta y refrigérela. Esta pasta durará años si se cuida esmeradamente.

Se le añade más harina y sal de vez en cuando. Los encurtidos *nuka* por lo regular se hacen con germen de arroz, pero la mayoría del germen de arroz está tan fumigado de pesticidas que los encurtidos no se fermentan adecuadamente. Por lo tanto, muchas personas que aprecian los encurtidos *nuka* usan el arroz integral orgánico triturado grueso.

Leches Elaboradas de Granos y Semillas

LECHE DE SEMILLAS

½ taza de semillas (calabaza, ajonjolí,
  girasol)
1 taza de agua tibia
Pizca de kelp o sal de mar

- Se remojan las semillas toda la noche.
- Se escurren y se tira el agua.
- Se licuan con el agua y el kelp o sal de mar.
- Se usa tal cual o se escurre y se usa la pulpa para panes, galletas, etc.

LECHE DE ALMENDRA

¼ taza de almendras (nuez de Castilla
  u otras oleaginosas pueden sustituirse)
2 tazas de agua tibia
Pizca de kelp o sal de mar

- Se sigue la receta de arriba.
- Opción: se les quita la piel después de que se han remojado en agua por un tiempo a una temperatura ambiental; las almendras de esta manera son especialmente buenas para personas con una digestión sensible.

BATIDO DE LECHE DE ALMENDRAS

- Se reemplaza el agua con jugo de fruta tibio en la receta de leche de almendras.
- O se añade fruta, 2 cucharadas soperas de café de grano, molido, o ½ taza de algarrobo en polvo.
- Se licuan todos los ingredientes.

LECHE DE GRANOS GERMINADOS

1 taza de granos (avena, arroz, mijo,
  cebada)
2 tazas de agua

- Se germinan los granos 3 días (p. 631).
- Se licuan en agua y se escurren.
- Se usa la pulpa para panes, sopas, etc.

LECHE DE GRANOS COCIDOS

1 taza de granos, remojados
7–10 tazas de agua

Método 1:
- Se deja hervir el agua y los granos.
- Cuando alcance el hervor baje el fuego. Se tapa y se deja cociendo a fuego lento 2 horas.

Método 2:
- Se tapa y se cuece a fuego bajo toda la noche.
- Se escurre o se cuela a través de una tela de manta de cielo. Se usa la pulpa para platillos de granos, hamburguesas, salsas, panes, etc.

Variación Se cuece la vaina de vainilla con granos enteros de avena. Se añade una pequeña cantidad de miel o jarabe de arroz o malta de cebada.

Rejuvelac y Yogurt

Rejuvelac es una bebida fermentada que proporciona una fuente económica de bacterias saludables para la flora intestinal.

REJUVELAC

2 tazas de granos de trigo
1 cuarto de galón de agua
Un recipiente de vidrio o de cerámica

- Se remojan 2 tazas de granos de trigo todo un día. Se tira el agua que se usó para remojarlos y luego se enjuagan los granos con agua limpia. Los granos de trigo blanco (especial para repostería) funcionan mejor. Se remojan los granos de nuevo en el recipiente en un cuarto de galón de agua. Se tapa el recipiente con una tela de algodón o tela manta de cielo y se dejan remojando por dos días. Después de dos días se cuela el líquido rejuvelac. Se le añade al trigo otro cuarto de galón de agua. Después de un día, se cuela el segundo líquido rejuvelac y luego se hace un abono con los granos de trigo

remojados. Empiece a remojar más granos de trigo para hacer más líquido rejuvelac.
- Rinde 4 tazas.
- Rejuvelac tiene un sabor medio agrio, parecido al suero (del yogurt). Si sabe muy agrio déjelo fermentar menos tiempo. Si tiene un sabor repugnante, se tira. Esto sucede cuando se fermenta demasiado tiempo o el trigo es de mala calidad. Rejuvelac se fermenta más rápido en un clima caliente. Una vez que esté hecho, refrigérelo.
- Para obtener una bebida con un sabor agrio más fuerte: Después de que esté hecho el rejuvelac, no lo cuele; refrigérelo con todo y los granos de trigo. Cada vez que se sirve un vaso, llene el recipiente de nuevo con agua y continúe dejando los granos en el recipiente. Rejuvelac puede conservarse así por varias semanas.

Use rejuvelac como bebida, para hacer yogurts y aderezos con semillas, para sopas y salsas. Úselo como un agente fermentador para hacer pan. Siga la receta para pan sencillo de masa agria (p. 546) y sustituya la «preparación base para masa agria» con rejuvelac.

YOGURT DE SEMILLAS

1 taza de semillas de ajonjolí o girasol o almendras, remojadas (se tira el agua una vez que se hayan remojado)
1 taza de rejuvelac o agua
½ cucharadita de salsa de soya o miso sin pausterizar (cuando no se use rejuvelac)

- En una licuadora se licuan las semillas a la velocidad más alta. Poco a poco se vierte el rejuvelac o el agua, salsa de soya o miso y se licua hasta que la mezcla tenga la consistencia cremosa.
- Se le añade parte del yogurt de semillas, ya hecho, para acelerar la fermentación.
- Se pone en un lugar cálido y se tapa. No lo selle.
- Se deja fermentar 6–10 horas hasta que alcance el sabor agrio deseado. Luego se refrigera.

El yogurt de semillas es una bebida fermentada de las más excelentes con proteínas predigeridas. Se asimila fácilmente. La rancidez y el aceite de la bebida de yogurt de semillas se reduce al fermentarse. Úselo en untables *(spreads),* salsas y aderezos.

YOGURT DE AVENA

1 taza de hojuelas de avena o granos enteros de avena, triturado grueso
1 taza de agua o rejuvelac
½ cucharadita de soya salsa o miso sin pausterizar (cuando no se use rejuvelac)

- Se sigue la receta de yogurt de semillas.

Fruta

La fruta con su azúcar natural y su cualidad refrescante es una gran sustituta para esos alimentos que contienen endulcorantes químicos y refinados. Incluso la fruta agria como la toronja y el limón balancean la necesidad de un sabor dulce de acuerdo al «ciclo de control» de los Cinco Elementos. La fruta también contiene valiosos minerales, vitaminas, enzimas y fibra.

Es de suma importancia, siempre y cuando consuma fruta abundantemente en la dieta, que ésta se haya madurado en el árbol o en la vid antes de cosecharla. Esto se ha comprobado particularmente con las frutas cítricas. La fruta cítrica que se cosecha varias semanas antes de madurarse, que es lo que sucede con más frecuencia, contiene ácidos nocivos y no se madura con los mismos beneficios saludables que existen en la variedad que se madura en el árbol con el sol. El ácido cítrico de estas frutas tiene un fuerte efecto en el cuerpo. La acción del ácido es menos severa cuando la fruta se come entera en lugar de sólo su jugo. El comer algunas semillas y algo de la membrana blanca esponjosa de la cáscara (el mesocarpo) también crea un balance. Otras frutas que se cosechan ya maduras son igualmente más nutritivas, aunque el beneficio de sus propiedades no es tan esencial cuando se practican ayunos cortos, o cuando el consumo de fruta sólo es un porcentaje menor en la dieta. Cuando se compra la fruta sin madurar, debe permitirse que se madure a una temperatura ambiente antes de comerse. Una excepción para el uso de cierta fruta verde es cuando se tiene un fin medicinal.

La mayoría de las frutas más populares como las naranjas, manzanas y plátanos, se fumigan extensamente al punto donde se mina su valor alimenticio. Aunque los aerosoles y los fertilizantes químicos no se ponen dentro de la fruta, éstos se filtran eventualmente a través de toda la planta, influyendo en todo su crecimiento y calidad. Con un poco de esfuerzo, la fruta cultivada sin productos químicos generalmente se puede conseguir.

La fruta se digiere fácilmente y puede ofrecernos un agradable descanso de esos alimentos que requieren de más esfuerzo para su preparación y digestión. Además, la mayoría de la fruta es alcalina, purificante y refrescante, y balancea así el uso excesivo de alimentos pesados (cremosos, grasosos, demasiado condimentados) particularmente ésos que contienen proteínas concentradas. La fruta también es un remedio para las personas que se

---

Y cuando despedacéis una manzana con vuestros dientes, decidla en
  vuestro corazón:
«Vuestras semillas vivirán en mi cuerpo,
Y los capullos florecerán en mi corazón,
Y vuestra fragancia será mi aliento,
Y juntos gozaremos a través de todas las estaciones».

—Kahlil Gibran, *El Profeta*

tensionan o se preocupan, aquellas que ejercen actividades físicas en exceso, o están expuestas a un clima caliente. El elemento alcalino de la fruta combinado con sus ácidos, estimulan al hígado y al páncreas, dando un efecto laxativo natural. En contraste, alguna fruta incluyendo las zarzamoras, el ciruelo agrio y la piña pueden tratar la diarrea.

Si se utiliza la fruta dulce como una parte importante de la dieta por un tiempo prolongado, su propiedad humidificante puede provocar un desarrollo excesivo de hongos y crear otras formas de humedad; esto puede compensarse cuando se practican dietas o ayunos periódicos donde no se ingiere ninguna fruta, lo cual proporciona un efecto secante. Las frutas agrias tienen una propiedad astringente contractiva, lo cual se equilibra con las frutas de la variedad dulce.

Otra información útil sobre la fruta:

• Es más fácil adaptarse a la fruta fresca de temporada de la localidad que a la fruta de otras regiones.

• La mayoría de las frutas tropicales y de temporada del verano son enfriadoras y refrescantes. Cuando se comen en invierno, pueden provocarnos frío y debilidad, a menos que se coman por personas con señales de *calor* excesivo. Las frutas de otoño perdurables, por ejemplo las manzanas y la fruta deshidratada, son mejores en el invierno.

• Cuando se extrae y se consume el jugo de frutas, sus propiedades enfriadoras y purificantes son más concentradas. El jugo es la parte de la fruta que depura y elimina; las partes que relativamente son más constructivas y caloríficas son la ralladura, la cáscara, el mesocarpo (la membrana blanca) y la pulpa, como también las semillas de las frutas de la papaya, la sandía y los melones. Si come algunas partes de la fruta entera puede adquirir mas fuerza vital. Si se calientan los jugos o se cuece la fruta esto hace que su cualidad enfriadora sea menos. Si bebe jugos de fruta todo el día entre las comidas es invariablemente debilitante. Observe a los infantes que beben jugo de manzana gran parte del día, pierden más su apetito y se vuelven con frecuencia irritables y débiles.

• La fruta se puede envasar con sus propios jugos sin dulcificantes adicionales; para retener su dulzor y su sabor, se envasa la fruta en jugo de manzana.

• La fruta no se mezcla bien con otros alimentos de acuerdo a los principios simples de combinación de alimentos. Las excepciones son las combinaciones siguientes: a) fruta con lechuga o apio; b) fruta ácida con oleaginosas, semillas, lácteos u otra proteína con alto contenido de grasas; y c) la fruta, especialmente cuando está cocida, con frijoles *aduki.* Los frijoles *aduki,* lechuga y apio todos tienen la propiedad de secar condiciones de *humedad anormal* en el aparato digestivo que se genera por desarrollo excesivo de hongos y por fermentación, lo cual sucede con facilidad cuando se come fruta.

• Si la cualidad dulce y refrescante de la fruta se antoja muchísimo, generalmente lo más conveniente sería satisfacer el antojo comiendo un platillo que contenga exclusivamente frutas o que contenga sólo un tipo de fruta. De otra forma se puede llegar a comer en abundancia alimentos más pesados como una tentativa fallida de tratar de conseguir la cualidad refrescante y purificante de la fruta. Para mejores resultados, los jugos de fruta deben beberse por lo menos cuatro horas después y una hora antes de la comida.

- *Dosis general:* Para condiciones crónicas que requieran de propiedades de la fruta, lo óptimo es que durante una comida se ingieran solamente frutas. Por ejemplo, como un remedio para el entumecimiento inducido por las reumas, se puede comer un tazón de cerezas al día, cuatro o más veces por semana. Si solamente se toleran cantidades muy pequeñas de fruta, el comer fruta como golosina es la mejor opción. Para condiciones graves, la fruta se puede ingerir con más frecuencia y de acuerdo a las necesidades. Por ejemplo, para protegernos del *calor de verano* (el efecto de un clima muy caliente en el cuerpo), la sandía, la manzana o el jugo del limón se pueden consumir tan frecuente como sea necesario. Para el alivio de disentería, los higos se pueden comer varias veces al día.

- La fruta fresca o cruda debe utilizarse con cautela por personas que están debilitadas debido a condiciones *frías y/o deficientes,* aunque cantidades moderadas de fruta deshidratada o cocida es generalmente aceptable en estos casos. Hay un número de sistemas para categorizar las propiedades caloríficas y enfriadoras de la fruta. En las secciones anteriores de este texto, la fruta en general se ha identificado de manera consistente como refrescante, pues con más frecuencia produce a largo plazo, un efecto enfriador; tampoco la fruta calienta el *yang* el cual es la raíz más profunda asociada con la función de los riñones-suprarrenales. Quizás a lo mucho que una fruta pudiera llegar a actuar profundamente como calorífica, sería la frambuesa deshidratada, sin madurar, debido a su propiedad astringente. Tal astringencia controla el sistema urinario, así como lo hace la energía calorífica *yang* de unos riñones sanos. Otra fruta común, la cereza, genera calor pero su efecto no es tan profundo ni tan duradero.

Ninguna de las frutas que mencionaremos más adelante presentan propiedades caloríficas. Son ya sea neutrales o enfriadoras. Además de su capacidad de alterar sensaciones de temperatura en las personas de manera individual, cada fruta tiene ciertas acciones curativas específicas así como cualidades; estas acciones y cualidades equilibran a la persona, esto depende de que tipo de fruta se consume y las influencias de su medio ambiente: en que tipo de suelo se cultivaron, el clima de la región donde crecieron y la época del año en que se maduraron y se cosecharon. La siguiente lista detalla las propiedades predominantes de la fruta seleccionada que se han recopilado de las tradiciones del Oriente, del Occidente y de la nutrición moderna.

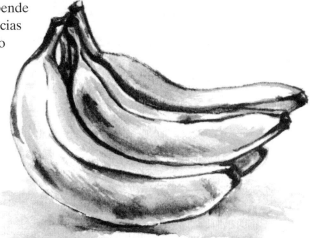

Las propiedades curativas de la fruta

Aguacate

Naturaleza térmica enfriadora; sabor dulce; reconstruye la sangre y el *yin,* armoniza el hígado, lubrica los pulmones y los intestinos.

Es una fuente natural de lecitina, siendo un alimento para el cerebro; más del 80% de su contenido calórico es grasa fácilmente digerida, sobre todo en la forma de aceites monoinsaturados. Las personas que tienen antojo de alimentos grasosos y a quienes no les caen bien estos alimentos, por lo regular pueden tolerar bien el aguacate. Es rico en cobre, ayuda en la formación de glóbulos rojos. Es una fuente nutritiva de proteína recomendada con frecuencia para las mamás lactantes. Se utiliza como remedio para úlceras; también se conoce por sus propiedades para embellecer la piel.

Cereza

Naturaleza térmica calorífica; sabor dulce; aumenta la energía *qi,* tonifica el bazo-páncreas y previene la emisión seminal involuntaria. Las cerezas son un remedio bien conocido para la gota, artritis y reumatismo. También ayudan a superar el entumecimiento de las extremidades y la parálisis como resultado del reumatismo. Parte de su acción en los padecimientos reumáticos se debe a su capacidad de eliminar el exceso de ácidos en el cuerpo. Las cerezas son de mayor beneficio para el tratamiento de padecimientos acompañados por condiciones de *frío,* por ejemplo cuando la persona constantemente padece de frío. Las cerezas se utilizan con frecuencia para mejorar la sangre y para tratar anemia porque contienen grandes cantidades de hierro.

Chabacano

Naturaleza térmica neutral; sabor agridulce; humedece los pulmones y aumenta los fluidos *yin:* se utiliza para la garganta seca, sed, asma y otras condiciones de los pulmones cuando hay deficiencia de fluidos. Debido a su alto contenido de cobre y de cobalto, se utiliza comúnmente para tratar anemia. Los chabacanos son originarios de la China, en donde se consideran debilitadores si se consumen en abundancia. Deben utilizarse cautelosamente durante el embarazo, y evitarse en casos de diarrea.

Ciruela

La variedad color púrpura es ligeramente fría mientras que la variedad amarilla tiende a ser neutral; es de sabor agridulce; reconstruye fluidos del cuerpo. Se utiliza para tratar enfermedades hepáticas y diabetes; la ciruela pasa es un remedio tradicional para el estreñimiento, además de ser especialmente benéfica cuando hay señales de *exceso* o de *calor* en el hígado. Las ciruelas también tratan condiciones de cirrosis hepática, condiciones endurecidas y expandidas del hígado en general, y la deshidratación. Las ciruelas púrpuras son las mejores para condiciones asociadas con el hígado que se reflejan como represión emocional, dolor y padecimientos nerviosos.

Precauciones: La ciruela no es buena para la gente con digestión delicada, úlceras o inflamaciones gastrointestinales. Son ricas en ácido oxálico, las ciruelas pueden agotar el calcio del cuerpo.

Las ciruelas saladas umeboshi o chamoy (muy agrias y saladas) tratan la indigestión, diarrea, disentería, eliminan lombrices y actúan en el hígado. Altamente alcalinizantes, umeboshi o chamoy, a veces se le llama «Alka-Seltzer japonés» debido a su uso para tratar malestares digestivos. Su consumo habitual puede agregar demasiada sal a la dieta. Desafortunadamente, la ciruela salada japonesa y la mayoría de otras variedades se hacen comúnmente con sal refinada. Las ciruelas umeboshi o chamoy se consiguen enteras, y también se encuentran en una variedad de extractos incluyendo líquidos, tabletas, vinagres y en forma de pastas.

Durazno

Naturaleza térmica enfriadora; sabor agridulce reconstruye los fluidos del cuerpo; humedece los pulmones y los intestinos; se utiliza para la tos seca y otras condiciones *secas* de los pulmones; alivia la presión arterial alta. La cualidad ligeramente agria del durazno es astringente y tiende a limitar la transpiración mientras que aprieta los tejidos. Para tener una tez suave y tersa se hace una cataplasma con la mezcla de durazno fresco y se aplica sobre la cara, se deja que se seque, se enjuaga, luego se seca la cara.

El hueso del fruto de durazno fortalece el *qi* y la circulación de sangre y se utiliza para diluir sangre coagulada; se consigue en fórmulas para tumores incluyendo para fibromas uterinos.

La hoja del durazno se toma como té para destruir lombrices.

La naturaleza muy suave de la cáscara del durazno la hace ideal para aquellos que padecen inflamaciones gastrointestinales agudas; en estos casos se debe consumir cocida y hecha puré.

Frambuesa

Naturaleza térmica neutral; sabor agridulce; es benéfica para el hígado y riñones; enriquece y limpia la sangre de toxinas; regula el ciclo menstrual; controla la función urinaria; trata la anemia así como el orinar en exceso y el orinar con mucha frecuencia, especialmente en la noche. Puede utilizarse para inducir y agilizar la labor del parto.

La hoja de la frambuesa, una hierba que se consigue fácilmente, fortalece el útero, controla el exceso de flujo menstrual y detiene el sangrado en general; es de un beneficio excepcional para tonificar el útero y apoya el óptimo funcionamiento de patrones hormonales durante el embarazo.

La fruta verde deshidratada de la frambuesa, una hierba china prominente, ligeramente calorífica *(Rubus chingii;* mandarín: *fu pen zi)* se considera benéfica para los riñones por su acción astringente. Controla el orinar en exceso y el orinar con mucha frecuencia como lo hace la frambuesa madura, pero con mejores resultados; también por su acción astringente es una actuante en la esencia *jing* y de esta manera trata la impotencia, la emisión seminal involuntaria, la espermatorrea y la eyaculación precoz. Mejora la agudeza visual y se utiliza para mejorar la visión borrosa. La frambuesa ya madura parece también ser benéfica para la visión. En experiencias con animales, la frambuesa verde tiene efectos sobre los órganos sexuales femeninos muy parecidos a los estrógenos; posiblemente la frambuesa madura y la hoja de la frambuesa tengan los mismos efectos.

La zarzamora es similar a la frambuesa y tiene propiedades similares, es astringente y reconstructora de sangre. Se utiliza para tratar la diarrea, anemia y como astringente para el sistema urinario.

Fresa

Naturaleza térmica enfriadora; sabor agridulce; es benéfica para el bazo-páncreas y ayuda a mejorar el apetito; humedece los pulmones y genera fluidos en el cuerpo. Se utiliza para la sed, la garganta adolorida y para el enronquecimiento. Se consume previamente a las comidas para tratar la digestión deficiente acompañada por dolor e inflamaciones abdominales. Alivia el dolor y la dificultad para orinar.

Muy rica en silicio y vitamina C: útil para reparaciones de tejidos arteriales y conectivos. Para fortalecer los dientes y las encías y para ayudar a quitar el sarro, se corta una fresa por la mitad y se frotan los dientes y las encías; se deja unos 45 minutos y luego se enjuaga con agua caliente.

Una de las primeras frutas que se dan en la primavera, las fresas son buenas para hacer una depuración del cuerpo en la primavera. Las reacciones alérgicas a las fresas son provocadas con frecuencia por fresas que se cosecharon antes de madurar.

Granada

Sabor agridulce; se utiliza como remedio para los problemas vesicales; mata las lombrices del aparato digestivo; fortalece las encías; alivia las úlceras de la boca y de la garganta.

Higo

Naturaleza térmica neutral; sabor dulce; influye en el estómago y en el bazo-páncreas, humedece los pulmones y el intestino grueso. Tiene acción desintoxicante y se utiliza para las descargas (o excreciones) de la piel y forúnculos. Es uno de los alimentos alcalinizantes; balancea las condiciones ácidas que resultan de una dieta rica en carnes y alimentos refinados.

Para la tos seca, señales de *calor* en los pulmones, asma, o dolor de garganta, se bebe ½ taza del caldo de higos y se puede consumir una sopa con 1–2 higos ligeramente cocidos, varias veces al día. El alto contenido de mucina en los higos los hace un laxante ligero para tratar el estreñimiento, especialmente del tipo «deficiencia de fluidos» (p. 426). Los higos también limpian los intestinos y alivian la disentería y las hemorroides. La leche del higo verde no maduro se aplica dos veces al día directamente en las verrugas; esto ayuda a removerlas. Para el dolor en los dientes, se frota un higo fresco en las encías.

Limón amarillo (y verde)

Naturaleza térmica enfriadora; sabor muy agrio, astringente; y antiséptico. Quizás es la fruta terapéutica más valiosa para la gente que ha llevado una dieta alta en grasas y proteínas. Destruye bacterias putrefactas en los intestinos y en la boca; y se usa para purificar el aliento. Su acción antiséptica, antimicrobiana, que también aclara el moco hace que el limón sea útil durante la disentería, catarros, resfríos, tos cortada y para infestación de parásitos. Es benéfico para el hígado, estimulando la formación de bilis; mejora la absorción de minerales; ayuda a bajar de peso; limpia la sangre; trata la presión arterial alta, la sangre densa, mala circulación sanguínea y vasos sanguíneos débiles. Disminuye la flatulencia y alivia la mala digestión en general.

El limón amarillo ayuda a aumentar la producción de fluidos en el cuerpo. Su jugo, diluido con agua, se utiliza con frecuencia para reducir los efectos de *calor de verano,* calma los nervios, trata el dolor e irritación de garganta, calambres y diabetes, que se denotan con frecuencia, por deficiencia de fluidos.

El limón se utiliza externamente para curar ulceraciones (se aplica su jugo), para aliviar la comezón de piquetes de insectos (se frota su jugo), y también para ablandar y reducir los callos (una cataplasma aplicado en el área afectada). Una gota de jugo fresco con agua caliente hace una combinación útil para usarlo como un enjuague de ojos.

En general, los limones amarillos se pueden sustituir por los limones verdes los cuales se cultivan con pocos productos químicos. El grado de ácido cítrico de los limones amarillos y verdes es de 4–6 veces más alto que el de las naranjas y por lo menos tres veces más que el de la toronja. De esta manera los limones no deben utilizarse por aquellos con úlceras en el estómago o los que padecen gastritis. Además, el ácido cítrico diluye la sangre, y por lo tanto la fruta cítrica debe utilizarse cautelosamente por personas con señales deficientes de sangre, manifestadas como el tener una tez y lengua pálidas, insomnio, irritabilidad y un cuerpo delgado.

Dosis: Se empieza con 1–3 limones diarios por una semana y se aumenta la cantidad según su necesidad y lo que se desea (de 9–12 limones diarios se pueden tolerar por la persona robusta que pueda necesitar de las propiedades del limón).

La cáscara del limón o ralladura se utiliza similarmente a la de la cáscara de toronja, aunque el limón amarillo tiene una capacidad más alta de mover el *qi* estancado del hígado; la cáscara del limón verde aun tiene una acción más específica en el hígado.

Manzana

Naturaleza térmica enfriadora; sabor dulce y agrio; reduce el *calor,* especialmente el *calor de verano;* genera fluidos en el cuerpo en general, es buena para los pulmones particularmente porque humedece la *sequedad* y enfría el *calor* de los pulmones—protege a los pulmones en contra del cigarro; estimula el apetito; alivia la indigestión—esta capacidad de las manzanas se debe en parte a la presencia de ácidos málicos y tartáricos que inhiben el desarrollo de fermentos y de bacterias causantes de enfermedades en el aparato digestivo. Contiene pectina, que elimina el colesterol, remueve metales tóxicos como plomo y mercurio, y residuos de radiación. Es benéfica para condiciones de azúcar baja en sangre y depresión emocional asociada con ella. Una cataplasma de manzana rallada sobre los ojos por veinte minutos ayuda a aliviar la hinchazón e irritaciones de los ojos causadas por el sol o por conjuntivitis. Las manzanas y su jugo son también purificantes y benéficas para el hígado y la vesícula biliar, de hecho ablandan los cálculos biliares. (Véase «Purgación rápida de la vesícula biliar» en el Índice).

Mulberry

Naturaleza térmica enfriadora; sabor dulce; reconstruye los fluidos *yin* y la sangre; humedece los pulmones y el tracto gastrointestinal; fortalece el hígado y los riñones; trata condiciones de *viento,* incluyendo vértigo y parálisis. Es benéfica para la deficiencia de sangre por ejemplo anemia, para pelo blanco prematuro, irritabilidad, insomnio y estreñimiento debido a la sequedad de fluidos (p. 426); también se utiliza para tratar úlceras en el estómago, diabetes, tos seca, tinnitus (zumbidos en los oídos) e inadecuada movilidad de articulaciones (falta de flexibilidad). Hubo un tiempo en que las *mulberries* en el Oeste se valoraban altamente como un tónico general para todo el organismo, lo que corresponde en cierto grado con el punto de vista chino de su acción tónica en los riñones, el hígado y la sangre.

Naranja

Naturaleza térmica enfriadora; sabor agridulce; tónico general para la digestión deficiente y falta de apetito; regenera fluidos del cuerpo; ayuda a refrescar y a humedecer a las personas que fácilmente pierden líquidos por *calor,* se sienten *secas* y en exceso *calurosas* debido a procesos patológicos, por ejercer actividades físicas o estar expuestas a climas calientes. Las naranjas han sido muy importantes para tratar enfermedades inflamatorias, altamente ácidas como la artritis; también ayudan a disminuir la fiebre alta; su contenido de vitamina C/bioflavonoide es benéfico para los que padecen problemas dentales como encías y dientes frágiles. La cáscara tiene propiedades similares *qi* estimulantes, que promueven una buena digestión y disminuyen el exceso de moco, así como lo hace la cáscara de toronja. La membrana blanca esponjosa de la cáscara (el mesocarpo) se aplica directamente sobre los párpados para ayudar a eliminar los quistes de los ojos.

Las mandarinas son un buen sustituto de las naranjas comerciales puesto que tienen muchas de las propiedades de las naranjas a diferencia de que no se han utilizado tantos productos químicos en su cultivo.

Papaya

Naturaleza térmica neutral; sabor agridulce; tonifica el estómago; es coadyuvante en la digestión; humedece los pulmones y alivia la tos. Se utiliza para tratar la disentería, la indigestión, los excesos de moco y dolores reumáticos. La papaya verde y sus semillas son ricas en la enzima digestiva papaína, la cuál elimina los depósitos de los dientes y ayuda a digerir la proteína; además de disolver moco, tiene una acción fuerte vermicida capaz de destruir y eliminar un gran número de lombrices, incluyendo la solitaria. La capacidad de la cáscara para destruir lombrices aumenta si ésta se remueve y luego se remoja en una solución de vinagre de sidra durante 24 horas. Se recomienda que se consuma ocho onzas de este encurtido de papaya y que se beba dos onzas diarias de esta solución de vinagre durante cuatro días. Otro remedio con acción vermicida: consúmase una cucharada sopera de sus semillas, o hágase una infusión de té con éstas y bébase una taza diariamente durante siete días. La papaya también contiene la carpaína, un compuesto que tiene propiedades antitumorales.

Pera

Naturaleza térmica enfriadora; tiene un sabor ligeramente agrio y dulce; específicamente afecta a los pulmones, eliminando *calor* y exceso de moco; suspende la tos asociada con condiciones de *calor* de los pulmones; humedece los pulmones, la garganta y la *sequedad* en general; satisface la sed resultante de *calor*. Se utiliza para la diabetes, lesiones de la piel, estreñimiento, pérdida de voz y para la inflamación y obstrucción de la vesícula biliar.

Precaución: No es para esas personas que padecen «deficiencia de fuego digestivo» (véase la página 378). Los síntomas incluyen heces fecales pastosas y líquidas, señales de frío y una lengua hinchada, pálida. El uso excesivo de peras durante el embarazo puede causar desarrollo deficiente del feto y aborto.

Persimonio

Naturaleza térmica muy enfriadora; sabor dulce; refresca el calor, especialmente el *calor* de los pulmones; reconstruye los fluidos del cuerpo, humedece los pulmones y disuelve y elimina las flemas; tonifica el bazo-páncreas; ablanda las membranas mucosas del aparato digestivo para aliviar inflamaciones gastrointestinales; trata condiciones comunes de *calor* y/o *sequedad* como ocurre cuando hay deshidratación, o por pequeñas ulceraciones molestas en los labios o boca (fuegos o aftas) y bronquitis crónica.

El persimonio verde tiene un sabor «astringente» que nos hace apretar los labios por su contenido ácido; durante su proceso de maduración la concentración de ácido tánico se va perdiendo hasta que no queda nada, cuando ya está completamente maduro. La propiedad astringente del persimonio semimaduro es recomendable para tratar estas condiciones: diarrea, disentería, hipertensión y el toser o vomitar sangre.

Piña

Naturaleza térmica neutral; sabor agridulce; quita el *calor de verano;* contiene la enzima bromelina que incrementa la capacidad para la digestión y destruye lombrices. Satisface la sed; es diurética; trata insolación, indigestión, anorexia, diarrea y edemas. Las piñas deben estar maduras, muy dulces, jugosas y no ácidas. La piña verde es muy ácida y puede dañar los dientes.

Precaución: No se utilice en pacientes con padecimientos como úlceras pépticas o erupciones en la piel.

Plátano

Naturaleza térmica muy enfriadora; sabor dulce; lubrica los intestinos y los pulmones; trata el estreñimiento y las úlceras. Fortalece el *yin* y ayuda a calmar la sed y trata la *sequedad.* Es benéfico para condiciones *secas* de los pulmones y para la tos *seca,* puede comer plátanos en rebanadas y también si están cocidos en una sopa espesa. Antes de alcanzar su estado total de maduración los plátanos tienen una propiedad astringente: utilice plátanos parcialmente maduros y cocidos al vapor para diarrea, colitis y hemorroides. Para las hemorroides, se cuece el plátano al vapor con todo y cáscara hasta que quede muy blando y se come un plátano orgánico con todo y cáscara dos veces al día con el estómago vacío.

Los plátanos desintoxican el cuerpo. Además, su naturaleza enfriadora y su alto contenido de azúcar son útiles para el tratamiento de adicción a las drogas (especialmente al alcoholismo) denotado por señales de *calor* y por antojos de azúcar durante el proceso de abstinencia o desintoxicación.

Ricos en potasio, los plátanos se utilizan universalmente para la hipertensión. Porque pueden reducir la presión arterial, son fáciles de digerir, y también porque humedecen la sequedad, los plátanos son nutritivos para las personas de la tercera edad (con presión arterial, sequedad y disfuncionalidad en la digestión, síntomas que tienden a aumentar con la edad). Los plátanos se les dan comúnmente a los niños, aunque deben utilizarse cautelosamente por los niños que padecen de frío, son inactivos o frágiles.

Sandía

Naturaleza térmica muy enfriadora; sabor dulce; quita el *calor* incluyendo problemas de *calor de verano;* influye en el corazón, la vejiga y en el estómago; reconstruye fluidos en el cuerpo; es diurética; humedece los intestinos. Se usa para satisfacer o saciar la sed, trata la dificultad para orinar, edema, pequeñas ulceraciones molestas en la boca o en los labios (fuegos o aftas), depresión e inflamaciones renales y padecimientos del sistema urinario tales como nefritis y uretritis.

Precaución: No debe utilizarse por personas con digestión deficiente, anemia, los que padecen incontinencia urinaria o los que orinan excesivamente.

Las semillas de la sandía son benéficas para los riñones y actúan como diurético. Contienen el cucurbocitrina, un compuesto que produce dilatación capilar, regulando la presión arterial alta. Las semillas también son un remedio para el estreñimiento. Con las semillas secas se hace una infusión de té. Las semillas frescas pueden consumirse si se mastican muy bien.

La cáscara es rica en silicio y su cáscara externa está concentrada en clorofila. La cáscara se puede utilizar en todas las maneras descritas anteriormente al igual que su membrana blanca (mesocarpo), como la de las frutas cítricas. Trata además diabetes y presión arterial alta. Con la cáscara de sandía se puede hacer un jugo y beberse; o se puede comer en pequeñas cantidades (1 onza 2–3 veces al día); o se puede hacer un té con la cáscara seca (seque tiras de ¼ de pulgada al sol o use un secador para alimentos). La cáscara también se puede encurtir en vinagre con sal, siguiendo el mismo procedimiento de los encurtidos de verduras (sin embargo no se use cuando hay presión arterial alta, debido a su contenido de sal).

Toronja

Naturaleza térmica enfriadora; sabor dulce y agrio; es benéfica para la digestión deficiente, trata la molestia de eructar seguido y ayuda a aumentar el apetito durante el embarazo. Ayuda a superar la intoxicación por alcohol. El jugo, cuando se combina con un té de su pulpa, reduce fiebres (se cuece la pulpa a fuego lento por 10 minutos en 6 onzas de agua, después lentamente se bebe la combinación de jugo/té y debe abstenerse de comer alimentos sólidos).

La cáscara de toronja tiene energía calorífica, un sabor pungente/acre, agridulce. Como otras cáscaras de frutas cítricas, ésta cáscara mueve y regula la energía digestiva del bazo-páncreas, y se puede utilizar para aliviar gases intestinales, dolor, inflamación y para promover peristalsis. También ayuda a aclarar condiciones de moco en los pulmones, y puede tratar la congestión de los pulmones y la tos con señales de *frío*. La actividad bioflavonoide de la cáscara junto con su vitamina C es útil para fortalecer las encías, las arterias y la circulación en general. Para extraer las propiedades de la cáscara, se calienta agua con la cáscara fresca o seca y se deja a fuego lento por 20 minutos y se hace un té. Si hay problema por congelación de tejidos, se aplica una compresa de té al tiempo para restaurar la circulación de los tejidos dañados.

El extracto de semilla de la fruta cítrica, un antibiótico natural de alta potencia excepcional, derivado principalmente de las semillas de toronja, se desarrolló después de observarse que las semillas de la fruta cítrica no se descomponían fácilmente en la naturaleza, por acción microbiana. El extracto de semilla de la fruta cítrica, es de naturaleza térmica, ligeramente calorífico y de sabor cxcepcionalmente amargo, actúa en el cuerpo como la mayoría de los sabores amargos, pero más eficazmente, con el propósito de secar condiciones de *humedad anormal* en el cuerpo. (Los microbios patógenos pueden causar como también pueden alimentarse de *humedad anormal* excesiva en el cuerpo). Se ha descubierto que este extracto inhibe el desarrollo de varias clases de microbios y de parásitos, entre ellos: protozoarios, amibas, bacterias, virus y por lo menos treinta diversos tipos de hongos, incluyendo el hongo Cándida. Se consigue como el ingrediente principal en extractos de líquidos, cápsulas, aerosoles, ungüentos y una variedad de otras formas para tratar todas clases de padecimientos. Entre las aplicaciones para uso oral se encuentran las más comunes que sirven para tratar la diarrea (se bebe diariamente mientras se viaja para prevenir la «diarrea del viajero»), también para las alergias incluyendo fiebre del heno, el desarrollo excesivo de Cándida, giardia y la mayoría de otros parásitos, gripe, estreptococos e infecciones de estafilococos. Se aplica externamente en diluciones para verrugas, para pie de atleta, hongos en las uñas, caspa y otros problemas del cuero cabelludo, y para el veneno del roble; las fórmulas líquidas específicas que contienen el extracto tratan infecciones vaginales por hongos, problemas de la nariz y senos nasales e infecciones del oído. En el hogar las siguientes aplicaciones son benéficas: se le pone algunas gotas del extracto al agua donde se remojarán verduras y frutas para quitarles parásitos y pesticidas, se usa para esterilizar la ropa (usado en esta forma en hospitales), para limpiar las superficies contaminadas, los utensilios de cocina y las tablas para cortar verduras, y para eliminar los microbios del agua para beber, para bañarse y para nadar. La dosis para el uso oral depende de la fuerza del extracto; más información acerca de sus otras aplicaciones se consigue a través del fabricante.

Precauciones: Las personas con señales de *sequedad* y/o de *deficiencia,* incluyendo el síndrome de *yin deficiente,* deben utilizar el extracto de semilla de la fruta cítrica con moderación.

Uva

Naturaleza térmica neutral; sabor dulce y agrio; aumenta la energía *qi;* se utiliza en el Este y en el Oeste como tónico para la sangre—contiene sales valiosas en sus células, conocidas como reconstructoras y purificadoras de sangre, también mejora la función purificadora de las glándulas; es benéfica para los riñones y el hígado y por lo tanto fortalece así los tejidos correspondientes—huesos y tendones. Se usa para tratar el reumatismo y la artritis, especialmente cuando estas condiciones están marcadas con señales de *frío.* Es diurética: reduce el edema y trata la dificultad para orinar, incluyendo el dolor al orinar. El jugo de uva es también un remedio valioso para la disfuncionalidad del hígado como hepatitis e ictericia.

Una cataplasma de uvas machacadas purifica áreas infectadas y reduce crecimientos anormales. Para este propósito, esta cataplasma se aplica diariamente y se mantiene en el lugar afectado por lo menos 8 horas. Esta cataplasma se usa continuamente hasta que la condición mejore.

Las uvas son ideales para darles energía a los niños. Las variedades de uvas de color oscuro son mejores para cubrir necesidades de reconstrucción de sangre como anemia; también son más fortalecedoras.

Precaución: El uso excesivo de uvas puede disminuir la agudeza visual.

Dosis: Aproximadamente se consumen 8 onzas de uvas una vez al día para condiciones crónicas, dos veces al día para condiciones agudas.

Postres

Tradicionalmente, los postres son la parte más dulce, más ligera y son el último platillo. En épocas anteriores, con frecuencia, los postres contenían especias, hierbas y frutas como coadyuvantes en la digestión. Los postres en esta sección también enfatizan estos ingredientes al igual que otros dulcificantes que son muy ligeros con cualidades similares a las azúcares semirefinadas de hace siglos.

Un propósito de los postres es de aligerar, al final, una comida de carnes pesadas y de alimentos grasosos. También, los alimentos con un alto valor proteico nos piden mayor cantidad de carbohidratos y estos se consiguen abundantemente en forma de azúcares simples en frutas y en la mayoría de los postres.

Desafortunadamente, la combinación sensual estimulante de la carne con los dulces causa fermentación y se dificulta la función de los jugos gástricos, puesto que los azúcares y las proteínas en la misma comida típicamente se combinan de una manera inadecuada especialmente en aquellos con una digestión sensible. Una solución parcial es la de utilizar esos alimentos que limitan la producción de bacterias putrefactoras. La primera opción es usar verduras verdes amargas, particularmente el apio y lechuga, según se explicó en el capítulo 19, *Combinaciones de alimentos.* Así, nuestra sugerencia para aquellos que incluyan alimentos dulces al final de la comida es comer antes, una abundante ensalada verde consistente sobre todo de apio y lechuga.

Incluso una práctica mejor es la de consumir los postres de calidad por sí solos, sin ningún otro alimento, o quizás se consuman como postre después de un «platillo» de ensalada de apio y lechuga. Todos los postres citados en esta sección tienen ingredientes integrales—granos no-refinados, verduras, leguminosas, oleaginosas, semillas, frutas, hierbas de olor y dulcificantes de calidad.

Puesto que los postres contienen ingredientes que son de una consistencia densa y dulcificantes concentrados, y que generalmente están muy bien cocidos, es por eso que los postres se pueden considerar energizadores y fortalecedores. Esto sigue el principio de que los alimentos cocidos y dulces tonifican el cuerpo. Por supuesto, este principio se invierte rápidamente (el *yang* extremo se cambia a *yin*) si se lleva al límite. Por ejemplo, las condiciones que pueden ocurrir debido al exceso del consumo de alimentos dulces—diabetes, hipoglucemia, obesidad, y algunos hongos patológicos, crecimientos anormales e inflamaciones—sugieren que la mayor parte del segmento de la población, al hablar de las generaciones actuales con estos desequilibrios, se ha debilitado debido al consumo excesivo de alimentos extremadamente dulces. El hecho de que la mayoría de las golosinas que la gente consume contenga ingredientes desnaturalizados agranda aun más este problema.

Sin embargo, debemos considerar el uso terapéutico de los postres de calidad. La persona *deficiente, fría,* delgada, o *seca* puede beneficiarse al consumir cantidades moderadas de postres cocidos que contengan ingredientes como los que a continuación mencionaremos. Las personas con padecimientos serios y digestión sensible deben utilizar incluso alimentos dulces más simples. Recuerde que los granos bien cocidos («congees», por ejemplo) y las verduras amiláceas como pastinacas, zanahorias, papas y calabazas de invierno son tonificantes y dulces. Además, se pueden cocinar platillos sencillos con frutas para estas personas.

La persona robusta, fuerte, *excesiva,* o en exceso *calurosa* le sientan o le favorecen los postres de fruta fresca. Esto es porque gran parte de la fruta, aunque dulce, reduce generalmente el exceso. Al comer frutas frescas se mantienen sus cualidades reductoras y enfriadoras. Cuando la persona con las condiciones citadas, utiliza dulcificantes, las mejores opciones son estevia y miel de abeja cruda. Un ejemplo de un postre, enfriador y desintoxicante es el «Gel agar-agar de frutas» en la página 646. Otro postre puede consistir de rebanadas de manzana de color verde ya madura, como se acostumbra al final de una comida francesa tradicional.

Las personas con señales de *humedad anormal,* inactivas (aquellas con edema, con desarrollo excesivo de *Candida,* tumores o crecimientos anormales) deben utilizar los postres con precaución puesto que los alimentos muy dulces humedecen y estimulan crecimientos anormales. Estas personas, sin embargo, pueden tolerar normalmente los «postres» hechos con esta clase de ingredientes: aceite fresco de linaza, polvo de estevia, canela, y/o polvo de la alga *dulse* espolvoreado sobre el arroz, mijo, pastelillos de arroz inflado o calabaza de invierno.

El uso de dulcificantes varía según el gusto individual. Pruebe los dulcificantes de calidad para saber cual sería la cantidad correcta, teniendo presente el valor de frutas y de especias (véase *Dulcificantes* del capítulo 11). Enseguida se proporciona una tabla de conversiones para ayudarle a sustituir los dulcificantes integrales en las recetas que contengan azúcar refinada; también para ajustar la proporción de ingredientes líquidos.

Sustitutos para recetas que piden azúcar «blanca» refinada		
Dulcificante	**Sustituto por cada taza de azúcar refinada**	**Reducción total de líquido por taza de azúcar**
Malta de cebada y miel de arroz	1½ tazas	ligeramente
Miel de abeja	¾ taza	⅛ taza
Jugo de fruta concentrado	¾ taza	⅛ taza
Miel de maple	¾ taza	⅛ taza
Gránulos de maple	1 taza	—
Melasa	½ taza	—
Polvo o gránulos de jugo de caña	¾ taza	—
Estevia	1 cucharadita	añada ⅛ taza

De un gran número de personas que comen principalmente alimentos integrales, todavía hay un porcentaje sorprendente que continúa comiendo golosinas comerciales de mala calidad aun cuando estas golosinas, supuestamente «naturales», contienen con frecuencia aceites y harinas rancios, al igual que ingredientes químicos como bicarbonato de sodio, también cantidades enormes de dulcificantes hechos con frutas con una gran concentración de toxinas que provienen de pesticidas. El uso de frijoles de soya en productos dulces también han pasado por procesos desvitalizadores una docena de veces. La siguiente selección importante de postres se ofrece como un incentivo para todas aquellas personas que luchan sin cesar para iniciar una transición dietética, para que desarrollen conciencia, conocimiento y creatividad en la elaboración de postres con ingredientes alimenticios que poseen un gran potencial curativo.

PAY DE CALABAZA COLOR NARANJA

1 calabaza mediana
½ taza de miel o jarabe de arroz
½ barra de tofu
1 taza de harina de trigo germinado (p. 544)
½ cucharadita de cada uno, canela,
    jengibre, clavo
¼ cucharadita de nuez moscada
¼ cucharadita de sal de mar
2 pastas hojaldradas para pay (p. 553)

- Se prepara la costra o pasta.
- Se pela y se corta la calabaza en pequeños pedazos.
- Se pone en una olla y se le añade miel o jarabe de arroz. Se tapa y se cuece hasta que se suavice. Se le añade un poco de agua si se necesita.
- Se le añade el tofu los últimos 10 minutos del cocimiento.
- Se hacen puré todos los ingredientes.
- Se vierte el puré en la pasta del pay y se hornea 1 hora a 300°F.
- Rinde 2 pays.

PASTEL DE CALABAZA DE INVIERNO

1 taza de harina de trigo integral especial
    para repostería
1 taza de harina de arroz integral
½ cucharadita de sal de mar
1 cucharadita de cada uno, semillas de
    cilantro en polvo, canela y jengibre
    rallado
1 taza de jugo de manzana o de café líquido
¼ taza de oleaginosas picadas
3 tazas de puré de calabaza de invierno
    o puré de camote, cocidos
⅓ taza de miel de maple o jugo de caña de
    azúcar no-refinado, en polvo o gránulos

- Se precalienta el horno a 350°F.
- Se mezclan los ingredientes secos.
- Se le añade el resto de los ingredientes y se baten a mano muy bien.
- Se vierte la mezcla en un molde para pasteles engrasado con aceite.
- Se hornea 1 hora.
- Para 8 personas.

PASTEL DE ZANAHORIA

- Use 2 tazas de zanahoria rallada en vez de calabaza de invierno y siga la receta del pastel de calabaza de invierno.
- Se le añade ½ taza de pasas remojadas y ahora agregue ⅔ taza (en vez de ⅓) de la cantidad de miel de maple o jugo de caña de azúcar no-refinado, en polvo o gránulos.

PASTEL DE MANZANA

• Use 2 tazas de manzana picada y 1 taza de puré de manzana en lugar de la calabaza de invierno y siga la receta de pastel de calabaza de invierno.

PASTEL DE PERSIMONIO

• Use 2 tazas de persimonio fresco picado, en lugar de la calabaza de invierno y siga la receta de pastel de calabaza de invierno.

PAY DE MANZANA

6–8 manzanas, rebanadas
1 cucharada sopera de jugo de limón
1 taza de jugo de manzana
½ taza de pasas, remojadas
1 cucharadita de vainilla
1 cucharada sopera de canela
1½ cucharada sopera de arrurruz, disuelto
   en ½ taza de jugo de manzana
1 pasta hojaldrada para pay, para la base
   y la cubierta (p. 553)

• Se prepara la costra o pasta.
• Se precalienta el horno a 375°F.
• Se rocía la manzana con el jugo de limón.
• Se combinan en una cacerola las pasas, jugo de manzana, vainilla y canela y se dejan cociendo a fuego lento 5 minutos.
• Se les añade la mezcla de arrurruz y se revuelve todo constantemente hasta que espese.
• Se rellena el pay con la manzana. Se le vierte la salsa de pasas encima
• Se cubre con la otra mitad de la pasta. Se pica la cubierta con el tenedor, y se recortan y se acanalan las orillas.
• Se hornea 35–40 minutos.
• Rinde 1 pay.

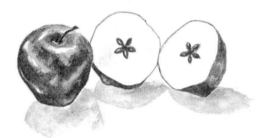

PAY DE CAMOTE

4–6 camotes, cocidos
¼ cucharadita de cardamomo
¼ cucharadita de canela
Pizca de nuez moscada
¼ taza de pasas
2 cucharadas soperas de mantequilla
   de ajonjolí
½ cucharadita de sal de mar
1 pasta hojaldrada para pay (p. 553)

• Se prepara la pasta para pay.
• Se precalienta el horno a 350°F.
• Se machacan los camotes y se mezclan todos los ingredientes.
• Se rellena el pay con la mezcla del camote.
• Se hornea 35–40 minutos.
• Rinde 1 pay.

CRUJIENTE DE MANZANA

4–6 manzanas, rebanadas
Jugo de 1 limón
¼ taza de jugo de manzana con
    ½ cucharadita de canela
½ taza de avena medio molida
½ taza de harina de trigo integral especial
    para repostería
¼ taza de semillas de ajonjolí, tostadas
    y molidas
¼ taza de oleaginosas molidas
2 cucharadas soperas de jugo de manzana
2 cucharadas soperas de agua
⅓ cucharadita de sal de mar

- Se precalienta el horno a 350°F.
- Se combinan en un tazón hondo, la avena, harina, semillas de ajonjolí, oleaginosas, agua, jugo de limón, 2 cucharadas soperas de jugo de manzana y sal para hacer una pasta desmoronada.
- Se acomodan las manzanas en un refractario engrasado y se les vierte el jugo de manzana por encima.
- Se esparce sobre las manzanas, la mitad de la cantidad de la pasta desmoronada.
- Se pone una segunda capa de manzanas encima y luego se le esparce el resto de la pasta.
- Se hornea 40 minutos.
- Para 6 personas.

PAY DE TOFU

1 barra de tofu
2 cucharadas soperas de mantequilla
    de ajonjolí
½ taza de miel o jarabe de arroz
½ taza de jugo de manzana
2 cucharadas soperas de jugo de limón
¼ cucharadita de sal de mar
1½ cucharadita de vainilla
Pasta para pay desmoronada de alforfón
    (p. 554)

- Se prepara la pasta para pay.
- Se precalienta el horno a 350°F.
- Se hacen puré todos los ingredientes.
- Se vierte el puré sobre la pasta.
- Se hornea 30–35 minutos, hasta que se dore.
- Se deja enfriar y se le unta con una compota de frutas (p. 700).
- Rinde 1 pay.

PUDÍN DE TAPIOCA

¼ taza de almendras remojadas y peladas
1 cuarto de galón de agua
4 onzas de tapioca
⅓ taza de miel o jarabe de maple
1 cucharadita de vainilla

- Se remojan las almendras toda la noche en agua tibia. Se pelan al día siguiente.
- Se licuan las almendras en agua para hacer leche de almendras.
- Se vierte la leche en una olla.
- Se le añade la tapioca. Se remoja 15 minutos.
- Se le añade la miel o jarabe de maple y se deja hervir. Se baja el fuego. Se deja cociendo a fuego lento 10 minutos.
- Se le añade la vainilla. Se deja enfriar.
- Se sirve sólo con compota de fruta o como betún para pasteles.
- Para 4–6 personas.

POSTRE FESTIVO DE ARROZ

2 tazas de arroz integral dulce
6 tazas de jugo de manzana
1 corteza de canela
1 vaina de vainilla, partida a lo largo
½ cucharadita de sal de mar
¾ taza de pasas
¼ taza de almendras o castañas, tostadas
1 cucharada sopera de mantequilla
   de ajonjolí
2 cucharadas soperas de ralladura
   de naranja
2 cucharadas soperas de kuzu o arrurruz,
   diluido
1 cucharada sopera de semillas de anís

- Se cuece el arroz en 5 tazas de jugo de manzana
  con la sal, la corteza de canela y la vaina de
  vainilla (se le quita después de cocido).
- El arroz se hace puré.
- Las pasas se dejan cociendo a fuego lento en
  1 taza de jugo de manzana 10 minutos.
- Se mezcla el puré de arroz, la mezcla de pasas,
  las almendras, la mantequilla de ajonjolí, el kuzu
  y la ralladura de naranja.
- Se pasa a un refractario engrasado con aceite
  y se hornea 30 minutos.
- Se le espolvorea las semillas de anís encima
  y se hornea 10 minutos más.
- Para 6–8 personas.

DULCE DE PAN

3 tazas de pan duro, en pedazos
1 taza de fruta, deshidratada
2 tazas de jugo de manzana o café líquido
1 cucharadita de canela
½ cucharadita de cardamomo
1 cucharada sopera de ralladura de limón o
   de naranja
Sal de mar al gusto
¼ taza de oleaginosas, picadas
½ taza de germen de trigo

- Se remojan los pedazos de pan, la fruta
  deshidratada, la canela, el cardamomo,
  la ralladura y la sal en el jugo o el café
  por varias horas.
- Se precalienta el horno a 300°F.
- Se pasa la mezcla a un refractario
  y se le espolvorea encima las oleaginosas
  y el germen de trigo.
- Se tapa y se hornea 30 minutos.
- Se destapa y se hornea hasta que se dore.
- Para 6 personas.

Variación Se le añade extracto de vainilla o agua de rosas.

MOUSSE DE CHABACANO

2 pintas de chabacano fresco, partidos por
   la mitad, ó 1 pinta de chabacano
   deshidratado, remojado
1 cucharadita de agar-agar, en polvo
2 tazas de jugo de manzana
¼ cucharadita de sal de mar
1 vaina de vainilla, partida a lo largo
⅓ cucharadita de estevia, en polvo (opcional)
1 taza de crema de arroz u hojuelas
   de avena, cocidas
Fresas frescas

- Se deja cociendo a fuego lento en el jugo de
  manzana, el chabacano, agar-agar, sal, estevia
  y la vaina de vainilla 15 minutos.
- Se le quita la vaina de vainilla.
- Se hace puré la mezcla de arroz o avena.
- Se vierte en un refractario y se deja que se cuaje.
- Se saca del molde y se decora con fresas.
- Para 4–6 personas.

PUDÍN DE CUSCÚS Y MORAS AZULES

1 pinta (16 onzas) de moras azules
3 tazas de jugo de manzana
1 taza de cuscús
1 cucharadita de ralladura de limón
  o naranja
¼ cucharadita de sal de mar

- Se mezclan todos los ingredientes en una olla.
- Se tapa y se deja cociendo a fuego lento
  10 minutos.
- Se retira del fuego y se deja reposando
  15 minutos.
- Se pasa a un platón extendido, de cuchara en
  cuchara y se le da la forma como pastel.
- Se decora con moras azules frescas
  y hojas de fresas.
- Para 6 personas.

PUDÍN DE AVENA CON ALMENDRAS

3–4 tazas de avena cocida
1–2 manzanas, ralladas
1 cucharadita de canela
Sal de mar al gusto
¼ taza de malta de cebada ó ⅓ cucharadita
  de estevia, en polvo (opcional)
½ taza de hojuelas de avena, tostadas
¼ taza de almendras, molidas

- Se precalienta el horno a 350°F.
- Al molde del pay se le unta aceite o lecitina
  líquida (véase la página 207, moldes sin aceite).
- Después se cubre la base y los lados del molde
  con las hojuelas de avena.
- Se mezclan en un tazón, la avena cocida,
  manzana, canela, dulcificante y la sal.
- Se rellena el pay con la mezcla y encima
  se le espolvorea las almendras molidas.
- Se hornea 30 minutos.
- Se deja enfriar y se corta en rebanadas.
- Rinde 1 pay.

FRUTA HORNEADA

- Se les quita el centro a las manzanas y a las peras.

- Se ponen en un refractario y se tapan.
  Método de cocimiento lento: Se hornea a 250°F por 1½–2 horas.
  Método de cocimiento rápido: Se hornea a 400°F por 30 minutos.

FRUTA RELLENA

- Se rellenan las manzanas y peras con pasas, oleaginosas picadas y canela.

- Se vierte en el refractario suficiente jugo de manzana por encima de las manzanas y peras y que las tape hasta ½ pulgada.

- Se hornean hasta que se cuezan bien.

COMPOTA DE FRUTA

1 taza de fruta fresca, picada
½ taza de jugo de manzana
⅛ cucharadita de sal de mar
1½ cucharada sopera de arrurruz diluido en
   2 cucharadas soperas de jugo de manzana

- Se combina la fruta, el jugo de manzana y la sal en una cacerola. Se deja cocer a fuego lento y luego,
- Se le añade la mezcla de arrurruz y se revuelve cuidadosamente hasta que se espese.
- Se vierte encima de los pays, de otras frutas o se usa como betún para pasteles.

COMPOTA INVERNAL DE FRUTA

½ taza de harina de arroz dulce o de harina
   de trigo germinado (p. 544)
1 cucharada sopera de mantequilla
   de ajonjolí (opcional)
1 vaina de vainilla, partida a lo largo
3 tazas de jugo de manzana
2–3 cucharadas soperas de miel o jarabe
   de maple
⅛ cucharadita de estevia, en polvo
   (opcional)
¼ cucharadita de sal de mar
Semillas de ajonjolí, tostadas

- Se mezclan las harinas y la mantequilla de ajonjolí en una olla.
- Se les añade el jugo, la vaina de vainilla, dulcificante y sal.
- Se deja cociendo a fuego lento 15–20 minutos hasta que se espese.
- Se le quita la vainilla.
- Se sirve sobre fruta horneada.
- Se le esparce por encima, semillas de ajonjolí.

DELICIA DE FRESAS Y PERAS

2 tazas (16 onzas) de fresas frescas
2 tazas (16 onzas) de peras, partidas por
   la mitad y cocidas
2 tazas de té de menta o jugo de manzana
¼ cucharadita de sal de mar
1 barra de agar-agar

- Se enjuaga la barra agar-agar en agua fría. Se le escurre el exceso de agua y se rompe en pedazos pequeños.
- Se pone en una olla el agar agar, el té o jugo, y se deja cociendo a fuego lento 15 minutos. Se le quita la espuma de la superficie.
- Se acomodan las mitades de peras al fondo del refractario o molde. Encima se les ponen las fresas.
- Se vierte el líquido de agar-agar sobre las frutas. Se deja hasta que cuaje.
- Para 6 personas.

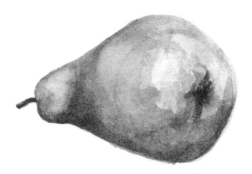

Amasake: Este dulce de arroz fermentado está hecho con *koji,* es una «preparación base» que se hace con un cultivo especial de levadura llamada *Aspergillus oryzae*—la cual convierte el almidón del arroz en azúcares simples. Esta azúcar o dulce no es refinado ni tampoco es un dulcificante concentrado como la miel, melaza, etc. Se usa como dulcificante en los postres, los panes, los *hot cakes, muffins* y en las bebidas. En la mayoría de tiendas naturistas se puede conseguir el *koji* para hacer el dulce.

Nota: Algunos tipos de amasake, generalmente provenientes del Japón, son dulcificantes muy concentrados y deben diluirse o usarse en pequeñas cantidades.

AMASAKE

2 tazas de arroz dulce integral, o arroz integral *basmati* remojado en
3½ tazas de agua
¼ taza de *koji* remojado en ½ taza de agua

- Se remoja el arroz y el *koji* por separado toda la noche.
- Se deja cociendo a fuego lento el arroz en agua 1 hora.
- Se pasa el arroz a un refractario y se deja enfriar hasta que llegue a una temperatura de (80°F).
- Se le añade el *koji* y se mezcla cuidadosamente.
- Se tapa y se deja reposar en un lugar cálido 12 horas. Se revuelve ocasionalmente para una fermentación uniformada.
- Para almacenar: Se le añade ¼ cucharadita de sal de mar y se deja cociendo a fuego lento para detener la fermentación. Se refrigera, dura hasta 2 semanas.

SAKE—vino de arroz dulce

- Se deja reposar el amasake 2–3 días hasta que emane un olor medio agrio.
- Se le añade 2 tazas de agua para una 1 taza de amasake y se pone al fuego casi al punto de ebullición, sin dejar que hierva.
- Se le añade 1 cucharadita de jengibre rallado. Se sirve tibio o se usa para cocinar.

PUDÍN DE AMASAKE

- Se le añade canela, vainilla y pasas al amasake.
- Se le espolvorea almendras tostadas o semillas de girasol.

PASTEL DE AMASAKE CON MAÍZ

4 tazas de harina de maíz (no maicena)
2 tazas de amasake
1 taza de jugo de manzana o té de hinojo
El jugo y ralladura de ½ limón
1 cucharadita de sal de mar
4 cucharadas soperas de jugo de caña de
   azúcar no-refinado, en polvo o gránulos
   (opcional)

- Se combinan todos los ingredientes.
- Se pasa a un molde de pastel previamente
  engrasado con aceite y precalentado.
- Se hornea a 350°F por 45 minutos hasta 1 hora,
  o se cuece al vapor 3 horas sobre la estufa
  (véase la receta «Pan batido al vapor» en
  la página 551).
- Para 8–12 personas.

Variación Use café líquido, canela y ralladura de naranja en lugar de jugo y el limón. Se
le añade extracto de vainilla o agua de rosas.

BATIDO DE AMASAKE CON FRUTA FRESCA

- El amasake con la fruta de temporada se hacen puré (moras azules, duraznos, fresas,
  cerezas).

BOLAS DE AMASAKE CON AVENA

2 tazas de hojuelas de avena
½ taza de harina de arroz
¾ taza de amasake
½ taza de pasas, lavadas y remojadas
   (o cualquier otra fruta deshidratada,
   Ej., chabacano, manzanas, grosellas.
   La fruta grande se corta en cuadros
   pequeños).
½ taza de almendras molidas,
   ligeramente tostadas
½ cucharadita de sal de mar

- Se mezclan todos los ingredientes, se forman
  bolas de 1 pulgada de alto y se colocan en una
  charola para hornear (no se necesita engrasar).
- Se hornea en un horno precalentado a 350°F
  por 15–20 minutos.
- Rinde 12 bolas.

GALLETAS DE LIMÓN

1½ tazas de harina de arroz integral
1½ tazas de harina de avena
1½ tazas de amasake
½ cucharadita de sal de mar
1 cucharada sopera de aceite de ajonjolí
¼ taza de semillas de ajonjolí, tostadas
Jugo y ralladura de 1 limón

- Se precalienta el horno a 350°F.
- Se mezclan todos los ingredientes.
- Se hacen pequeñas bolas con la masa; se ponen
  en una charola para hornear precalentada y
  engrasada con aceite. Luego se aplanan con un
  tenedor mojado.
- Se hornean 10 minutos de un lado. Se voltean
  las galletas y se hornean 5 minutos más.
- Rinde 3 docenas.

GALLETAS ARCO IRIS DE ENSUEÑO

2 tazas de harina de trigo integral especial
para repostería
1 taza de castañas o harina de arroz
1 cucharadita de sal de mar
¼ taza de aceite de ajonjolí
o ajonjolí molido
2 cucharaditas de vainilla
¼ taza de puré de betabel
¼ taza de puré de calabaza de invierno
¼ taza de amasake
¼ taza de puré de pasas

- Se mezclan los ingredientes secos.
- Se mezcla la vainilla y el aceite y se combinan muy bien con la harina.
- Se divide la mezcla en 4 partes iguales. Se colocan en platones hondos, separados.
- Se le añade un puré a cada platón y se mezcla cada uno hasta formar una masa. (Se le añade el jugo de manzana si la masa está muy seca).
- Se enfrían todos por 2 horas.
- Se precalienta el horno a 350°F.
- Se aplana cada masa con el rodillo hasta que quede de un grosor de ¼ pulgada.
- Se apilan las cuatro masas una sobre otra hasta formar una sola. Se juntan todas presionándolas un poco.
- Se corta en varias formas.
- Se hornean 10–15 minutos.

GALLETAS CRUJIENTES DE AVENA

3 tazas de hojuelas de avena
2 tazas de jugo de fruta, hirviendo
½ taza de harina de arroz
½ taza de harina de trigo integral especial
para repostería
½ taza de almendras, picadas
1 cucharada sopera de aceite (opcional)
½ cucharadita de sal de mar
1 cucharadita de canela
1 cucharadita de vainilla o extracto de
almendra
½ taza de pasas

- Se tuestan en seco las hojuelas de avena hasta que se doren. Luego,
- Se ponen en un platón hondo y se les vierte el jugo hirviendo. Se dejan reposar 5–10 minutos.
- Se mezclan con el resto de los ingredientes.
- Se pasa la masa, de cuchara en cuchara haciendo las galletas una por una, a una charola para hornear previamente engrasada con aceite y precalentada.
- Se hornea a 350°F por 12–20 minutos.
- Rinde 3 docenas.

BARRAS DE HIGO

1 taza de higos picados, deshidratados
½ taza de puré de castañas
1 taza de café líquido o leche de soya
El jugo y ralladura de 1 naranja
2 cucharadas soperas de harina de arroz
¼ cucharadita de sal de mar
Pasta ligera para pay (p. 554)

- Se precalienta el horno a 350°F.
- Se mezclan todos los ingredientes y se deja cociendo a fuego lento 5 minutos hasta que espese.
- Se cubre con la pasta un molde refractario rectangular y se rellena con la mezcla. Se le esparce por encima grumos de pasta, que haya sobrado.
- Se hornea 30–40 minutos.
- Se deja enfriar y se corta en barras.
- Rinde 24 barras.

BROWNIES DE ADUKI Y ALGARROBO

1 taza de frijoles aduki, remojados
  y escurridos
3 tazas de jugo de manzana
1 vaina de vainilla, partida a lo largo
½ taza de algarrobo, en polvo
¾ taza de puré de manzana
½ taza de harina de arroz
1 taza de harina de trigo integral especial
  para repostería
½ cucharadita de sal de mar
1 cucharadita de canela
1 cucharada sopera de aceite de ajonjolí
  o mantequilla de ajonjolí (opcional)
½ taza de oleaginosas picadas
½ taza de pasas

- Se cuecen los frijoles con el jugo de manzana y la vaina de vainilla hasta que se suavicen.
- Se le quita la vainilla y se machacan los frijoles hasta que se hagan cremosos.
- Se precalienta el horno a 350°F.
- Se mezclan los frijoles cocidos con los otros ingredientes y se vierte la mezcla en un molde para pastel, engrasado con aceite y precalentado.
- Se hornea 1 hora y 15 minutos hasta que la superficie esté firme y de color oscuro.
- Se corta en 20 cuadrados.

PANECILLOS DORADOS DE CALABAZA DE INVIERNO

1 calabaza de invierno *butternut,* cocida
¼ taza de harina de trigo integral especial
  para repostería
¼ taza de harina de arroz
¼ cucharadita de cardamomo
Pizca de nuez moscada
Jugo y ralladura de 1 limón o naranja
4 cucharadas soperas de jugo de caña de
  azúcar no-refinado, en polvo o gránulos,
  ó ¼ cucharadita de estevia, en polvo
  (opcional)
¼ cucharadita de sal de mar
Almendras, peladas (remojar en agua tibia
  toda la noche)

- Se precalienta el horno a 350°F.
- Se machaca la calabaza de invierno y se mezcla con el resto de los ingredientes.
- Se pasa la masa, de cuchara en cuchara haciendo los panecillos uno por uno, a una charola para hornear previamente engrasada con aceite y precalentada; se le pone encima a cada panecillo una almendra.
- Se hornean 30 minutos hasta que estén dorados de abajo.
- Rinde 2 docenas.

Localizador de recetas

Nota: Para información sobre las propiedades de los alimentos marcados con un asterisco (*) véase la página indicada.

RESUMEN

Sattva: los alimentos como medicina para la mente y el cuerpo

Un tema de mayor importancia que une todo el libro es la relación que existe entre la dieta y la vitalidad de la mente y del cuerpo. Este tema se resume aquí a partir del contexto de los principios guiadores ayurvédicos respecto a los alimentos, su preparación y su elección, y la sanación en general. El Ayurveda de la India, un sistema terapéutico antiguo que aun sigue usándose extensamente, ha identificado las cualidades positivas y negativas de las dietas, que hasta hoy—3,000 años después—son finalmente reconocidas en el Occidente por la ciencia nutricional moderna. Este método tradicional interpreta las categorías dietéticas y sus propiedades de sanación. Hemos elegido Ayurveda para resumir la intención básica de este libro porque de una manera única nos da a entender que los alimentos y otros hábitos de la vida influyen considerablemente en nuestros pensamientos y emociones.

Una base para la inmunidad y la renovación: el plan tradicional Sattva de equilibrio y de esencia.[1-5]

Mucha gente busca un plan dietético y estilo de vida que apoye la salud y la evolución de la mente y el espíritu a un nivel superior. El plan antiguo ayurvédico Sattva es un modelo de principios que apoyan el entorno de la vida en sí, y que son altamente adaptables a las necesidades individuales. Este plan proporciona una meta a la que se puede aspirar, al tiempo que balancea requisitos de la salud y de la constitución física específicos. El plan Sattva presenta prácticas comprensivas de moralidad y de espiritualidad, guías comprensivas para un estilo de vida integral y nutrición, que se han desarrollado a través del milenio. Los ideales Sattva, aunque se atribuyen principalmente a las enseñanzas de la India, se pueden encontrar entre las verdades fundamentales que están al centro de cada tradición espiritual. Las cualidades primordiales que identifican a estas tradiciones son: un nivel de conciencia superior, una paz y una tranquilidad entre sus seguidores.

*   *   *

Sattva, transcrito del sanskrito, significa *el camino hacia el equilibrio y la esencia.* Las prácticas sáttvicas, que nos llevan a un estado de equilibrio, son un método terapéutico fundamental; son la base que puede unificar al resto de las terapias. El desarrollar inmunidad y el mejorar nuestra respuesta ante lo que se nos presenta con respecto a la salud, ambas dependen de la fuerza de nuestro espíritu. Esta visión a partir de la sanación tradicional china se exploró en el capítulo del Elemento Fuego en discusiones respecto al concepto de corazón/mente: el espíritu proporciona la dirección, la inteligencia y la conciencia de nuestra sanación. Más específicamente, nuestro espíritu es un guiador de las funciones energéticas *qi* actuantes en la sanación. Porque un efecto primario de la práctica Sattva es fortalecer la mente y el espíritu, se puede decir que el camino del equilibrio y de la esencia reside en los cimientos de la sanación.

En este resumen presentamos una discusión de las tres cualidades o *gunas*—Sattva, Tamas y Rajas—y su relación con la civilización contemporánea.

¿Cómo se vive un estilo de vida sáttvico? Los siguientes son algunos de los principios básicos: La **actividad** debe ser apropiada, relajada y no excesiva. El trabajo se equilibra con descanso; el estudio de naturaleza sublime está sustentado en prácticas espirituales. Al fortalecer el espíritu, el corazón florece y cualquier conflicto mental puede transformarse en una llama de conciencia espiritual. Las actividades como la yoga y tai chi (yoga chino) son benéficas porque nos ayudan a ver el cuerpo físico como una faceta de la mente. El moderar cuidadosamente la actividad sexual mejora sustancialmente la vitalidad del cuerpo y de la mente. (*Ojas,* un concepto que se discute más adelante, representa la esencia vital del organismo humano y depende en gran parte de las abundantes reservas reproductoras del cuerpo).

La **dieta** es lactovegetariana, de absoluta calidad, frescura y fuerza vital. Las categorías de los alimentos incluyen granos (Ej., arroz, pan, pastas), verduras, frutas, oleaginosas (almendras, piñones, etc), semillas (ajonjolí, linaza, etc), productos lácteos y leguminosas (especialmente tofu, lentejas, chícharos, frijoles mungo y frijoles *aduki*—la mayoría de otros frijoles carecen de la calidad calmante Sattva). Todos los alimentos que se consumen están preparados recientemente y están cocidos en su punto—no están ni muy cocidos ni tampoco están medios crudos, ni aceitosos ni grasosos; las especias se utilizan con moderación, y la mente del cocinero debe estar en un estado sáttvico. Asimismo, los alimentos deben comerse en este estado.

Los alimentos sáttvicos son simples. Pero la simplicidad en la práctica es, para la mayor parte de la gente de países avanzados, un reto. En esta actual «época de exceso», más de 50,000 productos alimenticios y alimentos de diversos tipos de alrededor del mundo se consiguen ahora en EEUU. Al probar demasiados ingredientes en cada comida, la gente experimenta un gran estímulo mental y digestivo que es imposible asimilar armoniosamente. Esto es difícil de comprobar en experimentos de laboratorio, pero usted mismo puede intentar este experimento: coma muy sencillo por un día o dos—siguiendo la combinación de alimentos del plan B, por ejemplo, en la página 292. Luego note cómo se sienten su mente y cuerpo. La mayoría de la gente tiene más claridad y se siente más radiante y más fuerte. Después de algunas semanas, muchos dicen sentirse mucho mejor que nunca en su vidas.

La persona sáttvica evita comer demasiado. El seguir esta práctica, así como el comer alimentos simples, con frecuencia presenta una dificultad en países desarrollados. Como aprendimos anteriormente en el capítulo 18, el comer en exceso disminuye en forma directa el tiempo de vida.

Adaptando los principios dietéticos Sattva para el siglo veintiuno. Originalmente los alimentos sáttvicos, como todos los alimentos en esa época, eran «orgánicos»—se cultivaban y se preparaban sin pesticidas, herbicidas, fertilizantes químicos, hormonas, irradiaciones para prevenir que se echen a perder, sin modificaciones de tipo genético, sin cocinarlos en microondas (los efectos tóxicos descritos en la página 65), etc. También eran alimentos no-refinados, integrales, o a lo mucho ligeramente refinados por ejemplo como ocurre con el *ghee* (mantequilla clarificada) y con otros aceites extraídos al natural, no-refinados. La desnaturalización moderna de los alimentos por medio de refinamiento masivo y tratamientos químicos desequilibra su fuerza vital *pranic-qi*, incapacitándolos para fomentar una esencia y equilibrio sáttvico.

Sattva enfatiza los carbohidratos complejos y productos lácteos que promueven la química en el cerebro compuesta de triptófano, serotonina y melatonina. (Estos químicos junto con otros alimentos específicos que ayudan a generar estos químicos en el organismo, se discuten más adelante en la sección de «Químicos y medicamentos prescritos y drogas Sattva»). Los investigadores modernos ahora saben que cuando estas sustancias son abundantes en el cuerpo, promueven sueño profundo, una calma, un sistema inmunológico fuerte y una mente relajada y enfocada—todos siendo cualidades sáttvicas.

El **sabor dulce** es una de las áreas que menos se entiende del plan Sattva. La referencia que se hace de alimentos dulces en el Bhagavad-Gita (sección 17) sugiere que los alimentos con cualidades húmedas, sabor agradable y naturalmente dulces propician longevidad, fuerza, pureza y felicidad. Los alimentos dulces en general se dicen promueven «Shakti» (el tener consciencia).[6] Esto corresponde con la tradición china de sanación y su designación del sabor «dulce» como el sabor central que contrarresta deficiencia y fortalece y alimenta el cuerpo y la mente; sin embargo, la azúcar blanca y los dulcificantes altamente refinados son una perversión de la caña de azúcar, de las remolachas y de otros alimentos de los cuales se derivan. El filósofo social alemán Rudolf Steiner consideraba el alcohol elaborado de granos, una perversión del grano. (Nota: El alcohol es una forma de azúcar). Ahora nos enfocaremos en la azúcar blanca como ejemplo del procesamiento extremo de los alimentos en esta época actual.

La azúcar blanca refinada no existía cuando las enseñanzas y las disciplinas antiguas se originaron. Sin embargo, es suficientemente claro que los productos que se han refinado a tal grado están dentro del área de las medicinas, y que la regularidad de su uso viola la integridad y la salud humana (véase las páginas 208 y 210); de esta manera la meta sáttvica de lograr una mente clara y enfocada se dificulta. Esto se debe a que la azúcar blanca está desequilibrada, es decir, prácticamente carece de todos los minerales que controlan el metabolismo y que previamente formaban parte de su estructura original, provocando que la mente se salga de control. El efecto no es tan lejanamente diferente al alcohol aunque, en nuestra observación personal, un poco de vino o de cerveza a veces desequilibra menos el metabolismo. Algunos doctores ayurvédicos así como los yoguis se han dado cuenta que la regularidad con que se usa la azúcar blanca como muchas otras sustancias extremadamente refinadas, puede contribuir en última instancia a la muerte espiritual. Ellos ven o experimentan la azúcar refinada como degeneradora, una sustancia «tamásica» que distorsiona y desgasta sus *«ojas»*, siendo éstas la esencia requerida para un desarrollo espiritual.

La gente que es adicta a la azúcar blanca con frecuencia afirma no importarle los alimentos; esto representa una separación de la mente y de la sustancia misma (en este caso la azúcar). Una vez que exista el apego al alcohol, también a la azúcar blanca o a cualquier otra sustancia de alta potencia, la negación respecto a la adicción ciega la sencillez de la realidad.

Igualmente así tan desequilibrante como es la azúcar altamente refinada para el cuerpo, lo son los alimentos impregnados de productos químicos y pesticidas los cuales no tienen calidad sáttvica,[8] ni tampoco la tienen los alimentos preempaquetados, enlatados, rancios o echados a perder.[9] Todos los productos tóxicos, incluyendo el alcohol, la marihuana, los hongos psicotrópicos o alucinógenos y las drogas sintéticas como la LSD destruyen la pureza y la delicadeza de la experiencia sáttvica.[10] Todas las carnes, incluyendo el pollo, pescado y huevo—puesto que su consumo destruye la vida de criaturas sencientes—residen fuera del dominio Sattva. Si la leche se incluye, debe ser recién ordeñada de animales sanos, no pasteurizada, ni homogeneizada.[11,12] (Para una perspectiva de los procesos de pasteurización y de homogeneización, véase la sección de lácteos en las páginas 316–317).

Las verduras principales no-sáttvicas son las de la familia de la cebolla; éstas, de acuerdo a varias enseñanzas antiguas, se dice conducen deseos excesivos y falta de claridad mental en la persona. De esta manera el equilibrio mental/espiritual se dificulta. Una enseñanza de Buda Gautama con respecto a la familia de la cebolla es: «los que comen cinco plantas acres o pungentes [ajo, cebollas, poro, escalonias y cebollines] ... no serán protegidos por los *Buenos Espíritus de las Diez Direcciones;* inmensamente poderosos demonios se disfrazarán como budas y les hablarán un dharma falso, dando por resultado sentimientos como lujuria, rabia y falsa ilusión».[13] Así, algunas personas sáttvicas utilizarán la familia de la cebolla solamente como medicina; otras se abstendrán totalmente de ellas.

Esta familia de verduras de sabor acre o pungente con un notable potencial curativo y, por su capacidad de desdoblar los depósitos en el cuerpo que surgen al consumir carne, puede satisfacer a quienes comen carne y también a aquellas personas que aun estén en las primeras etapas de una transición dietética basada en carne a una de origen vegetal. El aspecto antisáttvico de las cebollas y de su familia presenta cierta dificultad para los occidentales debido a su extenso uso en ambas, las dietas vegetarianas y las dietas en general. El ajo se ha promovido como un «curalotodo» en una larga lista de padecimientos (página 605), y así debe ser, pero es importante recordar que las hierbas y los alimentos medicinales de alta potencia deben utilizarse cautelosamente en la dieta diaria. Un refrán chino dice que «La gente sana que utiliza con regularidad las medicinas llega a enfermarse».

¿Qué otros alimentos de sabor acre o pungente hay? La regla básica es utilizar las especias con precaución y en cantidades pequeñas. Las especias sáttvicas comunes son cúrcuma, jengibre, canela, cardamomo, cilantro, hinojo y anís. La pimienta negra y otras pimientas de sabor muy pungente dan lugar a crear un temperamento violento o impulsivo.

Los **alimentos crudos** no se consideran puramente sáttvicos, en parte debido a los parásitos y a los microbios que muchas veces albergan. Algunas enseñanzas también sugieren que los alimentos crudos provocan ira.[14] Además, según lo observado en el capítulo del Elemento Tierra, los alimentos crudos pueden debilitar nuestro «centro», resultando en una digestión insuficiente y asimilación inadecuada. Esto por consiguiente reduce la capacidad del cuerpo de construir la esencia de la vida o *«ojas». Ojas,* esencialmente es un sinónimo de *jing* en la sanación china (pp. 398–404) y representa la esencia vital del cuerpo; sin el *jing* la vida cesa. *Ojas* se deriva de la esencia del aparato reproductor en el cuerpo, y esta esencia es necesaria para el crecimiento, el desarrollo y la inmunidad. El funcionamiento adecuado de la mente también depende de esta esencia vital; el espíritu es una transformación de *ojas.*

Sin abundantes *ojas,* la iluminación mental y espiritual es imposible. No obstante, personas que siguen un programa sáttvico comerán con frecuencia algunos alimentos crudos por un tiempo limitado para adquirir una limpieza y renovación; esto se recomienda especialmente para la mayoría de los occidentales que comienzan un régimen alimenticio sáttvico, hasta que el exceso se expulse. Los alimentos crudos deben purificarse de parásitos antes de comerse (véase la página 633 para un método eficaz).

Los **aceites** y los **alimentos grasosos** se consumen ocasionalmente en el plan sáttvico[15]; sin embargo, son importantes para el desarrollo mental y no deben estar ausentes en la dieta. La excepción es cuando se excluyen en planes terapéuticos específicos de corto plazo para disminuir la acumulación peligrosa de grasas en los tejidos del cuerpo. Cuando niño, al santo hindú conocido como Krishna le encantaba el *ghee* (mantequilla clarificada), quizás para estimular su gran desarrollo intelectual y espiritual. El *ghee* realza las *ojas* en el cuerpo, y otros productos lácteos de calidad también proporcionan la base que se necesita para adquirir *ojas.*

Encontrar fuentes donde se puedan conseguir lácteos de buena calidad es un reto para muchos vegetarianos y, puesto que los occidentales ya de por sí consumen grandes cantidades de grasa, la mayoría puede, en este programa, continuar ingiriendo alimentos grasosos—incluyendo el *ghee*—pero con restricción en todo caso. Si se consume excesivamente, la grasa en la dieta provoca un trastorno en el hígado, el cuál a su vez provoca sentimientos de cólera, impaciencia, depresión mental, resentimiento y otras emociones profundas y estancadas (pp. 175 y 352). Por este motivo algunas personas sáttvicas sólo en raras ocasiones comen alimentos fritos y, cuando necesitan del aceite o grasa para poder asentarse o aterrizar, lo obtendrán en su forma natural a través de una dieta basada en alimentos integrales no-refinados; también seguirán la práctica sáttvica de frotamiento de aceites naturales en sus cuerpos después de bañarse. Tres aceites tradicionales para el uso externo son aceite de coco, aceite de ajonjolí no-refinado y el aceite de oliva.

Al usar jabones comerciales, champúes, lociones o cremas para el cuerpo, perfumes, desodorantes, diferentes tipos de maquillaje, y otros artículos como éstos, es recomendable evitar los que están hechos con solventes químicos y sintéticos—estos se absorben directamente en el cuerpo a través de la piel[16] e interfieren con el sistema inmunológico. Los artículos de tocador llamados «naturales» con frecuencia contienen productos químicos que son nocivos para la salud. Una regla general que recomendamos es el evitar esas sustancias para untarse en el cuerpo productos para la piel que no sean comestibles. Hay otras alternativas; por ejemplo, aceites integrales no-refinados que son lociones excelentes para el cuerpo, incluyendo los citados anteriormente. Si se desea un aroma específico en estos aceites, agregue simplemente los aceites esenciales puros como lavanda o romero, que contribuyen también con sus propios efectos aromaterapéuticos. Los productos para el cuidado del cuerpo de uso externo se pueden hacer en casa usando una variedad de alimentos sanos. (Véase la nota 17 en la página 771). En general el bañarse y una higiene son importantes para la salud. Se recomienda un baño diario y mantener su cuerpo y ropa limpios, lo cual se considera una ayuda benéfica para aspirar a tener una naturaleza sublime.

Consideremos finalmente la **sal** (véase el capítulo de la «Sal»), una sustancia extremadamente yin que manifiesta una naturaleza enfriadora y fuertemente descendente. La sal es tan yin que hace que surja una naturaleza contraria, yang y calorífica, que lleva el calor a las partes internas más profundas y más inferiores del cuerpo. La naturaleza extremadamente descendente de la sal contrarresta la esencia nutricional natural ascendente que impulsa el centro de la parte superior del cuerpo: el centro integrado por «corazón/mente» y su espíritu, y las áreas de los chakras de la frente y de la coronilla (la parte superior de la cabeza) y las glándulas pineal y pituitaria que los apoyan. Por lo tanto la sal se utiliza ocasionalmente o aún mejor se omite por aquéllos que intentan practicar Sattva.

¿Cómo se manifiesta Sattva en la personalidad humana? De los escritores ayurvédicos, sabemos que la persona sáttvica tiene una mente clara y enfocada. Encuentran placer en actividades de la vida cotidiana. Procuran la honestidad, el respeto a la vida, la integridad, y se abstienen del mal comportamiento sexual y de usar intoxicantes, porque la enseñanza sáttvica les ha permitido saber de forma innata cómo estas actividades tensionan el cuerpo e interrumpen el equilibrio emocional. No es necesario llegar a extremos emocionales o mentales (catarsis)—las emociones se armonizan al igual que el cuerpo y el intelecto. El equilibrio Sattva se energetiza al ser guiado por la esencia espiritual, en contraste con las experiencias que vivimos la mayoría de nosotros, regidas por deseos y emociones.

Si con regularidad se encuentra a sí mismo cargando grandes excesos de «bagaje emocional», considere cuales elementos de su vida son menos sáttvicos. El equilibrio Sattva se ha demostrado empíricamente a través de los siglos para calmar turbulencias emocionales.

¿Cuánto tiempo debe pasar para que se note una mejoría en patrones sáttvicos de la vida? Muchos comienzan a notar una mejoría inmediata; para otros, puede tomar semanas o meses. Depende en parte de sus residuos kármicos—residuos físicos, emocionales y psíquicos de hábitos perjudiciales previos. En la mayoría de los casos, sin embargo, se debe llevar de manera consistente un patrón sáttvico durante varios años para que armoniosamente se adquieran los beneficios que irán acoplándose a la personalidad de la persona.

TAMAS. Para apreciar realmente el estado armonioso Sattva, es útil saber acerca del desequilibrio conocido como «Tamas». En este estado se encuentran un porcentaje considerable de personas de civilizaciones «avanzadas» del mundo. Las palabras claves que describen Tamas son *estancamiento* y *degeneración*. Las personalidades tamásicas manifiestan obsesiones oscuras y rasgos trasgiversados y opacos de la personalidad. Estas personas están estancadas, exhiben deseos y antojos atorados, son inusualmente egocéntricas, con muy poco respeto hacia el bienestar de los demás. También pueden estar estancadas en sus relaciones personales y en sus finanzas. Sus sistemas nerviosos, corazones y mentes se degeneran primero; luego otros órganos le siguen. Por esta razón en los Estados Unidos existen epidemias de cáncer, tumores, enfermedades del corazón, trastornos emocionales/mentales, artritis, síndromes de fatiga crónicos, enfermedades transmitidas sexualmente y una degeneración moral y espiritual. (La gente moderna con degeneraciones serias tiene a veces una mentalidad sáttvica notable, que desafortunadamente no es lo suficiente significativa para superar el considerable estado tóxico y tamásico de los alimentos y también del planeta en general).

El estilo de vida de personas tamásicas contrarresta enfáticamente con el estado Sattva: son con frecuencia perezosas así como inconscientes y sin grandes aspiraciones; más que ayudar, son sedentarias y prefieren que se les entretenga; puede que inconscientemente sean adictas a alimentos preempaquetados, procesados, muy grasosos y demasiado condimentados; o también pueden consumir carnes en exceso y/o de baja calidad, y de alguna u otra manera son adictas a sustancias tóxicas; también ingieren excesivamente alimentos dulces, picantes, salados, grasosos y/o echados a perder, y de hecho pueden tener poco sentido de la dieta, aparte de deseos irreflexivos. El exceso de consumir, aun alimentos sáttvicos, conduce a un estado tamásico.

RAJAS. En contraste con el estancamiento del estado Tamas y el punto de balance del estado Sattva está el estado «Rajas». Este estado Rajas tiene características de *acción* y *agresión.* La dieta y otras dimensiones de la vida de las personas en estado Rajas se basan en encontrar estímulos sensuales. Se interesan en la prosperidad, el poder, el prestigio y la posición; mas no se obsesionan tanto con éstos como los tamásicos. Una forma de vida Rajas puede beneficiar al guerrero, al político, al atleta competitivo o a la persona agresiva en los negocios.

La dieta rajásica contiene todos los ingredientes de la dieta sáttvica y por lo tanto, debe ser fresca y de calidad superior.[18] A diferencia de Sattva, el tiempo de cocción de los alimentos puede variar; puede contener un poco más de especias y aceite, y una mayor cantidad de alimentos proteicos donde se pueden incluir leguminosas (frijoles, chícharos, lentejas y sus productos). También cualquier carne de animales salvajes como pescados, venados, faisán, etc. (Los animales alimentados con forraje promueven Tamas). La dieta de muchos de los primeros colonizadores y nativos americanos consistía de un elemento sáttvico/rajásico considerable. Esto contribuyó indudablemente a su fuerza y valores claros y sencillos. La tendencia entre los estadounidenses modernos de abrazar los valores fundamentales característicos de los primeros colonos podría apoyarse en gran medida retomando una dieta más simple y más fresca.

La ciencia nutricional ahora parece estar de acuerdo con una faceta clave de la teoría Rajas: El aminoácido tirosina, que abunda en las dietas con un alto valor proteico, produce en el cerebro el químico dopamina, siendo éste un modulador de comportamiento que favorece la acción y la agresión.

Las personas provocan involuntariamente un comportamiento Rajas al consumir estimulantes como la cocaína, el café, los cigarros, un exceso de especias, de golosinas hechas con azúcar refinada y de carnes y de grasas de baja calidad, pueden obtener algunos beneficios por períodos cortos que resultan en última instancia en nerviosismo, agitación y agotamiento.

A partir de la perspectiva de acción y agresión de Rajas y del estancamiento de Tamas, **el poder Sattva** es el poder inherente del equilibrio. La simplicidad del equilibrio produce la suficiente seguridad para liberar apegos, lo cual permite crear una aptitud para recibir la energía «universal», y la persona se vuelve un conducto para recibir una Guía. Según las enseñanzas antiguas, en última instancia Sattva concede el acceso ilimitado de conocimiento, fuerza y consciencia.

Más específicamente, ejerciendo prácticas sáttvicas a largo plazo se llega a tener menos sensaciones de separación y un mayor sentido de unidad. La tensión se disipa y se experimenta ligereza, claridad y bienestar, como si se estuviera sumergido en un océano de paz. Los sabios chinos aclaman que pocas personas viven estas experiencias que ellos describen como el «sendero medio». Muchas personas se esfuerzan por tener éstas u otras cualidades similares, de modo que estas personas se esfuerzan por tener cualidades sáttvicas; sin embargo, la mayoría no saben como alcanzarlo o lograrlo. Numerosos padecimientos de la cultura moderna representan simplemente una tentativa a alcanzar, sin habilidad alguna, los beneficios naturales Sattva. Por ejemplo, algunos intentan consumir drogas que alteran la mente en búsqueda de un estado permanentemente elevado de la consciencia; otros buscan estímulos excitantes o acumulan grandes cantidades de datos en esta era de información; muchos otros creen que una abundancia de sexo o de dinero es la respuesta. La mayoría de nosotros buscamos *«highs»* (estados alterados de la consciencia) y el sentirnos poderosos, sin saber que enseguida vienen depresiones y otros padecimientos psíquicos. Sin embargo, por otro lado existen cada vez más personas con una consciencia desarrollada (quienes en muy pocas ocasiones comprenden el término «Sattva») que aceptan estos principios—paciencia, moderación, uso apropiado de los recursos de la Tierra y ser guiadas por el espíritu mas bien que por la avaricia. La cúspide del sendero medio (sáttvico) se describe mejor como una experiencia que nos centra; de igual forma es una sensación de poder más evolucionada, más sublime—y va más allá de la personalidad, es la esencia universal expresándose a sí misma a través de nuestro centro.

Las personas que consumen alcohol, drogas y medicamentos prescritos, toman medidas extremas y se aprovechan de otros, piensan que a través de estas acciones pueden obtener para sí mismos sabiduría, iluminación, energía, seguridad económica, et cétera, están confundidos y no se dan cuenta que a la larga estos regalos se pueden obtener con prácticas sáttvicas. Tales prácticas requieren disciplina y compromiso, y no solamente se logran con éxito sino que continúan funcionando a través del tiempo—son el camino hacia el logro de una calidad de vida. La ruta rajásica, y especialmente la tamásica, promete «todo ahora» sin lograr realmente un beneficio duradero.

Sattva—una importante guía (inconsciente) de la ciencia de la nutrición. Las prácticas dietéticas Sattva se han ido declinando gradualmente, especialmente en los últimos cien años, dando por resultado un deterioro de alimentos frescos, carentes de calidad; esto también se debe al inicio del uso de maquinaria y químicos agrícolas, a la refrigeración, al procesamiento de alimentos, et cétera. Mientras que las prácticas dietéticas sanas son minadas en los sectores agrícolas e industrias alimentarias, hay una gran cantidad de información irrefutable que se basa en estudios significativos,[19] hechos por la ciencia de la nutrición que empiezan a asemejarse a las prácticas dietéticas sáttvicas: muchos nutriólogos ahora nos están encauzando hacia dietas basadas en granos integrales, frijoles y otras leguminosas, frutas y verduras frescas, y a tener precaución con respecto a la sal y a las grasas. (Los suplementos alimenticios recomendados incluyen típicamente una variedad de productos de origen animal).

La ansiedad y manera de pensar intensa que mucha gente moderna experimenta, surgen de nuestro profundo envolvimiento en **esta era de la información**; se necesita tener facultades emocionales equilibradas para manejar la abundante información sin estresarse o tensionarse. La dimensión mental/espiritual con mucha frecuencia es irracional en la gente moderna; hay muchas personas que no concilian el sueño o no pueden dormir bien o concentrarse. Un número creciente de niños se diagnostican cada año con señales de síndrome de déficit de atención (concocido por las siglas en inglés, ADD). Los aspectos de enfoque y de equilibrio de las prácticas Sattva pueden remediar la fragmentación que experimentamos a causa de la sobrecarga de información.

¿Dónde se puede encontrar Sattva? Aunque muchos miembros de la sociedad gradualmente están adoptando Sattva para contrarrestar la extensa degeneración física y moral, actualmente es difícil encontrar los altos estándares Sattva. Por ejemplo, muchas personas que concientemente llevan un régimen alimenticio sáttvico puro pueden carecer del desarrollo de prácticas mentales/espirituales; por otra parte, un buen número de personas con un desarrollo espiritual llevan dietas poco naturales. El encontrar los elementos dietéticos y mentales Sattva integrados en una persona es poco frecuente.

Cuando los antiguos yoguis practicaban Sattva, sus selecciones u opciones eran más simples: la dieta que estaba disponible en ese entonces no consistía de alimentos procesados, en su mayoría no contenía ningún producto químico sintético, y consistía sobre todo de ingredientes de la localidad. Se enfocaba principalmente en alimentos vegetarianos recientemente preparados. La situación es bastante diferente ahora. La persona contemporánea necesita tener una consciencia detallada de las múltiples variables con respecto a los alimentos y de qué manera se preparan, para asegurarse por lo menos de que tengan una vaga similitud Sattva.

El Occidente introdujo a la India, a la China, al Japón y a la mayoría de las otras naciones asiáticas la tecnología de la azúcar blanca altamente refinada, el arroz blanco, los aceites procesados e hidrogenados, y finalmente la agricultura petroquímica. Ahora, no sólo estos alimentos y prácticas agrícolas han sustituido las dietas relativamente puras originales de estos países, sino que los profesores y los inmigrantes asiáticos en su traslado hacia el Occidente han traído con ellos este hábito que consiste de una dieta alimenticia poco natural. En restaurantes asiáticos chinos y otros, el menú incluye platillos que contienen arroz «pulido» blanco, con frecuencia azúcar y aceites refinados, ingredientes poco frescos, enlatados y empaquetados al estilo occidental, y otros artículos de calidad inferior. Los monasterios inspirados en Asia, los ashram, y los centros de meditación alrededor del mundo sirven con frecuencia alimentos similares, excesivamente procesados y cocinados en cacerolas u ollas de aluminio. Estos alimentos contienen con frecuencia ingredientes sintéticos que destruyen el sistema inmunológico (el *ghee* tradicional maravilloso de la India se está sustituyendo aceleradamente por margarinas hidrogenadas por la mayor parte de la población hindú).

Los alimentos altamente refinados carecen de la mayoría de minerales, de ácidos grasos esenciales, de vitaminas y de muchas proteínas requeridas para una inmunidad adecuada y otras funciones del cuerpo. Por ejemplo, el magnesio se pierde en tales artículos refinados como azúcar blanca, arroz blanco y productos de harina blanca, incluyendo pastelillos de harina blanca, pan blanco, tallarines blancos y otras pastas blancas. El magnesio proporciona, entre otras funciones, una cualidad de fluidez de modo que las funciones corporales puedan ocurrir armoniosamente. En dietas «blancas», sin el magnesio adecuado, los huesos se atrofian (véase las páginas 10–13 y 242), la menstruación, los intestinos, el corazón y las arterias, los riñones y otros órganos y sus procesos tienden a funcionar incorrectamente y llegan a obstruirse.

Los productos lácteos en estos centros de meditación comúnmente se pausterizan, se homogenizan, y son derivados de vacas alimentadas con forraje fumigado con pesticidas, hormonas, antibióticos, et cétera. Prácticamente la mayor parte de las vacas forman parte de la industria de la carne y son sacrificadas después de que cesa su producción de leche.

El uso de productos lácteos derivados de la industria de la carne, viola el principio sáttvico que prohíbe el quitarle la vida a criaturas sencientes, es una razón por la que estas dietas no son verdaderamente sáttvicas.

De una manera similar, los residuos que quedan después del refinamiento del arroz, del azúcar, del pan hecho de trigo refinado y otros alimentos refinados se utiliza sobre todo para la alimentación de cerdos, ganado, pollos y otros animales para luego ser consumidos como carne.* En resumen, un buen número de centros para meditar en el Lejano Oriente y en el Occidente se basan en enseñanzas tradicionales sáttvicas, no obstante sirven dietas químicamente contaminadas y sin vida. Estas dietas son causa de enfermedades degenerativas *(tamásicas)* que son características de las dietas utilizadas en el Occidente, pero sin la carne.

Una situación más difícil se presenta en las iglesias del Occidente que requieren que los sacerdotes, monjes y monjas tomen votos de castidad y de pobreza mientras que comen una dieta tamásica/rajásica basada en carne que los conduce a emociones y deseos apasionados. Tal calor emocional pudo haber influido en miles de órdenes religiosas por todo el mundo por lo que en años recientes cerraron sus puertas. Por supuesto, un desconcierto social en nuestra sociedad alimenta esta situación; y es un reflejo de la ingesta de alimentos que desgastan la vida, lo cual se convierte en la química del cerebro que influye en los pensamientos y en las emociones. Debe observarse que con suficiente fe y fuerza de voluntad, las malas influencias de una dieta perjudicial o inadecuada pueden indudablemente superarse; pero parece ser que el desgaste enorme que este esfuerzo implica podría dedicarse a otros propósitos.

Algunos grupos que se han trasladado al campo han aprendido, de otros grupos religiosos que permanecieron en el campo, maneras de vivir más simples.[21] Allí han retomado la práctica de cultivar sus propios alimentos y ordeñar sus propias vacas y cabras; la mayoría ha comenzado a comer menos carne. Un número creciente de comunidades religiosas de las ciudades occidentales, así como de las asiáticas, están utilizando también los alimentos frescos recién preparados y platillos tradicionales no-refinados como arroz integral, tallarines y panes hechos con harina integral.

Químicos y medicamentos prescritos y drogas Sattva. La melatonina sintetizada es la que se asemeja a la química que la gente busca de forma natural en Sattva. La melatonina, una hormona que produce la glándula pineal situada cerca del centro del cerebro, se dice reduce la tensión, mejora la inmunidad, profundiza el sueño y promueve la longevidad. Una perspectiva médica oriental puede ayudarnos a entender mejor la melatonina.

La materia prima a partir de la cual se derivan todas las hormonas del cerebro, de acuerdo a la teoría médica tradicional china, proviene originalmente de las hormonas suprarrenales localizadas arriba de los riñones y de fluidos conocidos como «yin de los riñones». La elaboración de estas hormonas y fluidos puede ocurrir en el hígado y en otras glándulas. Cuando el yin de los riñones—incluyendo su transformación en *ojas*—está deficiente, el yin del corazón, de la mente y del cerebro (las hormonas y los químicos)

---

*En países asiáticos, los residuos de alimentos refinados se utilizan con frecuencia en la nutrición humana, Ej., el *nuka* japonés o los encurtidos de salvado de arroz contienen salvado de arroz en un medio de conserva de vinagre.

también se vuelven deficientes, y esto resulta en insomnio, tensión, inmunidad deficiente, et cétera. El problema verdadero en la deficiencia de melatonina parece detectarse en un subyacente agotamiento de los riñones, que alternadamente puede surgir por un número de estresantes, entre ellos está el exceso sexual, infecciones, exceso de trabajo, el uso de alcohol, tabaco, de medicamentos prescritos y de drogas (véase la nota 22 en la página 772 para puntos de vista modernos y tradicionales de la marihuana y drogas psicotrópicas), la ingesta excesiva de sal y especias, la preocupación, la radiación ELF y otras varias fuentes electromagnéticas incluyendo monitores de computadoras, y un yin débil de los riñones heredado de los padres estresados quienes también carecieron de una esencia amplia yin.

Tan pronto apareció en el mercado de la nutrición, la melatonina se convirtió en un producto de mucha demanda, mientras que los medios de comunicación aclamaban sus beneficios. Desde ese momento una gran cantidad de estadounidenses han utilizado esta hormona, y con mucha razón: millones se tensionan seriamente, y su sufrimiento se puede aliviar por lo menos temporalmente con melatonina. En vez de lidiar con el agotamiento relacionado con el estrés, con prácticas de renovación, descanso y el de llevar una dieta concientizada, muchos eligen consumir melatonina. Toman melatonina sintética (producida en laboratorios) en parte por falta de conocimiento de otras alternativas (aunque algunas personas que toman melatonina realmente tienen una deficiencia metabólica que no se puede superar fácilmente sin ella).

Un gran problema con suplementos hormonales es la tendencia a volverse dependiente de ellos. Al empezar a tomar suplementos hormonales el cuerpo empieza a disminuir su producción natural de hormonas y se crea una dependencia a las hormonas sintéticas. Por ejemplo, una persona que tomó melatonina por aproximadamente veinte años descubre que debe continuar tomándola. Si no lo hace experimentará una debilidad corporal inmediata así como su resistencia disminuirá contra enfermedades infecciosas comunes.[30]

Un método más holístico para contrarrestar la tensión o el estrés, es incrementar la propia melatonina del cuerpo a través de la ingesta de alimentos que nutren el *yin*. Algunos de estos alimentos se describieron anteriormente como carbohidratos complejos (p. 71), los cuales también forman la base de una dieta sáttvica. De una manera interesante, los carbohidratos complejos muestran un incremento de melatonina en el cuerpo, porque cuando están provistos ampliamente en la dieta, maximizan el triptófano, uno de los precursores de la melatonina. (El cuerpo utiliza triptófano para producir serotonina; la serotonina entonces se utiliza para producir la melatonina).

El comer alimentos ricos en triptófano es también eficaz. Las buenas fuentes incluyen espirulina, los productos de soya (Ej., tofu, tempeh, leche de soya, salsa de soya), las semillas de calabaza, la levadura de cerveza y las almendras; las fuentes ricas de productos de origen animal incluyen los productos lácteos y la mayoría de las aves, incluyendo pollo y pavo. Ciertos alimentos incluso proporcionan directamente la melatonina. Entre las mejores fuentes están la avena, el maíz dulce, rábano *daikon*, arroz, tomate y plátano.[31] Otros nutrientes, incluyendo las vitaminas B que ayudan a la abundante fabricación de triptófano y de serotonina (así como de melatonina) en el cuerpo, ocurren abundantemente en una dieta variada de alimentos de origen vegetal integrales no-refinados. Todos los alimentos anteriormente mencionados se pueden considerar como una opción muy sabia antes de experimentar con hormonas sintéticas. De acuerdo a profesionales de la salud, la melatonina, especialmente en su forma sintética, no se ha examinado adecuadamente para ser segura para el consumo humano.[33]

Al tiempo que las hormonas como la melatonina, DHEA (dehidroepiandrosterona), la hormona humana del crecimiento, el químico del cerebro fosfatidilserina y otras sustancias sintéticas que alteran el pensamiento y el comportamiento se comercializan, nos enfrentamos con un tema repetitivo y fastidioso de la medicina moderna—continuamos invirtiendo en píldoras y paliativos o calmantes en vez de encargarnos del origen de nuestros problemas. Paralelamente un método más responsable está tomando auge como alternativa sensata a las terapias de píldoras sintéticas—más gente está eligiendo vivir más allá del caos de esta era con patrones de vida como Sattva, incluyendo un énfasis de estar conscientes, el rezar y prácticas de meditación, y una dieta vegetariana que calma.

No obstante, una experiencia iluminada sáttvica no está garantizada por un régimen dietético dentro de un tiempo dado o por ninguna otra práctica; por ejemplo, no se puede decir «ahora que he comido alimentos puros, he guardado preceptos morales y he hecho prácticas de auto-consciencia, he llegado a tal y tal nivel de esclarecimiento o iluminación». Existen también otros factores en nuestras vidas, y una evolución mental y espiritual que se da de varias maneras—a veces inexploradas—a veces en saltos cuánticos que desafían el entendimiento. Sattva nunca puede medirse con exactitud u objetividad, pero las cosas que hacemos y los alimentos que comemos apoyan o *sustentan* Sattva.

¿Son los planes estilo Sattva los **modelos de sobrevivencia inevitables** para la especie humana? Por miles de años los habitantes de la Tierra han vivido con extremos—económicos, políticos, morales y dietéticos. En la industria, una expansión continua ha sido la regla, y los líderes de negocios nos dicen que si no hay crecimiento, hay fracaso. Si es cierta la idea de que los seres humanos necesitan participar en un continuo crecer, podemos adoptar el paradigma sáttvico como una solución, pues nos puede ayudar a enfocarnos a crecer interiormente. Al entender nuestra naturaleza emocional, nuestra trayectoria espiritual y la complejidad infinita del alma nos proporciona un sin fin de oportunidades para crecer.

Finalmente estaremos preparados para lo que hará que la vida en los años venideros no sólo sea posible en la Tierra sino también el crear un equilibrio armonioso Sattva. Ésto no quiere decir que exista un balance cuando se va de un extremo patógeno a otro, como ir desde un extremo fascista iracundo a otro extremo de ira y prejuicio; éstos métodos también han sido probados. El método Sattva es el más acertado para balancear los patrones y los procesos de la vida que son virtuosos y siguen el «sendero medio»—ya muy aproximados al punto de equilibrio. Esto implica el llevar una dieta moderada así como el extender esto a otras áreas de nuestra vida en las cuales utilizamos los recursos de la Tierra.

Con este método, como una manera inspirada de vivir, ayudaremos naturalmente a preservar el medio ambiente. Simplemente el reducir el consumo de carne reduciría en gran medida la contaminación del planeta (la producción de carne crea contaminación masiva de fertilizantes químicos y pesticidas—más del cincuenta por ciento de toda la contaminación del agua de todos los Estados Unidos es el resultado del cultivo del forraje para la alimentación del ganado[34]). Como Sattva requiere de alimentos recientemente preparados—no previamente empaquetados,* no-químicamente adulterados o que se hayan transportado a través de continentes—no hace uso de agricultura química ni transportación de largas distancias.

Para una salud perfecta, los alimentos deben estar tan frescos como sea posible después de haberse cosechado incluyendo hasta después de cocinarlos. Cuanto más tiempo estén guardados, perderán más calidad vital y lo menos probable es que produzcan vitalidad en nosotros.

—Vanamali, de su libro *Nitya Yoga: Essays on the Sreemad Bhagavad Gita*

El escéptico preguntará, «¿Cómo puede ocurrir esta nueva forma de vivir?» La persona con sentido común contestará: ¿«Y porqué no puede ocurrir? No nos queda otra alternativa de supervivencia si continuamos así como estamos acostumbrados». Sattva proporciona una herramienta óptima para la transformación de difícil naturaleza—un espíritu fuerte y la sabiduría que crece en él.

Preservando los recursos de la Tierra, también preservamos nuestros propios recursos personales. Mientras que la contaminación exterior disminuye, nuestros sistemas inmunológicos pueden comenzar a funcionar correctamente; no se desgastarán al esforzarse por combatir venenos del medio ambiente. Con una vida con poco estrés, preservamos nuestros *ojas,* el cimiento de nuestra respuesta inmunológica a la tensión.

A partir de una estadística biomédica, parece que podemos estar en el borde de la extinción por otra razón. A partir de la Segunda Guerra Mundial, la cuenta de espermas en el hombre de los países industrializados ha bajado un 50% en promedio, y se predice que puede bajar a cero dentro de las próximas generaciones.[36,38,39,40,42] [Véase la nota 44 en la página 773 para la discusión de la controversia en la cuenta de espermas]. Las causas probables son varios pesticidas tóxicos, herbicidas y productos químicos industriales (DDT, PCBs y otros), los compuestos de estrógeno (incluyendo químicos que imitan a los estrógenos), hormonas en los productos de origen animal y por el estrés producido por el estilo de vida que llevamos.[37,41,42] Al preservar nuestros *ojas* a través de la reducción del estrés del medio ambiente, directamente mejoramos la fuerza y la riqueza de nuestras capacidades reproductoras, incluyendo los espermas (recuerde que los *ojas* surgen con la transformación de sustancias reproductoras).

Claramente un método sáttvico purifica el actual ambiente de la Tierra y nuestro ambiente corporal personal también—¿Pero qué tal en un futuro? Sattva establece el sendero medio, el centro donde el yin y el yang, el pasado y el futuro, se funden. En este punto de fusión todas las cosas se saben, porque es la fuente de nuestro pensamiento y de nuestra existencia. La persona iluminada, por lo tanto, ve un pasado sin principio, viéndose en el presente y en el futuro distante al mismo tiempo, de tal modo que navega hábilmente en momentos difíciles cuando se le presentan probables desafíos. Así Sattva es no

---

*Los alimentos en paquetes asépticos están dentro de los mejores ejemplos de productos hiperprocesados que perduran sin refrigeración por meses, aun hasta años antes de deteriorarse. Los alimentos asépticos empaquetados comunes son jugos, tofu, leche de soya y leche de arroz. Hemos visto resultados inadecuados del uso de estos productos sin vida; cuando se comen con regularidad, parecen producir depósitos mucoides que con mucha frecuencia conducen a excesos de *humedad anormal* en el cuerpo y especialmente infecciones de los pulmones con exceso de flema.

sólo una curación para nuestro sistema actual de toxicidad y de avaricia, sino también puede ayudarnos a formar una base para tener una edad de oro.

Puesto que es raro, la persona completamente iluminada que tiene las capacidades sáttvicas (anteriormente citadas) en su forma más desarrollada, puede preguntarse si las primeras etapas de estas capacidades son de uso práctico. Considere que una sabiduría relativa, aunque no es lo óptimo, es mejor que nada. Como un ejemplo de alguien que desarrolló sabiduría a través de la vida podemos mencionar a Thomas Jefferson, autor de la Declaración de la Independencia de los EEUU, quien tenía una iluminación profunda desde una temprana edad en el cómo podría ayudar a otros en el futuro, y a partir de ese momento en adelante, cambió de una vida centrada en la comodidad y estado social, a una de servicio. Es nuestra creencia que la mayoría de la gente, al desarrollar su sabiduría, puede tener una penetración de este alto nivel cuando el condicionamiento mental obstruido se transforma y se clarifica, por lo menos parcialmente, con prácticas sáttvicas.

La sabiduría antigua enseña una unidad psicosomática *(una unión de mente y cuerpo):* **Todos seguimos dietas perfectas** mientras que nuestras dietas y todo lo demás que hacemos son la reflexión perfecta de quiénes somos. En esta relación perfecta entre lo que hacemos y quiénes somos, es necesario que estemos atentos y al pendiente de todo lo que hacemos. Más específicamente, esta teoría sugiere que el cómo vivimos—nuestros deseos en particular, cómo pensamos, cómo tratamos a los demás y a nosotros mismos, y los alimentos que elegimos para comer—corresponden perfectamente a todo lo que recibimos en nuestras vidas, incluyendo salud y consciencia. Si nos damos cuenta que los resultados que obtuvimos a través de nuestra vida son intolerables, incluyendo enfermedad y dolor, podremos tomar mejores decisiones. Inversamente, cuando vivimos en equilibrio y llevamos un estilo de vida y una dieta sáttvica, nuestro estilo de vida y dieta se vuelven mas acordes a quienes somos.

Esta ecuación kármica no siempre se implementa inmediatamente; algunas personas comen moderadamente y viven vidas ennoblecedoras por un año o más, antes de que los resultados benéficos se manifiesten. Este desfase entre lo que vivimos y recibimos ocurre porque el bien vivir se desgasta al estar luchando contra toxinas físicas y psíquicas resultado de dietas y comportamientos inadecuados. Con perseverancia, sin embargo, los residuos tóxicos disminuyen, y nos acerca más a sobreponernos a las dificultades, al dolor y al sufrimiento que se nos presentan.

La manera más eficiente para comenzar, es tener presente la prioridad de sanación que se discutió anteriormente lo cual se obtiene al abrir y purificar la mente y también al fortalecer el espíritu con prácticas constantes de consciencia. Así con Sattva se revela el conocimiento de que los alimentos por sí solos son insuficientes para nuestra sanación y evolución.

Sattva/Rajas/Tamas y sus cualidades son mucho más que una filosofía; son un camino que nos inspira a vivir más allá de la oscuridad de la obstrucción emocional, acercándonos más a la paz y al equilibrio Sattva y a su esencia.

Epílogo

La principal intención de este texto ha sido la de asistir al lector a realizar cambios competentes y duraderos en el camino de la vida para que tome conciencia y sane. Para tomar ventaja de la conciencia, aceptamos con buena disposición nuestras experiencias. El siguiente verso del venerable patriarca zen chino Hsuan Hua nos habla acerca de la naturaleza del «todo»:

Todo en esta vida es una prueba
Para ver lo que harás.
Al equivocarte ante lo que ves
Tienes que comenzar una vez más!

Este dicho nos aconseja ver con claridad todo tal como es—lo que vemos ante nuestros ojos—y el aplicar esta vivencia de la verdad a «todo» en la vida, a todos los retos que nos enfrentamos. Si no, volveremos a enfrentarnos con lo mismo una y otra vez y «comenzaremos desde el principio». Este pasaje también nos enseña acerca del origen de la enfermedad: nuestros viejos patrones de comportamiento adictivos ya sea dietéticos o intoxicantes o cualquier otro. Muy a menudo, cuando nos detenemos por un momento y vemos claramente nuestros patrones destructivos, la claridad de nuestra conciencia ayuda a que se disuelvan—sin esfuerzo.

APÉNDICE A

Programa para la purga de parásitos
Por Suzanne Shaw y Paul Pitchford

Entender bien la infestación parasitaria y su tratamiento es esencial para una vitalidad real y un mejor funcionamiento del sistema inmunológico. Nuestras observaciones indican que el número de personas infectadas con lombrices y microorganismos nocivos es mucho más grande de lo que anteriormente se creía. Si los parásitos se identifican como fuente de desequilibrio, una desparasitada es necesaria antes de iniciar la curación de otros aspectos del cuerpo. Este programa se extiende más allá del programa preventivo descrito en la página 126, pues incluye amplias estrategias dietéticas, otras medidas preventivas y remedios naturales adicionales. También se ha diseñado para cumplir con requisitos particulares para varios tipos de constituciones físicas, desde las personas más frágiles a las más robustas. Las hierbas y las sustancias de alta potencia que son apropiadas para las personas sanas o robustas pueden debilitar a las personas más frágiles.

Este programa es ideal para aquellos con muestras significativas de infección parasitaria que se ha determinado por sus síntomas o por análisis de laboratorio. En nuestra experiencia, sin embargo, este programa debe también seguirse prácticamente por cada persona que padece de enfermedades persistentes o condiciones degenerativas (Ej., cáncer, artritis, SIDA, síndrome de fatiga crónica, alcoholismo, etc); los parásitos patógenos casi siempre desempeñan un papel en la etiología del proceso degenerativo.

La naturaleza de los parásitos

El término de «parásitos» se refiere a cualquier organismo que invade y vive a expensas de otro organismo, conocido como huésped. Para los propósitos de este libro no solamente nos referiremos a los «parásitos» como esos organismos clasificados científicamente como parásitos, tales como los protozoarios y las tenias, sino que también incluimos los hongos patógenos microscópicos, los virus, y las bacterias. Es raro que a las personas sólo les afecten las levaduras, hongos, o un tipo de germen. La gente a menudo alberga muchas especies de organismos patógenos que contribuyen a una serie de problemas de salud con un espectro que va desde la artritis hasta la diabetes, la depresión y el síndrome de irritación intestinal. En el medio o ambiente corporal, tales organismos interrumpen el funcionamiento normal de los órganos y excretan continuamente residuos tóxicos, que tensionan o estresan el cuerpo y desequilibran el sistema inmunológico.

A este programa de purgación también responden un gran número de nuevas variedades de microbios que resisten el método de un tratamiento convencional. Al considerar que la inmunidad continúa debilitándose en mucha gente contemporánea, el potencial de un contagio epidemiológico de gran extensión en un futuro no debe menospreciarse; en África y en algunas áreas de Asia, las continuas epidemias de SIDA y de otras enfermedades transmitidas sexualmente, han comenzado ya.

Una década antes de que se iniciaran estas epidemias, el fallecido Dr. John Christopher, un Herbolario respetado, predijo que el futuro cercano se caracterizaría por plagas incontrolables. Él creía que los remedios herbolarios y nutricionales protegerían a aquellas personas suficientemente inteligentes que supieran elegir los regalos de la naturaleza que contribuyen a la salud. Nos hemos esforzado para proporcionarle un programa que le ofrezca no solamente algunos de los remedios biológicos de alta potencia sino que también planes alimentarios e higiénicos necesarios para liberar al cuerpo de organismos patógenos y para proteger al mismo contra invasiones futuras. Sin una carga debida a tensión parasitaria, el sistema inmunológico pudiera regenerarse naturalmente.

La serie de problemas de salud que los parásitos inducen es evidente cuando se comprende la naturaleza y el grado de infección parasitaria. Existe un concepto equivocado de que sólo los parásitos habitan en los intestinos del huésped. Más sin embargo, hay parásitos que viven en la sangre del huésped, en el sistema linfático, en los órganos vitales y/o en otros tejidos del cuerpo. Algunos parásitos pueden infectar todo el cuerpo, incluso el cerebro. Los hongos patógenos microscópicos proliferan a menudo primero en los intestinos, luego se expanden por todo el cuerpo, llegando a ser «sistémicos». Otros parásitos atacan órganos específicos; por ejemplo, los *Ascaris lumbricoides* entran en el cuerpo a través de la piel, viajan en la sangre y se albergan eventualmente en los pulmones y en el intestino delgado; si no se tratan pueden permanecer en estos órganos por años, causando síntomas como náusea, pulmonía y anemia. Sin tomar en cuenta los millares de gérmenes parasitarios, virus, hongos patógenos microscópicos y otros microbios, las fuentes científicas describen 3,200 variedades de parásitos que forman parte de cuatro categorías importantes a saber:

Protozoarios: *Giardia lamblia, cryptosporidium* y *trichomonas,* y *Endolimax nana;* éstos son organismos microscópicos que viajan a través de la corriente sanguínea e infectan todas las partes del cuerpo.

Tremátodos: lombrices en la sangre, hígado, pulmón, intestinos, riñones y vejiga. Las lombrices son aproximadamente de l a 2.5 centímetros de longitud.

Céstodos: solitarias en la vaca, en el cerdo, en el perro y en el pescado que infectan los intestinos. Las tenias infectan el ser humano. Comparadas con otros parásitos, las solitarias son grandes: pueden medir hasta doce metros de longitud.

Nemátodos: lombrices intestinales como *Trichuris trichura* (forma de alfiler), *Ascaris lumbricoides* (forma de gancho) y *Strongyloides stercoralis* (forma redonda); éstas entran en los intestinos, en el sistema linfático, en el páncreas, en el corazón, en los pulmones y en el hígado. Los nemátodos varían de tamaño de 0.2 a 35 centímetros. Este grupo se transmite fácilmente, especialmente entre los niños.

Al considerar el extenso territorio de los parásitos, no es sorprendente los efectos adversos que provocan en la salud.

Los síntomas de infestación parasitaria

El dolor abdominal y diarrea son los síntomas que con más frecuencia se observan en una infección parasitaria aguda; si esta condición no se trata puede llegar a ser crónica, causando patrones más complicados que imitan otros síndromes. Lo que sigue es una lista de síntomas de infestación parasitaria:

En el aparato digestivo: meteorismo (gas en exceso en el intestino), inflamación, eructos, diarrea, estreñimiento, ardor y cólicos intestinales, cambios en la defecación, síndrome de irritación intestinal, moco en las heces fecales, mala absorción de nutrientes, inhabilidad para digerir las grasas, intolerancia a la lactosa o al gluten, azúcar baja en sangre (hipoglucemia), azúcar alta en sangre (hiperglucemia), apetito insaciable, poco apetito, anorexia, exceso de peso, bajo de peso, antojos por alimentos dulces, quemados y/o alimentos crujientes.

Malfuncionamiento del sistema inmunológico: fatiga crónica, debilidad, catarros y gripes frecuentes o flu.

Malfuncionamiento de los sistemas nervioso y muscular: mente nublada, problemas de memoria, trastornos del sueño, insomnio, rechinido de dientes (especialmente durante la luna llena), sordera, discapacidad visual, articulaciones y músculos adoloridos.

Exceso de moco: una señal de *humedad anormal.* Esto se puede manifestar como moco en las heces fecales, goteo nasal crónico o infecciones frecuentes en los senos nasales.

Señales externas: alergias, erupciones en la piel, urticaria, inflamaciones, eczema, acné, puntos blancos alrededor de la boca, hinchazón de labios, colorante azul en la parte blanca de los ojos, y comezón en el ano y en los oídos.

Señales emocionales: apatía, depresión, nerviosismo, ansiedad, intranquilidad, irritabilidad e hiperactividad en niños. La prueba de laboratorio es una opción. La prueba exacta para los parásitos es un procedimiento difícil. Muchos laboratorios toman muestras o sólo examinan para ver si hay parásitos intestinales. Las pruebas más confiables y más completas están disponibles en los laboratorios dedicados a la parasitología, los cuales se localizan con frecuencia en centros académicos o de investigación. (Véase las «Publicaciones y organizaciones» en el índice de los Recursos para los laboratorios de pruebas de parásitos).

Cómo se propagan los parásitos

Según un artículo de la revista del Centro Médico de Nueva Inglaterra de la escuela de medicina de la Universidad Tufts *(New England Medical Center, Tufts University School of Medicine),* los parásitos se propagan fácilmente a través de actividades normales del día.[1] Los parásitos «a menudo se filtran en los abastecimientos de agua, donde resisten la desinfección con cloro aun cuando la filtración en el sistema de filtrado esté trabajando óptimamente». La transmisión puede ocurrir a través del agua en albercas contaminadas con heces fecales, en abastecimientos de agua municipales, por medio de alimentos, a través de una actividad sexual, por contacto con animales como perros, gatos y otros.

Aquellos con alto riesgo son las personas y los niños inmunodeficientes de las guarderías infantiles.[2] La siguiente es una lista de fuentes de contaminación:

- Los abastecimientos de agua: ríos, lagos, pozos y el agua proveniente de la llave pueden llegar potencialmente a contaminarse con organismos nocivos. El beber o nadar en aguas que contienen parásitos es una manera principal de contraer infecciones parasitarias.

- Los animales: Los animales domésticos y los animales del campo son portadores de parásitos. Es normal que todos los animales estén expuestos a los parásitos (particularmente las lombrices) sobretodo cuando permanecen afuera, y cuando se les permite entrar al hogar ponen en riesgo a sus dueños.

- En los viajes al extranjero: El clima y las condiciones de varios países pueden apoyar los organismos nocivos que son transmitidos fácilmente a los extranjeros. Los viajeros quizás no desarrollen síntomas hasta su regreso y con frecuencia acarrean parásitos a su país de origen donde los organismos se pueden traspasar a otras personas.

- Los alimentos crudos o sin un cocimiento completo: Los parásitos se encuentran en muchos alimentos crudos y en esos alimentos que no están cocidos completamente, especialmente la carne, el pescado y las oleaginosas. (Con frecuencia el cocinar en el microondas es inadecuado para la destrucción de parásitos). El pescado crudo que se ha tratado incorrectamente en sushi es una fuente frecuente de parásitos. Una persona infectada que trabaja con los alimentos en la cocina de un restaurante puede transmitir parásitos.

- El contacto físico: Los parásitos con frecuencia se propagan a través del contacto físico cercano, especialmente entre los niños durante el juego y la carencia de hábitos apropiados como el de lavarse las manos. Los parásitos se transmiten fácilmente durante el contacto sexual o coito.

- Una sobredosis de antibióticos: Los antibióticos interfieren considerablemente con el equilibrio de la flora intestinal, permitiendo la proliferación de microorganismos nocivos.

Estrategia para sanar

Los parásitos afectan la química del cuerpo entero; por lo tanto otros métodos curativos no serán completamente eficaces hasta que los parásitos se supriman. Desde el punto de vista de la medicina china tradicional, si se toman hierbas tónicas para fortalecer el aparato digestivo de una persona infectada con parásitos, ya de por sí deficiente y susceptible, puede aun debilitarla más—las hierbas primeramente pueden nutrir a los parásitos, haciéndolos proliferar o provocando su proliferación. Hacer cambios benéficos en su dieta es difícil cuando se está alimentando ambos a usted mismo y a sus parásitos. Una vez que se eliminen los parásitos, los problemas de salud restantes pueden ser tratados con éxito. Hay tres factores claves que son colectivamente responsables para que este programa sea eficaz. Lo primero que se tiene que hacer es cambiar el ambiente externo para eliminar la fuente de parásitos y los factores que contribuyen para o a su proliferación. El segundo factor es eliminar el ambiente interno corporal que apoya a los parásitos. Las condiciones que favorecen la proliferación de parásitos incluyen un clima interno de *humedad anormal* con moco en exceso, un desequilibrio en la flora intestinal y/o estreñimiento crónico. El programa a seguir incluye estrategias para corregir estas situaciones. Finalmente los organismos indeseados podrán eliminarse. Las hierbas y las sustancias que destruyen los parásitos logran esta meta. La combinación de estas estrategias produce un plan antiparasitario único y altamente eficaz.

Las terapias naturales del programa de purga de parásitos

A. Prevención

Durante y después del programa es esencial prevenir nuevas infecciones parasitarias:

- El revisar la fuente del abastecimiento de agua y el comprar un filtro, si es necesario, es un paso positivo para evitar la reinfestación. Evite tragar agua al nadar.

- Los parásitos se pueden eliminar al tratar todos los alimentos crudos con un parasiticida (los métodos de tratamiento se describen en la página 633). Toda la carne, pollo y pescado deben estar muy bien cocidos. Evite el cocinar en el microondas por dos razones: los hornos de microondas no calientan los alimentos lo suficientemente para destruir los parásitos, particularmente los alimentos de origen animal; y en segundo lugar, investigaciones convincentes demuestran que desnaturalizan e intoxican los alimentos (véase la página 65). Use una tabla únicamente para cortar productos de origen animal y lávela a fondo después de cada uso.

- Lleve rutinariamente a sus animales domésticos a que los revisen para ver si tienen lombrices. Al poner habitualmente un poco de ajo en su alimento elimina parásitos. Especialmente las personas que están más propensas son las que duermen con sus animales, o las que permiten que sus animales les laman las caras. La práctica más segura es no tener perros, ni gatos, ni tampoco pájaros ni otros animales dentro de la casa.

- Lávese las manos muy bien con jabón y agua caliente después de tener contacto con los animales domésticos y también después de ir al baño, de trabajar en el jardín y antes de comer o de preparar los alimentos.

- Cuando viaje al extranjero beba sólo agua purificada embotellada o hierva el agua. Coma sólo los alimentos que estén bien cocidos. Evite los alimentos crudos, los productos lácteos y las bebidas heladas. Muchos viajeros, aun cuando tienen cuidado con los alimentos y las bebidas pueden llegar a infectarse; el culpable, a menudo, es el hielo en el té, en el agua o en otras bebidas, pues el hielo generalmente no se hace con agua purificada. Tome el extracto de semillas cítricas o remedios antiparasitarios herbolarios entre comidas cuando esté viajando.

B. Una limpieza intestinal durante la purga de parásitos

Un colon lento, afectado, puede estar tapado o bloqueado debido a deshechos acumulados de muchos años por seguir hábitos dietéticos inadecuados. Este tipo de ambiente interno apoya a los parásitos, los cuales se encuentran inactivos en el tracto gastrointestinal y vuelven a surgir cuando se debilita el sistema inmunológico. Manteniendo los intestinos funcionando con eficacia es una parte importante para cualquier purga de parásitos.

- Si el estreñimiento es un problema, puede ser necesario utilizar hierbas laxantes para asistir al cuerpo a eliminar los parásitos. Para determinar cual es el mejor remedio para su tipo constitucional refiérase a la información en las páginas 425–428.

- Para el desayuno coma ¼ a ⅓ taza de arroz integral crudo, antes enjuáguelo. Mastíquelo hasta que quede líquido y no coma nada durante tres horas (las personas hipoglicémicas pueden necesitar comer antes de que haya transcurrido este tiempo). Aquellos con dientes débiles pueden medio moler el arroz crudo (Ej., en un molino de granos, de café o de oleaginosas/semillas), luego se remoja en agua purificada pura durante toda la noche, antes de comérselo. Un desayuno diario de arroz crudo es benéfico para todos los tipos constitucionales durante el programa y es también una terapia clave. El comer arroz crudo limpia a profundidad removiendo los residuos en los intestinos que puedan albergar los parásitos. Un plan parasitario puede fracasar si no se lleva a cabo este nivel de limpieza intestinal, sin importar si los remedios son de alta potencia.

- Las opciones para las personas con gases e inflamaciones: 1) La enzima papaína que se encuentra en la papaya es benéfica para digerir el moco acumulado en el colon. La papaína se consigue en forma de cápsulas. Siga las instrucciones del envase del producto. Evite los productos que contienen bilis de buey, pues ésta estimula el crecimiento de la *Giardia*. 2) Para aliviar la indigestión y para balancear el nivel ácido/alcalino de los intestinos, tome una cucharadita de vinagre de sidra de manzana al principio de cada comida. Esto aumenta las secreciones gástricas y estimula la digestión. Trate de conseguir el vinagre de alta calidad (véase la página 227).

C. Los microorganismos benignos para una flora intestinal sana

1. La col agria cruda *(sauerkraut)* sin sal, es un alimento excelente para regenerar los intestinos. Armoniza la digestión balanceando las secreciones gástricas, ayuda en la formación de enzimas y de vitaminas, fortalece la función del páncreas, y mejora la digestión de las grasas. La col agria cruda sin sal ayuda también a mantener el balance ácido-alcalino del cuerpo, fortalece el sistema nervioso y el inmunológico, y estimula la formación de sangre. Sus numerosos beneficios ayudan a rejuvenecer el cuerpo entero.

Para un mayor beneficio, la col agria cruda *(sauerkraut)* debe consumirse diariamente. Introduzca gradualmente las nuevas bacterias agregando cantidades pequeñas de col agria cruda en cada comida. El consumir al inicio grandes cantidades de col agria cruda puede causar gases e inflamación. Durante la primera semana, una cucharada sopera en cada comida es una buena dosis; la cantidad se puede incrementar gradualmente hasta llegar a ingerir un ¼ de taza por comida. Para una receta de col agria cruda sin sal, refiérase a la página 674.

2. Casi todos necesitamos tomar un suplemento probiótico viable de buena calidad durante el plan para restablecer una flora intestinal sana (los ejemplos se dan al final de la tabla en la página 428). Esta recomendación es crucial para aquellos que no utilicen los alimentos fermentados sugeridos en esta sección. Cuando se está de viaje es también útil tomar suplementos probióticos diariamente.

3. Rejuvelac, y yogurt de avena hecho con rejuvelac, suplen una fuente de bacterias necesarias para la salud que ayudan a crear un ambiente intestinal equilibrado (las recetas están descritas en las páginas 679–680).

D. Programa de terapia alimenticia

- Es esencial evitar el comer excesivamente, y el masticar a fondo todos los alimentos. Esto permite que los alimentos que se ingieran puedan digerirse correctamente y también facilita la absorción de nutrientes. Los parásitos se desarrollan en condiciones de *humedad anormal* creadas a menudo por alimentos contaminados e inadecuadamente digeridos. El remedio más adecuado y menos costoso es la masticación apropiada.

- El plan dietético durante este programa de purgación es seguir la «Dieta que inhibe el desarrollo excesivo de Cándida» de las páginas 80–82. El cumplir con las sugerencias de este plan dietético de Cándida, o por lo menos adaptarlo tanto como sea posible a sus necesidades dietéticas actuales, mejorará la efectividad del programa. Este es el caso, particularmente si su dieta anterior ha sido inadecuada, o si hay una infección aguda o peligrosa con un parásito u otro organismo patógeno. Este plan dietético simple de Cándida consiste en la eliminación de esos alimentos que estimulan a los organismos patógenos a desarrollarse rápidamente. Esta dieta se puede utilizar también para cuidarse durante una epidemia de enfermedades infecciosas de cualquier clase.

- Si está llevando una DIETA A, B o C de regeneración (comenzando en la página 451), puede adaptarse fácilmente al plan dietético de Cándida durante la purga de parásitos. Simplemente evite ciertos comestibles en algunas de las dietas de regeneración: fruta, trigo, maíz, camotes y dulcificantes concentrados (a excepción de la estevia). También evite el arroz cocido aunque el arroz crudo previamente recomendado para el desayuno es esencial. Si tiene señales significantes de desarrollo excesivo de Cándida (descritas en la página 79), es mejor que continúe con el plan dietético de Cándida aun después de haber terminado con la purga de parásitos, hasta que desaparezcan los síntomas. Las hierbas recomendadas (más adelante) en este programa se deben combinar con las dietas de regeneración.

- Evite el comer esos alimentos que puedan albergar parásitos: Además de las carnes que no están bien cocidas (citadas anteriormente), evite las nueces de Castilla crudas, pues éstas pueden albergar parásitos; tueste las nueces de Castilla o cocínelas con otros alimentos antes de comérselas. Todos los comestibles frescos, particularmente el berro, lechuga, perejil, apio y las castañas de agua, no deben comerse crudos, al menos que estén desinfectados (véase la página 633).

- Elija alimentos que expulsen a los parásitos. Agregue alimentos a la dieta que contengan sabores amargos, picantes y agrios; éstos asisten al cuerpo en la eliminación de parásitos.

Los alimentos y las hierbas siguientes tienen propiedades antiparasitarias:

Las *verduras benéficas* son los betabeles, col, zanahoria, ajo, poro, cebolla, rábano y acedera *(Rumex acetosa)*. Estas verduras tienen acciones antiparasitarias de alta potencia cuando se comen crudas.

Las *especias benéficas* para usarse con los alimentos son: hinojo, clavo, cayena, salvia *(Salvia officinalis),* jengibre, hojas verdes del rábano picante y tomillo.

Los *alimentos benéficos adicionales* son las almendras (consúmalas en pequeñas cantidades), kelp y el ciruelo umeboshi o chamoy.

Las semillas de calabaza tostadas son especialmente benéficas pues destruyen los parásitos. (Tuéstelas ligeramente sobre el comal o en el horno para destruir *E. coli* de su superficie). Se pueden comer durante la comida o entre comidas aunque evítelas si se tiene dificultad para digerir las grasas.

E. Hierbas y remedios

Los medicamentos prescritos pueden sólo eliminar un tipo de parásito, pero las hierbas tienen un amplio espectro. Cuando use hierbas o productos de oxígeno, el saber qué tipo de parásito es el que lo está infectando no es generalmente necesario para que el remedio sea eficaz. Las hierbas en las fórmulas sugeridas tratan una extensa variedad de parásitos, ayudan a secar el ambiente de *humedad anormal* en el cuerpo que favorece a los parásitos, y ayudan a aumentar la función de la digestión.

Las hierbas y otros remedios tradicionales para tratar los parásitos pertenecen a varios grupos importantes, según su sabor, sus propiedades térmicas naturales y otras cualidades.

Las hierbas con propiedades térmicas frías y amargas tales como *Chaparro armagosa,* nuez negra de Castilla *(Juglans nigra),* raíz de ruibarbo *(Rheum palmatum)* y ajenjo español *(Artemisia absinthium)* se han utilizado con eficacia para tratar malestares digestivos crónicos inducidos por parásitos pues son parasiticidas formidables.

Chaparro armagosa es un remedio específico para la *Giardia* y para la disentería amibiana, mientras que la nuez negra de Castilla es benéfica para todos tipos de parásitos y puede incluirse en la mayoría de los planes dietéticos para suprimir microorganismos nocivos de cualquier tipo. Se ha utilizado tradicionalmente para el eczema, el acné, forúnculos, tumores, cáncer y úlceras, así como para eliminar parásitos. La hierba ajenjo español *(Artemisia absinthium)* ha sido utilizada por muchos naturistas para combatir parásitos; estimula secreciones del hígado y de la vesícula biliar y es tranquilizante. Sin embargo, el ajenjo español es potencialmente tóxico y debe utilizarse con precaución. La raíz de ruibarbo *(Rheum palmatum)* también llamada raíz de ruibarbo de Turquía, es una hierba laxante valiosa; tonifica el aparato digestivo y limpia suavemente los intestinos. Es un remedio seguro para dárselo a los niños.

En la sección de fórmulas, estas hierbas con propiedades frías y amargas se utilizarán conjuntamente con otras hierbas que modificarán sus propiedades de alta potencia y ligeramente nocivas.

El ajo *(Alium sativum),* la corteza de colima o gatuño *(Xanthozylum americanum)* y el tomillo *(Thymus vulgaris)* con propiedades térmicas caloríficas y estimulantes, destruyen los parásitos y los hongos patógenos microscópicos, tratan el dolor abdominal causado por *frío* y tienen un efecto tónico en la digestión. Sería mejor ingerirlos antes de las comidas, para ayudar en la producción de jugos gástricos.

El aceite de orégano es un antiséptico excepcional y tiene propiedades caloríficas secantes, aromáticas y acres o pungentes. Se utiliza con frecuencia como un «antibiótico» con un amplio espectro antibacteriano, asimismo tiene propiedades antivirales y antimicóticas de alta potencia que no se encuentran en los antibióticos estándar. Se toma contra resfriados y gripes, candidiasis, hongos patógenos microscópicos, dolores musculares incluyendo artritis y fibromialgia, prácticamente todos los microbios nocivos incluyendo ántrax, y parásitos de todas clases, aun la espiroqueta de la enfermedad de Lyme (producida por bacterias que son huéspedes de la garrapata). Para los padecimientos de los pulmones como por ejemplo asma, tosferina, pulmonía, y tuberculosis, se puede tomar el aceite oralmente y se puede absorber a través del método de vapor (véase abajo). Para las enfermedades externas (Ej., acné, verrugas, soriasis, tiña, caspa, picaduras de abeja y piquetes venenosos), infecciones de dientes y de encías (se frota con los dedos) y para el pie de atleta, se puede aplicar el aceite tópicamente así como también se puede tomar por vía oral.

Investigadores en México han utilizado el aceite de orégano con éxito contra el parásito persistente *Giardia*. Y según una investigación en la Universidad de Georgetown que concluyó en Noviembre del 2001, el aceite puede ser más eficaz que los antibióticos para algunas infecciones POR estafilococos. Un estudio en la investigación de fitoterapia comprueba que el aceite de orégano funciona como un analgésico de alta potencia, particularmente donde están presentes inflamaciones.

El aceite de orégano se consigue en cápsulas, como un aceite esencial puro, o diluido con aceite de oliva. *Dosis:* para el aceite esencial puro, tome exactamente una gota diaria, diluida en un vaso de agua o con ½ cucharadita de aceite de linaza extraído en frío o con aceite de oliva orgánico. La dilución en aceite es mejor para las personas sensibles. Si una gota hace que las diluciones tengan un sabor demasiado acre para ingerirse, beba sólo ½ taza del agua o del aceite cada vez. Para los productos y las cápsulas diluidos comercialmente, siga las recomendaciones del producto. Si se utiliza el método de terapia de vapor, ponga de tres a seis gotas de aceite puro en medio galón de agua en una olla, se pone a hervir y cuando ha dejado de burbujear después de un minuto de haber alcanzado la ebullición, respire el vapor que emana. Repita esto dos a tres veces durante el día. Como una opción, tápese su cabeza muy bien con una toalla para que se contengan los vapores.

Observe que muchas de las propiedades medicinales del aceite de orégano son paralelas a las del ajo crudo. (Las propiedades curativas del ajo se describen en las páginas 605–606).

El extracto de las semillas de fruta cítrica, es amargo, agrio y levemente calorífico; es un remedio eficaz para la mayoría de las constituciones físicas y es extensamente activo contra protozoarios, virus, bacterias patógenas y la mayoría de otros parásitos. No es tóxico y puede usarse a largo plazo. El tomar extracto de semillas de fruta cítrica es especialmente bueno como un preventivo cuando se viaja.

El gel de sábila y la plata coloidal (una suspensión coloidal de plata en agua) son antiparasitarios y refuerzan (los tejidos y los fluidos) *yin* del cuerpo.

Al usar la planta de sábila, la mayoría de la gente se puede beneficiar de su gel a menos que haya una necesidad para lograr un efecto catártico por lo que en este caso se usa el polvo de sábila. El polvo de sábila es un laxante catártico, amargo, frío, de alta potencia, y se debe utilizar con precaución. En contraste, el jugo o el gel de la planta sábila es un tónico *yin,* rejuvenece el hígado, el bazo, los intestinos y el aparato reproductor femenino. (Una discusión adicional de las propiedades del gel de sábila aparece en la página 484).

Las soluciones proteicas con plata, antes de la introducción de antibióticos, fueron utilizadas en el Occidente como agentes antimicrobianos de amplio espectro; sin embargo, estas soluciones podían acumularse en el cuerpo, causando argeria (intoxicación por plata), una coloración grisácea permanente en la piel. Con la emergencia de la resistencia a los antibióticos para curar un número de enfermedades infecciosas, la plata coloidal está resurgiendo como un antibiótico natural sin los efectos secundarios de los antibióticos convencionales.

Según las tradiciones del Lejano Oriente, los metales como oro, hierro y plata tonifican, y cada metal lo hace de manera única. La gente deficiente no puede tolerar las hierbas o las sustancias intensamente amargas, picantes o aromáticas por períodos prolongados. Si pueden tolerar cantidades pequeñas por intervalos cortos, estas sustancias de alta potencia se pueden balancear con plata coloidal por sus efectos reconstructores *yin,* que refrescan y humedecen el cuerpo, fortalecen el sistema inmunológico y apoyan la reconstrucción de tejidos. La gente seriamente *deficiente,* frágil y con infecciones prolongadas pueden mostrar señales de deficiencia yin por calor e inflamación. Aquí es donde las propiedades de la plata coloidal resaltan.

La verdadera plata coloidal es fabricada electro-coloidalmente, con sólo dos ingredientes—plata y agua—en concentraciones de 5 a 150 partes por millón con un tamaño de partícula de 4 a 25 nanómetros. (Véase el índice de los Recursos). Cualquier exceso de plata es eliminado fácilmente por el cuerpo. En contraste, muchos de los productos de plata son soluciones químicas, no son coloides verdaderos (aunque pueden ser publicitados como tales) y contienen estabilizadores y nitratos que no se mencionan en las etiquetas del producto. Con las concentraciones de plata, de 50 o más de 500 partes por millón, estos compuestos como los citados arriba, pueden causar argeria.

Fórmulas: Las fórmulas herbolarias siguientes se adaptan a constituciones específicas; destruyen y expelen parásitos, y tonifican el aparato digestivo. Al añadir alimentos verdes concentrados como las microalgas y los pastos de cereal se amplifica el efecto purificador de las hierbas. (Más información sobre los alimentos verdes se da en el capítulo 16). Elija el plan que más se acerque a su tipo constitucional y dependiendo de cuales son sus condiciones o padecimientos.

Programa: Debido al ciclo de vida de los parásitos, los remedios herbolarios se deben tomar por un periodo de diez días seguidos y luego se suspende por cinco días, y se repite este ciclo por un mínimo de tres veces y hasta nueve veces. En esos cinco días donde se suspendió el programa se les da la oportunidad a los parásitos de encubar. Si este ciclo no se sigue al pie de la letra, los síntomas podrían llegar a ser mucho peores si se suspende el programa. La mayoría de las personas que tienen una degeneración marcada y están siguiendo las Dietas de regeneración (comenzando en la página 451) se benefician si llevan a cabo el programa unos nueve ciclos. Para decidir sobre el número de ciclos apropiados, se pueden agregar más ciclos según el número y la fuerza de estas señales físicas: capa gruesa en la lengua, un historial de parásitos, muchas señales denotadas por infestación parasitaria y una enfermedad grave o prolongada. Cuando se lleva a cabo un programa por varios meses, se puede necesitar cambiar cualesquiera de las cinco opciones mencionadas más adelante, conforme sus síntomas vayan cambiando.

1. Los remedios para la **persona con señales de *yin deficiente*** como enrojecimiento repentino de mejillas y lengua, sed frecuente, fiebre vespertina, transpiración nocturna, inquietud y nerviosismo:

- Jugo de sábila—1–3 onzas, 1–2 veces al día
- Utilice plata coloidal siguiendo la dosis recomendada del fabricante
- El tinte verde de la nuez negra de Castilla—10 gotas una vez al día
- Hoja de ajenjo español, hoja de hierbabuena, semillas de hinojo—25 gotas o una cápsula, dos veces al día
- La clorela o la espirulina pueden ser los alimentos verdes concentrados más benéficos para las personas que tienen señales de *yin deficiente*

2. Los remedios para la **persona deficiente con naturaleza térmica normal o con señales de *frío*** como manos y pies fríos, cara pálida, lengua inflamada o hinchada y pálida, voz baja y suave, astenia (decaimiento), fatiga:

- Un diente chico de ajo crudo finamente picado en los alimentos con las comidas
- El aceite de orégano—véase la dosis en la página 732
- Corteza de colima o gatuño, hoja de altamisa *(Artemisia tridentata),* rizoma de jengibre, tomillo, ralladura de naranja—25 gotas o 2 cápsulas, 30 minutos antes de cada comida
- La clorela puede ser el alimento verde concentrado más benéfico para las personas *deficientes* o con *deficiencia* con señales de *frío*

3. Los remedios para la **persona muy *deficiente***—frágil, débil, introvertida, voz pálida, débil:

- Utilice plata coloidal siguiendo la dosis recomendada del fabricante
- El aceite de orégano—véase la dosis en la página 732
- La clorela o la espirulina pueden ser los alimentos verdes concentrados más benéficos para las personas con señales de *deficiencia* extrema

4. Los remedios para **la persona con señales de *calor*** como cara y lengua rojas, aversión al calor, deseos de beber grandes cantidades de agua fría u otras bebidas, estreñimiento frecuente, orina amarilla oscura, con mal aliento y heces fecales fétidas:

- La tintura o extracto verde de la nuez negra de Castilla—25 gotas una vez al día
- Hoja de ajenjo español, hoja de hierbabuena, semillas de hinojo—25 gotas o 2 cápsulas, 30 minutos antes de cada comida
- El extracto de semilla de fruta cítrica—5–10 gotas dos veces al día
- Las microalgas silvestres verdeazules *(Aphanizomenon flos-aquae),* el pasto de trigo o de cebada, o las tabletas de alfalfa pueden ser los alimentos verdes concentrados más benéficos para las personas con señales de sobre*calentamiento* o exceso de *calor*

- Para la persona robusta con estreñimiento, las hierbas laxantes con propiedades específicas para eliminar parásitos incluyen: *Cáscara sagrada* y raíz de ruibarbo de Turquía *(Rheum palmatum);* la fórmula en la página 425 se puede incluir con las hierbas parasitarias

5. Remedios para la **persona robusta con señales normales o con naturaleza térmica** *fría* como cara y lengua pálidas, aversión al frío y a las bebidas frías, carente de sed, orina incolora parecida al agua:

- Un diente de ajo crudo antes de las comidas

- El aceite de orégano—véase la dosis en la página 732

- Corteza de colima o gatuño, hoja de ajenjo español *(Artemisia absinthium),* hoja de altamisa *(Artemisia tridentata),* rizoma de jengibre, tomillo, ralladura de naranja— 20 gotas o 2 cápsulas, 30 minutos antes de cada comida

- El extracto de semilla de fruta cítrica—3 gotas dos veces al día

- Las tabletas de alfalfa o de pasto de trigo o de cebada pueden ser los alimentos verdes concentrados más benéficos para la persona robusta con posibles señales de *frío*

Cómo hacer las fórmulas: La preparación de todas las hierbas en esta sección sigue las guías del capítulo de *Transición dietética* en las páginas 120–122 a excepción de la tintura o extracto (verde) de la cáscara de nuez negra de Castilla: las nueces negras con cáscaras deben cosecharse en el otoño cuando todavía están verdes y que apenas comienzan a madurar, pero antes de que se tornen oscuras. Llene hasta el tope y hasta más no poder un tarro de cristal o vidrio con nueces negras enteras con cáscaras y rellénelo con alcohol de 60–80 grados, cierre muy bien su tapa, déjelo reposar por dos días solamente, y después vierta la tintura o extracto de alcohol.

- Utilice proporciones iguales de hierbas descritas cuando elabore fórmulas herbolarias en los planes 1, 2, 4 y 5

- Todas las fórmulas descritas se utilizan mejor como tinturas o extractos pero se pueden utilizar en forma de cápsulas también. El tamaño de la cápsula recomendada es de 00. Las hierbas en cápsulas pueden causar problemas digestivos para aquellas personas con una digestión deficiente.

- Las fórmulas son más efectivas cuando se toman con el estómago vacío de 1 hora a 30 minutos antes de una comida.

Notas: El extracto o tintura verde de la nuez negra de Castilla y los fórmulas herbolarias similares a aquellas citadas anteriormente con frecuencia se consiguen en las tiendas herbolarias de descuento, y pueden utilizarse como sustitutos para las fórmulas en los planes anteriormente citados 1, 2, 4 y 5. (Véase también el índice de los Recursos).

Aunque menos que óptimas, las fórmulas herbolarias aun serán eficaces si uno o más de los ingredientes principales les falta; el requisito para que la fórmula sea eficaz es que por lo menos uno de los siguientes ingredientes sea parte de la fórmula: extracto verde de nuez negra de Castilla, aceite de orégano, hoja de ajenjo español *(Artemisia absinthium),* hoja de altamisa *(Artemisia tridentata).*

Remedios adicionales:

Chaparro armagosa es un remedio eficaz para la etapa aguda de disentería amibiana y para la *Giardia.* Para los síntomas agudos (diarrea o ardor en el ano y el vómito) tome hasta 25 gotas 4–5 veces al día hasta que desaparezcan los síntomas. ***Chaparro armagosa*** se puede agregar (25 gotas 1–2 veces al día por dos ciclos de diez días) para cualquier plan donde se sospeche que existe la giardiasis crónica.

La terapia de oxígeno es un tratamiento adicional especialmente de alta potencia para cualquier programa parasitario, pues destruye muchos tipos de parásitos, virus, amibas y hongos patógenos microscópicos. Una variedad de productos de oxígeno se consiguen hoy en día y necesitan usarse con precaución. Dos de los productos de oxígeno más seguros son varios compuestos de oxígeno estabilizado y óxido de magnesio. Estos productos con frecuencia se consiguen en los almacenes de alimentos naturales o directamente del fabricante. Cada fabricante promociona diversas potencias. Use la dosis recomendada en el producto. El peróxido de hidrógeno y el ozono son otras opciones (véase las páginas 85–92). Los alimentos verdes son de ayuda para el programa parasitario pues protegen al cuerpo contra la sobre oxidación.

La *Artemisia annua* se ha utilizado por más de dos mil años como remedio parasitario y se está investigando por el ejército de los EEUU como terapia para la malaria que se resiste a los medicamentos prescritos. Hay actualmente un resurgimiento mundial de malaria. La malaria es una enfermedad que se desarrolla a través de los mosquitos. El medicamento de elección es la cloroquina que se ha utilizado con éxito en el pasado, con frecuencia es ineficaz para matar el patógeno.[3] Muchas personas que viajan a países tropicales regresan teniendo dificultad para tratar la infección palúdica.

La *Artemisia annua* también se utiliza para el tratamiento de *Giardia;* además, la prueba sustancial de las investigaciones en la Universidad de Washington, que se publicó en la última parte del 2001 en la revista *Life Sciences,* sugiere que un extracto de esta planta puede destruir totalmente las células del cáncer de mama así como las células de la leucemia.

Debe observarse que hemos discutido otras plantas de la familia de *Artemisia annua* en este texto que tienen un valor parasiticida: artemisa *(Artemisia,* esp. *A. vulgaris),* ajenjo español *(Artemisia absinthium),* altamisa *(Artemisia tridentata).* Las fórmulas de la *Artemisia annua* y el extracto de la semilla de fruta cítrica se consiguen a través de tiendas de descuento y directamente del fabricante del producto de la hierba. (Véase el índice de Recursos).

Consideraciones importantes:

- Estos planes no se recomiendan para las madres embarazadas o lactantes o para niños menores de seis años. Los niños pequeños responden bien al tratamiento si llevan una buena dieta. Un remedio para los niños se da en la página 329. Los niños también se benefician agregando semillas de calabaza ligeramente tostadas a su dieta y siguiendo los ideales higiénicos y de prevención de este plan.

- Las hierbas y las dosis incluidas en este artículo son relativamente no-tóxicas. Si persisten los síntomas, consulte a un profesional de la salud.

- **Un plan de mantenimiento:** Tome remedios antiparasitarios por dos ciclos cortos cada año y como medida preventiva al viajar. Un programa de mantenimiento sugerido: cada seis meses, tome los remedios herbolarios indicados por dos ciclos: una semana sí y luego suspéndalo por cinco días. Las mejores temporadas para eliminar los parásitos son la primavera y el verano tardío.

El programa para la eliminación parasitaria tiene el propósito de proporcionar una solución duradera para los problemas críticos de parasitosis. El fortalecer el aparato digestivo y el sistema inmunológico, que con el tiempo se han debilitado debido a una infección parasitaria, puede tomar años. Un compromiso formal es necesario para restaurar la salud total del cuerpo. Los remedios herbolarios estadounidenses tradicionales y las estrategias alimenticias modernas presentadas aquí han comprobado ser eficaces en la mayoría de los casos.

Sarna o escabiasis

Sarna o escabiasis es una enfermedad de la piel causada por un organismo casi invisible *(Sarcoptes sca-biei),* el «ácaro». Aparece como un salpullido de color rojo con comezón, ahí se hospedan entre los dedos de las manos y de los pies, en los codos, en las muñecas de las manos o en cualesquiera áreas sensibles, en pliegues o dobleces sensibles de la piel. La comezón se intensifica por la noche.

La comezón es altamente contagiosa. En el pasado ha habido epidemias numerosas, especialmente durante la Primera Guerra Mundial y la Segunda Guerra Mundial. Se desarrolla en las escuelas (es más fácil entre los niños debido a su contacto físico tan cercano) y después se transmite a miembros de la familia por contacto directo de piel a piel o al compartir toallas y ropa infectadas.

Las infecciones de sarna o escabiasis están resurgiendo con más frecuencia en los Estados Unidos.[4] Si cree que está infectado, puede identificarlo positivamente con una prueba simple en una clínica médica. El tratamiento común para sarna o escabiasis es el Lindano™, un medicamento tóxico.[5,6] Si éste se usa en exceso se cree causa daño a los nervios y al cerebro.

Un remedio menos tóxico usado en China y en EEUU pero altamente eficaz, es el Sulfuro Sublime (o flores de sulfuro), el cual se consigue en las farmacias. Sin embargo, algunas personas son alérgicas al sulfuro; si tiene duda, pruebe la fórmula siguiente en una pequeña área de la piel por un día y supervise el área para cualquier reacción adversa.

Fórmula para el tratamiento de escabiasis: En una olla se deja a fuego lento y se retira del fuego una vez que se mezcle muy bien, una parte de Sulfuro Sublime con 5 partes de aceite de calidad como el de coco, de oliva virgen, de ajonjolí no-refinado. Después de bañarse o ducharse en la noche, aplíquese esta mezcla en todo el cuerpo antes de acostarse; preste mucha atención donde se la va a aplicar, cuide que todos los pliegues y dobleces de la piel estén bien cubiertos, aun por debajo de las uñas de los dedos de las manos y de los pies. Dúchese por la mañana. Haga esto cuatro noches consecutivas.

Esta fórmula de sulfuro también se utiliza en el tratamiento de psoriasis, eczema e impétigo (enfermedad inflamatoria de la piel).

APÉNDICE B

El efecto del tratamiento de endodoncia en la salud*

El tratamiento dental conocido como «endodoncia» consiste en que el nervio de un diente es extraído para luego rellenarse el conducto radicular con diversos materiales. Este tratamiento se realiza con frecuencia en dientes que están seriamente infectados, los cuales serían extraídos si no existiera este tratamiento y los cuales no pudieran permanecer en la boca de ninguna otra forma. Con este tratamiento los dientes se conservan intactos.

Este procedimiento bien intencionado, sin embargo, puede desafortunadamente debilitar seriamente la salud, según investigaciones bien documentadas realizadas por el Dr. Weston Price, a quien algunos dentistas consideran como el primer investigador dental en la historia. Parece ser que los conductos radiculares pueden causar un debilitamiento peligroso en los órganos internos del cuerpo; las personas con una salud seriamente desequilibrada, quienes se han sometido a este tratamiento o se los han recomendado, deben considerar el cómo tratar este problema dental como una prioridad en su proceso de sanación.

El Dr. Weston Price, durante catorce años fue el director de investigaciones de la Asociación Dental Estadounidense *(Director of Research of the American Dental Association)* y durante treinta años de su carrera se dedicó a investigar la relación entre ciertas enfermedades sistémicas del cuerpo—como enfermedades del riñón y del corazón—y las toxinas que se filtran a través de los conductos radiculares hacia el resto del organismo. Sus hallazgos desafiaron la seguridad de la práctica dental creando dudas al momento de realizar endodoncias y, consecuentemente, causó una gran controversia en la comunidad dental.

La investigación del Dr. Price indicó que mucha gente no puede tolerar la endodoncia o tratamiento de conducto radicular.[1,2] El Dr. Price encontró que si extraía de la gente esos dientes que ya tenían la endodoncia hecha, y si esas personas sufrían de enfermedades del riñón y del corazón, en la mayoría de los casos su condición de salud mejoraba. Para establecer una relación entre los dientes y las enfermedades, él insertó los dientes con endodoncia debajo de la piel de unos conejos, cuyos sistemas inmunológicos son similares al de los seres humanos. Cuando realizó este experimento los conejos murieron en un plazo de dos días, y a veces en un plazo de doce horas. Si solamente un fragmento muy pequeño del diente con endodoncia fuera implantado, en el plazo de dos semanas el conejo perdería un 20% de su peso corporal y moriría ya sea de enfermedad del riñón o del corazón, correlacionada a la condición que el donante humano tenía.

---

*Mucha de la información en este artículo ha sido adaptada de la investigación del Dr. Hal A. Huggins, D.D.S., M.S., titulado «How Root Canals Generate Toxins». Las opciones para usar oxígeno, aceites esenciales y tratamientos herbolarios son sugerencias del autor de este libro.

Para demostrar más allá la relación, el Dr. Price implantó sucesivamente el mismo fragmento de diente en cien conejos, y cada conejo murió de la misma enfermedad de lo que padecía la persona. En contraste, un diente normal, no-infectado puede estar por debajo de la piel de un conejo por un año sin reacciones adversas. Los experimentos del Dr. Price claramente demuestran la relación entre el diente con endodoncia y las enfermedades degenerativas.

La investigación adicional del Dr. Price referente al tratamiento de conducto radicular reveló que la falta de no limpiar por completo el conducto en los dientes, es la fuente del problema. Las bacterias estreptococo son parte de la flora natural de la boca, y cuando empieza haber caries en los dientes, invaden el diente y comienzan a destruir los tejidos de éste. Una vez dentro del diente, invaden no solamente el esmalte del diente sino también la dentina hasta llegar al tejido blando que es la pulpa. La dentina se compone de millares de túbulos minúsculos, que pueden contener mil millones de bacterias estreptococo. El problema es que los productos químicos que el dentista utiliza para limpiar el diente para el tratamiento de conducto radicular no llegan a alcanzar estos túbulos dentinarios. Después de que el dentista sella el diente, las bacterias restantes se dejan en la cámara pulpar del diente para proliferar.

No hay oxígeno dentro del diente sellado. En este ambiente anaerobio, los estreptococos se transforman para adaptarse a las nuevas condiciones. Las bacterias normales producen solamente residuos levemente dañinos en condiciones aerobias. Los estreptococos que se convierten en anaerobios producen sustancias venenosas que se filtran hacia fuera a través de los túbulos minúsculos del diente. Desafortunadamente, las células de nuestro sistema inmunológico son demasiado grandes para caber a través de los poros y destruir las bacterias dentro del diente; líquidos con nutrientes pueden infiltrarse en el diente para alimentar las bacterias, permitiéndoles desarrollarse. Las bacterias se protegen dentro del diente, emitiendo toxinas hacia el cuerpo.

El cuerpo puede tener varias reacciones a esas toxinas liberadas por el diente. El entendimiento del Dr. Price de estas reacciones desafió el pensamiento convencional del día. Por ejemplo, el cuerpo puede formar pus alrededor del diente en respuesta a las toxinas. El Dr. Price descubrió que esta pus es casi estéril y que no permite el paso de estas toxinas que están dentro del diente, hacia el cuerpo. Sus colegas por otra parte, vieron la pus como una señal para administrar antibióticos, lo cual permite que las toxinas continúen filtrándose hacia fuera. En otros casos, no hay formación de pus o dolor alrededor del diente, pero las enzimas pueden estimular la formación de «osteítis condensante», un elemento más duro que el hueso que se va a formar alrededor del diente anquilosando el diente al hueso. En la medicina convencional, esto se considera como un reflejo de una completa sanación. Sin embargo, el Dr. Price sabía que las toxinas pueden aun liberarse, y si el sistema inmunológico de la persona está débil, las toxinas atacarán a los órganos internos.

Varios factores de riesgo predisponen a la persona a desarrollar problemas por el tratamiento del conducto radicular. De 140,000 estudios en 1,200 pacientes, el Dr. Price encontró que factores hereditarios hacen a la persona más susceptible a tener reacciones adversas a la endodoncia. Específicamente, una alta frecuencia de enfermedades degenerativas en las familias de los pacientes de dos generaciones anteriores las pone en un riesgo mayor. Pero ciertos factores estresantes pueden hacer que alguien con factores genéticos sanos tenga probablemente más tendencia a desarrollar enfermedades debido al tratamiento de endodoncia. El Dr. Price aprendió que los dos factores estresantes más grandes eran el embarazo y la influenza. Bajo la influencia de cualquiera de estas condiciones, las toxinas de los canales radiculares de los dientes son las más aptas para producir una enfermedad. Otros factores de riesgo son el sufrir una pena muy grande, el temblar por miedo o por frío, melancolía, ansiedad, hambre severa, e infecciones agudas o crónicas.

Para realizar este tratamiento de endodoncia, más que extraer únicamente el diente se debe extraer parte del hueso circundante ya que diversos estudios demuestran que los linfocitos de la enfermedad autoinmunológica se incrustan por lo menos un milímetro dentro del hueso. Por lo tanto, esta superficie del hueso además del diente se debe quitar para obtener mejores resultados.

La investigación del Dr. Price, publicada en muchas revistas arbitradas, fue reexaminada por sus colegas y nunca se ha refutado. La conveniencia comercial tiene, sin duda alguna, a dentistas que se resisten a cambiar su manera de pensar en el procedimiento de este tratamiento de endodoncia, para la desgracia de muchos de los que se hacen este tratamiento. Afortunadamente, sin embargo, un número creciente de personas se está educando sobre el peligro de este tratamiento.

Alternativas y recomendaciones: De acuerdo a algunos dentistas orientados a la salud en una forma holística, si se prescribe un conducto radicular, hay alternativas, aunque todas son menos que ideales. Algunos sienten que simplemente sacar el diente es un procedimiento menos tóxico, y por lo tanto preferible a una endodoncia; sin embargo, un diente ausente puede debilitar a los dientes circundantes, dando por resultado la pérdida posible de más dientes. Otras dos alternativas son: 1) un implante dental que se asegura con un metal relativamente no-reactivo tal como el titanio, y 2) un «puente».

Los siguientes son algunos remedios simples para ayudar a mantener una toxicidad baja en un diente con endodoncia: ingiera un suplemento de oxígeno o un aceite esencial tal como el aceite de orégano o aceite de lavanda, tres veces por semana, por ejemplo, el lunes, miércoles y viernes. Uno de los suplementos más seguros de oxígeno para un uso prolongado es cualesquiera de los compuestos de oxígeno estabilizado disponibles en muchos almacenes de alimentos naturales o que se pueden pedir directamente al fabricante (véase el índice de Recursos). Para usar cualquier aceite esencial, siga las guías de la dosis para la ingestión del aceite de orégano descritas en la página 661. Debido a que el cuerpo tiende a ajustarse a los efectos de estas sustancias desintoxicantes, lo ideal sería completar un ciclo entre estas sustancias de semana a semana; por ejemplo, una semana ingiera aceite de orégano, en la siguiente semana los compuestos de oxígeno estabilizado, y en la última semana, aceite de lavanda. Luego vuelva a repetir este ciclo.

Si tiene un desequilibrio que usted crea es causado por una endodoncia, al llevar a cabo este protocolo de aceites esenciales y de oxígeno usted debe experimentar una mejor salud antes de que la semana siete se cumpla. Si no, puede aumentar más veces la frecuencia con que se toma estos remedios a —4, 5 ó 6 veces por semana— hasta que se mejore. Si una mejoría no es evidente cuando se toma una dosis una vez al día, 6 veces por semana o 6 días, estos remedios pueden no ser apropiadas para su caso o quizás su desequilibrio puede provenir de otra causa que no sea la endodoncia.

Otro suplemento útil es la hierba cola de caballo *(Equisetum arvense)* que tiene una afinidad muy estrecha con los dientes, fortaleciendo y purificando su estructura entera. El suplemento de esta hierba, en forma de tabletas o cápsulas, se debe preparar especialmente para que la hierba no sea tóxica (véase el índice de los Recursos); una decocción que no es tóxica es en forma de té de cola de caballo (véase la página 110 para la «decocción» y la dosis). Recomendamos ingerir cola de caballo como un remedio base para apoyar la acción del oxígeno estabilizado y los aceites esenciales.

Recursos: Véase las «Publicaciones y las organizaciones» en el índice de los Recursos para información sobre los servicios de referencias dentales que proporcionan el acceso a dentistas orientados a la salud en una forma holística.

Bibliografía

Con una selección de anotaciones

Filosofía del Asia oriental

Chan, Wing-Tsit. *A Source Book in Chinese Philosophy.* Princeton, NJ: Princeton University Press, 1973

Deng, Ming-Dao. *The Wandering Taoist.* San Francisco, California: Harper and Row, 1983. Recopilación histórica de costumbres de una de las últimas comunidades taoistas en China.

Feng, Gia-Fu y Jane English [traductores]. *Chuang Tsu.* New York: Vintage Books, 1974

Mitchell, Stephen. *Tao Te Ching: A New English Version, with Foreword and Notes.* New York, NY: HarperPerennial, 1992. Una traducción excelente que capta la intención más central de este texto antiguo. El prólogo y las notas proporcionan un discernimiento comprensivo importante.

Liu, Wu-Chi y Irving Y. Lo [editores]. *Sunflower Splendor—3000 Years of Chinese Poetry.* New York: Anchor Books, 1975

Vanamali. *Nitya Yoga: Essays on the Sreemad Bhagavad Gita.* Vanamali Publications, Vanamali Gita Yogashram, PO Tapovan 249-192, Via Shivananda Nagar, Rishikesh. U.P. (El Himalaya) India. Proporciona un fácil, práctico y comprensible discernimiento de la obra clásica *Bhagavad Gita.*

Wilhelm, Richard y Cary Baynes [traductores]. *I Ching* or *Book of Changes.* New York: Pantheon Books, 1966

Medicina china: teoría y bases

Beinfield, Harriet y Efrem Korngold. *Between Heaven and Earth: A Guide to Chinese Medicine.* New York: Ballantine Books, 1992. Una presentación de los Cinco Elementos escrita con mucha destreza, integrada a otras teorías de la medicina china.

Connelly, Dianne M. *Traditional Acupuncture: The Law of the Five Elements* (2ª edición). Columbia, MD: Centre for Traditional Acupuncture Inc, 1994. Un tratado creativo fácil de entender de la teoría de los Cinco Elementos.

Kaptchuk, Ted J. *The Web That Has No Weaver: Understanding Chinese Medicine* [Edición revisada]. Chicago, Illinois: Contemporary Books, 2000. Una obra clásica de los fundamentos de la medicina china con excelentes referencias.

Jarrett, Lonny S. *Nourishing Destiny: The Inner Tradition of Chinese Medicine.* Stockbridge, MA: Spirit Path Press, 1998. La medicina china y la evolución de los estados de conciencia. Incentiva al lector a conectarse con las raíces de las artes de sanación china.

Maciocia, Giovanni. *The Foundations of Chinese Medicine: A Comprehensive Text for Acupuncturists and Herbalists.* London: Churchill Livingstone, 1989. Un volumen completo y claramente escrito, el cual establece los estándares para la base de los textos de la medicina china.

Ming, Zhu [traductor]. *The Medical Classic of the Yellow Emperor.* Beijing: Beijing Foreign Language Press, 2001. Incluye anotaciones y comentarios extensamente informativos. Una de las traducciones más autorizadas.

Ni, Maoshing. *The Yellow Emperor's Classic of Medicine: A New Translation of the Neijing Suwen with Commentary* (1era edición). Boston: Shambhala, 1995. Una traducción importante con interpretaciones muy útiles.

O'Connor, John y Dan Bensky [traductores]. *Acupuncture: A Comprehensive Text/Shanghai College of Traditional Medicine.* Seattle, Washington: Eastland Press, 1981. Además de acupuntura, contiene una discusión concisa de la teoría médica china.

Omura, Yoshiaki. *Acupuncture Medicine.* New York: Japan Publications, 1982

Porkert, Manfred y Christian Ullmann. *Chinese Medicine [traducido y adaptado por* Mark Howson] (1era edición Owl book). New York: H. Holt, 1990

Veith, Ilza [traductora]. *The Yellow Emperor's Classic of Internal Medicine.* Berkeley, California: University of California Press, 1972. La primera traducción al inglés a la disposición del público. Una obra académica que carece de detalle necesario de utilidad en la medicina china.

Wiseman, Nigel [traductor]. *Fundamentals of Chinese medicine* (edición revisada). Brookline, Massachusetts: Paradigm Publications, 1995. Describe los patrones principales de enfermedades y presenta remedios básicos herbolarios y puntos de acupuntura.

Terapia dietética china

Flaws, Bob. *The Tao of Healthy Eating: Dietary Wisdom According to Traditional Chinese Medicine.* Boulder, Colorado: Blue Poppy Press, 1998. Explica vegetarianismo, alimentos crudos, frescos y cocidos, Cándida, obesidad y otros temas en términos de la medicina china.

Lu, Henry C. *Chinese System of Foods for Health & Healing.* New York: Sterling Publishing Co, 2000. Ofrece una riqueza de remedios y una discusión de los principios del uso de los alimentos para sanar.

Lu, Henry C. *Doctors' Manual of Chinese Medical Diet.* Vancouver, BC, Canadá: Academy of Oriental Heritage, 1981

Ni, Maoshing con Cathy McNease. *The Tao of Nutrition.* Santa Monica, Calif.: SevenStar Communications, 1993. Un texto bien recibido de terapia dietética china, que reconoce la adversidad de la salud de los estadounidenses como un problema siendo del resultado del consumo en exceso de productos de origen animal y alimentos refinados.

Medicina ayurvédica y tibeteana

Badjajew, Peter, Vladimir Badjajew y Lynn Park. *Healing Herbs: The Heart of Tibetan Medicine.* Berkeley, California: Red Lotus Press, 1982

Chopra, Deepak *et al. Perfect Health.* New York: Harmony Books, 1990. Usa los principios de Ayurveda para proporcionar un discernimiento comprensivo y creativo de la salud mental y física.

Donden, Yeshi. *Healing from the Source: The Science and Lore of Tibetan Medicine.* Ithaca, NY: Snow Lion Publications, 2000. Imparte las bases de la medicina holística tibeteana e incluye una perspectiva espiritual.

Frawley, David. *Ayurvedic Healing: A Comprehensive Guide.* Sandy, Utah: Passage Press,

1990. Uno de los libros más completos de Ayurveda con información aplicable para profesionales o lectores generales.

Lad, Vasant. *Ayurveda: The Science of Self-Healing.* Santa Fe, New Mexico: Lotus Press (P.O. Box 6265, Santa Fe, NM 87502), 1984. Una explicación simple y clara de los fundamentos de Ayurveda.

Rapgay, Lopsang. *The Tibetan Book of Healing.* Salt Lake City, Utah: Passage Press, 1997. Aplicaciones de la medicina tibetiana y guías psicológicas budistas. El método tibeteano tiene puntos en común con la medicina ayurvedica de la India y de la China.

Svoboda, Robert. *Prakruti: Your Ayurvedic Constitution.* Albuquerque, New Mexico: Geocom, 1988. Contiene un discernimiento comprensivo del diagnóstico ayurvédico.

Thakkur, C. G. *Ayurveda: The Indian Art & Science of Medicine.* New York: ASI Publishers, 1974

Tiwari, Maya. *Ayurveda Secrets of Healing: The Complete Ayurvedic Guide to Healing through Pancha Karma Seasonal Therapies, Diet, Herbal Remedies, and Memory.* Twin Lakes, Wisconsin: Lotus Press, 1995

Tiwari, Maya. *A Life of Balance.* Rochester, Vermont: Healing Arts Press, 1995. Presenta Ayurveda tradicional con muchas fórmulas excelentes.

Enfoque occidental de la nutrición

Appleton, Nancy. *Lick the Sugar Habit.* Garden City Park, NY: Avery Publications, 1988. Demuestra como la azúcar disminuye la inmunidad, provocando muchos padecimientos. Incluye un plan autocoadyuvante para superar la adicción a la azúcar y seguir un estilo de vida saludable.

Ballentine, Rudolph. *Diet and Nutrition: A Holistic Approach.* Honesdale, Pennsylvania: Himalayan International Institute, 1978. Un texto base para entender la nutrición desde una mezcla de ambas la perspectiva tradicional y la científica.

Ballentine, Rudolph. *Transition to Vegetarianism: An Evolutionary Step.* Honesdale, Pennsylvania: The Himalayan International Institute, 1987. Proporciona un método útil y fácil para volverse vegetariano.

Chaitow, Leon. *Amino Acids in Therapy.* Rochester, Vermont: Thorsons, 1985

Colbin, Annemarie. *Food and our Bones: The Natural Way to Prevent Osteoporosis.* New York: Plume, 1998

Cousens, Gabriel. *Conscious Eating.* Berkeley, California: North Atlantic Books, 2000. Una ojeada a la sabiduría intuitiva como coadyuvante para seleccionar los alimentos apropiados.

Dean, Carolyn, MD. *The Miracle of Magnesium.* New York: Ballantine Books, 2003. Claramente escrito—investigaciones recientes de los efectos del mineral magnesio en la salud.

Erasmus, Udo. *Fats that Heal, Fats that Kill: The Complete Guide to Fats, Oils, Cholesterol, and Human Health* (Edición revisada, actualizada y expandida). Burnaby, BC, Canada: Alive Books, 1993

Fuchs, Nan Kathryn. *Overcoming the Legacy of Overeating: How to Change Your Negative Eating Patterns.* Los Angeles, California: Lowell House, 1999

Gates, Donna. *The Body Ecology Diet: Recovering Your Health & Rebuilding Your Immunity* [7ima edición]. B.E.D. Publications. Protocolos útiles para tratar candidiasis.

Gittleman, Ann Louise. *Guess What Came To Dinner.* Garden City Park, NY: Avery Publishing Group Inc, 1993. Todo sobre parásitos.

Guyton, Arthur C. *Textbook of Medical Physiology.* Philadelphia, Pennsylvania: W. B. Saunders, 1990. Un texto útil para los nutriólogos, especialmente en cuanto a la nueva comprensión de los procesos metabólicos de las proteínas y los aminoácidos en el cuerpo.

Hendler, Sheldon Saul. *The Doctor's Vitamin and Mineral Encyclopedia.* New York: Simon and Schuster, 1990. Basado en experimentación científica, contiene un discernimiento comprensivo de la efectividad de los suplementos de vitaminas, minerales, aminoácidos, lípidos, hierbas y otras muchas sustancias terapéuticas.

Jarvis, D. C. *Folk Medicine.* Greenwich, Connecticut: Fawcett Crest, 1958. Una obra clásica popular de la medicina regional del estado de Vermont, con numerosos remedios basados en vinagre de sidra de manzana, miel de abeja, kelp y otros alimentos. Precaución: Los remedios de vinagre y de miel pueden no ser apropiados para los vegetarianos de mucho tiempo.

Jenson, Bernard y Mark Anderson. *Empty Harvest: Understanding the Link Between Our Food, Our Immunity, and Our Planet.* Garden City Park, NY: Avery Publishing Group, 1990

Jensen, Bernard. *The Chemistry of Man.* Escondido, California: Bernard Jensen Pub., 1983

Meinig, George E. *Root Canal Cover-up.* Ojai, California: Bion Publishing, 1994. Pone en evidencia la eliminación de información respecto al procedimiento dentario «canal radicular».

Murray, Michael y Joseph Pizzorno. *Encyclopedia of Natural Medicine* (2ª edición revisada). Rocklin, California: Prima Publishing, 1998. Una guía naturopática bien investigada para la sanación de enfermedades comunes.

Price, Weston A. *Volume I: Dental infections, oral and systemic; Volume II: Dental infections and the degenerative diseases.* Cleveland, Ohio: The Penton Publishing Company, 1923. El volumen I presenta investigaciones de las características fundamentales oral y sistémica de las infecciones dentales; el volumen II presenta investigaciones de las características clínicas de las infecciones dentales.

Price, Weston A. *Nutrition and Physical Degeneration.* La Mesa, California: The Price-Pottenger Nutrition Foundation, 1945

Rudin, Donald O. y Clara Felix. *The Omega-3 Phenomenon.* New York: Avon Books, 1988

Schaeffer, Severen L. *Instinctive Nutrition.* Berkeley, California: Celestial Arts, 1987

Seely, Stephen, *et al. Diet-Related Diseases.* New York: AVI Publishing Co, 1985

Stanway, Penny. *Healing Foods: For Common Ailments.* London: Gaia Books Limited, 1998

Wilhelmi-Buchinger, Maria. *Fasting: The Buchinger Method.* Essex, England: Saffron Walden, the C.W. Daniel Co, 1986

Wood, Rebecca. *The New Whole Foods Encyclopedia: A Comprehensive Resource for Healthy Eating.* New York, NY: Penguin/Arkana, 1999. Un catálogo de alimentos saludables con consejos inspirados e información valiosa.

Sanando la mente y el espíritu

Cheung, C.S. *et al. Mental Dysfunction As Treated by Traditional Chinese Medicine.* San Francisco, California: Traditional Chinese Medical Pub., 1986

Hammer, Leon. *Dragon Rises, Red Bird Flies.* Barrytown, NY: Station Hill Press, 1990. Explora las conexiones entre la psicología y la medicina china.

Hanh, Thich Nhat. *Peace is Every Step: The Path of Mindfulness in Everyday Life.* New York, NY: Bantam Books, 1991. Un maestro líder espiritual enseña cómo adaptar los principios Zen para la vida cotidiana y el camino hacia la paz.

Millenson, J.R. *Mind Matters: Psychological Medicine in Holistic Practice.* Seattle, WA: Eastland Press, 1995. Incluye técnicas de «mente-cuerpo» muy prácticas para aplicarse en la sanación psicológica.

Nutrition and Mental Health. Patrocinado por el U.S. Senate Select Committee on Nutrition and Human Needs, 1980. Documenta los efectos de las deficiencias de nutrientes en los problemas del aprendizaje y del comportamiento.

Pfeiffer, Carl C. *Nutrition and Mental Illness: An Orthomolecular Approach to Balancing Body Chemistry.* Rochester, Vermont: Inner Traditions, 1988

Raheem, Aminah. *Soul Return: Integrating Body, Psyche, and Spirit.* Boulder Creek, California: Aslan Publishing, 1991. Utiliza modelos de psicoterapia así como la teoría china de los Cinco Elementos para la terapia emocional y para revelar dimensiones del alma que sanan a la persona en su totalidad.

Werbach, Melvyn R. *Nutritional Influences on Mental Illness: Sourcebook of Clinical Research.* Tarzana, California: Third Line Press, 1991. Integra la literatura importante concerniente a terapias alimenticias para muchos tipos de problemas mentales y de conducta.

Wurtman, Judith. *Managing Your Mind and Mood Through Food.* New York: Rawson Associates, 1986

Herbolaria china

Bensky, Dan, Andrew Gamble y Ted Kaptchuk. *Chinese Herbal Medicine: Materia Medica* [Revisado] Seattle, WA: Eastland Press, 1993. Una obra muy completa que contiene más de 400 hierbas y sustancias—útil para el estudiante serio de herbolaria china.

Bensky, Dan y Randall Barolet [traductores]. *Chinese Herbal Medicine: Formulas and Strategies* [Edición revisada]. Seattle, WA: Eastland Press, 1990. Un clásico contemporáneo invaluable que incluye explicaciones de la función central de la teoría medica y herbolaria chinas.

Fratkin, Jake. *Chinese Herbal Patent Medicines, A Clinical Desk Reference.* Boulder, CO: Shya Publications, 2001. Una edición expandida. Abarca más de 1300 fórmulas y notas respecto a las especies en extinción, los metales pesados, farmacéuticos e investigaciones.

Hsu, Hong-Yen. *Oriental Materia Medica.* Long Beach, California: Oriental Healing Arts Institute, 1986

Smith, F. Porter y G. A. Stuart. *Chinese Medicinal Herbs.* San Francisco, California: Georgetown Press, 1973

Herbolaria occidental

Blumenthal, Mark [editor], *et al. The complete German Commission E monographs, Therapeutic guide to herbal medicines / developed by a special expert committee of the German Federal Institute for Drugs and Medical Devices.* Austin, Texas: American Botanical Council; Boston: Integrative Medicine Communications, 1998

Christopher, John R. *School of Natural Healing.* Provo, Utah: BiWorld Publishers, 1978. Una de las mejores colecciones de remedios de la tradición herbolaria de los EEUU.

Felter, Harvey y John Lloyd. *King's American Dispensatory.* Portland, OR: Eclectic Medical Publications, 1983. Esta publicación reciente del clásico de 1898 cita los usos y dosis de hierbas y medicamentos farmacéuticos importantes. Mucha de la información de hierbas contenida aquí no se consigue en otras fuentes.

Kloss, Jethro. *Back to Eden: A Human Interest Story of Health and Restoration to be Found in Herb, Root, and Bark.* Loma Linda, California: Back to Eden Books Pub., 1988. Al principio del siglo 20, Jethro Kloss desarrolló terapias herbolarias y alimenticias de todos los tiempos que aun hoy en día siguen en uso.

Santillo, Humbart. *Natural Healing with Herbs.* Prescott Valley, Arizona: Holm Press, 1985

Tierra, Michael. *Planetary Herbology.* Santa Fe, New Mexico: Lotus Press, 1988. Una combinación de tradiciones herbolarias asiáticas (ayurvédicas y chinas) y terapias occidentales.

Worwood, Valerie. *The Complete Book of Essential Oils and Aromatherapy.* San Raphael, California: New World Library, 1991. Abarca un espectro amplio del uso de los aceites esenciales, incluyendo cómo cocinar.

Alimentos verdes

Henrikson, Robert. *Earth Food: Spirulina.* Laguna Beach, California: Romore Enterprises, 1989

Hills, Christopher. *Secrets of Spirulina: Medical Discoveries of Japanese Doctors.* Boulder Creek, California: INM Books, University of the Trees Press, 1980

Meyerowitz, Steve. *Wheatgrass, Nature's Finest Medicine: The Complete Guide to using Grass, Foods & Juices to help your Health* [6ima edición] Great Barrington, MA: Sproutman Publications, 1999

Scientific Research Digest on Chlorella. Hokkaido, Japan: Medicinal Plant Institute of Hokkaido, 1987 [accesible a través de la Medline Data Base de la red computacional, para recopilar información: 1737191]

Vonshak, Avigad [editor] *Spirulina platensis (Arthrospira): physiology, cell-biology, and biotechnology.* London; Bristol, Pennsylvania: Taylor & Francis, 1997.

Algas marinas

Arasaki, Seibin and Teruko. *Vegetables from the Sea.* Tokyo, Japan: Japan Pub. Inc, 1983

Bradford, Peter y Montse. *Cooking With Sea Vegetables: A Collection of Naturally Delicious Dishes Using to the Full the Bountiful Harvest of the Oceans.* Rochester, Vermont: Healing Arts Press, New York: 1985

Ellis, Lesley. *Seaweed: A Cook's Guide: Tempting Recipes for Seaweed and Sea Vegetables.* Tucson, Arizona: Fisher Books, 1999

Erhart, Shep y Leslie Cerier. *Sea Vegetable Celebration.* Summertown, Tennessee: Book Publishing Co, 2001

Lewallen, Eleanor y John. *The Sea Vegetable Gourmet Cookbook and Forager's Guide.* Ordene pedidos a: Mendocino Sea Vegetable Co, Box 372, Navarro, California 95463.

Los niños

Conners, C. Keith. *Feeding the Brain: How Foods Affect Children.* New York: Plenum Press, 1989

Cournoyer, Cynthia. *What About Immunizations? Exposing the Vaccine Philosophy.* Santa Cruz, California: Nelson's Books, 1995

Crook, William G. *Help for the Hyperactive Child.* Jackson, TN: Professional Books, 1991. Incluye métodos nutricionales para ayudar al niño hiperactivo sin el uso de medicamentos farmacéuticos.

Green, Nancy S. *The Nontoxic Baby.* (204 N. El Camino Real, Suite E214) Encinitas, California: Natural Choices, 1991. Identifica las toxinas comunes de la recámara del niño, los productos para el cuidado y alimentación infantil.

Johnson, Roberta Bishop. *Whole Foods for the Whole Family: Cookbook.* Franklin Park, IL: La Leche League International, 1993

Neustaedter, Randall. *The Immunization Decision: A Guide for Parents.* Berkeley, California: North Atlantic Books, 1990

O'Mara, Peggy. *The Way Back Home: Essays on Life and Family.* Santa Fe, New Mexico: Mothering, 1991. La editorial «Mothering» también publica libros sobre vacunas, circuncisión, cómo educar a los niños en casa, los adolescentes, cómo ser un papá, aprender sobre partería y sus leyes; para un catálogo por favor escriba a la editorial Mothering, P.O. Box 1690, Santa Fe, NM 87504.

Samuels, Mike and Nancy. *The New Well Pregnancy Book.* New York: Simon & Schuster, 1996

Schauss, Alexander, Barbara Meyer y Arnold Meyer. *Eating for A's.* New York: Pocket Books, 1991. Un programa para reemplazar alimentos refinados y de mala calidad con alimentos nutritivos integrales ricos en «nutrientes para el aprendizaje» utilizados por el cerebro.

Scott, Julian. *Natural Medicine for Children.* New York: Avon Books, 1990. Una guía excelente para tratar y prevenir enfermedades infantiles (desde el nacimiento hasta los doce años) con dieta, hierbas, homeopatía, masaje y métodos para la toma de conciencia. El lector tiene la opción de escoger de los muchos remedios a través de la aplicación de exámenes sencillos de evaluación del niño, los cuales a menudo se basan en los principios de sanación china.

The Womanly Art of Breastfeeding. Schaumburg, IL: La Leche League International, 1997

Whole Foods for Kids to Cook. Schaumburg, IL: La Leche League International, 1995

Ecología, política y ética de los alimentos

Adams, Carol, J. *The Inner Art of Vegetarianism: Spiritual Practices for Body and Soul.* New York: Lantern Books, 2000. Bien escrito, profundiza en las experiencias del vegetarianismo.

Anderson, Luke. *Genetically Engineered Food and our Environment.* White River Junction, Vermont: Chelsea Green Publishing, 1999

Berthold-Bond, Annie. *Better Basics for the home: Simple Solutions for Less Toxic Living.* New York, Three Rivers Press, 1999. Un manual de más de 800 fórmulas de alternativas hasta toxinas comunes de la casa.

Lappé, Frances M. *Diet for a Small Planet—20th Anniversary Edition.* New York: Ballantine Books, 1991. Un plan dietético apropiado para la presente condición del planeta. Esta edición es mejor que la original, reconoce que los requerimientos proteicos para los vegetarianos se satisfacen fácilmente sin el complemento del perfil de aminoácidos entre los alimentos de origen vegetal.

Lappé, Frances M. *Rediscovering America's Values.* New York: Ballantine Books, 1991

Lappe, Marc A. y Britt Bailey. *Against the Grain: Biotechnology and the Corporate Takeover of Your Food.* Cambridge, MA: Common Courage Press, 1998. Los riesgos serios de salud y la ecósfera a partir de la ingeniería genética. Pone al descubierto la propaganda biotecnológica.

Nestle, Marion. *Food and Politics: How the Food Industry Influences Nutrition and Health.* Berkeley, California: U-CAL Press, 2002. Un nutriólogo escribe acerca de las grandes corporaciones que promueven la chatarra y sodas; la pirámide alimenticia y política de los alimentos.

Phelphs, Norm. *The Dominion of Love: Animal Rights According to the Bible.* New York: Lantern Books, 2002. Alienta a todas las personas que tienen un gran respeto por las escrituras de la Biblia para encontrar maneras de detener el sufrimiento que se les inflige a los animales.

Robbins, John. *The Food Revolution: How Your Diet Can Help Save Your Life and the World.* Berkeley, California: Conari Press, 2001. Un documento motivado que indica el efecto devastador que tiene la mala selección de alimentos para el futuro del planeta. Una base política y ecológica para las dietas de origen vegetal.

Teite, Martin y Kimberly A. Wilson. *Genetically Engineered Food: Changing the Nature of Nature.* Rochester, Vermont: Park Street Press, 1999. Una excelente explicación de la ingeniería genética y explora los riesgos de la salud.

Towns, Sharon y Daniel. *Voices from the Garden: Stories of Becoming a Vegetarian.* New York, NY: Lantern Books, 2002

Enfermedades degenerativas e inmunidad

Addanki, Sam. *Diabetes Breakthrough.* New York: Pinnacle Books, 1982

Borell, G.L. *The Peroxide Story.* Box 487, Stanton, California 90680

Gerson, Max. *A Cancer Therapy: Results of Fifty Cases.* Bonita, California: Gerson Institute, 1986

Jochems, Ruth. *Dr. Moerman's Cancer Diet.* Garden City Park, NY: Avery Publishing, 1990. Primero intentados en Holanda en los años 1930s, estos planes dietéticos se han ido aceptando gradualmente como terapia útil, y ahora han sido aprobados por el gobierno de Holanda. Este texto incluye las dietas Moerman en detalle, con una explicación de cómo funcionan.

LeBeau, Conrad. *Hydrogen Peroxide Therapy.* Hales Corners, Wisconsin: Vital Health Publishing, 1989

Levine, Stephen A. y Parris M. Kidd. *Antioxidant Adaptation: Its Role in Free Radical Biochemistry.* San Francisco: Biocurrents Press, 1985

Viebahn, Renate. *The Use of Ozone in Medicine.* Heidelberg, Alemania: K.F. Haug Publisher, 1994. Un tratado bien hecho de los muchos usos del ozono, este libro fue publicado en 1987 por la Medicina Biológica, Portland, Oregón.

Whitaker, Julian. *Reversing Heart Disease.* New York: Warner Books, 1985. Basado en los resultados de las experiencias del Dr. Whitaker con 2000 pacientes del corazón, este texto muestra el porqué las investigaciones modernas están descubriendo que las enfermedades del corazón generalmente son fáciles de prevenir y de curar. Contiene un programa completo de cuidados de forma natural para evitar y reparar las enfermedades del corazón sin medicamentos farmacéuticos ni cirugía.

Toxinas y radiación

Dadd, Debra Lynn. *The Non-Toxic Home: Protecting Yourself and Your Family from Everyday Toxics and Health Hazards.* Los Angeles, California: Jeremy P. Tarcher, Inc, New York: Distribuido por St. Martin's Press, 1986

Dadd, Debra Lynn. *Nontoxic, Natural, and Earthwise.* New York: St. Martins, 1990. Cita fuentes de más de 2,000 productos saludables, no-tóxicos—desde materiales para la construcción hasta ropa y alimentos. Estos productos están clasificados segun el impacto personal y del medio ambiente del planeta.

Farlow, Christine. *Dying to Look Good: The Disturbing Truth About What's Really in Your Cosmetics, Toiletries and Personal Care Products.* Escondido, California: KISS for Health Publishing, 2001

Farlow, Christine. *Food Additives: A Shopper's Guide to What's Safe and What's Not.* Escondido, California: KISS for Health Publishing, 1999

Mott, Lawrie y Karen Snyder. *Pesticide Alert: A Guide to Pesticides in Fruits and Vegetables.* San Francisco, California: Sierra Club Books, 1988

Schechter, Steven R. *Fighting Radiation with Foods, Herbs and Vitamins.* Brookline, MA: East-West Health Books, 1988

Schwartz, George R. *In Bad Taste: The MSG Syndrome.* Santa Fe, New Mexico: Health Press, 1988. Documentación de las reacciones desde las más leves hasta las más serias causadas por el monosodio glutamate, un alterante de sabor que se usa como aditivo en muchas comidas comunes (muy frecuentemente no se detecta).

Webb, Tony y Tim Lang. *Food Irradiation—Who Wants It?* Rochester, Vermont: Thorsons Publishing, 1987

Libros de cocina

Beeby, Max y Rosie. *Café Max and Rosies: Vegetarian Cooking with Health and Spirit.* Berkeley, California: Ten Speed Press, 2000

Brown, Edward Espe y Deborah Madison. *The Greens Cookbook: Extraordinary Vegetarian Cuisine from the Celebrated Restaurant.* New York: Bantam, 1987

Fallon, Sally. *Nourishing Traditions: The Cookbook That Challenges Politically Correct Nutrition and the Diet Dictocrats.* Washington DC: New Trends Publishing, 1999. Une

los patrones dietéticos tradicionales, a menudo se basa en las investigaciones de Weston Price con investigaciones científicas.

Kaufmann, Klaus y Annelies Schoneck. *The Cultured Cabbage: Rediscovering the Art of Making Sauerkraut.* Alive Books, 1998. Cómo hacer col agria o sauerkraut, en un recipiente «crock», un bote de cristal o un barril. Tiene una lista de recetas deliciosas.

Lair, Cynthia. *Feeding the Whole Family.* Seattle, Washington: Moon Smile Press, 1997. Consejos válidos para cocinar saludablemente y sencillamente para niños y adultos de todas edades.

McCarthy, Meredith. *Sweet and Natural: More Than 120 Naturally Sweet and Dairy-Free Desserts.* New York: St. Martin's Press, 1999

Meyerowitz, Steve. *Sproutman's Kitchen Garden Cookbook.* Great Barrington, Massachusetts: Sproutman Publications, 1999. Recetas de cocina usando germinados en todo desde pan hasta nieve (helado).

Mollison, Bill. *The Permaculture Book of Ferment and Human Nutrition.* Australia: Tagari Publications, 1998. Un estudio extensivo y explicaciones de alimentos fermentados, cómo hacerlos y almacenarlos—un manual básico de la sobrevivencia.

Morningstar, Amita y Desai. *The Ayurvedic Cookbook: A Personalized Guide to Good Nutrition and Health.* Sante Fe, New Mexico: Lotus Press, 1990

Pickarski, Brother Ron, O.F.M. *Friendly Foods: Gourmet Vegetarian Cuisine.* Berkeley, California: Ten Speed Press, 1991

Shurtleff, William y Akiko Aoyagi. *The Book of Tofu and Miso.* Berkeley, California: Ten Speed Press, 2001

Fuentes de datos para tablas, gráficas y estadísticas nutricionales

Pennington, Jean [revisado por]. Bowes and Church's *Food Values of Portions Commonly Used, 15 edición.* Philadelphia, Pennsylvania: J.B. Lippincott, 1989

National Research Council. *Recommended Dietary Allowances: 10th Edition.* Washington, DC: National Academy Press, 1989

Agriculture Handbook No. 8, Revisado. *Composition of Foods: Raw, Processed, Prepared.* Washington, DC: U.S. Department of Agriculture:

8-1 Dairy and Egg Products, Nov 1976

8-4 Fats and Oils, June 1979

8-5 Poultry Products, Aug 1979

8-9 Fruits and Fruit Juices, Aug 1982

8-11 Vegetables and Vegetable Products, Aug 1984

8-12 Nut and Seed Products, Sep 1984

8-16 Legumes and Legume Products, Dec 1986

Agriculture Handbook No. 456, *Nutritive Value of American Foods in Common Units.* U.S. Dept. of Agriculture, 1975

U.S. Dept. of Agriculture Provisional Tables, Washington, DC: Fatty Acid and Cholesterol Content of Selected Foods, March 1984

Datos obtenidos de varios fabricantes y compañías de alimentos

Referencias y notas

Capítulo 1: Orígenes & El camino a la sanación con alimentos integrales

1. Combs, G.F. Jr., Selenium in global food systems. *British Journal of Nutrition* 85(5): pp 517–547, mayo 2001
2. Rayman, M.P. The importance of selenium to human health. *Lancet* 356(9225): pp 233–241, julio 15, 2000
3. *Ibid.*
4. Pizzulli, A.y A. Ranjbar. Selenium deficiency and hypothyroidism: A new etiology in the differential diagnosis of hypothyroidism in children. *Biological Trace Element Research* 77(3): pp 199–208, diciembre 2000
5. Whanger, P.D. Selenium and the brain: A review. *Nutrition Neuroscience* 4(2): pp 81–97, 2001
6. *Op cit.* referencia 1
7. Sandstrom, P.A., J. Murray, *et al.* Antioxidant defenses influence HIV-1 replication and associated cytopathic effects. *Free Radical Biology and Medicine* 24(9): pp 1485–1491, junio 1998
8. Deidda, D. y G. Lampis. Antifungal, antibacterial, antiviral and cytotoxic activity of novel thio– and seleno-azoles. *Pharmacological Research* 36(3): pp 193–197, septiembre 1997
9. Sinatra, S.T. y J. DeMarco. Free radicals, oxidative stress, oxidized low density lipoprotein (LDL), and the heart: Antioxidants and other strategies to limit cardiovascular damage. *Connecticut Medicine* 59(10): pp 579–588, octubre 1995
10. Vijaya, J., G. Subramanyam, *et al.* Selenium levels in dilated cardiomyopathy. *Journal of the Indian Medical Association* 98(4): pp 166–169, abril 2000
11. Darlington, L. G. y T. W. Stone. Antioxidants and fatty acids in the amelioration of rheumatoid arthritis and related disorders. *British Journal of Nutrition* 85(3): pp 251–69, marzo 2001
12. Mai, J., P. S. Sorensen y J. C. Hansen. High dose antioxidant supplementation to MS patients. Effects on glutathione peroxidase, clinical safety, and absorption of selenium. *Biological Trace Element Research* 24(2): pp 109–17, febrero 1990
13. Standing Committee on the Scientific Evaluation of Dietary Reference Intakes. *Dietary Reference Intakes for Calcium, Phosphorus, Magnesium, Vitamin D, and Fluoride.* Washington, DC: National Academy of Sciences, 1997.
14. Iannello, S. y F. Belfiore. Hypomagnesemia: A review of pathophysiological, clinical and therapeutical aspects. *Panminerva Medica* 43(3): pp 177–209, septiembre 2001
15. Saris, Nils-Erik L., E. Mervaala, *et al.* Magnesium: An update on physiological, clinical and analytical aspects. *Clinica Chimica Acta; International Journal of Clinical Chemistry* Volume 294 (1–2), pap 1–26, abril 2000
16. Durlach, J., Pages, N., *et al.* Biorhythms and possible central regulation of magnesium status, phototherapy, darkness therapy and chronopathological forms of magnesium depletion. *Magnesium Research* 15(1–2): pp 49–66, marzo 2002
17. Dean, Carolyn, MD. *The Miracle of Magnesium.* New York: Ballentine Books, 2003
18. *Op cit.* referencia 16
19. Russell, I. J., J. E. Michalek, J. D. Flechas, G. E. Abraham. Treatment of fibromyalgia syndrome with Super Malic: A randomized, double blind, placebo controlled, crossover pilot study. *Journal of Rheumatology* 22(5): pp 953–958, mayo 1995
20. Magaldi, M., L. Moltoni, *et al.* Changes in intracellular calcium and magnesium ions in the physiopathology of the fybromyalgia syndrome [artículo en italiano]. *Minerva Medica* 91(7–8): pp 137–140, julio-agosto 2000
21. Ng, S.Y. Hair calcium and magnesium levels in patients with fibromyalgia: a case center study. *Journal of Manipulative Physiological Therapeutics* 22(9): pp 586–93, nov-diciembre, 1999
22. Chilton, S.A. Cognitive behaviour therapy for the chronic fatigue syndrome. Evening primrose oil and magnesium have been shown to be effective. *BMJ* 312(7038): pp 1096; discussion 1098, abril 26, 1996
23. Shilis, M.E. Magnesium in health and disease. *Annual Review of Nutrition* 8: pp 429–460, 1988
24. *Op cit.* referencia 17, pp 139, 155
25. *Op cit.* referencia 23
26. Haas, Elson M., MD. *Staying Healthy with Nutrition* Berkeley, CA: Celestial Arts Publ, p 167, 1992
27. Squier, T.C. Oxidative stress and protein aggregation during biological aging. *Experimental Gerontology* 36(9): pp 1539–1550, septiembre 2001
28. Seelig, Mildred S. *Magnesium Deficiency in the Pathogenesis of Disease: Early Roots of Cardiovascular, Skeletal, and Renal Abnormalities.* New York: Plenum Medical Book Co, 1980
29. Kawahara, M. y Y. Kuroda. Intracellular calcium changes in neuronal cells induced by Alzheimer's beta-amyloid protein are blocked by estradiol and cholesterol. *Cellular and Molecular*

Neurobiology 21(1): pp 1–13, febrero 2001

30. O'Neill, C., R. F. Cowburn, *et al.* Dysfunctional intracellular calcium homoeostasis: a central cause of neurodegeneration in Alzheimer's disease. *Biochemical Society Symposia* (67): pp 177–194, 2001

31. Johnson, S. The multifaceted and widespread pathology of magnesium deficiency. *Medical Hypotheses* 56(2): pp 163–170, febrero 2001

32. *Op cit.* referencia 15

33. Dean, Carolyn, MD. *The Miracle of Magnesium.* New York: Ballentine Books, 2003, p 23

34. Mattson, M.P. y S. L. Chan, *et al.* Presenilin mutations and calcium signaling defects in the nervous and immune systems. *Bioessays* 23(8): pp 733–44, agosto 2001

35. Anderson, I., C. Adinolfi, *et al.* Oxidative signalling and inflammatory pathways in Alzheimer's disease. *Biochemical Society Symposia* (67): pp 141–149, 2001

36. Morris, M. C., D. A. Evans, *et al.* Dietary intake of antioxidant nutrients and the risk of incident Alzheimer disease in a biracial community study. *Journal of the American Medical Association* 287(24): pp 3230–3237, junio 26, 2002

37. Rock, E., C. Astier, *et al.* Magnesium deficiency in rats induces a rise in plasma nitric oxide. *Magnesium Research* 8(3): pp 237–242, septiembre 1995

38. Ornish D., L. W. Scherwitz, *et al.* Effects of stress management training and dietary changes in treating ischemic heart disease. *Journal of the American Medical Association* 249(1): pp 54–59, enero 7, 1983

39. *Op cit.* referencia 14

40. Davis, M.M. y D. W. Jones. The role of lifestyle management in the overall treatment plan for prevention and management of hypertension. *Seminars in Nephrology* 22(1): pp 35–43, enero 2002

41. Milan, A., P. Mulatero, *et al.* Salt intake and hypertension therapy. *Journal of Nephrology* 15(1): pp 1–6, enero-febrero 2002

42. Ornish D., L. W. Scherwitz, *et al.* Intensive lifestyle changes for reversal of coronary heart disease. *Journal of the American Medical Association* 280(23): pp 2001–2007, diciembre 16, 1998

43. Contact: Dean Ornish, MD, Founder and President, Preventive Medicine Research Institute, Clinical Professor of Medicine, University of California, San Francisco, 900 Bridgeway, Suite 1, Sausalito, California 94965, USA; email: DeanOrnish@aol.com

44. The National Institute of Arthritis and Musculoskeletal and Skin Diseases.

45. Atkins, Robert C. *Dr. Atkins' New Diet Revolution.* New York: Quill, 2002.

46. Qureshi, A. A., S. A. Sami, *et al.* Effects of stabilized rice bran, its soluble and fiber fractions on blood glucose levels and serum lipid parameters in humans with diabetes mellitus Types I and II. *Journal of Nutritional Biochemistry* 13(3): pp 175–187, marzo 2002

47. Qureshi, A.A., H. Mo, *et al.* Isolation and identification of novel tocotrienols from rice bran with hypocholesterolemic, antioxidant, and antitumor properties. *Journal of Agricultural and Food Chemistry* 48(8): pp 3130–3140, agosto 2000

48. Kim, K. M., K. W. Yu, et al. Anti-stress and anti-fatigue effects of fermented rice bran. Bioscience, Biotechnology, and Biochemistry 65(10): pp 2294–2296, octubre 2001

49. Macdonald, I. A. Carbohydrate as a nutrient in adults: Range of acceptable intakes. *European Journal of Clinical Nutrition* 53 Suppl 1: pp S101–S106, abril 1999

50. Cicero, A. F. y A. Gaddi. Rice bran oil and gamma-oryzanol in the treatment of hyperlipoproteinaemias and other conditions. *Phytotherapy Research* 15(4): pp 277–289, junio 2001

51. Wei, Y. H., C. Y. Lu, *et al.* Oxidative stress in human aging and mitochondrial disease-consequences of defective mitochondrial respiration and impaired antioxidant enzyme system. *Chinese Journal of Physiology* 44(1): pp 1–11, marzo 31, 2001

52. Mai, J., P. S. Sorensen, J. C. Hansen. High dose antioxidant supplementation to MS patients. Effects on glutathione peroxidase, clinical safety, and absorption of selenium. *Biological Trace Element Research* 24(2): pp 109–17, febrero 1990

53. Darlington, L. G. y T. W. Stone. Antioxidants and fatty acids in the amelioration of rheumatoid arthritis and related disorders. *British Journal of Nutrition* 85(3): pp 251–69, marzo 2001

54. Linnane, A. W., C. Zhang, *et al.* Human aging and global function of coenzyme Q10. *Annals of the New York Academy of Sciences* 959: pp 396–411; discussion 463–465, abril 2002

55. Lamson, D. W. y S. M. Plaza. Mitochondrial factors in the pathogenesis of diabetes: A hypothesis for treatment. *Alternative Medical Review* 7(2): pp 94–111, abril 2002

56. Beal, M. F. Coenzyme Q10 as a possible treatment for neurodegenerative diseases. *Free Radical Research* 36(4): pp 455–460, abril 2002

57. Lister, R. E. An open, pilot study to evaluate the potential benefits of coenzyme Q10 combined with Ginkgo biloba extract in fibromyalgia syndrome. *Journal of International Medical Research* 30(2): pp 195–199, marzo-abril 2002

58. Sen, C. K., S. Khanna, *et al.* Oxygen, Oxidants, and Antioxidants in Wound Healing: An Emerging Paradigm. *Annals of the New York Academy of Sciences* 957: pp 239–249, mayo 2002

59. Bagchi, D., M. Bagchi, *et al.* Cellular Protection with Proanthocyanidins Derived from Grape Seeds. *Annals of the New York Academy of Sciences* 957:

pp 260–270, mayo 2002

60. Levinson, Harold N. *Total Concentration: How to Understand Attention Deficit Disorders, with Treatment Guidelines for You and Your Doctor.* New York: M. Evans, 1990.

61. Ladd, S. L., S. A. Sommer, *et al.* Effect of phosphatidylcholine on explicit memory. *Clinical Neuropharmacology* 16(6): pp 540–54, diciembre 1999

62. Sahakian, B., E. Joyce, W. A. Lishman. Cholinergic effects on constructional abilities and on mnemonic processes: A case report. *Psychological Medicine* 17(2): pp 329–333, mayo 1987

63. Rosenberg, G. S. y K. L. Davis. The use of cholinergic precursors in neuropsychiatric diseases. *American Journal of Clinical Nutrition* 36(4): pp 709–720, octubre 1982

64. Filla, A. y G. Campanella. A six-month phosphatidylcholine trial in Friedreich's ataxia. *Canadian Journal of Neurological Sciences* 9(2): pp 147–150, mayo 1982

65. Hsu, H. H., W. E. Grove, *et al.* Gastric bezoar caused by lecithin: An unusual complication of health faddism. *American Journal of Gastroenterology* 87(6): pp 794–796, junio 1992

66. Ghoneum, M. y A. Jewett. Production of tumor necrosis factor-alpha and interferon-gamma from human peripheral blood lymphocytes by MGN-3, a modified arabinoxylan from rice bran, and its synergy with interleukin-2 in vitro. *Cancer Detection and Prevention* 24(4): pp 314–324, 2000

67. Herberman, R. B. Cancer immunotherapy with natural killer cells. *Seminars in Oncology* 29 (3 Suppl 7): pp 27–30, 2002 junio

68. Ghoneum, M. Anti-HIV activity in vitro of MGN-3, an activated Arabinoxylane from rice bran. *Biochemical Research Communications.* 243: pp 25–29, 1998

69. Basse, P. H., T. L. Whiteside, R. B. Herberman. Cancer immunotherapy with interleukin-2-activated natural killer cells. *Molecular Biotechnology* 21(2): pp 161–170, junio 2002

70. Ghoneum, M. y G. Manatalla. NK immunomodulatory function in 27 patients by MGN-3, a modified arabinoxylane from rice bran. Abstract. 87th Annual Meeting of the American Association of Cancer Research, Washington, DC, abril 1996

71. Ghoneum, M. Immunomodulatory and Anticancer properties of MGN-3, a modified xylose from rice bran, in 5 patients with breast cancer. Abstract. American Association for Cancer Research Special Conference: The Interface between basic and applied research, Baltimore, MD, noviembre 1995

72. Ghoneum, M. NK Immunorestoration of Cancer Patients by MGN-3, a modified arabinoxylane rice bran (study of 32 patients up to 4 years).

Abstract, 6th International Congress on Anti-Aging and Bio-medical Technologies (American Academy of Anti-Aging Medicine), Las Vegas, Nevada, diciembre 1998

73. A report in progress, regarding over 100 patients, by Mamdooh Ghoneum, PhD, Chief of Research, Dept of Otolaryngology, Charles D. Drew University of Medicine and Science, 1621 East 120th Street, Los Angeles, CA 90059 USA

74. *Op cit.* referencia 66

75. Jariwalla, R. J. Inositol hexaphosphate (IP6) as an anti-neoplastic and lipid-lowering agent. *Anticancer Research* 19(5A): pp 3699–3702, septiembre-octubre 1999

76. Grases, F. y A. Costa-Bauza. Phytate (IP6) is a powerful agent for preventing calcifications in biological fluids: Usefulness in renal lithiasis treatment. *Anticancer Research* 19(5A): pp 3717–3722, septiembre-octubre 1999

77. El-Sherbiny, Y. M., M. C. Cox, *et al.* G0/G1 arrest and S phase inhibition of human cancer cell lines by inositol hexaphosphate (IP6). *Anticancer Research* 21(4A): pp 2393–2403, julio-agosto 2001

78. Deliliers, G. L., F. Servida, *et al.* Effect of inositol hexaphosphate (IP6) on human normal and leukaemic haematopoietic cells. *British Journal of Haematology* 117(3): pp 577–587, junio 2002.

79. Shamsuddin, A. M. Metabolism and cellular functions of IP6: A review. *Anticancer Research* 19(5A): pp 3733–3736, septiembre-octubre 1999

80. Valencia, S., U. Svanberg, *et al.* Processing of quinoa (Chenopodium quinoa, Willd): effects on in vitro iron availability and phytate hydrolysis *International Journal of Food Science and Nutrition* 50(3): pp 203–211, mayo 1999

81. Centeno, C. y A. Viveros. Effect of several germination conditions on total P, phytate P, phytase, and acid phosphatase activities and inositol phosphate esters in rye and barley. *Journal of Agricultural and Food Chemistry* 49(7): pp 3208–3215, julio 2001

82. Rowland, R. American Heart Association weighs in on fat substitutes; *AHA Scientific Statement,* junio 10, 2002

83. Shide, D. J. y B. J. Rolls. Information about the fat content of preloads influences energy intake in healthy women. *Journal of the American Dietetic Association.* 95: pp 993–998, 1995

84. Young, L. R. y M. Nestle. The contribution of expanding portion sizes to the US obesity epidemic. *American Journal of Public Health* 92(2): pp 246–249, febrero 2002

85. Smith, B. L. Organic foods vs supermarket foods: element levels. *Journal of Applied Nutrition* 45(1), 1993

86. Worthington, V. Nutritional quality of organic versus conventional fruits, vegetables, and grains.

The Journal of Alternative and Complementary Medicine 7(2): pp 161–173, abril 2001

87. Troubled times amid commercial success for roundup ready soybeans: Glyphosate efficacy is slipping and unstable transgene expression erodes plant defenses and yields: by Dr. Charles M. Benbrook, Northwest Science and Environmental Policy Center, Sandpoint Idaho, www.biotech-info.net, mayo 3, 2001

88. *The Calgary Herald,* miercoles, junio 2, 1999 página B8; por Charles Clover y George Jones, reimprimido del periódico *The Daily Telegraph* (Londres, RU)

89. *The Daily Telegraph* (Londres, RU), "GM crop firms should be liable for any damage done, says Prince" by Caroline Davies in Lubeck. Editado, junio 12, 2002

90. Sierra Legal Defence Fund organization, página web: www.sierralegal.org, junio 17, 2002.

91. "Genetically modified organisms 25 years on." The Institute of Science in Society Feature Articles. [Presentado en la First National Conference on Life Sciences, Selangor, Malasia, mayo 21–22, 2002]. www.i-sis.org.uk

92. Pollock, K. M. Exercise in treating depression: broadening the psychotherapist's role. *Journal of Clinical Psychology* 57(11): pp 1289–1300, noviembre 2001

93. Lane, A. M. y DJ Lovejoy. The effects of exercise on mood changes: the moderating effect of depressed mood. *Journal of Sports Medicine and Physical Fitness* 41(4): pp 539–545, diciembre 2001

94. Somer, Elizabeth. *Food & Mood: The Complete Guide to Eating Well and Feeling Your Best.* New York: Henry Holt, 1999.

95. Atkins, Robert C. *Dr. Atkins' new diet revolution.* New York: Quill, 2002.

96. La dieta Stillman de los años 1960s; La dieta del Dr. Atkins de los años 1970s y los 1980s; Más recientemente, de los años 1990s y continuando al principio del siglo 21: La nueva revolución de la dieta del Dr. Atkins (Dr. Atkins New Diet Revolution); La dieta mata-azúcar (Sugar Buster's Diet); La dieta del adicto a los carbohidratos (The Carbohydrate Addict's Diet) de Rachael y Richard Heller; La dieta de Suzanne Somers; El poder de la proteína (Protein Power) de Mary y Michael Eades, y otros.

97. Alford, B. B., A. C. Blankenship y R. D. Hagen. The effects of variations in carbohydrate, protein, and fat content of the diet upon weight loss, blood values and nutrient intake of adult obese women. *Journal of the American Dietetic Association* 90: pp 534–540, 1990

98. Sarwer, D. B. y T. A. Wadden. The treatment of obesity: what's new, what's recommended. *Journal of Womens Health and Gender Based Medicine* 8(4): pp 483–493, mayo 1999

99. Swaminathan R. Nutritional factors in osteoporosis. *International Journal of Clinical Practice* 53(7): pp 540–548, octubre-noviembre 1999

100. Taal, M. W. y B. M. Brenner. Evolving strategies for renoprotection: non-diabetic chronic renal disease. *Current Opinion in Nephrology and Hypertension* 10(4): pp 523–31, julio 2001

101. Brand-Miller, J. C., S. H. Holt, *et al.* Glycemic index and obesity. *American Journal of Clinical Nutrition* 76(1): pp 281S-285S, 2002 julio

102. *Ibid.*

103. Lichtenstein, A. H. y Schwab, U.S. Relationship of dietary fat to glucose metabolism. *Atherosclerosis* 150(2): pp 227–243, junio 2000

104. Chen, H., M. H. Ward, *et al.* Dietary patterns and adenocarcinoma of the esophagus and distal stomach. *American Journal of Clinical Nutrition* 75(1): pp 137–144, enero, 2002

105. Brown, W. V. y W. Karmally. Coronary heart disease and the consumption of diets high in wheat and other grains. *American Journal of Clinical Nutrition* 41(5 Suppl): pp 1163–1171, mayo 1985

106. Fleming, R. M. The effect of high-, moderate-, and low-fat diets on weight loss and cardiovascular disease risk factors. *Preventive Cardiology* 2002 Summer; 5(3): pp 110–118

107. Cordain L., J. B. Miller, S. B. Eaton, N. Mann. Macronutrient estimations in hunter-gatherer diets. *American Journal of Clinical Nutrition* 72(6): pp 1589–92, diciembre 2000

108. Cordain, L., J. B. Miller, S. B. Eaton, *et al.* Plant-animal subsistence ratios and macronutrient energy estimations in worldwide hunter-gatherer diets. *American Journal of Clinical Nutrition* 71(3): pp 682–92, marzo 2000

109. Dickson, J. H. Scientists analyze Stone Age man's last meal. *Archaeology Today* 10/24/2001

110. Nestle, M. Animal v. plant foods in human diets and health: Is the historical record unequivocal? *Proceedings of the Nutrition Society* 58(2): pp 211–218, mayo 1999

111. USDA/NASS reportajes mensuales del año 2001

112. Frank Waters, Oswald White Bear Fredericks. *The Book of The Hopi (Edición reimprimida).* Viking Press, 1985

113. Székely, Edmond Bordeaux. *The Essene Gospel of Peace.* San Diego, CA: Academy of Creative Living, 1971–74.

114. Un número de estudiosos de la Biblia, Esenios modernos de hoy en día, vegetarianos, cristianos y nutriólogos están interesados en saber si Jesús era vegetariano. Algunos argumentos a favor de esta idea incluyen: 1) Jesús nunca se describió en la Biblia como una persona que comiera carne. La historia de la Biblia donde Jesús multiplicó los

peces para alimentar las multitudes es similar a las escrituras que describen a Buda Gautama, quien multiplicó la carne para sus discípulos. Los budistas ortodoxos algunas veces proclaman que la carne creada por Jesús o Buda no le traspasa el karma a las personas que la ingieren. 2) Hay evidencia de que Jesús tuvo conexión con los Esenios, una comunidad vegetariana del desierto de la región donde Jesús vivió la mayor parte de sus vida. El ayuno de cuarenta días que realizó Jesús en el desierto, descrita en el Nuevo Testamento de la Biblia, era un protocolo de purificación estándar para los maestros esenios. 3) Los Pergaminos del Mar Muerto, que se descubrieron en la mitad del siglo veinte, se cree por unos eruditos de ser más antiguos y de mayor validez que otras fuentes de escrituras. Algunos de estos documentos se han interpretado dando a entender que Jesús era un Esenio. De hecho un documento—«Los evangelios humanos según Jesucristo»—que fue descubierto por John Allegro quien formó parte del equipo de los Pergaminos de los sacerdotes jesuitas, es un documento histórico de las enseñanzas de Jesús como un maestro esenio. (Este documento no se considera válido por las iglesias establecidas de hoy en día).

Un descubrimiento similar predatado a los Pergaminos del Mar Muerto ocurrió en 1891. Un clérigo de la Gran Bretaña, el Reverendo G. J. Ouseley, recibió y tradujo un documento reportado como escondido por los antiguos Esenios en un monasterio budista en el Tibet. El documento, el cual se ha traducido como «El evangelio de los doce apóstoles» contiene mucho de los cuatro evangelios pero también incluye las enseñanzas de Jesús en contra el sacrificio de los animales y de comer la carne. En la introducción dice: ... «Los hombres de la iglesia romana de Nicea se opusieron a estas doctrinas y las eliminaron de los Evangelios, las cuales radicalmente cambiaron para que fueran aceptadas por Constantino, a quien le gustaba la carne roja y el vino en sus fiestas nocturnas pues sería mucho aceptar una religión que prohibiera estos placeres, lo cual era la razón principal el porqué fieramente persiguió a los primeros cristianos que apoyaban estas doctrinas. Por esta razón los Padres de la Iglesia cambiaron el evangelio de tal forma que Amor y Compasión se limitó sólo a los humanos pero las expresiones de vida de los animales se excluyeron para recibir estos beneficios.

El doctor en medicina húngaro, el profesor Edmond Bordeaux Székely, descubrió un texto del evangelio en la biblioteca real en Wien [Viena], escrito en la lengua antigua eslovaca. Más tarde descubrió el original, escrito en armenio, en la bibilioteca del Vaticano. De este documento,

Székely extrajo las áreas que se atribuyen a las enseñanzas de Jesús que tenían que ver con la salud del cuerpo incluyendo las recomendaciones para una dieta vegetariana. Publicó esto en alemán bajo el nombre de Heliand en 1937. Más tarde se publicó en inglés como *El evangelio esenio de la paz (The Essene Gospel of Peace)*.

Varios otros textos y fragmentos también se han descubierto en años recientes. Similar a los documentos arriba citados, muchos tienen mensajes parecidos, algunas veces usan las mismas palabras.

Esta información es importante en el sentido que el pensamiento cristiano permea las leyes, la moral, las actitudes y las costumbres de la sociedad, y en el desarrollo de nuestra forma de vivir en el Occidente, quizás más que ningún otro poder de influencia. Si lográramos aceptar que las primeras enseñanzas cristianas recomendaron la compasión por la vida de los animales, esto en mi opinión, de manera drástica y positiva hubiera influido en cómo hubiéramos escogido vivir en el planeta.

Nada de lo que se informa arriba se presenta como prueba de que los primeros cristianos eran vegetarianos. Tengo la esperanza, no obstante, de que incentive un pensamiento creativo y estimule una investigación más adelante.

115. Yamori, Y., A. Miura, K. Taira. Implications from and for food cultures for cardiovascular diseases: Japanese food, particularly Okinawan diets. *Asia-Pacific Journal of Clinical Nutrition* 10(2): pp 144–145, 2001

116. *Op cit.* referencia 110

117. Pitskhelauri, G. Z. traducido/editado por Gari Lesnoff-Caravaglia. *The Longliving of Soviet Georgia.* New York: Human Sciences Press, 1982

118. Atkins, Robert C. *Dr. Atkins' New Diet Revolution.* New York: Quill, 2002.

119. Shintani, T. T., S. Beckham, *et al.* The Hawaii Diet: ad libitum high carbohydrate, low fat multicultural diet for the reduction of chronic disease risk factors: obesity, hypertension, hypercholesterolemia, and hyperglycemia. *Hawaii Medical Journal* 60(3): pp 69–73, marzo 2001

120. Campbell, T. Colin y Christine Cox. *The China Project: Revealing the Relationiship Between Diet and Disease.* Ithica, NY: Paracelsian, Inc, p 10. Tel order # for book: 607-257-4224. www.paracelsian.com, 1996

121. *Op cit.* referencia 119

122. *Op cit.* referencia 120, todas las páginas.

123. Grogan, Bryanna Clark. *Authentic Chinese Cuisine: For the Contemporary Kitchen.* Summertown, Tennessee: Book Publishing Co, 2000.

124. «Considerado universalmente como el budista más sobresaliente de la era moderna de la orden china». (Richard Hunn) «El sucesor Dharma de todas las cinco escuelas Chan; el reformador

principal del renacimiento de la china budista (1900–50). Nació en Chuan Chou (Quan Zhou), en la provincia de Fukien (Fujian). Dejó su casa a la edad de 19 años. A los 20 años estudió los preceptos con el maestro Miao Lien y recibió el nombre Dharma Ku Yen [Hsu Yun]. A la edad de 56 años logró alcanzar la cumbre de su iluminación en Kao Min Ssu en Yang Chou (Yang Zhou). Después comenzó a renovar y a impartir sus enseñanzas. Eventualmente fue invitado para que se encargara del templo Patriarca Sexto (Tsao-Chi/Chao Xi), que en ese entonces estaba casi en ruinas; lo restauró junto con otros templos y monasterios; también fundó muchas escuelas y hospitales. Murió a los 120 años de edad. Viajó a Malasia y a Tailandia, e impartió sus enseñanzas al Rey de Tailandia. Autobiografía: *Empty Cloud* (traducida por Charles Luk)». –de *El glosario budista del buscador (The Seeker's Glossary of Buddhism)*

125. Sturm, R. y K. B. Wells. Does obesity contribute as much to morbidity as poverty or smoking? *Public Health* 115(3): pp 229–35, mayo 2001

126. Gillman, M. W., S. L. Rifas-Shiman, *et al.* Risk of overweight among adolescents who were breastfed as infants. *Journal of the American Medical Association* 285(19): pp 2461–7, mayo 16, 2001

127. Kruzel, M. L. y M. Janusz. Towards an understanding of biological role of colostrinin peptides. *Journal of Molecular Neuroscience* 17(3): pp 379–389, diciembre 2001

128. Ogra, P. L. y D. H. Dayton (editores). Immunology of breast milk: A monograph of the National Institute of Child Health and Human Development. New York: Raven Press, 1979

129. Janusz, M. y J. Lisowski. Proline-rich polypeptide (PRP)—an immunomodulatory peptide from ovine colostrum. *Archivum Immunoogiae et Theapiae Experimentalis* (Warsz) 41(5–6): pp 275–279, 1993

130. Ley, B. M. *Immune system control: colostrum & lactoferrin.* Detroit Lakes, MN: BL Publications, 2000

131. Ballard, F. J., M. K. Nield, *et al.* The relationship between the insulin content and inhibitory effects of bovine colostrum on protein breakdown in cultured cells. *Journal of Cellular Physiology* 110(3): pp 249–254, marzo 1982

132. Mero, A., H. Miikkulainen, *et al.* Effects of bovine colostrum supplementation on serum IGF-I, IgG, hormone, and saliva IgA during training. *Journal of Applied Physiology* 83(4): pp 1144–1151, octubre 1997

133. Sporn, M. B., *et al.* ... Bovine colostrum used for wound healing. *Science,* 219: pp 1329–1331, 1983

134. Rump, J. A. y R. Arndt. Treatment of diarrhoea in human immunodeficiency virus-infected patients with immunoglobulins from bovine colostrum. *Clinical Investigations* 70(7): pp 588–594, julio 1992

135. Greenberg, P. D. y J. P. Cello. Treatment of severe diarrhea caused by Cryptosporidium parvum with oral bovine immunoglobulin concentrate in patients with AIDS. *Journal of Acquired Immune Deficiency Syndromes and Human Retrovirology* 13(4): pp 348–354: diciembre 1996

136. Mortensen, E. L., K. F. Michaelsen, *et al.* The association between duration of breastfeeding and adult intelligence. *Journal of the American Medical Association* 287(18): pp 2365–71, mayo 8, 2002

137. Hanson, L.Å., L. Strömbäck, *et al.* The immunological role of breast feeding. Pediatric Allergy and Immunology. 12(s14) p 15, mayo 2001

138. Hanson, L.Å. Human milk and host defence: Immediate and long-term effects. *Acta Paediatrica* Supplement 88(430): pp 42–46, agosto 1999

139. *Dr. Schulze's Bi-Monthly Newletter* [Natural Healing Publications; Tel: 877-832-2463] p 5, mayo, 2002

140. McCullough, M. L., D. Feskanich, *et al. Adherence to the Dietary Guidelines for Americans and risk of major chronic disease in men.* American Journal of Clinical Nutrition 72(5): pp 1223–1231, noviembre 2000

141. Segun la National Association of Specialty Food Trade (NASFT), 2002

Capítulo 4: Calor/frío, Capítulo 5: Condiciones interna/externas: desarrollando inmunidad, Capítulo 6: Exceso y deficiencia

1. O'Connor, J., Bensky, D. *Acupuncture: A Comprehensive Text.* Seattle, WA: Eastland Press, 1981, p 39

2. Russell-Manning, B. *Self-Treatment for AIDS.* San Francisco: Greensward Press, 1989, p 58

3. Clifford, D.P. y Repine, J.E. Hydrogen peroxide mediated killing of bacteria. *Molecular and Cellular Biochemistry* 49: pp 143–149, 1982

4. Para información acerca del peróxido de hidrógeno por favor contacte al Padre Wilhelm por escrito: 6600 Trail Blvd., Naples, FL 33940

5. Freibott, G. *et al.* Oxidation—the key to cancer and degenerative diseases. *Cancer News Journal* 18(4): Winter 83–84.

6. Pang, T. Y. *Chinese Herbal.* Rt 1, Box 117, East Sound, WA: Tai Chi School of Philosophy and Art (Publisher), 1982, p 38

7. Teff es una semilla de tamaño minúsculo parecido a un grano, originario de Etiopia, el cual se cultiva hoy en los EEUU; se consigue cada vez más en supermercados y en todos lados donde venden alimentos no-refinados. Teff es excelente en regular los niveles de azúcar en sangre, tiene un perfil

nutricional muy alto y tiene una concentración muy alta de proteínas y hierro. Puede enriquecer otros platillos de granos como mijo, avena y arroz. Imparte una cualidad única sustanciosa y nutricional que no se encuentra en otros alimentos, y los etíopes lo prefieren más que cualquier otro grano. Hemos descubierto que teff, especialmente la variedad de color oscuro, fortalece los riñones, particularmente el aspecto yin, el cual a su vez ayuda a reducir el estrés y apoya la renovación, el metabolismo de fluidos y el crecimiento y desarrollo del cuerpo.

Capítulo 7: Transición dietética
1. Chen, J., Campbell, T. C. *et al. Diet, Lifestyle and Mortality in China: a Study of the Characteristics of 65 Counties.* Ithaca, NY: Cornell Univ. Press [co-publishers: Oxford Univ. Press and The China People's Medical Publishing House], 1990, p 97
2. King, R. G. Do raised brain aluminum levels in Alzheimer's dementia contribute to cholinergic neuronal deficits? *Medical Hypotheses* 14: pp 301–306, julio 1984
3. Roberts, E. A systems approach to aging, Alzheimer's disease, and spinal cord regeneration. *Progress in Brain Research* 86: pp 347–348, 1990
4. Candy, J. M. *et al.* Aluminosilicates and senile plaque formation in Alzheimer's disease. *The Lancet* 1(8477): pp 354–357, febrero 15, 1986
5. Jones, H. B. y Jones, H. *Sensual Drugs.* Cambridge, England: Cambridge University Press, 1977, pp 255, 306. En este volumen cuyo contenido ha sido bien investigado sobre los efectos adicionales del uso de la marihuana se ha documentado: el daño al ADN y al ARN, el atrofio al cerebro así como el daño irreversible del cerebro, el padecimiento del metabolismo de las células y otros. Una segunda edición, *The Marijuana Question* (New York: Dodd, Mead & Co., 1985), de Helen Jones y Paul Lovinger, discuten más estudios sobre el uso de la marihuana.
6. Jacob, S.W. y Francone, C.A. *Structure and Function in Man.* Philadelphia, PA: W.B. Saunders and Co., 1974, p 42

Capítulo 8: Agua
1. Adaptado de estudios del gobierno federal sobre el agua, del Dr. Wm. D. Kelley, autor de *One answer to cancer: an ecological approach to the successful treatment of malignancy.* Kelley Foundation, 1974
2. Bridges, M. A. *Bridges' Dietetics for the Clinician.* 5th Ed. Revision [Véase el estudio del Dr. H. J. Johnson sobre la vitamin E] Philadelphia, PA: Lea & Febiger, 1949
3. Price, J. M. *Coronaries, Cholesterol & Chlorine.* New York: Jove Publications, 1984
4. Bensky, D. y A. Gamble. *Chinese Herbal Medicine—Materia Medica.* Seattle: Eastland Press, 1986, p 576
5. Yiamouyiannis, J. *Fluoride: The Aging Factor.* Delaware, OH: Health Action Press, 1986
6. Von Mundy, V. G. Influence of fluorine and iodine on the metabolism, particularly on the thyroid gland. *Muenchener Medicishe Wochenschrift* 105: pp 182–186, 1963
7. Stolc, V. *et al.* Effect of fluoride on the biogenesis of thyroid hormones. *Nature* 188(4758): p 855, 1960
8. Yiamouyiannis, J. *op. cit.,* pp 43–69
9. Robbins, J. *Diet for a New America.* Walpole, NH: Stillpoint Pub., 1987, p 367
10. *Ibid.* p 373
11. Lappé, F., Collins, J. *et al. Food First.* Boston, MA: Houghton-Mifflin, 1977. Recomendado para información de cómo el racionamiento de alimentos del mundo es el resultado de los tipos de alimentos que se consumen así como la manipulación política y financiera.

Capítulo 9: Proteína y vitamina B$_{12}$
1. Uno de los primeros libros que enfatizara la proteína «completa» para los vegetarianos fue el libro *Diet for a Small Planet* de Frances Moore Lappé. Desde la primera vez que se imprimió en 1972, sin embargo, la autora ha cambiado su manera de pensar acerca del tema: «Como he dicho en mis primeras ediciones, sí es verdad que obtenemos más proteínas si combinamos los granos y los frijoles, por ejemplo, el arroz y las lentejas ... Pero a través de los años he llegado a la conclusión de que si comemos una dieta balanceada (no alimentos chatarra y no únicamente una sola clase de verduras de raíz de cierto cultivo), no hay absolutamente ningún peligro eminente de no obtener la proteína adecuada. He demostrado que aun sin contar con el principio de complementariedad* y el no consumir ningún alimento de origen animal en la dieta—carne, pescado, huevos, lácteos, etc.— aun se puede obtener toda la proteína necesaria si se sigue una dieta balanceada y variada de granos y otros alimentos integrales de origen vegetal.— *East West Journal,* febrero 1982

*Comentario del biólogo M. C. Mauricio M. González Ferrara: En este caso «complementariedad» se refiere al consumo de varios grupos de alimentos como granos y leguminosas que se complementan para obtener todos los aminoácidos esenciales. El autor afirma que aún sin esa complementariedad, con el hecho de tener una dieta balanceada no hay riesgos de no tener suficiente proteína. En este tema el conocimiento ha variado y a la fecha se sabe que los aminoácidos esenciales son 8, no 20 ó 18 como se creía anteriormente, por lo que se está afirmando respecto a lo mencionado arriba que el llevar una dieta variada y balanceada aporta todos los nutriente necesarios aún dentro del vegetarianismo.

2. Rose, W. The amino acid requirements of adult man. *Nutritional Abstracts and Reviews* 27: p 631, 1957

3. Guyton, A. C. *Textbook of Medical Physiology.* Philadelphia, PA: W. B. Saunders Co., 1986, p 831

4. Hua, H. *Buddha Root Farm.* San Francisco, CA: Buddhist Text Translation Society, 1731 15th St. San Francisco, CA 94103, 1976, p 64. En una trascripción de este discurso dado en 1975 en el retiro Pure Land en Oregón, el patriarca zen chino Hsuan Hua dio a entender que el destruir la vida de criaturas sencientes evolutivamente superiores, por su concentración de sensibilidad, quizás puede ser el equivalente kármico a la destrucción total de especies de plantas. Si esto es verdad, el destruir la vida vegetal en cantidades necesarias para una vida humana entera es ciertamente preferible al efecto (karma) acumulado por la destrucción de la vida de siquiera un animal.

5. Deng Ming-Dao. *The Wandering Taoist.* San Francisco: Harper and Row, 1983

6. Gerras, C. *The Complete Book of Vitamins.* Emmaus, PA: Rodale Press, p 222

7. Bensky, D. y A. Gamble. *Chinese Herbal Medicine—Materia Medica.* Seattle: Eastland Press, 1986, p 475

8. Briggs, D.R. *et al.* Vitamin B_{12} activity in comfrey (Symphytum sp.) and comfrey products. *Journal of Plant Foods.* (Londres) 5: pp 143–147, 1983

9. Dagnelie, P. C. *et al.* Vitamin B_{12} from algae appears not to be bioavailable. *American Journal of Clinical Nutrition.* 53: p 695, marzo 1991

10. Areeku, S. *et al.* The source and content of vitamin B_{12} in the tempehs. *Journal of the Medical Association of Thailand.* 73: pp 152–156, marzo 1990

11. Albert, M. J., Mathan V. I. y Baker S. J. Vitamin B_{12} synthesis by human small intestinal bacteria. *Nature.* 283: pp 781–782, febrero 21, 1980

12. Lindenbaum, J. *et al.* Neuropsychiatric disorders caused by cobalamin deficiency in the absence of anemia or macrocytosis. *New England Journal of Medicine.* 318: pp 1720–1728, 1988

13. Craig, G. M. *et al.* Masked vitamin B_{12} and folate deficiency in the elderly. *British Journal of Nutrition* 54(3): pp 613–619, noviembre 1985

14. Giugliana, E. R. J. *et al.* Serum vitamin B_{12} levels in parturients, in the intervillous space of the placenta and in full-term newborns and their interrelationships with folate levels. *American Journal of Clinical Nutrition* 41: pp 330–335, febrero 1985

15. Van Den Berg, H., Dagnelie, P. C. y Van Staveren, W. A. Vitamin B_{12} and seaweed. *The Lancet* pp 242–243, enero 30, 1988

16. Herbert, V. y Drivas, G. Spirulina and vitamin B_{12}. *Journal of the American Medical Association* 248(23): pp 3096–3097, 1982

17. Stabler, S. P. *et al.* Inhibition of cobalamin-dependent enzymes by cobalamin analogues in rats. *Journal of Clinical Investigation* 87: pp 1422–1430, abril 1991

18. Dostalova, L. Vitamin status during puerperium and lactation. *Annals of Nutrition and Metabolism* (Basel, Switzerland) 28: pp 385–408, noviembre/diciembre 1984

19. [Editorial] Pregnant vegetarian. *Nutrition and the M.D.* (Van Nuys, CA) 10: pp 4–5, mayo 1984

20. Specker, B. *et al.* Increased urinary methylmalonic acid excretion in breast-fed infants of vegetarian mothers and identification of an acceptable dietary source of vitamin B_{12}. *American Journal of Clinical Nutrition* 47(1): p 89, enero 1988

21. Craig, G. *et al.* Masked vitamin B_{12} and folate deficiency in the elderly. *British Journal of Nutrition* (Cambridge, RU) 54: pp 613–619, noviembre 1985

22. Abramsky, O. Common and uncommon neurological manifestations as presenting symptoms of vitamin B_{12} deficiency. *Journal of the American Geriatrics Society* 20: pp 95–96, febrero, 1972

23. McLaren, D.S. A fresh look at protein-calorie malnutrition. *The Lancet* 2: pp 485–488, 1966

24. Winick, M. *Nutrition and Drugs.* New York: Wiley, 1983

25. Shinwell, E. D. y Gorodischer, R. Totally vegetarian diets and infant nutrition. *Pediatrics* 70: pp 582–586, octubre 1982

26. Hendler, S. *The Doctor's Vitamin and Mineral Encyclopedia.* New York: Simon and Schuster, 1990, pp 377–379; also see index references to «mental functioning», p 489

27. Steenblock, D. *Chlorella: Natural Medicinal Algae.* El Toro, CA: Aging Research Inst., 1987, p 4

28. Hills, C. [Editor] *The Secrets of Spirulina: Medical Discoveries of Japanese Doctors.* Boulder Creek, CA: University of the Trees Press, 1980, pp 11, 206

29. Allen, L. H. *et al.* Protein-induced hypercalcuria: a longer-term study. *American Journal of Clinical Nutrition* 32: pp 741–749, abril 1979

30. Lu, H. *Doctor's Manual of Chinese Medical Diet.* Vancouver, BC, Canadá: Academy of Oriental Heritage, 1981

31. Flaws, B. y Wolfe, L. *Prince Wen Hui's Cook* Brookline, MA: Paradigm Pub., 1983

32. Ni, M. *The Tao of Nutrition.* Los Angeles, CA: The Shrine of Eternal Breath of Tao, 1987

Capítulo 10: Aceites y grasas

1. Carroll, K. K. Dietary fats and cancer. *American Journal of Clinical Nutrition* 53(4 Suppl): pp 1064S-1067S, abril 1991

2. Statland, B. E. Nutrition and cancer. *Clinical Chemistry* 38(8B Pt 2): pp 1587–1594, agosto 1992

3. Chen, J., Campbell, T. C. *et al. Diet, Lifestyle and Mortality in China: a Study of the Characteristics of 65 Counties.* Ithaca, NY: Cornell Univ. Press [co-publishers: Oxford Univ. Press y The China People's Medical Publishing House], 1990, p 97

4. Dannenberg, A.L. y Kannel, W.B. Remission of hypertension: the «natural» history of blood pressure treatment in the Framingham Study. *Journal of the American Medical Association* 257: pp 1477–1483, 1987

5. O'Brien, J. S. *et al.* Quantification of fatty acid and fatty aldehyde composition of ethanolamine, choline and serine glycerophosphatides in human cerebral grey and white matter. *Journal of Lipid Research* 5: pp 329–338, 1964

6. Walker, B. L. Maternal diet and brain fatty acids in young rats. *Lipids* 2: pp 497–500, 1967

7. Lamptey, M. S. y Walker, B. L. A possible essential role for dietary linolenic acid in the development of the young rat. *Journal of Nutrition* 106: pp 86–93, octubre 1976

8. Simopoulos, A. P. Omega-3 fatty acids in health and disease and in growth and development. *American Journal of Clinical Nutrition* 54: pp 438–463, septiembre 1991

9. Harris, W. S. *et al.* Will dietary omega-3 fatty acids change the composition of human milk? *American Journal of Clinical Nutrition,* 40: pp 780–785, 1984

10. Sinclair, A. J. Incorporation of radioactive polyunsaturated fatty acids into liver and brain of the developing rat. *Lipids* 2: pp 175–184, 1975

11. Mohrhauer, H. y Holman, R. T. The effect of dietary essential fatty acids upon composition of polyunsaturated fatty acids in depot fat and erythrocytes of the rat. *Journal of Lipid Research* 4: pp 346–350, 1963

12. "Earthrise Newsletter" Number 10: Earthrise Company (P.O. Box 1196, San Rafael, CA 94915), 1988; references for research in China and Mexico are cited on page 4.

13. Putnam, J. C. *et al.* The effect of variations in dietary fatty acids on the fatty acid composition of erythrocyte phosphaticylcholine and phosphatidylethanolamine in human infants. *American Journal of Clinical Nutrition* 36: pp 106–114, 1982

14. Rudin, D. O. "Omega-3 Fatty Acids in Medicine." *1984–85 Yearbook of Nutritional Medicine.* J. Bland, Editor. New Canaan, CT: Keats Pub., 1985, p 41

15. Begin M. E., Ells G., Das U. N., y Horrobin,

D. F. Differential killing of human carcinoma cells supplemented with n-3 and n-6 polyunsaturated fatty acids. *Journal of the National Cancer Institute* 77(5): pp 1053–1062, noviembre 1986

16. Keane, W. R. *et al.* Hyperlipidemia and the progression of renal disease. *American Journal of Clinical Nutrition* 47: pp 157–160, 1988

17. Rudin, D. O. y Felix, C. *The Omega-3 Phenomenon.* New York: Rawson Associates, 1987, pp 46, 47, 87

18. Lee, T. H. *et al.* Effects of dietary fish oil lipids on allergic and inflammatory diseases. *Allergy Proceedings* 12: pp 299–303, septiembre-octubre, 1991

19. Ornish, D., Schorwitz, L. y Doody, R. Effects of stress management training and dietary changes in treating ischemic heart disease. *Journal of the American Medical Association* 249(1): p 54, enero 7, 1983

20. Blaufox, M. D. *et al.* The dietary intervention study of hypertension (DISH). *Cardiovascular Reviews and Reports* 6: p 1036, septiembre 1985

21. Bland, J. S. *Review of Molecular Medicine* Vol I. 3215 56th St. NW, Gig Harbor, WA: JSB and Associates, 1985, p 198

22. Horrobin, D. F. *et al.* The reversibility of cancer: the relevance of cyclic AMP, calcium, essential fatty acids and prostaglandin E1. *Medical Hypotheses* 6(5): pp 469–486, mayo 1980

23. Vaddadi, K. S. Use of gamma-linolenic acid in the treatment of schizophrenia and tardive dyskinesia. *Prostaglandins Leukotrienes and Essential Fatty Acids* 46: pp 67–70, mayo 1992

24. Campbell, A. y MacEwen, C. Systemic treatment of Sjogren's syndrome and the Sicca syndrome with Efamol (evening primrose oil), vitamin C, and pyridoxine. *Clinical Uses of Essential Fatty Acids,* D.F. Horrobin, Editor. Montreal, Quebec, Canada: Eden Press, 1982, pp 129–137

25. Horrobin, D.F. y Manku, M. S. Possible role of prostaglandin E1 in the affective disorders and in alcoholism. *British Medical Journal* 280(6228): pp 1363–1366, junio 7, 1980

26. Horrobin, D. F. A biochemical basis for alcoholism and alcohol-induced damage including the fetal alcohol syndrome and cirrhosis interference with essential fatty acid and prostaglandin metabolism. *Medical Hypotheses* 6(9): pp 929–942, septiembre 1980

27. Horrobin, D. F. "Gamma-linolenic Acid in Medicine," *1984–85 Yearbook of Nutritional Medicine,* J. Bland, Editor. New Canaan, CT: Keats Pub., 1985, p 31

28. Cunnane, S. C., Manku, M.S., *et al.* Abnormal essential fatty acid composition of tissue lipids in genetically diabetic mice is partially corrected by dietary linoleic and gamma-linolenic acids. *British Journal of Nutrition* 53(3): pp 449–458, mayo 1985

29. Horrobin, D.F. The use of gamma-linolenic acid in diabetic neuropathy. *Agents and Actions, Supplements* 37: pp 120–144, 1992
30. Houtsmuller, A. J. *et al.* Favourable influences of linoleic acid on the progression of diabetic micro- and macroangiopathy. *Nutritional Metabolism* 24: pp 105–118, 1980
31. *Ibid*, pp 253, 258–259
32. Horrobin, D. F. [Editor]. *Clinical Uses of Essential Fatty Acids.* Montreal, Quebec, Canada: Eden Press, 1982
33. Fredericks, C. *Nutrition Guide for the Prevention and Cure of Common Ailments and Diseases.* New York: Simon and Schuster, 1982
34. Horrobin, D. F. "Gamma-linolenic Acid in Medicine," *1984–85 Yearbook of Nutritional Medicine,* J. Bland, Editor. New Canaan, CT: Keats Pub., 1985, p 25
35. Erasmus, U. *op. cit.,* p 252
36. Horrobin, D. F. *Journal of Holistic Medicine* 3(2): p 118, 1981
37. Regtop, H. "Nutrition, Leukotrienes and Inflammatory Disorders," *1984–85 Yearbook of Nutritional Medicine,* J. Bland, Editor. New Canaan, CT: Keats Pub., 1985, p 63
38. Bland, J. S. *op. cit.,* p 37
39. Bland, J. S. *Review of Molecular Medicine, Vol II.* Gig Harbor, WA: HealthComm, Inc., 1987, p 65
40. *The Shurangama Sutra,* commentary by Tripitaka Master Hsuan Hua, Vol VII. Box 217, Talmage, CA: Buddhist Text Translation Society, 1981, p 14
41. Mensink, R. P., Katan, M. B. Effect of dietary trans fatty acids on high-density and low-density lipoprotein cholesterol levels in healthy subjects. *New England Journal of Medicine* 323(7): pp 439–445, agosto 16, 1990
42. Grundy, S. M. Trans monounsaturated fatty acids and serum cholesterol levels. *New England Journal of Medicine* 323(7): pp 480–481, agosto 16, 1990
43. Erasmus, U. *Fats and Oils.* Vancouver, BC, Canada: Alive Pub., 1986, p 100
44. Ballentine, R. *Diet and Nutrition.* Honesdale, PA: The Himalayan International Institute, 1978, pp 96–98
45. Erasmus, U. *op. cit.,* p 304
46. Carroll, K. K. Dietary fats and cancer. *American Journal of Clinical Nutrition* 53(4 Suppl): pp 1064S-1067S, abril 1991
47. Ballentine, R. *Transition to Vegetarianism.* Honesdale, PA: The Himalayan International Institute, 1987
48. Para información y productos de aceite de cacahuete y otros remedios por favor contacte a Edgar Cayce Heritage Products, Virginia Beach, NC 23458

49. Erasmus, U. *op. cit.,* p 110
50. Atkins, R. C. *Dr. Atkin's Nutrition Breakthrough.* New York: William Morrow and Co, 1981
51. Smith, R. S. The macrophage theory of depression. *Medical Hypotheses* 35: pp 298–306, agosto, 1991
52. Kromhout, D. The importance of N-6 and N-3 fatty acids in carcinogenesis. *Medical Oncology and Tumor Pharmacotherapy* 7(2-3): pp 173–176, 1990
53. Trichopoulou, A. *et al.* Consumption of olive oil [and margarine] and specific food groups in relation to breast cancer risk in Greece. *Journal of the National Cancer Institute.* 87(2): pp 110–116; enero 18, 1995

Capítulo 11: Dulcificantes

1. Ballentine, R. *Diet and Nutrition.* Honesdale, PA: The Himalayan International Inst., 1978, pp 53–61; 483–491
2. Rohe, F. *The Complete Book of Natural Foods.* Boulder, CO: Shambhala Pub., 1983, pp 43–51
3. Yudkin, J. *Pure, White and Deadly: Problem of Sugar.* New York: Penguin Pub., 1988
4. Dufty, W. *Sugar Blues.* New York: Warner Books, 1975
5. McDougall, John y Mary. *The McDougall Plan.* Piscataway, New Jersey: New Century Pub., 1983, pp 110–116
6. Beguin, M. H. *Natural Foods, Healthy Teeth.* La Chaux-de-Fonds, Switzerland: Edition de l'Etoile, 1979
7. Price, Weston. *Nutrition and Physical Degeneration.* La Mesa, CA: The Price-Pottenger Nutrition Foundation, 1945
8. *International Congress Series* International Federation of Diabetes, Buenos Aires, no. 209, agosto 1970
9. Miguel, O. A new oral hypoglycemate. *Medical Review of Paraguay* 8: no. 5 and 6, p 200, julio-diciembre 1966
10. Kinghorn, A. D. y Soejarto, D. D. Current status of stevioside as a sweetening agent for human use. *Economic and Medicinal Plant Research* 1: Academia Press Inc, 1983

Capítulo 13: Condimentos, la cafeína y especias

1. Jarvis, D. C. *Folk Medicine.* Greenwich, CT: Fawcett Crest, 1956
2. Kirschmann, J. D. *Nutrition Almanac.* New York: McGraw-Hill, 1984, p 44
3. Hunter, B. T. *Fact/Book on Food Additives and Your Health.* New Canaan, CT: Keats Pub., 1972, pp 70–74
4. Zeegers, M. P. A. *et al.* Are coffee and tea consumption associated with urinary tract cancer risk? A systematic review and meta-analysis. *International*

Journal of Epidemiology 30: pp 353–362, 2001

5. Rohe, F. *The Complete Book of Natural Foods.* Boulder, CO: Shambhala Pub., 1983, pp 258–259

6. Williams, P. Coffee intake of elevated cholesterol and apolepoprotein B levels in women. *Journal of the American Chemical Society* 253: p 1407, 1985

7. Li Shih-Chen (compilador), Smith, F. P. y Stuart, G. A. (traductores) *Chinese Medicinal Herbs.* San Francisco: Georgetown Press, 1973, p 82

8. Stoner, G. D. *et al.* Polyphenols as cancer chemopreventive agents. *Journal of Cellular Biochemistry.* 22: pp 169–180; Suppl 1995

9. Mazumder, A. *et al.* Effects of tyrphostins, protein kinase inhibitors, on human immunodeficiency virus type 1 integrase. *Biochemistry.* 34(46): pp 15111–15122; noviembre 21, 1995

10. Burke, T. R. Jr. *et al.* Hydroxylated aromatic inhibitors of HIV-1 integrase. *Journal of Medicinal Chemistry.* 38(21): pp 4171–4178; octubre 13, 1995

11. Carper, Jean. *Food—Your Miracle Medicine.* New York: Harper-Row/Collins, 1993

12. Porta, Porta, *et al.* Association between coffee drinking and K-ras mutations in exocrine pancreatic cancer. *Journal of Epidemiology and Community Health* 53: pp 702–709, 2001.

Capítulo 14: Vitaminas y suplementos

1. Livesley, B. Vitamin C and plasma cholesterol. *The Lancet* 2(8414): p 1275, diciembre 1, 1984

2. Cameron, E. y Pauling, L. *Cancer and Vitamin C.* New York: W.W. Norton and Co. [distribudores], 1979, p 208

3. Stone, I. *The Healing Factor.* New York: Grosser and Dunlap, 1972

4. Kirschmann, J. D. *Nutrition Almanac.* New York: McGraw-Hill, 1984, p 44

5. Teraguchi, S., Ono, J. *et al.* Vitamin production by *Bifidobacteria* originated from human intestine [Thiamine, riboflavin, pyridoxine, niacin, folacin, vitamin B_{12}, vitamin C]. *Nippon Eiyo Shokuryo Gakkaishi [Journal of the Japanese Society of Nutrition and Food Science]* 37(2): pp 157–164, 1984 (Escrito en japonés con un resumen en inglés).

6. Cameron, E. y Pauling, L. *op. cit.,* p 210

7. Lane, B. C. *1984–85 Yearbook of Nutritional Medicine.* New Canaan, CT: Keats Publ. 1985, p 244

8. *Ibid,* p 245

9. Finley, E. B. y Cerklewski, F. L. Influence of ascorbic acid supplementation on copper status in young adult men. *American Journal of Clinical Nutrition* 37(4): pp 553–556, 1983

10. El personal de la revista *Prevention. The Complete Book of Vitamins.* Emmaus, Pa: Rodale Press, 1977, p 292

11. Pauling, L. *Vitamin C and The Common Cold.* San Francisco: W.H. Freeman and Co, 1977

12. Eaton, S. B. y Konner, M. Paleolithic nutrition. A consideration of its nature and current implications. *New England Journal of Medicine* 312(5): pp 283–289, enero 31, 1985

13. Roberts, H. J. Perspective on vitamin E as therapy. *Journal of the American Medical Association* 246(2): pp 129–31, 1981

14. Bland, J. S. *Review Of Molecular Medicine, Vol I.* JSB & Assoc, 1985, p 220

15. Chandra, R. K. Excessive intake of zinc impairs immune responses. *Journal of the American Medical Association* 252(11): pp 1443–1446, septiembre 21, 1984

16. El estudio del valor sanativo de los fitoquímicos

(químicos de las plantas) se está aplicando más rigurosamente a los alimentos en los últimos años. Los fitoquímicos frecuentemente muestran propiedades que varían de aquellos encontrados en nutrientes como las vitaminas, minerales y aminoácidos. En total millones de fitoquímicos se encuentran en alimentos comunes, creando un campo fértil de estudio. Sin embargo, se debe considerar las propiedades básicas de los alimentos antes de comerlos por su valor químico. Por ejemplo, las propiedades básicas de los frijoles de soya incluyen las características humidificantes y enfriadoras, haciéndolas especialmente útiles para la persona seca, demasiado calurosa o excesivamente caliente. También contiene el fitoquímico gensteína que se cree previene el cáncer de mama; aun así, una persona con una constitución friolenta y que tiene señales de humedad (exceso de moco y retención de agua) puede sentir más frío y retener más humedad con el consumo de frijoles de soya. Además, el cáncer puede ser más probable que se presente con la ingesta de alimentos que generan humedad (véase la página 455). Al usar el fitoquímico extraído aislado puede resolver este problema, pero, como se discutió antes, el tomar nutrientes aislados puede también desequilibrar el cuerpo.

Una de las maneras más útiles para aprovechar los fitoquímicos es usándolos como una clave para saber seleccionar entre los alimentos con propiedades básicas apropiadas. Por ejemplo, primero se alimenta idealmente conforme a la constitución y a la condición de la persona—los alimentos caloríficos le sirven para la persona que es friolenta, los alimentos de sabor amargo sirven para las condiciones de exceso, los alimentos tonificantes sirven para las personas frágiles y debilitadas, los alimentos desintoxicantes sirven para disminuir la toxicidad y así sucesivamente. Una vez que se determine lo anterior, es apropiado seleccionar cuáles de estos alimentos se enfatizan en la dieta de acuerdo a sus parámetros nutricionales conocidos— sus fitoquímicos, nutracéutico, vitaminas, minerales, ácidos grasos, enzimas y demás. Aun su color, forma, aroma y textura pueden tomarse en cuenta. La intuición juega un papel muy importante también, y se realza con la información objetiva de los alimentos. Entre más conocimiento se tenga de los alimentos, se va adquiriendo más confianza que nos guiará a tomar las decisiones para usar los alimentos como medicina.

Nota: «Fitoquímico» se refiere a una sustancia química vegetal; la definición no sólo incluye a los alimentos, y nutracéutico está dentro del grupo de productos alimenticios. Un «nutracéutico» es un fitoquímico con propiedades curativas reconocidas. Es una sustancia alimenticia (de ahí el «nutra») con propiedades curativas reconocidas (de ahí el «céutico»).

17. Omenn, G. S. *et al.* Effects of a combination of beta carotene and vitamin A on lung cancer and cardiovascular disease. *New England Journal of Medicine.* 334(18): pp 1150–1155; mayo 2, 1996

18. Hennekens, C. H. Lack of effect of long-term supplementation with beta carotene on the incidence of malignant neoplasms and cardiovascular disease. *New England Journal of Medicine.* 334(18): pp 1145–1149; mayo 2, 1996

19. Greenberg, E. R. y Sporn, M. B. Antioxidant vitamins, cancer, and cardiovascular disease [editorial; comentario] *New England Journal of Medicine* (334(18): pp 1189–1190; mayo 2, 1996

20. The Alpha-Tocopherol, Beta Carotene Cancer Prevention Study Group. The effect of vitamin E and beta carotene on the incidence of lung cancer and other cancers in male smokers. *New England Journal of Medicine* 330(15) pp 1029– 1035; abril 14, 1994

21. Greenberg, E. R. *et al.* A clinical trial of antioxidant vitamins to prevent colorectal adenoma. Polyp Prevention Study Group. *New England Journal of Medicine.* 331(3): pp 141–147; julio 21, 1994

Capítulo 15: Calcio

1. Abraham, G. Role of nutrition in managing the premenstrual tension syndromes. *Journal of Reproductive Medicine* 32(6): pp 405–422, junio 1987

2. Regtop, H. Is magnesium the grossly neglected mineral? *International Clinical Nutrition Review* 3: pp 18–19, julio 1983

3. Levine, B. y Coburn, J. Magnesium: the mimic/antagonist of calcium. *New England Journal of Medicine* 310: pp 1253–1255, mayo 10, 1984

4. Miller, R. Osteoporosis, calcium and estrogens. *FDA Consumer* 18(9): p 17, noviembre 1984

5. Writing Group for the Women's Health Initiative Investigators. Risks and benefits of estrogen plus progestin in healthy postmenopausal women: principal results from the Women's Health Initiative randomized controlled trial. *Journal of The American Medical Association* 288(3): pages 321–333, julio 17, 2002

6. Paty, J. Bone mineral content of female athletes. *New England Journal of Medicine* 311: p 1320, 1984

7. Ellis, F. *et al.* Incidence of osteoporosis in vegetarians and omnivores. *American Journal of Clinical Nutrition* 25: pp 555–558, 1972

8. Faelton, S. *et al. Complete Book of Minerals for Health.* Emmaus, PA: Rodale Books, 1981, p 22

9. Kervran, C.L. *Biological Transmutations, and their Application in Chemistry, Physics, Biology, Ecology, Medicine, Nutrition, Agriculture, Geology.* Binghampton, NY: Swan House Publ., 1972

Capítulo 16: Productos alimenticios verdes

1. Rudolph, T. *Chlorophyll.* San Jacinto, CA: Nutritional Research, 1957

2. Wiznitzer, T. *et al.* Acute necrotizing pancreatitis in the Guinea pig; effect of chlorophyll-alpha on survival times. *American Journal of Digestive Diseases* 21(6): pp 459–464, junio 1976

3. Negishi, T. *et al.* Inhibitory effect of chlorophyll on the genotoxicity of 3-amino-1-methyl-5H-pyrido (4,3-b) indole (Trp-p-2). *Carcino-genesis* 10(1): pp 145–149, 1989

4. Yoshida, A. *et al.* Therapeutic effect of chlorophyll-a in the treatment of patients with chronic pancreatitis. *Gastroenterologia Japonica* 15(1): pp 49–61 1980

5. Ong, T. *et al.* Chlorophyllin: a potent antimutagen against environmental and dietary complex mixtures. *Mutation Research* 173: pp 111– 115, febrero 1986

6. di Raimondo, F. Chlorophyll effects on development of bacteria and on streptomycin antibiosis. *Rivista dell Istituto di Sieroterapia Italiano* (sezione I) 24: pp 190–196, julio-septiembre 1949

7. Ammon, R. y Wolff, L. Hat Chlorophyll eine baktericide bzw. bakteriostatische Wirkung? *Arzneimittel-Forschung* 5: pp 312–314, junio 1955

8. Kutscher, A. y Chilton, N. Observations on clinical use of chlorophyll dentifrice. *Journal of the American Dental Association* 46: pp 420–422, abril 1953

9. Lam, F. y Brush, B. Chlorophyll and wound healing; experimental and clinical study. *American Journal of Surgery* 80(1): pp 204–210, agosto 1950

10. Offenkrantz, F. Water-soluble chlorophyll in treatment of peptic ulcers of long duration. *Review of Gastroenterology* 17: pp 359–367, mayo 1950

11. Patek, A. Chlorophyll and regeneration of blood; effect of administration of chlorophyll derivatives to patients with chronic hypochromic anemia. *Archives of Internal Medicine* 57: pp 73–84, enero 1936

12. Russell-Manning, B. *Wheatgrass Juice, Gift of Nature.* Los Angeles, CA: Greensward Press, 1974

13. Licata, V. *Comfrey and Chlorophyll.* Santa Ana, CA: Continental Health Research, 1971

14. Hills, C. [editor] *The Secrets of Spirulina/ Medical Discoveries of Japanese Doctors.* Boulder Creek, CA: University of the Trees Press, 1980

15. Una comunicación por escrito privada con el investigador Gregory M.L. Patterson, diciembre 6, 1989

16. *Ibid,* pp 11, 206

17. Switzer, L. *Spirulina: The Whole Food Revolution.* Berkeley, CA: Proteus Corp., 1980, p 56

18. Yamane, Y. The effect of spirulina on nephrotoxicity in rats. Presentada en el Annual Symposium of the Pharmaceutical Society of Japan, Pharmacy Dept., Chiba University, Japan, abril 15, 1988

19. Troxler, R. y Saffer, B. (investigadores de la Facultad de Odontología de la Universidad de Harvard) Algae derived phycocyanin is both cytostatic and cytotoxic (dose-response) to oral squamous cell carcinoma (human or hamster). El estudio fue presentado en la International Association for Dental Research General Session, 1987

20. Hills, C. *Rejuvenating the Body.* Box 644, Boulder Creek, CA: University of the Trees Press, 1980, p 58

21. Prudden, J. y Balassa, L. The biological activity of bovine cartilage preparations. *Seminars on Arthritis and Rheumatism* 3(4): pp 287– 321, 1974

22. Day, C.E. Control of the interaction of cholesterol ester-rich lipoproteins with arterial receptors. *Atherosclerosis* 25: pp 199–204, noviembre-diciembre 1976

23. Kojima, M. *et al.* A *Chlorella* polysaccharide as a factor stimulating RES activity. Dept. of Pathology, Fukushima Medical College, Fukushima City, Japan. *Journal of the Reticuloendothelial Society* 14: pp 192–208, 1973

24. Kojima, M. *et al.* A new *Chlorella* polysaccharide and its accelerating effect on the phagocytic activity of the reticuloendothelial system. Paper delivered at: Symposium II: Phagocytic Activity of RES, Dept. of Pathology, Fukushima Medical College, Fukushima City, Japón

25. White, R. y Barber, G. An acidic polysaccharide from the cell wall of *Chlorella pyrenoidosa.* Research at: Dept. of Biochemistry, Ohio State Univ. 484 W. 12 Ave., Columbia, OH 43210

26. Komiyama, K. *et al.* An acidic polysaccharide Chlon A from *Chlorella pyrenoidosa.* (Antitumor activity and immunological response.) Research at: The Kitasato Institute, Japón

27. Vermeil, C. y Morin, O. Role experimental des algues unicellulaires prototheca et *Chlorella (Chlorellaceae)* dans l'immunogenese anti-cancereuse (sarcome muin BP 8). Societe de Biologie de Rennes. Seance du avril 21, 1976

28. Hamada, M. *et al.* Immune responsiveness of tumor-bearing host and trial of modulation. Combined research at: 1) Dept. of Serology, Kanazawa Medical Univ., Uchinada, Ishikawa, 920-02, Japan. 2) Dept. of Biochemistry, Taipei Medical College, Taipei, República de China.

29. Konishi, F. *et al.* Antitumor effect induced by a hot water extract of *Chlorella vulgaris* (CE): Resistance to meth-a tumor growth mediated by CE-induced polymorphonuclear leukocytes. Dept. of Immunology, Medical Inst. of Bioregulation, Kyushu Univ., Fukuoka 812, Japón. In: *Cancer Immunology Immunotherapy.* Springer-Verlag, 1985

30. Vermeil, O. *et al.* Anti-tumoral vaccination by peritoneal injection of micro-vegetable (yeasts and unicellular algae). Conceptual error or reality? *Archives Medicales de L'Oest-Tome* 14(10): pp 423–426

31. Tanaka, K. *et al.* Augmentation of antitumor resistance by a strain of unicellular green algae, *Chlorella vulgaris.* Dept. of Immunology, Medical Inst. of Bioregulation, Kyushu Univ., 69, 3-1-1 Maidashi Higashi-Ku, Fukuoka 812, Japón. En: *Cancer Immunology Immunotherapy* Publisher: Springer-Verlag, 1984

32. Hashimoto, S. *et al.* Effects of soybean phospholipid, chlorella phospholipid, and clofibrate on collagen and elastin synthesis in the aorta and on the serum and liver lipid contents in rats. En: *Scientific Research Digest on Chlorella* Hokkaido, Japón: Medicinal Plant Institute of Hokkaido, Hokkaido, 089-37, Japón, 1987, pp 481–487

33. Sano, T. y Tanaka, Y. Effect of dried, powdered *Chlorella vulgaris* on experimental atherosclerosis and alimentary hypercholesterolemia in cholesterol-fed rabbits. *Artery* 14(2): pp 76–84, 1987

34. Sawyer, P. *et al.* Demonstration of a toxin from *Aphanizomenon flos-aquae. Canadian Journal of Microbiology* 14: p 1199, 1968

35. Alam, M. *et al.* Purification of aphanizomenon flos-aquae toxin and its chemical and physiological properties. *Toxicon* [Pergamon Press, Gran Bretaña] II: pp 65–72, enero 1973

36. Una comunicación personal con William Barry, Ph.D, en 1988

37. Barton, L. L. Studies on [Mice with] Dietary Supplements of Super Blue Green at Ultra High Levels. Research at: Dept. of Biology, Univ. of New Mexico, Albuquerque, NM 87131, abril 20, 1984

38. Sawyer, P. *op. cit.,* p 1201

39. Kulvinskas, V. "Algae in your Salad." *Serenity Magazine* Fall, 1987

40. Hagiwara, Y. *Green Barley Essence.* New Canaan, CT: Keats Pub, 1986, pp 74, 135

41. Kubota, K. *et al.* Aislamiento de la proteína de alta potencia antiinflamatoria de las hojas de la planta de centeno. Investigación en: Departamento de Ciencias Farmacéuticas, Universidad de Ciencias de Tokio [Ichigaya-funagawara-machi, Shinjuku-ku], Tokio, 162, Japón. signed by Dr. Yasuo Hotta, Biology Dept., Univ. of California, San Diego, CA. Parte de este estudio está en el ejemplar: *Japanese Journal of Inflammation* v 3(4): 1983. Una comparación de P4D1/esteroide se discute en este estudio: "A preliminary report on how the juice of young green barley plants can normalize and rejuvenate cells," firmado por el Dr. Yasuo Hotta del Departamento de Biología, Universidad de California, San Diego, CA. (Biology Dept., Univ. of California, San Diego, CA).
42. Christopher, J. *School of Natural Healing.* Provo, UT: BiWorld Pub., 1976, p 543
43. Hagiwara, Y. *op. cit.,* pp 83–132
44. Erasmus, U. *Fats and Oils.* Vancouver, BC: Alive Books, 1986, p 251
45. Hills, C. [editor] *The Secrets of Spirulina/Medical Discoveries of Japanese Doctors.* Boulder Creek, CA: University of the Trees Press, 1980 pp 55–66, 103
46. *Harvard Medical Area Focus* mayo 14, 1987
47. El Consejo Nacional de Investigaciones (CNI) (National Research Council). *Diet, Nutrition and Cancer:* el informe que ganó el primer lugar, de un comité de expertos, publicado por el CNI. (Entre sus conclusiones: «Una creciente acumulación de evidencia epidemiológica indica que hay una relación inversa entre el riesgo de contraer cáncer y el consumo de alimentos que contienen la vitamina A. La evidencia epidemiológica es suficiente para dar a entender que los alimentos ricos en caroteno vitamina A están asociados con la reducción del riesgo de cáncer».
48. Shekelle, R. B. *et al.* Dietary vitamin A and risk of cancer in the Western Electric study. *The Lancet* 2(8257): pp 1186–1190, noviembre 28, 1981 (Este artículo reporta de un estudio de diecinueve años de hombres de mediana edad y concluye que la incidencia de cáncer de pulmón es inversamente relacionado con la absorción de beta caroteno. En otras palabras, entre más se consuma caroteno en la dieta, el menor número de casos de cáncer).
49. Omenn, G. S. *et al.* Effects of a combination of beta carotene and vitamin A on lung cancer and cardiovascular disease. *New England Journal of Medicine.* 334(18): pp 1150–1155; mayo 2, 1996
50. Hennekens, C. H. Lack of effect of long-term supplementation with beta carotene on the incidence of malignant neoplasms and cardiovascular disease. *New England Journal of Medicine.* 334(18): pp 1145–1149; mayo 2, 1996

Capítulo 17: Sobrevivencia simplificada
1. Strom, A. y Jensen, R. Mortality from circulatory diseases in Norway 1940–1945. *The Lancet* 1: pp 126–129, enero 20, 1951
2. Rudin, D.O. y Felix, C. *The Omega-3 Phenomenon.* New York: Rawson Associates, 1987, pp 33–34

Capítulo 18: Disfrutar de los alimentos
1. Walford, R. L. *The 120 Year Diet—How to Double Your Vital Years.* New York: Simon and Schuster, 1986
2. Ross, M. H. Dietary behavior and longevity. *Nutr Reviews* 35(10): pp 257–265, octubre 1977
3. Szekely, E. B. *The Essene Gospel of Peace, Book One.* 3085 Reynard Way, San Diego, CA: International Biogenic Society, 1981

Capítulo 20: El ayuno y la purificación
1. Cousens, G. *Spiritual Nutrition and The Rainbow Diet.* P.O. Box 2044, Boulder, CO: Cassandra Press, 1986, pp 147–148
2. Albright, J. *Our Lady of Medjugorje.* P.O. Box 7, Milford, Ohio 45150: The Riehle Foundation
3. Cousens, G. *op. cit.,* p 155
4. *Ibid,* p 147
5. The Bible. Moses fasting (twice): Exodus 34:28; Deuteronomy 9:9, 18; Jesus fasting: Matthew 4:2

Capítulo 21: Alimentos para niños
1. Ballentine, R. *Diet and Nutrition.* Honesdale, PA: Himalayan Inst., 1978, p 129
2. Leonard, J. Hofer, J. y Pritikin, N. *Live Longer Now.* New York: Grosset and Dunlap, 1974, p 10
3. Sampsidis, N. *Homogenized!* P.O. Box 25, Glenwood Landing, NY: Sunflower Pub.
4. Svoboda, R. *Prakruti.* Albuquerque, NM: Geocom, 1989, p 72
5. Hergenrather, J. *et al.* Pollutants in breast milk of vegetarians. *New England Journal of Medicine* 304(13): p 792, marzo 26, 1981
6. Cunningham, A. Morbidity in breast-fed and artificially fed infants. *Journal of Pediatrics* 90: pp 726–729, 1977
7. Addy, D. P. Infant Feeding: a current view. *British Medical Journal* 1: pp 1268–1271, mayo 22, 1976
8. Newton, N. The uniqueness of human milk: Psychologic differences between breast and bottle feeding. *American Journal of Clinical Nutrition* 24: pp 993–1004, agosto 1971
9. Lippmann, M. *Chemical Contamination of the Human Environment.* Oxford, Inglaterra: Oxford Univ. Press, 1979, p 146
10. Ballentine, R. *Diet & Nutrition.* Honesdale, PA: Himalayan International Inst., 1978, p 119
11. Wetzel, W. E., *et al.* Carotene jaundice in infants with «"sugar nursing bottle syndrome." *Monatsschrift*

Kinderheilkunde 137: pp 659–661, octubre 1989

12. Baker, J. P. *et al. Conscious Conception.* Monroe, UT: Freestone Pub., 1986

13. Chang, S. *The Great Tao.* San Francisco, CA: Harper and Row, 1985, p 325

14. «Déficit de atención» (conocido por las siglas en inglés ADD) se asocia frecuentemente con hiperactividad o «Déficit de atención con hiperactividad» (ADHD). Una actividad excesiva y una inhabilidad de poner atención con frecuencia tiene una causa común en la medicina oriental: insuficiente yin, donde yin representa la dimensión receptiva y calmante de la personalidad humana. En estos desórdenes infantiles, el yin deficiente frecuentemente afecta a los riñones y al hígado. (En términos occidentales, esto se puede traducir como una deficiencia de metabolitos y hormonas del hígado y de los riñones, que se producen cuando hay un suministro abundante y balanceado de vitaminas, minerales, aminoácidos, ácidos grasos, enzimas y demás). La labor de reconstruir el yin en los niños no es muy diferente a la de los adultos.

Una razón el porqué los niños pueden presentar un déficit de yin es debido a que el yin es hereditario, y en muchos casos no se proporciona en cantidad suficiente a través de los papás. Estudios han demostrado que los papás que tienen tendencia a depresión, déficit de atención, hiperactividad y otros desequilibrios del desarrollo, lo más probable es que engendren niños con ADHD [véase las notas 15–17 abajo]. Puesto que los niños están en una fase de crecimiento yang, el cual necesita del apoyo de fuentes yin, fácilmente se pueden volver algo deficientes en yin. Porque el yin y sus nutrientes de apoyo están desgastados debido a alimentos refinados, químicos sintéticos, pesticidas, radiación de las computadoras, de la TV, por alimentos demasiado condimentados, demasiado picantes, por luces fluorescentes, el esmog y por otros numerosos elementos tóxicos de la vida moderna, es aconsejable para los niños con déficit yin llevar una dieta y estilo de vida lo más natural posible. Tener caos en la casa, junto con estrés discutidos en la sección de «Los alimentos y el comportamiento», parece contribuir a este síndrome en los niños.

Remedios nutricionales específicos que frecuentemente ayudan, especialmente si se aplican con regularidad a través de los años, incluyen: las verduras del mar (algas marinas), las cuales proporcionan una riqueza mineral necesaria para calmar la mente y el cuerpo, las cuales se pueden agregar a platillos en la cocina por ejemplo cuando se cuecen frijoles y otros platillos guisados; también, los niños con ADHD se benefician tomando unas cuantas tabletas de kelp diariamente. Alimentos como espirulina, tempeh, mantequilla y ghee (mantequilla clarificada), almendras y varios productos de origen animal en la sección de deficiencia (páginas 324–328) también demuestran ser una ayuda para reconstruir la esencia yin. Los aceites omega-3 y AGL, Ej. en la forma de aceites de linaza y de borraja (*Borago officinalis*), ayudan enormemente a construir el yin del hígado, y se recomiendan cuando el niño es irrefrenable o especialmente cuando demuestra ira, enojo y un comportamiento inquietante. Los estudios dan a entender que los ácidos grasos tienden a faltar en los niños con ADHD [véase la nota 18 abajo]. ADHD también empeora frecuentemente con las infestaciones de parásitos. Así como se aconsejó en el capítulo «Alimentos para los niños», el ajo puede ayudar a desparasitar a los niños pero porque su naturaleza es sumamente punzopicante, la cual quema las hormonas y los fluidos yin, sería mejor que a estos niños se les equilibrara con sábila y plata coloidal siguiendo el «Programa para la purga de parásitos» en el Apéndice A. Ambos son seguros para los niños, y les ayudan a nutrir sus aspectos yin y receptivos, al mismo tiempo que eliminan muchas formas de parásitos y patógenos. Por lo tanto, por otra razón aparte de lidiar con los parásitos, algunos padres de familia les pueden dar a sus hijos uno o ambos de los remedios como coadyuvantes para nutrir su yin a largo plazo.

Hiperactividad y déficit de atención representan una mente y un cuerpo que se mueven, muchas veces en forma caótica, de una acción, objeto o idea a otra. Cambios caóticos, erráticos, ya sean físicos o mentales, se describe en la medicina china como un síndrome viento. Las condiciones de viento empeoran con los alimentos generadores de calor, por actividades estresantes, por dietas que causan el estancamiento en el hígado (página 355) y por el consumo de huevos, carne de cangrejo y alforfón. Ya sea porque el ADHD surgió por lesiones, por parásitos, por herencia, por dieta o por el medio ambiente o alguna combinación de estos, puede mejorarse hasta cierto punto al seguir las guías básicas de manera consistente como las sugeridas en esta nota. Porque los niños están creciendo, con frecuencia superan sus desequilibrios cuando se les proporciona el apoyo nutricional y emocional.

15. Roizen, N. J., *et al.* Psychiatric and developmental disorders in families of children with attention-deficit hyperactivity disorder. *Archives of Pediatric and Adolescent Medicine.* 150(2): pp 203–208; febrero, 1996

16. McCormick, L. H. Depression in mothers of children with attention deficit hyperactivity disorder. *Family Medicine.* 27(3): pp 176–9; marzo, 1995

17. Comings, D. E. Role of genetic factors in depression based on studies of Tourette syndrome

and ADHD probands and their relatives. *American Journal of Medical Genetics.* 60(2): pp 111–121; abril 24, 1995

18. Stevens, L. J. Essential fatty acid metabolism in boys with attention-deficit hyperactivity disorder. *American Journal of Clinical Nutrition.* 62(4): pp 761–768; octubre, 1995

Capítulos 22 a 28: Los Cinco Elementos y sistemas de órganos

1. Lane, B. C. "Nutrition and Vision." In *1984–85 Yearbook of Nutritional Medicine.* J. Bland, Editor. New Canaan, CT: Keats Pub., 1985, p 244

2. Goldman, A. S. "Immunologic Aspects of Human Milk." Symposium on Human Lactation, U.S. Dept. of Health, Education, and Welfare, DHEW Publication (HSA) 79-5107, L. Waletsky, Editor. Arlington, VA. octubre 7–8, 1976

3. Mellander, O. y Valquist, B. Breast feeding and artificial feeding. Norrbotten Study, *Acta Paediatrica* suppl. 116, 48: p 1, 1959

4. Matthews, T., Nair, C. *et al.* Antiviral activity in milk of possible clinical significance. *The Lancet* 2(8000): pp 1387–89, diciembre 25, 1976

5. Williams, R. "The Trusting Heart," *Psychology Today,* p 35, enero/febrero 1989

6. Marx, J. Anxiety peptide found in brain. *Science* 227: p 934, 1985.

7. Belongia, E. *et al.* An investigation of the cause of the eosinophilia-myalgia syndrome associated with tryptophan use. *New England Journal of Medicine* 323(6): pp 357–65, agosto 9, 1990

8. La teoría de microorganismos pleomórficos— particularmente como se propuso por Antoine Béchamp, un contemporáneo y crítico de Pauster— afirma que los microbios productores de enfermedades adoptan formas específicas que corresponden al milieu del cuerpo. Por lo tanto, la teoría postula que el milieu o un ambiente interno total «es todo» y el tipo y número de virus, bacterias, amibas y otros microbios de formas primitivas no-patógenas que se encuentran en todos los cuerpos, apenas reflejan el grado de toxicidad, incluyendo las condiciones de humedad anormal-mucosas. El tratar o el intentar de curar la enfermedad simplemente destruyendo los microbios «causales» no logra una sanación duradera: tales microbios, de acuerdo a la teoría, nunca realmente se eliminan pero se transforman en formas mas patógenas que proliferarán a través del tiempo— algunas veces muchos años después—y los cuales contribuyen a padecimientos más serios. Por otra parte, si el cuerpo se purifica al tiempo que los microbios se «destruyen», un milieu tóxico no existiría para apoyar la transformación de microbios patógenos. Alimentos apropiados, hierbas, ejercicio y otros tratamientos saludables tienden a purificar el cuerpo y a eliminar patógenos, mientras que los medicamentos parecen eliminar solamente los patógenos. La teoría de microorganismos pleomórficos está sustentada por numerosos estudios de bacteriología, y es un principio que se usa en las artes de sanación pero no es bien aceptada por los profesionales de la medicina estándar. Un número de escritores del siglo 20 así como Béchamp han aplicado y/o descrito la teoría, incluyendo las siguientes seis referencias (números 9–14):

9. West, J. *Important Facts You Should Know About AIDS: Diseases and Diets the Authorities Fail To Tell You: Pasteur, Bechamp & AIDS.* Bundaber, Queensland, Australia: AIDS biological Research Centre, 1988

10. Mattman, L. *Cell Wall Deficient Forms.* Cleveland, OH: CRC Press, 1974

11. Pearson, R. B. *Pasteur Plagiarist, Impostor. The Germ Theory Exploded.* Denver, CO: Health, Inc, 1942

12. Enby, E. *et al. Hidden Killers.* Sheehan Communications, 1990

13. Domingue, G. J. Naked bacteria in human blood. *Microbia* Tome 2, No. 2, 1976

14. Bechamp, A. *Sang et son troisième* élément anatomique *[The Blood and its Third Anatomical Element].* Australia: Veritas Press, 1988 [Reimpresión y traducción; primera edición publicada en Londres: J. Ouseley, 1912]

15. O'Neill, M. "Eating to Heal: The New Frontiers." *The New York Times,* p B5, febrero 7, 1990

16. West, D. W. *et al.* Dietary intake and colon cancer: sex- and anatomic site-specific associations. *American Journal of Epidemiology* 130: pp 883–94, noviembre 1989

17. Harris, R. W. *et al.* A case-control study of dietary carotene in men with lung cancer and in men with other epithelial cancers. *Nutrition and Cancer* 15(1): pp 63–68, 1991

18. Singh, V.N. y Gaby, S.K. Premalignant lesions: role of antioxidant vitamins and beta carotene in risk reduction and prevention of malignant transformation. *American Journal of Clinical Nutrition* 53(1 Suppl): pp 386S-390S, enero 1991

19. Fontham, E. T. Protective dietary factors and lung cancer. *International Journal of Epidemiology* 19 Suppl 1: pp S32–42, 1990

20. Statland, B. E. Nutrition and cancer. *Clinical Chemistry* 38(8B Pt 2): pp 1587–1594, agosto 1992

21. Dard, D. *et al.* [Hemorroides: factores dietéticos]. *Revue Medicale de la Suisse Romande* 110: pp 381–384, abril 1990

22. Friedman, G.D. y Fireman, B.H. Appendectomy, appendicitis, and large bowel cancer. *Cancer Research* 50: pp 7549–7551, diciembre 1990

23. Klurfeld, D. M. Dietary fiber-mediated mechanisms in carcinogenesis. *Cancer Research* 52(7

suppl): pp 2055s–2059s, abril 1, 1992

24. Shankar, S. y Lanza, E. Dietary fiber and cancer prevention. *Hematology/Oncology Clinics of North America* 5: pp 25–42, febrero 1991

25. Melange, M. y Vanheuverzwyn, R. [Enfermedad etiopatogénica diverticular del colon; el papel de la fibra en la dieta y perspectivas terapéuticas] *Acta Gastroenterologica Belgica* 53: pp 346–350, mayo-junio 1990

26. Yang, P. y Banwell, J. G. Dietary fiber: its role in the pathogenesis and treatment of constipation. *Practical Gastroenterology* 6: pp 28–32, 1986

27. Frank, B. *Nucleic Acid Therapy in Aging and Degenerative Disease.* New York: Psychological Library Publishers, 1968

28. Kirschmann, J. D. *Nutrition Almanac* New York: McGraw-Hill, 1984, p 31

29. *Ibid*, p 15

30. Kohler, G. *et al.* Growth-stimulating properties of grass juice. *Science* 83: p 445, 1936

31. Kohler, G. *et al.* The relation of the "grass juice factor" to guinea pig nutrition. *Journal of Nutrition* 15: p 445, 1938

32. Colio y Babb. Study of a new stimulatory growth factor. *Journal of Biological Chemistry* 174: p 405, 1948

33. Kohler, G. *et al.* The grass juice factor. *Journal of Biological Chemistry* 128: p 1w, 1939

34. Bensky, D. y Gamble, A. [traductores] *Chinese Herbal Medicine: Materia Medica* Seattle, WA: Eastland Press, 1986, p 508

35. Allen, R. y Lust, J. *The Royal Jelly Miracle.* Simi Valley, CA: Benedict Lust Publ., 1958, pp 20, 21

36. Murray, M. *Sea Energy Agriculture.* Winston-Salem, NC: Valentine Books, 1976, p 12

37. Vorberg, G. Ginkgo Biloba Extract: A long-term study of chronic cerebral insufficiency in geriatric patients. *Clinical Trials Journal* 22: pp 149–157, 1985

38. Bauer, U. Six-month double-blind randomized clinical trial of Ginkgo Biloba Extract versus placebo in two parallel groups in patients suffering from peripheral arterial insufficiency. *Arzneim-Forsch* 34: pp 716–721, 1984

39. Hindmarch, I. y Subban, Z. The psychopharmacological effects of Ginkgo Biloba Extract in normal health volunteers. *International Journal of Clinical Pharmacological Research* 4: pp 89–93, 1984

40. Gebner, B. *et al.* Study of the long-term action of a Ginkgo Biloba Extract on vigilance and mental performance as determined by means of quantitative pharmaco-EEG and psychometric measurements. *Arzneim-Forsch* 35: pp 1459–1465, 1985

41. En Junio 7, 1995, el venerable Maestro Hsuan Hua, un patriarca budista chino, descansó en paz. Cuando lo cremaron, de sus cenizas surgieron 10,000 sharira. Sus enseñanzas inspiraron muchos aspectos de este libro respecto a estar y ser conscientes, incluyendo ciertos elementos filosóficos Sattva (Sendero Medio) que se discutieron en el Resumen, capítulo 52. Para obtener información sobre su vida y sus enseñanzas, contacte a: City of Ten Thousand Buddhas, 2001 Talmage Road, P.O. Box 217, Talmage, CA 95481-0217, USA.

42. Mathe, G. *et al.* A Pygeum africanum extract with so-called phyto-estrogenic action markedly reduces the volume of true and large prostatic hypertrophy. *Biomedicine and Pharmacotherapy.* 49(7–8): pp 341–343; 1995

Capítulos 29 a 33: Enfermedades y su tratamiento dietético

1. Van Eck, W. R. The effect of a low fat diet on the serum lipids in diabetes and its significance in diabetic retinopathy. *American Journal of Medicine* 27: pp 196–211, agosto, 1959

2. Sartor, G. *et al.* Dietary supplementation of fibre as a means to reduce postprandial glucose in diabetics. *Acta Medica Scandinavica* (suppl) 656: pp 51–53, 1981

3. Jenkins, D. *et al.* Decrease in postprandial insulin and glucose concentrations by guar and pectin. *Annals of Internal Medicine* 86: p 20, 1977

4. Holman, R. *et al.* Prevention of deterioration of renal and sensory-nerve function by more intensive management of insulin-dependent diabetic patients. *The Lancet* 1(8318): pp 204–208, enero 29, 1983

5. Olefsky, J. *et al.* Reappraisal of the role of insulin in hypertriglyceridemia. *American Journal of Medicine* 57: pp 551–560, octubre 1974

6. Himsworth, H. P. Dietetic factor determining glucose tolerance and sensitivity to insulin of healthy men. *Clinical Science* 2: pp 67–94, septiembre 1935

7. Wolf, H. J. y Priess, H. Experiences with fat free diet in diabetes mellitus. *Deutsche Medizinische Wochenschrift* 81: pp 514–515, abril 6, 1956

8. Barnard, R. J. *et al.* Response of non-insulin-dependent diabetic patients to an intensive program of diet and exercise. *Diabetes Care* 5: pp 370–374, julio-agosto 1982

9. Singh, I. Low-fat diet and therapeutic doses of insulin in diabetes mellitus. *The Lancet* 1: pp 422–425, febrero 26, 1955

10. Lu, H.C. *Chinese System of Food Cures.* New York: Sterling Pub., 1986, p 139

11. Kloss, J. *Back To Eden.* Santa Barbara, CA: Lifeline Books, 1939, p 407

12. Jensen, B. *Nature Has a Remedy.* Santa Cruz, CA: Unity Press, 1978, p 167

13. Rudolph, T. M. *Chlorophyll.* San Jacinto, CA: Nutritional Research, 1957, p 31

14. Hills, C. *The Secrets of Spirulina.* Boulder Creek, CA: Univ. Of the Trees Press, 1980, pp 59–66

15. Jensen, B. *Health Magic Through Chlorophyll.* Provo, UT: BiWorld Pub., 1973, p 113

16. Addanki, S. *Diabetes Breakthrough.* New York: Pinnacle Books, 1982, p 6

17. Jensen, B. *Health Magic Through Chlorophyll.* Provo, UT: BiWorld Pub., 1973, p 113

18. *Ibid*, p 29

19. Erasmus, U. *op. cit.,* p 305

20. Addanki, S. *op. cit.,* p 110

21. *Ibid*, p 110

22. Kirschmann, J. D. *Nutrition Almanac.* New York: McGraw Hill, 1984, p 168

23. Jensen, B. *Nature Has a Remedy.* Santa Cruz, CA: Unity Press, 1978, p 224

24. Jacob, S. W. *Structure and Function in Man.* Philadelphia, PA: W. B. Saunders and Co., 1974, p 442

25. "Keep Taking Your Bran" [editorial]. *The Lancet* 1: p 1175, junio 2, 1979

26. Piepmeyer, J. L. Use of unprocessed bran in treatment of irritable bowel syndrome. *American Journal of Clinical Nutrition* 27(2): pp 106–107, febrero 1974

27. Painter, N. S. *et al.* Unprocessed bran in treatment of diverticular disease of the colon. *British Medical Journal* 2: pp 137–140, abril 15, 1972

28. Hodgson, J. *et al.* Effect of methylcellulose on rectal and colonic pressures in treatment of diverticular disease. *British Medical Journal* 3: p 729, septiembre 23, 1972

29. Dissanayake, A. *et al.* Lack of harmful effect of oats on small-intestinal mucosa in coeliac disease. *British Medical Journal* 4(5938): pp 189–191, 1974

30. Kirschmann, J. D. *op. cit.,* p 134

31. Singh, M. M. y Kay, S. R. Wheat gluten as a pathogenic factor in schizophrenia. *Science* 191(4225): pp 401–402, enero 30, 1976

32. Ross-Smith, P. y Jenner, F. Diet and schizophrenia. *Journal of Human Nutrition* 34(2): pp 107–112, 1980

33. Frisch, R. E. Amenorrhoea, vegetarianism, and/or low fat? *The Lancet* 1(8384): p 1024, mayo 5, 1984

34. Frisch, R. E. *et al.* Magnetic resonance imaging of body fat of athletes compared with controls and the oxidative metabolism of estradiol. *Metabolism: Clinical and Experimental* 41: pp 191–193, febrero 1992

35. Kemmann, E. *et al.* Amenorrhea associated with carotenemia. *Journal of the American Medical Association* 249(7): pp 926–929, 1983

36. Baker, C. E. [publisher] *Physicians' Desk Reference.* Oradell, NJ: Medical Economics Co., 1982, pp 1899, 1900

37. Airola, P. *How to Get Well.* Phoenix, AZ: Health Plus Pub., 1982, p 128

38. Informe preparado por el National Cancer Institute: *Cancer Control Objectives for the Nation: 1985–2000.* Se puede ordenar por medio del Superintendent of Documents, U.S. Government Printing Office, Washington, DC 20402, Tel: (202) 783-3238; document order number 017-042-00191-9

39. Gerson, M. *A Cancer Therapy.* Bonita, CA: Gerson Institute, 1986

40. Pauling, L. y Cameron, E. *Cancer and Vitamin C.* Menlo Park, CA: Linus Pauling Inst. of Science and Medicine, 1979, p 190

41. *Ibid*, pp 99–210

42. Pauling, L. "Good Nutrition for the Good Life." Article reprinted in *The Complete Book of Vitamins.* Emmaus, PA: Rodale Press, 1977, p 80

43. Bendich, A. y Olson, J. A. Biological actions of carotenoids. *FASEB Journal* 3: pp 1927–1932, junio 1989

44. Ziegler, R. G. A review of epidemiologic evidence that carotenoids reduce the risk of cancer. *Journal of Nutrition* 119: pp 116–122, enero 1989

45. Suda, D. *et al.* Inhibition of experimental oral carcinogenesis by topical beta carotene. *Carcinogenesis* 7: p 711, 1986

46. Donden, Y. *Health Through Balance.* Ithaca, NY: Snow Lion Publ., 1986, pp 186, 198

47. Zhu, Y. *et al.* Growth-inhibition effects of oleic acid, linoleic acid, and their methyl esters on transplanted tumors in mice. *Journal of the National Cancer Institute* 81(17): pp 1302–1306, septiembre 6, 1989

48. Adlercreutz, H. Does fiber-rich food containing animal lignan precursors protect against both colon and breast cancer? *Gastroenterology* 86: p 761, abril 1984

49. Setchell, K. D. R. *et al.* Lignan formation in man—microbial involvement and possible roles in relation to cancer. *The Lancet* 2: p 4, julio 4, 1981

50. Lederoq, G. y Henson, J. L. *Biochimica et Biophysica Acta* 560: p 427, 1979

51. Brown, G. y Mortimer, J. Remission of canine squamous cell carcinoma after nitriloside therapy. *Veterinary Medicine: Small Animal Clinic* 71: pp 1561–1562, noviembre 1976

52. Yamamoto, I. y Maruyama, H. Effect of dietary seaweed preparations on 1,2-dimethylhydrazine-induced intestinal carcinogenesis in rats. *Cancer Letters* 26: pp 241–251, abril 1985

53. Christopher, J. R. *School of Natural Healing.* Provo, UT: BiWorld Pub., 1978, pp 266–267

54. Chihara, G. *et al.* Fractionation and purifica-

tion of the polysaccharides with marked anti-tumor activity, especially letinan, from *Lentinus edodes. Cancer Research* 30: pp 2776–2781, 1980

55. Sone, Y. *et al.* Structures and anti-tumor activities of the polysaccharides isolated from fruiting body and the growing *Ganaderma lucidum. Agricultural and Biological Chemistry* 49: pp 2641–2653, 1985

56. Leighton, Terrance, jefe del Departamento de Microbiología e Inmunología de la Universidad de California, Berkeley: una publicación sobre "quercitina" en el *San Francisco Examiner,* p D-19, noviembre 12, 1989

57. Block, E. "The Chemistry of Garlic and Onions." *Scientific American* 252: p 119, 1985

58. Barone, F. y Tansey, M. Isolation, purification, identification, synthesis and kinetic activity of the anti-candidal component of *Allium sativum,* and a hypothesis for its mode of action. *Mycologia* 79: pp 341–348, 1977

59. Caldes, G. A potential antileukemic substance present in *Allium ascalonicum. Planta Medica* 23: pp 90–100, 1973

60. Cummings, J. H. Short-chain fatty acids in the human colon. *Gut—The Journal of the British Society of Gastroenterology* 22: pp 763–779, septiembre 1981

61. Whitehead, R. H. *et al.* A colon cancer cell line (LIM 1215) derived from a patient with inherited nonpolyposis colorectal cancer. *Journal of the National Cancer Inst.* 74: pp 759–765, abril 1985

62. Leavitt, J. *et al.* Butyric acid suppression of the in vitro neoplastic state of Syrian hamster cells. *Nature* 271: pp 262–265, enero 1978

63. Bensky, D. y Gamble, A. [traductores], *Chinese Herbal Medicine: Materia Medica.* Seattle, WA: Eastland Press, 1986, p 194

64. Christopher, J. R. *op. cit.,* p 62

65. Erasmus, U. "The Value of Fresh Flax Oil" *Lipid Letter* issue no. 3, distributed by Spectrum Naturals, 133 Copeland St., Petaluma, CA 94952

66. Kremmer, J. M. Clinical studies of omega-3 fatty acid supplementation in patients who have rheumatoid arthritis. *Rheumatic Diseases Clinics of North America* 17: pp 391–402, mayo 1991

67. Robinson, D. R. y Kremer, J. M. Rheumatoid arthritis and inflammatory mediators. *World Review of Nutrition and Dietetics* 66: pp 44–47, 1991

68. Jantti, J. *et al.* Evening primrose oil in rheumatoid arthritis: changes in serum lipids and fatty acids. *Annals of the Rheumatic Diseases* 48: pp 124–127, 1989

69. McCarthy, G. M. y Kenny, D. Dietary fish oil and rheumatic diseases. *Seminars in Arthritis and Rheumatism* 21: pp 368–375, junio 1992

70. Bjarnason, I. *et al.* Intestinal permeability and inflammation in rheumatoid arthritis: Effects of nonsteroidal and anti-inflammatory drugs. *The Lancet* 2: pp 1171–1174, noviembre 24, 1984

71. Lee, T. P. *et al.* Effect of quercetin on human polymorphonuclear leukocyte lysosomal enzyme release and phospholipid metabolism *Life Sciences* 31: pp 2765–2774, diciembre 13, 1982 [Esta investigación indica que la liberación de ácido araquidónico se inhibe con quercitina, la cual implica que sus metabolitos—PGE-2 y leucotrienos—también se inhiben].

72. Middleton, E. The flavonoids. *Trends in Pharmacological Sciences* p 336, agosto 1984

73. di Fabio, A. *Rheumatoid Diseases Cured at Last.* Franklin, TN: Rheumatoid Disease Foundation, 1985. Entre otras cosas, este libro discute una teoría amibiana de artritis reumatoide, la cual ha dado hincapié a una teoría más extensa (véase la nota 8 en el capítulo 26 en la página 767); el tratamiento que se desarrolló a partir de la teoría amibiana es aun con todo benéfico en muchos de los casos. El libro se consigue en la dirección dada en la nota 74 abajo.

74. Contacte la Rheumatoid Disease Foundation, 5106 Old Harding Rd., Franklin, TN 37064, para información que incluye una lista de doctores en medicina, algunos de los cuales administran ciertos medicamentos antimicrobianos de amplio espectro y tratan la artritis reumatoide con una variedad de terapias complementarias así como terapias estándar.

75. Brinckerhoff, C. E. *et al.* Effect of retinoids on rheumatoid arthritis, a proliferative and invasive non-malignant disease. Ciba Foundation Symposium, 113: pp 191–211, 1985

76. Skoldstam, L. Fasting and vegan diet in rheumatoid arthritis. *Scandinavian Journal of Rheumatology* 15(2): pp 219–221, 1986

77. Roberts, J. y Hayashi, J. Exacerbation of SLE associated with alfalfa ingestion [carta]. *New England Journal of Medicine* 308(22): p 1361, junio 2, 1983

78. Estos padecimientos (patrones de diagnóstico) se basan en datos obtenidos a través de la National Acupuncture Detoxification Association, 3115 Broadway #51, New York, NY 10027.

79. Anand, C. Effect of *Avena sativa* on cigarette smoking. *Nature* 233: p 496, 1971

80. Badgley, L. *Healing AIDS Naturally.* 370 W. San Bruno Ave, San Bruno, CA: Human Energy Press, 1987

81. Hendler, S. *The Doctors' Vitamin and Mineral Encyclopedia.* New York: Simon and Schuster, 1990, p 425

82. Badgley, L. *op. cit.,* pp 41–43; 47–49; 52–53; 169–173

83. Block, E. *op. cit.,* pp 114–119

84. Badgley, L. *op. cit.,* p 170

85. Womble, D. y Helderman, J. Enhancement of allo-responsiveness of human lymphocytes by acemannan (Carrisyn). *International Journal of Immunopharmacology* 10(8): pp 967–974, 1988

86. Grindlay, D. y Reynolds, T. The aloe phenomenon: A review of the properties and modern uses of the leaf parenchyma gel. *Journal of Ethnopharmacology* 16: pp 117–151, junio 1986

87. Meruelo, D. *et al.* Therapeutic agents with dramatic antiretroviral activity and little toxicity at effective doses: aromatic polycyclic diones hypericin and pseudohypericin. Los procedimientos de la *National Academy of Sciences* 85: pp 5230–5234, julio 1988

88. Ito, M., Sato, A. *et al.* Mechanism of inhibitory effect of glycyrrhizin on replication of human immunodeficiency virus (HIV). *Antiviral Research* 10: pp 289–298, diciembre 11, 1988

89. Nakashima, H., Kido, Y. *et al.* Purification and characterization of an avian myeloblastosis and human immunodeficiency virus reverse tran- scriptase inhibitor, sulfated polysaccharides extracted from sea algae. *Antimicrobial Agents and Chemotherapy* 31(10): pp 1524–1528, octubre 1987

90. Myers, D.E. *et al.* Production of a pokeweed antiviral protein (PAP)-containing immunotoxin, B43-PAP, directed against the CD19 human B lineage lymphoid differentiation antigen in highly purified form for human clinical trials. *Journal of Immunological Methods* 136: pp 221–237, febrero 15, 1991

91. Dworkin, R. Linoleic acid and multiple sclerosis. *Neurology* 34: p 1219, 1984

92. Barbul, A. *et al.* Arginine stimulates lymphocyte immune response in healthy human beings. *Surgery* 90: pp 244–251, 1981

93. Horrobin D.F. The relationship between schizophrenia and essential fatty acid and eicosanoid metabolism. *Prostaglandins Leukotrienes and Essential Fatty Acids* 46: pp 71–77, mayo 1992

94. Erasmus, U. *Fats and Oils.* Vancouver, BC, Canadá: Alive Pub., 1986, pp 251, 254

95. Vaddadi K. S. Use of gamma-linolenic acid in the treatment of schizophrenia and tardive dyskinesia. *Prostaglandins Leukotrienes and Essential Fatty Acids* 46: pp 67–70, mayo 1992

96. Lad, V. *Ayurveda: The Science of Self-Healing.* Santa Fe, NM: Lotus Press, 1985, p 131

97. Tierra, M. *Planetary Herbology.* Santa Fe, NM: Lotus Press, 1988, p 363

98. Omenn, G.S. *et al.* Effects of a combination of beta carotene and vitamin A on lung cancer and cardiovascular disease. *New England Journal of Medicine.* 334(18): pp 1150–1155; mayo 2, 1996

99. Greenberg, E. R. y Sporn, M. B. Antioxidant vitamins, cancer, and cardiovascular disease [editorial; comentario] *New England Journal of Medicine* 334(18): pp 1189–1190; mayo 2, 1996

100. The Alpha-Tocopherol, Beta Carotene Cancer Prevention Study Group. The effect of vitamin E and beta carotene on the incidence of lung cancer and other cancers in male smokers. *New England Journal of Medicine.* 330(15) pp 1029– 1035; abril 14, 1994

Capítulo 52: Resumen

1. Thakkur, C. G. *Ayurveda: The Indian Art & Science of Medicine;* New York: ASI Publ., 1974

2. Vanamali. *Nitya Yoga: Essays on the Sreemad Bhagavad Gita.* Vanamali Publications, Vanamali Gita Yogashram, PO Tapovan 249–192, Via Shivananda Nagar, Rishikesh. U.P. (El Himalaya) India

3. Svoboda, Robert E. *Prakruti: Your Ayurvedic Constitution.* Albuquerque, NM: Geocom, 1989

4. Frawley, David. *Ayurvedic Healing: A Comprehensive Guide.* Salt Lake City, UT: Passage Press, 1989

5. Lad, Vasant. *Ayurveda: The Science of Self-Healing.* Santa Fe, NM: Lotus Press, 1985

6. Frawley, David. *op. cit.,* p 82

7. *Ibid,* p 82, 84

8. Thakkur, C. G. *op. cit.,* p 198 (appendix)

9. Vanamali. *op. cit.,* p 217

10. Lad, Vasant. *op. cit.,* p 131

11. Frawley, David *op. cit.,* p 82

12. Svoboda, Robert E. *op. cit.,* p 72

13. Gautama, Buda. *Shurangama Sutra, Volume 7; se consigue a través de:* City of 10,000 Buddhas, Box 217, Talmage, CA 95481

14. *Ibid.*

15. Frawley, David. *op. cit.,* p 84

16. Brain, K. R. *et al.* Percutaneous penetration of dimethylnitrosamine through human skin in vitro: application from cosmetic vehicles. *Food and Chemical Toxicology* 33(4): pp 315–322; abril, 1995

17. Se pueden obtener manuales con fórmulas para productos de cosméticos que usan hierbas, limón, aguacate, avena, miel, barro, sábila y demás. Recursos: *Kitchen Cosmetics* por Jeanne Rose (North Atlantic Books); *Herbal Healing for Women* por Rosemary Gladstar (Fireside Books/Simon & Schuster, 1993); *The Herbal Body Book* por Stephanie Touries (Storey Pub. Co, 1995); y *Jeanne Rose's Herbal Body Book* por Jeanne Rose (Perigee Books, 1982)

18. Ballentine, R. *Diet and Nutrition.* Honesdale, PA: The Himalayan International Institute, 1978, pp 549

19. Chen, J., Campbell, T. C. *et al. Diet, Lifestyle and Mortality in China: a Study of the Characteristics of 65 Counties.* Ithaca, NY: Cornell Univ. Press [Casas editoriales: Oxford Univ. Press y The China

People's Medical Publishing House], 1990

21. Un ejemplo es un grupo de monjas eruditas y contemplativas de la orden cisterciensa del monasterio Redwoods cerca de Whitethorn, California; son vegetarianas y elaboran las hostias de harina integral y las distribuyen para ofrecerlas en la comunión. Han incorporado en sus prácticas algunas tradiciones orientales, como el estilo cuasizazen de meditación en posición sentada.

22. La marihuana se ha mostrado que incrementa intensamente los niveles de melatonina [véase la nota 32 abajo]. (Es de suponer que muchas otras drogas psicotrópicas de alta potencia tendrán los mismos efectos). Desde la perspectiva médica de las tradiciones chinas respecto a las sustancias psicotrópicas, su efecto *«high»* se debe a cantidades enormes de esencia ojas/jing transformada que se transporta hacia el cerebro a través de la acción de esta sustancia, en el cual el proceso de esencia ojas/jing de los riñones se desgasta. Parece ser que la ciencia está confirmando parte de esta creencia tradicional, pues la melatonina puede ser considerada un elemento de esencia ojas/jing transformada. En nuestra práctica hemos sido testigos de decenas de usuarios de marihuana quienes—en sus propios términos—dicen que «han tocado fondo». Esto parece confirmar la segunda parte de la observación china—que «el tocar fondo» representa un desgaste de la base de la esencia ojas/jing proveniente de los riñones, al grado que ya no experimentan el «high» o levantón. Estas personas invariablemente se ven deshidratadas, secas y envejecidas mas allá de su edad real. Esta degeneración es aun otra señal del desgaste ojas/jing (véase la página 398 para una discusión completa de «jing»). El punto hasta donde el cuerpo se desgasta a través de la marihuana se nota claramente («el tocar fondo») depende totalmente de la persona; para algunos es sólo cuestión de días o semanas; para otros, años. No obstante, desde nuestra observación, el desgaste ocurre durante todo el periodo de uso de la marihuana.

La tradición ayurvédica también responsabiliza a la marihuana de dañar el hígado y el cerebro [nota 10 arriba]. El fallecido profesor Hardin B. Jones de la Universidad de California en Berkeley, cita en su libro *Sensual Drugs* (Cambridge University Press, 1977, p 255) una comparación entre el daño cerebral por la marihuana versus por el alcohol: «Cambios irreversibles en el cerebro son aparentes sólo después de tres días de uso de marihuana; tarda décadas para que los cambios irreversibles se presenten en la persona que bebe demasiado». Es evidente que el cerebro se atrofia, que se amplían las hendiduras sinápticas del cerebro, que se desintegran las neuronas del cerebro y que existen depósitos llamados «cuerpos de

inclusión» en los núcleos de las neuronas debido al uso habitual de la marihuana, lo cual se ha demostrado en los primates por medio de un microscopio y por la Tomografía Axial Computarizada (TAC) [notas 23–27 abajo].

Un daño estructural de este tipo, el cual es similar a envenenar el cerebro con sustancias tóxicas como tetracloruro de carbón, se considera generalmente permanente [nota 28 abajo]. Nuestra percepción es que el daño hecho o inducido por las drogas puede parcialmente superarse a través de una dieta de regeneración a largo plazo (Ej., siga por lo menos 6 meses la dieta A, B o C que se describen en la página 451; para llevar esta dieta y una terapia de abstinencia de drogas, véase las páginas 476–481) y ciertas hierbas, especialmente la raíz de cálamo *(Acorus calamus)* (véase «Sustancias de alta potencia: drogas y medicamentos prescritos» en las páginas 124–125). Una nueva comprensión de la marihuana se necesita en respuesta a lo que equivocadamente piensa el público respecto a su seguridad. Esto se debe en parte a las investigaciones algo superficiales [nota 29 abajo] que dan a entender que la marihuana es una sustancia poco intoxicante. Esta opinión se transmitió a través de muchos medios de comunicación del aquel entonces, engañando a millones de estadounidenses, muchos de los cuales hoy en día continúan subestimando la alta potencia de esta sustancia intoxicante. Por otra parte, en una manera similar, muchos medicamentos prescritos naturales o sintéticos, todos los intoxicantes prácticamente, incluyendo la marihuana así como las bebidas alcohólicas, cocaína, hongos psicotrópicos, heroína y anfetaminas, tienen ciertas aplicaciones medicinales de suma efectividad—que con una prolongación de su uso—se puede pagar con creces la pérdida de salud y vitalidad.

23. McGahan, J. P. *et al.* Computed tomography of the brains of rhesus monkeys after long-term delta-9tetrahydrocannabinol treatment. (Presentado en la 67th Annual Meeting of the Radiological Society of North America, Chicago, noviembre, 1981.)

24. Kristensen F. W. Cannabis and psychoses [danés]. *Ugeskrift For Laeger.* 156(19): pp 2875–8, 2881; mayo 9, 1994

25. Harper, J. W. *et al.* Effects of *Cannabis sativa* on ultrastructure of the synapse in monkey brain. *Journal of Neuroscience Research.* 3: pp 83–93, 1977

26. Myers, W. A. y Heath, R. G. *Cannabis sativa:* ultrastructural changes in organelles of neurons in brain septal region of monkeys. *Journal of Neuroscience Research.* 4: pp 9–17, 1979

27. Heath, R. G. *et al. Cannabis sativa:* effects on brain function and ultrastructure in rhesus monkeys. *Biological Psychiatry.* 15(5): pp 688, 1980

28. Pollin, William. Health consequences of marijuana use. (Audiencia pública ante el Senado de

los EEUU) pp 243–258, enero 16, 1980

29. Weil, Andrew T. *et al.* Clinical and psychological effects of marihuana in man. *Science.* 162: pp 1234–1242, diciembre 13, 1968

30. Reiter, R. J. y Robinson, J. *Melatonin.* Bantam Books, 1995, p 213

31. Ibid., p 193

32. Ibid., p 198

33. Turek, Fred W. Melatonin—hype hard to swallow. *Nature.* 379(6563): pp 295–6; enero 25, 1995

34. Myers, Norman [editor] *Gaia, An Atlas of Planet Management.* Doubleday, 1984, p 64

35. Carlsen E. *et al.* Declining sperm counts and increasing incidence of testicular cancer and other gonadal disorders: is there a connection? *Irish Medical Journal.* 86(3): pp 85–86, mayo, 1992

36. Carlsen, E., Giwercman, A. J., Keiding, N., Skakkebaek, N. E. El declive de la calidad del semen de 1930 a 1991. [danés] *Ugeskrift For Laeger.* 155(33): pp 2530–2535; agosto 16, 1993

37. Sharpe, R. M. y Skakkebaek, N. E. Are oestrogens involved in falling sperm counts and disorders of the male reproductive tract? *Lancet.* 341(8857): pp 1392–1395; mayo 29, 1993

38. Auger, J., J. M. Kunstmann, F. Czyglik, P. Jouannet. Decline in semen quality among fertile men in Paris during the past 20 years. *New England Journal of Medicine.* 2;332(5): pp 281–285; febrero, 1995

39. Sharpe, R. M. On the importance of being earnest. Decline in semen quality among fertile men in Paris during the past 20 years. *Human and Experimental Toxicology.* 14(5): pp 463–464; mayo 1995

40. El declive de la calidad del semen del hombre. [alemán] *Deutsche Medizinische Wochenschrift.* 120(31–32): p 1107; agosto 4, 1995

41. Jensen, T. K., Toppari, J., *et al.* Do environmental estrogens contribute to the decline in male reproductive health? *Clinical Chemistry.* 41(12 Pt 2): pp 1896–1901; diciembre, 1995

42. Wright, L. Silent Sperm. *The New Yorker.* enero 15, 1996, pp 42–55

43. Olsen, G. W., Bodner, K. M., Ramlow, J. M., Ross, C. E., Lipshultz, L. I. Have sperm counts been reduced 50 percent in 50 years? A statistical model revisited. *Fertility and Sterility.* 63(4): pp 887–93; abril 1995

44. Si la cuenta de espermas está decreciendo o no, es debatible en base a los procedimientos de prueba que se utilizan. En los EEUU se han hecho estudios estadísticos derivados de varias pruebas que implican diferentes parámetros. Por lo tanto, algunos estudios (financiados por la compañía Dow Chemical y otras) dan a entender que ciertos análisis estadísticos previos usaron modelos estadísticos inapropiados para identificar la declinación de la cuenta de espermas y por consiguiente no son confiables [véase la nota 43 arriba]. Sin embargo, hay un número de estudios europeos cuidadosamente controlados que dejan pensando a cualquier estadista que la cuenta de espermas en verdad está en declive en muchas áreas del mundo [notas 36 y 38–40 arriba].

En algunas áreas la cuenta de espermas se ha ido declinando mas rápido que en otras; en Finlandia, donde la cuenta de espermas es generalmente alta, en ciertas áreas rurales aisladas, la cuenta es considerablemente más alta que en las ciudades. Esto sugiere, junto con las investigaciones, que las situaciones estresantes, los químicos y las sustancias tóxicas contribuyen a la declinación de la cuenta de espermas, y esto nos lleva a una perspectiva clara: espermas, el progenitor de la vida, está en declinación porque la vitalidad del planeta y sus habitantes están en declive. Con frecuencia se le atañe al incremento de las poblaciones. Ciertamente somos demasiados los que habitamos en el planeta para la clase de tecnología que actualmente utilizamos. Estar concientes de esta realidad es sólo una parte de la solución. Las fuerzas biológicas son muy poderosas y si muchos continúan comiendo alimentos que degeneran *(Tamas),* entonces muchos continuarán participando en actividades degenerativas, independientemente de cómo se conceptualice el problema y la solución. Proporcionar la prueba estadística de la situación tan terrible del planeta (la cual he tenido lugar a través de la ultima generación) se derrumba cuando se enfrenta con deseos infundados y avaricia. Entre más gente seleccione alimentos vitales y ennoblecedores, y cuando encuentre seguridad en una fuerza espiritual en lugar de un acumulamiento material, podremos experimentar una base mental y biológica que nos estimule o incentive a vivir no sólo adecuadamente sino con sabiduría y alegría.

Recursos

ALIMENTOS NO-REFINADOS

Diamond Organics. P.O. Box 2159, Freedom, CA 95019. (888) 674-2642. diamondorganics.com. Frutas y verduras orgánicas, flores, hierbas y otros productos de alimentos.

Gold Mine Natural Food Co. Ventas al mayoreo y al menudeo. 7805 Arjons Drive, San Diego, CA 92126. (800) 475-3663. goldminenaturalfood.com. Una variedad extensa de alimentos asiáticos tradicionales y orgánicos (granos, cereales, tallarines, frijoles, algas marinas, salsas de soya, etc); también libros, baterías de cocina y molinos para granos, filtros de agua y otros artículos para la casa.

The Grain and Salt Society. 273 Fairway Drive, Asheville, NC 28805 (800) 867-7258. www.celtic-seasalt.com. Sal de mar no-refinada, alimentos integrales de venta a granel, baterías de cocina y utensilios de cocina tradicionales, productos de higiene y libros.

Green Earth Farm. www.greenearthfarm.com. Una variedad de hierbas medicinales y culinarias; también verduras, quinua y centeno.

Jaffe Bros. 760-749-1133. Organicfruitsandnuts.com. Frutas, oleaginosas, verduras, granos, aceites orgánicos y otros productos.

Rapunzel Pure Organics. Wholesale and retail. 122 Smith Road Extension, Kinderhook, NY 12106. 800-207-2814 or 518-758-6398. www.rapunzel.com. Productores de polvo de jugo de caña orgánico y totalmente no-refinado, una de las únicas azúcares no-refinadas que se consiguen en el mercado del Occidente. Nota: «el jugo de caña» en la mayoría de los productos se usa parcialmente o totalmente en forma de azúcar refinada. Otros productos de variedad orgánica incluyen: frutas deshidratadas y oleaginosas, cacao en polvo, chocolate, ingredientes base para sopas y otros.

Rejuvenative Foods. Ventas al mayoreo (para ventas al menudeo, contáctelos para información de fuentes de productos en su localidad). P.O. Box 8464, Santa Cruz, CA 95061. 800-805-7957. Verduras crudas fermentadas incluyendo col agria salada o sin sal (se usa sal no-refinada), mantequillas de oleaginosas y semillas en forma natural sin cocimiento alguno.

South River Miso Company, Inc. Ventas al mayoreo y al menudeo. South River Farm, Conway, MA 01341. 413-369-4057. www.Southrivermiso.com. Una variedad de miso hecho a mano, no-pausterizado y orgánico.

ALGAS MARINAS

Maine Coast Sea Vegetables. Shore Road, Franklin, ME 04634. (207) 565-2907.
Mendocino Sea Vegetable Co. Box 372, Navarro, CA 95463. (707) 937-2050.

HIERBAS

Alta Health Products. P.O. Box 990, Idaho City, ID 83631. (800) 423-4155. Altahealthproducts.com. Suplemento de la hierba sílice no-tóxica cola de caballo *(Equisetum arvense)* y otros alimentos nutricionales.

Amazon Herb Co. 1002 Jupiter Park Lane, Jupiter, FL 33458. (800) 835-0850. Amazonherb.com. Hierbas de la selva sudamericana, incluyendo Suma™ y palo de arco. Se proporciona esta labor para los nativos de la selva como ayuda para detener la destrucción del área debida a la cría de ganado.

BioDelta. 220 Harmony Lane, Garberville, CA 95542. Extractos de hierbas, remedios parasitarios, aceite de orégano y lavanda orgánicos, extracto de semillas de cítricos, suplemento de la hierba sílice no-tóxica cola de caballo *(Equisetum arvense),* concentrado de ácido fúlvico, las microalgas clorela y verdeazul silvestre. También los biocultivos intestinales *L. sporogenes, B. laterosporus* y compuestos de oxígeno estabilizado.

Blessed Herbs. Rt. 5, Box 1042, Ava, MO 65608. (800) 489-4372. Hierbas silvestres y orgánicas y tinturas.

East Earth Trade Winds. P.O. Box 493151, Redding, CA 96049. (800) 258-6878. Preparaciones herbolarias chinas y tónicos de hierbas importantes.

Health Center for Better Living. 1414 Rosemary Ln., Naples, FL 34103. (800) 544-4225. www.hcbl.com. Hierbas individuales y combinadas de venta a granel y preparaciones variadas.

Health Concerns. Professional/wholesale only. 8001 Capwell Drive, Oakland, CA 94621. (800) 233-9355. Fórmulas herbolarias chinas adaptadas a las necesidades de los occidentales, incluyendo remedios parasitarios.

Herbalist & Alchemist Inc. Retail and wholesale. P.O. Box 458, Bloomsbury, NJ 08823. www.herbalist-alchemist.com. Hierbas chinas y occidentales silvestres y orgánicas.

Kroeger Herb Products Co., Inc. 805 Walnut Street, Boulder, CO 80302. (800) 225- 8787. Fórmulas herbolarias incluyendo remedios parasitarios.

Mayway Trading Corp. 1338 Mandela Parkway, Oakland, CA 94607. 510-208-3113. Una selección muy extensa de hierbas en venta individual y en fórmulas y productos.

Mountain Rose Herbs. 85472 Dilley Lane, Eugene, OR 97405. (800) 879-3337. www.Mountainroseherbs.com. Hierbas, tés, condimentos; muchas variedades silvestres y orgánicas; semillas de hierbas, productos de calidad para el cuerpo, libros y artículos útiles para los expertos en plantas medicinales.

San Francisco Herb & Natural Food Co. Wholesale/retail. 47444 Kato Rd., Fremont, CA 94538. (800) 227-2830. www.herbspicetea.com. Una selección muy grande de hierbas, tés y condimentos.

Simplers Botanical Co. Ventas al mayoreo y al menudeo. PO Box 2534, Sebastopol, CA 95473. 800-652-7646. www.simplers.com. Una variedad de extractos herbales y aceites esenciales puros orgánicos de alta calidad incluyendo de orégano y de lavanda.

ALIMENTOS Y SEMILLAS DE HIERBAS

Abundant Life Seed Foundation. P.O. Box 772, Port Townsend, WA 98368. Granos, frijoles, plantas perennes de ramas resistentes, flores silvestres; variedades de semilla no-tratadas, no-híbridas, de herencia; también libros.

Bountiful Gardens. 18001 Shafer Ranch Rd., Willits, CA 95490. (707) 459-6410. Una variedad de semillas de herencia, de polinización abierta de verduras, hierbas, flores y granos; también insectos benéficos, fertilizantes y libros.

Deep Diversity. P.O. Box 15189, Santa Fe, NM 87506-5189. Centro de servicios y recursos del banco de genes planetario; semillas no-híbridas orgánicas de hierbas, de verduras y de flores; y árboles.

Horizon Herbs. P.O. Box 69, Williams, OR 97544 (541) 846-6233, www.horizonherbs.com. Semillas medicinales y raíces vivas y plantas.

Japonica Seeds. P.O. Box 729, Oakland Gardens, NY 11364. Semillas de hierbas y verduras asiáticas.

Johnny's Selected Seeds. 310 Foss Hill Road, Albion, ME 04910. Una variedad extensa de semillas principalmente de alta calidad, orgánicas y no-tratadas.

Native Seeds/SEARCH. (Southwestern Endangered Aridland Resource Clearing House), 526 N. 4th Ave, Tucson, AZ 85705 (520) 622-5561 www.nativeseeds.org. Semillas tradicionales y silvestres del desierto del suroeste de los EEUU—conservando la herencia del cultivo de la variedad de semillas resistentes a la sequía.

Nichols Garden Nursery. 1190 N. Pacific Highway, Albany, OR 97321. Una buena variedad de semillas de hierbas.

Seeds of Change. P.O. Box 15700, Santa Fe, NM 87506-5700. (800) 957-3337. Una variedad extensa de semillas orgánicas.

Southern Exposure Seed Exchange. P.O. Box 170, Earlysville, VA 22936

PRODUCTOS NUTRICIONALES
Alimentos verdes

Desert Lake Technologies/Rossha. Wholesale and retail. PO Box 489, Klamath Falls, OR 97601. (800) 736-2379. www.rossha.com. Microalga verdeazul silvestre *(Aphanizomenon)* cosechada en la etapa de mayor desarrollo de nutrientes.

The Earth Rise Company. P.O. Box 60, Petaluma, CA 94953. (707) 778-9078 or (800) 949-7473. Espirulina y otros productos nutricionales.

Klamath Blue-Green. Ventas al mayoreo y al menudeo. 301 S. Old Stage Road, Mt. Shasta, CA 96067. (800) 327-1956. Microalga silvestre verdeazul *(Aphanizomenon)*.

Microlight Nutritional Products. 124 Rhodesia Beach, Bay Center, WA 98527. (800) 338-2821. Espirulina, dunaliella y otros productos nutricionales.

Pines International. Wholesale and retail. P.O. Box 1107, Lawrence, KS 66044. (800) 642-7463. Productos de pasto de trigo y de pasto de cebada.

Sunshine Chlorella Co. Wholesale and retail. 234-5149 Country Hills Blvd. NW, Suite 227, Calgary, Alberta T3A 5K8, Canada. 888-277-7330 or 403-547-3459. www.purechlorella.com. Clorela de alta calidad.

Aceites

Flora, Inc. Ventas al mayoreo y al menudeo. P.O. Box 73, 805 E. Badger Road, Lynden, WA 98264. (360) 354-2110 or (800) 498-3610. Aceite fresco no-refinado prensado en frío de linaza y otros aceites, suplementos de la hierba sílice no-tóxica cola de caballo *(Equisetum arvense),* fórmulas herbolarias y otros productos.

Home Health Products, Inc. P.O. Box 2219, Virginia Beach, VA 23450-2219. (800) 284-9123. Aceite de ricino prensado en frío, procesado en frío.

Omega Nutrition. Ventas al mayoreo y al menudeo. 6505 Aldrich Road, Bellingham, WA 98226; y 165-810 West Broadway, Vancouver, BC V5Z 4C9, Canada. (800) 661-3529 en los EEUU y Canadá. Omeganutrition.com. Aceite de linaza, de semilla de cáñamo, de borraja *(Borago officinalis)* y otros aceites frescos, no-refinados, prensados en frío, vinagre no-refinado y otros productos.

Spectrum Naturals. Ventas al mayoreo y al menudeo. 133 Copeland St., Petaluma, CA 94952. Aceites frescos, no-refinados, prensados en frío de linaza y de salvado de trigo, aceite de oliva extra virgen, vinagre no-filtrado y una variedad de otros aceites refinados y no-refinados (aceite refinado de canola y otros aceites refinados no se recomiendan).

Cultivos de fermentación y productos de las abejas

Gem Cultures. 30301 Sherwood Road, Fort Bragg, CA 95437, (707) 964-2922. www.gem-cultures.com. Una variedad de cultivos de alrededor del mundo con todo lo que se requiere para realizar la fermentación incluyendo organismos para hacer pan, yogurt, kefir, tempeh, miso, amasake y otros.

Honey Gardens Apiaries. Hinesburg, VT 05461 (802) 985-5852. www.honeygardens.com. Miel de abeja de calidad y productos medicinales con miel y hierbas.

Terapias y productos de hiperoxigenación

Aerobic Life Industries, Inc., 3045 S. 46th St., Phoenix, AZ 85040. (800) 798- 0707. Compuestos de oxígeno estabilizado: clorito de sodio y óxido de magnesio; también gel de sábila y peróxido de hidrógeno en combinación, y calostro de bovino.

Family News, 9845 NE 2nd Ave., Miami Shores, FL 33138. (800) 284-6263. Información y ventas de peróxido de hidrógeno de grado alimenticio, ozono, *B. laterosporus* y una variedad de otros remedios.

Matrix Health Products, 8400 Magnolia Ave., Suite N, Santee, CA 92071. (800) 736-5609. Oxígeno estabilizado y otros compuestos de oxígeno.

Dutch Pride Products, P.O. Box 1651, Cottonwood, AZ 86326. (520) 634-7066. Chlorine dioxide.

International Credible Medicine Association, P.O. Box 610767, Dallas/Fort Worth, Texas 75261. Esta es una asociación que ayuda a localizar a médicos capacitados en medicina complementaria y el uso de peróxido de hidrógeno intravenoso-intrarterial.

International Oxidation Institute, P.O. Box 1360, Priest River, ID 83856. Glyoxlide.

International Ozone Assn., 83 Oakwood Terrace, Norwalk, CT 06850. Información sobre ozono.

The Secretariat of the Medical Society for Ozone Therapy, Nordring 8-10, D-7557 Iffezheim, Alemania. Información sobre ozono.

Plata coloidal

Electro-Pure. 2715 Walkers Creek Road, Middlebrook, VA 24459 (877) 355-9407. www.pure-silver-colloid.com. Plata electro-coloidal de gran concentración y pureza. Una preparación segura y muy efectiva de la plata.

BATERÍA DE COCINA, ARTÍCULOS PARA GERMINAR Y ARTÍCULOS PARA CASA

Miracle Exclusives. Ventas al mayoreo y al menudeo. P.O. Box 349, Locust Valley, New York 11550. (800) 645-6360. Extractores de jugos, molinos de granos, extractores de pasto de trigo, utensilios para hacer germinados, molinos de alimentos, baterías de cocina.

Real Goods. 555 Leslie Street, Ukiah, CA 95482. (800) 762-7325. (707) 468-9214 para pedidos fuera de los EEUU. Productos para una independencia de energía—sistemas y aparatos que funcionan con energía solar, muchos artículos de casa que resguardan el medio ambiente, incluyendo purificadores de agua, y libros.

The Sprout House. P.O. Box 754131, Parkside Station, Forest Hills, NY 11375 800-777-6887. www.sprouthouse.com. Bolsas especiales para hacer germinados de semillas y otros artículos para hacer germinados; se venden las semillas para germinar, extractores de jugos y libros.

PUBLICACIONES Y ORGANIZACIONES

Center For Food Safety. 660 Pennsylvania Ave. SE, Suite 302 Washington, DC 2003 (202) 547-9359 www.centerforfoodsafety.org Una organización sin fines lucrativos que está luchando para que se requieran estándares rigurosos para la venta de alimentos orgánicos, también para promover una agricultura sustentable y proteger al consumidor de alimentos modificados a través de la ingeniería genética (IG) y pesticidas.

Chefs Collaborative. 282 Moody St., Ste. 21, Waltham, MA 02453. (781) 730-0635 www.chefnet.com. Los restauranteros y los chefs utilizan alimentos locales cultivados utilizando una agricultura sustentable y boicotean el pez espada y otras cosechas y cultivos destructivos.

Conservation Beef. 304 Main Street, Suite 11, Lander, NY 82520 (877) 749-7177 www.conservationbeef.org. Una coalición de terratenientes que usan técnicas alternativas orientadas hacia la preservación.

Council for Responsible Genetics. 5 Upland Road, Ste. 3, Cambridge, MA O2410 (617) 868-0870, www.gene-watch.org. Un foro público que patrocina debates sobre los efectos de las nuevas tecnologías de genética.

Dental Amalgam Syndrome (DAMS). Support Network, 725-9 Tramway Lane NE, Albuquerque, NM 87122-1601. (800) 311-6265. Referencias de dentistas, libros e información de la odontología.

EarthSave. 706 Frederick Street, Santa Cruz, CA 95062. Se da información que incluye un boletín basado en parte en el libro de John Robbins *Diet for a New America,* el cual promueve el vegetarianismo y pone en evidencia la industria de la carne como una principal contribuyente de la contaminación y de enfermedades.

Enviromental Dentistry Association (EDA). 10160 Aviary Drive, San Diego, CA 92131. (619) 586-7626 ó (800) 388-8124. Lista alternativa de dentistas, e información sobre las toxinas en la odontología, canal radicular, endodoncias y quitar las amalgamas.

Great Smokies Diagnostic Laboratory. 18A Regent Park Blvd., Ashville, NC 28806. (800) 522-4762 ó Fax (704) 253-1127. Pruebas de parásitos.

Food First/Institute for Food and Development Policy. 398 60th Street, Oakland, CA 94618. (510) 654-4400. www.foodfirst.org. Información sobre prácticas en los negocios y en la política las cuales causan disparidad en la distribución de alimentos, especialmente entre la gente de los países en desarrollo.

Herb Research Foundation. 1007 Pearl Street, Suite 200, Boulder, CO 80302. (303) 449-2265. Información basada en una investigación a fondo de hierbas terapéuticas, una revista de hierbas *(HerbalGram)* y una lista larga de fuentes donde se consiguen semillas de hierbas.

Oldways Preservation and Exchange Trust. 266 Beacon St., Boston, MA 02116 (617) 621-3000. Un grupo de personas con una recopilación histórica de alimentos que promueven el comer saludablemente, que incentivan la selección de alimentos sustentables y conservan la alimentación tradicional.

Price-Pottenger Foundation. P.O. Box 2614, La Mesa, CA 92041. Libros sobre el tema de la degeneración física de varias culturas provocada por llevar una dieta a base de alimentos refinados.

People for the Ethical Treatment of Animals (PETA). P.O. Box 42516, Washington, DC 20077.

Rural Advancement Fund International. P.O. Box 640 y 655, Pittsboro, NC 27312 (919) 542-1396, www.rafiusa.org. Una organización internacional no-gubernamental dedicada a la conservación y mantenimiento de tradiciones sustentables de biodiversidad agropecuaria.

The Soyfoods Center. P.O. Box 234, Lafayette, CA 94549. (925) 283-2991. La base de datos más extensa del mundo de productos de alimentos de soya y vegetarianismo. Muchas bibliografías así como 55 libros impresos, la mayoría para propósito comercial e investigación. Para información básica referente a la soya y recetas, por favor contacte al Club de la Soya *(The Soy Fan Club):* www.thesoyfanclub.com o www.thesoydailyclub.com.

Unikey Health Systems. P.O. Box 7168, Bozeman, MT 59771. (800) 888-4353. Pruebas de parásitos y remedios para parásitos.

World Research Foundation. 15300 Ventura Blvd., Suite 405, Sherman Oaks, CA 91403. Biblioteca de investigaciones en forma computarizada y también manual a nuestra disposición con información actualizada sobre la salud y tratamientos de alrededor del mundo. Se utiliza por los profesionales de la salud así como también por personas en general, para consultar un espectro de opciones más amplio de lo que nos ofrecen las fuentes de medicina estándar.

Organizaciones marinas y pesqueras ambientalistas sustentables

Audubon Living Oceans. 550 S. Bay Ave., Islip, NY 11751. 888-397-6649. www.audubon.org. email: livingoceans@Audubon.org. El programa de conservación marina de la *Audubon Society.* Guías pesqueras están a nuestra disposición para que seleccionemos los pescados que apoyan una industria pesquera sustentable.

Marine Stewardship Council. 2110 N. Pacific St., Suite 102, Seattle, WA 98103. 206-691-0188. www.msc.org. Email: info@msc.org. Una organización internacional sin fines lucrativos que promueve una gerencia ambientalista responsable de los peces del océano, dedicada a recompensar la industria pesquera que utilice prácticas sustentables. Su sello de garantía de productos de pescado indica prácticas marinas sustentables.

Monterey Bay Aquarium. 886 Cannery Row, Monterey, CA 93940 831-648-4800. www.mbayaq.org. Una organización que inspira la conservación de los océanos. Las «Seafood Watch Cards» se pueden conseguir para informarnos si el pescado proviene de su ambiente natural o de un criadero ambientalista sustentable.

Índice

Acerca del autor

Paul Pitchford es educador e investigador de la nutrición. También se desempeña como consultor y diseña planes rejuvenecedores individuales los cuales se basan en la toma de conciencia de la persona y en las prácticas dietéticas. Al inicio forjó su educación como aprendiz de las artes de sanación a través de prácticas antiguas tradicionales. Primordialmente recibió instrucción privada de maestros de meditación y estudió la medicina del Asia del Este. En su larga trayectoria que cubre más de tres décadas, ha aplicado a las principales terapias dietéticas del Occidente la sabiduría unificada del pensamiento del Lejano Oriente; de esta manera ha diseñado una nueva visión de la salud y de la nutrición.

Pitchford ha participado como ponente e instructor en varios centros educativos, incluyendo universidades y escuelas de medicina tradicional de China y en numerosos eventos de sanación. Cuando le es posible, usa un método integral que abarca muchas facetas de la personalidad humana y disfruta la instrucción de programas diversos que incluyen prácticas que ha utilizado desde hace mucho tiempo: meditación, terapias de alimentos y de hierbas, shiatsu estilo zen, sanación por imposición de manos o tacto corporal curativo y tai chi.

Pitchford ha descubierto que el estado de conciencia espiritual y la guía espiritual son la esencia de la vida junto con todos sus aspectos incluyendo la dieta. Durante los últimos treinta años, ha preferido seguir una dieta desprovista de productos de origen animal para aprender más acerca de los valores nutricionales de los alimentos de origen vegetal. A través de su práctica extensa de las artes de sanación, ha llegado a desarrollar un discernimiento comprensivo respecto a la naturaleza terapéutica de prácticamente todos los tipos de dietas.

Pitchford actualmente vive en el norte de California en las montañas de la costa, en el Heartwood Institute. Allí encabeza el programa de Las Artes de Sanación y Nutrición Integrada Asiáticas, y retiros de sanación.

Si usted se ha beneficiado de la información contenida en este libro, al autor le agradecería saberlo. Si desea obtener más información respecto a retiros, consultas en persona o por teléfono y programas de capacitación por favor escríbanle al autor a la siguiente dirección: Heartwood Institute, 220 Harmony Lane, Garberville, CA 95542.

www.healingwithwholefoods.com